眼表疾病
角膜、结膜和泪膜

Ocular Surface Disease
Cornea, Conjunctiva and Tear Film

主编：Edward J. Holland
　　　Mark J. Mannis
　　　W. Barry Lee

主译：洪　晶

人民卫生出版社

图书在版编目(CIP)数据

眼表疾病:角膜、结膜和泪膜/(美)爱德华·霍兰德(Edward J. Holland)主编;洪晶主译. —北京:人民卫生出版社,2016

ISBN 978-7-117-23720-8

Ⅰ.①眼… Ⅱ.①爱…②洪… Ⅲ.①眼病-诊疗 Ⅳ.①R772

中国版本图书馆 CIP 数据核字(2016)第 279737 号

人卫智网 www.ipmph.com 医学教育、学术、考试、健康,购书智慧智能综合服务平台
人卫官网 www.pmph.com 人卫官方资讯发布平台

版权所有,侵权必究!

图字:01-2015-0436

眼表疾病:角膜、结膜和泪膜

主　　译:洪　晶
出版发行:人民卫生出版社(中继线 010-59780011)
地　　址:北京市朝阳区潘家园南里 19 号
邮　　编:100021
E - mail:pmph@pmph.com
购书热线:010-59787592　010-59787584　010-65264830
印　　刷:北京铭成印刷有限公司
经　　销:新华书店
开　　本:889×1194　1/16　印张:28
字　　数:907 千字
版　　次:2016 年 12 月第 1 版　2016 年 12 月第 1 版第 1 次印刷
标准书号:ISBN 978-7-117-23720-8/R·23721
定　　价:280.00 元

打击盗版举报电话:010-59787491　E-mail:WQ@pmph.com
(凡属印装质量问题请与本社市场营销中心联系退换)

眼表疾病
角膜、结膜和泪膜

Ocular Surface Disease
Cornea, Conjunctiva and Tear Film

主编　Edward J. Holland
　　　Mark J. Mannis
　　　W. Barry Lee

主译　洪　晶　北京大学第三医院、北京大学眼科中心

译者（按姓氏汉语拼音排序）
　　　程　燕　陕西省眼科研究所、西安市第一医院
　　　郭雨欣　北京大学第三医院、北京大学眼科中心
　　　洪　颖　北京大学第三医院、北京大学眼科中心
　　　黄晓明　北京大学第三医院、北京大学眼科中心
　　　陆　遥　北京大学第三医院、北京大学眼科中心
　　　彭荣梅　北京大学第三医院、北京大学眼科中心
　　　孙晓楠　沈阳市第四人民医院
　　　孙昱昭　中国医科大学附属第一医院
　　　王　渺　首都儿科研究所附属儿童医院
　　　王时尧　北京大学第三医院、北京大学眼科中心
　　　杨　帆　北京大学第三医院、北京大学眼科中心
　　　张慧芹　北京大学第三医院、北京大学眼科中心
　　　周吉超　北京大学第三医院、北京大学眼科中心

人民卫生出版社

ELSEVIER

Elsevier(Singapore)Pte Ltd.,3 Killiney Road,#08-01 Winsland House I,Singapore 239519,Tel:(65) 6349-0200, Fax:(65) 6733-1817

Ocular Surface Disease:Cornea,Conjunctiva and Tear Film
Copyright 2013 by Elsevier Inc.
ISBN-13:978-1-4557-2876-3

This translation of Ocular Surface Disease:Cornea,Conjunctiva and Tear Film by Edward J. Holland,Mark J. Mannis, W. Barry Lee was undertaken by People's Medical Publishing House and is published by arrangement with Elsevier (Singapore)Pte Ltd.

Ocular Surface Disease:Cornea,Conjunctiva and Tear Film by Edward J. Holland,Mark J. Mannis,W. Barry Lee 由人民卫生出版社进行翻译,并根据人民卫生出版社与爱思唯尔(新加坡)私人有限公司的协议约定出版。

《眼表疾病:角膜、结膜和泪膜》(洪晶 译)
ISBN:978-7-117-23720-8

Copyright© 2016 by Elsevier(Singapore)Pte Ltd. All rights reserved.

No part of this publication may be reproduced or transmitted in any form or by any means,electronic or mechanical,including photocopying,recording,or any information storage and retrieval system,without permission in writing from the publisher. Details on how to seek permission,further information about the Publisher's permissions policies and our arrangements with organizations such as the Copyright Clearance Center and the Copyright Licensing Agency,can be found at our website:www. elsevier. com/permissions.

This book and the individual contributions contained in it are protected under copyright by the Publisher(other than as may be noted herein)

Notice

This publication has been carefully reviewed and checked to ensure that the content is as accurate and current as possible at time of publication. We would recommend,however,that the reader verify any procedures,treatments,drug dosages or legal content described in this book. Neither the author,the contributors,nor the publisher assume any liability for injury and/or damage to persons or property arising from any error in or omission from this publication.

Printed in China by People's Medical Publishing House under special arrangement with Elsevier(Singapore)Pte Ltd. This edition is authorized for sale in the People's Republic of China only,excluding Hong Kong SAR,Macau SAR and Taiwan. Unauthorized export of this edition is a violation of the contract.

主译简介

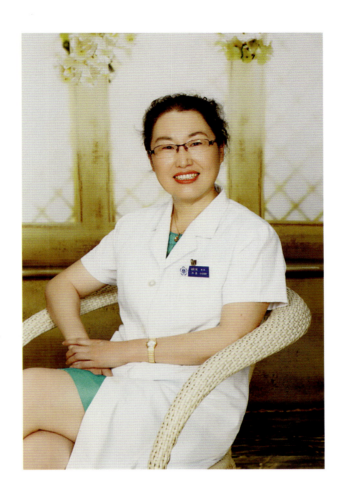

洪晶：眼科学博士、教授、主任医师、博士生导师。现任北京大学第三医院眼科中心副主任、角膜眼表疾病科主任，眼库主任。中华眼科学会角膜病学组委员、中华医学会组织工程干细胞学组委员，亚洲干眼协会学术委员会委员、中国医师协会角膜病学组委员、海峡两岸眼科专业委员会委员，北京医学奖励基金会角膜病医学专家委员会副主任委员。《中华眼科杂志》、《中国眼耳鼻喉科杂志》、《实用器官移植杂志》等多家杂志的编委。

1987年毕业于中国医科大学获学士学位，1993年和1997年于中国医科大学分别获得眼科学硕士和眼科学博士学位。从事角膜及眼表疾病研究20余年，承担国家自然科学基金项目7项，其他省部级项目十余项，在国内外发表学术论文100余篇，主编和参编专著7部。对复杂角膜及眼表疾病的诊疗有较深的造诣；长期致力于角膜病的基础和临床研究。擅长各种类型角膜移植手术，在国内率先开展角膜内皮移植手术并主办角膜内皮移植培训班，使这项手术在中国广泛开展，推动了中国角膜移植手术的发展。

眼表疾病——角膜、结膜和泪膜

Ocular Surface Disease : Cornea, Conjunctiva and Tear Film

作者名单

Guillermo Amescua MD
Assistant Professor of Clinical Ophthalmology
Bascom Palmer Eye Institute
University of Miami-Miller School of Medicine
Miami, FL, USA

Andrea Y. Ang MPH FRANZCO
Consultant Corneal Surgeon
Centre for Ophthalmology and Visual Science
University of Western Australia
Lions Eye Institute
Perth, WA, Australia

Björn Bachmann MD
Cornea, Ocular Surface & Cataract Surgery Specialist
Department of Ophthalmology
Friedrich-Alexander-Universität Erlangen-Nürnberg
Erlangen, Germany

Alireza Baradaran-Rafii MD
Associate Professor of Ophthalmology
Department of Ophthalmology
Cornea & Refractive Surgery Service
Labbafinejad Medical Center
Shahid Beheshti University of Medical Sciences
Tehran, Iran

Priti Batta MD
Attending Staff Physician
New York Eye & Ear Infirmary
New York, NY, USA

Joseph M. Biber MD
Private Practitioner
Private Practice
Horizon Eye Care
Charlotte, NC, USA

Jay C. Bradley MD
Cornea, External Disease, Cataract & Refractive Surgery Specialist
University of Illinois Eye and Ear Infirmary
West Texas Eye Associates
Lubbock, TX, USA

Clara C. Chan MD FRCSC
Instructor
Department of Ophthalmology and Vision Sciences
University of Toronto
Toronto, Ontario, Canada

James Chodosh MD MPH
David G. Cogan Professor of Ophthalmology
Massachusetts Eye and Ear Infirmary
Harvard Medical School
Boston, MA, USA

Jessica Chow MD
Assistant professor of ophthalmology
Yale Eye CenterYale
University school of medicine
New Haven, CT, USA

Jeanie J Y Chui MBBS PhD
Postdoctoral Scientist
Department of Ophthalmology
Prince of Wales Hospital
Randwick, NSW, Australia

Jessica Ciralsky MD
Assistant Professor of Ophthalmology
Department of Ophthalmology
Weill Cornell
San Diego, CA, USA

Kathryn A. Colby MD PhD
Associate Professor of Ophthalmology
Harvard Medical School
Surgeon in Ophthalmology
Massachusetts Eye and Ear Infimary
Boston, MA, USA

Byron T. Cook III MD
Chief Resident
Department of Ophthalmology
University of Kentucky College of Medicine
Lexington, KY, USA

Minas T. Coroneo BSc (Med) MB BS MSc (Syd) MD MS (UNSW) FRACS FRANZCO
Professor & Chairman
Department of Ophthalmology
University of New South Wales
Randwick, NSW, Australia

Alexandra Z. Crawford MBChB BA
Research Fellow
Ophthalmology Department
University of Auckland
Auckland, New Zealand

Richard S. Davidson MD
Associate Professor & Vice Chair for Quality and Clinical Affairs
Cataract, Cornea, and Refractive Surgery
University of Colorado Eye Center
University of Colorado School of Medicine
Aurora, Colorado, USA

Sheraz M. Daya MD FACP FACS FRCS(Ed) FRCOphth
Chairman & Medical Director
Centre for Sight
East Grinstead, UK

Denise de Freitas MD
Associate Professor of Ophthalmology
Department of Ophthalmology
Paulista Medical School
Federal University of São Paulo
São Paulo, SP, Brazil

Ali R. Djalilian MD
Associate Professor
Illinois Eye and Ear Infirmary
Department of Ophthalmology and Visual Sciences
University of Illinois at Chicago
Chicago, IL, USA

Ana G. Alzaga Fernandez MD
Assistant Professor of Ophthalmology
Department of Ophthalmology
Weill Cornell Medical College
New York, NY, USA

J. Brian Foster MD
Corneal, Cataract & Refractive Surgeon
Private Practice
The Eye Associates
Bradenton/Sarasota, FL, USA

Gary N. Foulks MD FACS
Emeritus Professor of Ophthalmology
Department of Ophthalmology and Vision Science
University of Louisville School of Medicine
Louisville, KY, USA

Elham Ghahari MD
Clinical Fellow in Glaucoma
Department of Ophthalmology
Labbafinejad Medical Center
Shahid Beheshti University of Medical Science
Tehran, Iran
Corneal Research Fellowship
Univeristy of Illinois at Chicago
Chicago, IL, USA

David Goldman MD
Assistant Professor of Clinical Ophthalmology
Bascom Palmer Eye Institute
University of Miami
Palm Beach Gardens, FL, USA

Jose Alvaro Pereira Gomes MD PhD
Associate Professor & Director
Anterior Segment & Ocular Surface Advanced Center (CASO)
Department of Ophthalmology
Federal University of Sao Paulo (UNIFESP/EPM)
Sao Paulo, SP, Brazil

Enrique O. Graue Hernandez MD
Head
Cornea & Refractive Surgery
Instituto de Oftalmología Fundación Conde de Valenciana.
Mexico City, Mexico

Darren G. Gregory MD
Associate Professor of Ophthalmology
Department of Ophthalmology
University of Colorado School of Medicine
Denver, CO, USA

Mark A. Greiner MD
Assistant Professor
Cornea & External Diseases/Refractive Surgery
University of Iowa Hospitals & Clinics
Department of Ophthalmology & Visual Sciences
Iowa City, IA, USA

Pedram Hamrah MD
Assistant Professor of Ophthalmology
Department of Ophthalmology
Massachusetts Eye & Ear Infirmary
Harvard Medical
Boston, MA, USA

Thomas M. Harvey MD
Partner
Chippewa Valley Eye Clinic
Eau Claire, WI, USA

Edward J. Holland MD
Director of Cornea
Cincinnati Eye Institute
Professor of Ophthalmology
University of Cincinnati
Cincinnati, Ohio, USA

Deborah S. Jacobs MD
Medical Director
Boston Foundation for Sight
Needham, MA, USA
Assistant Clinical Professor of Ophthalmology
Harvard Medical School
Massachusetts Eye and Ear
Boston, MA, USA

Bennie H. Jeng MD MS
Professor of Ophthalmology
UCSF Department of Ophthalmology & Proctor Foundation
Co-Director, UCSF Cornea Service
Chief, Department of Ophthalmology, San Francisco General Hospital
San Francisco, CA, USA

Lynette K. Johns OD FAAO
Senior Optometrist
Boston Foundation for Sight
Adjunct Clinical Faculty
The New England College of Optometry
Boston, MA, USA

Carol L. Karp MD
Professor of Ophthalmology
Bascom Palmer Eye Institute
University of Miami School of Medicine
Miami, FL, USA

Douglas G. Katz MD
Associate Professor
Department of Ophthalmology
University of Kentucky
Lexington, KY, USA

Amy T. Kelmenson MD
Cornea, Ocular Surface & Refractive Surgery Fellow
Department of Ophthalmology
Tufts New England Eye Center
Boston, MA, USA

Friedrich E. Kruse MD
Professor of Ophthalmology, Chairman
Department of Ophthalmology
Friedrich-Alexander-Universität Erlangen-Nürnberg
Erlangen, Germany

Judy Y.F. Ku MBChB FRANZCO
Cornea, External Diseases & Refractive Surgery Fellow
Department of Ophthalmology
University of Toronto
Toronto Western Hospital
Toronto, ON, Canada

Hong-Gam Le BA
Clinical Research Assistant
Research
Boston Foundation for Sight
Needham, MA, USA

W. Barry Lee MD FACS
Cornea, External Disease, & Refractive Surgery
Eye Consultants of Atlanta Piedmont Hospital
Medical Director, Georgia Eye Bank & Piedmont Eye
   Surgery Center
Atlanta, GA, USA

Michael A. Lemp MD
Clinical Professor of Ophthalmology
Georgetown University
Centre for Sight
Lake Wales, FL, USA

Jennifer Y. Li MD
Assistant Professor
Department of Ophthalmology & Vision Science
UC Davis Health System Eye Center
University of California, Davis
Sacramento, CA, USA

Lily Koo Lin MD
Assistant Professor
Department of Ophthalmology & Vision Science
University of California Davis Medical Center
Sacramento, CA, USA

Douglas A.M. Lyall MRCOphth
Specialty Registrar
Department of Ophthalmology
University Hospital Ayr
Ayr, Scotland, UK

Marian Macsai MD
Chief, Division of Ophthalmology
NorthShore University HealthSystem
Professor of Ophthalmology
University of Chicago Pritzker School of Medicine
Glenview, IL, USA

Mark J. Mannis MD FACS
Professor and Chair
Department of Ophthalmology & Vision Science
UC Davis Health System Eye Center
University of California, Davis
Sacramento, CA, USA

Kenneth C. Mathys MD
Adjunct Clinical Professor of Ophthalmology
University of North Carolina School of Medicine
Charlotte, NC USA

Charles N.J. McGhee, MB PhD FRCS FRCOphth FRANZCO
Maurice Paykel Professor & Chair of Ophthalmology
Director, New Zealand National Eye Centre
Department of Ophthalmology
Faculty of Medical & Health Sciences
University of Auckland
Auckland, New Zealand

Johannes Menzel-Severing MD MSc
Research Fellow
Department of Ophthalmology
Friedrich-Alexander-Universität Erlangen-Nürnberg
Erlangen, Germany

Shahzad Ihsan Mian MD
Associate Chair, Education
Terry J. Bergstrom Professor
Associate Professor
Department of Ophthalmology & Visual Sciences
University of Michigan
Ann Arbor, MI , USA

Gioconda Mojica MD
Cornea, External Disease & Refractive Surgery Fellow
Department of Ophthalmology
University of Minnesota
Minneapolis, MN, USA

Takahiro Nakamura MD PhD
Associate Professor
Research Center for Inflammation and Regenerative
   Medicine
Faculty of Life & Medical Sciences
Doshisha University
Kyoto, Japan

Alejandro Navas MD MSc
Associate Professor of Ophthalmology
Department of Cornea & Refractive Surgery
Institute of Ophthalmology Conde de Valenciana
Mexico City, Mexico

Kristiana D. Neff MD
Partner
Cornea, Cataract & External Disease
Carolina Cataract & Laser Center
Ladson, SC, USA

Gregory Robert Nettune MD MPH
Cornea, Refractive Surgery & External Disease Fellow
Department of Ophthalmology
Cullen Eye Institute, Baylor College of Medicine
Houston, TX, USA

Lisa M. Nijm MD JD
Assistant Clinical Professor of Ophthalmology
Department of Ophthalmology and Visual Sciences
University of Illinois Eye and Ear Infirmary
Chicago, IL, USA

Florentino E. Palmon MD
Medical Director
Southwest Florida Eye Care
Fort Myers, FL, USA

Ravi Patel MD MBA
Fellow
Corneal, External Disease and Refractive Surgery
Bascom Palmer Eye Institute
University of Miami
Palm Beach Gardens, FL, USA

Dipika V. Patel PhD MRCOphth
Associate Professor of Ophthalmology
Department of Ophthalmology
University of Auckland
Auckland, New Zealand

Victor L. Perez MD
Associate Professor and Director Ocular Surface Center
Ophthalmology, Microbiology and Immunology
Bascom Palmer Eye Institute
University of Miami Miller School of Medicine
Miami, FL, USA

Stephen C. Pflugfelder MD
Professor and Director
Ocular Surface Center
Department of Ophthalmology
Baylor College of Medicine
Houston, TX, USA

Patricia A. Ple-plakon MD
Ophthalmology Resident
Department of Ophthalmology and Visual Sciences
University of Michigan
Ann Arbor, MI, USA

Naresh Polisetti PhD
Post-Doctoral Fellow
Department of Ophthalmology
Friedrich-Alexander-Universität Erlangen-Nürnberg
Erlangen, Germany

Christina R. Prescott MD PhD
Assistant Professor of Ophthalmology
Wilmer Eye Institute
Johns Hopkins University School of Medicine
Baltimore MD, USA

Michael B. Raizman MD
Associate Professor of Ophthalmology
Ophthalmic Consultants of Boston
Department of Ophthalmology
Tufts University School of Medicine
Boston, MA, USA

Arturo Ramirez-Miranda MD
Assistant Professor of Ophthalmology
Department of Cornea & Refractive Surgery
Instituto de Oftalmología Fundacion Conde de Valenciana IAP. UNAM
Mexico City, Mexico

Naveen K. Rao MD
Fellow in Cornea, External Disease, and Anterior Segment Surgery
Tufts Medical Center/New England Eye Center and Ophthalmic Consultants of Boston
Boston, MA, USA

Shawn C. Richards MD
Cornea/Refractive Surgery Fellow
Department of Ophthalmology
University of Colorado - Denver
Aurora, CO, USA

David S. Rootman MD FRCSC
Associate Professor
Department of Ophthalmology and Vision Sciences
University of Toronto
Toronto Western Hospital of the University Health Network
Toronto, ON, Canada

Afsun Şahin MD
Assistant Professor of Ophthalmology
Department of Ophthalmology
Eskisehir Osmangazi University Medical School
Eskisehir, Turkey

Ursula Schlötzer-Schrehardt PhD
Associate Professor
Department of Ophthalmology
Friedrich-Alexander-Universität Erlangen-Nürnberg
Erlangen, Germany

Gary S. Schwartz MD
Adjunct Associate Professor
Department of Ophthalmology
University of Minnesota
Stillwater, MN, USA

Anita N. Shukla MD
Clinical Fellow, Cornea & Refractive Surgery
Department of Ophthalmology
Massachusetts Eye & Ear Infirmary
Boston, MA, USA

Heather M. Skeens MD
Cornea, Cataract, and Refractive Surgery
WV Eye Consultants
Charleston, WV, USA

Abraham Solomon MD
Associate Professor of Ophthalmology
Cornea & Refractive Surgery Service
Department of Ophthalmology
Hadassah-Hebrew University Medical Center
Jerusalem, Israel

Sathish Srinivasan FRCSEd FRCOphth
Consultant Corneal Surgeon
Department of Ophthalmology
University Hospital Ayr
Ayr, Scotland, UK

J. Stuart Tims MD
Private Practice
Cornea, Cataract & Refractive Surgery Division
Vistar Eye Center
Roanoke, VA, USA

Julie H. Tsai MD
Assistant Professor
Department of Ophthalmology
Albany Medical College
Albany, NY, USA

Elmer Yuchen Tu MD
Associate Professor of Clinical Ophthalmology
Department of Ophthalmology and Visual Sciences
University of Illinois Eye and Ear Infirmary Chicago
Chicago, IL, USA

Woodford S. Van Meter MD
Professor of Ophthalmology
Department of Ophthalmology
University of Kentucky Medical School
Lexington, KY, USA

Ana Carolina Vieira MD
Post-graduation Student
Federal University of São Paulo, Brazil
Professor of Ophthalmology
State University of Rio de Janeiro
São Paulo, Brazil

Tais Hitomi Wakamatsu MD PhD
Postdoctoral Researcher
Ophthalmology Department
Federal University of São Paulo (UNIFESP)
São Paulo Hospital (HSP)
São Paulo, Brazil

Steven J. Wiffen FRANZCO FRACS
Associate Professor
Centre for Ophthalmology and Visual Science
University of Western Australia
Nedlands, WA, Australia

Fasika A. Woreta MD
Cornea Fellow
Bascom Palmer Eye Institute
Miller School of Medicine
University of Miami
Miami, FL, USA

Sonia N. Yeung MD PhD FRCSC
Assistant Professor
Department of Ophthalmology & Visual Sciences
University of British Columbia
Vancouver, BC, Canada

眼表疾病——角膜、结膜和泪膜

Ocular Surface Disease : Cornea, Conjunctiva and Tear Film

序言

"科学最大的悲剧——就是美丽的假说被丑恶的事实所残杀。"

Thomas Henry Huxley(1825—1895)

美丽的假说被残杀,既是悲剧,同时也是科学发现的巨大喜悦。自我们上一部关于眼表疾病的书籍开始,许多美丽的假说都被束之高阁了,同样也出现了一系列精彩的意外发现(也叫做"丑陋的事实")。事实上,我们对于眼表结构和功能有关的认识拓宽了治疗选择的范围,并提出了新的对于这个复杂的眼部功能所依附的眼表问题。三十年前,我们几乎不理解"干细胞"的概念;二十年前,我们开始理解这些干细胞存在于眼表;只有到了最近十年,我们才了解如何培育或更新这些可以分化成眼表的,同时又与角膜和结膜上皮截然不同的至关重要的多功能单位。

十年前,干眼一开始被认为是泪液的缺乏。现在我们知道泪液功能障碍的分类有许多不同,而且我们认识到神经反馈机制的特殊重要,它将眼表的炎症活动与泪腺功能联系在一起。我们开始理解了在眼表的一系列炎症机制,以及为患者考虑如何调控这些机制。现在我们也更加清楚地了解到眼睑的重要作用和它对于眼表健康所起到的多种作用。

从这些启示和分析这些疾病中各种组成部分对于角膜和结膜的作用,我们可以将眼表既看作是不断扩展的谜团,又是一个逐渐被澄清的关于眼睛如何与邻近组织和暴露于其中的环境相作用的故事。在这本书里,我们尝试收集当前我们对于健康和患病的眼表生理的理解。在全世界知名专家的共同合作下,我们致力于组织先进的治疗技术以辅助医生进行外眼疾病治疗的有效决策。但该领域的进展如此迅速,一定会有新的发现使这本书继续再版。因此这也正是一件令人振奋的事情。

Edward J. Holland
Mark J. Mannis
W. Barry Lee

眼表疾病——角膜、结膜和泪膜

Ocular Surface Disease : Cornea, Conjunctiva and Tear Film

致谢

这本书的诞生依赖于这些富有创造性的、真实的和最新的文章,它们都是由一个创造团队在编辑和作者的独特要求下,以非常及时的方式完成的。首先,我们要感谢所有撰稿的作者,他们的研究工作和临床技能为读者提供了最新的信息。此外我们还欣赏他们的学问、专业知识和他们对紧张的工作进度的敬业精神。我们还要感谢 Elsevier 团队同意参与这个项目,并且和我们在每一个阶段一起工作,使这本书能够尽善尽美。Russell Gabbedy 和 Sharon Nash 是 Elsevier 团队的领导,他们是很好的工作伙伴。另外,我们感谢管理助理,Megan Redmond,Roberto Quant 和 Suzan Benton,他们对于我们的工作能够有条不紊的进行和按时完成,起到了重要的作用。我们感谢 Steven Osborne 设计的精美封面。最后也是最重要的,我们感谢家庭对于我们的支持和给予我们时间来完成这本书。

眼表疾病——角膜、结膜和泪膜

Ocular Surface Disease : Cornea, Conjunctiva and Tear Film

译序

眼表疾病学是近年来在临床上形成的一门独立的眼科学专业，它不再是解剖学或者传统眼科学分支的疾病分类，而是随着基础和临床的发展逐渐整合的结果。它不仅涵盖了外眼病的解剖和生理内容，也涵盖了角膜的部分相关内容，在眼科学疾病的分类上还需要进一步发展和定位。

本书编写集结了很多在这个领域知名的专家，不仅从现代分子生物学和细胞生物学的水平诠释了眼表的解剖和生理基础，而且把现代理论与诊断和临床技术相结合，使我们能从中获取到新的经验，提高和改善临床疗效。

我们应当共同感谢本书作者多年来为眼科学发展做出的贡献，同时也要感谢我们中国的眼科医师为编译本书、播撒这种科学贡献所作出的努力！洪晶教授和她的同事们为尽量体现原著的风格付出了辛勤的劳动，她们对于事业的执著和追求值得我和同事们学习！

中国工程院院士
山东省眼科研究所所长 谢立信

眼表疾病——角膜、结膜和泪膜

Ocular Surface Disease : Cornea, Conjunctiva and Tear Film

目录

第一部分 基础知识

第一章 眼表疾病概念的历史发展 ………… 3
第二章 眼睑的解剖和功能 ………………… 11
第三章 泪膜的解剖结构功能 ……………… 15
第四章 结膜的解剖和生理 ………………… 19
第五章 角膜缘与角膜上皮 ………………… 24
第六章 眼表疾病的分类 …………………… 29

第二部分 眼表疾病

第七章 眼表疾病的诊断技术 ……………… 41
第八章 睑缘炎:分类 ……………………… 48
第九章 前睑缘炎:治疗策略 ……………… 54
第十章 睑板腺疾病:治疗 ………………… 60
第十一章 干眼炎症:流行病学及病理生理学 ………………………………… 70
第十二章 干眼症的治疗 …………………… 77
第十三章 季节性过敏性结膜炎和常年性过敏性结膜炎 …………………………… 83
第十四章 春季角结膜炎 …………………… 89
第十五章 特应性角结膜炎 ………………… 96
第十六章 巨乳头性结膜炎 ………………… 105
第十七章 眼部过敏性疾病的治疗 ………… 110
第十八章 翼状胬肉 ………………………… 119
第十九章 眼表新生物 ……………………… 139
第二十章 结膜松弛症 ……………………… 155
第二十一章 上方角膜缘角结膜炎 ………… 161
第二十二章 眼皮肤表面疾病 ……………… 164
第二十三章 眼部移植物抗宿主病(GVHD) … 172
第二十四章 木样结膜炎 …………………… 177
第二十五章 毒性角结膜炎 ………………… 183
第二十六章 角膜上皮黏附异常病变 ……… 188
第二十七章 神经营养障碍性角膜病变 …… 197
第二十八章 丝状角膜炎 …………………… 204

第三部分 角膜缘干细胞疾病

第二十九章 眼表的化学烧伤和热烧伤 …… 211
第三十章 多形性红斑(EM)、Stevens-Johnson综合征(SJS)以及中毒性表皮坏死松解症(TEN)(EM-SJS-TEN) ……… 223
第三十一章 黏膜类天疱疮 ………………… 235
第三十二章 先天性干细胞缺乏症 ………… 242
第三十三章 角膜缘干细胞缺乏的医源性原因 ………………………………… 251

第四部分 严重眼表疾病的治疗

第三十四章 眼表疾病的药物治疗 ………… 261
第三十五章 接触镜治疗眼表疾病 ………… 272
第三十六章 眼表疾病的手术治疗 ………… 282
第三十七章 羊膜移植的适应证及方法 …… 298

第五部分 眼表移植术

第三十八章 眼表疾病的术前分级 ………… 305
第三十九章 眼表移植的分类 ……………… 310
第四十章 结膜角膜缘自体移植 …………… 314
第四十一章 活体-亲属结膜-角膜缘异体植片(Ir-CLAL)移植 ………………… 319
第四十二章 异体角膜缘移植术 …………… 326
第四十三章 组织工程角膜上皮重建 ……… 333
第四十四章 为角膜上皮重建而培养的角膜缘上皮干细胞 …………………… 347
第四十五章 非眼部组织来源的细胞性眼表

	重建…………………………… 357	第五十章	Boston 人工角膜手术技术…………… 389
第四十六章	免疫抑制剂在眼表干细胞移植	第五十一章	Boston 人工角膜的并发症介绍…… 394
	中的应用…………………………… 368	第五十二章	Boston 人工角膜结果…………… 401
第四十七章	眼表移植的疗效与并发症………… 373	第五十三章	改良骨-牙-人工角膜:MOOKP …… 407
第四十八章	角膜移植在眼表疾病中的应用…… 378	第五十四章	严重眼表疾病的治疗示例………… 414
第四十九章	Boston 人工角膜的手术指征……… 385		

索引 …… 418

第一部分 1

基础知识

眼表疾病——角膜、结膜和泪膜

Ocular Surface Disease : Cornea, Conjunctiva and Tear Film

第一章　眼表疾病概念的历史发展

W. BARRY LEE and MARK J. MANNIS

引言

眼表是指有功能眼和外界环境之间的界面。眼表提供了解剖、生理和免疫保护作用,由睑结膜和球结膜上皮、角巩膜缘、角膜上皮及泪膜组成。虽然这些结构代表了眼表的解剖结构,包括了前部眼睑睑板、睫毛、睑板腺和泪腺等附属结构,但他们对眼表起到保护和维持正常功能的作用。

眼表的主要功能:维持角膜透明,为进入眼睛的光线提供一个合适的屈光介质,保护眼睛不受微生物、毒素、外伤的损害。外伤或疾病将损害眼表的保护作用进而导致角结膜的功能异常。病变可以从轻微的角膜擦伤到角膜缘干细胞丢失,轻者视力减退,最严重的情况可导致视力完全丧失。虽然这些结构的健康和功能对于一个稳定的眼表是必不可少的,但角膜上皮干细胞无疑是诸多维持眼表稳定因素中最重要的。近三十年来,随着研究进展,在维持或恢复眼表角膜上皮干细胞的药物或手术方面取得巨大进步,我们对眼表异常和干细胞生理的认识取得了巨大的进展。

眼表疾病:诊断和治疗方法的进展

眼表疾患包括许多不同的情况。最常见的为干眼症,睑缘炎,眼表过敏性疾病和翼状胬肉。此外虽不常见但很棘手的情况为:角膜缘干细胞缺失或全身疾病导致的眼表疾病(ocular surface disease,OSD)(图1-1)。随着我们对眼表疾病认识的深入、先进诊断工具的不断开发、药物和手术治疗的联合应用、诊断治疗的规范化,使得眼表疾病诊治的成功率显著增加。诊断眼表疾病的经典方法为:印迹细胞学、Schirmer试验、泪膜破裂时间、角结膜活体染色。尽管新的诊断方法已经出现,经典的诊断方法仍有很大价值(图1-2)。泪膜渗透压分析、基质金属蛋白酶、基质金属蛋白酶-9分析、感染性眼表疾病抗原快速诊断、泪膜和脂质层综

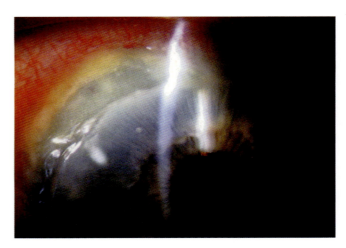

图 1-1　类风湿关节炎患者严重的边缘性角膜溃疡的裂隙灯照相

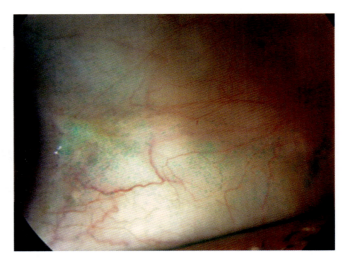

图 1-2　轻度干眼症患者球结膜丽丝胺绿染色裂隙灯照相

合分析等是最新有效的诊断方法。此外如活体共聚焦显微镜、眼前节光学相干断层扫描仪(OCT)、角膜Scheimpflug成像等均为眼表疾病的先进的诊断工具[1,2]。活体共聚焦显微镜可以通过对睑结膜,球结膜,角膜中央及边缘,泪膜及眼睑进行详细观察,对眼表进行细胞水平的评价。角膜共聚焦显微镜在诊断非

典型角膜炎非常有效,同时可以检测结膜上皮的典型改变[1~3]。

眼表疾病中最常见的挑战为干眼症和睑缘炎。近些年,随着我们对两种疾病认识的深入,临床和基础研究均证实炎症在两种疾病病程进展和症状改变过程中起关键作用。这些因素的混合导致干眼状态,即通常所说的"泪膜功能异常综合征",也就是指各种睑缘疾病,泪膜成分改变,泪液分泌减少,角膜知觉减弱,及泪膜中抗感染成分减少[4]。国际干眼研讨会(DEWS)积聚了全球眼表疾病专家,对维生素 A 缺乏病的新概念进行了回顾和更新。研讨会规范了现今眼科学界对维生素 A 缺乏病的认识,包括定义和分级,诊断,流行病学,治疗和护理,以及科学研究。干眼的定义发生了根本的改变:干眼是一种多因素造成的泪液和眼表疾病,可导致眼部不适和视力下降,破坏泪膜稳定性进而造成眼表的损害,并伴有升高的泪膜渗透压和眼表炎症反应[4]。干眼工作小组基于维生素 A 缺乏病和炎症之间关系和最新研究证据提出了维生素 A 缺乏病有关症状和体征的严重性分级及对干眼基础治疗的建议[4]。国际睑板腺专家工作小组扩展了以往对睑板腺疾病的认识(图 1-3)。工作小组提出了睑板腺功能障碍的定义和分级,回顾了睑板腺功能障碍的诊断和评估方法,对睑板腺功能障碍治疗和进一步研究睑板腺功能障碍的研究设计提出建议[5]。工作小组提出的治疗建议可以进一步了解干眼症,泪膜异常综合征和睑缘炎的发病机制。

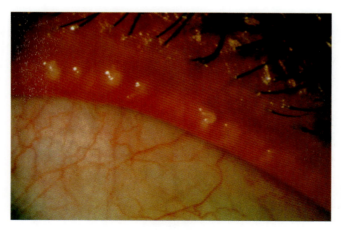

图 1-3　高倍裂隙灯下观察在重度睑板腺功能障碍中的严重的睑板腺分泌物粘稠度增加

随着对多种眼表疾病的病理改变的认知和诊断工具的进一步提高,从新型的治疗药物种类到新型治疗仪器涌现了大量的新型治疗策略。过去,对各种疾病的治疗选择有限如:干眼症治疗仅限于改善环境,人工泪液的使用,泪小点栓塞。目前对包括过敏型眼病、角膜缘干细胞的缺失和泪液异常综合征等眼表疾病,治疗药物进展包括新型的局部和口服药。如对于严重的遗传性过敏性角结膜炎和泪液异常综合征患者可口服非甾体类抗炎药、环孢素、肥大细胞稳定剂/抗组胺药和多种新型糖皮质激素药物对严重眼表炎症均有效;对角膜缘干细胞缺失的药物治疗包括经典的维生素 A、自体血清、多种经典生长因子、口服补充 ω-3 脂肪酸、局部应用血管生长因子抑制剂(抗 VEGF)减轻角膜新生血管的生长。此外,还有辅助局部和口服用药的新的治疗方法,睑板腺腺管探通术,强力脉冲治疗,LipiFlow 治疗术等,进一步缓解各种眼表疾病的症状和体征[5]。

严重眼表疾病手术治疗的起源

1940 年随着 De Rotth 采用羊膜修复结膜缺损和眼睑粘连,眼表疾病手术治疗的早期概念出现[6]。1951 年,Hartman 提出了用游离的结膜植片修复翼状胬肉、假性翼状胬肉和睑球粘连[7]。这篇报道提出了结膜可用于移植的益处,还提出了选择从单眼患者健康眼分离结膜进行手术治疗单眼疾病的概念[7]。尽管 Jose Barraquer 是第一个描述眼表干细胞移植技术的医生[8],但是 Thoft 更详细描述了结膜移植治疗单眼化学烧伤的方法,强化了对眼表疾病的理解,建立了治疗的标准[9]。Thoft 采用自体结膜移植治疗 5 例单眼角膜化学烧伤的病例。这技术需要从结膜部分沿角膜缘 360 度完整分离病变角膜上皮和新生的血管翳。从未受累的眼睛球结膜四个象限分离结膜组织进而进一步移植至患眼相应的位置,缝合固定[9]。自体结膜移植片可以长时间保持,如同手术治疗翼状胬肉较好的选择也是单侧干细胞移植一样。

Thoft 后来描述了双眼眼表疾病患者进行异体移植的治疗,称之为"角膜上皮成形术"。此治疗奠定了目前角膜缘干细胞移植技术的基础(图 1-4)。通过四个透镜从捐献眼球角膜周边分离植片进行角膜上皮移植,植片包括上皮和一层薄的基质层。每个植片分别固定于损伤眼表角巩膜缘四个象限的表面[10]。首例双侧严重眼表疾病患者进行角膜上皮移植术时,有关角膜缘干细胞的起源、位置和生理功能并未清楚阐释。

要。角膜缘是正常自身稳态环境中阻止结膜上皮细胞长入角膜的有效屏障[19]。当此屏障受损时，结膜上皮，血管，纤维组织会长入角膜（图1-5）。角膜上皮干细胞缺损的首个现象是此屏障功能丧失，进而导致眼表显著异常。

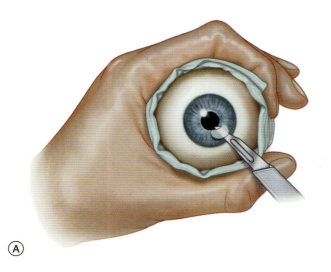

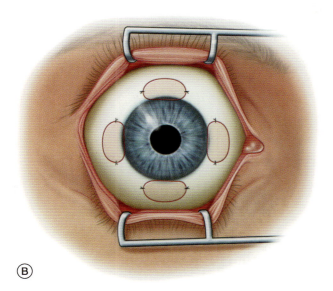

图1-4　Thoft描述的角膜上皮成形术（A）从捐献眼球分离4个植片。（B）将四个植片植于患病眼角巩膜缘等距的位置

角膜干细胞理论和早期临床应用

角膜上皮干细胞为前体细胞，是角膜上皮缺损或死亡后上皮再生的来源。成体干细胞存在于全身，数量有限，生存期长，细胞周期慢，且分化较少[11~15]。除此之外，干细胞可以使损伤后的组织再生和修复。组织损伤后，干细胞增殖为具有增殖能力的暂时扩增细胞，维持正常的生理更新和组织损伤后修复。相反，子细胞生命短，细胞周期快，有丝分裂活性高。上皮损伤后，短暂增殖性细胞从角膜缘向心性移行，从基底膜向角膜表层移行促进上皮重建[15~19]。上皮细胞移行过程对维持角膜上皮细胞数量及损伤后上皮重建至关重

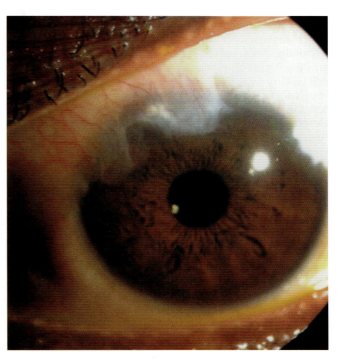

图1-5　碱化学烧伤引起的角膜结膜化裂隙灯照相。此图说明典型的干细胞缺失，角膜缘的屏障功能丧失

20世纪晚期，眼表疾病的手术治疗取得巨大进步，随着对角膜缘干细胞的解剖位置和功能的认识使手术有了突破性进展。近30年来我们对角膜上皮干细胞的解剖位置和生理功能认识相对更新。Friedenwald发明的切除上皮观察角膜再生的方法是证实干细胞存在和干细胞功能的最重要的原始观察方法之一[20]。19世纪70~80年代学者确定角膜缘干细胞存在于Vogt栏[21,22]。此外，其他研究也证实角膜缘干细胞位于Vogt栏，不同的研究通过角膜上皮细胞特异性角蛋白进行干细胞共定位，证实干细胞位于角膜缘基底部（图1-6）[23~26]。其他实验室通过将氚化胸腺嘧啶核苷掺入角膜缘基底细胞进行标记细胞培养证明角膜缘基底细胞有丝分裂活性高[27,28]。其他研究证实角膜缘干细胞较角膜上皮细胞相比处于未分化状态，角膜缘干细胞和短暂增殖细胞是角膜的持续增殖细胞，是角膜上皮损伤修复的来源[29,30]。

随着对角膜干细胞的位置和功能的深入了解，Kenyon和Tseng首次提出干细胞移植临床应用的理

论[31]。1989 年,他们将 Thoft 的结膜移植修改为包含角膜缘干细胞的结膜移植。这是首次提出角膜缘干细胞移植在严重性眼表疾病的临床应用,也是真正的自体干细胞移植术的启蒙(图 1-7)[31]。

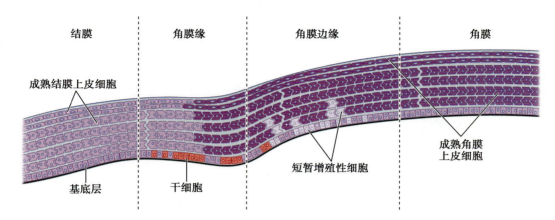

图 1-6 角膜上皮干细胞,短暂扩增细胞,成熟上皮细胞在角膜的解剖位置示意图

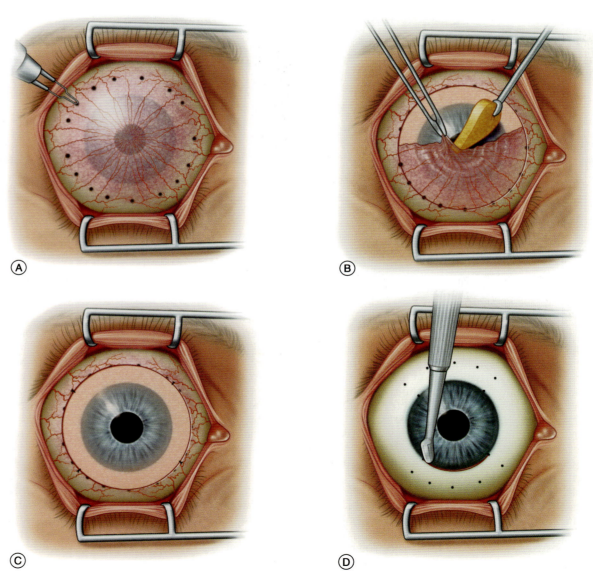

图 1-7 Kenyon 和 Tseng 最初角膜缘移植的原理图

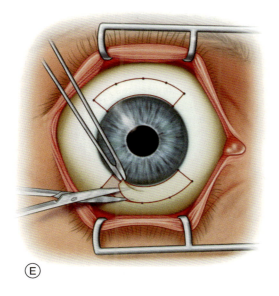 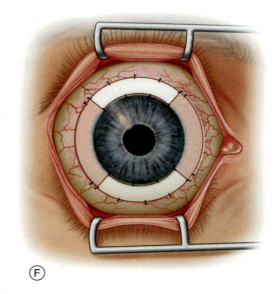

图 1-7（续）

1994 年，Tsai 和 Tseng[32]采用捐献者的眼球提供的角膜缘植片治疗严重眼表疾病，改良了 Thoft 的角膜上皮移植术，称为自体角膜缘移植。捐献的环状角膜缘平均分为 3 等分移植到宿主。术后患者口服环孢素和局部应用免疫抑制剂。这是首例应用异体角膜缘干细胞移植（KLAL）和系统性免疫抑制剂治疗严重眼表疾病的病例。Tsubota 和同事进一步改良异体角膜缘干细胞移植术，进而首次报道了采用储存的角巩膜缘移植治疗眼表疾病[33]。采用存储组织用于眼表重建的概念要求眼库在组织获得和运送方法做出修整，以适用于移植的需要。

1995 年 Kwitko 及同事发展了采用亲属的眼组织进行活体的异体移植进而治疗双眼的眼表疾病的概念[34]。将此技术称为"结膜异体移植"即从兄弟姐妹或者父母分离结膜植片而非角膜缘然后移植至宿主的眼睛。Kenyon 和 Rapoza 将这一概念拓展为类似 Kenyon 早期报道的角膜缘自体移植术即同时包括结膜和角膜缘的移植方法[35]。此方法采用的来自活体亲属的捐献组织并非患者自身的对侧眼。此技术是采用亲属间的角膜缘组织移植用于治疗不能采用自身对侧角膜缘进行自体移植的严重的双眼眼表疾病。亲属间异体移植的病例均给予局部和系统性免疫抑制剂[35]。

眼表疾病：目前手术治疗的进展

手术治疗眼表疾病的里程碑是描述恢复眼表推荐手术技能的统一分级系统的进步。Holland 及同事发展了系统命名法包括基于捐献者和捐献组织移植标准手术技能的相关首字母缩写。除此之外，此命名法还与眼表疾病的双侧或单侧及严重性的特异治疗方法相关[36~39]。同时，随着角膜医生对眼表疾病的兴趣，眼库系统制定标准，建立标准的用于手术治疗眼表疾病的角巩膜缘组织获取方法，处理过程和运送过程[37]。伴随着眼表疾病手术治疗分级的发展，眼库对于组织获取和运输过程操作流程有了最新的进展。

翼状胬肉是最常见的需要手术治疗眼表疾病之一（图 1-8）。关于翼状胬肉的最新病理研究显示了局部干细胞功能、遗传因素异常和炎症在翼状胬肉发展过程中发挥重要作用。关于翼状胬肉手术治疗的最新回顾报道治疗翼状胬肉的手术方法因翼状胬肉的环境不

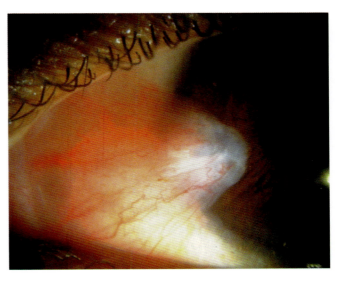

图 1-8　复发性翼状胬肉的裂隙灯眼前节照相

同而存在多种多样[40]。翼状胬肉切除后暴露巩膜使翼状胬肉复发率明显高于翼状胬肉切除后采用特殊材料覆盖裸露巩膜的手术。此外翼状胬肉手术中使用的覆盖材料包括羊膜、结膜自体移植、纤维蛋白胶用于黏附移植物，抗纤维化药物如丝裂霉素C用于抑制复发。结膜或角膜缘的自体移植优于羊膜移植减少翼状胬肉的复发率。手术结果也证明了这一发现，结膜或角膜缘自体移植时翼状胬肉的复发率很低[41]。

复杂的眼表疾病或者角膜缘缺失患者，改良的角膜缘异体移植改善了手术结果，最终使手术取得了很大的成功。Croasdale和Holland进一步改良Tsubota手术即采用两个角巩膜缘而不是一个的角膜缘异体移植术[37~38]。两个角巩膜缘分别切开，形成4个180度的新月形角膜缘移植片。其中三个移植至宿主的眼球。此技术使宿主角膜缘完整覆盖捐献者角膜缘。一个角巩膜缘可以得到1.5倍的角膜缘干细胞。

角膜缘异体移植的另一改良技术是针对严重的结膜损伤患者进行眼表治疗，如Stevens-Johnson综合征，眼部瘢痕性类天疱疮。该方法称为"Cincinnati法"，它采用来自于兄弟姐妹或父母的结膜和角膜缘作为供体的移植材料。在对患眼进行切除纤维血管化的角膜上皮及360度环状结膜切开后4小时，将植片移植于上、下象限，然后用类似于Croasdale所描述的方法，将尸眼角巩膜缘移植于鼻侧和颞侧（不同的是应用一个供体角巩膜环），使受体角膜缘被供体植片完全覆盖。

眼表移植术的另一显著进步是体外培养自体或活体亲属干细胞技术。早在1982年，角膜上皮干细胞培养的想法就产生了[43]，但是直到1996年和1997年才报道首例自体角膜缘干细胞培养的临床应用[44,45]。Torfi和Schwab首次报道了成功将培养的自体干细胞植片转移至伤眼，证实四分之三的单眼严重疾病的患者眼表功能得到改善[44]。近似的，Pellegrini和同事报道了2例单眼干细胞缺乏的患者通过采用在实验室培养的角膜上皮干细胞植片贴附在角膜绷带镜进而种植在患眼使眼表恢复[45]。两个团队均证明1~2mm^{2}角膜缘组织即可为培养角膜上皮植片提供足够数量的角膜上皮细胞通过培养扩增来恢复整个角膜缘[44,45]。随着角膜缘干细胞体外培养用于移植的成功开展，自体或活体亲属干细胞体外培养技术也得到持续发展[45~49]。

角膜缘干细胞移植过程中涉及的一个关键概念为使用免疫排斥反应抑制药物。通过局部应用或口服抑制免疫排斥反应的药物改善了眼表移植的结果。Holland及同事强调了眼表移植中使用系统免疫抑制剂的重要性和器官移植中抑制排斥反应的核心过程相似[50]。此外，还强调了抑制免疫排斥反应药物的使用在眼表疾病患者中的有效性和安全性[50]。研究已经证实，因不使用抑制全身免疫排斥反应药物导致眼表移植的失败率明显高于同时使用全身免疫排斥反应抑制剂的患者[38,51,52]。

眼表移植中，角膜缘干细胞移植联合羊膜移植（AMT）是一个有效的治疗方法。羊膜移植能为体外扩增和转移干细胞提供一个载体。角膜缘干细胞缺失状态不采用单独羊膜移植，研究已经证实角膜缘异体移植或体外干细胞扩增联合羊膜移植有助于上皮细胞生长和减轻眼表炎症[53,54]。

正如眼表疾病的分级和新的手术治疗方法均有进展，同期抑制免疫排斥反应的治疗也进步。早期辅助的典型免疫抑制剂是口服环孢素，糖皮质激素。随着新的系统性抗炎症药物进展和免疫抑制剂新的分类（后面的章节会有详细介绍），抑制免疫排斥反应的治疗原则发生改变。药物分类：如抑免蛋白粘合剂，抗代谢药及降低全身副作用的药物。此外，已经有新型系统性免疫制剂药物出现如多克隆抗体和单克隆抗体。局部应用环孢霉素已经成为眼科移植术后有效的辅助治疗手段。目前角膜缘干细胞移植术后常规联合应用免疫抑制剂，局部应用糖皮质激素及环孢霉素。这是涉及眼表专家，内科和移植服务等多学科共同完成的监测移植成功和潜在药物引起的局部或全身副作用的一项任务[50]。

眼表移植接下来的任务是持续发展、标准化和用于眼表治疗体外干细胞扩增技术的促进。目前从胶原、去上皮的羊膜到治疗性软性角膜接触镜、纤维蛋白凝胶、口腔黏膜细胞、蚕丝蛋白等各种材料已经成为体外扩增干细胞技术的载体[44-49,55~57]。但至今还未有"金标准"。学者正在研究各种干细胞的来源，包括：毛囊干细胞、胚胎干细胞、结膜上皮干细胞、牙髓、脐血干细胞和骨髓基质干细胞[58]。尽管已经取得许多进步，体外扩增仍然存在大量的问题。面临的众多挑战包括理想的从实验室到异常眼表的干细胞载体，缺乏角膜缘干细胞有效的特异性标记物以评估植片的质量和成功扩增和移植的可能性，无已确认的标记物对体外培养干细胞治疗眼表角膜缘干细胞缺失的方法进行评估。尽管面临这么多的困难，一些报道已经证实角膜缘干细胞缺失的治疗方法的结果得到了提高，包括Baylis等人[59]对自从1997年开始发表的采用培养角膜缘上皮细胞对583个患者进行治疗的结果进行的meta分析。当时回顾分析证实采用体外培养扩增的干细胞移植的成功率为76%[59]。多中心研究已经报道成功采用培养的口腔黏膜细胞上皮做为移植的自体干细胞用于治疗严重眼表疾病，术后长达35个月可以使眼表恢复[56~58]。Rama等[60]人报道目前病例数最多的研究，112例由于角膜缘干细胞缺失导致的角膜破坏的患者通过采用纤维蛋白作为载体转运培养的自体干细胞进行移植治疗的结果。研究发现，77%的患者眼表永久性恢复，且其中大多数患者是因眼表化学烧伤引起的眼表疾病。

以后的章节，我们将详细阐述目前用于治疗眼表疾病的药物或手术治疗。随着我们对眼表的病理生理改变，相关的领域将发生巨大的改变。

参考文献

1. Tu EY, Joslin CE, Sugar J, et al. The relative value of confocal microscopy and superficial corneal scrapings in the diagnosis of Acanthamoeba keratitis. Cornea 2008;27:764–72.
2. Lee WB, Gotay A. Bilateral Acanthamoeba keratitis in synergeyes contact lens wear: clinical and confocal microscopy findings. Eye & Contact Lens 2010;36:164–9.
3. Kieval JZ, Karp CL, Abou Shousha M, et al. Ultra-high resolution optical coherence tomography for differentiation of ocular surface squamous neoplasia and pterygia. Ophthalmology 2012;119:481–6.
4. Pflugfelder S (committee chairman). Management and therapy of dry eye disease: report of the Management and Therapy Subcommittee of the International Dry Eye WorkShop (2007). Ocul Surf 2007;5:163–78.
5. Geerling G, Tauber J, Baudouin C, et al. The international workshop on meibomian gland dysfunction: report of the subcommittee on management and treatment of meibomian gland dysfunction. Invest Ophthalmol Vis Sci 2011;52:2050–64.
6. De Rotth A. Plastic repair of conjunctival defects with fetal membrane. Arch Ophthalmol 1940;23:522–5.
7. Hartman DC. Use of free grafts in correction of recurrent pterygia, pseudopterygia and symblepharon. California Med 1951;75:279–80.
8. Holland EJ, Schwartz GS. The Paton Lecture: ocular surface transplantation: 10 year's experience. Cornea 2004;23:425–31.
9. Albert DM, Miller JW, Azar DT, et al. Albert & Jakobiec's Principles and practice of ophthalmology. Saunders 2008;871–80. Figure 65.4.
10. Thoft RA. Keratoepithelioplasty. Am J Ophthalmol 1984:97:1–6.
11. Lajtha LG. Stem cell concepts. Differentiation 1979;14:23–34.
12. Leblond CP. The life history of cells in renewing systems. Am J Anat 1981;160:114–58.
13. Tseng SCG. Concept and application of limbal stem cells. Eye 1989;3:141–57.
14. Kinoshita S, Adachi W, Sotozono C, et al. Characteristics of the human ocular surface epithelium. Prog Ret Eye Res 2001;20:639–73.
15. Dua HS, Azuara-Blanco A. Limbal stem cells of the corneal epithelium. Surv Ophthalmol 2000;44:415–25.
16. Lehrer MS, Sun TT, Lavker RM. Strategies of epithelial repair: modulation of stem cell and transient amplifying cell proliferation. J Cell Sci 1998;111:2867–75.
17. Thoft RA, Friend J. The X, Y, Z hypothesis of corneal epithelial maintenance. Invest Ophthalmol Vis Sci 1983;24:1442–3.
18. Dua HS, Gomes JA, Singh A. Corneal epithelial wound healing. Br J Ophthalmol 1994;78:401–8.
19. Dua HS, Miri A, Alomar T, et al. The role of the limbal stem cells in corneal epithelial maintenance. Ophthalmology 2009;116:856–63.
20. Friedenwald JS. Growth pressure and metaplasia of conjunctival and corneal epithelium. Doc Ophthalmol 1951;5:184–92.
21. Davanger M, Evensen A. Role of the pericorneal papillary structure in renewal of corneal epithelium. Nature 1971;229:560–1.
22. Goldberg MF, Bron AJ. Limbal palisades of Vogt. Trans Am Ophthalmol Soc 1982;80:155–71.
23. Schermer A, Galvin S, Sun TT. Differentiation-related expression of major 64K corneal keratin in vivo and in culture suggests limbal location of corneal epithelial stem cells. J Cell Biol 1986;103:49–62.
24. Cotsarelis G, Cheng SZ, Dong G, et al. Existence of slow-cycling limbal epithelial basal cells that can be preferentially stimulated to proliferate: implications on epithelial stem cells. Cell 1989;57:201–9.
25. Kasper M, Moll R, Stosiec P, et al. Patterns of cytokeratin and vimentin expression in the human cycle. Histochemistry 1988;89:369–73.
26. Pellegrini G, Golisano O, Paterna P, et al. Location and clonal analysis of stem cells and their differentiated progeny in the human ocular surface. J Cell Biol 1999 145:769–82.
27. Cotsarelis G, Dong G, Sun TT, et al. Differential response of limbal and corneal epithelia to phorbol myristate acetate (TPA). ARVO Abstracts. Invest Ophthalmol Vis Sci 1987;28(suppl.):1.
28. Ebato B, Friend J, Thoft RA. Comparison of limbal and peripheral human corneal epithelium in tissue culture. Invest Ophthalmol Vis Sci 1988;29:1533–7.
29. Lathja LG. Stem cell concepts. Differentiation 1979;14:23–34.
30. Kinoshita S, Friend J, Thoft RA. Biphasic cell proliferation in transdifferentiation of conjunctival to corneal epithelium in rabbits. Invest Ophthalmol Vis Sci 1983;24:1008–14.
31. Kenyon KR, Tseng SCG. Limbal autograft transplantation for ocular surface disorders. Ophthalmology 1989;96:709–23.
32. Tsai RJF, Tseng SCG. Human allograft limbal transplantation for corneal surface reconstruction. Cornea 1994;13:389–400.
33. Tsubota K, Toda I, Saito H, et al. Reconstruction of the corneal epithelium by limbal allograft transplantation for severe ocular surface disorders. Ophthalmology 1995;102:1486–95.
34. Kwitko S, Raminho D, Barcaro S, et al. Allograft conjunctival transplantation for bilateral ocular surface disorders. Ophthalmology 1995;102:1020–5.
35. Kenyon KR, Rapoza PA. Limbal allograft transplantation for ocular surface disorders. Ophthalmology 1995;102:101–2.
36. Holland EJ. Epithelial transplantation for the management of severe ocular surface disease. Trans Am Ophthalmol Soc 1996;19:677–743.
37. Croasdale CR, Schwartz GS, Malling JV, et al. Keratolimbal allograft: recommendations for tissue procurement and preparation by eye banks, and standard surgical technique. Cornea 1999;18:52–8.
38. Holland EJ, Schwartz GS. Changing concepts in the management of severe ocular surface disease over twenty-five years. Cornea 2000;19:688–98.
39. Daya SM, Chan CC, Holland EJ, et al. Cornea Society nomenclature for ocular surface rehabilitative procedures. Cornea 2011;30:1115–9.
40. Kaufman SC, Jacobs DS, Lee WB, et al. Options and adjuvants in surgery for pterygium. Ophthalmology 2013;120:201–8.
41. Hirst LW. Prospective study of primary pterygium surgery using pterygium extended removal followed by extended conjunctival transplantation. Ophthalmology 2008;115:1663–72.
42. Biber JM, Skeens HM, Neff KD, et al. The Cincinnati procedure: technique and outcomes of combined living-related conjunctival limbal allografts and keratolimbal allografts in severe ocular surface failure. Cornea 2011;30:765–71.
43. Friend J, Kinoshita S, Thoft RA, et al. Corneal epithelial cell cultures on stroma carriers. Invest Ophthalmol Vis Sci 1982;23:41–9.
44. Torfi H, Schwab IR, Isseroff R. Transplantation of cultured autologous limbal stem cells for ocular surface disease (abstract). In Vitro 1996;32:47A.
45. Pellegrini G, Traverso CE, Franzi AT, et al. Long-term restoration of damaged corneal surfaces with autologous cultivated corneal epithelium. Lancet 1997;349:990–3.
46. Schwab IR, Reyes M, Isseroff RR. Successful transplantation of bioengineered tissue replacements in patients with ocular surface disease. Cornea 2000;19:421–6.
47. Shimazaki J, Aiba M, Goto E, et al. Transplantation of human limbal epithelium cultivated on amniotic membrane for the treatment of severe ocular surface disorders. Ophthalmology 2002;109:1285–90.
48. Han B, Schwab IR, Madsen TK, et al. A fibrin-based bioengineered ocular surface with human corneal epithelial stem cells. Cornea 2002;21:505–10.
49. Sangwan VS, Matalia HP, Vemuganti GK, et al. Early results of penetrating keratoplasty after cultivated limbal epithelium transplantation. Arch Ophthalmol 2005;123:334–40.
50. Holland EJ, Mogilishetty G, Skeens HM, et al. Systemic immunosuppression in ocular surface stem cell transplantation: results of a 10-year experience. Cornea 2012;31:655–61.

51. Rao SK, Rajagopal R, Sitalakshmi G, et al. Limbal allografting from related live donors for corneal surface reconstruction. Ophthalmology 1999;106:822–8.
52. Daya SM. Living-related conjunctivo-limbal allograft (lr-CLAL) for the treatment of stem cell deficiency: an analysis for long-term outcomes. Ophthalmology 1999;106(suppl.):243.
53. Tsubota K, Satake Y, Ohyama M, et al. Surgical reconstruction of the ocular surface in advanced ocular cicatricial pemphigoid and Stevens–Johnson syndrome. Am J Ophthalmol 1996;122:38–52.
54. Tseng SC, Prabhasawat P, Barton K, et al. Amniotic membrane transplantation with or without limbal allografts for corneal surface reconstruction in patients with limbal stem cell deficiency. Arch Ophthalmol 1998;116:431–41.
55. Harkin DG, George KA, Madden PW, et al. Silk fibroin in ocular tissue reconstruction. Biomaterials 2011;32:2445–58.
56. Nishida K, Yamato M, Hayashida Y, et al. Corneal reconstruction with tissue-engineered cell sheets composed of autologous oral mucosal epithelium. N Engl J Med 2004;351:1187–96.
57. Nakamura T, Inatomi T, Sotozono C, et al. Transplantation of cultivated autologous oral mucosal epithelial cells in patients with severe ocular surface disorders. Br J Ophthalmol 2004;88:1280–4.
58. O'Callaghan AR, Daniels JT. Concise review: limbal epithelial stem cell therapy: controversies and challenges. Stem Cells 2011;29:1923–32.
59. Baylis O, Figueiredo F, Henein C, et al. 13 years of cultured limbal epithelial cell therapy: a review of the outcomes. J Cell Biochem 2011;112:993–1002.
60. Rama P, Matuska S, Paganoni, et al. Limbal stem cell therapy and long-term corneal regeneration. N Engl J Med 2010;363:147–55.

第二章　眼睑的解剖和功能

LILY KOO LIN

引言

维护眼表的健康要从认识眼睑的解剖和功能开始。眼睑对于泪液在角膜的涂布、润滑角膜和防尘防异物有着重要作用。眼睑结构的破坏会对角膜和眼表的完整性产生影响。

外部解剖概述

眼睑分为上睑和下睑，上下眼睑在内外眦眼角处相连。睑裂长度平均约为 30mm，宽度约为 10mm。上眼睑的最高点偏于鼻侧，下眼睑的最低点偏于颞侧，上眼睑遮盖角膜上缘 1~3mm，下眼睑则与角膜下缘相切。睫毛上方 6~10mm 形成上睑皱襞，眉毛位于眶上缘前部[1~4]。

睑缘分为前后两唇，皮肤和眼轮匝肌组成前唇，睑板和结膜组成后唇。两唇交界处为灰线。

眼睑皮肤

眼睑皮肤是全身皮肤最薄的部位，无皮下脂肪，疏松的结缔组织连接眼睑皮肤和眼轮匝肌。眼睑皮肤厚度小于 1mm。随着年龄的增长，眼睑柔薄的皮肤不断运动，皮肤容易发生松弛。

眼睑肌肉：伸肌

司眼睑闭合的主要伸肌：眼轮匝肌。眼轮匝肌由面神经支配，分为睑板前、眶隔前和眶部（图 2-1）。（睑板前部，眶隔前部，眶部）睑板前部和眶隔前部轮匝肌更多地参与眼睑不随意运动，如瞬目。眶部轮匝肌则较多地参与随意运动，如用力闭眼。面神经麻痹时，眼轮匝肌功能丧失，出现眼睑闭合不全，瞬目不能。

睑板前部轮匝肌的深部起源于后泪嵴，浅部起源于内眦韧带的前支。睑板前部轮匝肌深部或 Horner 肌共同包绕泪小管，对泪液泵的作用很重要。上下眼

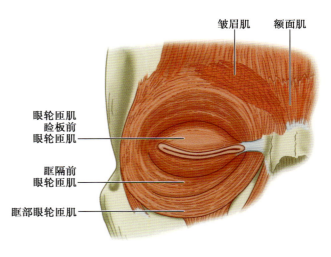

图 2-1　眼睑伸肌

睑的睑板前部轮匝肌汇合形成外眦韧带。

眶隔前部眼轮匝肌的起源于后泪嵴，眼睑内眦韧带前支的内侧，眶外侧缘的睑外侧缝的外侧部分。

眼轮匝肌眶部起源于内侧睑韧带及其眦连的眶边。

皱眉肌也是伸肌起源于鼻上侧，止于眉毛起始部，在额部形成眉间横纹，降眉肌也是伸肌，起始于额骨止于眉毛起始部纵向走行，在眉间形成纵纹。

眼睑肌肉：缩肌

眼睑缩肌使眼睛睁开，上眼睑缩肌是提上睑肌，Müller's 肌和额肌。下眼睑屈肌是睑囊筋膜和下睑板肌。

上睑缩肌：提上睑肌

上眼睑的主要缩肌是提上睑肌，起始于眶尖，在视神经孔前方，位于上直肌前方。提上睑肌长 40mm，腱膜长 14~20mm。

Whitnall 韧带或上睑横韧带由提上睑肌腱膜弹性纤维形成，位于提上睑肌移行为腱膜和上睑提肌之间，悬吊支撑提上睑肌和上部的眶内组织。将提上睑肌横

向的力量转为纵向力量,类似下眼睑的 Lockwood 韧带。在内侧,Whitnall 韧带还附着于滑车和上斜肌腱周围的结缔组织,在外侧穿过泪腺止于眶外侧壁内面眶外结节上 10mm[1~4]。

提上睑肌腱膜在上睑板上方分为前后两部分,前部分汇入睑板前轮匝肌。上方的主要附着点在提上睑肌收缩形成眼睑皱襞。(图 2-2)下方汇入睑板的前表面,形成 Whitnall 韧带和睑板之间的白色腱膜(图 2-3)。

提上睑肌的腱膜内侧角汇入后泪嵴。

外侧角于泪腺的眶部和睑部穿过然后附着于外侧眶结节。外侧角比内侧角坚硬因此甲状腺眼病时颞侧肿大更明显。

上睑缩肌:Müller 肌

Müller 肌起始于提上睑提肌腱膜的下表面,睑板上缘 12~13mm 处,宽 15~20mm。由交感神经支配,向下伸展插入睑板上缘,可使上睑上提 2mm 左右。如果损伤,例如在 Horner 综合征中,可表现为轻度上睑下垂,Müller 肌后部牢固的附着于睑结膜。位于上睑缘上方,提上睑肌腱膜和 Müller 肌肉之间的微动脉弓是外科手术中的分界线。

上睑缩肌:额肌

额肌可以使眉毛升高,是上眼睑薄弱的屈肌。眉毛升高会引起上眼睑提高 2mm。额肌的收缩会引起前额的横纹。额肌止于眉毛尾部上方,随着年龄的增加会可导致眉毛下垂。额肌收缩由面神经颞支支配。

下睑缩肌

下眼睑屈肌抑制眼睑下垂维持睑板的垂直。下睑囊性筋膜类似于提上睑肌(图 2-4),为起源于下直肌外膜的成纤维组织分开环形围绕下斜肌,汇入下斜肌的外膜。最终两部分汇合形成 Lockwood 韧带。

下睑板肌也称为下睑肌与上睑的 Müller 肌肉相

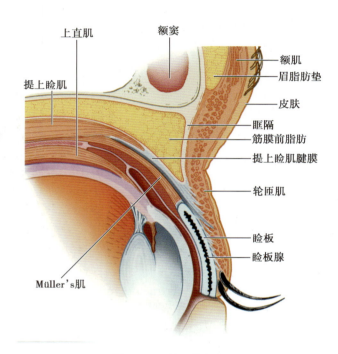

图 2-2　上眼睑横断面

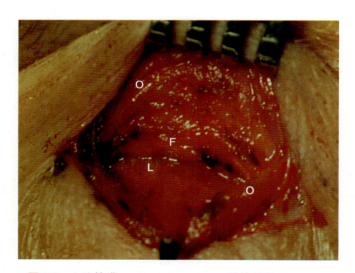

图 2-3　上睑筋膜。orbicularis oculi——眼轮匝肌;F,preaponeurotic fat——筋膜前脂肪;L,attenuated levator aponeurosis 展开的上睑筋膜囊

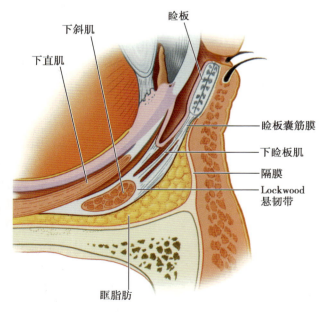

图 2-4　下睑板横断面

似，在睑囊筋膜和结膜之间。起始于 Lockwood 韧带延伸向前走行于下结膜穹窿，插入下睑板缘，最终止于眶隔，由交感神经支配。神经损伤后会引起 Horner 综合征，会引起下睑内翻或外翻。下睑肌群不易分离，经常统称为下睑缩肌。

眶隔

眶隔在眶脂肪前，起到屏障作用。这一纤维组织起自于眶缘的骨膜，上眶隔与提上睑肌腱膜在睑板融合，下眶隔与睑囊筋膜在睑缘或睑缘下融合。

眶脂肪

眶脂肪是眼睑与眶结构的分界，可以局限感染与出血。眶脂肪在上睑囊筋膜和眶隔之间。随年龄增长，眶脂肪脱出常见。上眼睑有两个脂肪间隔：内侧脂肪垫和较大的中央脂肪垫。中央脂肪垫或筋膜前脂肪垫是手术的重要分界线。下眼睑存在 3 个脂肪垫：内侧、中央、外侧。

睑板

上睑板是坚硬的致密结缔组织，1mm 厚，10～12m 宽，下睑板 4mm 宽。睑板腺位于睑板内。睑板牢固附着于内眦和外眦。眼睑有睑缘动脉弓和周围动脉弓，上睑缘动脉弓平行于睑板走形，位于睑缘上 2mm，周边动脉弓位于睑板上缘，在提上睑肌和 Muller 肌之间。下睑只有一个动脉弓在睑板下缘下方。

上睑板有 25 个睑板腺，下睑板有 20 个睑板腺。睑板腺分泌泪膜中的脂质减少泪膜水样层的蒸发。睫毛和睑板腺均是从毛囊皮脂腺分化而来。

在外伤或慢性刺激时，睑板腺可能形成睫毛毛囊（获得性双睫）。先天性睫毛根部后方睑板腺开口处生长另一排多余的睫毛成为先天性双行睫。

结膜和泪膜

结膜覆盖眼球表面和眼睑上表面，球结膜覆盖眼球，睑结膜覆盖眼睑，穹窿结膜为折返部分。角膜缘处球结膜舒展，穹窿部有皱褶。结膜的主要功能润滑眼表，由非角化复层鳞状上皮和分泌黏蛋白的杯状细胞组成。

泪膜由里及表为黏液层，水样层，脂质层。泪腺和副泪腺分泌水样层，泪腺位于眶颞侧的泪腺窝内。副泪腺主要延上睑缘和上穹窿部，几乎不存在下穹窿。脂质层主要由皮脂腺睑板腺和 Zeis 腺分泌。

眦韧带

眦韧带为眼轮匝肌的延续，附于眶骨膜（图 2-5）。

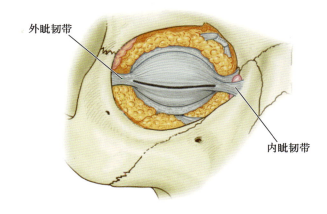

图 2-5 眦韧带

内侧眦韧带附着于泪骨的泪前嵴和泪后嵴，围绕泪囊。泪前嵴附着点强有力而后泪嵴的附着点较弱，但对维持眼球眼睑的位置很关键。

外侧眦韧带前支和后支附于外侧眶缘的眶结节（Whitnall 结节）。眼球的正常震颤或异位导致外眦韧带断裂或松弛外眦韧带比内眦韧带高 2mm。

睑缘

睑缘 2mm 宽，睑缘的后方为皮肤黏膜移行处，即眼睑球结膜始于此，前方为睑板腺开口灰线是睑板部眼轮匝肌（Riolan）的一部分介于睑板腺开口和睫状体囊之间。上眼睑约有 100 根睫毛，下眼睑大约 50 根。

泪器的排泄系统

泪液排泄的开口是位于上下睑内侧的泪乳头上的泪小点。泪小点位于睑缘的后方和睫状体的内侧。上泪小点较下泪小点更为内侧（图 2-6）。

泪小点开口于眼轮匝肌包绕的泪小管。泪小管垂直部 1～2mm 长，水平部大约 8mm。大多数患者，上下泪小管汇合泪总管进入泪囊。

骨质的泪腺窝保护泪囊，前泪嵴 2/3 底部为上颌骨包绕的泪腺窝的前壁，后泪嵴包绕泪腺窝的后壁。

内眦韧带围绕泪囊，鼻泪管阻塞时，由于泪液回流不畅，泪囊膨胀。但不会超出内眦韧带。

泪囊壁纤维 2mm 宽，进入鼻泪管变细通过大约 15mm 骨性鼻泪管，止于鼻腔的下鼻甲。

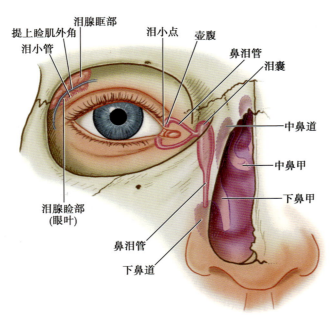

图 2-6　泪液排泄系统

血液供应

眼睑丰富的血供助于伤口愈合防止感染。眼睑动脉血供由颈内动脉和眼动脉分支组成（眶上动脉和泪腺动脉）。颈外动脉是面部血供（内眦动脉和颞浅动脉）。在上下眼睑动脉汇合形成位于睑板距睑缘 2～4mm 的睑动脉弓。上眼睑有第二动脉，即边缘动脉，位于睑板上方 Müller 肌前方。

淋巴回流

上眼睑外侧 2/3 和下眼睑 1/3 的淋巴汇入耳前淋巴结再汇入颈深淋巴结。上眼睑内侧 1/3 和下眼睑内侧 2/3 汇入颌下腺淋巴结。

神经

眼睑的感觉由第五对脑神经第一分支（眼神经）和第二分支（上颌神经）支配。

眼神经分支：眶上神经、滑车上神经、滑车下神经和泪腺神经。眶上神经支配上睑、前额、和头皮。滑车上神经支配内眦上方、大部分上睑、结膜和前额。滑车下神经支配内眦下方、鼻外侧皮肤、结膜、泪阜、泪囊的感觉神经。泪腺神经支配泪腺、下眼睑和结膜。

眶下神经（第二分支）支配下睑结膜和下睑，鼻下方和上唇皮肤。

颧神经颧面支支配下睑外侧皮肤。

眼球运动由第三、第七对脑神经和副交感神经支配。第三脑神经即面神经支配面部肌肉的运动：眼轮匝肌，眼肌，额肌，降眉间肌和皱眉肌。提上睑肌由第三队脑神经支配，Müller 肌由副交感神经支配。

参考文献

1. Nerad JA. Techniques in ophthalmic plastic surgery: a personal tutorial. 1st ed. Philadelphia: Elsevier Health Sciences; 2009.
2. Tyers AG, Collins JRO. Colour atlas of ophthalmic plastic surgery. 2nd ed. Philadelphia: Elsevier Health Sciences; 2001.
3. Kersten RC, Bartley GB, Nerad JA, et al. Basic and clinical science course, section 7: orbit, eyelids, and lacrimal system. San Francisco: American Academy of Ophthalmology; 2001.
4. Levine MR. Manual of oculoplastic surgery. 4th ed. Thorofare: SLACK Incorporated; 2010.

第三章 泪膜的解剖结构功能

J. BRIAN FOSTER and W. BARRY LEE

泪膜的解剖和生理

健康的眼表是一个功能性单位,包括多个结构,它们在解剖,组成和生理功能上相互联系。这些结构包括泪膜、角膜、结膜、泪腺、睑板腺及眼睑。功能正常的泪膜是维持视力清晰和健康眼表的必要条件。泪膜的功能:维持眼表舒适,机械、外界环境和免疫损伤的屏障,保护上皮细胞健康、润滑眼表、为清晰的视力提供强大作用的屈光界面。

泪膜的一个主要功能:通过持续的润滑使眼表舒适。泪膜中的泪液可以不断通过眨眼动作从泪河中得到更新[1]。这一过程弥补了重力作用和液体蒸发对眼表泪膜量的影响,而且保护了角结膜在眨眼时不受眼睑剪切力的损伤。泪液总量为6μl,每分钟大约产生1.2μl,更新率为每分钟16%[2]。采用干涉法测量,正常结构的泪膜厚度为6.0μm±2.4μm,明显厚于干眼患者的泪膜厚度2.0μm±1.5μm(图3-1)[3]。

眼表是在空气中暴露最多的黏膜表面,泪膜为眼表提供对外界环境的刺激、过敏原、极度干燥、温度变化、病原微生物及污染物的保护作用。反射性的分泌泪液有助于清除眼表的病原微生物。泪膜中的杀菌物质包括:过氧化物酶、乳铁蛋白、溶菌酶、免疫球蛋白A等。泪膜表面的脂质层减少泪液的蒸发[4]。

泪膜中糖、电解质、生长因子为无血管的角膜上皮细胞提供营养,同时除去代谢废物和自由基。泪膜的成分与血清相似,只是浓度有差异。泪膜中糖的浓度25mg/L低于血清中的浓度85mg/L,但是钾离子和氯离子浓度偏高。其他的电解质还包括:钙、镁离子、碳酸根、硝酸根、硫酸根。抗氧化物如:维生素C、酪氨酸、谷胱甘肽、清除氧自由基进而减轻细胞的氧化损伤,泪膜还为维持角膜细胞健康和刺激伤口愈合提供大量生长因子、神经多肽和蛋白酶抑制剂

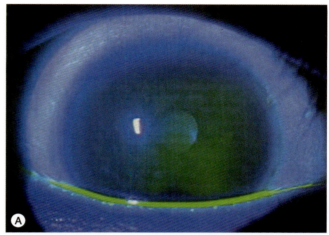

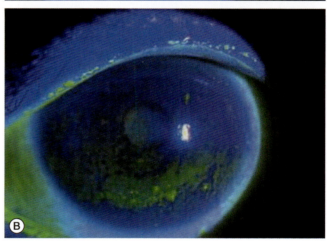

图3-1 典型干眼和正常人角膜荧光素染色裂隙灯眼前节照相。(A)26岁正常男性,泪膜厚度大约为6.4μm。(B)36岁Sjögren综合征女性干眼患者,泪膜厚度2.4μm

(图3-2,表3-1)。

泪膜为角膜上皮微绒毛提供光滑屈光表面,泪膜的气液接触表面是眼表屈光系统2/3的能力。泪膜干燥和泪膜稳定性下降会引起视力下降和视力波动,视觉对比度下降,和(或)眼表不舒适[5]。

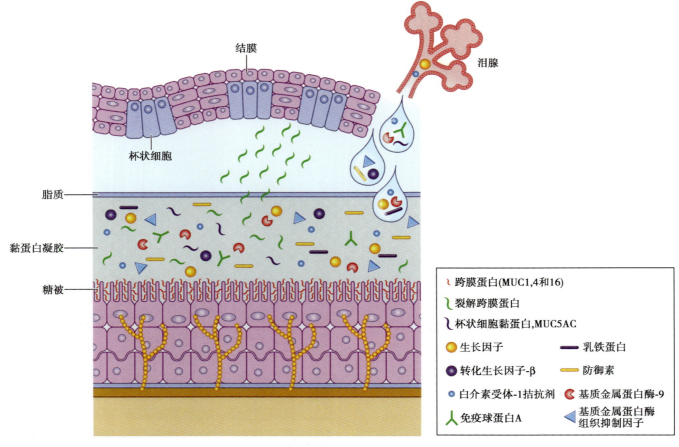

图3-2 眼表上皮,泪腺结膜杯状细胞分泌的泪膜组成成分,以润滑眼表(MUC1,4,6),保护免受炎症(TGF-β,IL-1受体拮抗物,基质金属蛋白酶-1抑制因子(TIMP-1)),感染(IgA,乳铁蛋白,防御素),促进愈合(生长因子)

表3-1 泪膜中的生长因子、神经多肽和蛋白酶抑制因子

转化生长因子(TGF-α,β1,β2)	促进有丝分裂,抑制角膜上皮细胞增殖,促进纤维化
泪液肝细胞生长因子(HGF)、角膜生长因子	刺激角膜上皮细胞,促进伤口愈合
成纤维细胞生长因子(FGFβ,FGF2)、内皮生长因子	促进有丝分裂
P物质	神经多肽,刺激上皮生长,促进伤口愈合
纤溶酶、血浆、纤溶酶原激活物	蛋白酶,基质降解,伤口愈合
基质金属蛋白酶(MMP-2,3,8,9)	基质降解,伤口愈合
类胰蛋白酶、α1-抗糜蛋白酶、α1-蛋白酶抑制剂、α2-巨球蛋白	蛋白酶抑制因子

泪膜结构和稳定性

眼表需要动态且稳定的泪膜来满足外界环境,免疫和视光的需要。数年来,泪膜经典的三层结构为大家认同,表层的脂质层阻止泪膜的蒸发,水样层为泪膜主要的组成部分,黏蛋白层对角结膜上皮提供保护作用,润滑上皮。一个最新的模型理论,泪膜最主要组成部分黏蛋白/水溶液形成凝胶糖被层,最外层为阻止泪液蒸发的脂质层(图3-3)。

脂质层

泪膜脂质层来源于上下眼睑灰线以后的睑板腺分泌的混合脂质。脂质层低表面张力使泪液均匀涂布在眼表提供了光滑的屈光介质。极性脂质与泪膜的水相接触主要为神经酰胺,脑苷脂,磷脂。非极性脂质构成与空气的交界面主要有胆固醇,甘油三酯,游离脂肪酸[6]。

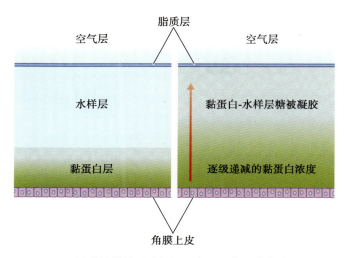

图 3-3 泪膜的结构示意图。左侧：经典泪膜断续的三层结构。目前：黏蛋白梯度水样层—黏蛋白糖被凝胶

水样层

黏蛋白/水合凝胶层内的水样成分包括：蛋白质、电解质、氧气、葡萄糖（表 3-1）。水样层中的电解质浓度和血清相似，泪液的渗透压平均为 300mOsm/L。泪液渗透压和干眼关系紧密，干眼会使泪液渗透压升高。泪液渗透压成为干眼诊断和分级的标准之一[7]。正常的泪液渗透压是维持细胞体积，酶活性，细胞稳态的必要因素。基质金属蛋白酶尤其是在伤口愈合和炎症中发挥重要作用的 MMP-9 在干眼患者中也会升高。水样层由主和副泪腺分泌。非反射性泪液分泌主要由位于上穹隆结膜的 Krause 腺和位于睑板上缘 Wolfring 腺分泌。当眼表受到有害刺激时如异物刺激，化学刺激，上皮损伤等，泪腺会分泌大量的泪液。泪腺在非反射性流泪中的作用尚不清楚，但是有证据表明它应该发挥着比较重要的作用，因为浸润性泪腺疾病或手术切除泪腺的患者都会频繁发生干眼症状。

泪液的产生由专门的反射弧控制，它连接了眼表、中枢神经系统和眼表腺体。泪液的产生由眼表反射弧，中枢神经系统刺激和眼表腺体产生[8]。角膜和结膜的传入感觉神经和上一级感觉神经元或是脑干中的自主、运动传出神经相接。当刺激在局部或全身麻药作用下阻断，或 LASIK 术后角膜神经阻断或神经营养不良性角膜病变，泪液分泌减少继而引起干燥。泪腺和副泪腺，睑板腺，结膜杯状细胞受自主神经纤维支配。面神经分支的运动纤维支配眼轮匝肌，引起眨眼反射进而使泪液均匀涂布在眼表[4]。

黏蛋白

糖蛋白凝胶中的黏蛋白主要由组织和结构蛋白组成，能够促进基质和角膜上皮的牢固连接，提供有助于疏水性眼表重复润滑的有粘性和低张力的眼表。角膜和结膜上皮主要分泌跨膜黏蛋白（MUC1,2,4）将黏蛋白/水样层中的糖被锚定于细胞表面。泪腺和结膜杯状细胞分泌黏蛋白，这些糖蛋白有效阻止了微生物、细胞碎片和炎细胞与上皮细胞黏附及相互作用[9]。黏蛋白可以保护角膜上皮避免反复眨眼带来的损伤，且它可以降低表面张力，使泪膜光滑均匀，保证了视觉质量。

角膜上皮大约由 5 层鳞状上皮细胞组成，表层细胞有镶嵌黏蛋白的绒毛结构增加了泪膜的表面积。支撑泪膜并形成糖被结构（图 3-4）。增加眼表面积的微绒毛提供了有助于泪膜稳定的解剖结构并保护角膜上皮。黏蛋白结构减轻眼表张力，有助于眼表均一的重复湿润，将疏水的上皮细胞和亲水的水样成分连接起来。角膜上皮细胞之间的紧密连接形成了组织炎症因子和微生物进入眼表的屏障。角膜上皮细胞的生命为 7～8 天，进而发生由基质金属蛋白酶和其他信号分子高度调控的程序性凋亡和脱离。角膜基底层细胞向角膜表面迁移进而完成角膜上皮的更新。

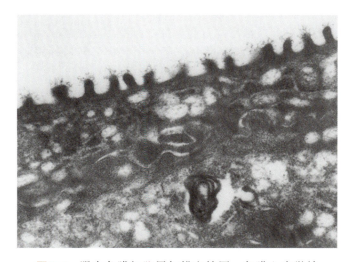

图 3-4 眼表角膜细胞层扫描电镜图。角膜上皮微绒毛的黏液延续形成黏液/水样层糖被

泪液异常

泪液异常可引起一系列不同严重程度的眼表刺激症状。泪液功能障碍引起的最常见疾病是上皮性疾病，引起眼表干燥、异物感、视觉质量改变、对比敏感度、畏光。泪腺功能单位的任何成分异常如结膜松弛，眼睑异位，泪腺及睑板腺疾病等会引起泪液功能失调，进而引起上皮的病理改变。由泪腺和睑板腺功能异常

引起的干眼主要包括两种亚型即蒸发过强型和水液缺乏型。常用的干眼严重性评估检查为 Schirmer 实验，泪膜破裂时间（TBUT），荧光素染色，玫瑰红染色，丽丝胺绿染色，病人调查问卷症状评分如眼表疾病指数（OcularSurface Disease Index，OSDI）[11]。

泪液渗透压

泪液功能异常的一个主要改变指标是主要由钠离子浓度升高引起的泪液渗透压升高。干眼工作小组报道：泪液渗透压升高是引起眼表损伤的核心机制，也是干眼诊断的最好指标之一[12]。兔活体实验证明，泪液渗透压与泪液蒸发和流动率直接相关。升高的泪液渗透压与杯状细胞密度的减少及中性粒细胞存活相关，还引起显著的组织形态学变化。Tomlinson 等通过 Meta 分析发现，815 个正常个体的泪液平均渗透压为（302±9.7）mOsm/L，621 个干燥性角结膜炎患者泪液渗透压平均为（326.9±22.1）mOsm/L。泪液渗透压 316mOsm/L 是诊断干燥性角结膜炎的一个临界值，其敏感性是 69%，特异性为 92%[13]。

升高的泪液渗透压可引起严重角膜上皮刺激进而引起炎性介质水平的升高如促炎细胞因子和趋化因子等（图 3-5）。这些炎性介质激活刺激信号转导通路引起活化的蛋白激酶（MAPK）和核转录因子（NFB）在角膜上皮细胞的表达，激活免疫应答，引起粘附分子（HLA-DR 和 ICAM-1）在结膜上皮的表达。这些分子趋化结膜中的炎性细胞。流式细胞技术检测发现干眼患者的结膜组织中这些分子明显升高[14]。

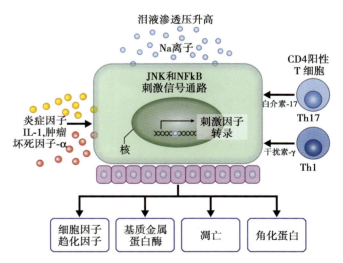

图 3-5　泪膜功能失调引起泪膜改变：泪液渗透压升高，炎症因子，活化应激信号通路的 CD4 阳性 T 细胞，上调细胞因子，趋化因子，基质金属蛋白酶和凋亡诱导因子

干眼患者泪膜中的基质金属蛋白酶活性升高，浓度增加尤其是 MMP-9。基质金属蛋白酶在上皮细胞脱落过程中发挥重要的作用，可以破坏有助于维持上皮屏障的角膜上皮细胞基底膜和紧密连接蛋白（闭锁蛋白）。最终由于上皮细胞脱落，导致角膜上皮不平整，点状缺损，增加荧光素的渗透[14]。

泪膜需要抵御多种机械、化学刺激、病原微生物入侵、适应极端环境，而且受损后能够快速修复。得益于泪膜中自然存在的多种多肽，它们具有促进伤口愈合和抗菌作用。这些物质的抗菌活性广泛包括病毒（HIV，HSV）、真菌、革兰氏染色阳性或阴性的细菌。这些多肽在靶组织的血浆层形成对电压敏感的三维结构通道。防御机制对成纤维细胞和上皮细胞促分裂作用进而促进伤口的愈合有重要作用。此外，这些防御机制还可能通过刺激单核细胞的趋化作用引起一个急性免疫反应。

健康的泪膜使视觉清晰、眼表舒服，是保护眼表免受病原微生物和外界引起损伤的必要结构。泪膜功能失常很常见，可能引起显著的病理改变。

参考文献

1. Palakuru JR, Wang J, Aquavella JV. Effect of blinking on tear dynamics. Invest Ophthalmol Vis Sci 2007;48:3032–7.
2. Mishima S, Gasset A, Klyce SD, et al. Determination of tear volume and tear flow. Invest Ophthalmol Vis Sci 1966;5:264–9.
3. Hosaka E, Kawamorita T, Ogasawara Y, et al. Interferometry in the evaluation of precorneal tear film thickness in dry eye. Am J Ophthalmol 2011;151:18–23.e1.
4. Stern ME, Beuerman RW, Pflugfelder SC. The normal tear film and ocular surface. In: Pflugfelder SC, Stern ME, Beuerman RW, editors. Dry eye and the ocular surface. New York: Marcel-Dekkar; 2004. p. 11–40.
5. Rolando M, Zierhut M. The ocular surface and tear film and their dysfunction in dry eye disease. Surv Ophthalmology 2001; 45(Suppl 2):S203–10.
6. McCulley JP, Shine W. A compositional based model for the tear film lipid layer. Trans Am Ophthalmol Soc 1997;95:79–88.
7. Lemp MA, Bron AJ, Baudouin C, et al. Tear osmolarity in the diagnosis and management of dry eye disease. Am J Ophthalmol 2011;151:792–8.e1. Epub 2011 Feb 18. PubMed PMID: 21310379.
8. Stern ME, Beuerman RW, Fox RI, et al. The pathology of dry eye: the interaction between the ocular surface and lacrimal glands. Cornea 1998;17:584–9.
9. Gipson IK, Inatomi T. Cellular origin of mucins of the ocular surface tear film. Adv Exp Med Biol 1998;438:221–7.
10. DelMonte DW, Kim T. Anatomy and physiology of the cornea. J Cataract Refract Surg 2011;37:588–98. Review.
11. Korb DR. Survey of preferred tests for diagnosis of the tear film and dry eye. Cornea 2000;19:483–6.
12. International Dry Eye Workshop. The definition and classification of dry eye disease. In: 2007 Report of the International Dry Eye Workshop (DEWS) Ocul Surf 2007;5:75–92.
13. Tomlinson A, Khanal S, Ramaesh K, et al. Tear film osmolarity: determination of a referent for dry eye diagnosis. Invest Ophthalmol Vis Sci 2006;47:4309–15.
14. Luo L, Li DQ, Doshi A, et al. Experimental dry eye stimulates production of inflammatory cytokines and MMP-9 and activates MAPK signaling pathways on the ocular surface. Invest Ophthalmol Vis Sci 2004;45:4293–301.
15. Haynes RJ, Tighe PJ, Dua HS. Antimicrobial defensin peptides of the human ocular surface. Br J Ophthalmol 1999;83:737–41.

第四章　结膜的解剖和生理

THOMAS M. HARVEY, ANA G. ALZAGA FERNANDEZ,
RAVI PATEL, DAVID GOLDMAN, and JESSICA CIRALSKY

引言

结膜是一种黏膜表面，从角巩膜缘延续至眼睑灰线及泪阜[1~4]。整体上看，结膜功能复杂，是维持眼表稳态的必要条件。

结膜的主要功能包括：(1) 对眼眶及眼睑软组织的保护作用。(2) 分泌泪膜的水样层和黏蛋白层。(3) 提供免疫组织。(4) 辅助独立的眼球运动。结膜可以分为球结膜、睑结膜、穹隆结膜三部分。成人每只眼睛角膜和结膜的总表面积大约为 16cm^2 [2~4]。

解剖学和组织学

球结膜

非角化的复层分泌上皮与基底膜和固有层连接像毯子一样覆盖于眼球表面。球结膜中有大量的立方形上皮细胞围绕杯状细胞，郎格汉斯细胞，黑色素细胞，淋巴细胞。正常的结膜由 6 层结膜上皮细胞组成，上皮细胞之间存在紧密连接，缝隙连接，桥粒连接形成一个选择渗透性屏障，而且上皮细胞的微绒毛多糖蛋白复合物增加了泪膜的亲水性[1~4]。

结膜上皮基底细胞的 5%~10% 为黏液分泌性细胞。杯状细胞在鼻侧球结膜和睑结膜密度最高，杯状细胞也为顶浆分泌，副交感神经支配结膜杯状细胞的分泌小管分泌[2,3]。

结膜上皮基底膜以下主要由 IV 型胶原组成。固有层为血管丰富的疏松结缔组织位于上皮基底膜下方，近角膜缘处固有层薄而致密[2~4]。

球结膜与其下方的眼球筋膜结合疏松，结膜和眼球筋膜与起始几毫米的角膜相连而不易推动，此处上皮移行于扁平上皮细胞。角膜缘放射性皱褶即 Vogt 栅栏，角膜干细胞存在于此[2,3]。

球结膜表面积因年龄种族，眼球位置，固有组织皱褶和测量方法不同而不同。成人上睑从角膜缘至穹隆部长度大约为 13~16mm，下方为 10~12mm 且随着年龄增加而缩短。瘢痕形成会引起穹隆部缩短，进而引起可测量的球结膜减少[5]。颞侧球结膜从角膜缘延展大约 12mm，大部分被外眦遮盖。泪阜和眶内侧壁的存在使鼻侧球结膜覆盖的区域最小。

结膜的血液供应来源于眼睑动脉弓和睫状前动脉。动脉最终在角膜缘汇合形成血管网保证足量氧供（图4-1）。球结膜的主要血管供应为睫前动脉的分支。静脉回流首先回流入睫前静脉和周围结膜静脉，两者汇合形成眼睑静脉弓最终汇入上下眶静脉。肺动脉高压，动静脉瘘及其他血管畸形会导致球结膜静脉和巩膜外静脉曲张膨胀。

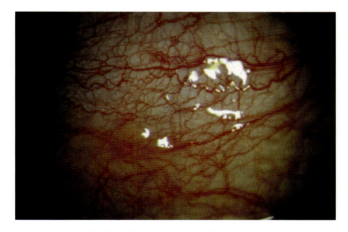

图 4-1　球结膜，颞侧。巩膜外结膜静脉和巩膜静脉充血明显，在角膜缘有睑裂斑存在

球结膜鼻侧淋巴组织汇入颌下腺淋巴结，颞侧汇入耳前淋巴结，在角膜缘或其附近注入染料可以观察球结膜淋巴管的走行（图4-2）。着染的深色淋巴管与白色巩膜形成鲜明的对比。

三叉神经眼神经分支包含球结膜感觉神经传入纤维，传入神经在第五神经核形成突触，自主传出神经支配血管，副泪腺及球结膜。

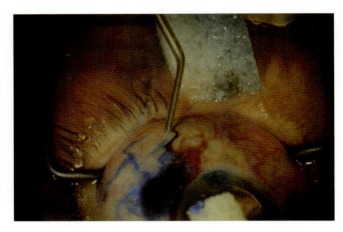

图4-2 结膜下注射胎盘兰染料标记淋巴管。图像中球结膜上方可见明显的淡蓝色着染淋巴管

穹隆

穹隆结膜介于睑结膜和球结膜之间（图4-3），由复层非角化鳞状上皮组成，主要由三层上皮细胞组成，表层上皮细胞呈现圆柱形，中间层呈多形性，底层呈现立方形细胞。上皮下包含杯状细胞，黑色素细胞，树突状细胞。

结膜穹隆部的固有层是最厚的，解剖上分为两部分：表浅层的淋巴层和深层的纤维层。显微镜下观察发现：表层的淋巴组织由疏松的结缔组织和混合淋巴细胞（主要为T细胞），肥大细胞，浆细胞和中性粒细胞组成。深层的成纤维组织层包含血管，神经，Krause腺。Krause腺为副泪腺，上眼睑有42个，下眼睑有6~8个。副泪腺导管最终汇合形成复杂的管道，开口于穹隆部。像主泪腺一样，副泪腺也分泌泪膜中的水样成分[2~3]。

眼内眦处有两个特异性进化的结膜组织：半月皱襞和泪阜。半月皱襞（半月褶）为第三眼睑的退化遗迹，位于穹隆内眦部的半月形皱褶。泪阜位于半月皱襞的内侧，有穹隆结膜和皮肤的两种特征即毛囊皮脂腺组织和纤维脂肪性组织[2]。半月皱襞和泪阜距离鼻侧角膜缘7mm左右。

上穹隆顶经平滑肌附着于上睑提肌维持形态，而

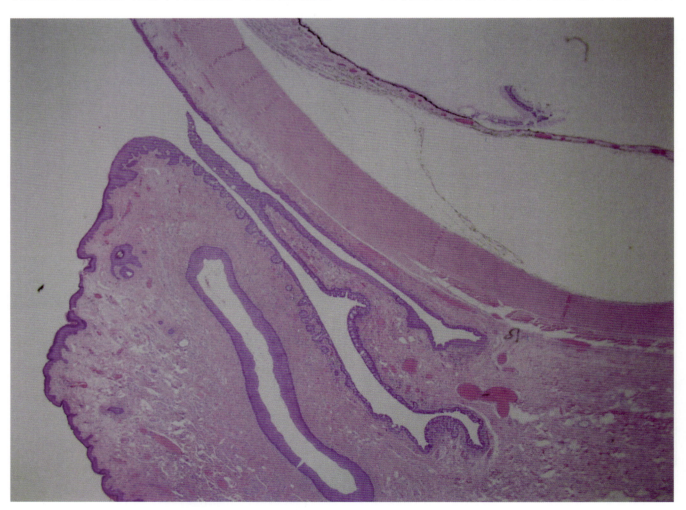

图4-3 结膜和眼球下眼睑和结膜的关系，明显结膜穹隆皱褶。H&E染色放大倍数2×

非胶原纤维。通过下眼睑外翻下穹隆顶可视。外眦和眼球之间为侧穹隆,通过纤维附着于外直肌。穹隆内侧最浅,包含半月皱襞和泪阜。只有在附着于内直肌的纤维内收眼球时穹隆内侧才存在[2]。

穹隆结膜的血液供应,神经支配和淋巴回流和球结膜相似。三叉神经的上颌分支为内侧穹隆的感觉传入神经。内侧穹隆有大量的淋巴结,其作用见后。

睑结膜

眼睑角化复层鳞状上皮和非角化复层鳞状上皮的黏膜皮肤界的延续为睑结膜。与球结膜相似,睑结膜也是由立方形上皮细胞组成,附着于眼睑,较球结膜上皮细胞的体积稍小。上睑结膜由2~3层上皮细胞组成,下眼睑由4~5层组成。类似于球结膜和穹隆结膜,郎格罕氏细胞和杯状细胞也存在于睑结膜。固有层薄且致密牢固附着于眼眶[1~4]。

睑缘部结膜位于眼睑的内侧,从睑缘的皮肤黏膜移行延伸至穹隆结膜。睑结膜分为睑缘部,睑板部和眶部。

睑缘部结膜2mm宽,从皮肤黏膜移行延伸至睑板下沟,睑板下沟是一个沿着睑板表面平行于睑缘的浅沟,此处睑缘的非角化复层鳞状上皮移行为睑结膜的立方形上皮。

睑板部结膜薄且血管丰富,与睑板紧密贴附尤其上眼睑(图4-4)。光滑的睑板表面得益于此牢固附着和与角膜组织的紧密连接。睑结膜内有副泪腺即Wolfring腺位于睑板上或睑板内。上皮皱褶内有大量的杯状细胞,成为Henle腺(图4-5)[2]。

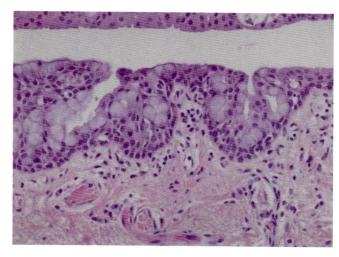

图4-5 Henle腺。HE染色,放大倍数:40倍

眶部结膜从睑板的后缘延至穹隆部,连接疏松,眼睛睁开时形成皱褶。

球结膜为双重血液供应,主要的血液供应来源于眼动脉终末分支:筛前后动脉、眶上动脉、睑内侧动脉、鼻背动脉,和泪腺动脉。面动脉的分支内眦动脉和颞动脉补充血液供应。静脉回流通过睑板前组织内侧的静脉,面前静脉深支和翼状静脉丛回流[2]。

睑结膜淋巴结汇入眼睑淋巴结,内侧汇至颌下淋巴结,外侧入耳前淋巴结[2]。

与球结膜和穹隆结膜相似,睑结膜主要由三叉神经的眼支支配,包括眶上神经、眶下神经、泪腺神经和滑车上神经。此外泪腺、杯状细胞和睑缘的Moll腺也受神经肽神经纤维支配。

结膜的功能

泪膜

结膜除对Krause和Wolfring副泪腺有支撑作用,结膜的主要功能是分泌泪膜中的大量亲水性黏蛋白。黏膜层中的黏蛋白是维持结膜健康的关键成分。黏蛋白是有大量氨基酸串联重复和多功能的大分子量糖基化蛋白。最新的研究证实了黏蛋白的作用:(1)清除过敏原,病原体及碎片。(2)润滑。(3)杀菌作用。黏蛋白的O端葡萄糖具有高亲水性,使泪膜涂布在上皮表面[6]。

黏蛋白分为分泌型蛋白和细胞表面连接型蛋白。分泌型黏蛋白包括立于泪膜脂质层附近的水溶性蛋白和位于结膜表层细胞附近的凝胶型黏蛋白。细胞表面连接型黏蛋白也称为跨膜型黏蛋白,形成糖被。凝胶型黏蛋白和细胞表面连接型黏蛋白共同保护上皮,减轻眼

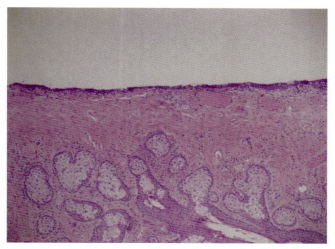

图4-4 睑板部结膜,表层为复层鳞状上皮细胞,基质层成纤维组织,少量的杯状细胞。图片底部可见睑板腺。H&E染色放大倍数10倍

表干燥。此外,流动的细胞表面连接型蛋白有助于泪液的流动[3]。眼表黏蛋白的种类在表4-1描述。

分泌型黏蛋白对于异物清除有关键作用,包括清除细胞碎屑、过敏原、微生物。黏蛋白与高效的泪液清除率、淋巴管、固有型免疫蛋白和适应性免疫反应共同有效地维持眼表的健康[6]。

表4-1 眼表黏蛋白总结

来源	种类	糖蛋白	评价
结膜/角膜上皮	跨膜蛋白	MUC1,MUC4,MUC16	位于表层细胞的微绒毛
结膜上皮	水溶性蛋白	(MUC7)	基因确定,正常泪膜中可能不存在
杯状细胞	凝胶蛋白	MUC5AC,MUC2,(MUC19)	PCR检测MUC19mRNA
泪腺	跨膜蛋白	MUC1,MUC4,MUC16	还未完全清楚
泪腺	凝胶蛋白	MUC5AC,(MUC5B)	还未完全清楚
泪腺	水溶性蛋白	MUC7,(MUC6)	核蛋白

凝胶黏蛋白的基因表达减弱(Sjögren综合征-MUC5AC)和细胞表面连接型糖化黏蛋白减少(Sjögren综合征-MUC16)均为黏蛋白异常对泪膜的不利的常见例子[4,6]。

结膜表层上皮细胞的微绒毛是形成合适的跨膜黏蛋白的必需结构[4]。最新研究证明在移植物抗宿主病和Sjögren综合征患者的结膜上皮细胞的微绒毛明显少于正常人。其他研究发现在移植物抗宿主病患者的球结膜基底膜有大量的CD8+T细胞存在,同时杯状细胞分泌颗粒减少。

免疫

结膜主要的防御机制包括:解剖、机械、杀菌和免疫。完整的结膜对病原微生物的侵入提供解剖防御,眼睑的闭合可以机械的清除病原体和异物[7]。泪液中有大量的杀菌蛋白:溶菌酶,乳铁蛋白和免疫球蛋白。溶菌酶通过破坏G^+细菌的细胞壁,免疫球蛋白尤其是IgG,可以中和病毒,裂解细菌[8]。乳铁蛋白有抑菌和杀菌的成分(图4-6)。

结膜的免疫防御机制是复杂的,由固有性和适应性免疫及黏膜成分组成。固有性免疫反应是宿主对病原微生物的早期非特异性反应。病原微生物首先被固有性免疫Toll受体(TLRs)识别此受体为固有性免疫的特异性受体,然后病原微生物相关分子模式(PAMPs)激活固有性免疫,介导炎症和适应性免疫应答。最新研究已经证实结膜表达β防御素,此为固有免疫TLR mRNA和蛋白的主要组成成分。

适应性免疫包括体液免疫和细胞免疫,是宿主的

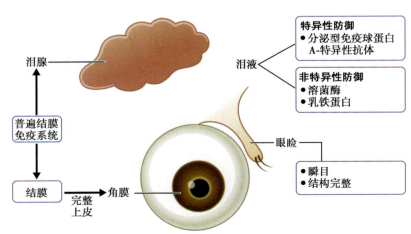

图4-6 眼表对抗病原微生物,维持眼表健康的完整防御系统

迟发反应。免疫球蛋白是体液免疫的主要组成部分，T 细胞主要发生细胞免疫。T 细胞，细胞毒性和辅助性 T 细胞均存在于结膜上皮和固有层中。固有层发现很少的 B 细胞。固有免疫和适应性免疫是结膜完整的免疫防护机制[8]。

越来越多的证据表明结膜拥有特异性免疫黏膜组织，称为结膜相关淋巴组织（CALT）。以往研究证明很多动物有结膜相关淋巴组织（CALT），最近的研究也证实结膜相关淋巴组织存在于人类。认为结膜相关组织（CALT）是黏膜相关淋巴组织（MALT）的一部分[18,10]，共同来源于胃肠道、呼吸道和泌尿生殖管腔的分泌型免疫系统。

分泌型免疫系统的主要体液介质是 IgA[8,10]。IgA 可以为黏膜提供保护层，阻止细菌黏附于黏膜，与抗原结合阻止其进入黏膜并中和病毒[7,8]。已经在人类结膜组织发现了高内皮微静脉，淋巴结，淋巴滤泡，分泌 IgA 的浆细胞及协同运输分子，分泌成分（SC），这进一步证实了结膜相关淋巴组织存在的理论，高内皮微静脉是整个黏膜系统内淋巴细胞移行的特异淋巴管[7,9,10]。

参考文献

1. Calonge M, Stern ME. In: Pflugfelder SC, Beuerman RW, Stern ME, editors. Dry eye and ocular surface disorders. 1st ed. New York: Marcel Dekker; 2004. p. 89–109.
2. Nelson J, Cameron J. The conjunctiva: anatomy and physiology. In: Krachmer JH, Mannis MJ, Holland EJ, editors. Cornea: fundamentals, diagnosis and management. 3rd ed. Philadelphia: Elsevier-Mosby; 2011;25–31.
3. Tsubota K, Tseng SCG, Nordlund ML. Anatomy and physiology of the ocular surface. In: Holland EJ, Mannis MJ, editors. Ocular surface disease: medical and surgical management. 1st ed. New York: Springer-Verlag; 2002. p. 3–15.
4. Gipson IK, Joyce N, Zieske J. The anatomy and cell biology of the human cornea, limbus, conjunctiva, and adnexa. In: Foster CS, Azar D, Dohlman C, editors. Smolin and Thoft's: The cornea. 4th ed. Philadelphia: Lippincott Williams & Wilkins; 2005. p. 3–37.
5. Williams GP, Saw VPJ, Saeed T, et al. Validation of a fornix depth measurer: a putative tool for the assessment of progressive cicatrising conjunctivitis. Br J Ophthalmol 2011;95:842–7.
6. Mantelli F, Argüeso P. Functions of ocular surface mucins in health and disease. Curr Opin Allergy Clin Immunol 2008;8:477–83.
7. McClellan KA. Mucosal defense of the outer eye. Surv Ophthalmol 1997;42:233–46.
8. Foster CS, Streilein J. Basic immunology. In: Foster CS, Azar D, Dohlman C, editors. Smolin and Thoft's: The cornea. 4th ed. Philadelphia: Lippincott Williams & Wilkins; 2005. p. 91–3.
9. Lambiase A, Micera A, Sacchetti M, et al. Toll-like receptors in ocular surface diseases: overview and new findings. Clin Sci 2011;120:441–50.
10. Knop E, Knop N. The role of eye-associated lymphoid tissue in corneal immune protection. J Anat 2005;206:271–85.

第五章　角膜缘与角膜上皮

PEDRAM HAMRAH and AFSUN SAHIN

介绍

眼表发挥着重要的作用，包括提供为保持清晰视觉所必需的光滑外层、能够有效抵御微生物进入眼部的物理屏障以及与下层基质组织间营养和代谢物质的交换。眼表的解剖结构包括角膜、结膜和角膜-巩膜交界，即角膜缘。角膜与其上层覆盖的泪膜具有透光和屈光的作用，而角膜缘和结膜为角膜的透明及功能提供支持。尽管眼表的各解剖结构表面具有一个连续的复层上皮，角膜与角膜缘在形态和功能上却存在着显著的差异。近年来，人们对角膜缘形态和功能的认识不断加深，并提出了重要的新概念。本章将结合近期的一些研究发现，介绍角膜缘与角膜上皮的解剖及细胞生物学特点。

角膜缘上皮

解剖与结构

在角膜与球结膜上皮之间狭窄的移行区即是角膜缘上皮。然而，由于缺乏明确的界限，对于角膜缘，有解剖学家、病理学家、组织学家和眼科医生提出的多种定义。最为普遍认可的定义将角膜前、后弹力层止端的连线作为前界，而后界定为巩膜纤维起始处与Schlemm管外缘的连线，距前界1.5～2mm（图5-1）[1]。该区域有重要的屏障作用，能阻止结膜过度生长至角膜上。

组织学上，根据角膜缘非角化复层上皮中没有杯状细胞的特征，可将其与结膜上皮区分开。与角膜上皮相比，尽管二者的表层上皮很相似，但角膜缘上皮中包含多层细胞、大量成熟（激活）的和未成熟的树突细胞、T-淋巴细胞、高度染色的黑素细胞及下层的血管。此外，角膜缘上皮的基底细胞是眼表上皮中分化程度最低的[2]。这些细胞体积更小、外形更圆，且具有更多细胞器。近年来，越来越多的证据表明，这些细胞是角

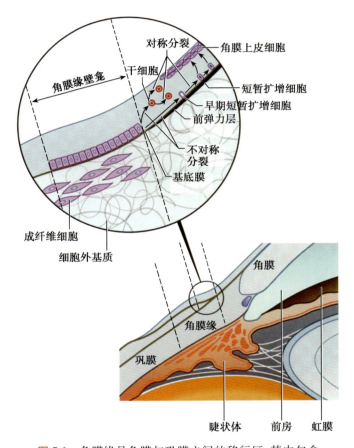

图5-1　角膜缘是角膜与巩膜之间的移行区，其中包含了角膜缘壁龛和角膜缘上皮干细胞（limbal epithelial stem cells, LESCs）。LESCs排列在基底膜上，具有较高的增殖能力。这些细胞不断进行两种形式的分裂——对称分裂和不对称分裂，以保持眼表细胞的自我更新。对称分裂中会产生两个相同的干细胞或子细胞。与之相反，LESCs的不对称分裂会产生一个干细胞和一个早期短暂扩增细胞（early transient amplifying cell, eTAC）

膜缘上皮干细胞（limbal epithelial stem cells, LESC），能够进一步分化成角膜上皮细胞[2]。

角膜缘上皮干细胞

LESCs处于角膜缘壁龛中[3]，此处有临床上可见的乳头状结构，称为Vogt栅栏[4]。在裂隙灯显微镜和

活体共聚焦显微镜下，Vogt 栅栏呈长约 1mm 的放射状线性结构[5]。这一重要的解剖结构为 LESCs 提供了稳定的微环境，使其得以保持在未分化的状态。目前尚无法利用单个的标志物将 LESCs 明确地识别出来。但是可以通过多个细胞标志物区分 LESCs 与角膜上皮，包括 p63、波形蛋白、α9β1 整合素、细胞角蛋白（cytokeratin，CK）19、CK5、CK14、钙粘素 342、三磷腺苷结合盒转运蛋白亚家族 G 成员 2（ATP-binding cassette subfamily G member 2 transporter protein，ABCG2）（表 5-1）。另外，LESCs 不表达角膜上皮的标志物 CK3 和 CK12，并且为免受紫外线损伤而呈高度染色外观。与角膜上皮细胞相比，LESCs 高水平表达多种代谢酶和蛋白，如 α-烯醇酶、细胞色素氧化酶、Na^+-K^+-ATP 酶、碳酸酐酶和葡萄糖转运蛋白。这些酶和蛋白在细胞功能上的意义有待研究。

表 5-1　角膜缘上皮与角膜上皮的基底细胞标志物

标　志　物	角膜缘上皮（基底层）	角膜上皮（基底层）
角蛋白		
细胞角蛋白（CK）3/CK12	−	+++
CK5/CK14	++	−
CK19	++	−
缝隙连接蛋白		
接合素 43	−	+
接合素 50	−	−
代谢酶		
α-烯醇酶	+++	++
细胞色素氧化酶	+++	++
碳酸酐酶	+++	++
转运蛋白		
Na^+-K^+-ATP 酶	+++	++
ABCG2	+++	−
其他		
p63	+++	±

角膜缘上皮干细胞向角膜上皮的分化过程

尽管 LESCs 的细胞周期长，且仅偶尔进行分裂，但其具有很强的增殖和自我更新的能力。由于细胞循环缓慢，LESCs 会更高程度地保留 DNA 前体衍生物。但是，在损伤的情况下，这些细胞会开始迅速的增殖。为了维持恒定的干细胞池，LESCs 会进行两种细胞分裂：对称分裂和不对称分裂（图 5-1）。对称分裂会产生两个相同的干细胞或两个相同的分化的子细胞。与之相反，LESCs 的不对称分裂则会产生一个干细胞和一个早期短暂扩增细胞（early transient amplifying cell，eTAC）[6]。eTACs 进一步分裂，产生更多的短暂扩增细胞（transient amplifying cells，TAC）（图 5-2）。TACs 向角膜中央迁移，最终形成终末分化的角膜上皮细胞。由 TACs 向角膜上皮细胞的终末分化过程中伴有特定的形态及生化上的改变。

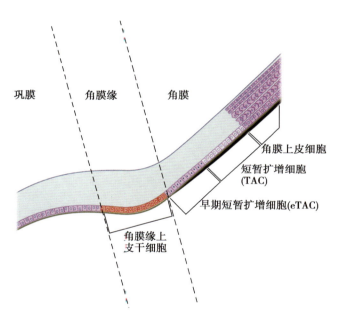

图 5-2　排列在角膜缘壁龛中的角膜缘上皮干细胞产生早期短暂扩增细胞（early transient amplifying cells，eTAC）。eTACs 进一步分裂，产生更多的短暂扩增细胞（transient amplifying cells，TAC）。TACs 向角膜中央迁移，最终形成终末分化的角膜上皮细胞

角膜缘壁龛与角膜缘上皮隐窝

LESCs 的分裂和分化过程受到微环境的严密调控，这种微环境称为角膜缘龛。角膜缘龛处血管、神经密布，为 LESCs 提供了营养及生长因子的潜在来源。另外，下层基质中的角膜缘成纤维细胞可分泌富含半胱氨酸的酸性蛋白质，有助于 LESC 的黏附。近期的研究证实了角膜缘上皮隐窝的存在[5,7]。这一结构由 Vogt 栅栏延伸而成。经 CK5/14 染色鉴定，隐窝中的所有细胞均具有上皮的性质。此外，还有一定数量的 ABCG2-阳性 LESC 排列在角膜缘上皮细胞基底层。

角膜上皮

眼表覆盖着非角化的复层鳞状上皮,其厚度约为50μm。角膜上皮有5~7层,包括表层上皮细胞、翼状的基底上层上皮细胞和单层的柱状基底上皮细胞。基底上皮细胞依附于紧邻前弹力层的上皮基底膜。角膜上皮细胞及其连接复合体的特点如表5-2所示。紧密连接(闭锁小带)存在于表层细胞之间,并发挥有效的屏障作用;而桥粒连接则出现在上皮各层(图5-3)。

另外,角膜上皮细胞中具有由肌动蛋白丝、中间丝、微管所构成的细胞骨架。CK3和CK12在角膜上皮表达,而不表达于角膜缘或结膜上皮。角膜上皮中还有免疫细胞,有抗原呈递的作用。成熟的和未成熟的树突细胞大量存在于角膜上皮外周部,而中央部仅有未成熟树突细胞,这些目前已能在活体共聚焦显微镜下观察到[8]。这些树突细胞捕获、处理抗原后,迁移至引流淋巴结,将抗原呈递给T细胞。任何角膜损伤的情况下,树突细胞的数量都会明显增加[8]。

表5-2 角膜上皮表层、基底上层及基底细胞的特点

	层厚	层数	外形	有丝分裂活动	连接复合体
表层细胞	50μm	2~4层	扁平、微绒毛、微皱襞	无	紧密连接、桥粒
基底上层翼状细胞	15μm	2~3层	翼状	无	缝隙连接、桥粒
基底细胞	8~10μm	单层	立方形	有	缝隙连接、桥粒、半桥粒

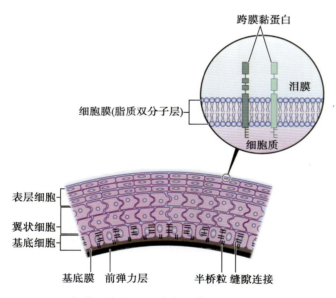

图5-3 角膜上皮间的连接复合体如图所示。基底细胞通过半桥粒连接到基底膜上。紧密连接(闭锁小带)存在于表层细胞之间,并发挥有效的屏障作用;而桥粒连接则出现在上皮各层。表层上皮细胞中存在跨膜黏蛋白

角膜上皮具有独特的功能,包括透光、屈光以及抵御病原或其他有害物质进入角膜的屏障作用。角膜上皮的光学特性有赖于其光滑湿润的表面及整个角膜上皮均匀的厚度。另外,相对较少的细胞器、晶体蛋白的存在和有序排列,都提高了角膜上皮的光学特性。

角膜上皮覆盖在一层排列极为有序的、无血管的透明角膜基质上,二者间需要高度特化的代谢相互作用。而角膜上皮中密集、独特的神经分布决定并有助于完成这些特殊的代谢功能。感觉神经末梢以极高的密度分布于上皮基底上层细胞。单位面积内的神经末梢密度是皮肤表皮的400倍,因此角膜是全身神经分布最为密集的组织。角膜感觉神经内含神经肽,如P物质、降钙素基因相关肽和血管活性肠肽,这些物质对角膜上皮有重要的营养作用,并有助于眼表上皮细胞的维持与自我更新[9]。

由于容易受到损伤,自我更新对于角膜上皮极为重要。角膜上皮一般5~7天完成一次更新。处于有丝分裂状态的基底细胞增殖产生的子细胞先向中央、再向角膜表面移动,逐渐分化为基底上层细胞、翼状细胞及最终的表层上皮细胞。充分分化的鳞状细胞则从眼表脱落。Thoft和Friend[10]提出的维持角膜上皮动态平衡的X,Y,Z假说中(图5-4),基底细胞的增殖(X)和周边细胞向中央的移行(Y),在数量上与脱落的表层上皮细胞(Z)相等。在这种增殖与分化的动态平衡中,发生了细胞-细胞及细胞-基质间的相互作用。

表层上皮细胞

表层上皮细胞位于角膜上皮的最外层。这些分化的多边形扁平细胞具有表面微绒毛,形成微皱襞。微皱襞增加了细胞膜表面积,提高从泪膜摄取氧气和营

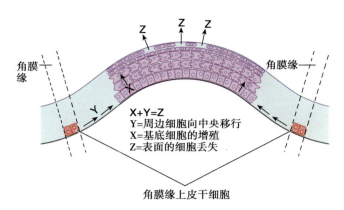

图 5-4 维持角膜上皮动态平衡的 X,Y,Z 假说。基底细胞的增殖(X)和周边细胞向中央的移行(Y),在数量上与脱落的表层上皮细胞(Z)相等

养的能力。另外,相邻细胞间的紧密连接可发挥保护性的屏障功能。电子显微镜研究发现了两种类型的表层上皮细胞:暗细胞和亮细胞。暗细胞相对较大,微绒毛更为密集,这些细胞较衰老,且即将脱落。而亮细胞则相对新生,微绒毛较少。表层上皮细胞属于终末分化细胞,它们不再分裂,细胞器也比其他角膜上皮细胞少。表面上皮细胞的一个特征是其细胞膜上有大量的糖脂和糖蛋白。这些分子组成糖被颗粒,与泪膜中的黏蛋白(mucins,MUCs)相连(见图5-3),以增加泪膜的稳定性。糖被颗粒的丢失会引起泪膜不稳定和眼表疾病。目前眼表已发现三种主要的跨膜黏蛋白(表5-3),分别为 MUCs 1、4、16。

表 5-3 角膜上皮表层的跨膜黏蛋白构成了致密的糖被,并可延伸至距角膜表面 500nm 处。在跨膜黏蛋白 MUCs 1,3A,3B,4,11,12,15,16,17,20 中,三种被认定为眼表主要的跨膜黏蛋白,即 MUCs 1,4,16

	分子量	作用
MUC-1	120~300kDa	抗黏附、信号转导、阻隔病原
MUC-4	900kDa	信号转导、保持泪膜稳定性
MUC-16	20MDa	连接细胞骨架、阻隔病原

基底上层翼状上皮细胞

基底上层上皮细胞位于表层上皮之下,两侧细胞膜相互交错(翼状),其间有许多桥粒和缝隙连接。角膜中有 2~3 层的翼状细胞。这些细胞呈现出介于基底细胞和表层细胞之间的半分化状态,很少进行细胞分裂,在向表层迁移的过程中形成终末分化的表层鳞状上皮细胞。

基底上皮细胞

基底上皮细胞在基底膜上构成单层柱状细胞层。它们是角膜上皮中唯一的一种有分裂活动的细胞,并具有比其他上皮细胞更多的细胞器。其两侧细胞膜交错,形成粘着小带、桥粒和缝隙连接。基底上皮细胞还调整半桥粒、局部复合体的排列,以维持与其下方基底膜的连接(见图5-3)。这些细胞在其生命周期中会合成部分的基底膜,并产生含有 I 型胶原的锚定斑块连接到角膜基质。这些板块对于角膜上皮与基底膜之间的黏附十分重要。另外,整合素(控制细胞与细胞外基质间连接的受体)也在角膜上皮表达。在人角膜上皮中含有整合素 $\alpha 2$、$\alpha 3$、$\alpha 5$、$\alpha 6$、αv、$\beta 1$、$\beta 4$ 和 $\beta 5$ 亚单位。整合素在半桥粒的形成过程中发挥关键作用。

基底膜

角膜上皮基底膜的厚度在 0.11~0.55μm 之间,由透明层和致密层组成。上皮基底细胞分泌构成基底膜所必要的成分。基底膜的成分有 IV 型胶原和层粘连蛋白。基底膜在增殖上皮的分化、迁移以及维持角膜上皮连续性等方面有不可或缺的作用。

总结

LESCs、角膜缘与角膜上皮、基质之间精密的调控对于维持角膜透明及视觉清晰至关重要。任何角膜的损害都会影响 LESC 的功能。角膜缘干细胞缺乏或功能不全可由多种原发(如无虹膜)和继发(如化学烧伤、Stevens-Johnson 综合征)因素引起。进行性疾病会导致顽固的上皮缺损、表层角膜新生血管、长期的眼部不适以及视力下降。另外,角膜上皮还会受到许多眼表疾病(如干眼、感染性角膜炎)的影响。近期出现的利用活体共聚焦显微镜来实时观察角膜缘和角膜上皮的方法(图5-5),必将提高我们对眼表疾病病生理机制的认识。明确了解角膜上皮细胞的增殖分化过程,对于研发有效的新治疗手段意义重大。

致谢

作者感谢 Peter Mallen 先生提供图片。

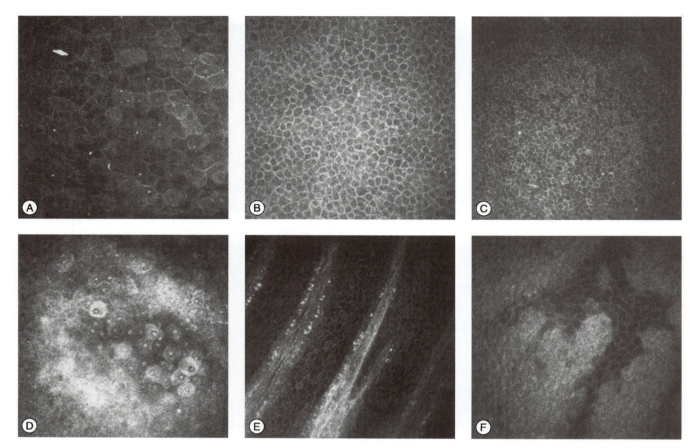

图 5-5　活体共聚焦显微镜（In vivo confocal microscopy，IVCM）图像：正常人的角膜上皮表层细胞层（A）、翼状细胞层（B）和基底细胞层（C）。干眼患者的表层上皮层表现出增强的高反光性。可见深染的细胞核（D）。下侧栅栏结构的 IVCM 图像。这些结构细长且相互平行，中间被 6～10 排角膜缘上皮细胞分隔开。其中央存在高反光的纤维结缔组织，周围环绕着薄层的上皮，这些细胞几乎不反光，仅有一些细胞内散在的高密度反光点（E）。正常人鼻侧角膜缘的表层鳞状细胞的 IVCM 图像。低反光细胞和高反光细胞各自积聚成巢状、岛状（F）

参考文献

1. Gipson IK, Joyce NC. Anatomy and cell biology of the cornea, superficial limbus, and conjunctiva. In: Albert DM, Miller JW, editors. Albert and Jakobiec's principles and practice of ophthalmology. Canada: Saunders Elsevier; 2008. p. 423-40.
2. Dua HS, Azuara-Blanco A. Limbal stem cells of the corneal epithelium. Surv Ophthalmol 2000;44:415-25.
3. Cotsarelis G, Cheng SZ, Dong G, et al. Existence of slow-cycling limbal epithelial basal cells that can be preferentially stimulated to proliferate: implications on epithelial stem cells. Cell 1989;57:201-9.
4. Davanger M, Evensen A. Role of the pericorneal papillary structure in renewal of corneal epithelium. Nature 1971;229:560-1.
5. Miri A, Al-Aqaba M, Otri AM, et al. In vivo confocal microscopic features of normal limbus. Br J Ophthalmol 2012;96:530-6.
6. Castro-Munozledo F, Gomez-Flores E. Challenges to the study of asymmetric cell division in corneal and limbal epithelia. Exp Eye Res 2011;92:4-9.
7. Dua HS, Shanmuganathan VA, Powell-Richards AO, et al. Limbal epithelial crypts: a novel anatomical structure and a putative limbal stem cell niche. Br J Ophthalmol 2005;89:529-32.
8. Cruzat A, Witkin D, Baniasadi N, et al. Inflammation and the nervous system: the connection in the cornea in patients with infectious keratitis. Invest Ophthalmol Vis Sci 2011;52:5136-43.
9. Müller LJ, Marfurt CF, Kruse F, et al. Corneal nerves: structure, contents and function. Exp Eye Res 2003;76:521-42.
10. Thoft RA, Friend J. The X, Y, Z hypothesis of corneal epithelial maintenance. Invest Ophthalmol Vis Sci 1983;24:1442-3.

第六章　眼表疾病的分类

JOSEPH M. BIBER

介绍

眼表是人体最为复杂与独特的组织之一，也是少有的不被皮肤保护的区域（皮肤是机体抵御干燥和感染最重要的结构）。眼表必须保持稳定，才能保护眼球，维持眼部的舒适，并提供一个能保证视觉质量的屈光表面。这样复杂而又脆弱的系统包括眼睑、睫毛以及由结膜和角膜上皮组成的眼表。

眼部的第一道防线是睫毛，它可以挡住碎屑，以避免其接触、损伤眼表。一般人在上睑有大约100根睫毛，下睑约50根[1]。眼睑的层次，由浅到深，包括皮肤、轮匝肌、睑板和睑结膜。眼睑的主要功能是保护眼表，但也有清洁、润滑眼表的作用。通过瞬目，泪膜持续分布于眼表，从而维持角膜的屈光清晰状态。潜意识的瞬目反射每6~10秒发生1次，现已证实在闭合时间延长的情况下（如睡眠），眼表会得到明显的修复。

结膜是外胚层来源的黏膜，从睑缘的皮肤黏膜交界延伸至角巩膜缘[2]。结膜向眼睑表面翻折处形成穹窿和皱褶，便于眼球运动。位于鼻侧的半月皱襞由结膜折叠而成。结膜上皮必须持续保持湿润以避免干燥[3]。结膜上皮富含杯状细胞，这些细胞分泌的黏蛋白，是泪膜的重要成分。在角膜巩膜交界处，结膜形成放射状的皱褶，称为Vogt栅栏。结膜也是眼部唯一的淋巴组织来源，因此具有重要的抗感染功能。

泪膜由眼表多个部位分泌的不同物质组成的复杂混合物，其来源包括泪腺、副泪腺、睑板腺和杯状细胞。泪膜曾被分为三层主要成分，即水液层、黏蛋白层和脂质层。水液层由穹窿结膜内非神经支配的Krause和Wolfring副泪腺分泌；黏蛋白由杯状细胞合成；而泪膜中的脂质成分由位于睑缘的睑板腺分泌。随着人们认识的加深，泪膜更多地被看做是一个连续体，其中任何成分的异常都会引起眼表的不稳定。

眼表的最后一层结构是角膜。如同一个透明的窗户，光线通过角膜进入眼内，并被视觉系统接收。要达到这一点，角膜需要有正常的外形，且透明、无血管，并保持脱水状态。角膜上皮与结膜上皮相延续，二者均为非角化的复层鳞状上皮。角膜上皮厚约50μm，有5~6层，其中有3种不同类型的细胞：表层细胞、翼状细胞和基底细胞。角膜上皮由角膜缘的干细胞更替[4]。角膜上皮每7天左右进行一次完全的脱落和更新。角膜上皮并不属于黏膜，但若缺乏眼睑和泪膜的妥善保护也会容易干燥。

泪腺功能单位（lacrimal functional unit，LFU）是一种统称，代表了由眼表（角膜、结膜、副泪腺和睑板腺）、泪腺、分布眼泪的瞬目机制以及协调各部分统一作用的感觉、运动神经共同组成的整体系统[5]。这一单位的功能不良常会导致维生素A缺乏病。

眼表疾病对临床医生的一大挑战在于其表现多样。无论何种病因，结膜和角膜炎症都很多见，患者常有刺激、眼红、烧灼感、瘙痒感、视力模糊、畏光等主诉。遗憾的是，眼表的疾病极为多见，表现可从毫无症状到影响生活。这一章将根据解剖结构以及病生理机制对不同的眼表疾病进行分类。

眼睑与睫毛

眼表对睑-睫复合体的依赖性及二者的重要关系已在上文中介绍。如果睑缘不能贴附于角膜表面，眼表会出现明显的炎症反应和机械性损伤。能引起眼表不稳定的睑-睫复合体缺陷种类繁多，但可简单分为两类。一类会对眼表造成机械摩擦和刺激，另一类与闭合不全相关，可引起局部组织干燥。倒睫、双行睫、眼睑赘皮、眼睑重叠综合征、睑内翻等一类疾病通过睫毛对结膜、角膜表面的机械摩擦导致眼表异常。除了睫毛摩擦带来的损伤，其引发的慢性低度炎症也进一步加剧了病情的发展。大多数的眼睑位置异常发生在下睑。倒睫可以通过检查眼睑位置摆正时睫毛的方向，来与睑内翻、眼睑赘皮鉴别。倒睫是指睫毛从睑缘前层正常位置长出但生长方向异常的情况。与倒睫不同,双行睫从后方的睑板腺开口长出。这两种情况都可以是先天的或者后天获得。另一种能造成眼表机械性损伤以及明显炎症反应的情况是眼睑松弛综合征。患者松弛且有弹性的上睑会在睡眠时上翻,并与枕头或床单相互摩擦。这样的机械性刺激会造成显著的上睑结膜乳头增生以及角膜点状病变。眼睑松弛78%为双眼发病,但两眼病变可不对称。主要体征包括上睑明显延长、松弛,以及上睑睫毛下垂(图6-1)。患者常见的表现有眼部刺激、黏液性分泌物和乳头状结膜炎[6](图6-2)。有研究报道眼睑松弛综合征与圆锥角膜相关。在一项研究中,18%的眼睑松弛综合征患者有临床期的圆锥角膜,而亚临床期的圆锥角膜可能高达71%[7]。

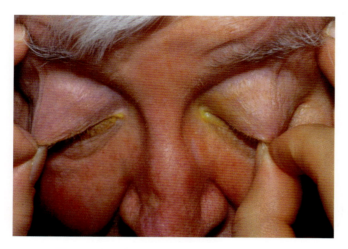

图6-1 眼睑松弛综合征。可见上睑弹性增强

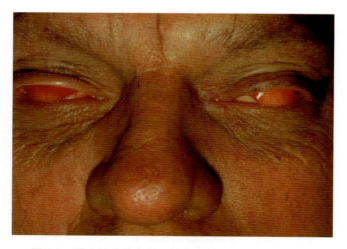

图6-2 眼睑松弛综合征。此患者的眼睑可轻易上翻并保持在该位置。可见右侧上睑结膜充血

眼睑闭合不全、眼睑退缩及睑外翻等另一类异常通过暴露眼表造成损伤。这种情况下,眼睑不能完全闭合,使得局部泪膜蒸发增强,继发角膜、结膜干燥。眼睑的闭合主要由上睑完成,而下睑在闭合时几乎不上移。因此,很多上睑功能正常的患者可耐受下睑退缩,其巩膜也很少出现异常[8]。组织干燥继发的炎症会进一步影响眼表。尽管稳定眼表及抗感染的药物治疗很重要,最关键的一步仍是以手术来矫正异常的眼睑位置。

睑缘与睑板腺

睑缘炎及其多样的临床表现是眼科门诊中最常见的情况之一。尽管睑缘炎和睑缘疾病在近百余年的眼科文献中已有很多记载,我们对这类疾病的理解依旧欠缺,目前尚无标准的定义和分类。睑板腺功能障碍(meibomian gland dysfunction,MGD)国际研讨会在2010年发表了MGD的定义、分类、诊断及治疗,以期制定出国际统一的标准。

睑缘炎是描述眼睑处各种炎症的总称。睑缘炎是眼睑边缘的炎症,包括前、后睑缘炎。前睑缘炎是灰线前侧、集中在睫毛周围的睑缘炎症。后睑缘炎是睑缘后部的炎症,其病因多样,包括MGD、结膜炎和红斑痤疮[9]。McCulley等于1982年发表了睑缘炎的6种亚型,其中前3种为前睑缘炎,后3种为后睑缘炎和睑板腺异常。前睑缘炎多与葡萄球菌感染、睑板腺分泌旺盛相关,表现为炎症、干痂和睫毛上领圈状的脱屑[10]。

睑板腺疾病是各种睑板腺异常的总称,包括肿瘤、先天性疾病和MGD。MGD是一种慢性、弥漫性的睑板腺异常,以睑板腺终末导管的阻塞和(或)腺体分泌物的质/量改变为特征,可导致泪膜改变、眼部刺激症状、炎症反应和眼表疾病。MGD进一步分为两大类:低排放状态和高排放状态。低排放状态被分为低分泌性(睑板腺干燥)和阻塞性(包括瘢痕性和非瘢痕性)。

低分泌性MGD是在睑板腺导管没有明显阻塞情况下出现的睑酯分泌减少,临床可见睑板腺萎缩、缺失。接触镜与功能性的睑板腺减少相关[9]。阻塞性MGD则是由导管阻塞引起睑酯向眼表的排放量降低。导管开口的上皮可角化过度,造成低排放状态。阻塞性MGD可能是MGD中最常见的类型。阻塞性MGD进一步分为瘢痕性和非瘢痕性。瘢痕性MGD中,导管开口被向后牵拉至黏膜内,而非瘢痕性MGD中导管只发生阻塞但解剖位置正常。瘢痕性阻塞性MGD的病因包括沙眼、眼瘢痕性类天疱疮、多形性红斑和特应性眼部疾病。非瘢痕性阻塞性MGD可由干燥综合征、脂溢性皮炎、红斑痤疮、特应性疾病及银屑病引起[9](图6-3)。

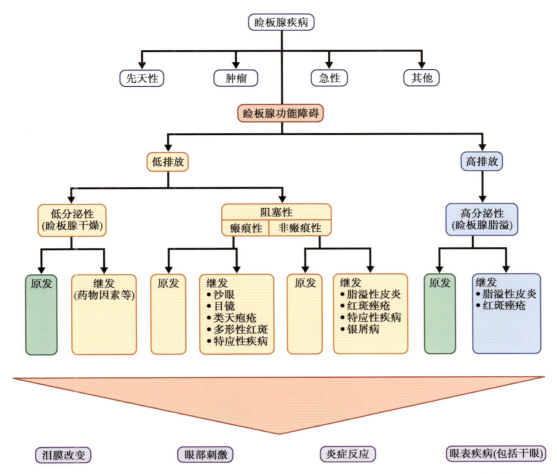

图 6-3 由 MGD 国际研讨会提出的最新分类系统以睑脂分泌水平为基础对 MGD 进行分类,并进一步根据临床表现及潜在后果分出亚型。其中,阻塞性 MGD 是最常见的类型

高排放高分泌性 MGD 的特点是在挤压睑板检查时可见睑缘处有大量睑酯排出。有研究中脂溢性皮炎患者 100% 伴有高分泌性 MGD[9]。其他的病因有红斑痤疮和特应性疾病。痤疮伴随的面部皮脂分泌增加是 MGD 发展过程中的重要因素[9](图 6-4)。

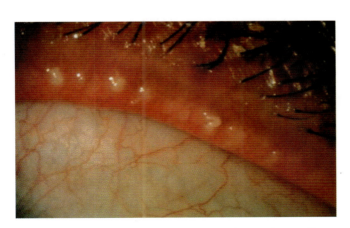

图 6-4 睑板腺功能障碍。一位红斑痤疮患者的睑缘可见睑脂在导管开口处聚积,睑缘毛细血管扩张

文献中报道的 MGD 发病率差异很大,从 3.5%[11] 到近 70%[12]。调查准确发病率的一大挑战在于 MGD 临床症状和检查结果多样,且与其他眼表疾病(尤其是干眼)有明显的重叠。研究发现亚洲人群的发病率普遍较高。多个研究[12,13]结果表明亚洲人群的发病率在 60% 以上,而高加索人则在 3.5%[11] 到 19.9%[14] 之间。

为了更好地指导 MGD 的临床治疗,国际研讨会制定了 MGD 的分级系统,根据挤压检查、分泌物性状、症状和角膜染色分为 4 级。1 级指患者挤压检查和分泌物性状有轻微改变,但没有临床症状,角膜染色阴性;2 级患者的挤压检查和分泌物性状轻度改变,轻微到轻度症状,伴局限的角膜染色;3 级表现为挤压检查和分泌物性状中度改变,中度症状以及轻到中度的周边角膜染色;4 级表现为挤压检查和分泌物性状重度改变,伴明显的症状和角膜中央染色;附加疾病表示患者的眼表和(或)眼睑有并存的异常[15](表 6-1)。睑缘疾病的分类与分级更有利于协助临床医生,加深人们对疾病病生理的认识,改善治疗方案以及患者的预后,并指导该领域未来的研究。

表 6-1 MGD 临床分级,用于指导治疗

分级	MGD 程度	症状	角膜染色
1	+(挤压检查和分泌物性状轻微改变)	无	无
2	++(挤压检查和分泌物性状轻度改变)	轻微到轻度	无到局限
3	+++(挤压检查和分泌物性状中度改变)	中度	轻到中度;主要位于周边
4	++++(挤压检查和分泌物性状重度改变)	显著	显著;且中央染色
附加疾病	并存或伴发的眼表和(或)眼睑异常		

泪膜与干眼综合征

维生素 A 缺乏病(dry eye disease,DED),或角结膜干燥症(keratoconjunctivitis sicca,KCS),是世界范围内最常见的疾病之一。泪膜的异常主要源于其成分的异常或缺乏。干眼国际研讨会提出的干眼定义是:一个由多种因素引起的累及泪膜和眼表的疾病,可导致眼部不适症状、视觉功能障碍、泪膜不稳定以及眼表损害,并伴有泪膜渗透压升高和眼表炎症[16]。与既往相同,在研讨会的报告中,干眼被分为 2 个主要亚型:水液缺乏型(aqueous tear-deficient dry eye,ADDE)和蒸发过强型(evaporative dry eye,EDE)(图 6-5)。

水液缺乏型干眼

ADDE 是指因泪腺分泌不足引发的干眼。泪腺泡破坏或功能障碍造成的泪液分泌不足可导致泪液渗透压升高,并向眼表释放一系列炎症介质[16]。ADDE 进一步分为两类:干燥综合征干眼(Sjögren's syndrome dry eye,SSDE)和非干燥综合征干眼。干燥综合征(Sjögren's syndrome,SS)是一种针对泪腺和唾液腺的自身免疫疾病,是排在类风湿性关节炎之后的第二常见的风湿免疫疾病。SS 有两种类型:原发性 SS 指不存在其他相关系统性结缔组织病的情况;继发性 SS 除了原发性 SS 的表现外,还具有明显的系统结缔组织病表现,如类风湿性关节炎、系统性红斑狼疮、结节性多动脉炎、Wegener 肉芽肿、系统性硬化、原发性胆汁性肝硬化或混合性结缔组织病。现行的诊断标准涉及患者的症状、眼部体征、唾液腺受累表现和自身免疫抗体检测[17](表 6-2)。

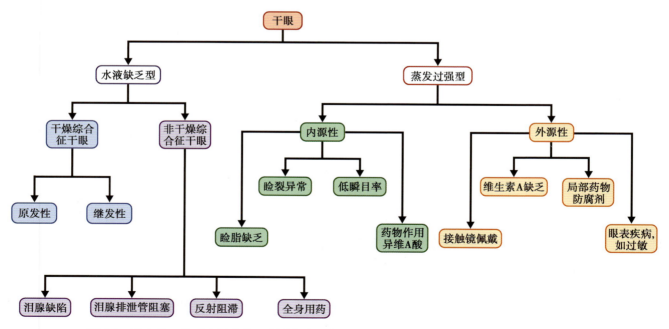

图 6-5 维生素 A 缺乏病因分类。本图将维生素 A 缺乏病的病因分为水液缺乏型和蒸发过强型

表6-2 干燥综合征国际诊断(分类)标准修订版

Ⅰ **眼部症状**:以下3个问题至少有1项符合:
1. 你是否有每天感到难以忍受的眼干,并已经持续3个月以上?
2. 你是否眼部反复出现沙砾感或沙磨感?
3. 你是否每日使用泪液替代药物超过3次?

Ⅱ **口腔症状**:以下3个问题至少有1项符合:
1. 你是否每天感到口干,并已经持续3个月以上?
2. 作为成人,你是否反复或持续出现唾液腺肿大?
3. 你是否在吃较干的食物时经常需要用水帮助吞咽?

Ⅲ **眼部体征**:以下2种检查中至少1项阳性可作为眼部受累的客观证据:
1. Schirmer Ⅰ试验,无表面麻醉(5分钟,≤5mm)
2. 虎红染色评分或其他染色评分(根据 van Bijsterveld评分系统,评分≥4)

Ⅳ **组织病理**:由组织病理专家评定小唾液腺(从外观正常的黏膜中取样)中淋巴细胞炎症病灶评分≥1,即每4mm²组织内淋巴细胞灶(与外观正常的黏液腺泡相邻且包含50个以上的淋巴细胞)的数量

Ⅴ **唾液腺受累**:以下检查中至少1项阳性可作为眼部受累的客观证据:
1. 无刺激的总唾液流率(15分钟,≤1.5ml)
2. 腮腺造影中可见弥漫性的造影剂外溢(点状、囊状或完全破坏),并排除腮腺主导管的阻塞
3. 唾液腺核素检查表现为显像剂摄取延迟、浓聚减少和(或)排泄延迟

Ⅵ **自身抗体**:血清中出现以下自身抗体:Ro(SSA)抗体或La(SSB)抗体,或二者都有

非SS干眼是泪腺功能不全引起的一种ADDE,需要先排除SSDE的自身免疫表现。年龄相关性干眼是最多见的类型,除此之外还有继发性泪腺功能不全、泪腺排泄管阻塞及反射性低分泌[17]。对于年龄相关性干眼,伴随年龄增长而出现的泪腺排泄管的病理改变可能是泪腺功能不全的原因[18]。另一个致病因素是随时间变化的雄激素水平,这也就解释了为什么绝经期妇女是最易患DED的人群之一。继发性泪腺功能不全的原因包括结节病的泪腺浸润、淋巴瘤、艾滋病、移植物抗宿主病(graft-versus-host disease,GVHD)、泪腺切除术后和泪腺失神经[17]。沙眼、类天疱疮、多形性红斑以及严重的化学或热烧伤继发的瘢痕性结膜炎,可以通过阻塞泪腺排泄管导致非SS干眼。而反射性低分泌引发非SS干眼的原因则是反射性泪液分泌以及瞬目反射减少后出现的蒸发增强。这种反射的感觉传入阻滞在糖尿病或是神经营养性角膜炎(如单纯疱疹病毒所致)的患者中十分常见[17]。

蒸发过强型干眼

蒸发过强型干眼是由眼表暴露、失水过多导致,而其泪腺分泌功能正常。蒸发过强型干眼进一步分为内源性和外源性。内源性因素有MGD、睑裂异常和低瞬目率。如前所述,MGD是蒸发过强型干眼最常见的病因。甲状腺眼病、颅缝早闭、眶内肿物造成的眼球突出增加了暴露的面积,可加重干眼。眼睑闭合不全,尤其是夜间发生的,或是眼睑整形术后的闭合不全也是内源性蒸发过强型的病因。在专注近距离工作时或是帕金森病中瞬目率的降低也会引发蒸发过强型干眼[17]。

蒸发过强型干眼的外源性因素包括眼表疾病(如过敏性结膜炎)、维生素A缺乏、接触镜的佩戴以及眼科药物中常用的防腐剂。很多滴眼液的成分能诱发眼表的中毒反应。苯扎氯铵是最常见的毒性物质之一,可引起表层上皮细胞损伤和点状角膜炎,从而影响眼表的湿润[17]。常年应用含防腐剂的滴眼液治疗的青光眼患者是蒸发过强型干眼的易感人群。接触镜如今在全世界应用广泛,而接触镜不耐受的首要原因即为眼部干涩和不适[17]。约50%的接触镜佩戴者有干眼的症状[19]。另外,接触镜佩戴者出现干眼症状的几率是正视者的12倍,是框架镜佩戴者的5倍[20]。

干眼国际研讨会报告中对干眼的定义和分型会进一步加深人们对这一复杂而又普遍的眼科疾病的认识。通过规范术语和加深认识,未来的研究将会更高效地制定出新型治疗方法,使患者得到更好的医疗服务。

结膜

结膜疾病的共同特征是炎症反应。结膜的组织结构相对简单,其炎症反应主要表现出5种形态:乳头、滤泡、膜/假膜、瘢痕以及肉芽肿。病程的长短也是结膜炎分类的重要依据。典型急性结膜炎的病程在3周以内[21]。结膜炎症最明显的体征是充血,一般还伴有

细胞浸润和水肿[21]。结膜渗出物常常出现,可帮助临床医生明确诊断。渗出物有 3 种,即脓性或超急性、黏脓性或卡他性、浆液性。另外,识别出结膜上病变最严重的部位也有助于诊断(图 6-6)。

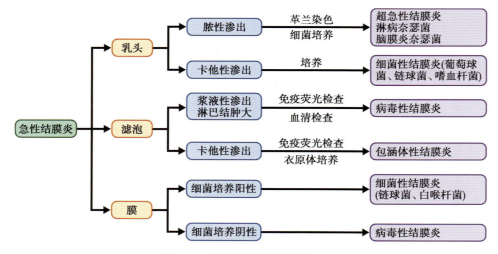

图 6-6　急性结膜炎的诊断流程

非特异性炎症可伴有睑结膜乳头增生。急性乳头性结膜炎主要由奈瑟菌属、链球菌或嗜血杆菌等细菌感染引起。慢性乳头改变可见于上方角膜缘角结膜炎、眼睑松弛、伪装综合征、黏液垂钓综合征、维生素 A 缺乏病以及泪囊炎。乳头的直径若大于 1mm,则称为巨乳头。巨乳头多见于过敏性疾病,如春季性和特应性角结膜炎,也与接触镜佩戴有关[21]。

免疫介导的炎症可表现为睑结膜及角膜缘的滤泡形成。滤泡在结膜上散在分布,呈淡黄或白色的圆形隆起病变,与乳头相比更具特异性。急性滤泡性结膜炎多与病毒感染有关,如腺病毒、单纯疱疹病毒等,但也可见于沙眼衣原体引起的包涵体性结膜炎。慢性滤泡性结膜炎大多数由衣原体感染导致,表现为沙眼或包涵体性结膜炎,其他的病因还有莫拉菌、传染性软疣及莱姆病[21](图 6-7)。

结膜炎病情严重时,会出现附着在结膜表面的纤维素膜。与假膜不同,真膜在剥离时会有出血,对严重的炎症反应更有提示意义。棒状杆菌和 β 溶血性链球菌感染在过去曾是急性膜性结膜炎的首要病因,但现在腺病毒和单纯疱疹病毒感染更为多见[21]。木样结膜炎是唯一一种慢性膜性结膜炎。木样结膜炎是一种罕见的结膜炎,在上睑结膜出现基底血供丰富、表面苍白的易碎膜性病变。该病与纤溶酶原缺乏有关,可以局部和(或)全身应用新鲜冷冻血浆治疗[22]。

如果结膜炎仅累及上皮层,且病程不长,结膜在炎症消退后即可恢复正常的结构和功能[21]。而慢性或较重的炎症则会造成不可逆的改变,如杯状细胞损伤和

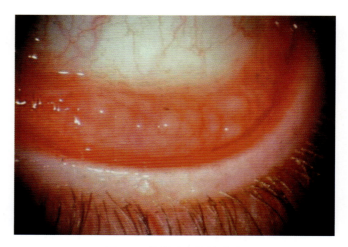

图 6-7　慢性滤泡性结膜炎

缺乏。因为杯状细胞分泌的黏蛋白可将泪液贴附于疏水的眼表,杯状细胞的丢失能引起泪膜异常。慢性结膜炎可导致结膜固有层的改变,形成上皮下纤维化。持续的炎症作用下,瘢痕组织会引起穹窿变浅,这也是瘢痕性结膜炎的特征。慢性炎症继续进展会导致眼表角化以及眼球粘连、甚至睑缘粘连的出现。瘢痕性结膜炎的病因有 Steven-Johnson 综合征、眼瘢痕性类天疱疮和化学烧伤[21](图 6-8)。

结膜炎症反应的最后一种形态改变是肉芽肿。结节病、异物滞留及 Parinaud 眼-腺综合征多与结膜肉芽肿相关[21]。

尽管有结膜的活动性炎症与瘢痕有明显区别,但必须认识到,二者均属于异常情况。结膜的活动性炎症反应表现为组织充血、水肿以及炎性介质的出现;而

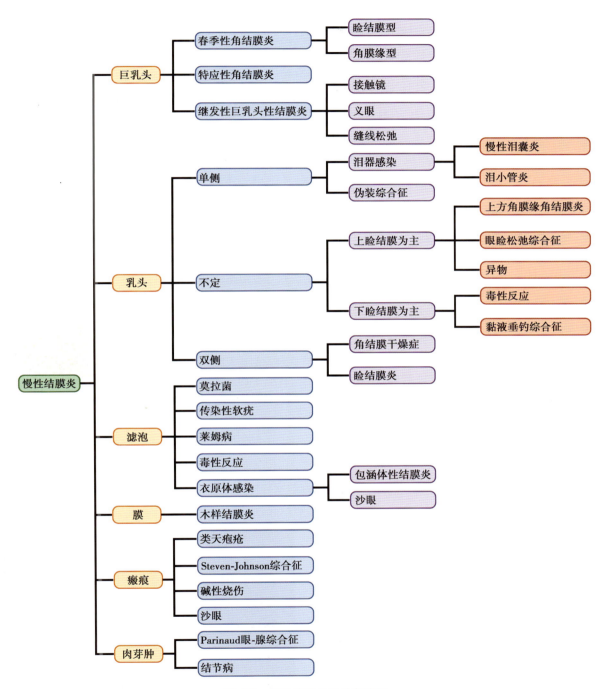

图 6-8 慢性结膜炎的诊断流程

结膜瘢痕则以黏蛋白及泪液减少、上皮下纤维化和潜在的穹窿变浅、睑球粘连为特点。两种情况均可引起眼表病变，并给患者带来严重的症状[23]。

角膜上皮

眼表的最后一层结构是角膜。如同一个透明的窗户，光线通过角膜进入眼内，并被视觉系统接收。要达到这一点，角膜需要有正常的外形，且透明、无血管，并保持脱水状态。角膜上皮与结膜上皮相延续，二者均为非角化的复层鳞状上皮。研究证实，角膜上皮由角膜缘的干细胞更替[4]。角膜上皮并不属于黏膜，但若缺乏眼睑和泪膜的妥善保护也会容易干燥。如上所述，由于眼表各结构相互连续，本章所提到的大部分疾病都伴有角膜的改变。

一些本章中还未提到的疾病也可累及角膜，包括翼状胬肉、角膜黏附性疾病、神经营养性角膜病变、眼表肿瘤、丝状角膜炎等。翼状胬肉是睑结膜及结膜下结缔组织过度生长、侵犯鼻侧或颞侧睑裂内角膜的三角形病变。角膜黏附性上皮疾病，如上皮细胞基底膜营养不良、Meesmann 或 Lisch 营养不良会反复出现角膜上皮缺损和视力模糊的表现。角膜感觉减退会导致角膜表面更容易出现隐匿性损伤、反射性泪液分泌减少以及上皮损伤愈合过程延缓。神经营养性角膜炎主要由单纯疱疹病毒或带状疱疹病毒感染引起，可造成角膜基质溶解和穿孔。丝状角膜炎在眼表会出现由变性角膜上皮细胞和黏液组成的丝状附着物。丝状物常引起明显的症状，可在多种眼表异常中出现，如眼科术后、维生素 A 缺乏病、接触镜佩戴时间过长等。

角膜缘干细胞缺乏

角膜缘干细胞的异常可导致角膜上皮更新能力减退。患者常有眼红、刺激、畏光和视力下降的主诉。早期裂隙灯检查可见 Vogt 栅栏缺失、上皮荧光染色阳性、角膜新生血管及周围血管翳形成。角膜病变多由周边部逐渐发展到中央部，起初表现为上皮细胞的不规则和浑浊，随疾病进展可出现点状角膜病变，最终导致上皮缺损。持续的上皮缺损会导致基质层瘢痕、角膜溃疡甚至穿孔[23]。

多数干细胞缺乏为获得性疾病，但也有一些先天的情况，如无虹膜、显性遗传性角膜炎、外胚层发育异常。获得性的病因有化学/热烧伤、接触镜佩戴、Steven-Johnson 综合征、眼瘢痕性类天疱疮及类风湿性关节炎[23]。

现有的针对严重眼表疾病的分期标准可为临床医生的诊断、治疗提供帮助[24]。首先，患者的病情按照角膜缘干细胞缺损的程度进行分类。Ⅰ期表示患者受累的角膜缘在一半以内；Ⅱ期受累的角膜缘在一半以上。相对于Ⅱ期所出现的持续上皮缺损、影响视力的结膜新生血管，甚至是基质瘢痕，Ⅰ期的临床表现相对较轻。然后根据结膜的情况再分为 a 或 b。a 为结膜正常；b 表示由陈旧性炎症或损伤所致的结膜异常；c 为结膜活动性炎症。患者的手术治疗方式及预后都与其分期密切相关[24]。

Ⅰa 期的常见情况有医源性角膜缘干细胞缺乏、接触镜诱发的角膜病变及结膜上皮内瘤变。若角膜缘细胞进一步丢失，Ⅰa 疾病可进展为Ⅱa 期。无虹膜，是一种原发的角膜缘干细胞障碍，该病结膜多正常，归为Ⅱa 期。有化学或热烧伤病史且角膜缘受累小于 50%、结膜正常的患者属于Ⅰb 期。这些患者在伤后短期内可出现明显的炎症反应（Ⅰc 或Ⅱc 期），但若适当应用免疫抑制剂治疗，炎症会逐渐消退。手术治疗最好在炎症消退后进行，也就是在Ⅰb 期手术，而非Ⅰc 期。其他Ⅰc 期的疾病包括一些非终末期结膜炎症性疾病，如病情较轻的 Stevens-Johnson 综合征和眼瘢痕性类天疱疮[25]。

Ⅱb 期病变常见于既往有化学或热烧伤病史且一半以上角膜缘受累的患者。这些患者在受伤期间多属于Ⅱc 期，随结膜的炎症消除转为Ⅱb 期。病情极重的眼表疾病表现为角膜缘干细胞的完全缺乏伴活动性的结膜炎症，属于Ⅱc 期。这类疾病包括重症的 Steven-Johnson 综合征和眼瘢痕性类天疱疮，以及急性期的化学烧伤（图 6-9）。Ⅱc 期病变的体征有结膜瘢痕、黏蛋

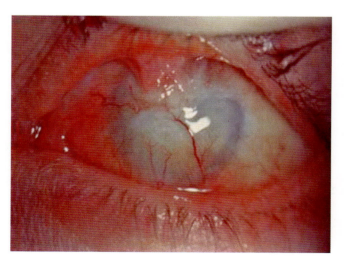

图 6-9　Ⅱc 期角膜缘干细胞缺乏

白及泪液量减少和眼表角化。由于泪膜异常、活动性炎症及大量免疫介质的存在，角膜缘干细胞移植很难成功。因此，Ⅱc 期患者不但具有最重的表现，预后也最差[25]（表6-3）。

表6-3　角膜缘干细胞缺乏分期

	a 结膜正常	b 结膜陈旧性炎症	c 结膜活动性炎症
Ⅰ期 部分干细胞缺乏	Ⅰa 期 医源性、结膜上皮内瘤变、接触镜相关	Ⅰb 期 既往化学或热烧伤	Ⅰc 期 轻症 Steven-Johnson 综合征或眼瘢痕性类天疱疮、近期化学伤
Ⅱ期 完全/次完全干细胞缺乏	Ⅱa 期 无虹膜、严重医源性或接触镜相关病变	Ⅱb 期 既往化学或热烧伤	Ⅱc 期 重症 Steven-Johnson 综合征或眼瘢痕性类天疱疮、近期化学或热烧伤

总结

综上所述，眼表及其周围结构共同作用，组成了一个复杂的系统。眼表疾病的表现及检查结果明显重叠为临床医生带来了独特的挑战。我们对于这一复杂系统的认识不断加深，会有更有效的治疗方法改善患者的预后。大型的研究，如干眼及 MGD 的国际研讨会报告，能够协助医生明确这些疾病的定义和分级标准。这些内容都将在本书后续章节中详细介绍。

参考文献

1. Nerad JA, Chang A. Trichiasis. In: Chen WP, editor. Oculoplastic surgery: the essentials. New York: Thieme; 2001.
2. Nelson J, Cameron J. The conjunctiva. In: Krachmer JH, Mannis MJ, Holland EJ, editor. Cornea. 1st ed. Vol. 1. St. Louis: Mosby; 1997. p. 41–7.
3. Tsubota K, Tseng SCG, Nordlund ML. Anatomy and physiology of the ocular surface. In Holland EJ, Mannis MJ, editors, Ocular surface disease: medical and surgical management. New York: Springer-Verlag; 2002.
4. Cotsarelis G, Cheng S-Z, Dong G, et al. Existence of slow-cycling limbal epithelial basal cells that can be preferentially stimulated to proliferate: implications on epithelial stem cells. Cell 1989;57:201–9.
5. Beuerman RW, Mircheff A, Plugfelder SC, et al. The lacrimal functional unit. In: Plugfelder SC, Beuerman RW, Stern ME, editors. Dry eye and ocular surface disorders. New York: Marcel Dekker; 2004.
6. Schwartz LK, Gelender H, Forster RK. Chronic conjunctivitis associated with floppy eyelids. Arch Ophthalmol 1983;101:1884–8.
7. Culbertson WW, Tseng SCG. Corneal disorders in floppy eyelid syndrome. Cornea 1994;13:33–42.
8. Hall AJ. Some observations on the active opening and closing of the eyes. Br J Ophthalmol 1936;20:257–95.
9. Nelson JD, Shimazaki J, Benitez-del-Castillo JM, et al. The International Workshop on Meibomian Gland Dysfunction: report of the definition and classification subcommittee. IOVS 2011;52:1930–7.
10. McCulley JP, Dougherty JM, Deneau DG. Classification of chronic blepharitis. Ophthalmology 1982;89:1173–80.
11. Schein OD, Munoz B, Tielsch JM, et al. Prevalence of dry eye among the elderly. Am J Ophthalmol 1997;124:723–8.
12. Jie Y, Xu L, Wu YY, et al. Prevalence of dry eye among adult Chinese in the Beijing Eye Study. Eye 2009;23:688–93.
13. Uchino M, Dogru M, Yagi Y, et al. The features of dry eye disease in a Japanese elderly population. Optom Vis Sci 2006;83:797–802.
14. McCarty CA, Bansal AK, Livingston PM, et al. The epidemiology of dry eye in Melbourne, Australia. Ophthalmology 1998;105:1114–9.
15. Nichols KK, Foulks GN, Bron AJ, et al. The International Workshop on Meibomian Gland Dysfunction: Executive Summary. IOVS 2011;52:1922–9.
16. The definition and classification of dry eye disease: report of the Definition and Classification Subcommittee of the International Dry Eye Workshop (2007). Ocular Surf 2007;5:75–92.
17. Vitali C, Bombardieri S, Johnson R, et al. Classification criteria for Sjögren's syndrome: a revised version of the European criteria proposed by the American-European Consensus Group. Ann Rheum Dis 2002;1:554–8.
18. Damato BE, Allan D, Murray SB, et al. Senile atrophy of the human lacrimal gland: the contribution of chronic inflammatory disease. Br J Ophthalmol 1984;68:674–86.
19. Doughty MJ, Fonn D, Richter D, et al. A patient questionnaire approach to estimating the prevalence of dry eye symptoms in patients presenting to optometric practices across Canada. Optom Vis Sci 1997;74:624–31.
20. Nichols JJ, Ziegler C, Mitchell GL, et al. Self-reported dry eye disease across refractive modalities. Invest Ophthalmol Vis Sci 2005;46:1911–4.
21. Lindquist TD. Conjunctivitis: an overview and classification. In: Krachmer JH, Mannis MJ, Holland EJ, editors. Cornea. Philadelphia: Mosby Elsevier; 2005. p. 509–20.
22. Neff KD, Holland EJ, Schwartz GS. Ligneous conjunctivitis. In: Krachmer JH, Mannis MJ, Holland EJ, editors. Cornea. Philadelphia: Mosby Elsevier; 2005. p. 629–34.
23. Schwartz GS, Holland EJ. Classification and staging of ocular surface disease. In: Krachmer JH, Mannis MJ, Holland EJ, editors. Cornea. Philadelphia: Mosby Elsevier; 2005. p. 1713–26.
24. Schwartz GS, Gomes JAP, Holland EJ. Preoperative staging of disease severity. In: Holland EJ, Mannis MJ, editors. Ocular surface disease: medical and surgical management. New York: Springer-Verlag; 2002.
25. Holland EJ. Epithelial transplantation for the management of severe ocular surface disease Trans Am Ophthalmol Soc 1996;44:677–743.

眼表疾病——角膜、结膜和泪膜

Ocular Surface Disease : Cornea, Conjunctiva and Tear Film

第二部分 2

眼表疾病

眼表疾病——角膜、结膜和泪膜

Ocular Surface Disease : Cornea, Conjunctiva and Tear Film

第七章　眼表疾病的诊断技术

BENNIE H. JENG

介绍

眼表疾病越来越被更多人所认识，并成为眼科医生做出准确诊断和在正确的时间做出恰当治疗的挑战。这主要是因为现行的很多检查方法（如 Schirmer 试验）的特异性、敏感性不佳，且对于同一患者的可重复性很差。新近出现的一些诊断工具，可以检测泪液渗透压、泪河高度、泪膜分布及厚度等，有助于提高眼表疾病诊断的准确性。本章将介绍多种眼表疾病诊断所用的传统及新型的检查方法。

裂隙灯检查

裂隙灯检查对于任何就诊眼科的患者都至关重要，在眼表疾病的诊断中也不例外。认真、系统的由外向内的检查应该贯彻到各种眼科诊疗活动中。其中，需要特别关注睑板腺（图 7-1）、整个结膜表面（包括睑结膜）是否存在炎症和瘢痕形成。随后，在不麻醉和染色的情况下，进行后续的检查，包括 Schirmer 试验和之后的眼表染色。

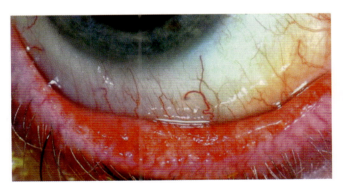

图 7-1　细致的裂隙灯检查对于眼表疾病的诊断至关重要。图中可见明显的睑板腺疾病

Schirmer 试验

Schirmer 试验在 1903 年首次提出[1]，是一种门诊常用的评估泪液量的简便方法。此试验分为 3 种类型，其中最常用的是可以检测基础及反射泪液总量的 Schirmer Ⅰ试验。试验中，检查者在不行麻醉的情况下，将一条滤纸置于患者下睑缘处，5 分钟后取出滤纸条，以毫米为单位测量浸湿的长度（图 7-2）。尽管这项检查应用广泛，但其缺乏准确性和可重复性：同一病人在每天同一时间的结果有很大波动，而且不同研究中，正常人的 Schirmer Ⅰ试验结果均值从 8.1mm 到 33.1mm 不等[2]。因此，很多眼科医生已不再施行 Schirmer 试验。但若进行此项检查时，任何低于 10mm 的结果都应视为异常。另有一些眼科医生认为这项检查在参考值为 5mm 以下时具有一定的可重复性[3]，故仅适用于重度干眼患者。

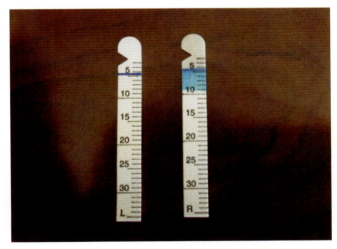

图 7-2　带毫米标记的 Schirmer 试验滤纸条，上有方便测量泪液浸湿长度的蓝色染料

眼表染色

眼表染色可用来评估表层细胞是否完整，是前节检查中必要的一步。不同的染色特点可为诊断提供线索，例如角膜下方染色阳性多提示干眼或暴露性角膜病变。主要的眼表染色剂有：荧光素、虎红和丽丝

胺绿。

荧光素钠是角膜染色最常用的试剂之一，在19世纪时就已广泛应用。荧光素难以透过角膜上皮的脂质层，所以正常角膜不会着色。而当细胞间连接破坏时，眼表可被染色[4]。虽然荧光染色在检查角膜病变方面十分有效，由于巩膜对比较差，结膜的染色很难发现。不过结膜染色在黄色滤光片下（无蓝光）可容易观察到。

虎红染色在眼表疾病诊断中的应用已有近百年。虎红是荧光素的衍生物，可用于检测眼表，尤其是结膜的损伤（图7-3）。尽管既往认为虎红只能着色失活或死细胞，但现已证明虎红可以将任何没有充分泪膜保护的[4,5]，特别是缺乏跨膜黏蛋白的眼表区域染色[6]。虽然虎红有很好的诊断价值，但其具有角膜细胞毒性，且病人在点药时常诉有烧灼感或刺痛。

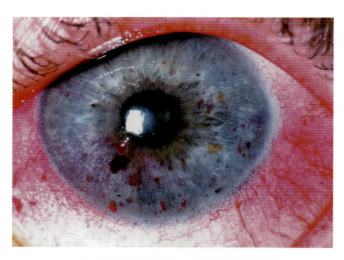

图7-3　眼表的虎红染色。可见结膜明显染色

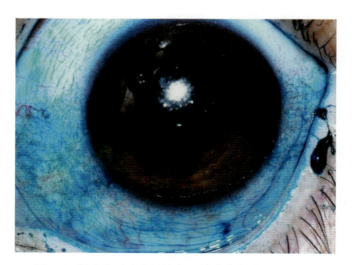

图7-4　眼表的丽丝胺绿染色。结膜染色清晰可见，而角膜染色不明显

丽丝胺绿是一种合成的有机酸染料，其染色做用与虎红类似，而不引起刺痛及细胞活性改变。因此丽丝胺绿的应用更加广泛。但需要注意的是，丽丝胺绿的染色效果呈剂量依赖性，若剂量不足容易因染色过浅而忽略病变。为保证诊断明确，推荐的最低剂量为10~20μL（图7-4）。

眼表染色有三种常用的评分：van Bijsterveld[7]、NEI/Industry[8]及Oxford评分系统[9]。目前还没有证据表明其中某种评分在诊断方面明显优于其他（表7-1）。

表7-1　眼表染色常用的三种评分方法比较

方法	评分区域	分数	最高分
van Bijsterveld	3：鼻侧球结膜、颞侧球结膜、角膜	0-3	9
NEI/Industry	角膜5个区域 结膜6个区域	角膜0-3 结膜0-3	角膜15 结膜18
Oxford	与标准评分比较	整个眼表 0-5	5

泪膜破裂时间

泪膜破裂时间（tear break-up time，TBUT）定义为荧光染色后从一次完全瞬目到泪膜出现第一个干燥斑的时间[10,11]。此时泪膜不稳定，黏蛋白层破裂，使得水液层与暴露的上皮直接接触[12]，但具体的机制尚不清楚。和Schirmer试验类似，TBUT试验也因结果不可靠且重复性差而饱受争议。很多因素导致结果不可重复，如荧光素的给药量，苯扎氯胺等防腐剂的存在也会缩短TBUT。尽管结果可靠性不佳，目前普遍认为TBUT小于10秒提示泪膜不稳定，而小于5秒提示有明确的干眼[13]。

患者问卷

眼表疾病指数（ocular surface disease index，OSDI）是一种通过医生评估疾病严重程度分数而区分正常与轻到中度、重度干眼的问卷（图7-5）。OSDI与McMonnies干眼问卷、美国眼科学会视觉功能问卷、简易版-12健康状况问卷体检部分总分、患者的症状严重程度以及人工泪液使用量明显相关[14]。OSDI具有

眼表疾病指数（Ocular Surface Index©，OSDI©）[2]

向患者提出以下问题，并圈出表格中最符合回答情况的数字。然后按旁边的说明填写A、B、C、D、E空白处。

在上一周,你是否有以下经历?	所有时间	大部分时间	一半时间	一些时间	从未出现
1.眼睛对光线敏感?	4	3	2	1	0
2.眼部有砂砾感?	4	3	2	1	0
3.眼部酸痛?	4	3	2	1	0
4.视力模糊?	4	3	2	1	0
5.视力差?	4	3	2	1	0

第1~5题答案总分 (A)

在上一周,眼部的问题是否会限制你做以下事情?	所有时间	大部分时间	一半时间	一些时间	从未出现	N/A
6.阅读?	4	3	2	1	0	N/A
7.夜间开车?	4	3	2	1	0	N/A
8.使用电脑或自动取款机(ATM)?	4	3	2	1	0	N/A
9.看电视?	4	3	2	1	0	N/A

第6~9题答案总分 (B)

在上一周,你是否在以下情况下出现眼部不适?	所有时间	大部分时间	一半时间	一些时间	从未出现	N/A
10.刮风的天气?	4	3	2	1	0	N/A
11.湿度低(非常干燥)的环境?	4	3	2	1	0	N/A
12.开放空调的环境?	4	3	2	1	0	N/A

第10~12题答案总分 (C)

计算A、B、C的总和,得出D (D)
（D=所有问题答案的总分）

回答问题的数量 (E)
（不包括答案为"不适用"的问题）

请翻到问卷背面计算该患者的OSDI©最终得分。

下一页续

图 7-5　眼表疾病指数问卷

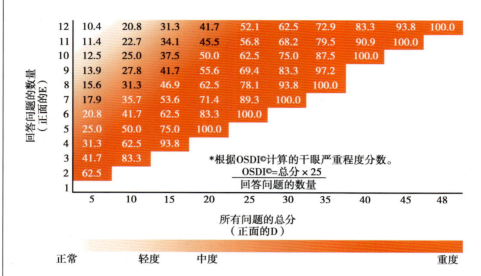

图 7-5(续)

必要的心理测定特性,可作为临床试验的观察终点,也是在门诊便于操作的眼表疾病诊断工具[15]。

印迹细胞学

印迹细胞学是诊断眼表疾病的有利工具。这种微创性的操作需要用硝酸纤维素膜印取眼表检查部位表面的2~3层细胞[16]。如 Egbert 等所最早提出的[17],细胞风干后,依次由过碘酸、Schiff 试剂、苏木精处理染色。此检查经多次改进,印取的细胞现已用于组织学、免疫组化、分子学甚至细胞电镜检测,以协助诊断眼表疾病。

印迹细胞学可作为角膜缘干细胞缺乏、角结膜干燥症、特应性眼病、春季角结膜炎及眼表鳞癌诊断的常规检查,也可用来诊断感染性疾病,如棘阿米巴性角膜炎。虽然近年来这项技术在诊断眼表疾病方面卓有成效,但由于其对眼科医生来说耗时较长,且需要专业的病理医生支持,因此还未成为主流的检查手段。

共聚焦显微镜

活体共聚焦显微镜已经成为在细胞水平前节成像的常用方法,其获得的影像可达到体外组织切片的水准[18]。这项技术不仅应用于检查角膜神经及辅助角膜感染(如棘阿米巴性角膜炎)的诊断,也开始有在结膜、眼睑疾病方面的应用:研究表明共聚焦显微镜可用来评估结膜上皮的鳞状化生,帮助诊断干眼和上方角膜缘角结膜炎[19]。另外,激光扫描共聚焦显微镜可以作为定量分析结膜炎症、上皮细胞密度及结膜形态变化(如非干燥综合征及干燥综合征型干眼病患者的结膜上皮内微囊泡)的有效的非侵入性检查工具[20]。此方法评估结膜炎症也可辅助诊断变应性角结膜炎。此外,共聚焦显微镜在诊断睑板腺功能障碍方面也具有很大的潜力[21]。尽管活体共聚焦显微镜技术还有待发展,但其在评估眼表疾病中已十分重要。目前,这项技术还无法广泛应用,但有望在将来花费降低时被更多临床医生采用。

泪膜干涉测量

其他检查泪液缺乏的方法还有测量角膜前泪膜厚度。泪膜干涉测量可以利用特定波长的干涉条纹达到这一点:波分别在泪膜表面和泪膜-角膜交界面反射后相互干涉,通过其相位差计算出角膜前泪膜的厚度。既往研究中角膜前泪膜的厚度在 2.7~11.0μm 不等,但各研究中干眼患者的泪膜厚度均明显低于对照组[22~25]。另外,这种技术可以专门检测泪膜脂质层的厚度[26],结合睑板腺的检查,能够帮助明确眼表干燥的病因。

干涉测量法也应用于动态的检查:评估瞬目时脂质在泪膜上的分布。维生素A缺乏病中,由于睑板腺功能障碍导致脂质缺乏,瞬目时脂质分布减缓,呈现垂直条纹状样式,而正常人则表现出脂质迅速呈水平式铺展[27]。该检查很有希望成为诊断,尤其是评估疗效的重要工具,但目前尚未普及,并且有待进一步验证。

泪河测量

除了角膜前泪膜厚度,测量泪河各维度参数也在评估眼表疾病患者中有很高的价值[28]。泪河的多种变量,如高度、宽度、横截面积、曲率等,在既往的研究中都被证实与干眼相关,但是由于测量方法多为侵入性,可刺激反射性泪液分泌,而受到一定的限制。而近期出现的 Visante 前节光学相干层析成像(Optical Coherence Tomography,OCT;Carl Zeiss Meditec,International,Dublin,CA,USA)已能够通过非侵入性的方法准确测量出泪河高度,且与裂隙灯测量泪河高度、眼表染色、Schirmer 试验相比,具有较好的敏感性、特异性及可重复性[29](图 7-6)。光谱 OCT(也称为傅里叶域高速或三维 OCT)也被证实与 Schirmer 试验、TBUT 及患者主观症状有很好的相关性。光谱 OCT 的优势在于其图像采集时间短,有更高的敏感性,可以得到高质量的二维图像,以用于三维重建。较高的图像采集速度,也能达到实时评估泪河变化的效果[30]。与上文中提到的其他技术一样,泪河 OCT 成像也是一种强大的诊断工具,但尚未在所有临床医生中普及。

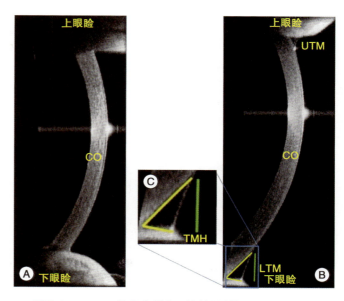

图7-6 Visante 前节光学相干层析图像。(A)干眼患者。(B)健康人。在一次瞬目后立即透过角膜顶点进行一个 10mm 长的垂直扫描。上泪河(upper tear meniscus,UTM)与角膜(cornea,CO)标注在图中。(C)黄线描出角膜表面及下睑缘。绿色垂直线表示数码图像软件测量的泪河高度(tear meniscus height,TMH)。可见干眼患者与正常对照的上下 TMH 存在明显差异

触觉检查

角膜上皮异常多由角膜感觉减退引起,因此触觉检查是眼表疾病诊断中一项重要的辅助检查手段。经典的触觉检查使用 Cochet-Bonnet 触觉测量计完成[31],

测量计中有一条尼龙细丝,可通过调节其长度来施加不同强度的刺激。该检查貌似很客观,但实际上有很多局限,包括校准、放置位置及施加压力的不固定。而且,这种检查本身就会破坏角膜上皮表面。所以,一些临床医师仅用末端拉成一小束的棉签以及主观的半定量评分方法来代替触觉测量计检查。近期,有研究介绍并检验了一种非接触的喷气式触觉测量计[32]。这种仪器称为 CRCERT-Belmonte 触觉测量计,可以做出不同特征的重复性更好的触觉刺激。由于这种技术依赖患者自身基础的感觉灵敏度,故必须在眼部麻醉前进行。

渗透压

干眼国际研讨会的报告提出将泪液渗透压的增加作为维生素 A 缺乏病的标志以及干眼引起眼表损伤的核心机制[33]。这篇报告中,泪液渗透压被认为是干眼的最佳客观指标。遗憾的是,既往只能通过的实验室仪器采集大量泪液完成测定。最近,随着 TearLab 检查(TearLab 公司,San Diego,CA,USA)的出现,临床医生可以轻易地收集并检测 50μL 泪液样本,而不对泪膜造成明显影响[34]。该项微流体技术可在数秒内读出结果,以防止泪液样本的蒸发影响溶质浓度。

在一项前瞻观察性研究中,作者比较了泪液渗透压与干眼诊断常用客观检查的临床作用,发现泪液渗透压是干眼诊断以及分型最佳的检验标准。该研究中,以大于 308mOsms/L 为参考值来诊断重度干眼,可达到 90.7% 的灵敏度及 81.3% 的特异度[35]。

炎症标志物的快速检测

基质金属蛋白酶-9(Matrix metalloproteinase 9,MMP-9)在伤口愈合与炎症反应中起到关键作用,也与多种情况下的眼表病理改变有关[36]。MMP-9 的浓度在睑缘炎、过敏性眼部疾病、维生素 A 缺乏病及结膜松弛症等患者的泪液中显著升高[37,38]。检验泪膜中 MMP-9 是诊断眼表疾病的重要工具。近期新上市的 RPS InflammaDry 检测仪使用方便,并可在床旁快速测出泪膜中 MMP-9 的水平。

眼表刮片

尽管现在已有许多新的试验及方法来诊断眼表疾病,有时我们仍需回归到经典方法上——采集标本并在光学显微镜下评估。结膜刮片(或涂片)用于所取标本的细胞学检测(图 7-7),光学显微镜下的标本中可能存在对诊断有帮助的细胞或微生物。尽管需要眼科医生或微生物学家的参与,但相对于上文中提到的其他昂贵的新型检查,眼表刮片的应用广泛。

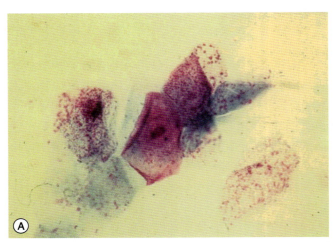

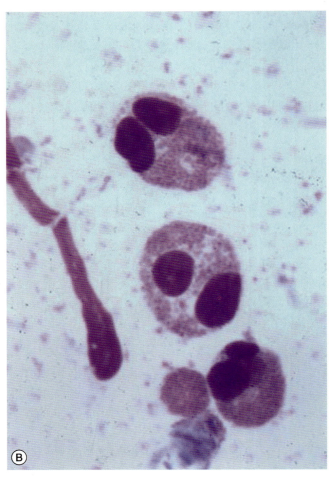

图 7-7 眼表刮片:(A)角化上皮细胞(可见角蛋白颗粒),在维生素 A 缺乏病、上方角膜缘角结膜炎及暴露性角膜病变中常见。(B)嗜酸性粒细胞(可见双叶状核和嗜酸性颗粒),在春季性角结膜炎、特应性角结膜炎及其他过敏反应中常见

总结

眼表疾病的诊断过程往往是十分复杂,而患者只有得到了及时、准确的诊断,才能通过适当、针对性的治疗缓解病症。尽管眼表疾病多数仅表现为恼人的症状,也很少出现严重并发症,但会极大地影响患者的生活质量。而且,一些并发症,如重度干眼引起的角膜穿孔,有时也会出现。由于传统的诊断技术作用有限,我们有必要发展新型的诊断技术,以更好地进行诊断、治疗工作。上文介绍的新型技术使得诊断方法更加多样化,有希望改变既往的医疗方式。

参考文献

1. Schirmer O. Studien zur physiologie und pathologie der tranenabsonderung und tranenabfuhr. Graefes Arch Clin Exp Ophthalmol 1903; 56:197–291.
2. Savini G, Prabhawasat P, Kojima T, et al. The challenge of dry eye diagnosis. Clin Ophthalmol 2008;2:31–55.
3. Tsubota K, Xu KP, Fujihara T, et al. Decreased reflex tearing is associated with lymphocytic infiltration in lacrimal glands. J Rheumatol 1996;23:313–29.
4. Feenstra RP, Tseng SC. Comparison of fluorescein and rose bengal staining. Ophthalmology 1992;99:605–17.
5. Feenstra RP, Tseng SC. What is actually stained by rose bengal? Arch Ophthalmol 1992;110:984–93.
6. Argüeso P, Tisdale A, Spurr-Micharud S, et al. Mucin characteristics of human corneal-limbal epithelial cells that exclude the rose bengal anionic dye. Invest Ophthalmol Vis Sci 2006;47:113–9.
7. van Bijsterveld OP. Diagnostic tests in the sicca syndrome. Arch Ophthalmol 1969;82:10–4.
8. Lemp MA. Report of the National Eye Institute/Industry Workshop on clinical trials in dry eyes. CLAO J 1995;21:221–32.
9. Bron AJ, Evans VE, Smith JA. Grading of corneal and conjunctival staining in the context of other dry eye tests. Cornea 2003;22:640–50.
10. Norn MS. Desiccation of the precorneal tear film. I. Corneal wetting-time. Acta Ophthalmol (Copenh) 1969;47:865–80.
11. Lemp MA. Breakup of the tear film. Int Ophthalmol Clin 1973;13:97–102.
12. Sharma A, Ruckenstein E. Mechanism of tear film rupture and its implications for contact lens tolerance. Am J Optom Physiol Opt 1985;62:246–53.
13. Shimazaki J. Definition and criteria of dry eye. Ganka 1995;37:765–70.
14. Schiffman RM, Chirstianson MD, Jacobsen G, et al. Reliability and validity of the Ocular Surface Disease Index. Arch Ophthalmol 2000;118:615–21.
15. Ozcura F, Aydin S, Helvaci MR. Ocular surface disease index for the diagnosis of dry eye syndrome. Ocular Immunol Inflamm 2007;15:389–93.
16. Singh R, Joseph A, Umapathy T, et al. Impression cytology of the ocular surface. Br J Ophthalmol 2005;89:1655–9.
17. Egbert PR, Lauber S, Maurice DM. A simple conjunctival biopsy. Am J Ophthalmol 1977;84:798–801.
18. Crazat A, Pavan-Langston D, Hamrah P. In vivo confocal microscopy of corneal nerves: analysis and clinical correlation. Semin Ophthalmol 2010;25:171–7.
19. Kojima T, Matsumoto Y, Ibrahim OMA, et al. In vivo evaluation of superior limbic keratoconjunctivitis using laser scanning confocal microscopy and conjunctival impression cytology. Invest Ophthalmol Vis Sci 2010;51:3986–92.
20. Wakamatsu TH, Sato EA, Matsumoto Y, et al. Conjunctival in vivo confocal scanning laser microscopy in patients with Sjögren syndrome. Invest Ophthalmol Vis Sci 2010;51:144–50.
21. Ibrahim OMA, Matsumoto Y, Dogru M, et al. The efficacy, sensitivity, and specificity of in vivo laser confocal microscopy in the diagnosis of meibomian gland dysfunction. Ophthalmology 2010;117:665–72.
22. Danjo Y, Nakamura M, Hamano T. Measurement of the precorneal tear film thickness with a non-contact optical interferometry film thickness measurement system. Jpn J Ophthalmol 1994;38:260–6.
23. King-Smith PE, Fink BA, Fogt N, et al. The thickness of the human precorneal tear film: evidence from reflection spectra. Invest Ophthalmol Vis Sci 2001;41:3348–59.
24. King-Smith PE, Fink BA, Hill RM, et al. The thickness of the tear film. Curr Eye Res 2004;29:357–68.
25. Hosaka E, Kawamorita T, Ogasawara Y, et al. Interferometry in the evaluation of precorneal tear film thickness in dry eye. Am J Ophthalmol 2011;151:18–23.
26. Goto E, Dogru M, Kojima T, et al. Computer-synthesis of an interference color chart of human tear lipid layer by a colorimetric approach. Invest Ophthalmol Vis Sci 2003;44:4693–7.
27. Goto E, Tseng SC. Kinetic analysis of tear interference images in aqueous tear deficiency dry eye before and after punctual occlusion. Invest Ophthalmol Vis Sci 2003;44:1897–905.
28. Mainstone JC, Bruce AS, Golding TR. Tear meniscus measurement in the diagnosis of dry eye. Curr Eye Res 1996;15:653–61.
29. Ibrahim OMA, Dogru M, Takano Y, et al. Application of Visante Optical Coherence Tomography tear meniscus height measurement in the diagnosis of dry eye disease. Ophthalmology 2010;117:1923–9.
30. Czajkowski G, Kaluzny BJ, Laudencka A, et al. Tear meniscus measurement by spectral optical coherence tomography. Optom Vis Sci 2012;89:1–7.
31. Cochet P, Bonnet R. L'Esthesie corneenne. Sa mesure clinique. Ses variations physiologiques et pathologieques. La Clinique Ophtalomologique 1960;4:3–27.
32. Golebiowshi B, Papas E, Stapleton F. Assessing the sensory function of the ocular surface: implications of use of a non-contact air jet aesthesiometer versus the Cochet–Bonnet aesthesiometer. Exp Eye Res 2011;92:408–13.
33. International Dry Eye Workshop. The definition and classification of dry eye disease. In: 2007 Report of the International Dry Eye Workshop (DEWS). Ocul Surf 2007;5:75–92.
34. Sullivan BD, Whitmer D, Nichols KK. An objective approach to severity in dry eye disease. Invest Ophthalmol Vis Sci 2010;51:6125–30.
35. Lemp MA, Bron AJ, Baudouin C, et al. Tear osmolarity in the diagnosis and management of dry eye disease. Am J Ophthalmol 2011;151:792–8.
36. Sambursky R, O'Brien TP. MMP-9 and the perioperative management of LASIK surgery. Curr Opin Ophthalmol 2011;22:294–303.
37. Acera A, Rocha G, Vecino E. et al. Inflammatory markers in the tears of patients with ocular surface disease. Ophthalmic Res 2008;40:315–21.
38. Chotikavanich S, de Paiva CS, Li de Q, et al. Production and activity of matrix metalloproteinase-9 on the ocular surface increase in dysfunctional tear syndrome. Invest Ophthalmol Vis Sci 2009;50:3203–9.

第八章 睑缘炎：分类

LISA M. NIJM

睑缘炎的既往分类

睑缘炎是眼科最常见的前节疾病之一。美国国家疾病与治疗索引中报道了1982年有590 000位患者因睑缘炎就诊[1]。有研究指出眼科医生和验光师的患者中37%~47%存在睑缘炎的表现[2,3]。一项英国的流行病学调查结果显示因眼部炎症就诊于急诊的患者71%为睑缘炎或结膜炎[4]。

尽管睑缘炎十分普遍，其发病机制至今仍不明确。

现有的证据提示睑缘炎很可能是一种多因素疾病，因此出现了多种不同的分类方法（表8-1）。Elsching于1908年首次描述这种疾病[5]，Thygeson于1946年最先提出睑缘炎的分类[6]。Thygeson最初把睑缘炎描述为"睑缘的慢性炎症"，将其分为鳞屑性和溃疡性，并进一步描述为脂溢性和葡萄球菌性睑缘炎，介绍了二者及其混合型的相关临床表现。Thygeson提出睑缘炎与葡萄球菌异常定植有关，认为睑板腺感染是睑缘炎的主要病因[6]。

表8-1 慢性睑缘炎的常见分类方法

作者	发表时间	分类系统
Thygeson	1946	溃疡性和鳞屑性
McCulley	1982	睑缘炎分为6型：(1)葡萄球菌性睑缘炎，(2)脂溢性睑缘炎，(3)脂溢性与葡萄球菌性混合型，(4)脂溢性伴睑板腺脂溢，(5)脂溢性睑缘炎伴继发睑板腺炎，(6)原发睑板腺炎
Huber-Spitzy	1991	根据临床特点分为3类：(1)干燥性睑缘炎，(2)脂溢性睑缘炎，(3)溃疡性睑缘炎
AAO推荐临床分型	2003	睑缘炎根据解剖位置分为两型：(1)前睑缘炎和(2)后睑缘炎，并进一步根据临床表现分出亚型（前睑缘炎包括葡萄球菌性和脂溢性，后睑缘炎指睑板腺功能障碍）
Mathers	2004	利用聚类分析，将睑缘炎根据睑板腺缺失、睑脂量、Schirmer试验结果、泪液蒸发及睑脂黏度分为9型
Shapiro and Abelson	2006	在解剖分类的基础上对睑缘炎和睑板腺炎的标准照片评分

直到30多年后，McCulley等人才首次报道了非感染因素导致的睑缘炎，其研究表明睑缘炎并不仅仅是睑板腺的感染[7]。一项比较26名慢性睑缘炎患者与26名对照的研究结果显示，所有睑缘炎患者存在包括睑板腺在内的全身皮脂腺功能障碍[8]。而且，研究者们发现睑板腺的阻塞可引起泪膜脂质层缺乏，造成与泪膜缺陷相关的浅层点状角膜病变[7]。之后的研究表明睑缘炎可由除金黄色葡萄球菌以外的多种非感染因素引起。

此后，McCulley及其同事通过大量研究设计了一套更加完善的分类系统[7]。他们根据患者的眼睑、睫毛、毛囊、睑板腺、结膜及角膜的病变，将睑缘炎分为六种不同的类型：(1)葡萄球菌性睑缘炎，(2)脂溢性睑缘炎，(3)脂溢性与葡萄球菌性混合型，(4)脂溢性伴睑板腺脂溢，(5)脂溢性睑缘炎伴继发性睑板腺炎，(6)原发性睑板腺炎[4]。该作者指出，需要根据各种类型特定的临床表现进行分类。例如，葡萄球菌性睑缘炎的患者多表现为眼睑前部的炎症，且其病程相对其他类型较短。另外，与原发性或继发性睑板腺炎患者不同的是,他们的金黄色葡萄球菌或表皮葡萄球菌的培养阳性(与对照组相比)。值得注意的是,任何类型的脂溢性睑缘炎患者95%伴有脂溢性皮炎,而葡萄球菌性患者则无类似皮肤特征[7]。这一细化的分类系统大大拓展了Thygeson的早期研究发现,并揭示了睑缘炎复杂的本质。

Huber-Spitzy在1991年提出了较McCulley更为简化的分类方法,根据临床表现只分出三种类型:(1)干燥性睑缘炎,(2)脂溢性睑缘炎和(3)溃疡性睑缘炎[9]。该作者将干燥性睑缘炎描述为局限的湿疹性疾病,仅存在表层炎症及睑缘的干性脱屑[9]。相对的,脂溢性睑缘炎则以显著的炎症伴大片"油性脱屑"及皮脂腺过度分泌为特征。而溃疡性睑缘炎是其中最严重的类型,只在睫毛毛孔处包裹有厚重且镊子夹除时极易出血的干痂的情况下诊断[9]。

在此之后,有关睑缘炎常与干眼伴随发病的研究结果,促使Mathers及同事创造了一种由聚类分析而得出的,综合了睑缘炎、眼表疾病、干眼等多方面的分类系统[10]。这些研究者2004年发表的数据表明,通过评估睑板腺缺失、睑脂容量、Schirmer试验值、泪液蒸发率及睑脂黏度,患者可以被归为以下九种类型中的一种[9]。这些分类包括:(1)阻塞性睑板腺功能障碍(meibomian gland dysfunction, MGD)伴红斑痤疮和干眼,(2)阻塞性MGD伴干眼,(3)脂溢性MGD,(4)脂溢性MGD伴干眼,(5)脂溢性、阻塞性MGD伴干眼,(6)低蒸发率伴干眼,(7)高蒸发率伴Schirmer试验值升高,(8)Schirmer试验值降低伴高蒸发率及干眼,以及(9)Schirmer试验值正常伴高蒸发率及干眼。

2003年,美国眼科学会(American Academy of Ophthalmology, AAO)提倡推广当时许多眼科医生使用的解剖分类方法,即根据睑缘解剖结构把睑缘炎分为两种主要类型:前睑缘炎和后睑缘炎[11]。AAO所推荐的临床分型,将睑缘炎按照其临床表现进一步分出亚型,其中前睑缘炎由葡萄球菌性及脂溢性睑缘炎组成,而后睑缘炎则主要指睑板腺功能障碍[11]。

最近,Shapiro和Abelson在解剖分类基础上制订了睑缘炎和睑板腺炎的标准照片评分[12]。这里的解剖分类涉及对睫毛毛囊、表皮、眼睑、血管分布、皮肤黏膜交界、睑板腺开口和睑结膜的检查。采集的数码图像由临床医生小组评估,按照病情由轻到重的顺序排列,挑选出有代表性的图像定为0-3分或0-4分(正常到严重),现已应用到多个FDA研究中[13,14]。

尽管目前已有多种详尽的分类系统,还没有其中哪一种分类受到普遍认可。在临床工作中,大多数医生将睑缘炎按照解剖部位分类,并根据病因进一步分型。因此,为方便讨论,本章将按照前、后睑缘炎的分类,分别进行介绍。

前睑缘炎

睑缘炎常见的症状有睑缘处的烧灼、瘙痒、砂砾或异物感,以及结痂、充血、局部刺激等。由于各种类型的睑缘炎在症状上明显重叠,因此需要根据临床特点来区分睑缘炎不同的病因(表8-2)。值得注意的是,睑缘炎多数为双眼发病,任何单侧的表现、双眼明显不对称或常规治疗无效的情况,都提示可能存在伪装为睑缘炎的其他疾病,如皮脂腺细胞癌(图8-1)[15]。

表8-2 睑缘炎常见类型的临床表现

	前睑缘炎-葡萄球菌性	前睑缘炎-脂溢性	后睑缘炎-睑板腺功能障碍
睫毛	常见缺失/稀疏、断裂或方向异常	少见睫毛缺失或方向异常	可能因其他长期存在的疾病而出现方向异常
眼睑	领圈状脱屑沿睫毛延伸;若有毛囊蠕形螨感染,可出现套袖状脱屑	睑缘有油腻鳞屑	睑脂黏稠或泡沫状、睑板腺凸出、浓缩、缺失
泪膜缺乏	常见	常见	常见
结膜	轻到中度充血,慢性乳头性结膜炎	轻度充血	轻到中度充血,与巨乳头性结膜炎相关
角膜	浅层点状角膜炎、边缘性浸润、泡性病变	角膜糜烂	角膜血管翳、角膜水肿、瘢痕、新生血管、变薄、点状角膜炎
霰粒肿/睑腺炎	少见	少见	可能常见
皮肤疾病	特应性皮炎	脂溢性皮炎	红斑痤疮

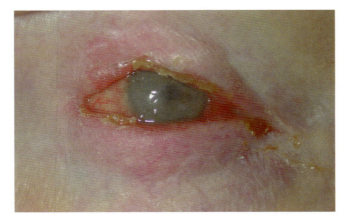

图 8-1　眼睑的皮脂腺细胞癌可伪装成睑缘炎，对任何单侧睑缘炎、双眼明显不对称或常规治疗无效的病例都要有所警惕

前睑缘炎最常见的两种亚型为葡萄球菌性睑缘炎和脂溢性睑缘炎（在这里必须指出的是，一些患者为混合性，兼具以上两种类型的表现）。

葡萄球菌性睑缘炎

葡萄球菌性睑缘炎多以睑缘的鳞屑、结痂及红斑为特征[16]。这种类型的前睑缘炎更常见于女性，且其发病年龄较脂溢性睑缘炎更小（前者平均年龄 42 岁，与后者 51 岁相比）[7]。

临床特点

领圈状脱屑在葡萄球菌感染中很常见。葡萄球菌的碎屑以及白细胞凝固在睫毛根部形成坚硬易碎的纤维性鳞屑。随着睫毛的生长，这些鳞屑围绕着睫毛脱离皮肤，称为领圈状脱屑（图 8-2）[11]。另外，在睫毛上可见套袖状脱屑，表示存在毛囊蠕形螨。这种寄生虫在睑缘炎患者及正常人毛囊内均存在，在睑缘炎发病中的作用尚不明确[11]。此外，睫毛根部扩张的血管可引起眼睑前部的红斑和慢性炎症，并导致一系列的病理改变，包括眼睑凹陷或增厚、睫毛稀疏或缺失以及方向异常[17]。

与其他类型的睑缘炎相比，葡萄球菌性睑缘炎中的眼睑炎症反应更重，有时可能由睑板腺的急性炎症引起睑腺炎或霰粒肿[5]。另外，葡萄球菌性睑缘炎的结膜可出现轻到中度的充血，并表现为慢性乳头状结膜炎，这与局部释放的细菌毒素有关[4]。这种类型的睑缘炎还可以进展为前层点状角膜炎、边缘性浸润或溃疡以及泡性角膜炎（图 8-3）[7]。

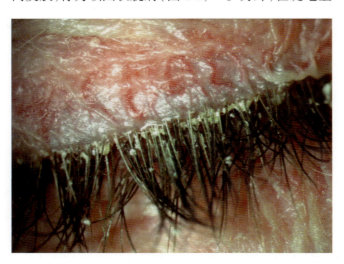

图 8-2　葡萄球菌性睑缘炎患者睫毛根部可见鳞屑、结痂和领圈状脱屑

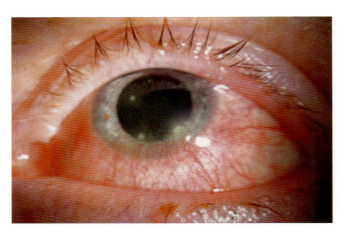

图 8-3　葡萄球菌性睑缘炎相关的边缘性角膜浸润

感染病原学

葡萄球菌性睑缘炎在经典理论中被认为是一种与睑缘前部细菌定植有关的睑缘炎。由慢性睑缘炎患者眼睑分离的常见病原体包括表皮葡萄球菌、痤疮丙酸杆菌、棒状杆菌和金黄色葡萄球菌[7,18]。有研究表明在正常人和睑缘炎患者均可分离出较高浓度的表皮葡萄球菌，而金黄色葡萄球菌则在临床确诊的葡萄球菌性睑缘炎患者中更为常见[7]。但是，也有研究提示睑缘炎患者的眼睑表面与正常对照相比定植细菌更多，而并不是在某一次细菌分离中具有更高度浓度[16]。而且，有人推测葡萄球菌的毒素可能是造成睑结膜炎表现的原因。不过，Seal 等人的一项研究结果显示，有 6% 正常人的眼睑也可分离出产 α 毒素的金黄色葡萄球菌而不出现睑缘炎的表现[18]。

脂溢性睑缘炎

脂溢性睑缘炎的发病与睑脂产生过多，导致眼睑前部油腻鳞屑有关。与葡萄球菌性睑缘炎不同，脂溢性睑缘炎发病的年龄较大，且不存在显著的性别差异[19]。总的来说，除非存在葡萄球菌的双重感染，该病炎症反应比葡萄球菌性睑缘炎更轻[7]。McCulley 等人报道，脂溢性睑缘炎患者的睑板腺管扩张，但分泌物正常。约有 1/3 的脂溢性睑缘炎患者合并角结膜干燥症[4]，而合并角膜糜烂的高达 15%[20]。

相关疾病

绝大多数情况下，葡萄球菌性睑缘炎并不存在与之明确相关的系统疾病。前、后睑缘炎均与红斑痤疮有关，但是红斑痤疮更多累及后睑缘炎患者。一些慢性特应性疾病的患者对葡萄球菌的慢性感染具有更高的易感性，可能也更易发展为葡萄球菌性睑缘炎[17]。

相反的，根据 McCulley 等[7]的研究，脂溢性睑缘炎患者中大部分患有脂溢性皮炎。脂溢性皮炎是一种常见的慢性疾病，其特点为皮脂腺密度高的皮肤区域出现对称的红斑性炎症反应伴油腻鳞屑[21]。多数同时有脂溢性睑缘炎及皮炎的患者在眼睑、眉弓及头皮处有类似的黄色油腻脱屑（图 8-4）。其他常受累的部位还包括耳、鼻的侧面、胸部、腋窝、腹股沟区等[20]。

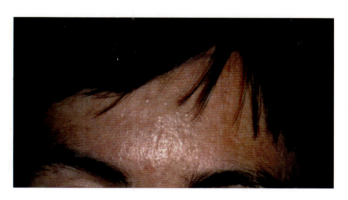

图 8-4 脂溢性皮炎伴有典型的皮脂过度分泌和皮脂腺肥大

各种类型的睑缘炎都可能合并一定程度的泪液缺乏或角结膜干燥症[22,23]。

后睑缘炎

睑板腺功能障碍

与前睑缘炎不同的是，睑板腺疾病多引起睑缘后部的炎症。睑板腺功能障碍中很少存在腺体的炎症反应，但睑板腺开口会因分泌物瘀滞而扩张。与前睑缘炎相比，后睑缘炎患者的临床症状更加明显，而少有特异性的体征。在国际 MGD 研讨会中，MGD 诊断与分型小组指出，MGD 具有睑板腺缺失、睑脂成分异常及眼睑形态学改变的三联征[24]。

睑板腺缺失

尽管正常人的睑板腺缺失都会随年龄增长而加重，有人推测这一过程在重度 MGD 患者中加速进展，导致蒸发过强型干眼状态及其伴随的症状[20]。目前已有多种技术可用来量化睑板腺缺失的情况，包括睑板腺镜、睑板腺成像和共聚焦显微镜[20]。睑板腺镜通过透照法在活体显微镜下检查腺体，而睑板腺成像则可得到近红外线下的腺体图像[26]。共聚焦显微镜也被报道能够评估 MGD 中睑板腺的结构和变化[27,28]。Ibrahim 等人提出了在共聚焦显微镜下评价睑板腺功能及腺体缺失的多种参数，包括睑板腺泡最大直径、最小直径以及炎性细胞密度[29]。

睑脂生化组分异常

研究表明，在阻塞性睑板腺疾病中，睑脂成分改变，导致分泌物浓稠、腺管阻塞和睑板腺开口处凸起[30]。后睑缘炎中睑板腺的分泌物可表现为雾状浑液体、颗粒状物质，甚至浓缩形成牙膏质地的物质，在挤出时呈栓子状或卷线状[19]。而且，可能还会有"睑板腺泡沫"，有人推测正是这种泡沫状物质的堆积构成了泪膜中的泡沫[31]。Dougherty 和 McCulley 等人报道，与正常人以及其他类型的睑缘炎患者相比，后睑缘炎患者睑板腺的一些极性和非极性脂质分泌物发生了改变，这也就是睑缘炎症状及分类背后的理论依据[31,32]。例如，研究者认为，后睑缘炎患者睑脂中油酸含量的增加是局部出现烧灼感的原因[33]。另外，慢性睑缘炎患者睑板腺分泌物中的主要成分蜡酯与胆固醇的比例发生了明显变化[33]。

眼睑形态学改变

睑板腺隆起是 MGD 早期的眼睑病理改变（图 8-5）[25]。睑板腺开口从眼睑表面凸起，继发于上文中提到的终末导管阻塞和异常睑脂的挤压。这些改变可因睑板腺开口移至皮肤黏膜交界后方而加剧[31]。腺管开口可被拉长成椭圆形，严重时还会暴露腺管[31]。其他 MGD 的眼睑改变包括眼睑钝圆、凹陷、毛细血管扩张、睑缘后部血管增生以及腺管开口间上皮脊状突起[25]。慢性炎症作用下，还可能出现充血、眼睑增厚、眼睑轮廓异常，并继发一些睑缘前部的改变，如睫毛缺失、睑缘结痂以及鳞状化生引起的皮肤黏膜交界处角化过度等[34]。

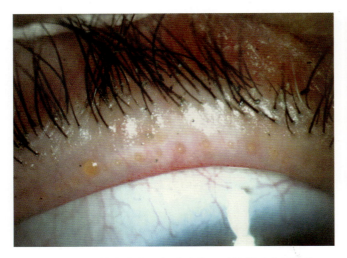

图 8-5　后睑缘炎中的睑板腺浓缩。可见邻近睑板腺的浑浊分泌物

相关疾病

大部分后睑缘炎患者合并有红斑痤疮[35]。红斑痤疮是一种慢性的皮肤疾病,以持续的脓疱、丘疹、红斑、毛细血管扩张及皮脂腺肥大为特征[17]。扩张的血管常见于鼻、面颊及前额。眼部可伴或不伴慢性皮肤改变,多表现为睑板腺阻塞和毛细血管扩张(图 8-6)。眼红斑痤疮的后遗症包括角膜血管翳、树枝状角膜病变、角膜水肿、瘢痕、新生血管、变薄、脂质沉积、水疱、溃疡和穿孔(图 8-7)[34]。正是这些可能出现的严重眼部并发症,使对后睑缘炎合并红斑痤疮的发现与治疗显得尤为重要。

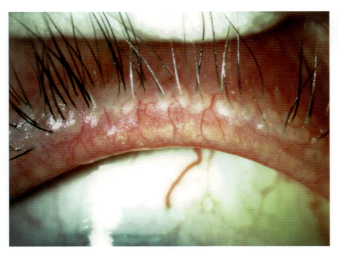

图 8-6　后睑缘炎及眼红斑痤疮患者,可见睑缘毛细血管扩张

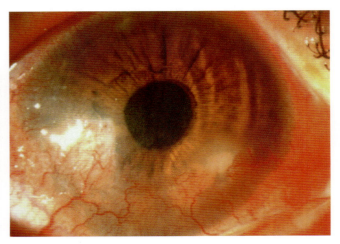

图 8-7　未经控制的眼红斑痤疮继发角膜血管翳、新生血管及瘢痕

霰粒肿在后睑缘炎患者中也更为常见。该病的病理表现为睑板腺阻塞后分泌物渗出引起的局限的慢性肉芽肿性病变(图 8-8)[16]。未经治疗的后睑缘炎伴有睑板腺阻塞,故更易发生霰粒肿。临床医生还需要了解一些罕见但可伪装为霰粒肿的恶性疾病,例如皮脂腺细胞癌和 Merkle 细胞癌。

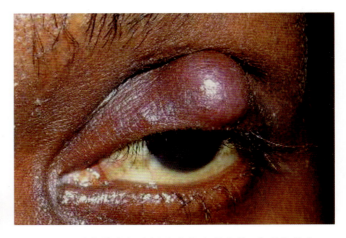

图 8-8　霰粒肿多与睑板腺功能障碍有关,表现为较大的单发局限硬结

对于佩戴接触镜继发巨乳头性结膜炎的患者,其后睑缘炎的发病率也有所增加[35]。

总结

睑缘炎是眼科最常见的疾病之一,而该病的发病机制至今尚不明确。现行的多种分类系统能够对不同类型做出区分,却也在一定程度上限制了人们对这种复杂疾病本质的进一步探究。在睑缘炎诊断技术上深入的研究与持续的进展,将带来对发病过程更深的认识以及更完善的治疗方案。

参考文献

1. National Disease and Therapeutics Index (NDTI), IMS America, Dec 1982.
2. Hom MM, Martinson JR, Knapp LL, et al. Prevalence of meibomian gland dysfunction. Optom Vis Sci 1990;67:710–2.
3. Lemp MA, Nichols KK. Blepharitis in the United States 2009: a survey based perspective on prevalence and treatment. Ocul Surf 2009; 7(Suppl. 2):S1–S14.
4. Edwards RS. Ophthalmic emergencies in a district general hospital casualty department. Br J Ophthalmol 1987;71:938–42.
5. Mathers WD, Shields WJ, Sachdev MS, et al. Meibomian gland dysfunction in chronic blepharitis. Cornea 1991;10:277–85.
6. Thygeson P. Etiology and treatment of blepharitis. Arch Ophthalmol 1946;36:445–77.
7. McCulley JP, Dougherty JM, Deneau DG. Classification of chronic blepharitis. Ophthalmology 1982;89:1173–80.
8. McCulley JP, Sciallis GF. Meibomian keratoconjunctivitis. Am J Ophthalmol 1977;84:788–93.
9. Huber-Spitzy V, Baumgartner I, Böhler-Sommeregger K, et al. Blepharitis – a diagnostic and therapeutic challenge. A report on 407 consecutive cases. Graefes Arch Clin Exp Ophthalmol 1991;229:224–7.
10. Mathers WD, Choi D. Cluster analysis of patients with ocular surface disease, blepharitis, and dry eye. Arch Ophthalmol 2004;122:1700–4.
11. American Academy of Ophthalmology Cornea/External Disease Panel. Preferred Practice Pattern Guidelines. San Francisco, CA: Blepharitis—Limited Revision, AAO; 2011.
12. Torkildsen GL, Cockrum P, Meier E, et al. Evaluation of clinical efficacy and safety of tobramycin/dexamethasone ophthalmic suspension 0.3%/0.05% compared to azithromycin ophthalmic solution 1% in the treatment of moderate to severe acute blepharitis/blepharoconjunctivitis. Curr Med Res Opin 2011;27:171–8.
13. Comparative study of AzaSite plus compared to AzaSite alone and dexamethasone alone to treat subjects with blepharoconjunctivitis. http://clinicaltrials.gov/ct2/show/NCT00754949. 2012.
14. A single-center, double-masked, randomized, vehicle controlled study to evaluate the safety and efficacy of testosterone 0.03% ophthalmic solution compared to vehicle for the treatment of meibomian gland dysfunction. http://clinicaltrials.gov/ct2/show/NCT00755183?term=single-center+testosterone&rank=1. 2012.
15. Akpek EK, Polcharoen W, Chan R, et al. Ocular surface neoplasia masquerading as chronic blepharoconjunctivitis. Cornea 1999;18:282–8.
16. Raskin EM, Speaker MG, Laibson PR. Blepharitis. Infect Dis Clin North Am 1992;6:777–87.
17. Ghanem VC, Mehra N, Wong S, et al. The prevalence of ocular signs in acne rosacea: comparing patients from ophthalmology and dermatology clinics. Cornea 2003;22:230–3.
18. Seal D, Ficker L, Ramakrishnan M, et al. Role of staphylococcal toxin production in blepharitis. Ophthalmology 1990;97:1684–8.
19. Bron AJ, Benjamin L, Snibson GR. Meibomian gland disease. Classification and grading of lid changes. Eye 1991;5(Pt 4):395–411.
20. Peralejo B, Beltrani V, Bielory L. Dermatologic and allergic conditions of the eyelid. Immunol Allergy Clin North Am 2008;28:137–68, vii.
21. Bernardes TF, Bonfioli AA. Blepharitis. Semin Ophthalmol 2010;25:79–83.
22. Shine WE, McCulley JP. Keratoconjunctivitis sicca associated with meibomian secretion polar lipid abnormality. Arch Ophthalmol 1998;116:849–52.
23. Bron AJ, Tiffany JM. The contribution of meibomian disease to dry eye. Ocul Surf 2004;2:149–65.
24. Tomlinson A, Bron AJ, Korb DR, et al. The international workshop on meibomian gland dysfunction: report of the diagnosis subcommittee. Invest Ophthalmol Vis Sci 2011;52:2006–49.
25. Robin JB, Jester JV, Nobe J, et al. In vivo transillumination biomicroscopy and photography of meibomian gland dysfunction; a clinical study. Ophthalmology 1985;92:1423–6.
26. Nichols JJ, Berntsen DA, Mitchell GL, et al. An assessment of grading scales for meibography images. Cornea 2005;24:382–8.
27. Matsumoto Y, Sato EA, Ibrahim OM, et al. The application of in vivo laser confocal microscopy to the diagnosis and evaluation of meibomian gland dysfunction. Mol Vis 2008;14:1263–71.
28. Wang Y, Le Q, Zhao F, et al. Application of in vivo laser scanning confocal microscopy for evaluation of ocular surface diseases: lessons learned from pterygium, meibomian gland disease, and chemical burns. Cornea 2011;30:525–8.
29. Ibrahim OM, Matsumoto Y, Dogru M, et al. The efficacy, sensitivity, and specificity of in vivo laser confocal microscopy in the diagnosis of meibomian gland dysfunction. Ophthalmology 2010;117:665–72.
30. Jackson WB. Blepharitis: current strategies for diagnosis and management. Can J Ophthalmol 2008;43:170–9.
31. Dougherty JM, Osgood JK, McCulley JP. The role of wax and sterol ester fatty acids in chronic blepharitis. Invest Ophthalmol Vis Sci 1991;32:1932–7.
32. McCulley JP, Shine WE. Eyelid disorders: the meibomian gland, blepharitis, and contact lenses. Eye Contact Lens 2003;29(Suppl. 1):S93–5.
33. Smith RE, Flowers Jr CW. Chronic blepharitis: a review. CLAO J 1995;21:200–7.
34. Lee WB, Darlington JK, Mannis MJ, et al. Dendritic keratopathy in ocular rosacea. Cornea 2005;24:632–3.
35. Martin NF, Rubinfeld RS, Malley JD, et al. Giant papillary conjunctivitis and meibomian gland dysfunction blepharitis. CLAO J 1992;18:165–9.

第九章 前睑缘炎：治疗策略

JAY C. BRADLEY

介绍

睑缘炎是眼科最常见的疾病之一，累及接近47%的眼科患者。约有3000万美国人患有该病[1]。睑缘炎在中年患者中十分常见，且发病率随年龄增长。睑缘炎作为患者就诊眼科的主要原因，其发病率可能报道的人数比实际低，这是由于一些患者以干眼、手术评估或常规检查为主诉就诊[2]。尽管睑缘炎很常见，却总被忽视、误诊或是治疗不当。诊断方面的欠缺或许是由于医生对睑缘炎的了解不足，缺少统一的定义、分类标准以及适用于临床工作的诊断、治疗流程。近期已有新的临床诊疗流程发布，其中以解剖部位为基础的简化术语同临床紧密联系，将有效改善睑缘炎的诊断及管理[3]。

前睑缘炎是指眼睑前部（睫毛和毛囊）的急性或慢性炎症，以及与之相关的症状及体征（图9-1）[1]。一项研究显示，前睑缘炎在所有以广泛眼部不适或刺激症状为主诉的眼科患者中占12%[4]。与主要累及睑板腺的后睑缘炎不同，前睑缘炎在年轻（平均发病年龄42岁）、女性（80%）患者中更常见。许多因素（包括年龄、过敏、免疫系统异常、激素水平变化、细菌、红斑痤疮和皮炎）都与其发病有关[1,5]。

典型的前睑缘炎由正常眼睑细菌（金黄色葡萄球菌、表皮葡萄球菌、棒状杆菌等）的大量定植和炎症引起[1,3,6~7]。感染在睫毛根部发生，累及毛囊和周围组织[5]。细菌产生的毒力因子（包括毒素、酶及代谢废物）释放到泪膜中，引起眼表的炎症和刺激[5,8]。眼睑细菌产生分解脂质的胞外酶，水解蜡脂和胆固醇，释放出具有刺激性的游离脂肪酸[3]。这些分解产物还会影响泪膜的完整性[5,8]。

临床表现与诊断

前睑缘炎的诊断主要依赖于体征、症状、病史和外眼/眼睑的检查。典型的双侧前睑缘炎为慢性间歇性病程，可严重影响生活质量[1]。患者在急性期可表现为双眼充血、肿胀，伴瘙痒或烧灼感[3]。其他的表现还有眼睑及睫毛脱屑、流泪和间断的视力影响。

葡萄球菌性前睑缘炎主要累及中青年女性，近50%的患者合并角结膜干燥症（干眼）[6,8]。患者还可出现睫毛缺失、断裂或方向异常，眼睑及睫毛的领圈状或围巾状脱屑，睑缘的小溃疡（图9-2）[8]。病情严重时，葡萄球菌超敏反应综合征可导致眼表炎症、角膜新生血管及瘢痕、视力下降等（图9-3）。

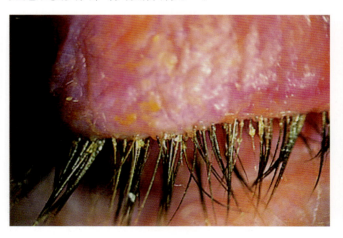

图9-1 前睑缘炎，可见眼睑红斑、围巾状及领圈状脱屑

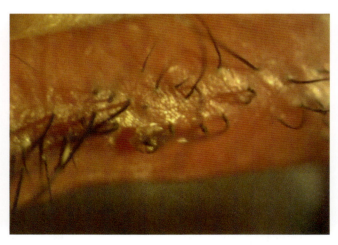

图9-2 睫毛缺失、断裂、方向异常伴领圈状脱屑

鉴别诊断时可能会与其他病因混淆,包括感染性、炎症性及脂溢性[10]。感染性病因包括葡萄球菌及其他细菌、单纯疱疹病毒(图 9-5)、蠕形螨(图 9-6、9-7)和阴虱(图 9-8)。红斑痤疮相关性前睑缘炎是一种炎症性疾病,但也与细菌过度繁殖有关。红斑痤疮相关性疾病若是未经治疗或是治疗不当,可以造成严重的角膜新生血管和瘢痕,导致视力减退(图 9-9)。前睑缘炎也可见于脂溢性疾病患者。

蠕形螨性睑缘炎中,显微镜下可见的螨虫(毛囊蠕形螨)及其代谢废物会堵塞睫毛毛囊,引起炎症反应(图 9-6、9-7)。皮脂蠕形螨也可影响皮肤及眼睑的

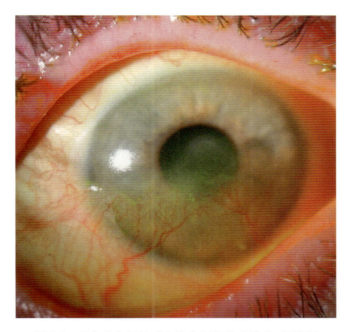

图 9-3 葡萄球菌超敏反应综合征伴前睑缘炎、角膜新生血管及干眼

脂溢性前睑缘炎一般累及年龄较大的患者,且无明显性别差异[6,9]。泪液缺乏可见于 25% ~ 40% 的患者[8]。脂溢性皮炎是一种表现为鳞屑和片状脱屑的皮肤病,病变部位包括眉弓和眼睑(图 9-4)。该病的病因尚不明确。免疫功能减退的患者可能出现皮脂溢。依赖皮脂为生的真菌或某些类型的酵母也可引起脂溢性皮炎及睑缘炎。

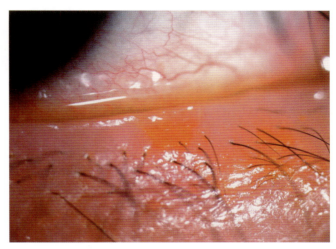

图 9-5 单纯疱疹相关性前睑缘炎

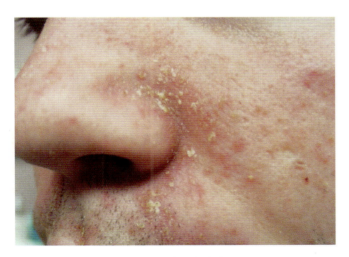

图 9-4 脂溢性皮炎

详尽的病史和全面的眼科检查对于确诊至关重要。皮肤疾病(如脂溢性皮炎、特发性湿疹)病史有助于脂溢性睑缘炎的诊断[8]。临床医生需要兼顾感染和炎症的表现。

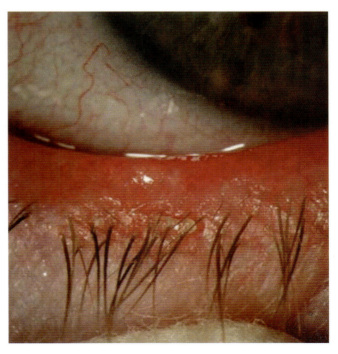

图 9-6 蠕形螨性睑缘炎

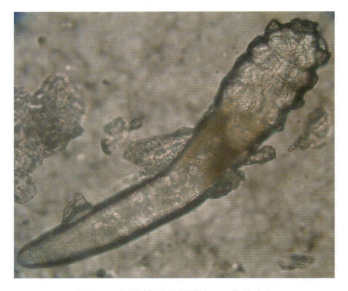

图 9-7　蠕形螨显微图像（400 倍放大）

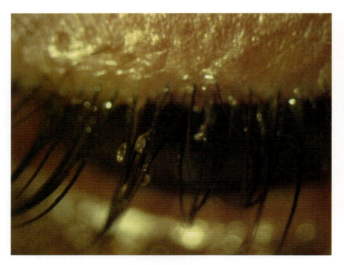

图 9-8　阴虱性前睑缘炎

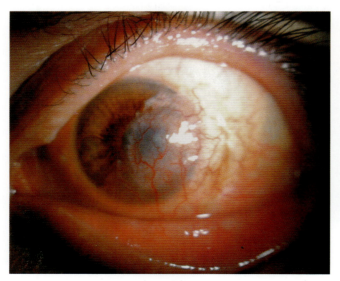

图 9-9　红斑痤疮相关性前睑缘炎伴严重角膜瘢痕及新生血管

油脂腺，继发睑缘炎。这些螨虫实际上广泛寄生于人体体表，而蠕形螨性睑缘炎则主要由异常的过敏或免疫反应造成。

另外，由于前睑缘炎常伴有睑板腺疾病，患者可兼具眼睑前、后部的症状和体征[3]。这些患者可因后睑缘受累和细菌过度增殖而出现霰粒肿和细菌性结膜炎。炎性介质释放和（或）泪膜不稳定还会造成眼睑周围结构的异常（如干眼）[11]。

临床表现可依据主要体征及症状的有无进行分类。症状包括急性或慢性的晨起时眼睑黏稠分泌物、结痂、烧灼感以及眼睑刺激症状。主要体征有红斑、水肿和眼睑睫毛脱屑（领圈状及围巾状脱屑）（图 9-10、9-11）。

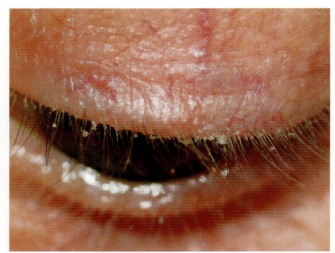

图 9-10　前睑缘炎伴围巾状脱屑

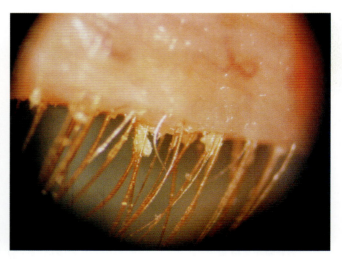

图 9-11　前睑缘炎伴领圈状脱屑

眼睑及睫毛的检查一般能为前睑缘炎的鉴别诊断提供足够的帮助。裂隙灯显微镜是评估泪膜、睑缘前部、睑结膜、球结膜及角膜所必要的。外眼检查需要注意睑缘前部及眼睑的皮肤。培养和活检有助于前睑缘炎的鉴别诊断,但应仅限特殊情况下使用(如治疗无效、不典型的不对称表现或反复的单发霰粒肿)。

病情严重程度的分级对于指导治疗有重要意义。前睑缘炎可分为无症状和有症状的疾病。有症状的患者可根据体征和症状的严重程度,进一步分为轻、中、重度(表9-1)。

表9-1 前睑缘炎严重程度分级

	无症状	轻度	中度	重度
症状	无	偶尔早晨眼睑粘住或烧灼感/刺激症状	经常早晨眼睑粘住或烧灼感/刺激症状	持续眼睑粘住或烧灼感/刺激症状,影响日常活动
睫毛脱屑	无或极少	散在	半数睫毛伴脱屑(围巾状/领圈状)	绝大部分睫毛伴脱屑(围巾状/领圈状)
红斑	睫毛根部充血,无湿疹样表现	睫毛根部充血,呈粉色外观	睫毛根部充血,呈淡红色外观(或存在湿疹)	睫毛根部充血,呈暗红色外观
眼睑水肿	无	仅可观察到	0.5~1mm	>1mm

治疗

现已提出了针对不同病情严重程度的患者管理流程。尽管治疗目的会依具体临床情况而定,总体治疗原则仍然应该以缓解症状、控制炎症、解除病因及防止复发为核心。对于急性期的患者,治疗应通过减少眼睑细菌负荷、抑制炎症反应来达到缓解症状、提高生活质量的效果。而慢性期患者的治疗以预防急性发作及慢性炎症反应继发的眼部结构改变为主要目的。

长期未经治疗或是治疗不当会造成睑外翻、睑缘增厚、毛细血管扩张、倒睫、睑内翻等。角膜可出现明显的上皮缺损和继发的感染性角膜炎。病情严重时,还可出现角膜瘢痕、新生血管、变薄甚至穿孔以及视力下降或丧失。为避免这些潜在的负面影响,对前睑缘炎及时、恰当的治疗至关重要。

前睑缘炎的患者若需要行眼科手术(如白内障或准分子原位角膜镶磨术),必须确保患眼处于"静止期",即不存在感染或炎症的表现,才能预防术后感染,达到良好的手术效果[2]。急性加重期的治疗应通过对病因的控制来缓解病情,后续按照维持方案预防复发。术前局部应用抗生素以及手术当天聚维酮碘处理皮肤对降低术后感染风险起关键作用。

鉴于前睑缘炎的复杂本质,且前/后睑缘炎混合型十分常见,患者时常需要联合多种治疗方案以达到最佳疗效。对于合并严重后睑缘疾病或泪膜功能障碍的病例,要通过针对这些病因的治疗来控制病情。ω-3脂肪酸的营养补充剂(如亚麻油、鱼油或其他市场上可买到的产品)对这些患者很有益处,应推荐服用。

患者宣教、热敷以及眼睑清洁应尽早施行,这对治疗的成功十分重要。患者需要了解如何清洁睑缘和睫毛根部。热敷能促进碎屑的液化,更容易擦洗干净。热敷及清洁在治疗初始要频繁进行,每次持续数分钟;病情控制后,频率和持续时间都可以大大降低,一般保证每日一次、持续几分钟即可。最后,药用清洁剂能够减少细菌定植、清除眼睑和睫毛碎屑,从而维持眼部健康。以上三项内容(宣教、热敷与眼睑清洁)在任何前睑缘炎的治疗方案中都是不可或缺的。

接触镜的佩戴可能会给前睑缘炎患者带来一系列的问题,包括镜片不耐受和沉积物的增加以及泪膜受影响。停止佩戴接触镜或改用日抛型、硬性透气接触镜可改善以上这些问题。在急性发作期间,还应尽量少用或停用化妆品,这主要是因为化妆品可能影响眼睑卫生、妨碍治疗并延长患病时间。

前睑缘炎药物治疗的主要目的是缓解症状、控制炎症及消除病因。理想状态下,治疗能够以方便患者操作的给药方式迅速缓解症状、消退炎症、清除过度增殖的细菌。

由于前睑缘炎常合并干眼及眼表刺激症状，人工泪液频繁点眼能帮助缓解复发期和间歇期的症状。一些已上市的人工泪液含有脂质成分，可用于存在睑板腺疾病的患者。

对中、重度病情，尤其是有细菌过度增殖的患者，需要局部应用抗生素治疗。以往治疗睑缘炎最常用的抗生素有杆菌肽和氨基糖苷类（庆大霉素和妥布霉素）。一般仅用于治疗前睑缘炎的急性复发，以降低眼表毒性及耐药的发生。抗生素眼膏与眼睑接触时间较长，对缓解眼表刺激症状有一定帮助[11]。

目前大环内酯类抗生素（如红霉素、阿奇霉素等）也作为推荐用药，由于这类药物兼具抗感染和抗感染的作用。阿奇霉素因其与局部组织亲和力强且半衰期长，而成为眼睑疾病治疗的流行用药[12]。红霉素也是可选的药物，但其组织穿透性较差。

更长疗程的局部抗生素滴眼剂或眼膏推荐用于重度或反复发作的患者。在疾病早期局部应用阿奇霉素2次/天可迅速降低细菌负荷并消除症状，随后改为1次/天抑制炎症以防复发。为达到最佳疗效，阿奇霉素应在眼睑热敷及清洁后立即使用。治疗的最佳持续时间目前尚无定论。长期的抗生素眼膏治疗，如睡眠时应用红霉素或杆菌肽，也能有效缓解急性发作、预防复发。

葡萄球菌性或红斑痤疮相关性前睑缘炎还可以长期口服四环素治疗。米诺环素和多西环素有很好的疗效且副作用少，是最常用的四环素类药物。一般以药物的抗菌剂量开始治疗来降低细菌负荷，病情稳定后改为抗感染（抑制基质金属蛋白酶）剂量。目前已有缓释剂型上市，对一些存在用药相关副作用的患者有所帮助。

局部糖皮质激素给药能控制睑缘炎的炎症反应，一般仅在重度或病情复杂的情况下使用[8]。激素制剂的选择要均衡药效及潜在的副作用。

激素和抗生素联合给药可作为中、重度患者的诱导治疗方案。此类治疗需谨慎应用，因为糖皮质激素长期作用会增加眼内压升高的风险，使感染病程恶化导致双重感染，并促进白内障形成[13]。出于用药安全的考虑，应给予激素的最低有效浓度，同时严密监测药物的安全性及有效性。对于中、重度睑缘炎患者，使用固定剂量的混合制剂更便于操作。而对于需要长期抗感染治疗、预防复发的患者，低剂量的激素（如氟米龙或氯替泼诺）或0.05%环孢素点眼能在控制疾病复发的同时将长期用药副作用的风险将至最低。

脂溢性前睑缘炎的治疗包括用毛刷和无泪配方的去头皮屑洗发水规律清洁眼睑。这种治疗方法可有效缓解症状、改善眼睑外观。伴有重度脂溢性皮炎的患者还需要皮肤科的会诊。

对于其他少见类型的前睑缘炎要注重病因治疗。单纯疱疹病毒相关性睑缘炎需应用局部和（或）口服抗病毒药物、眼表润滑剂以及冷敷来控制症状、缩短疾病活动期。真菌和酵母的过度生长与皮脂溢相关，一般通过病因治疗和眼睑清洁即可达到治愈的效果。而对于蠕形螨相关性前睑缘炎，提倡使用混有茶树精油的眼睑清洁洗剂。硫油和抗寄生虫凝胶（甲硝唑）为推荐用药。另外局部应用激素也可有效控制蠕形螨相关性疾病的炎症反应[14]。阴虱相关性前睑缘炎的治疗包括祛除虱及幼虫，并在局部使用灭虱剂。患者及其性伴侣都需要接受治疗，消灭传染源，以防疾病复发。

总结

睑缘炎是眼部常见疾病。前睑缘炎涉及感染与炎症反应引起的症状和体征，其临床分级以体征和症状的严重程度为依据。这类疾病累及数以百万的患者，影响其视力及生活质量，并增加了眼科手术术后并发症的风险。

对于前睑缘炎，应针对病情的严重程度以及急、慢性病程给予个体化治疗。对患者的宣教、热敷和眼睑清洁对各种严重程度的患者都至关重要。药物治疗需控制感染、炎症反应并缓解症状。临床医生需谨慎应用抗生素和激素的联合治疗，确保用药安全。

参考文献

1. Donnenfeld ED, Mah FS, McDonald MD, et al. New considerations in the treatment of anterior and posterior blepharitis. Refr Eyecare 2008;12:1–15.
2. Lemp MA, Nichols KK. Blepharitis in the United States 2009: a survey-based perspective on prevalence and treatment. Ocul Surf 2009;7(Suppl. 2):S1–S14.
3. Foulks GN, Lemp MA. Blepharitis: a review for clinicians. Refr Eyecare 2009;13:1–10.
4. Venturino G, Bricola G, Bagnis A, et al. Chronic blepharitis: treatment patterns and prevalence. Invest Ophthalmol Vis Sci 2003;44:E-Abstract 774.
5. Dougherty JM, McCulley JP. Bacterial lipases and chronic blepharitis. Invest Ophthalmol Vis Sci 1986;27:486–91.
6. McCulley JP, Dougherty JM, Deneau DG. Classification of chronic blepharitis. Ophthalmology 1982;89:1173–80.
7. Groden LR, Murphy B, Rodnite J, et al. Lid flora in blepharitis. Cornea

1991;10:50–3.
8. Jackson WB. Blepharitis: current strategies for diagnosis and management. Can J Ophthalmol 2008;43:170–9.
9. McCulley JP, Dougherty JM. Blepharitis associated with acne rosacea and seborrheic dermatitis. Int Ophthalmol Clin 1985;25:159–72.
10. Bernardes TF, Bonfioli AA. Blepharitis. Semin Ophthalmol 2010;25:79–83.
11. Abelson M, Shapiro A, Tobey C. Breaking down blepharitis. Rev Ophthalmol 2011;74–8.
12. Giamarellos-Bourboulis EJ. Macrolides beyond the conventional antimicrobials: a class of potent immunomodulators. Int J Antimicrob Agents 2008;31:12–20.
13. David DS, Berkowitz JS. Ocular effects of topical and systemic corticosteroids. Lancet 1969;294:149–51.
14. Kheirkhah A, Casas V, Li W, et al. Corneal manifestations of ocular *Demodex* infestation. Am J Ophthalmol 2007;143:743–9.

第十章　睑板腺疾病：治疗

GARY N. FOULKS

介绍

睑板腺疾病是临床上最经常遇到的疾病之一，可以表现为局部或广泛性的睑板腺受累。睑板腺的解剖位置是在上、下眼睑的睑板部位，是一种全分泌的皮脂腺，开口于睑缘，并释放其分泌物于眼睑边缘。2011年发表的睑板腺研讨会报告描述了睑板腺的解剖和生理[1]。睑板腺是一种皮脂腺，易受到如脂溢性疾病和酒糟鼻等所有累及皮脂腺疾病的影响[1]。由于腺体开口的阻塞和分泌功能的改变是引起睑板腺疾病主要的病理生理原因，因此治疗的中心应该围绕如何解除腺体开口阻塞，调整异常的分泌，以及控制炎症。

睑板腺疾病的分类

睑板腺疾病的病因学可以分为先天性和获得性。图10-1列出了由国际睑板腺功能障碍研讨会提出的分类系统[2]。先天性睑板腺的缺失通常在无汗型外胚层发育异常的患者中发生，并表现的特别严重[3]。

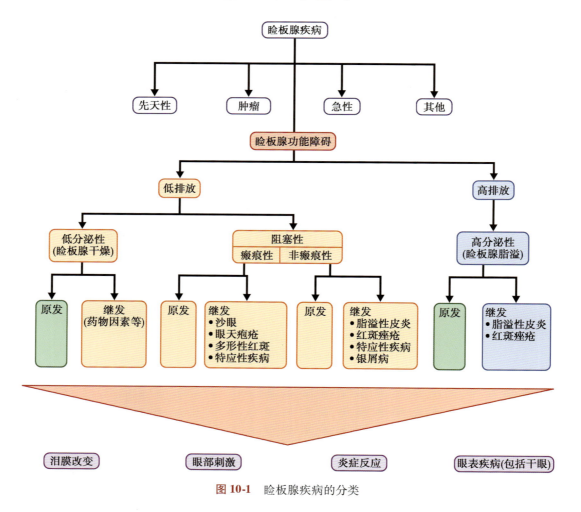

图 10-1　睑板腺疾病的分类

获得性的疾病可以表现为局灶性病变（如内睑腺炎或睑板腺囊肿）或弥散性病变（睑板腺功能障碍：MGD）。尽管腺体开口的阻塞通常是最先发生的，但临床表现却不尽相同。比如内睑腺炎（图10-2）是急性细菌感染性炎症，而睑板腺囊肿（图10-3）是由慢性局部肉芽肿性炎症引起的。虽然睑缘的菌群可能影响睑板腺分泌的代谢，但睑板腺功能障碍（MGD）（图10-4和10-5）主要是一种阻塞性疾病，伴有不同的炎症反应，一般没有活动性感染因素的参与[4]。因此，各种临床表现不同的睑板腺疾病的治疗在病理生理目标和推荐治疗上都是不同的。

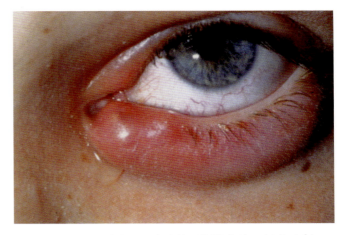

图 10-2　内睑腺炎。注意急性局限性水肿，下睑红斑及睫毛线后的睑板腺口堵塞

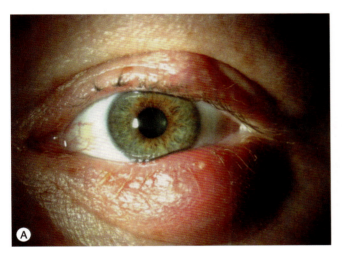
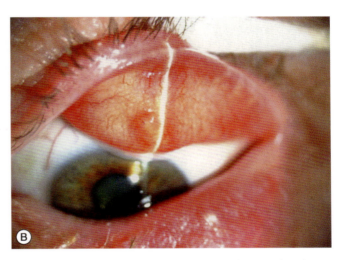

图 10-3　（A）睑板腺囊肿：外观像。注意无明显红斑的上睑局限性水肿（同时注意下睑外睑腺炎的急性炎症）（B）内睑板腺囊肿外观

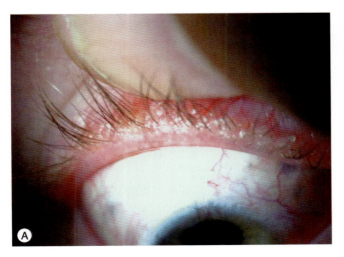
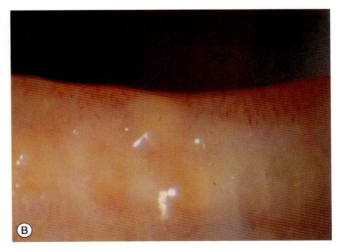

图 10-4　（A）MGD伴睑板腺开口的上皮阻塞。（B）MGD伴睑板腺分泌物混浊。（经 Elsevier 允许后转载 Foulks GN，Bron AJ 睑板腺功能障碍。临床描述，诊断，分类和分级计划。The Ocular Surface 2003；1:107-26）

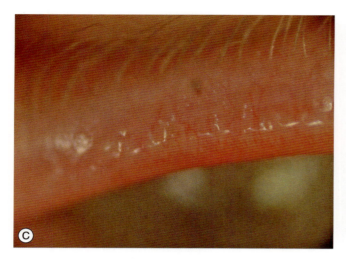
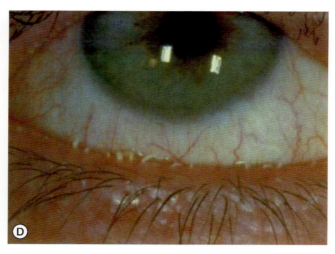

图 10-4（续） （C）MGD 分泌物混浊呈团块样。（D）MGD 睑板腺分泌物呈膏状

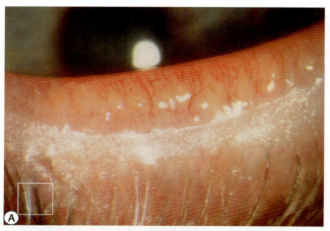
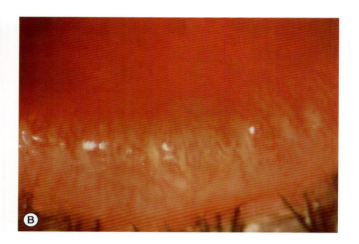
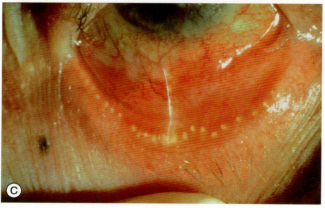

图 10-5 （A）慢性 MGD 睑缘毛细血管扩张。（B）慢性 MGD 睑板腺开口瘢痕性阻塞（经 Elsevier. From Foulks GN, Bron AJ 等人允许后转载，睑板腺功能障碍，睑板腺功能障碍描述，诊断，分类和分级的临床方案 The Ocular Surface 2003;1:107-26.）（C）慢性 MGD 由于瘢痕化引起的睑板腺开口后退（经 Elsevier 允许转载. From Foulks GN, Bron AJ. 睑板腺功能障碍，睑板腺功能障碍描述，诊断，分类和分级的临床方案. The Ocular Surface 2003;1:107-26.）

病理生理目标和治疗目的

由于内睑腺炎是一种睑板腺的急性化脓性炎症，抗生素控制感染和抗炎治疗控制急性炎症是恰当的治疗方法。解除腺体的阻塞也很重要。感染微生物常为葡萄球菌，但其他细菌的感染亦可见[5]。虽然现在还没有一个比较好的关于比较不同方法治疗内睑腺炎的临床对照试验[6]，但是局部抗生素眼药水或眼膏，包括红霉素，枯草菌素，妥布霉素或氟喹诺酮最为常用。对于成人严重或复发的疾病，可以口服多西环素用于全身治疗。一天内定期热敷可以帮助减轻炎症，并可以帮助炎症局限，自发破裂释放阻塞物质。有时手术切开排脓可以加速吸收。局部激素滴眼的抗炎治疗在炎症反应严重时也有帮助。

第十章 睑板腺疾病：治疗

由于睑板腺囊肿是当腺体堵塞时，皮脂腺分泌脂质成分异常而形成的慢性局部性炎症，所以主要的治疗就是抗炎。热敷和按摩眼睑是第一步，但单独这样做无法治愈[7]。抗炎治疗包括局部激素点眼可以减轻炎症反应，但慢性肉芽肿性炎症无法完全通过局部用药完全缓解。病变内注射激素也可用于减轻炎症[7-9]。对于顽固病例，需要进行手术切开或刮除[10]。已发表的关于比较不同治疗方式的有效性和安全性的临床随机对照试验表明，病灶内注射类固醇与手术切开与刮除同样有效（分别是84%，87%），而传统的治疗方法如热敷只有46%的治愈率[8,9]。

反复复发或特别不规则的眼睑病变，类似睑板腺囊肿的表现，会很难诊断，而且可能是更加危险的睑板腺新生物。因此，对于复发性或不寻常的情况，应把刮除的标本送组织病理学检查。皮脂腺细胞癌在诊断时是最棘手的，但睑板内的角质囊肿同样也是不常见的、类似睑板腺囊的肿病变[11,12]。

睑板腺功能障碍可能是睑板腺最常见的睑板腺疾病，2011年MGD报告中对其病生理学有充分的描述[1]。角化上皮堵塞睑板腺开口或者黏稠的异常分泌是疾病的起因[1,13]。因此，治疗的中心目标就是解除腺体的阻塞。在很多MGD的病例中，睑板腺开口的堵塞是直接可见的，但Blackie和Korb及其他人也强调，由于不明显的阻塞也常发生，仔细检查眼睑腺体对诊断非常重要（图10-6）[14]。将睑板腺的表现作为眼部检查的常规内容是MGD报告中重要的推荐。物理治疗一般包括每日至少两次的热敷，然后按摩眼睑[15]。还有很多提倡的治疗技术是简单而行之有效的[15]。另一些技术在MGD报告中被描述[16]。热敷可以使用浸满热水的毛巾，但还有更复杂一些的方法。将毛巾或土豆放在微波炉中加热，可以获得更为持久的热度，但注意过热会导致面部皮肤被灼伤[17]。日本文献中还描述了使用红外灯作为可控的面罩加热眼睑[18]。使用温暖潮湿的空气或蒸汽也被评估[19]。现在有一种新的技术，具有可控的温度，并且还可以对眼睑进行机械按压，这就是Lipiflow™系统。它对眼睑进行脉冲按摩的同时不断监控热度（图10-7）[20]。

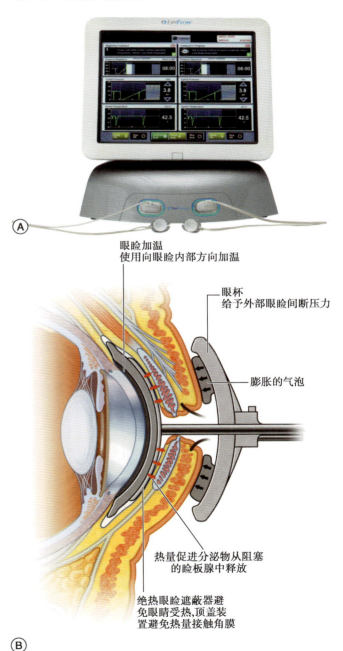

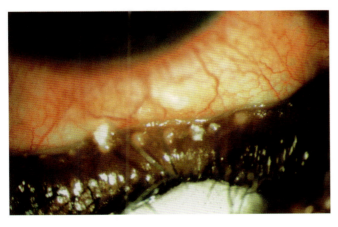

图10-6 棉签挤压下睑时的睑板腺分泌。（Reproduced with permission of Elsevierfrom Foulks GN, Bron AJ. 睑板腺功能障碍。睑板腺功能障碍描述，诊断，分类和分级的临床方案。The Ocular Surface 2003;1:107-26.）

图10-7 （A）Lipiflow™系统对眼睑提供可控温度加热和间断脉冲按摩示意图（由Tear Sciences, Inc; Morrisville, North Carolina. 提供）。（B）Lipiflow™系统在眼睑应用时的横面剖析图

睑板腺分泌物是由各种极性和非极性的脂质混合物组成，包括胆固醇酯（CEs），甘油三酯，游离胆固醇，游离脂肪酸（FFAs），磷脂，蜡脂（WEs）和其他一些双脂类物质[21~24]。表10-1总结了MGD中睑板腺分泌行为和组成的改变。伴随年龄改变及睑板腺功能障碍，睑板腺的组成和分泌都会发生变化，可以通过光谱技术记录[38,39]。这些研究显示异常的分泌行为是由黏稠度增高导致，脂质分子需要更高的转化温度（图10-8）[40]。睑板腺这些改变的特征可以通过药物治疗改善（图10-9）[4,41~43]。四环素类药物（四环素，多西环素和米诺环素）可以改善异常睑板腺，大概是通过干预脂肪酶来降解正常脂质为更小的甘油二酯[4]。多西环素有一些改变脂质成分和增加睑板腺胡萝卜素含量的作用[39]。阿奇霉素在眼表和眼睑局部应用超过一个月可以有效恢复脂质分泌（图10-9）[41~43]。这个作用应该是由于抗脂肪酶和抗感染联合作用的结果[45]。

最后，控制炎症是MGD治疗的重要部分。尽管局部激素点眼是最为有效、迅速的控制炎症的方法，但用药的时间受到其副作用，如眼压升高和白内障形成的影响。局部环孢素治疗可以避免此类并发症，但其用药时间较类固醇激素长[46]。饮食中补充omega-3必需脂肪酸也有助于抗感染，虽然这种作用还没有临床对照试验能够证实，而且睑板腺的测量也不能证实它在分泌成分中有何具体作用[47,48]。Omega-3必需脂肪酸的推荐使用量有所不同，但推荐美国心脏协会的建议，规定每日补充2~4g的omega-3，除非有内科医生的特殊指导[49]。

表10-1　MGD睑板腺行为与成分改变

行为	
增加相变温度	Borchman, et al.（FTIR）[25]
增加脂质成分	Foulks, et al.（FTIR）[26]
增加黏稠度	Borchman, et al.（FTIR）[25]
成分	
降低胆固醇	Mathers, Lane[27]
降低甘油三酯	Mathers, Lane[27]
降低极性脂质（PE、SM）	Shine, et al.[28]
增加脂质过氧化物	Augustin, et al.[29]
增加游离脂肪酸	Shine, et al.[30]
增加支链脂肪酸	Joffre, et al.[31]
增加甘油三酯饱和	Joffre, et al.[31]
甘油二酯容量改变	Dougherty, et al.[32]
增加磷脂不饱和	Shine, et al.[33]
增加蛋白质含量	Borchman, et al.[34]
糖链饱和度改变	Borchman, et al.[10]
降低油酸含量	Shine, et al.[35]
降低胆固醇	Shrestha, et al.[36]
降低萜类含量	Borchman, et al.[37]

FTIR，傅立叶变换红外光谱学；PE，磷酸乙醇胺；SM，神经磷鞘酯

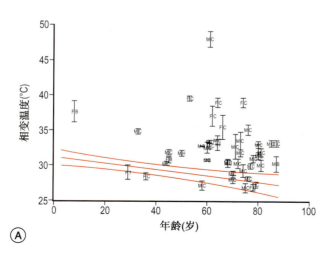

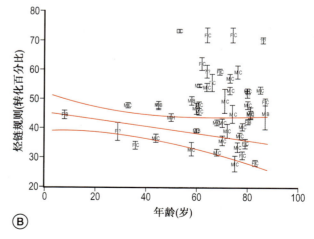

图10-8　MGD睑板腺光谱分析。数据来自Fourier Transform Infrared（FTIR）光谱学，表明脂质成分的改变（B）同相变温度相关（A）线性点和95%置信区间显示了正常睑板腺与年龄相关的数值（经IOVS允许转载）

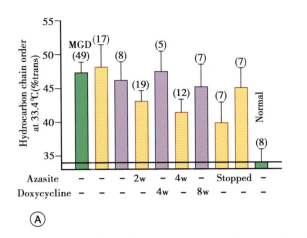
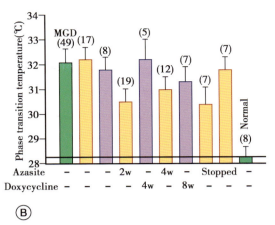

图 10-9 治疗后睑板腺行为改变：局部阿奇霉素滴眼液与口服多西环素。注意阿奇霉素治疗组相变温度回归正常，且速度比多西环素组快

MGD 的治疗

基于疾病进程的临床分期和伴随泪膜及眼表情况，MGD 的治疗原则在 2011 年 TFOS 睑板腺研讨会的报告中被明确定义和引用[16]。简要来说，睑板腺功能障碍的临床分期评估了腺口阻塞的程度和从腺体中通过挤压释放分泌物所需要的压力[50,51]。睑板腺根据特性分四个等级：清洁，混浊，混浊并结块和成糊状（见图 10-4）[43,44]。眼睑肿胀与睑缘充血的程度决定了炎症的程度[50,51]。其他睑缘的改变则说明 MGD 的慢性病程，如瘢痕组织牵拉使开口后移到结膜，睑缘毛细血管扩张，瘢痕开口处眼睑切迹，长期的睫毛脱落，这些症状并不随治疗而改善（见图 10-5）[50,51]。

睑板腺研讨会推荐通过对下睑中央三分之一的 8 个腺体的质量进行分级，以 0～3 分表示：

0，清洁
1，混浊
2，混浊并有碎片（颗粒）
3，厚重，类牙膏样物质（总评分范围，0～24）

可挤出分泌物的腺体的数量，对上睑或下睑的 5 个腺体进行评估，以 0 到 3 分表示：

0，所有腺体
1，3～4 个腺体
2，1～2 个腺体
3，没有腺体

染色评分是通过将暴露的角膜和结膜的分数相加获得的：

Oxford 染色评分范围，1～15[52]
DEWS 染色评分范围，0～33[53]。

一旦确定了 MGD 的严重分级，就可以选择合适的治疗方案（表 10-2）[16]。无症状但很明显的 MGD（第 1 阶段）应该教育患者该病的特点和潜在发展的可能性，重视预防性的眼睑卫生和按摩。症状较轻且表现更加明显的 MGD（第 2 阶段）应给与治疗。如果确定病人饮食中缺乏 omega-3 必需脂肪酸，可以考虑口服补充[47,48]。尽管评估口服补充 omega-3 必需脂肪酸有效性的临床试验几乎没有，但有些有趣的证据说明此举有效。对 MGD 治疗的最佳剂量并无定论，但遵循美国心脏协会指南推荐每天服用 2000 到 4000 毫克，无医生监管下每天不应超过 4000 毫克。不建议口服抗凝剂的病人服用必需脂肪酸补剂，因为这可能改变凝血状态。

如果疾病严重程度达到第 2 期，除进行眼睑按摩和热敷外，建议睡前局部使用 1% 阿奇霉素点眼，并且最好将阿奇霉素点入结膜囊，然后揉眼并将多余的液体擦在眼睑上，使之进入睫毛基底部。如果疾病严重程度已达到 3 期，除需要多西环素口服，还需要增加抗炎治疗，如局部激素短期点眼，同时或后续使用局部环孢素点眼。

在做睑板腺功能评估的同时，对 MGD 患者眼表/泪膜状况的评估需要行泪膜稳定性（TBUT）和眼表染色[51,53]。每日局部给予 2～4 次可提升泪膜脂质的润滑液，通常可以帮助恢复泪膜的脂质层[54,55]。恢复脂质层，稳定泪膜的一项更新的选择是脂质喷雾[56]。若存在眼表的炎症，建议局部使用糖皮质激素或环孢素点眼。

"附加"疾病包括了由 MGD 导致或与 MGD 相关的一些疾病。表 10-2 中列出了对于这些相关疾病所推荐的具体的治疗。

表 10-2　MGD 治疗准则

分期	临床描述	治疗
1	无眼表不适症状 MGD 的临床体征是基于腺体的表现： 最轻的分泌改变：2~4 级 挤出分泌物：1 无眼表染色	告知患者关于 MGD 的知识，提示饮食、家庭/工作环境等对泪液蒸发的影响，提示某些全身用药可能产生眼干的作用。 注意眼睑卫生，包括热敷和挤压腺体
2	轻到中度眼表不适的症状 轻到中度 MGD 的临床体征： 散在的睑缘表现 分泌物轻度改变：4~8 级 挤出分泌物：1 无或少量眼表染色： DEWS 0~7 分；Oxford 0~3 分	建议患者提高环境湿度，优化工作效率，增加饮食中 omega-3 脂肪酸的摄入 注重眼睑卫生，每日一到两次眼睑热敷，然后严格按摩，并挤压分泌物 上述全部，再加上： 人工泪液（频繁点眼，无防腐剂型） 局部使用阿奇霉素 局部润滑剂或脂质喷剂 考虑口服四环素衍生物
3	中度眼表不适症状，伴活动受限 中度 MGD 临床体征： ↑睑缘特征：堵塞、血管化 分泌物中度改变：8~13 级 挤出分泌物：2 轻到中度眼表染色和结膜与周边角膜染色 DEWS 8~23 分；Oxford 4~10 分	上述全部，加上四环素衍生物 睡前使用润滑眼膏 按指南行干眼抗炎治疗 上述治疗再加抗炎治疗
4	显著眼表不适症状伴随明确活动受限 重度 MGD 的临床体征： ↑睑缘特征：退缩、移位 重度分泌改变：13 级 挤出分泌物：3 眼表结膜和角膜染色增加，包括角膜中央部 DEWS 24~33 分；Oxford 11~15 分 ↑炎症体征：中度结膜充血，滤疱	上述所有联合抗炎治疗：局部环孢素每日两次加脉冲量糖皮质激素
"附加"疾病	各阶段可能出现的特定表现，需要给予治疗。 1. 炎症性眼表疾病加重 2. 黏膜角化 3. 滤泡性角膜炎 4. 倒睫（例如瘢痕性结膜炎，眼表瘢痕性类天疱疮） 5. 睑板腺囊肿 6. 前部睑缘炎 7. 螨虫相关的前部睑缘炎，伴有圆柱形皮屑	可能是偶发或由 MGD 继发所致。 1. 按指南脉冲式软激素 2. 绷带镜/巩膜接触镜 3. 糖皮质激素治疗 4. 脱毛，冰冻疗法 5. 局灶激素应用或切除 6. 局部抗生素或抗生素/激素 7. 茶树油涂擦

还有很多方法可以缓解睑板腺的阻塞,尽管并未经过随机临床试验完全的评估,但已被报道可以有效的缓解症状。Lipiflow™系统提供对眼睑脉冲式加热按摩。用一个小口径的针行睑板腺的开口疏通可使75% MGD 的病人得到缓解[57]。对于这项手段的进一步评估需要对照临床实验的确认。

局部雄激素点眼的治疗也同样被提出,因为越来越多的证据表明雄激素可以控制睑板腺分泌,随着年龄的增长,停经的女性和接受抗雄激素治疗的男性前列腺癌的患者,导致睑板腺功能缺陷[58]。但并无随机临床试验证明局部使用雄激素可以逆转 MGD。

治疗总结(参考表 10-2)

在确认了不同表现的睑板腺疾病的病理生理目标后,治疗方案就明确了。

1 局限性疾病

(1) 伴有急性炎症的内睑腺炎

a. 热敷(局限并减轻炎症)

b. 局部抗生素点眼(红霉素眼膏一日三次,阿奇霉素一日两次或局部氟喹诺酮类一日三次)

c. 如果出现脓点,可考虑切开病变尖端

d. 如果严重的肿胀考虑:

1) 口服多西环素(100mg 口服,一日两次)或米诺环素

2) 局部激素点眼:1%醋酸泼尼松龙或氯替泼诺一日三次

(2) 睑板腺囊肿

a. 热敷(减轻炎症)

b. 局部抗生素/激素联合点眼,一日两次

c. 如果对局部抗炎治疗无反应,可考虑病变部位注射类固醇激素或切开或刮除。

(3) 不寻常的或复发的"睑板腺囊肿"

a. 若行切开或刮除术,提交标本送组织病理学检查

b. 考虑眼睑活检和(或)转诊至眼科肿瘤医生

2 弥漫性疾病(睑板腺功能障碍(MGD))

(1) 根据 MGD 研讨会报告,评估并对疾病严重程度分级

a. 挤压腺体确定梗阻的程度和睑板腺分泌物特点

b. 局部荧光素或丽丝胺绿点眼评估泪膜稳定性和眼表损害程度

(2) 第 1 阶段

a. 教育患者 MGD 的表现及可能的病情进展

b. 教育患者关于环境的影响,全身用药可能造成泪液蒸发及干眼的影响

c. 评估饮食摄入 omega-3 必需脂肪酸摄入并鼓励患者日常饮食增加鱼类摄入

d. 注意眼部卫生,包括热敷和挤压腺体

(3) 第二阶段

a. 增加包括营养剂在内的 omega-3 的摄取

b. 注意眼部卫生,热敷眼睑,给予眼睑睑板腺一定力度的挤压

c. 考虑至少一个月每日局部用阿奇霉素点眼

d. 给予含脂质的人工泪液一日两次

e. 考虑局部给予脂质喷雾或润滑剂

f. 考虑口服四环素类药物

(4) 第三阶段

a. 上述所有治疗再加口服多西环素

b. 糖皮质激素或环孢素局部抗炎治疗

(5) 第四阶段

a. 上述所有治疗联合抗炎治疗:局部使用环孢素和皮质类固醇激素治疗

(6) 附加疾病

a. 炎症加剧的眼表疾病:按指征给予激素治疗

b. 黏膜角化:绷带镜/巩膜接触镜

c. 滤疱性角膜炎:激素治疗

d. 倒睫(例如:在瘢痕性结膜炎,眼表瘢痕性天疱疮):脱毛,冷冻治疗,射频消融

e. 睑板腺囊肿:病损内注射皮质激素或切除

f. 前睑缘炎:局部抗生素或抗生素/激素

g. 蠕形螨相关的前睑缘炎合并圆柱状皮屑:茶树油擦洗或局部甲硝唑洗液

3 弥散性疾病合并皮肤疾病

(1) 酒糟鼻:局部面部皮肤给予甲硝唑乳液

(2) 无汗型外胚层发育不良:咨询皮肤科

致谢

作者感谢 Douglas Borchman,PhD,Louisville 医学院的眼科教授和生物化学教授,他对于睑板腺分泌的脂类化学给予了有价值的建议。

参考文献

1. Knop E, Knop N, Millar T, et al. The international workshop on meibomian gland dysfunction: report of the subcommittee on anatomy, physiology, and pathophysiology of the meibomian gland. Invest Ophthalmol Vis Sci 2011;52:1938–78.
2. Nelson JD, Shimazaki J, Benitez-del-Castillo JM, et al. The interna-

tional workshop on meibomian gland dysfunction: report of the definition and classification subcommittee. Invest Ophthalmol Vis Sci 2011;52:1930–7.
3. Allali J, Roche O, Monnet D, et al. Anhidrotic ectodermal dysplasia: congenital ameibomia. J Fr Ophtalmol 2007;30:525–8.
4. Dougherty JM, McCulley JP, Silvany RE, et al. The role of tetracycline in chronic blepharitis-Inhibition of lipase production in staphylococci. Invest Ophthalmol Vis Sci 1991;32:2970–5.
5. Ramesh S, Ramakrishnan R, Bharathi MJ, et al. Prevalence of bacterial pathogens causing ocular infections in South India. Ind J Pathol Microbiol 2010;53:281–6.
6. Lindsley K, Nichols JJ, Dickersin K. Interventions for acute internal hordeolum. Cochrane Database Syst Rev 2010;8(9):CD007742. Review.
7. Chung CF, Lai JS, Li PS. Subcutaneous extralesional triamcinolone acetonide injection versus conservative management in the treatment of chalazion. Hong Kong Med J 2006;12:278–81.
8. Goawalla A, Lee V. A prospective randomized treatment study comparing three treatment options for chalazia: triamcinolone acetonide injections, incision and curettage and treatment with hot compresses. Clin Experiment Ophthalmol 2007;35:706–12.
9. Ben Simon GJ, Rosen N, Rosner M, et al. Intralesional triamcinolone acetonide injection versus incision and curettage for primary chalazia: a prospective randomized study. Am J Ophthalmol 2011;151:714–8.
10. Duarte AF, Moreira E, Nogueira A, et al. Chalazion surgery: advantages of a subconjunctival approach. J Cosmet Laser Ther 2009;11:154–6.
11. Shields JA, Demirci H, Marr BP, et al. Sebaceous carcinoma of the eyelids: personal experience with 60 cases. Ophthalmology 2004;111:2151–7. Review.
12. Jakobiec FA, Mehta M, Iwamoto M, et al. Intratarsal keratinous cysts of the Meibomian gland: distinctive clinicopathologic and immunohistochemical features in 6 cases. Am J Ophthalmol 2010;149:82–94.
13. Green-Church KB, Butovich I, Willcox M, et al. The international workshop on meibomian gland dysfunction: report of the subcommittee on tear film lipids and lipid-protein interactions in health and disease. Invest Ophthalmol Vis Sci 2011;52:1979–93.
14. Blackie CA, Korb DR, Knop E, et al. Nonobvious obstructve meibomian gland dysfunction. Cornea 2010;29:1333–45.
15. Paranjpe DR, Foulks GN. Therapy of meibomian gland disease. Ophthalmol Clin NA 2003;16:37–42.
16. Geerling G, Tauber J, Baudouin C, et al. The international workshop on meibomian gland dysfunction: report of the subcommittee on management and treatment of meibomian gland dysfunction. Invest Ophthalmol Vis Sci 2011;52:2050–64.
17. Jones YJ, Georgesuc D, McCann JD, et al. Microwave warm compress burns. Ophthal Plast Reconstr Surg 2010;26:219.
18. Mori A, Oguchi Y, Goto E, et al. Efficacy and safety of infrared warming of the eyelids. Cornea 1999;18:188–93
19. Matsumoto Y, Dogru M, Goto E, et al. Efficacy of a new warm moist air device on tear functions of patients with simple meibomian gland dysfunction. Cornea 2006;25:644–50.
20. Lane SS, Dubiner HB, Epstein RJ, et al. a new system, the lipiflow, for the treatment of meibomian gland dysfunction (mgd). Cornea 2012;31:396–404.
21. Butovich IA. The Meibomian puzzle: combining pieces together. Prog Retin Eye Res 2009;28:483–98.
22. Butovich IA, Uchiyama E, Di Pascuale MA, et al. Liquid chromatography-mass spectrometric analysis of lipids present in human meibomian gland secretions. Lipids 2007;42:765–76.
23. Chen J, Green-Church KB, Nichols KK. Shotgun lipidomic analysis of human meibomian gland secretions with electrospray ionization tandem mass spectrometry. Invest Ophthalmol Vis Sci 2010;51:6220–31.
24. Green-Church KB, Butovich I, Willcox M, et al. The International Workshop on Meibomian Gland Dysfunction: Report of the Subcommittee on Tear Film Lipids and Lipid–Protein Interactions in Health and Disease. Invest Ophthal Vis Sci 2011;52:1979–93.
25. Borchman D, Foulks GN, Yappert MC, et al. Human meibum lipid conformation and thermodynamic changes with meibomian gland dysfunction. Invest Ophthalmol Vis Sci 2011;52:3805–17.
26. Foulks GN, Borchman D, Yappert M, et al. Topical azithromycin therapy for meibomian gland dysfunction: clinical response and lipid alterations. Cornea 2010;29:781–8.
27. Mathers WD, Lane JA. Meibomian gland lipids, evaporation, and tear film stability. Adv Exp Med Biol 1998;438:349–60.
28. Shine WE, McCulley JP. Keratoconjunctivitis sicca associated with meibomian secretion polar lipid abnormality. Arch Ophthalmol 1998;116:849–52.
29. Augustin AJ, Spitznas M, Kaviani N, et al. Oxidative reactions in the tear fluid of patients suffering from dry eyes. Graefes Arch Clin Exp Ophthalmol 1995;233:694–8.
30. Shine WE, McCulley JP. Meibomian gland triglyceride fatty acid differences in chronic blepharitis patients. Cornea 1996;15:340–6.
31. Joffre C, Souchier M, Gregoire S, et al. Differences in meibomian fatty acid composition in patients with meibomian gland dysfunction and aqueous-deficient dry eye. Br J Ophthalmol 2008;92:116–9.
32. Dougherty JM, McCulley JP. Analysis of the free fatty acid component of meibomian secretions in chronic blepharitis. Invest Ophthalmol Vis Sci 1986;27:52–6.
33. Shine WE, McCulley JP. Meibomianitis: polar lipid abnormalities. Cornea 2004;23:781–3.
34. Borchman D, Yappert MC, Foulks GN. Changes in human meibum lipid with meibomian gland dysfunction using principal component analysis. Exp Eye Res 2010;91:246–56.
35. Shine WE, McCulley JP. Association of meibum oleic acid with meibomian seborrhea. Cornea 2000;19:72–4.
36. Shrestha RK, Borchman D, Foulks GN, et al. Analysis of the composition of lipid in human meibum from normal infants, children, adolescents, adults and adults with meibomian gland dysfunction using 1H-NMR spectroscopy. Invest Ophthalmol Vis Sci 2011;52:7350–8.
37. Borchman D, Foulks GN, Yappert MC, et al. differences in human meibum lipid composition with meibomian gland dysfunction using nmr and principal component analysis. Invest Ophthalmol Vis Sci 2012;53:337–47.
38. Borchman D, Foulks GN, Yappert MC, et al. Spectroscopic evaluation of human tear lipids. Chemistry and Physics of Lipids 2007;147:87–102.
39. Wojtowicz, JC, Butovich I, McCulley JP. Historical brief on human meibum lipids composition. The Ocular Surface 2009;7:145–53.
40. Borchman D, Foulks GN, Yappert MC, et al. Human meibum lipid conformation and thermodynamic changes with meibomian gland dysfunction. Invest Ophthalmol Vis Sci 2011;52:3805–17.
41. Foulks GN, Borchman D, Yappert MC, et al. Topical azithromycin and oral doxycycline therapy of meibomian gland dysfunction: a comparative and spectroscopic pilot study. Cornea 2013;32:44–53.
42. Luchs J. Azithromycin in DuraSite for the treatment of blepharitis. Clin Ophthalmol 2010;4:681–8.
43. Utine CA. Update and critical appraisal of the use of topical azithromycin ophthalmic 1% (AzaSite) solution in the treatment of ocular infections. Clin Ophthalmol 2011;5:801–9.
44. Borchman D, Foulks GN, Yappert MC, et al. Differences in human meibum lipid composition with meibomian gland dysfunction using NMR and principal component analysis. Invest Ophthalmol Vis Sci 2012;53:337–47.
45. Sadrai Z, Hajrasouliha AR, Chauhan S, et al. Effect of topical azithromycin on corneal innate immune responses. Invest Ophthalmol Vis Sci 2011;52:2525–31.
46. Perry HD, Doshi-Carnevale S, Donnenfeld ED, et al. Efficacy of commercially available topical cyclosporine A 0.05% in the treatment of meibomian gland dysfunction. Cornea 2006;25:171–5.
47. Macsai MS. The role of omega-3 dietary supplementation in blepharitis and meibomian gland dysfunction (an AOS thesis). Trans Am Ophthalmol Soc 2008;106:336–56.
48. Wojtowicz JC, Butovich I, Uchiyama E, et al. Pilot, prospective, randomized, double-masked, placebo-controlled clinical trial of an omega-3 supplement for dry eye. Cornea 2011;30:308–14. Erratum in: Cornea. 2011;30:1521.
49. American Heart Association Recommendations for Fish in Diet. Available at http://www.heart.org/HEARTORG/GettingHealthy/NutritionCenter/Fish-101_UCM_305986_Article.jsp (last accessed 18 Jan 2013).
50. Foulks GN, Bron AJ. Meibomian Gland dysfunction. a clinical scheme for description, diagnosis, classification, and grading. The Ocular Surface 2003;1:107–26.
51. MGD Workshop diagnosis and grading, Tomlinson A, Bron AJ, Korb DR, et al. The international workshop on meibomian gland dysfunction: report of the diagnosis subcommittee. Invest Ophthalmol Vis Sci 2011;52:2006–49.
52. Bron AJ, Evans VE, Smith JA. Grading of corneal and conjunctival staining in the context of other dry eye tests. Cornea 2003;22:640–50.

53. The 2007 Report of the International Dry Eye Workshop (DEWS). Ocular Surface 2007;5:107–52.
54. Foulks GN. The correlation between the tear film lipid layer and dry eye disease. Surv Ophthalmol 2007;52:369–74.
55. Benelli U. Systane lubricant eye drops in the management of ocular dryness. Clin Ophthalmol 2011;5:783–90.
56. Craig JP, Purslow C, Murphy PJ, et al. Effect of a liposomal spray on the pre-ocular tear film. Cont Lens Anterior Eye 2010;33:83–7
57. Maskin SL. Intraductal meibomian gland probing relieves symptoms of obstructive meibomian gland dysfunction. Cornea 2010;29:1145–52.
58. Sullivan DA, Sullivan BD, Evans JE, et al. Androgen deficiency, meibomian gland dysfunction, and evaporative dry eye. Ann NY Acad Sci 2002;966:211–22.

第十一章 干眼炎症：流行病学及病理生理学

MICHAEL A. LEMP

介绍

流行病学是对疾病发生频率、分布、决定因素和评估相关的医学研究的一个分支。本章我们涵盖与干眼症（DED）临床相关的最新研究及结果。对于这个领域的全面回顾，包括症状问卷调查的评估，我们建议读者参考2007年国际干眼研讨会（DEWS）报告与干眼症流行病学相关的章节[1]。在上述提及的参考出版物中，研究者对DED的患病率和发病率的研究兴趣明显增加，相关研究明显增多，特别是从18世纪90年代开始。在1992年举办的首届泪膜和眼表国际会议上，召开了"共识会议"。国家眼科研究所/产业的专题讨论会报告发现在DED患病率和发病率问题上存在数据的缺乏。因此，新的方法学已用于该病流行病和统计学分析，以加深对该病的理解。

临床医生早已发现，DED相关的主诉在临床工作中非常普遍。DED准确定义的建立对科学、有效地研究该病是很必要的。DEWS在早期报告中，将DED定义为"多因素作用于眼表的疾病，导致眼部不适，视力下降，不稳定泪膜和潜在损伤眼表。多伴随泪膜的高渗透性和眼表炎症"。基于这一广泛达成共识的定义，许多相关研究已经发表。这些研究来源于世界各地的不同研究者，他们认为DED随人们年龄的增长变得越来越常见。患病率（某一时间患病人群比例）估计从5%到30%不等。这些差异可能与不同的种群特征有关，但主要和观察对象本身所患疾病相关。

有很多检查可以在临床上诊断DED。但是，这些检查之间相互联系并不大，而且不同检查的结果可能有很大差异。另外，眼部刺激作为DED的主要特征性症状，与体征也并不一致。因此，包括调查问卷在内的各项检查，每次检查的结果都不尽相同。这种变化，被认为是由于泪膜的不稳定性所致，而这一DED的特质不仅给临床诊断带来了困难，同时影响着临床实验的治疗效果。这一点随后会进一步讨论。在判断其发病率（一段时间内新发的病例数）上也存在着同样的局限。

一些最新的流行病学估计，包括慢性DED以及随环境改变出现的新发病例，占人群的20%。对DED的认识，在某种程度上来说，驱动着DED流行病学的研究兴趣。其眼表刺激症状和眼表损伤可对瞬目间的视力造成显著影响，并且给白内障及屈光手术的术后视力带来不良影响。

对于DED的自然病史的研究较少。但有多年治疗DED的研究表明，对于未经治疗的疾病，并非所有受试者均发展成严重疾病，而是其症状和体征达到某一程度后上下波动。这在多数DED中均适用。但在某些疾病的亚型，比如与自身免疫相关的疾病干燥综合征，移植物抗宿主病和其他系统性疾病，将更易迅速发展到疾病的严重阶段。在这种情形下，临床上通常可以发现明显的炎症表现。随着疾病进展，更多疾病的特征显现使得诊断更为明显。

命名

干眼症有过很多不同的命名。包括干燥性角结膜炎（KCS），干眼综合征，和泪液功能障碍综合征（DTS）。KCS是一个传统的名字，表明了眼表的干燥和炎症。但随着大家认识到并非所有的案例都是因为泪液的缺乏所致，以及对疾病发病机制的了解，这个名字渐渐不再被使用。干眼和干眼综合征渐渐成为英语语系世界的主要术语，甚至在非英语语系国家中，该名称也被广泛认可。随着2006年Delphi报告的发表[3]，泪液功能障碍综合征这个名字被提出。在DEWS报告发表前，该名称在泪膜和眼表会议上接受投票。包括临床医师、研究者，以及病人在内[4]，大部分参会专家更推崇"干眼"或"干眼症"这个名字。这个术语更强调疾病发生发展的病理生理过程。DED和DTS目前均在使用。

干眼症的危险因素

干眼症的发生有许多危险因素（图11-1）。参考文献1列出了这些因素并依据证据水平进行了分级。与DED最明显相关的因素是年龄的增长，女性和激素变化。结缔组织病相关DED的表现形式通常更为严重，如干燥综合征和移植物抗宿主疾病。维生素A缺乏病在女性特别是更年期和绝经后女性更易出现。大量证据表明，雄激素缺乏是影响泪腺分泌和导致睑板腺功能障碍（MGD）的主要危险因素。女性：男性病人比率随年龄的增长而降低，随着更多男性MGD病人得干眼症。基于腺体功能是否受累的DED亚型的分布，将在随后的病理生理部分讨论。

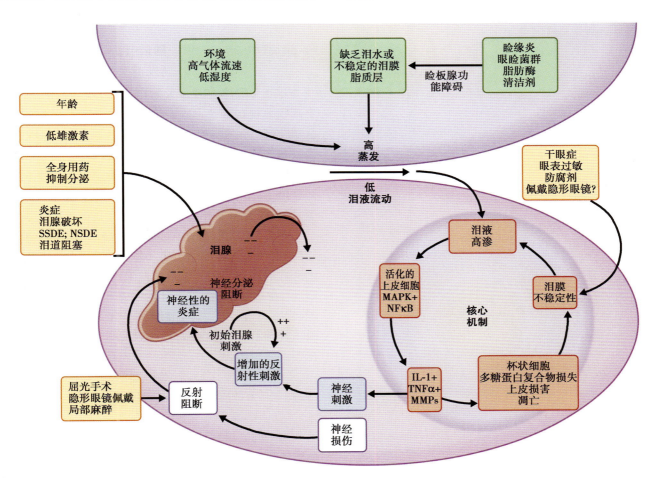

图11-1 干眼的机制。干眼症的核心机制为泪液的高渗性和泪膜的不稳定性。多种事件的循环图表中可见。泪液的高渗通过激活一些类炎症级联反应，向泪液中释放炎性介质，导致眼表上皮损害。继而导致细胞凋亡，杯状细胞损失，黏液分泌减少。导致干眼的病因学常有多种相互作用的机制。（最早发表于DEWS. The Ocular Surface 2007;5:85，经允许后转载）

对视功能的影响

近年来，DED对视功能的影响越来越受到关注。DED的重要特点是泪膜的不稳定[2]。表现为在眨眼间隔中的泪膜迅速破裂。该影响在标准的高对比度视力检查中不易发现，因为受试者可以通过眨眼而恢复泪膜结构。维生素A缺乏的病人在几秒钟内，泪膜破裂，导致了分辨率的降低和视力的下降。日本的一项研究表明[5,6]，维生素A缺乏病人眨眼间的视力为20/60或更严重者非常普遍。病人很少将视力问题与干眼联系在一起，主诉常为阅读时间缩短，视物模糊。这些可能是由于无意识的反复眨眼造成的。其他DED视力减退的参数，比如对比敏感度和Shack Hartmann像差测量仪同样也会受到影响[7,8]。这些改变导致DED病人生活质量的减退。一项研究表明，中到重度干眼对病人的负担等同于中到重度的心绞痛[9]。

在行屈光手术和白内障植入高分辨率人工晶状体手术的病人中，视力变化最为显著。不稳定的泪膜干扰视物，使得术后视力无法达到预期水平。尽管大型研究尚未发表,伴有 DED 的病人在术前及时诊断、发现并处理干眼,可以提高术后视力。

表 11-1　干眼症的危险因素

最可信的[1]	提示性的[2]	不明确的[3]
老年	亚洲人	吸烟
女性	药物	西班牙人
绝经后雌激素治疗	三环类抗抑郁药	抗胆碱类药物
ω-3 和 ω-6 脂肪酸	选择性血清素重吸收抑制剂	抗焦虑药
药物	利尿剂	抗精神病药
抗组胺药	β 受体阻断剂	酒精
系统性自身免疫病	糖尿病	绝经
LASIK 和屈光性准分子激光手术	HIV/HTLV1 感染	肉毒杆菌毒素注射
放疗	全身化疗	
造血干细胞移植	大切口 ECCE 和穿透性角膜移植	痤疮
	异维甲酸	痛风
维生素 A 缺乏	低湿度环境	口服避孕药
丙肝病毒感染	结节病	妊娠
雄激素缺乏	卵巢功能障碍	

1 最被公认的证据表示在同行审阅的期刊中有至少一个权威或良好执行的实验发表,有合理的生物学原理和坚固的基础研究或临床数据。

2 提示性证据表示存在:(1)来自同行审阅的出版物中的不确定信息或(2)不确定或有限的信息支持其关联,但未发表或发表在非同行审阅的期刊中。

3 不明确的证据表示在同行审阅的出版物中有直接冲突的信息或虽然不明确的,但符合生物学基本原理的信息。

(该表发表于 DEWS 报告中。The Ocular Surface 2007;5:99,经允许后转载)

DED 症状的作用

文献表明干眼症是一种受症状影响的疾病。[1]这表明该病的症状是诊断的必要条件。尽管症状在疾病中起到重要作用,最新的研究发现两个似乎矛盾的观察结果。比如许多早期/轻度的病变有着比查体所见更加严重的症状,但病情较重时症状反而减少。后者被认为是由于炎症所致的知觉减退,前者则被认为是由于末梢神经对于损伤的反应所致的痛觉过敏。最新的观察性研究表明,只有 60%~70% 的 DED 病人有症状(由眼表病指南作为测定标准)[10]。剩余的 30%~40% 不会有可测定的症状。因此,依靠症状对诊断 DED 并非明智之举。

干眼症的病生理

尽管干眼症有很多危险因素,但疾病最终的病理生理学表现均涉及泪膜高渗和不稳定。随着功能性泪腺单位概念的不断发展,即分泌腺(泪腺,睑板腺和表面黏蛋白细胞),整个眼表及眼睑通过神经网络相关联,在受到外部刺激时,维持泪膜稳定和眼表湿润,从而帮助人体获得清晰视力[11]。这一概念近期再度被拓展,涵盖了有容量感受器的鼻泪管。

理解 DED 发展的关键在于明确产生不稳定的,浓缩的(高渗性)泪膜的原因。表 11-1 中,这个概念以图画形式展现。外周起始点或危险因素导致了中心的机制[2]。在这些机制(如泪腺乏分泌和(或)睑板腺功能障碍)相互作用下,其功能障碍越来越严重,最终导致眼表和泪腺的炎症。恶性循环的概念由 Baudouin[12] 在图 11-1 中描述。

主要致病因素

泪液的高渗被认为是 DED 的核心机制,其所致炎症导致眼表的损害与症状的出现[2]。高渗状态或由于泪腺泪液分泌不足(低液体流量)和(或)泪膜蒸发过度。正常的泪液渗透压与血液等张,平均约 295mOsmol/L。由于眼睑间较大的表面积使得瞬目间隔液体蒸发损失,因此眼表泪液的渗透性比其他泪液成分的渗透性要高(如半月)。将眼表暴露于浓度增加的液体直至眼表刺激症状出现的实验间接证明了这点[13]。如果我们可以提取眼前表面的泪液样本,就可以了解到液体在眼表流动时是否发生了改变。在泪液随每次眨眼到达鼻腔后,液体成分同在眼前相比发生了改变。泪河半月是混合性泪液所在的空间,在正常个体是很稳定的。随着疾病的发展,其渗透压上升。虽然与眼表泪液不同,但泪河半月与之有一定的关联,可用于评估和监测眼表的活动。

高渗透性以多种方式影响眼表。高渗启动至少两种独立通路介导的炎症级联反应,导致炎性细胞在眼表募集,激活炎性细胞并产生炎性细胞因子和趋化因子(见下)。伴随这些改变的是表层细胞死亡的增加(凋亡)和睑球表面润滑作用的减弱[2]。

泪腺功能单元应答式地产生更多泪液以降低渗透压。这或许导致暂时的渗透压降低而非泪液缺乏型干眼(ADDE),但泪腺无法长期维持这种分泌功能。蒸发型干眼(EDE)通常由睑板腺功能障碍(MGD)引起,泪液过多蒸发损失与脂质层变薄易破相关,并刺激反射性流泪[14]。长期过度刺激泪腺导致泪腺神经性炎症,自身免疫抗原增加,泪膜中出现T细胞介导释放细胞因子,这些将减退泪腺功能,使疾病变得更加混合。其他的代偿机制包括眨眼和斜视。泪液渗透压与干眼症严重程度线性相关,是DED最佳诊断标准[15]。

泪膜的不稳定性

DED另一个显著特点是泪膜的不稳定性。正常健康的受试者泪腺功能单元随环境改变有很好的稳定性。通过泪液稳定性测试,如泪膜破裂时间(TBUT)可以清楚判断。随着疾病开始,最早期的特征就是瞬目间泪膜稳定性的改变。这种不稳定性和泪液高渗相关联,但主要机制未明。早期研究表明,TBUT少于10秒可诊断DED。新型技术可以再现并精确这项测试,如用录像捕捉泪膜破裂过程,用设定好的角膜视频影像来减少操作者的变化性。现在更建议用5~7秒作为判断指标。

泪膜应该在瞬目间隙提供一个完整的泪液层。当泪膜的破裂早于下一次眨眼时,这种泪膜的不连续性就会降低视力并产生刺激感。TBUT和瞬目间隙的比率称作眼保护指数[16]。比值小于1认为是异常。

覆盖于角膜表明的黏蛋白失调也参与泪膜的迅速破裂。泪膜的破裂可以在角膜表面表现不均并更加迅速广泛。曾有报道,黏蛋白层或多糖蛋白复合物层的破坏与使用含防腐剂的滴眼液点眼有关,特别是包含苯扎氯铵的滴眼液,该成分常出现在青光眼用药中。在长期使用青光眼局部用药的病人中,超过四分之三的人有干眼的症状和体征,且出现频率随用药数量增加而提高[17]。接触镜的佩戴与泪膜不稳定性也有关。

炎症的作用

我们对DED理解的主要转变源自认识到炎症在该病发病过程中起到了核心作用。这个重要的概念已被广泛接受并促进更多有效治疗方法的发展。接下来是支持炎症学说的证据总结。对于这个复杂主题的更多详细讨论,读者可以参考Cullen Symposium的角膜和眼表炎症(Baylor College of Medicine, Houston, TX, January, 2005, The Ocular Surface, Vol. 3, Supplement)。有中到重度疾病的患者通常显示出眼表和眼睑的炎症性的临床改变,但轻度病人这些临床表现常常缺如。

实验室研究

干眼的体外实验和动物模型都在研究DED时使用过。初步研究表明局部使用环孢素A可以有效治疗干眼[18]。人结膜细胞系的使用表明炎性细胞因子可以上调炎症标记物,如HLA-DR和ICAM-1。研究在环境作用下疾病的发生,以小鼠作为模型,通过有或无山莨菪碱的注射来显示人类DED病人中可见的结膜的炎症和T细胞的激活。来自参考文献19的图11-2展示了DED可能涉及的急慢性免疫相关的发病机制。

人体研究

通过组织病理学的研究,对泪液中炎性细胞因子,趋化因子和免疫调节分子以及细胞表面抗原的检测结果均支持炎症在干眼症中发挥作用。炎症可致组织损伤而且是干眼症致病因素恶性循环相互作用的使动因素[2]。在中至重度疾病中可见的所有炎症标志,均比轻到中度疾病要轻。许多干眼症炎症的研究招募干燥综合征,移植物抗宿主病和其他自身免疫性疾病的患者。这些病人在疾病早期,自身免疫系统攻击泪腺在炎症中发挥主要作用。在与激素和年龄改变相关的病人中,随着泪液变得高渗,炎症发挥的作用渐渐下降。

如上所述,泪液高渗性引起一些类炎症的级联反应。涉及MAP激酶和NFkB的信号通路在眼表激活,导致眼表功能障碍和炎症因子,趋化因子以及组织调控因子的积聚。现在已被认识的细胞因子包括IL,IL-1α,IL-17,TNF-α和MMP-9。但这些因子在其用于临床诊断的是否可能,仍在研究当中。

DED中雄激素的作用

雄激素缺乏在DED的发病机制中已广为报道。低水平雄激素与高水平雌激素均是干眼发生的危险因素。具有生物活性的雄激素可以促进泪腺和睑板腺的分泌。此外,DED的发生和很多与雄激素减少的疾病相关,包括完全性雄激素不敏感综合征、卵巢早衰以及前列腺癌行抗雄激素治疗的病人。该主题的综述已被

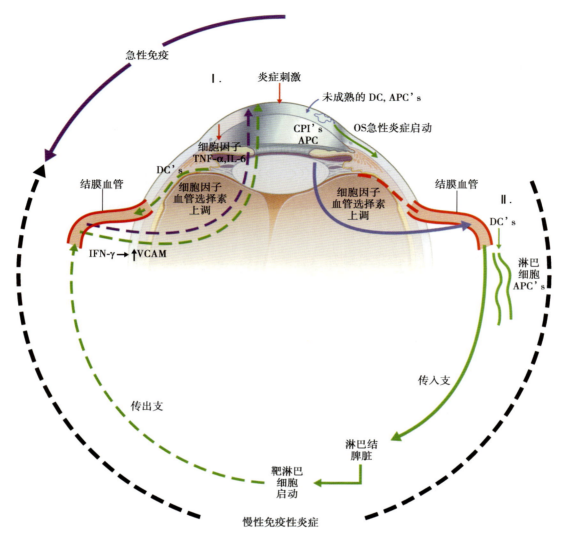

图 11-2 急性和慢性免疫性炎症机制假说。[最早发表于国际干眼研讨会报告(DEWS).The Ocular Surface,2007;5:185 经允许后转载]

干眼亚型的分布

如前所述,基于腺体结构相关的 DED 可分为两种亚型,泪液缺乏型干眼(ADDE)和蒸发过强型干眼(EDE)。尽管有很多原因可以导致后者形成,但最重要的因素是睑板腺功能障碍(MGD)。尽管常伴发 MGD,但泪液缺乏型干眼常被认为是 DED 的代名词。近年来,关于 MGD 在干眼症的发病机制,以及在泪腺功能单元中发挥的作用的研究越来越多。来源于参考文献 2 的图 11-3 全面描述了眼表不同成分发病机制的区分。

亚洲,欧洲和特别是近年来美国的研究均记录了 MGD 的高患病率,尤其是 50 岁以上的人群。MGD 已经成为研究的热点,2011 年发表了关于该主题的著作。早期报道中,亚洲人群 MGD 的高患病率引导大家一度认为 MGD 在亚洲人种中更为普遍[21]。然而近期欧洲和美国的报告发现了相似的高患病率[22,23]。最新一项含 224 名受试者的报告显示,单独的 MGD 患者比例远高于单独的 ADDE,比例为 79 比 24,其中 57 名受试者同时存在 DED。随着疾病严重程度的增加,混合型疾病的发生显著增加。随着代偿机制下降,泪腺功能单位也逐渐变化。大多数干燥综合征相关的干眼症均为疾病的混合形式。最新发表的 MGD 研讨会充分讨论了这一议题[25]。西班牙一项大型的人群研究中报道,有明确客观 MGD 体征的病人中,无症状的比有症状的患者多[26]。

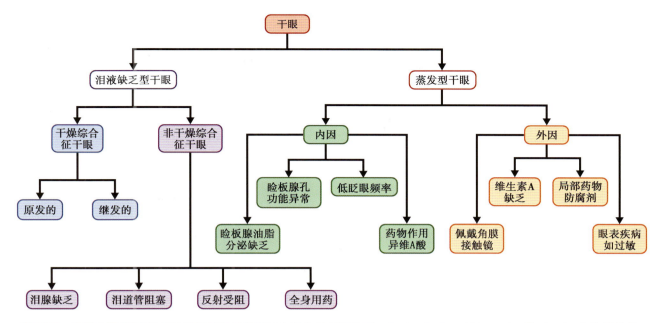

图 11-3　干眼主要病因[最早发表于国际干眼研讨会报告(DEWS).The Ocular Surface. 2007;5:185,经 Elsevier 允许后转载]

结论

近十年来研究的发展为改变干眼症与其发病机制的观念提供了重要数据。这使我们更加了解病变发展的过程,并对之前不理解的病变特征做出解释。理解 DED 的核心是该病涉及的一系列泪腺功能单位自稳态的改变。这个功能单位包括泪腺、角膜、结膜、睑板腺和眼睑,以及鼻泪管流出道,它们之间通过神经网络连接。这个功能单位可以随着环境条件的改变而改变其功能的组分。例如,当风力增强时,泪液蒸发损失增强,刺激泪腺分泌更多泪液和(或)增加眨眼速率以增厚泪膜脂质层的厚度。随着 DED 开始进展,不管是始于泪腺泪液的减少或是睑板腺的改变,负责维持泪膜稳定的调控系统功能终将失衡。由于无法对环境改变作出回应来维持泪膜稳定,患者随后出现视力下降和刺激症状。

干眼症中两个关键因素是泪膜的不稳定性和升高的泪液渗透压。两者相互作用导致了多种 DED 可观察到的改变。在众多检测手段中,大多数反映的是时间和眼与眼之间的变化性。另外,个体化检测之间的关联度并不令人满意,且与病人所述的症状不吻合。最新发表的研究,使用最普遍的客观检测手段对干眼病人进行三个月的观察,其观察结果变化差异较大。此外,用眼表疾病指数(OSDI)的检测方法不稳定,同其他客观指标相比也不一致。事实上,最新的研究指出很多 DED 的病人并无主诉症状,提示 DED 可能并不是以症状作为判断的疾病。检查的多变性可能由于泪膜不稳定性所致[27]。检查的不吻合性(例如 Schirmer 实验,泪膜破裂时间测定和角结膜染色,睑缘评分)表明每项检查提供了重要但独立的信息,这些信息可能在疾病不同时期有不同体现。例如,50%以上的轻到中度病人无角膜染色。轻到中度病人的另一个特点是不同体征之间的不一致。这促使在使用常规检查方法的同时,应使用复合指标来对疾病严重程度做出判断[10]。在疾病不同阶段,不同的检测结果均被评估。在所有检查中,只有泪液的渗透性和 DED 严重程度呈线性相关。

随着我们知识的进一步扩展,我们一定会更加了解这个高发病,从而提出更好的治疗方法。

参考文献

1. No authors listed. The epidemiology of dry eye disease. Report of the epidemiology subcommittee of the International Dry Eye Workshop. Ocular Surf 2007;5:93–107.
2. No authors listed. The definition and classification of dry eye disease. Report of the definition and classification subcommittee of the international dry eye workshop. Ocular Surf 2007;5:75–92.
3. Behrens A, Doyle JJ, Stern M, et al. Dysfunctional tear syndrome syndrome: a Delphi approach to treatment recommendations. Cornea 2006;25:900–7.
4. Baum J, Foulks G, Lemp MA. What's in a name? Cornea 2006; 25:871–2.
5. Kaido M, Dogru M, Ishida R, et al. Concept of functional visual acuity and its application. Cornea 2007;26(9 Suppl. 1):S29–35.
6. Goto E, Yagi Y, Matsumoto Y, et al. Impaired functional visual acuity of dry eye patients. Amer J Ophthalmol 2002;133:181–6.
7. Montes-Mico R, Caliz A, Alio JL. Wavefront analysis of higher order aberrations in dry eye patients. J Refract Surg 2004;20:243–7.
8. Thibos LN, Hong X. Clinical applications of the Shack Hartmann aberrometer. Optom Vis Sci 1999;76:817–25.
9. Schiffman RM, Walt JG, Jacobsen G, et al. Utility assessment among patients with dry eye disease. Ophthalmology 2003;110:1412–9.
10. Sullivan BD, Whitmer D, Nichols KK, et al. An objective approach to dry eye disease severity. Invest Ophthalmol Vis Sci Dec 2010; 51:6125–30.

11. Beuerman RW, Mircheff A, Pflugfelder SC, et al. The lacrimal functional unit. In: Pflugfelder SC, Beuerman RW, Stern ME, editors. Dry eye and ocular surface disorders. New York: Marcel Dekker; 2004.
12. Baudouin C. The vicious cycle in dry eye syndrome: a mechanistic approach. J Fr Ophtalmol 2007;30:239–46.
13. Liu H, Begley C, Chen M, et al. A link between tear instability and hyperosmolarity in dry eye. Invest Ophthalmol Vis Sci 2009; 50:3671–369.
14. Bron AJ, Yokoi N, Gafney E, et al. Predicted phenotypes of dry eye: proposed consequences of its natural history. Ocul Surf Apr 2009; 7:78–92.
15. Lemp MA, Bron AJ, Baudouin C, et al. Tear osmolarity in the diagnosis and management of dry eye disease. Am J Ophthalmol 2011; 151:792–798.
16. Ousler GW, Hagberg KW, Schindelar M, et al. The ocular protection index. Cornea 2008;27:509–13.
17. Leung EW, Medeiros FA, Weinreb RN. Prevalence of ocular surface disease in glaucoma patients. J Glaucoma 2008;17:50–5.
18. Kaswan R. Characteristics of a canine model of KCS: effective treatment with topical cyclosporine. Adv Exp Med Biol 1994;350: 583–94.
19. No authors listed. Research in dry eye: Report of the Research Subcommittee of the International Dry Eye Workshop. Ocular Surf 2007;5:179–93.
20. Sullivan DA. Tearful relationships? Sex, hormones, the lacrimal gland and aqueous-deficient dry eye. Ocul Surf 2004;2:92–123.
21. Uchino M, Dogru M, Yagi Y et al. The features of dry eye disease in a Japanese elderly population. Optom Vis Sci 2006;83(11): 797–802.
22. Lemp MA, Nichols KK. Blepharitis in the United States 2009: a survey-based perspective on prevalence and treatment. Ocul Surf 2009;7(Suppl. 2):S1–S14.
23. Viso E, Gude F, Rodriguez-Ares MT. The association of meibomian gland dysfunction and other common ocular disease with dry eye: a population-based study in Spain. Cornea 2011;30:1–6.
24. Lemp MA, Crews LA, Bron AJ, et al. Distribution of aqueous deficient and evaporative dry eye in a clinic-based patient cohort: a retrospective study. Cornea 2012;31:472–8.
25. Schaumberg DA, Nichols JJ, Papas EB, et al. The international workshop on meibomian gland dysfunction: report of the subcommittee on the epidemiology of and associated risk factors for MGD. Invest Ophthalmol Vis Sci 2011;52:1994–2005.
26. Viso E, Rodríguez-Ares MT, Abelenda D, et al. Prevalence of asymptomatic and symptomatic meibomian gland dysfunction in the general population of Spain. Invest Ophthalmol Vis Sci 2012;53: 2601–2606.
27. Sullivan BD, Crews LA, Sönmez B, et al. Clinical utility of objective tests for dry eye disease: variability over time and implications for clinical trials and disease management. Cornea 2012;31:1000–8.

第十二章 干眼症的治疗

STEPHEN C. PFLUGFELDER and GREGORY R. NETTUNE

介绍

当完整的泪腺功能单位中一种或更多组分发生疾病或功能障碍使其不能继续维持泪膜稳定时,干眼就发生了[1]。干眼症非常常见,相关报道其发病率为2%到14.4%[2-6]。干眼症病人典型的主诉为眼部刺激症状,如异物感,烧灼感和干燥可能引起的视觉症状,包括畏光和视力波动。干眼症的病理改变为眼表上皮屏障功能破坏以及杯状细胞损失。干眼症降低生活质量,在严重时可以导致功能和职业障碍。通过实用性评估,干眼症对生活质量的影响等同于心绞痛[7]。

干眼症治疗目的为改善刺激症状,改善视觉质量和预防危害视力的角膜上皮疾病。本章回顾了现有证据以及公认的推荐治疗方法。这些都以先前由国际干眼研讨会(DEWS)和睑板腺研讨会已发表的推荐为依据[8,9]。

干眼症诊断分级

干眼症或泪液功能异常的优化治疗需要用最少的诊断检验明确:病人主诉的特点,频率和严重程度;泪膜不稳定性的表现;明确是否存在泪液缺乏;是否有睑板腺疾病;明确改变泪液清洁度和/或分布的因素(结膜松弛,泪小点外翻,泪小点膜闭,翼状胬肉,睑裂斑,Salzmann's结节变性)和眼表上皮疾病的位置和范围分布。这些检测的结果结合临床印象,可以对疾病严重程度分级。干眼研讨会建议将严重程度分为4级(表12-1)[8];但事实上,连续性分类更适合分类疾病的严重程度。

表 12-1 干眼分级方案

干眼严重等级	1	2	3	4
不适,程度及频率*	轻度和(或)发作性在环境应激下出现	中度发作性或慢性有或无应激	重度频繁发作或无应激时持续发病	重度和(或)致残,并持续发病
视觉症状	无或发作性轻微视物模糊	令人烦恼和(或)活动受限,发作性	令人烦恼的慢性和(或)持续的活动受限 轻到中度畏光	持续和(或)可能致残 中到重度致残性的畏光
结膜充血	无到轻度	无到轻度	+/−	+/++
结膜染色	无到轻度	可变	中到重度	重度,除非角化
角膜染色(严重程度/部位)	无到轻度	可变或下部	显著,包括中央	重度弥漫性,除非角化
角膜/泪膜体征	无到轻度	轻度碎屑、↓泪河	丝状角膜炎、粘液堆积、↑泪液中碎屑	丝状角膜炎、粘液堆积、↑泪液中碎屑、上皮缺乏
眼睑/睑板腺	可变	可变	频繁的MGD	倒睫、MGD、不规则、角质化、睑球粘连
TBUT(s)	可变	≤8	≤5	即刻
Schirmer试验(mm/5min)	可变	≤10	≤5	≤2

*由于神经变性,不适症状在3级和4级可能很轻微或缺乏
MGD:睑板腺疾病

泪液缺乏型干眼需要减少或消除环境因素,润滑并水化眼表,预防高渗与刺激性泪液产生。使用自体血清或血浆代替泪液成分,使用治疗性接触镜保护眼表,如 PEOSE 在严重的病例(3 和 4 级)的使用。干眼症病理特征是由于泪液缺乏所致的炎症,因此很多药物的机制是阻止细胞因子和蛋白酶的产生。干眼症严重程度的分级和治疗见图 12-1。治疗方法可根据主客观的回应来增减。

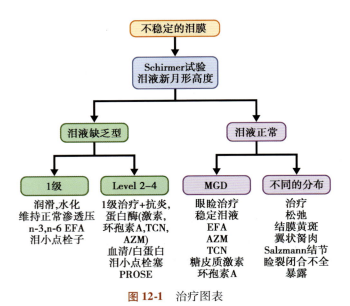

图 12-1 治疗图表

环境的改变

导致干眼的全身和环境因素应改变或消除。全身用抗胆碱能药物(如抗组胺药物,抗抑郁药物和抗惊厥药物)在允许的情况下应停用。暴露于干燥的环境(如低湿度和空调环境)导致刺激症状产生和泪液蒸发量增加,应减低或消除这种环境影响。电子终端显示器的高度应该设置为稍低于眼睛平面以减少睑裂间的暴露范围。室内加湿器在干燥环境和高海拔地区会有所帮助。湿度使眼睛可以减少泪液蒸发从而维持眼表湿度。夜间睑裂闭合不全可用游泳护目镜,黏住眼睑,或行睑裂缝合术。提倡病人平衡饮食,增加富含 n-3 不饱和脂肪酸和低 n-6 饱和脂肪酸的鱼类的摄入[10]。吸烟会降低泪膜稳定性应该戒掉[11]。

人工泪液

人工泪液是干眼症的一线用药,可以增加泪液容积,减少干燥并润滑眼表,能够缓解症状,减轻眼表刺激。市场上有很多不同的人工泪液,它们含有不同的成分(表 12-2)增加其粘性,润滑性,保存时间和眼表的粘附。某些种类的人工泪液剂型含正常泪液成分的电解质或离子,如钾离子和碳酸氢根离子。有脂质成分的泪液,如蓖麻油(Refresh Optive™ ADVANCED, Systane® Balance, and Soothe® XP)可以延迟泪液蒸发,防止刺激性皮脂侵入。

人工泪液润滑眼表,降低泪液渗透压,使眼表不干燥。它们可以暂时缓解眼部刺激和视物模糊的症状,改善视觉对比敏感度,泪膜破裂时间,保持角膜表面完整性,减少角膜着染。但尚未发现它们可以逆转结膜鳞状化生[12-19]。

表 12-2 人工泪液的组成

粘度增加剂	浓度	可找到的商品
纤维素衍生物[羟甲基纤维素(CMC)、羟甲基纤维素(HPMC)]	0.2%~1%	Refresh Tears, TheraTears®(CMC); Bion® Tears, Tears Naturale®, Visine®, GenTeal®, Artelac®(HPMC)
CMC+甘油	0.5%~0.9%	Refresh Optive™
多元醇[聚乙二醇(PEG)、丙二醇、甘油]	0.25%~1%	Systane®, Systane Ultra®, Soothe® Lubricant preservative free, Advanced Eye Relief®, Oasis®
聚乙烯醇(PVA)	1%~1.4%	HypoTears®, Akwa Tears®, Tears Again®, Tears Naturale® PM, Freshkote
透明质酸	0.1%~0.18%	Blink Tears®, Hyalistil™ Oasis®, Vismed®
油性乳剂(矿物油或蓖麻油)		溶液:Refresh Optive™ ADVANCED, Systane® Balance, Soothe® XP 软膏:AKWA Tears, LACRI-LUBE®, Systane Nighttime Ointment®, Tears Naturale® PM, REFRESH PM®

对大多数干眼症病人,泪液可作为必备的基础用药。有严重干燥性角膜炎,角膜知觉减退,眼睑闭合麻痹和闭合不全的病人,在阅读或暴露于干燥或通风良好的环境时,应被告知定期使用(1~2小时)人工泪液以增加眼表的液体,直到使用了更为明确的治疗。在眼表保护方面并无特定品牌的人工泪液有明确优势,患者可根据喜好或防腐剂类型的不同加以选择。苯扎氯铵(BAC)已被证实可导致严重的眼表毒性。由于泪水量和泪液清除能力的减弱,泪液缺乏的病人更易受到BAC的毒性影响。在泪小点栓塞时,风险更大。

苯扎氯铵以剂量相关的模式破坏角膜上皮细胞的紧密连接并加速其脱落,对细胞膜完整性和生物活性均有损害[20]。在结膜上皮细胞系实验中,低浓度BAC可以促进细胞凋亡,高浓度时使其坏死[21]。在眼表细胞培养过程中还发现它可以募集炎性细胞因子(IL-1和TNF-α)的产生[22]。

幸运的是,市场上的人工泪液很少含有BAC作为防腐剂。单位剂量,无防腐剂的人工泪液可消除上皮防腐剂毒性。适用于每天滴眼超过4次的病人。还有一些多包装的人工泪液防腐剂含量更少,比如Purite或玻璃酸钠,但价格较贵。

含有聚丙烯酸的凝胶(Genteal™, Novartis, East Hanover, NJ; Tears Again® NIGHT & DAY™ Gel, Ocusoft, Richmond, TX)同水性人工泪液相比具有更好的粘性和更长的保留时间。石油-矿物油眼膏由于影响视力,感觉黏稠,所以通常在夜间使用,治疗眼睑闭合不全和眼睑肌肉麻痹的病人。

泪小点栓塞

当病人存在泪液缺乏和低泪液容量时,可以考虑泪小点栓塞。泪小点栓塞可以简单易行地保存内生泪液和点入的人工泪液,增加泪液体积,降低泪液渗透性。泪小点栓塞已被证实可以减轻眼表刺激症状,改善眼表着染,降低对人工泪液的依赖[25-27]。在泪液分泌正常的病人(Schirmer 1得分>10mm),以及因睑外翻和眼表炎症所致泪液清除减少的病人,如睑板腺疾病或酒糟鼻眼病,该方法应慎用。这种情形下,泪小点栓塞前,应该充分控制眼表炎症。

在植入半永久性和永久性栓子之前,可先试验性地植入可溶解的泪小管栓(胶原纤维状态持续7~10天,高分子聚合物状态持续3个月以上)来明确疗效和病人对栓塞的耐受性。可逆性泪小管栓塞可选择在泪小点开口处插入不同种类的"半永久"哑铃型硅胶栓。栓子的直径从0.4mm到0.8mm不等。在插入前,有专门的测量工具确定泪小点开口的大小。硅胶栓子通常可以保留数周至数年。据报道,栓子的脱出率在第一个月约7%,6个月时增加至37%[28]。医用镊子可以轻易将其移除。栓子通常可被接受,但偶有病人会因栓子摩擦内侧球结膜而感到不适。也有小数病人在泪小点开口处可形成化脓性肉芽肿,或栓子移至泪小管,这些情况需要手术更换栓子。

永久性泪小点栓塞最常由一次性电烧或高频针完成。局部麻醉和(或)眼睑局部浸润麻醉后,该操作可以在检查室中迅速完成。泪小点栓塞术也可由氩激光器完成,但术后效果差异较大。这项技术的一个优点是,激光可以环绕泪小点,造成其狭窄而非永久关闭。因此,可根据病人泪液功能确定狭窄的程度。在永久性栓子植入前,应考虑临时或半永久的栓子,明确病人是否会出现令人烦恼的溢泪症状。

抗炎治疗

基础和临床试验表明抗炎治疗可以显著改善干眼症的症状和体征。对于使用人工泪液后仍有刺激症状或角膜体征仍未改善的病人应考虑使用抗炎药物。对于有明显临床可见的眼表炎症(眼睑或结膜充血,角膜新生血管形成或浸润)的病人,抗炎药物的应用应早于泪点栓塞。目前已有数种疗效得以证明的对干眼有效的抗炎药物。这些药物作用于一或几种炎症的应答靶点。

环孢素

环孢素是由真菌产生,可以阻断T细胞激活和炎症因子产生过程中胞浆内转录因子的活化和核转位。同时,环孢素还可以阻断线粒体介导的细胞凋亡途径。

环孢素乳剂(Restasis™, Allergan)是FDA批准的唯一可以用于干眼症治疗的抗炎药物。每日两次局部环孢霉素滴眼,通过抑制眼表和腺体细胞炎症,阻断泪腺和眼表上皮细胞的凋亡(细胞程序性死亡)增加泪液生产。FDA临床试验证实,环孢霉素乳剂可以减少角膜荧光素着染,改善视物模糊症状,减少中到重度干燥性角结膜炎病人人工泪液的使用。临床改善在几周后就可以观察到并持续超过6个月。初期临床试验证实,环孢素对病情较轻的病人同样有效。环孢素乳剂无毒,所以可以终生使用。1年后每日一次用药即可[29]。突然终止用药可能会加重症状[30]。局部环孢素使用还可以增加结膜杯状细胞数量[31,32]。在一些干眼症病人,更频繁用药的效果好于标准的一日两次用药[33]。

他克莫司

他克莫司是一种神经钙调蛋白抑制剂,其作用机制与环孢素类似,均可减少 T 细胞的激活。尽管他克莫司治疗干眼尚未被美国批准,最新的研究已经表明,病人可从此药中获益[34]。其安全性和疗效有待进一步研究。

糖皮质激素

糖皮质激素强大的免疫抑制剂,局部使用时可以抑制多种炎症应答的通路。局部使用糖皮质激素可以减轻眼表炎症,并缓解干眼症角膜上皮病变。糖皮质激素最好脉冲式给药,比如每天 2~4 次用 4 周以上,以减少其副作用[35,36]。临床改善往往一周内见效,其治疗效果在治疗后通常可以维持数周或数月[35]。使用氟米龙和氯替泼诺或低浓度地塞米松(0.01%)可以最大限度减轻激素类药物对眼压的升高作用[36,37]。局部糖皮质激素联合其他抗感染治疗,如环孢素,可以更快缓解症状,改善眼表疾病。

四环素

四环素除了抗生素作用外已被证实具有许多抗炎特性。它可以抑制炎性细胞因子的产生,减少一氧化氮和基质金属蛋白酶产生[38]。人工半合成的四环素、多西环素已被证实可以改善眼表刺激症状,增加泪膜稳定性,减轻 MGD 所致的眼表疾病和眼红斑狼疮[8]。多西环素还被证实在治疗复发性角膜上皮糜烂有效[39]。

对红斑狼疮眼病,严重角膜上皮疾病,角膜新生血管,边缘浸润,难治性角膜上皮缺损和与泪液缺乏有关的角膜溃疡,建议口服四环素治疗。在一项多西环素治疗 MGD 的随机对照实验中,每日口服两次,一次 20mg,治疗一个月的有效性等同于每日口服两次,每次 200mg[40]。低剂量(20~50mg)给药可以减少胃肠不适和念珠菌病风险,当症状和体征改善后 4 周考虑停药,或减量至每日一次服药。

阿奇霉素

阿奇霉素是广谱大环内酯类抗生素,通过与细菌 50S 亚基结合发挥其抗菌机制。与四环素类似,阿奇霉素在治疗眼表疾病中也有抗炎作用[41,42]。1% 的阿奇霉素水溶液局部滴眼被批准治疗细菌性结膜炎。用于眼睑时,可以对包括金葡萄球菌在内的致病菌引起的睑缘炎发挥抗菌作用。局部阿奇霉素点眼已被证实可以改善与睑板腺功能障碍有关的干眼症的症状与体征[43,46]。局部阿奇霉素睑缘点眼为无法口服多西环素的病人提供了选择。

必需脂肪酸

饮食因素也是干眼症发生的原因之一。在女性健康研究中,多摄取 omega-3(n-3)不饱和脂肪酸(PUFA)的女性患干眼症的风险显著低于少摄取者。此外,omega-6(n-6)与 n-3 的高比例可使干眼症发生增加两倍[10]。其原因是这些在冷水鱼(鲑鱼,鳕鱼,马鲛鱼)中发现的 n-3 PUFAs 具有抗炎作用。鱼油中的 n-3 PUFA 二十碳五烯酸(EPA)可减少由类花生酸转化而来的花生四烯酸,减少前炎性因子和活性氧的产生,抑制淋巴细胞增殖[47,48]。n-6 PUFA 亚麻酸(GLA)也有抗炎作用[48]。补充 EPA 可通过减少花生四烯酸的合成以增强 GLA 抗炎作用。含一种或两种 PUFAs 的药剂已被证实对慢些炎症性疾病有效,比如类风湿性关节炎[49]。已有报道指出,补充含亚油酸和(或)单独服用 GLA 或鱼油[50-53]等营养品可以改善干眼症的症状和体征。

促泪液分泌药物

口服促泪液分泌药毛果芸香碱和西维美林可增加泪水产生。这类药物可在干燥综合征,神经营养性疾病导致泪液反射功能丧失时使用。口服毛果芸香碱(Salagen,MGI Pharma,Minneapolis)是一种胆碱能受体激动剂,可以刺激腺体分泌。研究表明受试者干眼症状在用药后有所缓解[54-56],结膜染色也有改善[55]。毛果芸香碱常用量为 5mg,一日四次。最常见的副作用为多汗和胃肠蠕动加快,约在 40% 病人中出现。

西维美林(Evoxac;Daiichi,Montvale,NJ)是另一类用于缓解干眼刺激症状的口服胆碱能激动剂[57-59]。尽管该药口服时也可出现轻到中度的胃肠症状,但其全身的副作用较毛果芸香碱少。通常用量为口服 30mg 一日三次。

血清/血浆

含有白蛋白和多种生长因子、抗炎因子的自体血清,可用于治疗干燥综合征相关的干燥性角结膜炎[60,61],促进脱落的角膜上皮修复[62-65]。自体血浆也被报道可以治疗干眼症神经营养性角膜病变[66]。由于制备血清滴剂难度较大,花费不菲,且有微生物污染的可能,因此自体血清应留给对其他治疗方法无效的严重病人。另外，研究表明，不同浓度和不同的制备方法对血清疗效具有影响。眼科与血库和具有完善制备血清/血浆技术的药剂科紧密合作，可以有效提高血清疗效，减少并发症。

接触镜

有严重角膜上皮疾病（如纤维素性角膜炎和难治型角膜上皮缺损）和睑缘角化，或有不规则睫毛或倒睫（如 Stevens-Johnson 综合征的典型表现）的病人可以从角膜接触镜治疗中获益。水凝胶和硅水凝胶软镜可以使眼表免受不规则睑缘和倒睫的微小损伤，但对于严重泪液缺乏的病人，其耐受性较差。对这类病人，用眼表生态系统(PROSE TM)的人工材料替代更为合适。这种人工材料是特殊研制的由巩膜受力的接触镜，在角膜表明可以保存液体。PROSE 被证实可以有效改善刺激症状，提高视力[67-69]。液体保存区可使角膜湿润并避免眨眼时的损伤，减少有害的环境刺激和泪液中的炎症介质。与体温相同的生理盐水保存液也可以避免角膜寒冷，防止眨眼间隔的神经刺激。病人使用该假体时可以感到畏光与刺激症状得到迅速缓解。RROSE 是睑缘缝合术很好的替代但在 PROSE 不可得时，外科缝合仍然值得选择。其他治疗纤维素性角膜炎的选择包括局部使用糖皮质激素，阿奇霉素以及眼轮匝肌肉毒菌素 A 注射，从而减少眼睑对角膜的摩擦[70]。

参考文献

1. Stern ME, Beuerman RW, Fox RI, et al. The pathology of dry eye: The interaction between ocular surface and lacrimal glands. Cornea 1998;17:584–9.
2. Moss SE, Klein R, Klein BE. Prevalence of and risk factors for dry eye syndrome. Arch Ophthalmol 2000;118:1264–8.
3. Moss SE, Klein R, Klein BE. Incidence of dry eye in an older population. Arch Ophthalmol 2004;122:369–73.
4. Schaumberg DA, Sullivan DA, Buring JE, et al. Prevalence of dry eye syndrome among US women. Am J Ophthalmol 2003;136:318–26.
5. Schaumberg DA, Dana R, Buring JE, et al. Prevalence of dry eye syndrome among US men: estimates from the Physicians' Health Studies. Arch Ophthalmol 2009;127:763.
6. Shimmura S, Shimazaki J, Tsubota K. Results of a population-based questionnaire on the symptoms and lifestyles associated with dry eye. Cornea 1999;18:408–11.
7. Schiffman RM, Walt JG, Jacobsen G, et al. Utility assessment among patients with dry eye disease. Ophthalmology 2003;110:1412–9.
8. Pflugfelder S (committee chairman). Management and therapy of dry eye disease: report of the Management and Therapy Subcommittee of the International Dry Eye WorkShop (2007). Ocul Surf 2007;5:163–78.
9. Geerling G, Tauber J, Baudouin C, et al. The international workshop on meibomian gland dysfunction: report of the subcommittee on management and treatment of meibomian gland dysfunction. Invest Ophthalmol Vis Sci 2011;52:2050–64.
10. Miljanović B, Trivedi KA, Dana MR, et al. Relation between dietary n-3 and n-6 fatty acids and clinically diagnosed dry eye syndrome in women. Am J Clin Nutr 2005;82:887–93.
11. Altinors DD, Akça S, Akova YA, et al. Smoking associated with damage to the lipid layer of the ocular surface. Am J Ophthalmol 2006;141(6):1016–21.
12. Nelson JD, Farris RL. Sodium hyaluronate and polyvinyl alcohol artificial tear preparations: a comparison in patients with keratoconjunctivitis sicca. Arch Ophthalmol 1988;106:484–7.
13. Lemp MA. Artificial tear solutions. Int Ophthalmol Clin 1973;13:221–9.
14. Toda I, Shinozaki N, Tsubota K. Hydroxypropyl methylcellulose for the treatment of severe dry eye associated with Sjögren's syndrome. Cornea 1996;15:120–8.
15. Huang FC, Tseng SH, Shih MH, et al. Effect of artificial tears on corneal surface regularity, contrast sensitivity and glare disability in dry eyes. Ophthalmology 2002;109:1934–40.
16. Iskeleli G, Kizilkaya M, Arslan OS, et al. The effect of artificial tears on corneal surface regularity in patients with Sjögren syndrome. Ophthalmologica 2002;216:118–22.
17. Liu Z, Pflugfelder SC. Corneal surface regularity and the effect of artificial tears in aqueous tear deficiency. Ophthalmology 1999;106:939–43.
18. Donshik PC, Nelson JD, Abelson M, et al. Effectiveness of BION tears, Cellufresh, Aquasite, and Refresh Plus for moderate to severe dry eye. Adv Exp Med Biol 1998;438:753–60.
19. Calonge M. The treatment of dry eye. Surv Ophthalmol 2001;45(suppl. 2):S227–39.
20. Pauly A, Meloni M, Brignole-Baudouin F, et al. Multiple endpoint analysis of the 3D-reconstituted corneal epithelium after treatment with benzalkonium chloride: early detection of toxic damage. Invest Ophthalmol Vis Sci 2009;50:1644–52.
21. De Saint Jean M, Brignole F, Bringuier AF, et al. Effects of benzalkonium chloride on growth and survival of Chang conjunctival cells. Invest Ophthalmol Vis Sci 1999;40:619–30.
22. Epstein SP, Chen D, Asbell PA. Evaluation of biomarkers of inflammation in response to benzalkonium chloride on corneal and conjunctival epithelial cells. J Ocul Pharmacol Ther 2009;25:415–24.
23. Freeman JM. The punctum plug: evaluation of a new treatment for the dry eye. Trans Am Acad Ophthalmol Otolaryngol 1975;79:874–9.
24. Tuberville AW, Frederick WR, Wood TO. Punctal occlusion in tear deficiency syndromes. Ophthalmology 1982;89:1170–2.
25. Willis RM, Folberg R, Krachmer JH, et al. The treatment of aqueous deficient dry eye with removable punctual plugs. A clinical and impression-cytological study. Ophthalmology 1987;94:514–8.
26. Gilbard JP, Rossi SR, Azar DT, et al. Effect of punctal occlusion by Freeman silicone plug insertion on tear osmolarity in dry eye disorders. CLAO J 1989;15:216–8.
27. Baxter SA, Laibson PR. Punctal plugs in the management of dry eyes. Ocul Surf 2004;2:255–65.
28. Balaram M, Schaumberg DA, Dana MR. Efficacy and tolerability outcomes after punctal occlusion with silicone plugs in dry eye syndrome. Am J Ophthalmol 2001;131:30–6.
29. Su MY, Perry HD, Barsam A, et al. The effect of decreasing the dosage of cyclosporine A 0.05% on dry eye disease after 1 year of twice-daily therapy. Cornea 2011;30:1098–104.
30. Rao SN. Reversibility of dry eye deceleration after topical cyclosporine 0.05% withdrawal. J Ocul Pharmacol Ther 2011;27:603–9.
31. Pflugfelder SC, De Paiva CS, Villarreal AL, et al. Effects of sequential artificial tear and cyclosporine emulsion therapy on conjunctival goblet cell density and transforming growth factor-beta 2 production. Cornea 2008;27:64–9.
32. Kunert KS, Tisdale AS, Gipson IK. Goblet cell numbers and epithelial proliferation in the conjunctiva of patients with dry eye syndrome treated with cyclosporine. Arch Ophthalmol 2002;120:330–7.
33. Dastjerdi MH, Hamrah P, Dana R. High-frequency topical cyclosporine 0.05% in the treatment of severe dry eye refractory to twice-daily regimen. Cornea 2009;28:1091–6.
34. Moscovici BK, Holzchuh R, Chiacchio BB, et al. Clinical treatment of dry eye using 0.03% Tacrolimus eye drops. Cornea 2012;31:945–9.
35. Marsh P, Pflugfelder SC. Topical non-preserved methylprednisolone therapy of keratoconjunctivitis sicca in Sjögren syndrome. Ophthalmology 1999;106:811–6.
36. Pflugfelder SC, Maskin SL, Anderson B, et al. A randomized, double-masked, placebo-controlled, multicenter comparison of loteprednol etabonate ophthalmic suspension, 0.5%, and placebo for treatment of keratoconjunctivitis sicca in patients with delayed tear clearance. Am J Ophthalmol 2004;138:444–57.
37. Jonisch J, Steiner A, Udell IJ. Preservative-free low-dose dexamethasone for the treatment of chronic ocular surface disease refractory to standard therapy. Cornea 2010;29:723–6.
38. Pflugfelder SC. Anti-inflammatory therapy for dry eye. Am J Ophthal-

mol 2004;137:337–42.
39. Dursun D, Kim MC, Solomon A, et al. Treatment of recalcitrant recurrent corneal epithelial erosions with inhibitors of matrix metalloproteinases-9, doxycycline and corticosteroids. Am J Ophthalmol 2001;132:8–13.
40. Yoo SE, Lee DC, Chang MH. The effect of low-dose doxycycline therapy in chronic meibomian gland dysfunction. Korean J Ophthalmol 2005;19:258–63.
41. Ianaro A, Ialenti A, Maffia P, et al. Anti-inflammatory activity of macrolide antibiotics. J Pharmacol Exp Ther 2000;292:156–63.
42. Igami TZ, Holzchuh R, Osaki TH et al. Oral azithromycin for treatment of posterior blepharitis. Cornea 2011;30:1145–9.
43. Foulks GN, Borchman D, Yappert M, et al. Topical azithromycin therapy for meibomian gland dysfunction: clinical response and lipid alterations. Cornea 2010;29:781–8.
44. Luchs J. Efficacy of topical azithromycin ophthalmic solution 1% in the treatment of posterior blepharitis. Adv Ther 2008;25:858–87.
45. Haque RM, Torkildsen GL, Brubaker K, et al. Multicenter, open-label study evaluating the efficacy of azithromycin ophthalmic solution 1% on the signs and symptoms of subjects with blepharitis. Cornea 2010;29:871–7.
46. Opitz DL, Tyler KF. Efficacy of azithromycin 1% ophthalmic solution for treatment of ocular surface disease from posterior blepharitis. Clin Exp Optom 2011;94:200–6.
47. Zurier RB, Rossetti RG, Seiler CM, et al. Human peripheral blood T lymphocyte proliferation after activation of the T cell receptor: effects of unsaturated fatty acids. Prost Leuk Essent Fatty Acids 1999;60:371–5.
48. DeMarco DM, Santoli D, Zurier RB. Effects of fatty acids on proliferation and activation of human synovial compartment lymphocytes. J Leuk Biol 1994;56:612–5.
49. Calder PC, Zurier RB. Polyunsaturated fatty acids and rheumatoid arthritis. Curr Opin Clin Nutr Metab Care 2001;4:115–21.
50. Aragona P, Bucolo C, Spinella R, et al. Systemic omega-6 essential fatty acid treatment and PGE1 tear content in Sjogren's syndrome patients. Invest Ophthalmol Vis Sci 2005;46:4474–9.
51. Barabino S, Rolando M, Camicione P, et al. Efficacy of systemic linoleic and gamma-linolenic acid therapy in dry-eye syndrome with inflammatory component. Cornea 2003;22:97–101.
52. Kokke KH, Morris JA, Lawrenson JG. Oral omega-6 essential fatty acid treatment in contract lens association dry eye. Cont Lens Anterior Eye 2008;31:141–6.
53. Creuzot C, Passemard M, Viau S, et al. Improvement of dry eye symptoms with polyunsaturated fatty acids. J Fr Ophtalmol 2006;29:868–73.
54. Tsifetaki N, Kitsos G, Paschides CA, et al. Oral pilocarpine for the treatment of ocular symptoms in patients with Sjögren's syndrome: a randomised 12 week controlled study. Ann Rheum Dis 2003;62:1204–7.
55. Papas AS, Sherrer YS, Charney M, et al. Successful treatment of dry mouth and dry eye symptoms in Sjögren's syndrome patients with oral pilocarpine: a randomized, placebo-controlled, dose-adjustment study. J Clin Rheumatol 2004;10:169–77.
56. Vivino FB, Al-Hashimi I, Khan Z, et al. Pilocarpine tablets for the treatment of dry mouth and dry eye symptoms in patients with Sjögren syndrome: a randomized, placebo-controlled, fixed-dose, multicenter trial. P92-01 Study Group. Arch Intern Med 1999;159:174–81.
57. Fife RS, Chase WF, Dore RK, et al. Cevimeline for the treatment of xerostomia in patients with Sjögren syndrome: a randomized trial. Arch Intern Med 2002;162:1293–300.
58. Petrone D, Condemi JJ, Fife R, et al. A double-blind, randomized, placebo-controlled study of cevimeline in Sjögren's syndrome patients with xerostomia and keratoconjunctivitis sicca. Arthritis Rheum 2002;46:748–54.
59. Ono M, Takamura E, Shinozaki K, et al. Therapeutic effect of cevimeline on dry eye in patients with Sjögren's syndrome: a randomized, double-blind clinical study. Am J Ophthalmol 2004;138:6–17.
60. Fox RI, Chan R, Michelson JB, et al. Beneficial effects of artificial tears made with autologous serum in patients with keratoconjunctivitis sicca. Arthritis Rheum 1984;27:459–61.
61. Yoon KC, Heo H, Im SK, et al. Comparison of autologous serum and umbilical cord serum eye drops for dry eye syndrome. Am J Ophthalmol 2007;144:86–92.
62. Schrader S, Wedel T, Moll R, et al. Combination of serum eye drops with hydrogel bandage contact lenses in the treatment of persistent epithelial defects. Graefes Arch Clin Exp Ophthalmol 2006;244:1345–9.
63. Jeng BH, Dupps WJ, Jr. Autologous serum 50% eyedrops in the treatment of persistent corneal epithelial defects. Cornea 2009;28:1104–8.
64. Del Castillo JM, de la Casa JM, Sardina RC. Treatment of recurrent corneal erosions using autologous serum. Cornea 2002;21:781–3.
65. Young AL, Cheng AC, Ng HK, et al. The use of autologous serum tears in persistent epithelial defect. Eye 2004;18:609–14.
66. Rao KV, Leveque C, Pflugfelder SC. Corneal nerve regeneration in neurotrophic keratopathy following autologous plasma therapy. Br J Ophthalmol 2010;51:844–9.
67. Romero-Rangel T, Stavrou P, Cotter J, et al. Gas-permeable scleral contact lens therapy in ocular surface disease. Am J Ophthalmol 2000;130:25–32.
68. Rosenthal P, Croteau A. Fluid-ventilated, gas-permeable scleral contact lens is an effective option for managing severe ocular surface disease and many corneal disorders that would otherwise require penetrating keratoplasty. Eye Contact Lens 2005;31:130–4.
69. Gumus K, Gire A, Pflugfelder SC. The impact of the Boston ocular surface prosthesis on wavefront higher-order aberrations. Am J Ophthalmol 2011;151:682–90.
70. Gumus K, Lee S, Yen MT, et al. Botulinum toxin injection for the management of refractory filamentary keratitis. Arch Ophthalmol 2012;130:446–50.

第十三章　季节性过敏性结膜炎和常年性过敏性结膜炎

DENISE DE FREITAS

介绍

季节性过敏性结膜炎（SAC）以及常年性过敏性结膜炎（PAC）都是常见的、轻度的急性眼表过敏，通常和过敏性鼻炎一起发生[1]。SAC 占过敏性结膜炎全部病例的 25% 到 50%[2]。许多的作者强调，过敏性结膜炎，尤其是 SAC 被大量漏诊，因此会低估[3]其真正的患病率。虽然 SAC 和 PAC 是相对缓和的疾病，很少导致永久的视觉损害，但它们的高发病率使其对人们生活质量的影响深远[4]。

SAC 的季节性发作与空气传播的植物源性过敏原或气源性过敏原密切相关。造成 SAC 的过敏原随地理环境改变而有所不同，但是树木，草以及豚草属的花粉是最常遇到的过敏原。尽管大约有 79% 的患者有季节性加重的表现，但 PAC 常常是整年都会发作。有一些理论表明，随着天气变暖的趋势以及气候的变化，使得季节性过敏原的传播更甚，增加了过敏性眼病的患病率。

PAC 和 SAC 的发病多无年龄和性别差别[6]。

病理生理学

SAC 和 PAC 都是由于环境中空气传播的过敏原致敏，引发由免疫球蛋白 E（IgE）介导的 I 型（急发型）过敏反应，可分成两个阶段，肥大细胞（MC）扮演了重要的角色。当敏感个体暴露于特定抗原时，反应发生。IgE 对 MCs 有高亲和力，主要是 MCTC 表形，引起细胞的脱颗粒。和正常的病人相比，SAC 的病人结膜基质中的 MCs 可增多至 60%[7]。

这个反应包含了一系列复杂的免疫事件，在致敏原触发后，由许多不同介质相互调节作用。致敏原如花粉，与特定的 IgE 抗体反应，引起 IgE 分子交联以及 MC 钙离子内流。导致 MC 脱颗粒并释放预先生成的炎症介质，如组胺，导致敏感个体早期的过敏症状及体征。MC 的激活有两个阶段。第一阶段是包括组胺在内的炎性介质的释放。第二阶段是合成花生四烯酸以及后续级联反应，包括产生前列腺素和白三烯。释放的组胺与靶组织细胞表面上的 H_1 和 H_2 受体结合。与 H1 受体的结合主要导致像瘙痒、灼热感以及刺痛感等主要的过敏症状，于 H2 受体结合增加了白三烯和前列腺素的产生，刺激黏液的分泌，并使血管通透性增加[7]。这种早期反应发生很快，在临床上持续 20~30 分钟。

MC 脱颗粒也同时启动了一系列的细胞内和细胞外的反应。它引起的迟发效应，包括了前列腺素的产生，以及来源于花生四烯酸的凝血因子和白三烯的产生。MCs 同时释放介导 B 细胞产生 IgE 的细胞因子和趋化因子，促进 T_2 淋巴细胞产生，募集嗜酸性细胞，激活血管内皮细胞，角膜和结膜的细胞，释放趋化因子和粘附因子。趋化因子以及粘附因子介导嗜酸性粒细胞，嗜碱性粒细胞，中性粒细胞和 T2 淋巴细胞在炎症区域的浸润。新生成的炎症介质和持续活化 MC 共同导致迟发型反应。这在最初反应的 3~12 小时后出现，症状可以持续 24 小时。

在 MCs 被激活了之后，细胞因子被释放，募集嗜酸性细胞，淋巴细胞以及中性粒细胞。结膜嗜酸性粒细胞的浸润可见于约 43% SAC 病人，约 25%~84% 的 PAC 病人。嗜酸性粒细胞脱颗粒可释放毒性蛋白质，包括嗜酸性粒细胞主要碱性蛋白质和嗜酸性粒细胞阳离子蛋白。它们不仅具有细胞毒性作用，而且可以进一步促进 MC 脱颗粒。嗜酸性粒细胞的这些产物对角膜的上皮细胞有毒性，长期作用下，可能导致角膜溃疡。迟发型反应以多种炎性细胞汇集为特征，包括 CD4+ 和 CD8+ 细胞，嗜酸性粒细胞，嗜碱性粒细胞，中性粒细胞以及巨噬细胞。结膜上皮细胞通过释放趋化因子，可延长过敏性的炎症应答反应。PAC 相关的常年症状则是和慢性 MC 激活和 Th_2 淋巴细胞浸润的结果[10,11]。

总的来说,急性过敏性反应是由 IgE 介导的 MC 脱颗粒引起的,而慢性过敏性反应在 MC 持续性激活的同时,过敏介质在此过程中起着主要的作用,如嗜酸性粒细胞和 Th_2 淋巴细胞产生的细胞因子[12]。

SAC 和 PAC 在临床上的发现

SAC 和 PAC 的症状和体征基本一致,病情通常较为缓慢,但接触过敏原后可突然加剧。这种差异与病人对特定抗原的敏感性和暴露的长期性有关。SAC 和 PAC 是自限性疾病,无眼表损害,而特发性和春季角结膜炎可危害角膜,导致溃疡及瘢痕,最终导致视力的丧失。SAC 和 PAC 通常是双侧的,但有时也可表现为单侧。如特定的变应原仅致敏一只眼睛时,眼表的改变可为单侧。症状和体反复出现,在接触季节性致敏原后可迅速发生。

SAC 个体的典型表现为在某个特定时期出现急性结膜过敏症状,通常持续的时间较短,主要在存在空气传播变应原时发生。通常来说,SAC 病人在冬季寒冷季节是没有症状的,因为此时如花粉这类的空气传播致敏原减少。真菌,房间的灰尘以及动物的皮屑也参与疾病的进程。症状的严重程度取决于致敏原的类别,浓度以及个体的暴露时间[4]。干眼症由于泪液"冲洗"致敏原的能力减退,因此有助于致敏原与眼表接触[13]。SAC 最显著的症状是痒。病人常主诉眼睛非常痒,有时候还伴有灼热感以及流泪[14]。分泌物通常为浆液性,清洁,但有特征性的黏稠感。

SAC 的体征包括眼睑水肿、结膜充血以及球结膜水肿。结膜水肿在球结膜和下睑结膜较为明显,表现为"乳白色"或淡粉色外观。有的患者在揉眼后,可出现夸张的结膜膨隆,病人主诉为突然形成的眼部"泡泡"。事实上,气球样结膜是由于急性、大量的细胞浸润和液体渗出而形成(图 13-1)。球结膜水肿可表现严重,造成泪膜不稳定所致的角膜凹陷(图 13-2)。这些情况会随趋化因子的消除而消失。SAC 和 PAC 基本不影响角膜,但一旦出现点状性角膜炎或者角膜凹陷则可导致疼痛、畏光以及视物模糊的症状。SAC 和 PAC 通常不会或极少导致后遗症[15]。

PAC 比 SAC 少见。病人长期慢性暴露于致敏原中,症状和体征常年出现。最常见的诱因是居室中的真菌孢子,动物皮屑以及尘螨。病人在季节性过

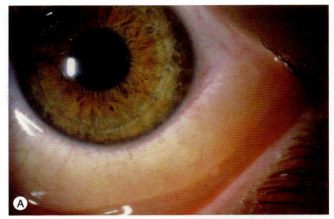

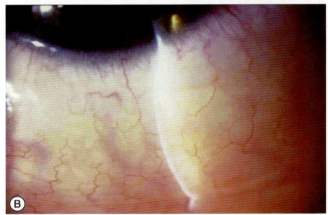

图 13-1　SAC 病人结膜膨隆,是由于急性严重的细胞浸润和液体渗出导致球结膜水肿

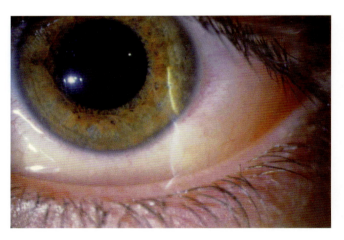

图 13-2　SAC 病人严重的球结膜水肿导致泪膜不稳定,进而形成角膜凹陷

敏原出现时,可出现症状的叠加。PAC 病人的症状和体征和 SAC 的相似但通常更轻微但持续时间更长。由于暴露时间延长,结膜会变得松弛、发红而敏感。因长期接触致敏原,PAC 病人的睑结膜表面可有乳头的肥大(图 13-3)。其分泌物白色、黏稠,甚至可以拉丝[4]。

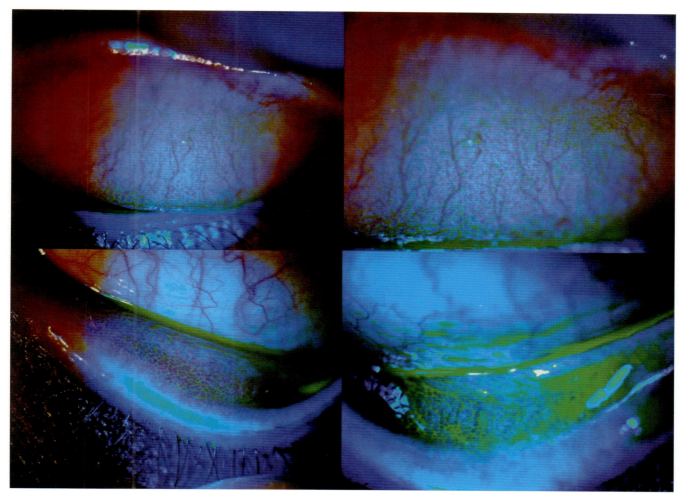

图 13-3　PAC 病人上下睑结膜的轻度乳头样反应

SAC 和 PAC 的诊断

SAC 和 PAC 的诊断通常是基于临床病史和细致的显微镜检查[16]。既往史的重要的特点包括个人或家族的特异性疾病，如过敏性鼻炎，支气管哮喘和/或过敏性皮炎。如前所诉，PAC 的病人更可能患常年的鼻炎[1]。

最重要的症状是痒。如果没有痒，过敏性结膜炎的诊断值得怀疑。如果有强烈痒感，诊断 SAC 和 PAC 的可能性很大，但也要考虑到干眼症、中毒性结膜炎、接触性皮炎、睑缘炎以及不同类型过敏性结膜炎的鉴别诊断[17]。在这几种疾病中，痒感较轻并偶发。指出痒的位置很有必要。例如，主诉为眼表痒的患者可能是在描述与眼睑皮肤有关的症状。细致的询问可以区分是结膜痒还是眼睑皮肤痒。此外，干眼症患者更容易在鼻侧球结膜处发痒，这是由于致敏原在泪液排除系统的积聚所致[13]。

眼表结膜刮片发现正常时不出现在结膜的特异性嗜酸性粒细胞可帮助诊断（图 13-4）。然而，嗜酸性粒细胞只有在最严重的病例中才可看到，平时存在于正常结膜深部固有层。因此，结膜刮片缺乏嗜酸性粒细胞不能排除过敏性结膜炎的诊断[18]。即使只发现一个嗜酸性粒细胞或仅发现它的颗粒都能支持过敏性结膜炎的诊断。诊断为 SAC 的病人中大约有 25% 在细胞学检查中可发现嗜酸性粒细胞[8]。

通过结膜激发试验也可做出诊断。该试验通过在结膜囊滴入致敏的花粉产生典型的 SAC 症状。结膜激发试验在 SAC 和 PAC 的诊断并不那么必要，但它更适合作为评价眼表治疗效果的好方法[19,20]。在一些有过敏性结膜炎的病人中，还可能存在鼻部过敏，因此在做眼部测验的同时也测验鼻部应该是有意义的[1]。

Ⅰ型过敏反应高反应性的临床测试标准是皮肤过敏试验。皮肤试验，如划或刺皮肤，以及更少用的皮内注射，可以被用来确定引起过敏反应的抗原。针刺试验因为比较灵敏、可变因素较少、更加舒适，所以和皮

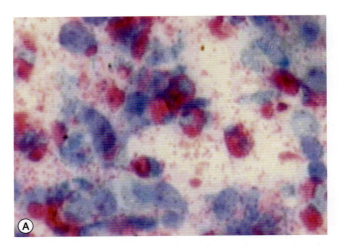 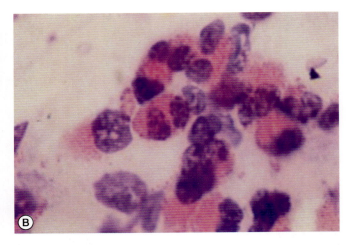

图 13-4　结膜刮片在低（A）和高（B）倍率下可见嗜酸性粒细胞及其颗粒，与过敏诊断相一致

内注射比较更为推荐[21]。

放射变应原吸附试验（RAST），是一个验血实验，可以帮助定义过敏原。SAC 及 PAC 病人 IgE 在血浆中的浓度升高（RAST，ELISA）并可表现在泪液中[22]。

SAC 和 PAC 的治疗

SAC 和 PAC 的治疗主要是减少过敏原接触[17]。SAC 治疗的重要目标之一是防止其转化为慢性炎症。

由于 SAC 常涉及过敏原，如树，草和豚草属花粉颗粒，因此病人应尽量选择空气中颗粒含量较低时间进行室外活动，如大雨后或午后。SAC 在温暖干燥的天气较为严重，而雨天和气温低时较轻。病人应该关闭家中和车子的窗户以减少暴露于颗粒中。室外回来后，头发和衣物应及时清洗。还需注意，室内环境中的颗粒也可通过人和宠物传播。戴眼镜和护目镜也可以防止抗原接触[17]。

如前所述，PAC 过敏原主要为室内的真菌孢子，动物皮屑，尘螨。因此，地毯必须清洁，更换或移除。床垫顶部和周边应清洁并用塑料袋子或防尘袋包裹。床单，枕头和毯子应在热水中清洗（130°F or 54℃）。枕头和床垫应定期吸尘。宠物应远离卧室，浴室应保持清洁干燥以防真菌生长。减少空气中的灰尘是有效解决尘螨来源的方法。使用 HEPA 过滤的空气净化器更为安全有效。大多数净化器只能滤除 50%～70% 的灰尘，而 HEPA 可以清除包括尘螨在内的 99% 的灰尘，动物皮屑，颗粒物，蟑螂粪便等也可一并清除[23]。

支持治疗包括冷敷以减轻炎症，避免揉眼，使用无防腐剂的人工泪液稀释并冲走眼表炎症介质。人工泪液应保存在冰箱中，使用时可收缩血管减轻症状和体征。根据疾病严重程度，还有几种治疗 SAC 和 PAC 的药物（见表 13-1）[3]。

表 13-1　SAC 和 PAC 治疗上的选择

药剂	作用机制	药物
局部血管收缩剂	使血管收缩，减轻球结膜水肿	萘甲唑林、羟甲唑啉
抗组胺药	阻断组胺受体	氮卓斯汀、依美斯汀、依匹斯汀、佐卡巴斯汀
肥大细胞稳定剂	减少结膜肥大细胞脱颗粒，减少组胺生成	色甘酸钠、洛度沙胺
双重作用药物	组胺受体拮抗剂和肥大细胞稳定剂	阿卡他定、贝托斯汀、奥洛他定、奈多罗、酮替芬
非甾类抗感染药	抑制前列腺素和血栓素生成	氨丁三醇
糖皮质激素	抑制磷脂酶和花生四烯酸生成	氯替泼诺、氟米龙、醋酸泼尼松、地塞米松
免疫抑制剂	阻止结膜的嗜酸性细胞的浸润或抑制 T 细胞活化	环孢霉素、他克莫司

*局部血管收缩剂*单独使用或联合抗组胺药物可以短暂缓解 SAC 症状。抗组胺药物在急性发作时可有效减轻瘙痒症状,血管收缩剂可减轻球结膜水肿,眼睑水肿和血管扩张引起的眼红。血管收缩剂有萘甲唑啉和羟甲唑啉[25]。但血管收缩剂可能导致结膜充血和炎症复发,因此在严重的眼表过敏疾病中这些药物无效。

*抗组胺*滴眼液通过抑制结膜组胺受体来缓解 SAC 和 PAC 急性期症状和体征。但这些药物不影响其他前体炎症介质,如前列腺素和白介素。可供局部使用的抗组胺药物有不少,包括氮卓斯汀[26],依美斯汀[27],依匹斯汀[28],左卡巴斯汀[29]。全身抗组胺药物也可缓解眼部过敏的症状和体征。像西替利嗪和氯雷他定的第二代 H_1 抗组胺药物对外周 H_1 受体有更强的选择性,避免影响中枢神经系统 H_1 受体,胆碱能受体和某些 H_2 受体导致心律失常。受体选择性的增强,显著减少了不良反应的发生,如困倦、眼干[30]和口干[31]。

局部肥大细胞稳定剂,可减少结膜 MCs 脱颗粒释放组胺和其他趋化因子[32]。但药物对已有症状无缓解作用,在 SAC 急性期治疗无效。肥大细胞稳定剂应作为预防用药,主要用于 PAC。这类药物应长期用药(治疗效果通常需要 5 到 7 天)或与其他药物联合使用,如抗组胺药物。色甘酸钠[33]和洛度沙胺[34]均属此类药物。

*双重作用的药物*发挥多种药理学作用。比如组胺受体抑制剂作用,稳定肥大细胞脱颗粒作用和后续抑制嗜酸性粒细胞激活和浸润的作用。阿卡他定[31],倍他司汀[35],奥洛他定[36],奈多罗米[37]和酮替芬[38]属于这类药物。

*非甾体类抗感染药(NSAIDS)*作用于线粒体环氧化酶通路,抑制前列腺素和血栓素产生。这类药物对脂肪氧化酶途径中形成的炎症介质无效,如白介素[39]。酮咯酸氨丁三醇为批准使用的 NSAID 抗过敏药物[40,41]。

*糖皮质激素*滴眼液在治疗 SAC 和 PAC 非常有效,但很多副作用,如二重感染,眼内压升高,白内障形成等使其使用具有选择性[42]。糖皮质激素通过抑制磷脂酶和花生四烯酸酶,从花生四烯酸形成初始阶段发挥抗炎作用,因此其抗炎特性广泛且无特异性。皮质类固醇激素有不同剂型和浓度。氯替泼诺和氟米龙眼表作用较弱但副作用较少。相反,醋酸泼尼松龙和地塞米松作用更强但有较多副作用[43]。局部使用类固醇激素只可短期应用于对其他治疗方法无效的严重病例。脉冲式给药后应用 MC 稳定剂发挥维持作用。还有一些证据支持鼻内皮质激素给药方式来减少结膜症状。氟替卡松液体鼻喷剂对成人和青少年的季节过敏性鼻炎鼻部症状有缓解作用。使用皮质类固醇激素的病人应紧密监测。

免疫抑制剂,如环孢霉素(0.05%~2%滴剂)[46]和他克莫司(0.03%乳膏)[47]已被证实治疗眼表过敏性疾病有效。环孢素干扰结膜中 IV 型免疫反应抑制嗜酸性粒细胞浸润,他克莫司主要通过抑制 T 淋巴细胞发挥作用。两种药物副作用较少,在过敏性结膜炎治疗长期用药时更为推荐。免疫调节药物在过敏性结膜炎的较重类型才考虑使用,如春季和特发性角结膜炎。在 SAC 和 PAC 上,该类型药物的使用指征有限。

*特异性抗原免疫疗法*在过敏原确定后,可有效诱导免疫耐受。该治疗的主要治疗目的是缓解由致敏原引起的症状,远期减少疾病复发[3]。该类药物适用于有明确 IgE 抗体相关抗原证据的疾病。皮肤针刺试验可明确特异性抗体和需要治疗的过敏原。免疫抗原疗法适应证有:(1)有不能被药物治疗或脱敏疗法很好控制的症状。(2)需要高剂量药物或多种药物控制疾病。(3)存在其他药物不良反应,或(4)希望避免使用长期药物治疗[48]。

值得注意的是,治疗急慢性过敏性眼表病时,误以为不满意的治疗效果可能是由于患者依从性不佳[49]。

参考文献

1. Pelikan Z. Seasonal and perennial allergic conjunctivitis: the possible role of nasal allergy. Clin Experiment Ophthalmol 2009;37:448–57.
2. Bielory L. Ocular allergy. Mt Sinai J Med 2011;78:740–58.
3. Bilkhu PS, Wolffsohn JS, Naroo SA. Non-pharmacological and pharmacological management of seasonal and perennial allergic conjunctivitis. Cont Lens Anterior Eye 2012;35:9–16.
4. Friedlaender MH. Ocular allergy. Curr Opin Allergy Clin Immunol 2011;11:477–82.
5. Ziska L, Knowlton K, Rogers C, et al. Recent warming by latitude associated with increased length of ragweed pollen season in central North America. Proc Natl Acad Sci USA 2011;108:4248–51.
6. Rosario N, Bielory L. Epidemiology of allergic conjunctivitis. Curr Opin Allergy Clin Immunol 2011;11:471–6.
7. Offiah I, Calder VL. Immune mechanisms in allergic eye diseases: what is new? Curr Opin Allergy Clin Immunol 2009;9:477–81.
8. Kari O, Haahtela T, Laine P, et al. Cellular characteristics of non-allergic eosinophilic conjunctivitis. Acta Ophthalmol 2010;88:245–50.
9. Katelaris CH, Bielory L. Evidence-based study design in ocular allergy trials. Curr Opin Allergy Clin Immunol 2008;8:484–8.
10. Choi SH, Bielory L. Late-phase reaction in ocular allergy. Curr Opin Allergy Clin Immunol 2008;8:438–44.
11. Leonardi A, Fregona IA, Plebani M, et al. Th1- and Th2-type cytokines in chronic ocular allergy. Graefes Arch Clin Exp Ophthalmol 2006;244:1240–5.
12. Leonardi A, Curnow SJ, Zhan H, et al. Multiple cytokines in human tear specimens in seasonal and chronic allergic eye disease and in conjunctival fibroblast cultures. Clin Exp Allergy 2006;36:777–84.
13. Hom MM, Nguyen AL, Bielory L. Allergic conjunctivitis and dry eye syndrome. Ann Allergy Asthma Immunol 2012;108:163–6.
14. Kosina-Hagyo K, Veres A, Fodor E, et al. Tear film function in patients with seasonal allergic conjunctivitis outside the pollen season. Int Arch Allergy Immunol 2012;157:81–8.
15. Trocme SD, Sra KK. Spectrum of ocular allergy. Curr Opin Allergy Clin Immunol 2002;2:423–7.
16. Mantelli F, Lambiase A, Bonini S. A simple and rapid diagnostic algorithm for the detection of ocular allergic diseases. Curr Opin Allergy Clin Immunol 2009;9:471–6.
17. Bielory BP, O'Brien TP, Bielory L. Management of seasonal allergic conjunctivitis: guide to therapy. Acta Ophthalmol 2012;90:399–407.

18. Wiszniewska M, Pas-Wyroslak A, Palczynski C, et al. Eosinophilia in conjunctival tear fluid among patients with pollen allergy. Ann Allergy Asthma Immunol 2011;107:281–2.
19. Nivenius E, Van der Ploeg I, Gafvelin G, et al. Conjunctival provocation with airborne allergen in patients with atopic keratoconjunctivitis. Clin Exp Allergy 2012;42:58–65.
20. Mourao EM, Rosario NA. Adverse reactions to the allergen conjunctival provocation test. Ann Allergy Asthma Immunol 2011;107:373–4.
21. Radcliffe MJ, Lewith GT, Prescott P, et al. Do skin prick and conjunctival provocation tests predict symptom severity in seasonal allergic rhinoconjunctivitis? Clin Exp Allergy 2006;36:1488–93.
22. Leonardi A, Fregona IA, Gismondi M, et al. Correlation between conjunctival provocation test (CPT) and systemic allergometric tests in allergic conjunctivitis. Eye (Lond) 1990;4(Pt 5):760–4.
23. Bielory L. Ocular allergy treatment. Immunol Allergy Clin North Am 2008;28:189–224, vii.
24. Dockhorn RJ, Duckett TG. Comparison of Naphcon-A and its components (naphazoline and pheniramine) in a provocative model of allergic conjunctivitis. Curr Eye Res 1994;13:319–24.
25. Duzman E, Warman A, Warman R. Efficacy and safety of topical oxymetazoline in treating allergic and environmental conjunctivitis. Ann Ophthalmol 1986;18:28–31.
26. Canonica GW, Ciprandi G, Petzold U, et al. Topical azelastine in perennial allergic conjunctivitis. Curr Med Res Opin 2003;19:321–9.
27. Borazan M, Karalezli A, Akova YA, et al. Efficacy of olopatadine HCI 0.1%, ketotifen fumarate 0.025%, epinastine HCl 0.05%, emedastine 0.05% and fluorometholone acetate 0.1% ophthalmic solutions for seasonal allergic conjunctivitis: a placebo-controlled environmental trial. Acta Ophthalmol 2009;87:549–54.
28. Pradhan S, Abhishek K, Mah F. Epinastine: topical ophthalmic second generation antihistamine without significant systemic side effects. Expert Opin Drug Metab Toxicol 2009;5:1135–40.
29. Takamura E, Nomura K, Fujishima H, et al. Efficacy of levocabastine hydrochloride ophthalmic suspension in the conjunctival allergen challenge test in Japanese subjects with seasonal allergic conjunctivitis. Allergol Int 2006;55:157–65.
30. Torkildsen GL, Ousler GW 3rd, Gomes P. Ocular comfort and drying effects of three topical antihistamine/mast cell stabilizers in adults with allergic conjunctivitis: a randomized, double-masked crossover study. Clin Ther 2008;30:1264–71.
31. Bohets H, McGowan C, Mannens G, et al. Clinical pharmacology of alcaftadine, a novel antihistamine for the prevention of allergic conjunctivitis. J Ocul Pharmacol Ther 2011;27:187–95.
32. Lambiase A, Micera A, Bonini S. Multiple action agents and the eye: do they really stabilize mast cells? Curr Opin Allergy Clin Immunol 2009;9:454–65.
33. James IG, Campbell LM, Harrison JM, et al. Comparison of the efficacy and tolerability of topically administered azelastine, sodium cromoglycate and placebo in the treatment of seasonal allergic conjunctivitis and rhino-conjunctivitis. Curr Med Res Opin 2003;19:313–20.
34. Das D, Khan M, Gul A, et al. Safety and efficacy of lodoxamide in vernal keratoconjunctivitis. J Pak Med Assoc 2011;61:239–41.
35. Williams JI, Kennedy KS, Gow JA, et al. Bepotastine Besilate Ophthalmic Solutions Study Group. Prolonged effectiveness of bepotastine besilate ophthalmic solution for the treatment of ocular symptoms of allergic conjunctivitis. J Ocul Pharmacol Ther 2011;27:385–93.
36. Shimura M, Yasuda K, Miyazawa A, et al. Pre-seasonal treatment with topical olopatadine suppresses the clinical symptoms of seasonal allergic conjunctivitis. Am J Ophthalmol 2011;151:697–702, e2.
37. Alexander M, Patel P, Allegro S, et al. Supplementation of fexofenadine therapy with nedocromil sodium 2% ophthalmic solution to treat ocular symptoms of seasonal allergic conjunctivitis. Clin Experiment Ophthalmol 2003;31:206–12.
38. Torkildsen GL, Abelson MB, Gomes PJ. Bioequivalence of two formulations of ketotifen fumarate ophthalmic solution: a single-center, randomized, double-masked conjunctival allergen challenge investigation in allergic conjunctivitis. Clin Ther 2008;30:1272–82.
39. Swamy BN, Chilov M, McClellan K, et al. Topical non-steroidal anti-inflammatory drugs in allergic conjunctivitis: meta-analysis of randomized trial data. Ophthalmic Epidemiol 2007;14:311–9.
40. Yaylali V, Demirlenk I, Tatlipinar S, et al. Comparative study of 0.1% olopatadine hydrochloride and 0.5% ketorolac tromethamine in the treatment of seasonal allergic conjunctivitis. Acta Ophthalmol Scand 2003;81:378–82.
41. Schechter BA. Ketorolac tromethamine 0.4% as a treatment for allergic conjunctivitis. Expert Opin Drug Metab Toxicol 2008;4:507–11.
42. Bielory BP, Perez VL, Bielory L. Treatment of seasonal allergic conjunctivitis with ophthalmic corticosteroids: in search of the perfect ocular corticosteroids in the treatment of allergic conjunctivitis. Curr Opin Allergy Clin Immunol 2010;10:469–77.
43. Ilyas H, Slonim CB, Braswell GR, et al. Long-term safety of loteprednol etabonate 0.2% in the treatment of seasonal and perennial allergic conjunctivitis. Eye Contact Lens 2004;30:10–3.
44. Bielory L. Ocular symptom reduction in patients with seasonal allergic rhinitis treated with the intranasal corticosteroid mometasone furoate. Ann Allergy Asthma Immunol 2008;100:272–9.
45. LaForce CF, Dockhorn RJ, Findlay SR, et al. Fluticasone propionate: an effective alternative treatment for seasonal allergic rhinitis in adults and adolescents. J Fam Pract 1994;38:145–52.
46. Utine CA, Stern M, Akpek EK. Clinical review: topical ophthalmic use of cyclosporine A. Ocul Immunol Inflamm 2010;18:352–61.
47. Garcia DP, Alperte JI, Cristóbal JA, et al. Topical tacrolimus ointment for treatment of intractable atopic keratoconjunctivitis: a case report and review of the literature. Cornea 2011;30:462–5.
48. Moote W, Kim H. Allergen-specific immunotherapy. Allergy Asthma Clin Immunol 2011;7(Suppl. 1):S5.
49. Mishra GP, Tamboli V, Jwala J, et al. Recent patents and emerging therapeutics in the treatment of allergic conjunctivitis. Recent Pat Inflamm Allergy Drug Discov 2011;5:26–36.

第十四章 春季角结膜炎

KENNETH C. MATHYS and W. BARRY LEE

春季卡他性角结膜炎

春季角结膜炎（VKC）是一种主要影响结膜和角膜的过敏性眼表疾病，以眼表慢性炎症为特点。VKC的慢性特点可以导致眼表的损伤，以及多种潜在的并发症，可永久性影响视力。"春天"这个名字本身暗示着"春天"和"年轻"，反映了VKC的两个一般特性。尽管成人会偶患该病，发病的群体仍以儿童为主。另外，疾病病程常随季节变化，在温暖的月份（典型季节是春季）发生并且最为严重，但一些病人呈现慢性病程并且全年发病[1]。男性比女性易患，但有一个病例序列报告中的女性患者占多数[2]。VKC的诊断以基于症状和体征的临床诊断为主。典型的体征症状包括结膜充血，睑结膜乳头，角膜缘乳头和拉丝状黏稠分泌物。VKC的症状是瘙痒，畏光和流泪。如果角膜受累，还会有眼痛。在不同地理区域内，VKC有不同频率的发病率，但在气候温暖的地方，发病率更高。VKC被眼科界认识描述已有150年历史。该病在不同文献引用中，有很多不同的名字，包括春季卡他，春季水疱，角膜周围肥大和疣状结膜炎，但现如今，春季角膜炎的命名几乎已在世界范围内被接受[3]。

VKC准确的病因和发病机制仍不清楚。近年来很多临床和实验室的研究都试图解决这些问题。尽管已知VKC是一个IgE和Th_2介导的免疫反应，但很明显，简单的认为这是一个I型变态反应并不足以解释VKC涉及的复杂的免疫过程[4~6]。

VKC可能影响上睑结膜，球结膜，或两者同时受累，患者表现为两种类型：睑结膜春季卡他和角膜缘春季卡他。下睑结膜通常少受累及。睑结膜型VKC，上睑结膜是病原体附着的主要区域，这使得睑结膜春季卡他常出现上睑下垂。上睑出现不同大小的乳头（图14-1）。随着病程进展，乳头融合成较大的病变，形成"鹅卵石"或"铺路石"样乳头（图14-2）。乳头之间可见深沟。这些大的乳头可能对角膜造成机械性损伤。

分泌物常黏稠呈拉丝状，颜色为特征性的污浊白色或奶油色。显微镜下检查分泌物可见大量的嗜酸性粒细胞，单核细胞和多形多核细胞等炎症细胞[1]。VKC无结膜瘢痕形成。

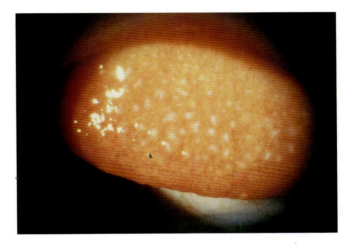

图14-1　裂隙灯照相显示上睑结膜弥漫性乳头反应

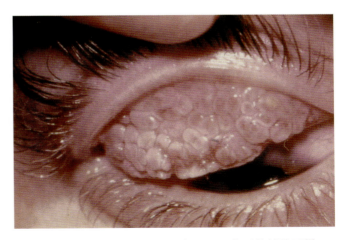

图14-2　上睑结膜的巨大乳头。VKC典型的铺路石样外观

角膜缘型VKC，可见角膜缘增宽浑浊。使角膜缘呈现增厚，半透明的外观。这些症状常首先见于上方角膜缘，但可360度扩散。分散的黄色或灰色的小结

节可在增厚的角膜缘出现。在严重的病例中,这些小结节可相互融合。肥大的角膜缘可出现名为Horner-Trantas的白色的点状的病灶(图14-3)。

两种类型的VKC均可影响角膜,典型的早期表现是浅表的点状角膜炎症,即Tobgy角膜炎[1]。随后可进展为多个分散的,不规则的暗灰色的上皮变性,可被荧光素和孟加拉红染色。这些病变物可融合成角膜糜烂或溃疡,即春季盾形溃疡(图14-4)。溃疡不活跃,形状为椭圆形,常在角膜上方出现。溃疡常较浅,边缘为白色。前弹力膜的灰色浑浊可能最终硬化成溃疡基底部的灰色斑块。通常需要清除斑块来加速溃疡的愈合。溃疡愈合以后,常可见角膜新生血管和瘢痕[1,7]。盾形溃疡另一个潜在的并发症是病原微生物的繁殖继发细菌或真菌感染[8]。

VKC的另一个角膜表现是假性老年环,与节段性老年弓或老年环类似,这在很多角膜缘型的VKC患者中可见。这种病损通常在角膜缘前方几毫米的中周部角膜出现,呈弧形外观。可能单灶也可能多发(图14-5)。假性老年环是一个重要的临床发现因为这可能是先前有过敏性眼部疾病唯一的临床证据[9]。

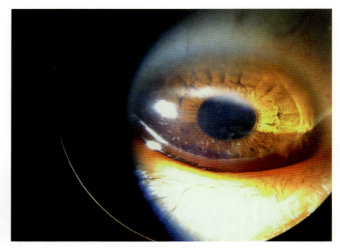

图14-5 裂隙灯照相显示上方外周部角膜的假性老年环

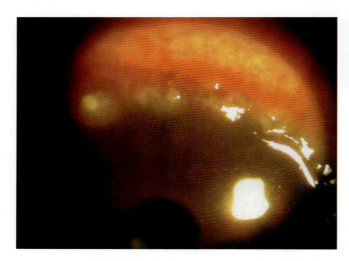

图14-3 裂隙灯照相显示Horner-Trantas,为春季角结膜炎角膜缘典型特征性改变

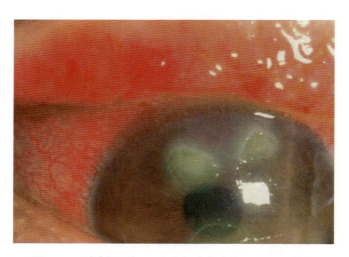

图14-4 裂隙灯照相显示两个盾形溃疡以及上睑结膜充血和乳头样改变

人口学统计

春季角结膜炎的发病人群以儿童和青少年为主。在意大利中部VKC相对高发的地方,做过两个大型的病例研究,报道了诊断时的平均年龄在(6.8±5)到(11±5)岁之间[10,11]。首诊时的新诊断的患者只有4%年龄超过20岁[10]。男性患者多于女性。许多案例系列报道男女发病比例大概为3∶1[10,11]。有趣的是,这种男性更易感的状况似乎只出现在儿童和青少年。大于20岁的VKC病人中,男女比例为1∶1[11]。VKC的病人上皮和上皮下表达雌激素和孕激素受体,而在正常人中并无表达。这些激素受体在VKC中的作用尚不清楚[12]。

患病率

春季角结膜炎的患病率随地域而改变。在气候温暖的地方最为流行。在温度随季节改变的地域,VKC常以复发的模式出现,即表现为春季夏季发作,寒冷的冬天缓解。在全年炎热的地方,VKC可常年发病。但这并不是绝对的,复发性或常年发病的VKC可出现在任何地域。在整个西欧,VKC的患病率大概为 3.2/10 000。在较温暖的意大利患病率较高（27.8/10 000），而在较寒冷的挪威患病率较低（1.9/10 000）[13]。

伴随疾病

由于 VKC 是一种过敏性疾病，所以其他过敏性疾病可伴随出现。VKC 的患者中有 48% 具有过敏性疾病的家族史[11]。在 VKC 病人中，15%～64% 有哮喘，30%～49% 有过敏性鼻炎，16%～24% 有湿疹[10,11]。并非所有的 VKC 病人都有伴随疾病。在 59% 的病人中 VKC 是唯一表现[11]。常规过敏原的皮肤过敏针刺试验在 44%～58% 的 VKC 的患者中呈阳性。特异性血清 IgE 在 57% 的 VKC 患者中呈阳性[10]，与正常对照相比明显升高。除了过敏性疾病以外，圆锥角膜是 VKC 最为相关的疾病。VKC 病人中圆锥角膜的发病率为 2%～9%。在一个 VKC 患者的大型队列研究中，27% 的患者根据角膜地形图检查被确诊为圆锥角膜[14]。VKC 患者由于慢性的眼痒而揉眼，可以作为在该研究中高圆锥角膜率高的解释[15]。激素应用导致的医源性白内障以及激素导致的青光眼等并发症都已被报道。细菌性角膜炎和盾形溃疡在 10% VKC 患者中可见，而且通常见于最为严重的病例。真菌性角膜炎少见，但在 VKC 患者中也有报道[16]。

遗传学

至今为止，没有一种特定的基因表型与春季角结膜炎明确相关。目前很多研究都正在研究这个问题。VKC 病人上皮和上皮下嗜酸性粒细胞的出现，炎症因子表达的增多，以及包括 CD4 淋巴细胞等其他细胞因子的增多，均表明 VKC 可能与染色体 5q 上的细胞因子上调的基因有关。这些基因调节白介素-3,-4,-5 的产生，粒细胞/巨噬细胞集落刺激因子（GM-CSF），Th_2 细胞，肥大细胞，嗜酸性粒细胞和 IgE 的产生，这些都与 VKC 的病理相关[17]。

临床特点

春季角结膜炎最典型最常见的临床表现是眼痒，眼红，畏光和流泪：这些症状可在超过 90% 以上的 VKC 患者中见到[11]。眼睑受累最常见，44%～83% 的患者可见上睑乳头。8%～11% 的患者可见角膜缘乳头，9%～46% 的患者两者均可见。16% 的患者可见巨大鹅卵石样乳头[10,11,14]。98% 为双侧发病。[11]其他常见的症状包括 15% 的患者出现 Horner-Trantas 点，53% 病人有黏性液分泌物。VKC 的治疗取决于症状的严重程度。患者对治疗的反应也各不相同。在一项随访超过 3 年的病例研究中，27% 的病人完全缓解，35.4% 的病人有所改善但保持轻到中度的症状，32% 的病人对治疗没有症状和体征上的反应。更严重的病情恶化，如视力丧失，是非常罕见的，仅出现在溃疡性角膜炎的患者。由于角膜瘢痕和新生血管形成，6% 的患者有两行或两行以上矫正视力的下降[11]。临床评分系统形可以对临床表现及严重程度进行标准化分级（表 14-1）。

表 14-1 春季角结膜炎临床分级

VKC 分级	症状	结膜充血	结膜分泌物	乳头反应	Trantas 小点	角膜受累
0 级静止	无	无/轻度	无	轻到中度	无	无
1 级轻度	轻度,偶尔	轻度	无/轻度	轻到中度	无	无
2A 级中度	中度,间歇	轻度	轻度	轻到重度	无	无
2B 级中度	中度,持续	轻到中度	轻到中度	轻到重度	无	浅表点状角膜炎
3 级重度	中到重度,持续	中到重度	重度	严重充血和水肿	少许	浅表点状角膜炎
4 级极重	重度,持续	中到重度	重度	严重充血和水肿	较多	角膜糜烂或溃疡
5 级演化	无或轻度	无或轻度	无	纤维化和瘢痕	无	无

病理生理学

很多免疫组化和分子生物学研究已经表明有多种细胞信号通路参与了春季角结膜炎的过敏反应。VKC调控和启动炎症细胞在结膜募集的机制十分复杂且尚未知晓。与其他过敏反应一样，VKC患者表现出1型超敏反应。在急性过敏反应中，抗原同肥大细胞和嗜碱性粒细胞上的IgE结合，刺激其脱颗粒释放细胞因子和组胺。与正常对照相比，VKC患者血清和泪液中IgE是升高的[18,19]。VKC患者泪液中组胺的浓度高于对照组。这可能是由于组胺酶对组胺灭活的减弱和碱性细胞与肥大细胞局部组胺产生的增加所致[20]。但是单独Ⅰ型超敏反应并不足以解释VKC的发病机制。百分之五十的患者对常规抗原皮肤针刺试验呈阴性反应[11]。另外，VKC患者的泪液样本和结膜活检表明尚有很多细胞因子和免疫细胞参与了这个过程[4]。图14-6为VKC过敏级联反应示意图。

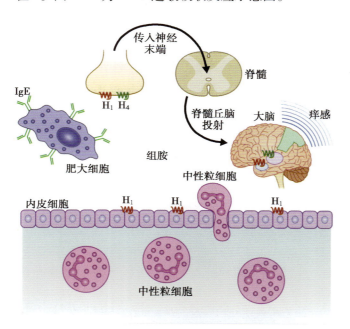

图14-6　示意图描述了引起VKC过敏级联反应的病生理过程。这张图显示了IgE，组胺和肥大细胞的局部反应和它们与局部组胺1（H_1）和组胺2（H_2）受体之间的反应，以及它们如何在组织与局部抗原发生反应后，制造由大脑产生的痒感信号

VKC患者的结膜中可见激活的辅助性T细胞，肥大细胞，嗜碱性粒细胞，嗜酸性粒细胞，巨噬细胞，浆细胞以及成纤维细胞。这些免疫细胞常常积聚形成无生发中心的小淋巴滤泡。VKC患者泪液中可见Th_2淋巴细胞及其细胞因子白介素3,4,5水平升高[21]。研究表明，VKC病理生理过程中，Th_2细胞扮演重要角色，而Th_1细胞及其细胞因子，白介素2，干扰素，肿瘤坏死因子β（TNF-β）在VKC患者中的水平并未升高[22]。因此，目前认为Th_2细胞在VKC患者的炎症反应介导上有重要作用。

在炎症反应中趋化因子在白细胞的募集和趋化过程中发挥作用。趋化因子与G蛋白受体偶联，通过第二信使作用改变细胞行为。单核细胞趋化因子（MCP）上调，T细胞表达并分泌（RANTES），巨细胞抑制蛋白（MIP），均可能在VKC过敏反应中发挥重要作用[23]。

肥大细胞释放的蛋白酶，胰酶，肽酶等在VKC患者的泪液中均升高[24]。基质金属蛋白酶（MMPs）是一种可以促进炎症反应并降解细胞外基质的胞外酶。MMP-1，-3，-9和-13在VKC病人结膜活检时均有较高浓度[25]。与对照组相比，转化生长因子（TGF）β1，β2和细胞内下游效应蛋白Sma-和Mad-相关蛋白（Smad）-2，-3在VKC患者的基质中均增加[26]。与对照组相比，神经生长因子（NGF）和由其调控的P物质在VKC患者血清中均升高[27]。对VKC患者结膜上皮和基质的胶原蛋白免疫组化研究可见Ⅰ型和Ⅲ型胶原增多，以及由Ⅳ型胶原为主的基底膜增厚[28,29]。

角膜共聚焦显微镜已被用于观察VKC患者角膜形态学的改变。与正常对照组相比，VKC病人在前基质可见更多活化的角膜基质细胞和炎性细胞。同时，在角膜上皮表面可见上皮细胞增大，细胞反光性增强[30]。这些细胞介质的联合作用促进了炎症反应的发生，刺激成纤维细胞生长和增殖，使结膜和角膜基质胶原产生增多[31]。当疾病转为慢性时，这些改变将导致组织重塑与瘢痕形成。

鉴别诊断

春季角结膜炎的诊断是主要基于临床表现。如前所述，年轻男孩出现典型的慢性眼痒，眼红和畏光症状，发现上睑乳头，角膜缘乳头和黏稠的拉丝状分泌物都是典型的VKC特点。较轻的病例有时诊断比较困难。其他可能与之混淆的眼表疾病包括特应性角结膜炎，巨大乳头结膜炎，流行地区的沙眼等。如果需要，可行结膜细胞学检查，泪膜分析和结膜培养来明确诊断。

治疗

春季角结膜炎有不同的临床表现,从眼痒眼红到影响视力的角膜瘢痕。由于广泛的临床表现差异的存在,VKC 没有一种对所有患者都适用的治疗方案。另外,由于病情加重在 VKC 患者中较普遍,因此医生应密切观察并及时调整治疗方案。VKC 的治疗方案包括环境、药物、和手术治疗。

由于 VKC 是一种过敏性的结膜炎,所以大部分治疗方案都是基于阻断免疫应答的炎症反应。和其他过敏反应一样,避免接触已确认的过敏原可以改善症状。可以进行皮肤试验找到患者的特异性过敏原。对于在潮湿温暖气候中季节性发作的患者,搬迁到干燥凉爽的地方是有益的。但这些方法的可行性明显受到经济和地域的限制。眼睑的冷敷会给病人提供症状上的缓解,但并不能治疗疾病本身。没有防腐剂的人工泪液,可以在室温或冷藏条件下大量的使用,既可以润滑眼表,又清除眼表的过敏原和黏液。

VKC 的药物治疗也有很多选择。局部血管收缩剂,如萘甲唑啉和四氢唑啉能在药店购买,是很常用的。通过血管收缩作用可以暂时减轻结膜发红的症状,但是长期使用后反弹性充血限制了它的应用。抗过敏滴眼剂,如抗组胺药和肥大细胞稳定剂,是治疗轻度 VKC 眼痒,眼红和刺激等慢性症状的主要药物。肥大细胞释放的组胺,是 I 型过敏反应的重要炎症介质。左卡巴斯汀 0.05% 是一种选择性组胺受体(H_1)的阻断剂,已被证实治疗 VKC 眼表过敏症状有效[32,33]。大量实验证实肥大细胞稳定剂在 VKC 治疗中有效[34~37]。肥大细胞稳定剂,包括色甘酸钠 4%,奈多罗米钠 2%,洛度沙胺 0.1%,通过抑制肥大细胞脱颗粒,抑制包括肥大细胞释放的组胺在内的炎症介质的释放引起的级联反应。

一些新药结合了 H_1 受体阻断剂和肥大细胞稳定剂的联合作用。这些药物包括奥洛他定 0.2%,依匹斯汀 0.05%,酮替芬 0.025%,阿卡他定 0.25%,已作为治疗过敏性结膜炎和春季角结膜炎的药物进行了广泛的研究[38]。他们适合治疗轻度 VKC 的慢性症状,其副作用较少且方便使用,每日一次或每日两次使用。口服 H1 受体阻断剂同样也可控制症状。

另外,局部使用乙酰半胱氨酸也有治疗效果,可以减少 VKC 产生的黏稠分泌物。乙酰半胱氨酸打破二硫键,将黏液溶解,是疾病过程中有效的黏液溶解剂。将乙酰半胱氨酸溶于人工泪液制成 5% 或 10% 的溶液,每天使用四次。

无防腐剂的非甾体类抗感染药,酮咯酸 0.5% 和双氯芬酸 0.1% 可以有效治疗 VKC。百分之四十的患者在双氯芬酸治疗 120 天后临床症状改善[39]。酮咯酸 0.5% 在减轻 VKC 症状和体征方面比局部使用环孢素 0.5% 更加迅速[40]。

春季角结膜炎的急性发作常需使用更强的抗炎药物。局部皮质类固醇激素点眼,包括氟米龙 0.1%,氯替泼诺 0.5%,醋酸泼尼松 1% 和盐酸地塞米松 0.1% 是治疗 VKC 急性发作的主要方案。氟米龙 0.1% 已证实在治疗严重 VKC 中比奈多罗米更加有效[41]。由于长期使用可能出现并发症,局部皮质类固醇激素滴眼应在急性发作时给予脉冲量,而在症状控制后减量。长期使用局部激素点眼的并发症包括白内障,激素性青光眼,报道有 2% 的 VKC 患者出现这种情况[11]。另外,由于混悬液中颗粒物质和巨大乳头叠加产生的摩擦作用,VKC 患者使用溶液制剂(例如泼尼松龙磷酸钠)比悬混液制剂(醋酸泼尼松龙)更适合。当局部类固醇激素点眼无效或预期治疗周期较长,上睑注射地塞米松磷酸钠(2mg)或曲安奈德(20mg)有助于症状改善[42,43]。与皮质类固醇激素点眼相似,上睑皮质类固醇激素注射同样会引起眼内压升高,因此在治疗过程中,监测眼压很有必要。

环孢素 A 是中重度春季角结膜炎的另一个治疗选择。环孢素通过选择性抑制 T 淋巴细胞产生的白介素 2 发挥抗炎作用。多次的随机安慰剂对照实验显示环孢素 A 1%~2% 在减轻 VKC 患者的症状和体征,包括眼痒,流泪,畏光,结膜充血,Trantas 点和点状角膜炎等方面有效[44~47]。治疗效果通常在开始治疗后两周开始体现。除了点眼时有烧灼感外,环孢素在 4 个月连续使用过程中无明显副作用。在使用者血清中也并未检测到环孢素[47,48]。与地塞米松 0.1% 相比,环孢素 A 2% 使用一个月后在减轻 VKC 患者的症状和体征上与之相似[46]。症状在停药后常反复。对于发生激素副作用的中重度 VKC 患者,如高眼压,环孢素是另一个治疗的选择。环孢素 A 2% 没有商品销售,需要由药房制成。他克莫司眼膏(0.03%)通过抑制 T 细胞炎症反应,亦可发挥抗炎作用,有效治疗 VKC。

丝裂霉素-C（MMC）0.01%治疗重度春季角结膜炎的加重是非常有效的[49,50]。这是一种抗生素药物，但同时可以非选择性抑制细胞增殖。为避免药物毒性作用对眼表影响，MMC应短期用药，最多两周即应停药。最常见的副作用是点状角膜炎症。由于它不利于创伤愈合，MMC不宜用于角膜上皮缺损或盾形溃疡的病人。本书作者没有对此药物使用经验，无法提供局部使用MMC的注意事项。

由于并无普遍适用于一切春季角结膜炎的药物，新的治疗手段正在探索。静脉免疫球蛋白注射，局部*益生菌嗜酸乳杆菌点眼*，口服孟鲁司特钠，均在小型病例研究中证实有效[51~53]。这些和其他的新型治疗方法还需要进一步研究。

参考文献

1. Duke-Elder S. Vernal keratoconjunctivitis. In: Duke-Elder S, editor. System of ophthalmology, Vol. III, Diseases of the outer eye. London: Henry Kimpton; 1965. p. 476–93.
2. Tuft SJ, Dart JK, Kemeny M. Limbal vernal keratoconjunctivitis: Clinical characteristics and immunoglobulin E expression compared with palpebral vernal. Eye 1989;3:420–7.
3. Barney NP. Vernal and atopic keratoconjunctivitis. In: Krachmer JH, Mannis MJ, Holland EJ, editors. Cornea. 2nd ed. Philadelphia: Elsevier Mosby; 2005. p. 667–70.
4. Kumar S. Vernal keratoconjunctivitis: a major review. Acta Ophthalmol 2009;87:133–47.
5. Leonardi A, Secchi AG. Vernal keratoconjunctivitis. Int Ophthalmol Clin 2003;43:41–58.
6. Bonini S, Coassin M, Aronni S, et al. Vernal keratoconjunctivitis. Eye 2004;18:345–51.
7. Cameron JA. Shield ulcers and plaques of the cornea in vernal keratoconjunctivitis. Ophthalmology 1995;102:985–93.
8. Gedik S, Akova YA, Gür S. Secondary bacterial keratitis associated with shield ulcer caused by vernal conjunctivitis. Cornea 2006;25:974–6.
9. Jeng BH, Whitcher JP, Margolis TP. Pseudogerontoxon. Clin Exp Ophthalmol 2004;32:433–4.
10. Leonardi A, Busca F, Motterle L, et al. Case series of 406 vernal keratoconjunctivitis patients: a demographic and epidemiological study. Acta Ophthalmol Scand 2006;84:406–10.
11. Bonini S, Bonini S, Lambiase A, et al. Vernal keratoconjunctivitis revisited: a case series of 195 patients with long-term follow-up. Ophthalmology 2000;107:1157–63.
12. Bonini S, Lambiase A, Schiavone M, et al. Estrogen and progesterone receptors in vernal keratoconjunctivitis. Ophthalmology 1995;102:1374–9.
13. Bremond-Gignac D, Donadieu J, Leonardi A, et al. Prevalence of vernal keratoconjunctivitis: a rare disease? Br J Ophthalmol 2008;92:1097–102.
14. Totan Y, Hepşen IF, Cekiç O, et al. Incidence of keratoconus in subjects with vernal keratoconjunctivitis: a videokeratographic study. Ophthalmology 2001;108:824–7.
15. Cameron JA, Al-Rajhi AA, Badr IA. Corneal ectasia in vernal keratoconjunctivitis. Ophthalmology 1989;96:1615–23.
16. Sridhar MS, Gopinathan U, Rao GN. Fungal keratitis associated with vernal keratoconjunctivitis. Cornea 2003;22:80–1.
17. Bonini S, Bonini S, Lambiase A, et al. Vernal keratoconjunctivitis: a model of 5q cytokine gene cluster disease. Int Arch Allergy Immunol 1995;107:95–8.
18. Samra Z, Zavaro A, Barishak Y, et al. Vernal keratoconjunctivitis: the significance of immunoglobulin E levels in tears and serum. Int Arch Allergy Appl Immunol 1984;74:158–64.
19. Fujishima H, Saito I, Takeuchi T, et al. Immunological characteristics of patients with vernal keratoconjunctivitis. Jpn J Ophthalmol 2002;46:244–8.
20. Ableson MB, Leonardi AA, Smait LM, et al. Histaminease activity in patients with vernal keratoconjunctivitis. Ophthalmology 1995;102:1958–63.
21. Metz DP, Hingorani M, Calder VL, et al. T-cell cytokines in chronic allergic eye disease. J Allergy Clin Immunol 1997;100:817–24.
22. Leonardi A, Borghesan F, Faggian D, et al. Tear and serum soluable leukocyte activation markers in conjunctival allergic disease. Am J Ophthalmol 2000;129:151–8.
23. Abu El-Asarar AM, Struyf S, Van Damme J, et al. Role of chemokines in vernal keratoconjunctivitis. Int Ophthalmol Clin 2003;43:33–9.
24. Ebihara N, Funaki T, Takai S, et al. Tear chymase in vernal keratoconjunctivitis. Curr Eye Res 2004;28:417–20.
25. Leonardi A, Brun P, Di Stefano A, et al. Matrix metalloproteases in vernal keratoconjunctivitis, nasal polyps and allergic asthma. Clin Exp Allergy 2007;37:872–9.
26. Leonardi A, Di Stephano A, Motterle L, et al. Transforming growth factor-B/Smad signalling pathway and conjunctival remodeling in vernal keratoconjunctivitis. Clin Exp Allergy 2011;41:52–60.
27. Lambiase A, Bonini S, Micera A, et al. Increased plasma levels of substance P in vernal keratoconjunctivitis. Invest Ophthalmol Vis Sci 1997;38:2161–4.
28. Abu El-Asar AM, Geboes K, al-Kharashi SA, et al. An immunohistochemical study of collagens in trachoma and vernal keratoconjunctivitis. Eye 1998;12:1001–6.
29. Leonardi A, Abatangelo G, Cortivo R, et al. Collagen types I and III in giant papillae of vernal keratoconjunctivitis. Br J Ophthalmol 1995;79:482–5.
30. Leonardi A, Lazzarini D, Bortolotti M, et al. Corneal confocal microscopy in patients with vernal keratoconjunctivitis. Ophthalmology 2012;119:509–15.
31. Bonini S, Lambiase A, Sgrulletta R, et al. Allergic chronic inflammation of the ocular surface in vernal keratoconjunctivitis. Curr Opin Allergy Clin Immunol 2003;3:381–7.
32. Bonini S, Pierdomenico R. Levocabastine eye drops in vernal keratoconjunctivitis. Eur J Ophthalmol 1995;5:283–4.
33. Verin P, Allewaert R, Joyaux JC, et al. Comparison of lodoxamide 0.1% ophthalmic solution and levocabastine 0.05% ophthalmic suspension in vernal keratoconjunctivitis. Eur J Ophthalmol 2001;11:120–5.
34. Foster SC. Evaluation of topical cromolyn sodium in the treatment of vernal keratoconjunctivitis. Ophthalmology 1988;95:194–201.
35. Kazdan JJ, Crawford JS, Langer H, et al. Sodium cromoglycate (intal) in the treatment of vernal keratoconjunctivitis and allergic conjunctivitis. Can J Ophthalmol 1976;11:300–3.
36. Foster CS, Duncan J. Randomized clinical trial of topically administered cromolyn sodium for vernal keratoconjunctivitis. Am J Ophthalmol 1980;90:175–81.
37. Hennawi M. A double blind placebo controlled group comparative study of ophthalmic sodium cromoglycate and nedocromil sodium in the treatment of vernal keratoconjunctivitis. Br J Ophthalmol 1994;78:365–9.
38. Corum I, Yeniad B, Bilgin LK, et al. Efficiency of olopatadine hydrochloride 0.1% in the treatment of vernal keratoconjunctivitis and goblet cell density. J Ocul Pharmacol Ther 2005;21:400–5.
39. D'Angelo G, Lambiase A, Cortes M, et al. Preservative free diclofenac sodium 0.1% for vernal keratoconjunctivitis. Graefes Arch Clin Exp Ophthalmol 2003;241:192–5.
40. Kosrirukvongs P, Luengchaichawange C. Topical cyclosporine 0.5 per cent and preservative-free ketorolac tromethamine 0.5 per cent in vernal keratoconjunctivitis. J Med Assoc Thai 2004;87:190–7.
41. Tabbara KF, Al-Kharashi SA. Efficacy of nedocromil 2% versus fluorometholone 0.1%: a randomised, double masked trial comparing the effects on severe vernal keratoconjunctivitis. Br J Ophthalmol 1999;83:180–4.
42. Sani JS, Gupta A, Pandey SK, et al. Efficacy of supratarsal dexamethasone versus triamcinolone injection in recalcitrant vernal keratoconjunctivitis. Acta Ophthalmol Scand 1999;77:515–8.
43. Holsclaw DS, Whitcher JP, Wong IG, et al. Supratarsal injection of corticosteroid in the treatment of refractory vernal keratoconjunctivitis. Am J of Ophthalmol 1996;121:243–9.
44. Bleik JH, Tabbara KF. Topical cyclosporine in vernal keratoconjunctivitis. Ophthalmology 1991;98:1679–84.
45. Gupta V, Sahu PK. Topical cyclosporine A in the management of vernal keratoconjunctivitis. Eye 2001;15:39–41.
46. De Smedt S, Nkurikiye J, Fonteyne Y, et al. Topical cyclosporine in the treatment of vernal keratoconjunctivitis in Rwanda, Central Africa: a prospective, randomised, double-masked, controlled clinical trial. Br J Ophthalmol 2012;96:323–8. doi:10.1136/bjophthalmol-2011-300415.

47. Spadavecchia L, Fanelli P, Tesse R, et al. Efficacy of 1.25% and 1% topical cyclosporine in the treatment of severe vernal keratoconjunctivitis in childhood. Pediatr Allergy Immunol 2006;17:527–32.
48. Mendicute J, Aranzasti C, Eder F, et al. Topical cyclosporine A 2% in the treatment of vernal keratoconjunctivitis. Eye 1997;11:75–8.
49. Akpek EK, Hasiripi H, Christen WG, et al. A randomized trial of low-dose, topical mitomycin-C in the treatment of severe vernal keratoconjunctivitis. Ophthalmology 2000;107:263–9.
50. Jain AK, Sukhija J. Low dose mitomycin-C in severe vernal keratoconjunctivitis: a randomized prospective double blind study. Indian J Ophthalmol 2006;54:111–6.
51. Derriman L, Nguyen DQ, Ramanan AV, et al. Intravenous immunoglobulin (IVIg) in the management of severe refractory vernal keratoconjunctivitis. Br J Ophthalmol 2010;94:667–9.
52. Iovieno A, Lambiase A, Sacchetti M, et al. Preliminary evidence of the efficacy of probiotic eye-drop treatment in patients with vernal keratoconjunctivitis. Graefes Arch Clin Exp Ophthalmol 2008;246:435–41.
53. Lambiase A, Bonini S, Rasi G, et al. Montelukast, a leukotriene receptor antagonist, in vernal keratoconjunctivitis associated with asthma. Arch Ophthalmol 2003;121:615–20.

第十五章 特应性角结膜炎

PRITI BATTA and ELMER Y. TU

导言

在过敏性眼部疾病谱中，特应性角结膜炎（atopic keratoconjunctivitis，AKC）、常年性过敏性结膜炎（perennial allergic conjunctivitis，PAC）（第十三章）、春季角结膜炎（vernal keratoconjunctivitis，VKC）（第十四章）和一定程度上的巨乳头性结膜炎（giant papillary conjunctivitis，GPC）（第十六章）一起，被列为慢性过敏性结膜炎（chronic allergic conjunctivitis，CAC）的同一种类型，与更温和、起病更急的季节性过敏性结膜炎（seasonal allergic conjunctivitis，SAC）（CH 13）一样，显著特点是IgE介导的Ⅰ型过敏性反应，表现为乳头状结膜炎，普遍的早期症状是痒。然而，多数的慢性AKC和春季角结膜炎一样，有别于季节性、常年性过敏性结膜炎，因为存在其他复杂的免疫学机制，包括T细胞介导的Ⅳ型超敏反应；以及各种其他炎性细胞和细胞因子。由于炎症的严重性和持续性会导致CACs角膜受累以及角膜混浊的可能性明显增加。因此，在这些慢性疾病中，AKC视力损害的发生率最高。

定义及相关的危险因素

1952年Hogan首次描述了特应性角结膜炎（AKC），报道了5例特应性湿疹合并双眼角结膜炎的患者[1]，他意识到皮肤和眼部病变的相关性，并命名为"特应性角结膜炎"。值得注意的是他的患者表现为慢性结膜充血、增厚，角膜上皮病变，以及迟发的角膜瘢痕、新生血管。根据他的观察，概括出几条诊断标准：存在或曾经有过湿疹性皮炎；有特应性疾病的家族史，如过敏相关疾病（哮喘、枯草热），嗜酸性粒细胞增多症；与皮炎发作相关的特征性的角结膜炎。

研究AKC发病率的研究极少。然而，特应性皮炎（atopic dermatitis，AD），最常见的与外眼相关的疾病，约影响5%至20%的人群，是最常见的慢性炎症性皮肤病。AD在儿童中的发病率最大，25%至42%的AD患者有眼部表现[2,3]。AKC可以在相关皮炎或其他特应性疾病发作后的任何时间发生，但是与这些疾病的发作并不是一一相关的[4]。AKC眼部体征常常在20至30岁首次发作，一些患者可能或早或晚发生。可见的显著并发症最常发生在40至50岁间，男性多于女性。这种疾病持续数年，常常需要终身治疗。研究表明，发病早的AKC，例如儿童，发生泪膜异常的风险大，眼表损伤更大[5]。一个关于CAC的调查研究表明AKC和VKC的发生率是相同的（39%），而PAC是13%[6]。但是，由于AKC的发病时间长及并发症多使得数据在这一人群中倾斜，导致AKC发病率估计偏高。

正如Hogan所述，AKC和湿疹性皮炎的强烈相关性怎么强调也不过分，至少有95%的AKC患者存在这种慢性皮肤病的病史[7]。其他与AKC相关的疾病包括哮喘和过敏性鼻炎，每一种在AKC患者的发生率是65%至87%[8]。虽然少数病例报告报道AKC无其他特应性疾病，但是后来调查通常会发现一些全身特应性疾病。患者常有特应性疾病的家族史。最近，Guglielmetti等人提出对Hogan的定义进行修改，包括以下临床特点：合并任何特应性疾病（如特应性皮炎，眼周湿疹，哮喘），可发生在特应性疾病的任何时间点，其严重程度独立，并且在疾病发展过程的某些时段出现角膜侵害病变[4]。

临床表现

AKC的首发症状包括非特异性流泪和刺激症状。与其他过敏性眼病非常相似，慢性瘙痒、眼红通常是突出的特点。患者会有呈线样的黏液样分泌物，有时导致晨起眼睑粘连。患者少有疼痛，但常有不适及畏光。最初，由于泪膜及眼表问题视物模糊常呈间歇性，但是如果后续角膜发生瘢痕、视物模糊呈持续性。与SAC和PAC不同，AKC的症状常为全年发病，尽管相当多

第十五章 特应性角结膜炎

的患者可能是季节性发作。

眼睑

眼周皮肤及眼睑呈与湿疹一致的鳞屑性皮炎（图15-1），也可表现为眶周色素沉着，这可能会减轻炎症反应。在长期的AKC，偶尔可见de Hertoghe征或者外侧眉毛缺失，可能与长期眼部摩擦相关。也可导致上下睑近内眦部纵形皮纹，睑缘增厚、水肿、充血，眼睑水肿可导致Bennie-Morgan线，即下睑单行或双行的皮褶。眼睑皮肤经常会出现裂纹，慢性的流泪可能导致外眦部溃疡（图15-2）。慢性的眼睑水肿和炎症可导致眼睑位置不正常（通常为眼睑外翻）、上睑下垂、眼睑闭合不全和睫毛脱落。慢性水肿可导致永久性眼睑肿胀，是特应性眼病长期发作的标志。有时还可以观察到睑缘角化伴发睑板腺炎和睑板腺阻塞。

结膜

睑结膜乳头肥大，下睑更为明显，与VKC一样可能会有巨乳头（图15-3）。结膜弥漫性片状浸润可能导致苍白水肿、血管遮蔽（图15-4）。有可能会发生结膜瘢痕，常常为网状或分隔状（图15-5）。严重病例可能会发生上皮下纤维化，导致睑球粘连、下穹窿缩窄及瘢痕性睑外翻。球结膜典型的表现是弥漫性水肿和充血。角膜缘可出现浸润、水肿和胶样增生，有时可融合成巨乳头。与VKC类似，有时可以看到Trantas点、坏死的上皮细胞和嗜酸细胞组成的微小白色病变（图15-6）。

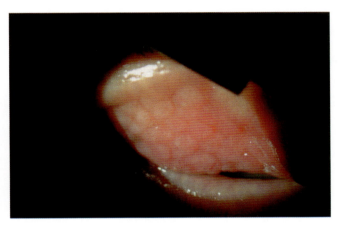

图15-3 上睑结膜巨乳头。这位患者近期接受了上睑内糖皮质激素注射治疗过敏症状，可以看到乳头扁平化

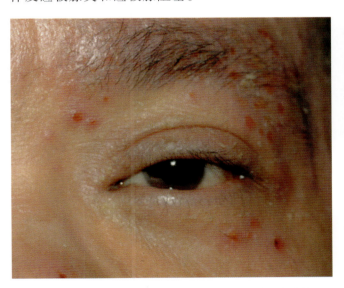

图15-1 特应性湿疹。可以看到剥脱性皮炎、皮肤擦伤，眉毛内侧皮肤增厚，红斑

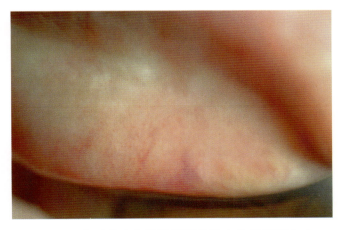

图15-4 由于炎症弥漫性浸润导致上睑结膜苍白水肿。可以看到血管隐蔽

角膜

由于AKC后期出现角膜知觉减退导致，角膜病变的症状反而减轻，包括瘙痒感。点状角膜上皮病变是最常见的角膜病变，也可能发生丝状角膜

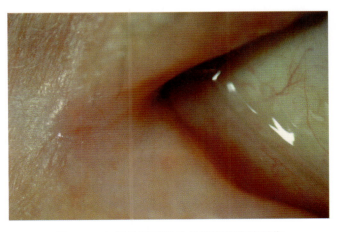

图15-2 与慢性流泪相关的外眦部皮肤裂伤

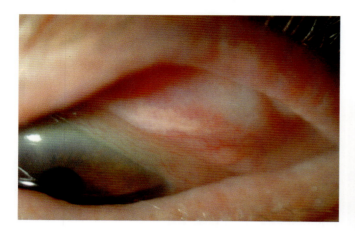

图 15-5　上睑结膜网状瘢痕。可以看到球结膜水肿并覆盖于上方角膜

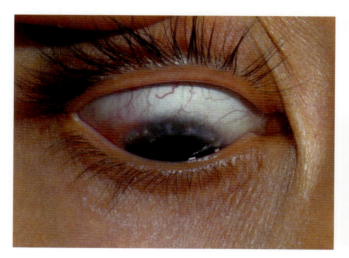

图 15-6　上方角膜 Trantas 点和血管翳

段性老年环，这些部位由于角膜缘血管通透性异常而形成脂质沉积，这也可能是一个安静眼曾经发生特应性疾病的唯一证据[9]。

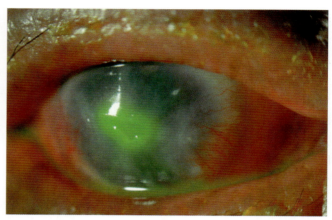

图 15-7　持续性上皮缺损。可以看到弥漫性角膜瘢痕和广泛的角膜新生血管

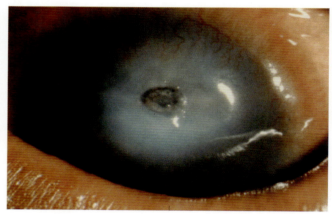

图 15-8　曾有盾形溃疡的患者中央角膜瘢痕

炎，有时会有很厚的黏液丝，这可能是由于杯状细胞异常和黏蛋白分泌缺乏导致泪膜不稳定引起，这在 AKC 中也起重要作用。在干涩和红肿的眼表状态下经常发生持续性角膜上皮缺损，最终可能形成大溃疡（图 15-7）。这些将是特应性疾病患者面临的特殊问题，可能进展成细菌性角膜溃疡。有时会出现特应性盾形溃疡也叫"春季斑"，这些黏液斑组织学包含上皮碎屑、嗜酸性粒细胞和炎性细胞，可能是由于巨乳头机械刺激联合毒性上皮改变继发的炎症而形成。这些斑的持续存在最终可能导致基质变薄和穿孔（图 15-8）。慢性的炎症刺激和睑缘瘢痕机械性损害最终可能导致部分或全周角膜缘干细胞缺失（图 15-9）。慢性炎症加上感染可能导致角膜瘢痕、新生血管和脂质沉积。严重的血管翳也时有发生，常常累及上 1/3 角膜。视力下降取决于视轴遮蔽、不规则散光，和（或）眼表损害。假性老年环也可发生在角膜周边，类似一个短的、节

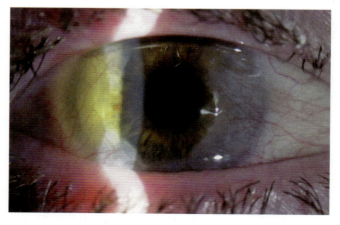

图 15-9　与特应性角结膜炎相关的环形血管翳形成和角膜缘干细胞缺失

其他并发症

眼睑炎症在 AKC 中常见，往往与金黄色葡萄球菌性睑缘炎有关。事实上，有特应性皮炎的患者中有较高的细菌皮肤定植率，特别是葡萄球菌属。由于眼表不稳定、眼睑细菌定植和固有免疫的缺陷，使得 AKC 患者的角膜重复感染概率很高[10]。AKC 另一个众所周知的并发症是双侧的单纯疱疹病毒性角膜炎，可能与特应性疾病患者的免疫防御系统异常有关（图 15-10）。疱疹病毒性角膜上皮缺损容易复发，尤其是为了控制特应性疾病局部或全身应用免疫抑制剂时[11]。处理起来非常困难，因为 AKC 引起的上皮损伤和 HSV 角膜炎很难区分。

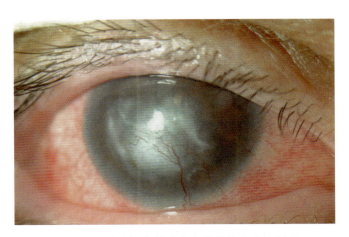

图 15-10　特应性角结膜炎患者单纯疱疹性瘢痕

在 AKC 病例中，经常出现进展迅速的白内障，典型表现是前囊下的混浊，通常为星状或者盾形外观，发病机制不详，虽然有些人提出高浓度的 IgE 可能与白内障的形成有关[12]。AKC 患者长期局部应用糖皮质激素也可导致后囊下型白内障。其他形式的白内障可能与糖皮质激素使用无关，尤其是患有严重全身过敏性疾病的患者。

有报道表明 AKC 患者圆锥角膜和透明角膜边缘变性发生率较高，很可能与长期揉眼有关（图 15-11）[3,13]。有趣的是 AKC 患者中视网膜脱离的发生率也稍高，这也可能与长期揉眼和玻璃体变性有关[14]。

基于对 20 位 AKC 患者长期随访（平均随访 7 年）报道了不同 AKC 临床特点的发生率[8]。

在这组病例中，所有患者均有湿疹，一半患者的家属有过敏性疾病，所有患者有结膜充血，65% 的患者有结膜乳头，约有一半的患者有结膜瘢痕，包括上皮下纤维化、穹隆缩窄和睑球黏连。所有患者都有浅点状角膜炎，70% 的患者有严重的角膜并发症，包括持续性角

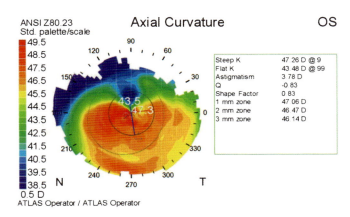

图 15-11　图 15-10 患者对侧眼角膜地形图显示圆锥角膜

膜上皮缺损（在一半患者中出现）、角膜溃疡、细菌性角膜炎。3 位患者有单纯疱疹性角膜炎，2 位是圆锥角膜，7 位患者（9 眼）需要穿透性角膜移植，部分是因为角膜穿孔。

免疫学和发病机制

所有眼部过敏性疾病的特征是超敏反应，定义为暴露于刺激源后正常免疫系统的过度反应。Ⅰ型超敏反应或 IgE 介导的速发型超敏反应，主要发生于 PAC 和 SAC，但也可发生于其他 CAC，包括 AKC。由于它的特性，SAC 中的刺激抗原更容易被确认，因为 SAC 是急性炎症反应，有暴露史、有季节性。AKC 患者血清 IgE 水平长期升高，如其他形式特应性疾病患者一样，但是 IgE 水平并不一定与疾病的严重程度相关。值得注意的是，AKC 患者血清中 IgE 水平高于过敏性结膜炎患者，可能反映患者处于过敏状态时间更长[15]。AKC 患者泪液样品中的 IgE 水平也升高，并且与血清 IgE 水平相关[15]。然而，AKC 患者眼表还涉及其他慢性炎症反应，Ⅳ型迟发型超敏反应，其过敏原不易被确定。

AKC 及相关疾病如过敏性皮炎可能存在遗传易感性和抗原致敏性。然而，AKC 有可能是一些异常基因的常见表征，也有可能是由于基因多态性及环境而导致的单一基因缺陷的表征。Tabbara 等表述在骨髓移植之后患者发生 VKC 和 AKC，这表明过敏性疾病的起源可能位于一种不正常的多功能骨髓干细胞[16]。此外，最近认为 Th2 细胞因子可能参与肥大细胞活化，已经发现在 AKC 的巨乳头中 IL-33 上调[17]。IL-33 是 ST2L 的配体，已经认为它的基因与特应性皮炎有关。最近更多的研究表明与上皮屏障功能缺陷有关而不是免疫功能缺陷。中间丝相关蛋白（Filaggrin）基因

（FLG）缺陷与特应性皮炎、哮喘、湿疹及鱼鳞病有很强的相关性，已经在多个特应性皮炎的家系中描述并确认。所述的中间丝相关蛋白不仅是上皮屏障功能中丰富而重要的组成部分，而且它的降解产物负责上皮的动态平衡，形成皮肤天然保湿因子（natural moisturizing factor, NMF）[18]。尽管与哮喘有关联，但是并未在支气管发现中间丝相关蛋白，这表明FLG突变导致屏障功能缺陷，使得过敏原有更早、更强的全身致敏性。类似的机制也可能与AKC有关，发现眼睑外部应用免疫抑制剂乳膏可以减少眼表的症状和体征。天然保湿因子的减少会导致角化上皮pH值的升高，这会促使金黄色葡萄球菌的定植，常常发生在特应性皮炎患者中，也有助于激活先天免疫。

组织学研究

然而，迄今为止，AKC多数是围绕炎症状态的上调通路进行研究，而不是具体到它的起源。相比之下，季节性和常年性结膜炎中肥大细胞首先受到牵连，与正常对照组相比，AKC患者结膜标本的组织学检查和免疫组化研究表明肥大细胞，嗜酸性粒细胞，T淋巴细胞和中性粒细胞数量增加[19~23]。病理发现，肥大细胞和嗜酸性粒细胞不仅在结膜上皮层中可以检测到，在结膜固有层的数量也明显增加。在固有层发现还有朗格汉斯细胞，巨噬细胞和B细胞[19]。实际上，局部肥大细胞稳定剂通常可以有效地控制过敏性结膜炎的体征和症状，但是它们不足以控制AKC。

T淋巴细胞

AKC中T淋巴细胞浸润在结膜上皮及固有层都可以发现。在所有过敏性眼病中T辅助（TH）细胞占主导地位。主要的T细胞亚型中，Th1细胞亚型参与细胞免疫，而Th2细胞亚型参与体液免疫反应，包括由IgE介导的并且极其有关的过敏性眼病。TH2细胞特征性地分泌几种白细胞介素（IL），包括IL-4，IL-5，IL-6和IL-13；值得注意的是，IL-4能刺激B细胞产生IgE，而IL-5参与募集嗜酸性粒细胞。

在AKC中，细胞因子参与募集和激活炎性细胞已被广泛研究，特别要注意的是T细胞的细胞因子。在大多数研究中，Th2细胞因子起主导作用，随着IL-4的水平增加，AKC患者结膜和泪液样本中均可以检测出IL-5，IL-6和IL-13[23~25]。泪液样本中IL-5的水平已经被作为AKC严重程度的标记，IL-4水平与变应性皮肤病发作相关[25]。在AKC患者外周血样品中观察到T细胞内的IL-4水平升高[23]。然而，其他研究表明，AKC中，优先上调Th1型细胞因子，如干扰素γ（IFN-γ）[20]。

嗜酸性粒细胞

激活嗜酸性粒细胞有助于募集更多的炎性细胞到眼表。它们释放的趋化因子，如IL-8可吸引中性粒细胞到结膜；AKC患者嗜酸性粒细胞释放的IL-8高度表达[26]。它们分泌的IL-4以及趋化因子RANTES和MCP-1，吸引Th2细胞[24]。在AKC中，嗜酸性粒细胞也是威胁视力的角膜并发症的主要参与者。随着脱颗粒，它们分泌白三烯促进过敏性炎症反应，还可以分泌有毒的蛋白质，主要包括碱性蛋白（MBP）和嗜酸性粒细胞阳离子蛋白（ECP）。MBP和ECP诱导损伤角膜上皮，引起浅层点状角膜病变以及角膜溃疡[27]。在体外，已观察到这些蛋白质降低角膜上皮细胞活力并造成形态改变[28]。AKC患者角膜病理研究显示盾形溃疡内有嗜酸性粒细胞和嗜酸性粒细胞的副产品；值得注意的是，溃疡周围"健康"的基质也是如此[29]。

结膜上皮细胞和成纤维细胞

除了传统的炎性细胞，AKC中还有其他类型细胞表达促炎性介质。近日，认为结膜上皮细胞和成纤维细胞具有激活作用。上皮细胞表面表达粘附分子和释放细胞因子增强嗜酸性粒细胞的积聚；值得注意的是，ICAM-1与嗜酸性粒细胞结合的表面粘附分子在AKC患者结膜上皮强烈表达[30]。Toll样受体3在结膜上皮也可以检测到并可能与嗜酸性粒细胞积聚有关[31]。结膜的成纤维细胞被Th细胞因子（如活化IL-4，TNF-α或IL-13）激活时，产生趋化因子-1和趋化因子-2。它们能够促使嗜酸性粒细胞局部堆积并增强嗜酸性粒细胞脱颗粒[32]。有趣的是，趋化因子也可以通过激活角膜细胞（角膜成纤维细胞）吸引嗜酸性粒细胞进入角膜并且导致具有上皮毒性的蛋白质颗粒脱出。结膜成纤维细胞可以持续表达IL-6，IL-8，MCP-1和RANTES，这些都能够加强结膜的炎性细胞积聚[24]。最近，有研究认为胸腺基质淋巴细胞生成素（TLSP）可使Th2细胞积聚并参与过敏性炎症反应，在结膜上皮细胞有表达[33]。

继发的结构改变

AKC患者中，广泛的炎症反应导致慢性眼表改变，有研究报道通过印迹细胞学发现有杯状细胞的丧失[34]，通过结膜活检也发现有杯状细胞的增生[8]。泪膜不稳定，也有报道指出泪膜破裂时间增加而泪液产生正常。杯状细胞生成的粘蛋白发生改变，基础泪液中黏蛋白MUC5AC减少和MUC1、2和4水平增加[35]，值得注意的是，MUC5AC的量在出现上皮病变或者盾形溃疡后显著减少。与无上皮病变的AKC患者相比，这些患者结膜中的嗜酸性粒细胞和中性粒细胞数量增加，这些细胞在角膜上皮损伤中起的作用一致[34]。AKC患者中，杯状细胞增生和粘蛋白产生很有可能影响炎性细胞因子在结膜内的表现。AKC患者角膜敏感度减弱，通过激光共聚焦显微镜发现这可能与角膜神经结构异常有关。AKC患者角膜神经变厚、偏转和分叉异常，并且迂曲[36]。也有报道AKC患者有鳞状上皮化生[34]。

与春季角结膜炎的鉴别

特应性角结膜炎（AKC）和VKC情况相似，无论表现还是发病机制。两者都是慢性的，具有潜在的致盲性，发生于过敏易感性的个体，Ⅰ型和Ⅳ型超敏反应均参与。在临床上，它们极为相似，结膜炎症、上皮缺损，盾形溃疡，角膜瘢痕是两者的主要特点。两者结膜均发生嗜酸性粒细胞和T淋巴细胞浸润。

将这两个病区分开是非常困难的，但是AKC患者视力预后更差。AKC患者发病年龄更大；VKC在儿童患者有典型表现，而AKC的发病高峰30至50岁之间。VKC通常是短暂暴发，而AKC可以迁延数年，常常持续到老，有时也可以自愈。但是，此时，由于结膜和角膜多年的炎症导致眼表瘢痕及眼睑瘢痕异常，视力和生活质量往往大打折扣。

另外眼睑和眶周皮肤受累是AKC和VKC另一个可以鉴别的特点，VKC对皮肤损害轻些。VKC对睑缘的影响不大，基本见不到瘢痕变化、穹隆缩窄和睑球粘连。每种疾病乳头状反应是不同的。AKC常表现为睑结膜小乳头。虽然AKC偶尔可以见到巨乳头，但是巨乳头是VKC明确的标志。此外，AKC主要涉及下睑，相反VKC更多在上睑出现乳头。尽管AKC患者可见更多的瘢痕和新生血管，但是两种疾病角膜的表现相似。两种疾病均有角膜缘胶样增生，但是trantas点更多出现在VKC。

虽然AKC和VKC在免疫病理方面非常相似，但是已经有些不同之处被报道。AKC患者IL-4泪液中的含量明显高于VKC；这可能反映AKC患者Th介导的全身炎症更重，相关的特应性皮炎，而不是眼睛局部的炎症反应[25]。一个研究AKC和VKC患者结膜来源的T细胞系细胞因子表达的研究认为AKC患者Th1行细胞因子表达更强烈，而VKC患者Th2细胞因子表达更显著[20]。然而，另一项研究发现，VKC患者泪液中Th1型细胞因子IFN-γ表达高于AKC患者的[24]。需要更多免疫病例相关的研究以更好地区分AKC和VKC。

治疗

因为AKC是慢性疾病，平衡治疗的有效性和风险有时是非常困难的。然而，疾病相关的并发症，如角膜瘢痕，角膜缘破坏，和眼睑结构改变，比起药物相关的并发症如激素性青光眼、白内障，更难治疗。全身和局部免疫抑制剂应用所得的益处必须与细菌或病毒感染风险进行平衡。治疗是以最安全的药物、最低的计量达到完全控制眼表炎症的目的。对于患者最好的方法是多学科治疗，而这些患者应由内科、变态反应科和皮肤科医师共同诊治，以确保能够完全控制眼、皮肤和全身的过敏症状。晚期AKC为了防止视力损害可能需要全身应用免疫抑制，而这需要一个内科医生介入确定治疗剂量和监测副作用。控制环境内的过敏原是风险小并可以有效控制症状的措施。从这方面讲，过敏原检测可能会有帮助，但抗原回避通常只是辅助治疗。

因为AKC涉及眼睑和眼表，保持眼睑基本卫生是必不可少的。眼睑擦洗应该是AKC患者日常治疗的一部分，这样可以控制睑缘炎和葡萄球菌性角膜炎的风险。抗生素眼膏也可涂抹睑缘。热敷可以提高睑板腺功能异常与睑缘炎症患者泪膜的稳定性。然而，如果有严重的瘙痒或者眼周特应性皮炎加重，冷敷可能更能缓解症状。润肤剂和温和的类固醇药膏适用于眼睑皮肤有助于控制眼周湿疹。0.03%他克莫司软膏（Tacrolimus）（普特彼），类固醇相关的免疫抑制剂，也被证实对眼睑特应性皮炎是有效的。

结膜炎症开始可以使用局部肥大细胞稳定剂和抗组胺剂治疗。肥大细胞稳定剂包括色甘酸钠（sodium cromoglycate），奈多罗米（nedocromil）和洛度沙胺（lodoxamide），它可以有效地治疗轻症 AKC 患者。选择性 H1-受体阻断抗组胺药，如卡巴斯汀（levocabastine）和依美斯汀（emedastine），单独应用疗效有限。复方制剂，诸如奥洛他定（olapatadine）和酮替芬（ketotifen）既有肥大细胞稳定剂又有抗组胺药物，对于过敏性眼病应用越来越多。虽然这些药物很少直接作用于 T 细胞介导的炎症反应，但是它们可以全面减少炎症介质，重要的是减少机械揉眼睛，进而减少圆锥角膜发生和 AKC 相关性白内障的可能性。

对于更严重的 AKC 患者通常需要局部应用皮质类固醇治疗。最初，可以使用 1% 醋酸泼尼松龙（prednisolone acetate）或 0.05% 醋丁二氟龙（difluprednate），当症状和体征改善后转为低浓度的类固醇，如氯替泼诺（loteprednol）或氟米龙（fluorometholone）。由于 AKC 炎症仅在眼表，应尽可能避免皮质类固醇眼内穿透性。然而，即使合理的应用这些药物，类固醇相关的副作用，如白内障和眼压升高常常是不可避免的。对于难治性病例，上睑板内注射糖皮质激素是有效的，但这种治疗方法因为它的副作用而受到限制。

最近，已有报道使用非激素的免疫抑制剂可以有效控制 AKC，如环孢素（cyclosporine），一种钙调磷酸酶抑制剂（calcineurin inhibitor），减少了 IL-2 细胞因子的产生，从而减少 Th 产物。AKC 患者上睑结膜活检组织免疫组化分析揭示在用 2% 局部用环孢素治疗后，Th 细胞、B 细胞和巨噬细胞的数量减少，证实局部用环孢霉素治疗有效[37]。一个随机、安慰剂对照试验发现，以玉米油为溶剂的 2% 局部用环孢霉素 A 可以有效治疗 AKC 的症状和体征[38]。然而，副作用包括剧烈刺痛和长期的视力模糊，这导致一些患者在研究中使用次数减少。近期另一项随机对照试验发现，局部应用 0.05% 环孢素（cyclosporine）也可以有效治疗 AKC，而且更容易耐受，副作用更少[39]。前面所提到的他克莫司，也是钙抑制剂，抑制 T 细胞产物的能力比环孢素更强。目前仅有滴眼剂一种剂型在日本使用，但也有一些报道他克莫司软膏可有效改善 AKC，可直接应用于眼部[40]，也可用于眼睑而蔓延至眼表。

对于难治性 AKC 有时会应用全身性免疫抑制；有效药物包括泼尼松（prednisone），环孢素（cyclosporine），他克莫司（tacrolimus），麦考酚酯（mycophenolate），和硫唑嘌呤（azathioprine）。发现低剂量全身应用他克莫司可有效地控制 AKC 的症状，报道只有轻微的副作用。

AKC 患者角膜上皮病变，糜烂和溃疡，首先治疗应按非过敏性患者那样治疗，尽管滴用免疫抑制是合适的治疗。浅层点状角膜病变应积极应用润滑剂，如不含防腐剂的人工眼泪和眼膏，这样可以增加患者的舒适度和避免非常难治疗的 frank 上皮缺损。如果确实发生了上皮糜烂，应加用局部抗生素预防细菌双重感染及感染性角膜炎的发生，这也是 AKC 患者角膜上皮缺损的并发症。对于新发生的上皮缺损，在应用广谱抗生素前应先进行培养。为了便于上皮缺损愈合，在必要的时候可以使用如下治疗措施，如绷带镜和眼睑缝合术。盾形溃疡，由于溃疡表面由上皮细胞和炎性碎片组成，往往对局部抗感染治疗效果不佳。有些人建议对于这样的患者进行清创术；有一篇报道描述三个病人经过这样治疗后所有患者数周内上皮完全愈合[41]。有时，可能很难将盾形溃疡和单疱性角膜炎区分开，但是对于 AKC 患者出现斑块样溃疡时一定要牢记可能是单疱性角膜炎。

尽管积极的治疗，对于严重病例角膜瘢痕及角膜穿孔可能发生，必要时可能需要进行穿透性角膜移植术。由于特应性炎症和眼表损害，AKC 患者穿透性角膜移植的效果往往不理想。一个含有九个 AKC 患者接受穿透性角膜移植的病例报告中，四位患者需要再一次移植。所有患者术前口服抗组胺药、局部应用肥大细胞稳定剂以及局部皮质类固醇治疗至少 5 天。术后，为了提高植片的存活率，两名患者局部应用 2% 环孢素，其他患者全身环孢素。作者指出，最终视力非常好，但如果想获得这样的结果需要积极的控制炎症和眼表疾病[42]。许多倡导在疾患进行角膜移植手术前几周应全身应用免疫抑制剂，例如泼尼松或环孢素，以便减少角膜排斥的风险。对于角膜上皮或基质不规则但 AKC 控制较好的患者，无需手术的情况下，巩膜接触镜可以提供较好的视力和增加患者的舒适度。对于角膜缘干细胞缺失的患者为了视觉的恢复可能需要进行眼表干细胞移植。

其他外科措施也可用于治疗 AKC。乳头状切除联合或不联合应用丝裂霉素 C（mitomycin-C）被认为是一种可以减少眼表炎症的方法。切除后临床症状明显改善,细胞学分析观察结膜炎症减轻[43]。对于晚期AKC患者,眼表及睑缘的广泛瘢痕可能需要进行眼睑手术,包括睑缘紧缩、眼睑位置翻转,以及对于严重结膜瘢痕患者可以进行睑球粘连分离和穹隆重建术。由于特应性及类固醇诱导的白内障,许多患者在一个相对年轻的年龄就需要进行白内障手术。如果出现激素性青光眼,部分患者可能需要进行青光眼滤过手术或者引流阀植入术。

结论

特应性角结膜炎的特征是慢性眼周湿疹、结膜炎、角膜上皮病变和溃疡,以及由于原发或继发细菌性或疱疹性角膜炎而最终引起威胁视力的角膜瘢痕。它类似于春季结膜炎,但又不同于VKC,它通常发作于成年并可持续几十年,因此发病率显著。患者几乎普遍有特应性皮炎。该病理生理学复杂,涉及肥大细胞,淋巴细胞,嗜酸性粒细胞,结膜上皮细胞。T辅助淋巴细胞及嗜酸性粒细胞活化发挥特别重要的作用。治疗起来常常很困难,并且需要多种治疗药物,包括局部肥大细胞稳定剂,糖皮质激素和类固醇免疫抑制,如局部应用环孢素。对于更加严重的病例,全身免疫抑制剂是必要的。为了视力和结构的恢复,有时需要考虑进行穿透性角膜移植术。然而,由于炎症及眼表疾病,效果往往不理想,而全身应用免疫抑制剂可以优化结果。

参考文献

1. Hogan MJ. Atopic keratoconjunctivitis. Trans Am Ophthalmol Soc 1952;50:265–81.
2. Garrity JA, Liesegang TJ. Ocular complications of atopic dermatitis. Can J Ophthalmol 1984;19:21–4.
3. Tuft SJ, Kemeny DM, Dart JK, et al. Clinical features of atopic keratoconjunctivitis. Ophthalmology 1991;98:150–8.
4. Guglielmetti S, Dart JK, Calder V. Atopic keratoconjunctivitis and atopic dermatitis. Curr Opin Allergy Clin Immunol 2010;10:478–85.
5. Onguchi T, Dogru M, Okada N, et al. The impact of the onset time of atopic keratoconjunctivitis on the tear function and ocular surface findings. Am J Ophthalmol 2006;141:569–71.
6. Marback PM, de Freitas D, Paranhos Junior A, et al. [Epidemiological and clinical features of allergic conjunctivitis in a reference center]. Arq Bras Oftalmol 2007;70:312–6.
7. Bielory B, Bielory L. Atopic dermatitis and keratoconjunctivitis. Immunol Allergy Clin North Am 2010;30:323–36.
8. Power WJ, Tugal-Tutkun I, Foster CS. Long-term follow-up of patients with atopic keratoconjunctivitis. Ophthalmology 1998;105:637–42.
9. Jeng BH, Whitcher JP, Margolis TP. Pseudogerontoxon. Clin Experiment Ophthalmol 2004;32:433–4.
10. Nakata K, Inoue Y, Harada J, et al. A high incidence of Staphylococcus aureus colonization in the external eyes of patients with atopic dermatitis. Ophthalmology 2000;107:2167–71.
11. Easty D, Entwistle C, Funk A, et al. Herpes simplex keratitis and keratoconus in the atopic patient. A clinical and immunological study. Trans Ophthalmol Soc UK 1975;95:267–76.
12. Uchio E, Miyakawa K, Ikezawa Z, et al. Systemic and local immunological features of atopic dermatitis patients with ocular complications. Br J Ophthalmol 1998;82:82–7.
13. Jain V, Nair AG, Jain-Mhatre K, et al. Pellucid marginal corneal disease in a case of atopic keratoconjunctivitis. Ocul Immunol Inflamm 2010;18:187–9.
14. Yoneda K, Okamoto H, Wada Y, et al. Atopic retinal detachment. Report of four cases and a review of the literature. Br J Dermatol 1995;133:586–91.
15. Inada N, Shoji J, Kato H, et al. Clinical evaluation of total IgE in tears of patients with allergic conjunctivitis disease using a novel application of the immunochromatography method. Allergol Int 2009;58:585–9.
16. Tabbara KF, Nassar A, Ahmed SO, et al. Acquisition of vernal and atopic keratoconjunctivitis after bone marrow transplantation. Am J Ophthalmol 2008;146:462–5.
17. Matsuda A, Okayama Y, Terai N, et al. The role of interleukin-33 in chronic allergic conjunctivitis. Invest Ophthalmol Vis Sci 2009;50:4646–52.
18. O'Regan GM, Irvine AD. The role of filaggrin loss-of-function mutations in atopic dermatitis. Curr Opin Allergy Clin Immunol 2008;8:406–10.
19. Foster CS, Rice BA, Dutt JE. Immunopathology of atopic keratoconjunctivitis. Ophthalmology 1991;98:1190–6.
20. Calder VL, Jolly G, Hingorani M, et al. Cytokine production and mRNA expression by conjunctival T-cell lines in chronic allergic eye disease. Clin Exp Allergy 1999;29:1214–22.
21. Metz DP, Bacon AS, Holgate S, et al. Phenotypic characterization of T cells infiltrating the conjunctiva in chronic allergic eye disease. J Allergy Clin Immunol 1996;98:686–96.
22. Trocme SD, Leiferman KM, George T, et al. Neutrophil and eosinophil participation in atopic and vernal keratoconjunctivitis. Curr Eye Res 2003;26:319–25.
23. Matsuura N, Uchio E, Nakazawa M, et al. Predominance of infiltrating IL-4-producing T cells in conjunctiva of patients with allergic conjunctival disease. Curr Eye Res 2004;29:235–43.
24. Leonardi A, Curnow SJ, Zhan H, et al. Multiple cytokines in human tear specimens in seasonal and chronic allergic eye disease and in conjunctival fibroblast cultures. Clin Exp Allergy 2006;36:777–84.
25. Uchio E, Ono SY, Ikezawa Z, et al. Tear levels of interferon-gamma, interleukin (IL) -2, IL-4 and IL-5 in patients with vernal keratoconjunctivitis, atopic keratoconjunctivitis and allergic conjunctivitis. Clin Exp Allergy 1997;27:1328–1334.
26. Hingorani M, Calder V, Jolly G, et al. Eosinophil surface antigen expression and cytokine production vary in different ocular allergic diseases. J Allergy Clin Immunol 1998;102:821–30.
27. Cameron JA. Shield ulcers and plaques of the cornea in vernal keratoconjunctivitis. Ophthalmology 1995;102:985–93.
28. Trocme SD, Hallberg CK, Gill KS, et al. Effects of eosinophil granule proteins on human corneal epithelial cell viability and morphology. Invest Ophthalmol Vis Sci 1997;38:593–9.
29. Messmer EM, May CA, Stefani FH, et al. Toxic eosinophil granule protein deposition in corneal ulcerations and scars associated with atopic keratoconjunctivitis. Am J Ophthalmol 2002;134:816–21.
30. Baudouin C, Haouat N, Brignole F, et al. Immunopathological findings in conjunctival cells using immunofluorescence staining of impression cytology specimens. Br J Ophthalmol 1992;76:545–9.
31. Bonini S, Micera A, Iovieno A, et al. Expression of Toll-like receptors in healthy and allergic conjunctiva. Ophthalmology 2005;112:1528 [discussion 1548–29].
32. Leonardi A, Jose PJ, Zhan H, et al. Tear and mucus eotaxin-1 and eotaxin-2 in allergic keratoconjunctivitis. Ophthalmology 2003;110:487–92.
33. Ueta M, Uematsu S, Akira S, et al. Toll-like receptor 3 enhances late-phase reaction of experimental allergic conjunctivitis. J Allergy Clin Immunol 2009;123:1187–9.
34. Dogru M, Asano-Kato N, Tanaka M, et al. Ocular surface and MUC5AC alterations in atopic patients with corneal shield ulcers. Curr Eye Res 2005;30:897–900.
35. Dogru M, Okada N, Asano-Kato N, et al. Alterations of the ocular surface epithelial mucins 1, 2, 4 and the tear functions in patients with atopic keratoconjunctivitis. Clin Exp Allergy 2006;36:1556–65.
36. Hu Y, Matsumoto Y, Adan ES, et al. Corneal in vivo confocal scanning

37. Hingorani M, Calder VL, Buckley RJ, et al. The immunomodulatory effect of topical cyclosporine A in atopic keratoconjunctivitis. Invest Ophthalmol Vis Sci. 1999;40:392–9.
38. Hingorani M, Moodaley L, Calder VL, et al. A randomized, placebo-controlled trial of topical cyclosporine A in steroid-dependent atopic keratoconjunctivitis. Ophthalmology 1998;105:1715–20.
39. Akpek EK, Dart JK, Watson S, et al. A randomized trial of topical cyclosporine 0.05% in topical steroid-resistant atopic keratoconjunctivitis. Ophthalmology 2004;111:476–82.
40. Joseph MA, Kaufman HE, Insler M. Topical tacrolimus ointment for treatment of refractory anterior segment inflammatory disorders. Cornea 2005;24:417–20.
41. Solomon A, Zamir E, Levartovsky S, et al. Surgical management of corneal plaques in vernal keratoconjunctivitis: a clinicopathologic study. Cornea 2004;23:608–12.
42. Ghoraishi M, Akova YA, Tugal-Tutkun I, et al. Penetrating keratoplasty in atopic keratoconjunctivitis. Cornea 1995;14:610–3.
43. Tanaka M, Dogru M, Takano Y, et al. Quantitative evaluation of the early changes in ocular surface inflammation following MMC-aided papillary resection in severe allergic patients with corneal complications. Cornea 2006;25:281–5.

第十六章　巨乳头性结膜炎

JULIE H. TSAI

导言

巨乳头性结膜炎是一种见于上睑结膜的炎症性疾病,由 Spring 于 1974 年首次报道[1]。虽然他发现巨乳头见于软性接触镜患者,但是作者注意到乳头反应与过敏性结膜炎患者类似。Allansmith 和他的同事进一步详细描述了此病,认为此病由于视为抗原的隐形眼镜上蛋白沉积物而致敏[2]。由于主要与使用隐形眼镜相关,这种疾病也被称为接触透镜引起的乳头状结膜炎(contact lens-induced papillary conjunctivitis,CLPC);然而,该病也发生于眼部皮样囊肿、义眼、眼部操作后的缝线暴露、巩膜扣带、滤过泡、角膜沉积物暴露以及组织粘合剂使用的患者(图 16-1)[3~10]。

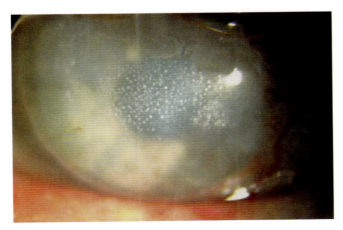

图 16-1　裂隙灯照相显示一个戴着硅水凝胶型治疗性绷带镜患者接触镜上的沉积物

流行病学

尽管它可以发生任何类型的隐形眼镜佩戴,但是巨乳头性结膜炎(GPC)最常见于软性隐形眼镜佩戴者。在一项包含 221 例患者的研究中,85% 佩戴软性隐形眼镜,其余 15% 患者佩戴硬性接触镜[11]。一个报告指出软隐形眼镜佩戴者形成 GPC 的平均时间为 10 个月,而硬镜佩戴者则需要 8.5 年[2]。透镜的类型和材料与该疾病的严重程度密切相关,软镜佩戴者比硬镜佩戴者体征更严重[11]。硅水凝胶镜片长期使用也出现类似的影响,虽然这些在早期的设计中更普遍[12]。

由于 GPC 和其他免疫性眼病(例如春季角结膜炎)的相似性,研究人员还研究了 GPC 患者其他相关的特应性疾病。过敏性鼻炎和花粉热在一般人群中发病率为 10%～20%,在 GPC 患者中,所述发病率可以低至 12% 也可以超过 26%[11,13]。相比没有症状的人群而言,有过敏症的患者 GPC 的症状和体征更严重;然而,存在或不存在其他过敏性疾病对治疗这些患者或处理他们隐形眼镜的长期使用没有任何影响[11]。

病理生理学

中性粒细胞和淋巴细胞存在于正常结膜组织的上皮层和固有层。肥大细胞和浆细胞也存在,虽然它们只存在于固有层内。GPC 患者,这些细胞数量明显增加,常常在上皮层和固有层均存在,并且与其他炎性细胞如嗜碱性粒细胞和嗜酸性粒细胞同时存在[14]。这些发现,随着 GPC 患者泪膜中细胞因子和趋化因子的升高,提示这一疾病发展的可能的过敏机制。白细胞介素-6(IL-6)与 IL-6 的可溶性受体(IL-6SR)相比对照组升高 4 至 8 倍,而一直认为 IL-6SR 是形成乳头的重要介质[15]。局部泪液产生的免疫球蛋白(如 IgE,IgG,在严重病例中甚至 IgM)在 GPC 患者泪液中升高,升高的幅度与体征的严重程度相关。有趣的是,随着停戴接触镜和症状、体征的消退,泪液中免疫球蛋白水平恢复正常[12]。

接触镜表面的蛋白质沉积物被认为是炎症发展及 GPC 相关乳头产生的可能原因。戴上接触镜 30 分钟后各种物质可以覆盖接触镜的 50%,戴接触镜 8 小时后 90% 表面被覆盖[16,17]。即使使用最好的清洗方案——引入酶处理,仍有残余覆盖物存在,并会有新的附着物不断地附着于接触镜表面,接触镜表面附着物总量增加[18]。接触镜类型和材料也影响蛋白物质沉积的比率和数量,以及沉积于接触镜表面的总的脂质、钙质和蛋白质的百分比[12]。聚合物成分、结构及电荷不同决定着何种蛋白沉积于接触镜前表面的程度[19]。

在有或没有 GPC 的患者中,这些沉积物的特性是相似的。此外,没有形态学或生化研究结果区分这两组接触镜表面附着物;然而,受 GPC 影响的接触镜表面有更多的附着物,在动物实验方面 GPC 病人的接触镜可以促进猴上睑结膜充血、变厚及乳头反应[20]。猴的活检样本发现细胞浸润与 GPC 患者类似;因此,动物模型强烈证实接触镜内存在的抗原可以产生临床上 GPC 相同的炎症反应[20]。这些发现支持 GPC 的抗原假说,如 GPC 相关的接触镜上蛋白沉积物中发现免疫球蛋白 G、A、M(IgG,IgA 和 IgM)一样;嗜酸性粒细胞主要碱性蛋白是一种在过敏反应中嗜酸性粒细胞产生的物质,但是在 GPC 患者接触镜上并没有发现明显上升[21~24]。

相反,GPC 和惰性物质之间的相关性支持机械性假说,惰性物质包括氰基丙烯酸酯胶粘剂、缝线暴露或巩膜扣带暴露、皮样囊肿和义眼台。研究人员假定接触镜刺激、摩擦损伤结膜上皮细胞导致趋化因子释放(如中性粒细胞的趋化因子)[24]。注射这些因子到兔上睑结膜产生 GPC 样反应,这表明直接损伤和炎症的级联反应联合可以刺激接触镜结合的抗原的超敏反应。

临床发现

佩戴接触镜的 GPC 患者的各种体征已有报道,包括但不局限于眼红、烧灼感、痒、异物感、接触镜过度移动、接触镜耐受性减低以及黏液性分泌物增加,特别是晨起醒来时。在疾病早期,这些症状可能与临床发现不成比例;因此,仔细的有选择性的病史对于排除一些症状是有必要的,因为这些症状可能是接触镜使用者正常的不适感。

活体生物显微镜发现正常睑结膜包括一个微小的、放射状垂直于睑缘血管弓,呈现平滑的、湿润的粉红色表面。这已被称为"绸缎样"外观[2]。通常,表面不含乳头,或在荧光素染色后通过钴蓝光检查可能有细小的相当均匀的乳头样外观。这些乳头,如果存在的话,通常小于 0.3 毫米。非特异性的炎症体征,如睑结膜增厚、轻度充血,可出现在早期病例里。此外,在检查时也可发现球结膜充血,上方角膜血管翳及角膜混浊。由于疾病发展,发生不均匀的乳头改变,最终形成巨乳头,这些乳头大于 0.3mm(图 16-2)。

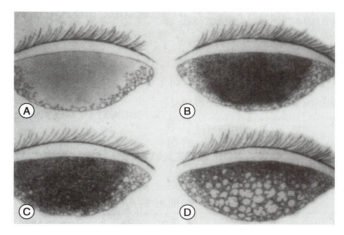

图 16-2 睑结膜变化。(A)一个"绸缎样"或正常结膜外观;(B)均匀的乳头;(C)非均匀的乳头;(D)巨乳头

乳头大小、位置的进一步特征也有助于矫正临床发现和患者症状。示意图将上睑板分成三个区域,以及内侧和外侧两个区域(图 16-3),能够帮助临床医生区分临床发现是否在正常变化范围内还是代表了疾病。例如,大乳头出现在交界区或者过渡区不认为是病理性的,应该在评估上睑结膜时被忽略[12]。

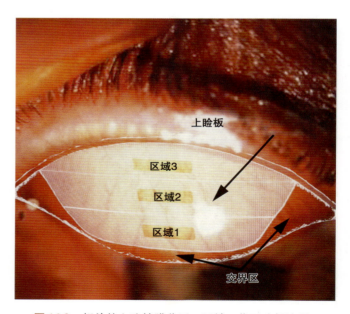

图 16-3 相关的上睑结膜分区。区域 1 位于睑板边界;区域 2 是睑板中心区域;区域 3 标记于睑缘区。睑结膜内侧及外侧区域被认为是"过渡"区域或交界区

诊断

巨乳头性结膜炎与春季卡他性结膜炎有相似的形态学和组织学,但是最容易和它以及其他免疫相

关性结膜炎症区分的是患者的病史（如佩戴隐形眼镜，手术干预）。生物显微镜的结果也是有帮助的，比如乳头出现的位置及外观与接触镜的类型和材质相关。软性接触镜佩戴者往往表现弥散的乳头反应，反而硬性或硅水凝胶隐形眼镜佩戴者乳头表现为更为局限。Krob 及其同事[25,26]报道软性、硬性接触镜佩戴者睑结膜处乳头位置不同。软性接触镜佩戴者乳头常常在上睑近睑缘的位置（区域 1 和 2），进一步发展至 3 个区域，然而硬性接触镜和硅水凝胶接触镜佩戴者乳头发生于睑缘附近（区域 2 和 3）且持久更为局限化[12]。

此外，其他相关的体征和症状能够有助于诊断 GPC。这些体征和症状常常分为四期[2]：

- 1 期或称临床前期：晨起少量黏液样分泌物，患者可能诉摘去接触镜偶尔存在痒感。接触镜表面轻度蛋白质覆盖。睑结膜可能正常或表现为轻度充血但血管结构正常。
- 2 期或轻度病变：黏液样分泌物增加，痒感加剧，接触镜觉察感增加，接触镜表面附着物更明显。出现视物模糊。睑结膜轻度或中度充血，伴随着部分正常血管结构的丢失（如表面常常模糊不清，而深层血管仍然可见）。检查时可发现乳头反应，乳头大小各异，取决于下层组织的厚度。此期有些乳头达到 0.3mm 或更大，在荧光素染色后容易检查。
- 3 期或中度病变：随着接触镜附着物，瘙痒、黏液样分泌物更为显著，患者常常抱怨无法耐受角膜接触镜，保持接触镜洁净很困难。接触镜异物感增加、眨眼导致镜片活动明显导致视觉质量波动，接触镜的佩戴时间减少。睑结膜显著增厚、充血，正常血管结构模糊。乳头数量及大小增加，乳头改变更加明显继发于结膜下组织的改变（如结膜下纤维化及增厚）。
- 4 期或严重病变：这期患者根本无法佩戴接触镜，因为刚戴上接触镜会导致强烈的不适和雾视。镜片移动度大，接触镜中心定位差。黏液性分泌物增加，患者常常注意到晨起睑球粘连。正常的血管结构完全模糊，乳头扩大到 1mm 或更大。可见结膜下瘢痕、乳头顶点荧光素染色阳性（图 16-4）。

重要并值得注意的是虽然分期有助于分辨疾病的特点，但是患者表现经常是可变的。部分患者主诉极少但是睑结膜炎症表现显著；相反，症状严重的患者眼睑仅有轻度或早期改变。还有，事实上尽管 GPC 常常双侧发病，临床表现也可严重不对称。在一些患者中，双眼之间的差别容易解释（如接触镜佩戴不良），但是在其他患者中，原因不能确定[27]。

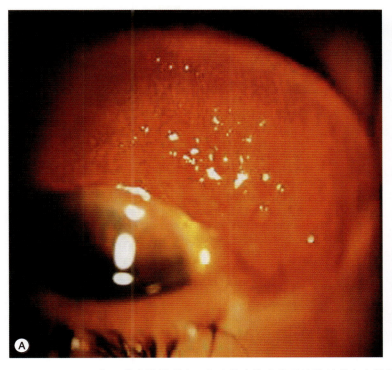 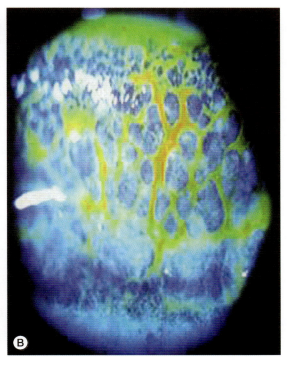

图 16-4　4 期巨乳头性结膜炎。（A）临床检查提示结膜显著充血并增厚，大乳头。（B）用钴蓝光观察荧光素滴注染色凸显巨乳头顶端

治疗

巨乳头性结膜炎的治疗方案通常涉及减少或消除任何机械性刺激、接触镜表面涂层或调节接触镜表面抗原蛋白的免疫反应。改变接触镜的清洁方案,降低佩戴的时间,改变接触镜的材料或设计,缩短更换的时间间隔,均有助于减少暴露于接触镜抗原蛋白。可以调节免疫反应的药物包括局部非甾体类抗炎药、肥大细胞稳定剂以及局部皮质类固醇。治疗这些患者最终的目标是让他们能够继续佩戴隐形眼镜。

根据疾病的严重程度,可采用几种或全部方法减少接触镜涂层或机械性刺激。一项研究指出如果仅改变清洗方案,只有50%的患者能够继续佩戴隐形眼镜[11]。减少佩戴时间仅仅能够使得20%的患者可以继续佩戴接触镜。患者更换新的接触镜可使得成功率增加:如果重新佩戴新的同型号的接触镜68%的患者可以耐受;改成透气性接触镜82%的患者可以重新佩戴;如果改成日抛的91%的患者可继续佩戴[11]。

关于GPC调节免疫反应的文献主要集中于局部治疗,最常见的是肥大细胞稳定剂和氯替泼诺(Lotemax®)。肥大细胞稳定剂已经被证明有效,一个研究表明中到重度GPC患者成功率为70%,尽管改变接触镜的聚合物或设计可导致症状复发[28,29]。应用类固醇如氯替泼诺已经发现乳头、瘙痒减少及接触镜不耐受[30,31]。然而,长期应用类固醇通常不推荐应用于此种患者。

因此,两种治疗方法相结合对于遭受GPC的患者似乎最适合初期治疗。对于1期或临床前期的患者需要更频繁的观察(如4~6个月一次随访),因为这些人通常是无症状的,但是倾向于发展成GPC。对于2期至3期患者治疗,首先应该停戴接触镜2~4周,重新评估结膜,并重戴更新的隐形眼镜。可变为日抛至2周更换均可。对于每1~2周更换接触镜的患者,过氧化氢为基础的清洁液更合适[12]。尽管更换了接触镜的类型和材料、停戴2~4周接触镜症状仍然存在,那应该换成日抛型接触镜(或者硬性透氧性接触镜)并加用肥大细胞稳定剂。这些患者通常应该每年重新评估3~4次。

对于严重的或4期患者,应该停戴接触镜4周,并改为日抛型接触镜或硬性透氧性接触镜。此期治疗的关键决定于是否已经发生角膜或者乳头顶点染色;常常发现乳头的外观和大小对于严重GPC在治疗过程中可能没有明显变化;如果相关的炎症体征已经消失,再尝试重新佩戴新的接触镜可能会有更大的成功率。特别是如果患者每日佩戴接触镜以及4周或更短时间更换新的接触镜,发展成GPC的概率降至4.5%。使用日抛型接触镜的个体未见发展成GPC的报道[32]。

总结

对于患者以及治疗的医师,巨乳头性结膜炎继续构成挑战。随着结膜解剖结构的清楚认识以及有提示性的病史(如接触镜使用史),通过前节检查,医生应该能够明确诊断GPC并根据疾病的程度提供合适的护理方案。迄今为止,GPC的病因尚不清楚,但是进一步的研究可能能够揭示其原因并最终形成更好的治疗方案。

参考文献

1. Spring TF. Reaction to hydrophilic lenses. Med J Aust 1974; 1:449–50.
2. Allansmith MR, Korb DR, Greiner JV, et al. Giant papillary conjunctivitis in contact lens wearers. Am J Ophthalmol 1977;83:697–708.
3. Jolson AS, Jolson SC. Suture barb giant papillary conjunctivitis. Ophthalmic Surg 1984;15:139–40.
4. Vengayil S, Vanathi M, Dada T, et al. Filtering bleb-induced giant papillary conjunctivitis. Cont Lens Anterior Eye 2008;31:41–3.
5. Srinivasan BD, Jakobiec FA, Iwamoto T, et al. Giant papillary conjunctivitis with ocular prostheses. Arch Ophthalmol 1979;97:892–5.
6. Skrypuch OW, Willis NR. Giant papillary conjunctivitis from an exposed prolene suture. Can J Ophthalmol 1986;21:189–92.
7. Manners RM, Vardy SJ, Rose GE. Localised giant papillary conjunctivitis secondary to a dermolipoma. Eye (Lond) 1995;9(Pt 3):376–8.
8. Dunn JP, Jr., Weissman BA, Mondino BJ, et al. Giant papillary conjunctivitis associated with elevated corneal deposits. Cornea 1990;9: 357–8.
9. Carlson AN, Wilhelmus KR. Giant papillary conjunctivitis associated with cyanoacrylate glue. Am J Ophthalmol 1987;104: 437–8.
10. Robin JB, Regis-Pacheco LF, May WN, et al. Giant papillary conjunctivitis associated with an extruded scleral buckle. Case report. Arch Ophthalmol 1987;105:619.
11. Donshik PC. Giant papillary conjunctivitis. Trans Am Ophthalmol Soc 1994;92:687–744.
12. Donshik PC, Ehlers WH, Ballow M. Giant papillary conjunctivitis. Immunol Allergy Clin North Am 2008;28:83–103, vi.
13. Friedlaender MH. Some unusual nonallergic causes of giant papillary conjunctivitis. Trans Am Ophthalmol Soc 1990;88:343–9; discussion 349–51.
14. Allansmith MR, Korb DR, Greiner JV. Giant papillary conjunctivitis induced by hard or soft contact lens wear: quantitative histology. Ophthalmology 1978;85:766–78.
15. Shoji J, Inada N, Sawa M. Antibody array-generated cytokine profiles of tears of patients with vernal keratoconjunctivitis or giant papillary conjunctivitis. Jpn J Ophthalmol 2006;50:195–204.
16. Fowler SA, Allansmith MR. The surface of the continuously worn contact lens. Arch Ophthalmol 1980;98:1233–6.
17. Fowler SA, Allansmith MR. Evolution of soft contact lens coatings. Arch Ophthalmol 1980;98:95–9.
18. Fowler SA, Allansmith MR. The effect of cleaning soft contact lenses. A scanning electron microscopic study. Arch Ophthalmol 1981; 99:1382–6.
19. Minarik L, Rapp J. Protein deposits on individual hydrophilic contact lenses: effects of water and ionicity. Clao J 1989;15:185–8.
20. Ballow M, Donshik PC, Rapacz P, et al. Immune responses in monkeys to lenses from patients with contact lens induced giant papillary conjunctivitis. Clao J 1989;15:64–70.
21. Trocme SD, Kephart GM, Bourne WM, et al. Eosinophil granule major

basic protein in contact lenses of patients with giant papillary conjunctivitis. Clao J 1990;16:219–22.
22. Richard NR, Anderson JA, Tasevska ZG, et al. Evaluation of tear protein deposits on contact lenses from patients with and without giant papillary conjunctivitis. Clao J 1992;18:143–7.
23. Jones B, Sack R. Immunoglobulin deposition on soft contact lenses: relationship to hydrogel structure and mode of use and giant papillary conjunctivitis. Clao J 1990;16:43–8.
24. Elgebaly SA, Donshik PC, Rahhal F, et al. Neutrophil chemotactic factors in the tears of giant papillary conjunctivitis patients. Invest Ophthalmol Vis Sci 1991;32:208–13.
25. Korb DR, Allansmith MR, Greiner JV, et al. Biomicroscopy of papillae associated with hard contact lens wearing. Ophthalmology 1981;88:1132–66.
26. Korb DR, Greiner JV, Finnemore VM, et al. Biomicroscopy of papillae associated with wearing of soft contact lenses. Br J Ophthalmol 1983;67:733–6.
27. Palmisano PC, Ehlers WH, Donshik PC. Causative factors in unilateral giant papillary conjunctivitis. Clao J 1993;19:103–7.
28. Meisler DM, Berzins UJ, Krachmer JH, et al. Cromolyn treatment of giant papillary conjunctivitis. Arch Ophthalmol 1982;100:1608–10.
29. Kruger CJ, Ehlers WH, Luistro AE, et al. Treatment of giant papillary conjunctivitis with cromolyn sodium. Clao J 1992;18:46–8.
30. Asbell P, Howes J. A double-masked, placebo-controlled evaluation of the efficacy and safety of loteprednol etabonate in the treatment of giant papillary conjunctivitis. Clao J 1997;23:31–6.
31. Bartlett JD, Howes JF, Ghormley NR, et al. Safety and efficacy of loteprednol etabonate for treatment of papillae in contact lens-associated giant papillary conjunctivitis. Curr Eye Res 1993;12:313–21.
32. Donshik PC, Porazinski AD. Giant papillary conjunctivitis in frequent-replacement contact lens wearers: a retrospective study. Trans Am Ophthalmol Soc 1999;97:205–16; discussion 216–20.

第十七章 眼部过敏性疾病的治疗

AMY T. KELMENSON, NAVEEN K. RAO, and MICHAEL B. RAIZMAN

引言

眼部过敏性疾病是一类普遍的疾病,使患者困扰,有时给医生诊断及治疗提出挑战。为了提出一种合适的治疗策略,可以从概念上将眼部过敏性疾病分为六类:季节过敏性结膜炎(seasonal allergic conjunctivitis, SAC),常年过敏性结膜炎(perennial allergic conjunctivitis, PAC),春季角结膜炎(vernal keratoconjunctivitis, VKC),特应性角结膜炎(atopic keratoconjunctivitis, AKC),巨乳头性结膜炎(giant papillary conjunctivitis, GPC)以及接触性过敏性结膜炎(contact allergic conjunctivitis, CAC)。

SAC 是眼部过敏最普遍的形式,并常常伴有季节性过敏性鼻炎。与季节性发病密切相关的是环境释放于空气中的植物源性过敏原。虽然大多数 PAC 患者存在季节性加重,但是更可能全年发病,并且被认为是由室内变应原引起,如动物皮屑和尘螨。无论 SAC 还是 PAC 可引起显著的发病率,但很少导致永久性视力损害。VKC 是不太常见的眼部过敏性疾病,有自限性,有独特的角膜、结膜表现,将在本文其他地方进行描述。AKC 是特应性皮炎或湿疹相关的慢性疾病,通常发生于有过敏史的个体。VKC 和 AKC 都是原发结膜病变进而继发角膜瘢痕,因此可以威胁显著的视力。巨乳头状结膜炎(GPC)是一种可逆的疾病,通常与隐形眼镜、露出缝合线或假体相关的慢性机械性刺激有关。CAC 发生于眼部药物及其防腐剂致敏后[1]。

本章集中于眼部过敏性疾病的治疗。以下各节包括避免过敏原、药物治疗和手术治疗过敏性疾病。也包括简要回顾新的、实验性治疗模式。

预防

避免已确定的过敏原对于预防或改善眼过敏的症状是非常重要的。许多患者知道自己的过敏原启动因素,但在某些时候过敏原检测还是很有帮助。为了避免过敏原可能的策略包括:在高花粉量的时期尽量少外出,在家里和车内使用空调和空气过滤器,关窗以及户外活动后清洗头发和衣物。常年性过敏性结膜炎患者塑料覆盖床上用品、去掉地毯、避免养宠物可能会有帮助。至少不能让宠物进入卧室。当眼痒时,自然的反应是揉擦。揉擦可以暂时缓解瘙痒,而对于更严重的炎症反应无效[2]。揉眼可能通过手带来大量的过敏原与结膜直接接触,并且可能机械地破坏细胞膜,从而导致进一步释放炎症介质[2,3]。反过来,炎症可能导致痒-揉的循环并且循环难以打破。此外,长期揉眼与圆锥角膜的发生有关。鼓励患者停止揉眼应该是一个基本目标。清爽的人工泪液可以通过稀释眼表的炎症介质和过敏原来发挥作用。对眼睑冷敷或用冰袋可以消肿并提供一些额外的缓解。对于许多患者,仅仅非药物性治疗是不够的[1]。

并发睑缘疾病的治疗可能存在问题,特别是在 AKC 的患者中。热敷、眼睑清洁和眼睑按摩,是治疗睑板腺功能障碍和睑缘炎的重要手段,但是可加剧 AKC 的慢性炎症。不应该鼓励患者眼睑应用保湿霜,因为这可能会使眼睑皮肤湿疹恶化,如发红、增厚并发展为龟裂。取而代之的是,使用干热敷是优选。任何后续眼睑按摩应仅限于温和的睑板腺按压,而不是来回的剧烈按压。辅助使用口服四环素类(tetracyclines),例如多西环素(doxycycline)或米诺环素(minocycline)和营养补充剂,如鱼油(fish oil)和亚麻籽油(flaxseed oil),也是有帮助的。

药物治疗

当选择一种药物治疗过敏性结膜炎时,不同患者中的个体对药物的疗效是因人而异的。如下面讨论的,每种药物治疗针对过敏性结膜炎炎症级联反应中不同的介质(图 17-1, 17-2)。选择一种抗过敏药物应根据严重程度、症状和患者过敏性疾病预期的持续时间。例如,严重过敏的患者最初可受益于局部应用皮质类固醇激素,而对于一个中度症状的过敏患者或者需要长期治疗的患者,可用肥大细胞稳定剂或双效制剂(肥大细胞稳定剂/抗组胺剂)。局部药物列于表 17-1。

第十七章 眼部过敏性疾病的治疗

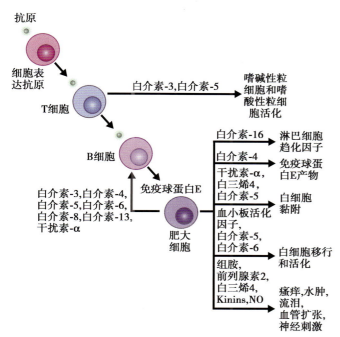

图 17-1 肥大细胞激活通路

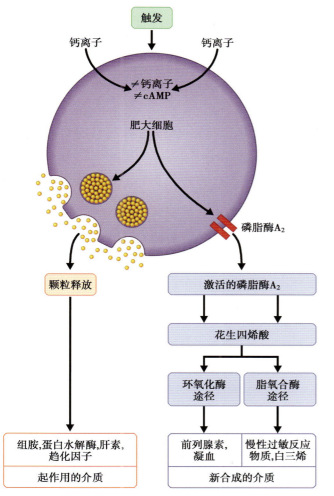

图 17-2 结膜和眼睑内肥大细胞被激活从它们的颗粒中释放炎性介质并经由花生四烯酸级联反应从细胞膜新合成介质

表 17-1 过敏性结膜炎的局部药物治疗

给药途径看药物是眼用还是皮肤制剂。需要注意的是全身性的药物不包括在此表。

分类/作用机制	药物	给药途径
抗组胺药		
非选择性	苯吡胺	眼部
	安他唑啉	眼部
	扑尔敏	眼部
	赛克利	眼部
选择性	依匹斯汀	眼部
	卡巴斯汀	眼部
	氮卓斯汀	眼部
	依美斯汀	眼部
	阿卡他汀	眼部
	贝他斯汀	眼部
	奥洛他定	眼部
肥大细胞稳定剂	色甘酸钠	眼部
	洛度沙	眼部
	吡嘧司特	眼部
	奈多罗米	眼部
双效药物(H1 受体阻断剂和肥大细胞稳定剂)	奥洛他定	眼部
	氮卓斯汀	眼部
	酮替芬	眼部
	阿卡他汀	眼部
	依匹斯汀	眼部
	贝他斯汀	眼部
NSAIDs	双氯芬酸	眼部
	酮咯酸	眼部
	氟比洛芬	眼部
糖皮质激素	泼尼松龙	眼部
	氯替泼诺	眼部
	氟米龙	眼部
	地塞米松	眼部
	醋丁二氟龙	眼部
	利美索龙	眼部
	倍他米松	眼部/皮肤
	氢化可的松	皮肤
	去炎松醋酸	皮肤
	曲安西龙	皮肤
	地奈德	皮肤
	氯倍他松	皮肤
免疫抑制剂	环孢素	眼部
	他克莫司	眼部/皮肤
	吡美莫司	皮肤

血管收缩剂

局部缓解充血的非处方药包括血管收缩剂含或不含抗组胺剂，一般耐受性良好，并对于轻度过敏症状有效[45]。虽然抗组胺药成分弱，但是血管收缩成分通过刺激α肾上腺素受体减少结膜充血是非常有效的。在美国，无论非尼拉敏或安他唑啉，普遍的抗组胺药，是联合萘甲唑林，一种血管收缩剂。随着时间的推移，使用这些滴眼液可能导致快速耐受，患者需要更频繁的使用以获得相同的血管收缩作用。此外，停用血管收缩滴眼液可能会导致充血反弹[6]。根据基本条件，人工泪液、皮质类固醇激素眼液、或长期用肥大细胞稳定剂治疗和（或）免疫疗法可能有助于减轻血管收缩眼液的依赖[6]。由于其散瞳作用，局部缓解充血药物禁用于窄房角的患者。

抗组胺药

抗组胺药是针对 H1 组胺受体的药物。第一代抗组胺药阻断外周 H1 受体，但也可以穿过血-脑屏障，阻断中枢神经系统 H1 和胆碱能受体。这种药物产生镇静的副作用。非选择性的局部抗组胺药包括非尼拉敏，安他唑啉，氯苯那敏和赛克力嗪。

第二代抗组胺药物不穿过血-脑屏障。它们选择性地阻断外周 H1 受体，减少镇静的发生同时仍有效地治疗过敏症状。这些更有效的局部抗组胺剂包括盐酸左卡巴斯汀 0.05% 和富马酸依美斯汀 0.05%。最近抗组胺药也显示出具有一些肥大细胞稳定的性质。大多数局部抗组胺药有起效迅速，但作用持续时间短，需要每日四次给药。有肥大细胞稳定性质的选择性抗组胺药，诸如奥洛他定、氮卓斯汀、酮替芬、阿卡他定、依匹斯汀和贝他斯汀，已被证明具有快速起效、但比其他局部抗组胺药作用持续时间长，可长达 16 小时[7~10]。由于抗组胺剂/肥大细胞稳定剂联合药物疗效改进，纯抗组胺药物在很大程度上被联合制剂取代。

口服抗组胺药（苯海拉明，卡比沙明，氯马斯汀，扑尔敏，溴苯那敏，奥沙米特，西替利嗪，左西替利，氯雷他定，氯雷他定，酮替芬和非索非那定）全身治疗对于常年过敏性结膜炎、春季角结膜炎或特应性过敏性角结膜炎可能是有益的，由于是慢性疾病并且患者可能对一些商业局部制剂中的防腐剂致敏。然而，口服抗组胺药很少用于治疗单独的季节性或常年性过敏性结膜炎，但常常用于治疗全身过敏性疾病。它们应慎用于心律失常的患者，或谨慎与红霉素、酮康唑、伊曲康唑和醋竹桃霉素联合应用。这些药物可改善全身症状，但可能会使眼部症状恶化。可诱发或加剧干眼症状，由于抗组胺药有减少泪液产生的倾向，局部抗组胺药具有与毒蕈碱结合的特性，理论上，也可能会导致或加重干眼症。它们对泪液产生的影响是矛盾的[11]。一般来说，很少有临床证据表明，局部抗组胺剂诱发干眼。当需要口服抗组胺药治疗鼻炎时，加用一种局部抗组胺剂可有助于改善眼部症状。

肥大细胞稳定剂

传统肥大细胞稳定剂被认为是通过限制肥大细胞跨膜钙通量、从而防止脱颗粒和血管活性物质的释放。在这组药物包括色甘酸钠 4%，洛度沙胺氨丁三醇 0.1%，和较新的肥大细胞稳定剂：吡嘧司特钾 0.1% 和奈多罗米钠 2%。

鉴于这些药物抑制组胺的释放而不是阻断组胺受体，比治疗过敏症状和体征它们在预防方面更好。开始治疗后 2 到 5 天内，可能无法察觉到它们的效果，而且要到开始治疗达到 15 天后才能达到最大效果。因此，对于一位有季节性过敏的患者，应该在他们过敏季节前 2 周开始用这些药物并在这个季节持续应用。肥大细胞稳定剂是治疗春季和特应性角结膜炎的主要药物。奈多罗米（nedocromil），本来被认为是仅有的肥大细胞稳定剂，但被认为具有多重作用而能使症状迅速缓解。这些作用包括抗组胺（H1 拮抗剂）的效果，减少 ICAM-1 表达的，并抑制嗜酸性粒细胞和中性粒细胞的作用[12]。

大量研究证明色甘酸钠，奈多罗米，洛度沙胺，和吡嘧司特在治疗春季和季节性过敏性结膜炎的安全性和有效性[13~21]。与旧的药物相比，在动物模型中洛度沙胺的作用是色甘酸钠的 2500 倍左右，尽管它们在防治过敏性结膜炎的症状疗效是相似的[22]。奈多罗米与色甘酸钠的长期比较发现，2% 奈多罗米比 2% 色甘酸钠起效更迅速、改善更明显，降低了类固醇的需要[23]。0.1% 洛度沙胺效果超过色甘酸钠，因为它已被发现具有潜在的抗嗜酸性粒细胞的作用[16,24]。

另外的研究表明肥大细胞稳定剂可以通过其他机制起作用。色甘酸钠据说抑制中性粒细胞、嗜酸性粒细胞和单核细胞的趋化、活化、脱粒和细胞毒性的作用[16,25]。洛度沙胺和色甘酸钠也可能作用于 VKC 发病机制密切相关的 Th2 细胞[26]。在一些患者长期治疗中,肥大细胞稳定剂比双效剂(抗组胺剂/肥大细胞稳定剂)更有效。

双效制剂

双重作用的药物,包括 0.1% 和 0.2% 盐酸奥洛他定、0.05% 盐酸氮卓斯汀、0.025% 富马酸酮替芬(非处方药)、0.25% 阿卡他定、1.5% 贝他斯汀和 0.05% 依匹斯汀盐酸盐,具有抗组胺和肥大细胞稳定的性能。大多数药物都有附加作用,包括嗜酸性粒细胞和嗜碱性粒细胞的抑制作用[27,28]。这些药物对过敏性结膜炎的症状和体征的治疗及预防是有效的[29~31]。0.2% 奥洛他定和阿卡他定被认为是唯一可每日一次给药的抗过敏眼药水。这些双效药物适合于加重的急性季节性过敏患者以及慢性的常年有症状的患者;它们是治疗大多数过敏性结膜炎患者的主流药物。

非甾体类消炎药

0.5% 酮咯酸氨丁三醇、双氯芬酸和氟比洛芬都是非甾体类抗炎药,可以降低负责花生四烯酸代谢的酶—环氧合酶的活性。环氧化酶受到抑制,进而降低前列腺素的产生,最显著的是导致高度瘙痒的 PGE 2 和 PGI 2[32]。这些药物已被证明可以减少瘙痒、ICAM-1 表达以及泪液中与眼部过敏性疾病相关的类胰蛋白酶水平[33~35]。局部应用酮咯酸氨丁三醇是唯一批准用于治疗眼部过敏性疾病的非甾体类消炎药,已证明可以缓解过敏性结膜炎的症状和体征[36,37]。部分患者滴入后有短暂刺痛感。以上讨论的新制剂已在很大程度上取代局部非甾体类抗感染药。

已经报道加用口服阿司匹林(每天 1.5 克~4.0 克)可以改善 VKC 的症状和体征,然而如此高剂量的日常应用可能产生严重的副作用,特别是考虑到许多 VKC 患者是儿童[38,39]。

皮质类固醇

局部皮质类固醇,包括泼尼松龙、氯替泼诺、地塞米松、氟米龙和利美索龙,由于它们能够阻止大多数过敏性炎症级联反应(包括晚期介质),因此在治疗眼部过敏性疾病高度有效。皮质类固醇通过稳定毛细血管通透性以减少炎性细胞的涌入、抑制炎性细胞的激活和脱颗粒来减少眼部过敏性疾病的症状和体征[40]。皮质类固醇喷鼻剂用于治疗过敏性鼻炎时,也可以改善并发的眼部症状[41~43]。皮质类固醇对于治疗 VKC 和

AKC 非常有帮助,但鲜用于 GPC 或 SAC。鉴于它们存在诱发白内障、升高易感个体眼内压以及增加眼部感染机会的倾向,应该慎重使用[44]。如果过敏反应严重并且保守治疗失败,短期应用皮质类固醇治疗 SAC 是有必要的。氯替泼诺,一种在房水中被代谢的酯类皮质类固醇,可有效治疗季节性过敏性结膜炎。在最近的一项回顾性研究中,0.2% 氯替泼诺,耐受性良好,治疗 SAC 或 PAC 至少 12 个月没有不良反应的报道[45]。

中重度的 VKC 或 AKC 的患者对肥大细胞稳定剂和抗组胺药是没有反应的,可能需要短期使用局部皮质类固醇。在任何阶段角膜受累都值得考虑使用皮质类固醇治疗。Bonini 及其同事报道,长期队列研究 195 例 VKC 患者中 85% 的患者在疾病过程中的某一时刻需要用到皮质类固醇[46]。

Allansmith 发现,用(1%)局部地塞米松"脉冲"治疗,给予每 2 小时一次,每天八次并逐渐减量,过几天到几个星期,能有效的控制 VKC 的炎症[47]。

如果没有角膜受累,低吸收的糖皮质激素,如氟米龙、氯替泼诺和利美索龙,应该首先试用。剂量和频率是基于炎症的水平决定的,2 周内逐渐减量。只有一线治疗失败后,更有效的药物,如泼尼松龙、地塞米松和倍他米松才能予以考虑[48]。睑板上注射短效或中效皮质类固醇也可以缓解严重 VKC[49]。

活动的角膜体征可能在最初就需要使用更强效类固醇,如泼尼松龙或醋丁二氟龙。至关重要的是,即使最轻的角膜病变,如延误治疗也可能会导致视力变差。虽然对于 VKC 的特异病征 VKC-盾形溃疡往往开始于轻微的、非特异性的上皮下"雾状混浊"。

皮质类固醇软膏对于治疗存在显著眼睑皮肤受累特应性皮炎是有益的。在皮肤上使用的皮质类固醇软膏包括倍他米松,氢化可的松,曲安西龙,地奈德和氯倍他松。不幸的是,副作用,如眼内压升高、白内障和皮肤萎缩,限制了皮质类固醇用于眼睑皮肤。关键是要教育患者不要没有密切监测的情况下在眼周长期应用皮质类固醇药膏。

长期维护,局部应用皮质类固醇治疗应避免潜在的并发症,包括青光眼、白内障以及对感染的易感性增加。应用皮质类固醇治疗已有 2% 至 7% 的 VKC 患者发生青光眼,14% 的患者发生白内障[46,50,51]。如果必须应用糖皮质激素治疗,应当是最低浓度、最短时间并有恰当的随访。

VKC 和 AKC 的其他治疗

免疫抑制剂

环孢素（cyclosporine）

环孢素，一种免疫抑制药物通常用于防止器官移植排斥，已经证明能有效控制眼部炎症。环孢素主要通过结合胞浆蛋白亲环素，阻断 Th2 淋巴细胞增殖和 IL-2 产生发挥作用[52]。还可抑制肥大细胞和嗜碱性粒细胞释放组胺和降低可能限制嗜酸性粒细胞侵入结膜的 IL-5 生产[53,54]。在临床上，环孢素 A 导致总 T 细胞减少、CD4:CD8 比值正常化、减少 T 细胞活化，并减少 T 细胞的细胞因子表达，尤其是 IL-2 和干扰素。环孢素 A 在特应性角结膜炎和春季角结膜炎存在免疫调节作用[55~57]。Leonardi 及其同事提出环孢素在 VKC 治疗中存在减少结膜成纤维细胞增殖和 IL-1b 的生产的特殊效果[58]。

已证实 1% 到 2% 环孢素眼用乳液（溶于橄榄油、玉米油或蓖麻油）对于治疗 VKC 和 AKC 是有效的[59~66]。已经证明，2% 的环孢素每天 4 次使用达 2 周，显著减少 VKC 的症状和体征，并且有效地减少 AKC 患者对类固醇的依赖性[67,68]。几个小组已经研究环孢素在浓度低至 0.05% 的效果，但是结果是确切的。Spadavecchia 及其同事提出在适龄儿童中的队列研究中 1% 可能是有效剂量的下界[69]。Leonardi 及其同事发现环孢素有显著类固醇节约效应，能够导致单独应用肥大细胞稳定剂来控制 VKC[70]。不同于糖皮质激素，环孢素与晶状体的改变或眼内压的增加有关[71,72]。然而，许多患者抱怨与目前配方相关的烧灼感和刺激感。其他不良事件，如细菌或病毒感染，是罕见的。

目前，在美国商品化的局部环孢素制剂只有 0.05% 乳液（Restasis）。较高浓度必须由医院药房配制。在欧洲，一种新的环孢素制剂已经完成 III 期临床试验，Vekacia 适用于 VKC。

他克莫司和吡美莫司

他克莫司（Tacrolimus，FK506）是用于预防器官移植排斥的免疫抑制剂。它抑制钙调磷酸酶和停止 T 淋巴细胞合成和释放细胞因子，防止 T 淋巴细胞的活化。最近多项研究表明 0.005%~0.03% 外用他克莫司治疗春季结膜炎和特应性结膜炎有良好的结果[73~82]。研究已证实对于临床症状和体征以及降低结膜的炎症标记物（如嗜酸性粒细胞，中性粒细胞，和淋巴细胞）的效果可与皮质类固醇媲美[80]。已经证明他克莫司可单独治疗 VKC 和 AKC 症状和体征，如烧灼感、流泪、畏光、充血、疼痛、瘙痒，也可以治疗 GPC、解决盾形溃疡和使角膜上皮病变愈合[75]。它可成功治疗 AKC 和 VKC，即使对于应用全身和（或）局部类固醇、抗组胺剂、肥大细胞稳定剂、环孢素 A，甚至手术切除/冷凝 GPC 也难以治疗的患者[74]。目前还没有任何不良影响，除点药后有烧灼感。他克莫司不升高眼内压；因此它可能是皮质类固醇很好的替代品，特别是多皮质类固醇敏感的患者[76,81]。另一个神经钙蛋白抑制剂，吡美莫司，比他克莫司更具选择性，也可安全地作为软膏用于治疗眼周特应性皮炎。他克莫司和吡美莫司软膏可安全地用于缓解眼周特应性皮炎，没有糖皮质激素的副作用，如皮肤萎缩、眼压升高和白内障。

全身应用他克莫司可以成功治疗 VKC 或 AKC，但由于具有全身免疫抑制作用因而可能导致较大的副作用[82]。

其他治疗

与白三烯作用相反的药物被认为对于哮喘和其他特应性疾病非常重要，它可能有皮质类固醇的独立成分。这些试剂可与类固醇同用，可能减少类固醇的使用。孟鲁司特（Montelukast）是一种白三烯受体拮抗剂，已显示出高亲和力、结合至白三烯受体[83]。临床研究表明季节性过敏性鼻炎患者应用孟鲁司特可以改善过敏性鼻炎的症状，但是孟鲁司特和安慰剂对眼部症状改善无显著差异[84]。然而，孟鲁司特已被证明对特应性皮炎有效，特别是面部，使得瘙痒和特应性皮肤变化得到缓解[83]。

一些患者眼睛闭上时症状缓解，因此在某些情况下可使用闭塞疗法（眼罩、闭塞性护目镜或睑缘缝合术），可能减少与空气中的过敏原接触[85]。虽然佩戴隐形眼镜也可限制暴露于空气的过敏原中，但是睑结膜上乳头可能导致隐形眼镜佩戴不适。此外，隐形眼镜本身可以恶化眼部过敏症状，如下面所讨论的，这种策略不常规推荐。

手术治疗

VKC 的治疗往往具有挑战性,可能需要多学科的方法。尽管新的药物治疗急性期 VKC 常常有效,但是该疾病仍然困扰某些患者。虽然 VKC 具有自限性并且预后较好,手术治疗对某些并发症可能是必要的,包括大巨头乳头、结膜瘢痕和角膜盾形溃疡。

对于大的有症状的乳头,结膜移植或自体移植有一定效果[86]。冷冻治疗睑板结膜常常可以暂时缓解,可能通过降低炎性细胞的数量并降低炎性介质释放;然而,乳头和症状通常复发。Bonini 和他的同事已经注意到,低温手术可减少乳头突起,可能会导致整个结膜类天疱疮样外观[46]。Belfair 和他的同事在难治性 VKC 可用 CO_2 激光切除巨乳头[87,88]。然而,这种方式的长期有效性还不清楚。在一般情况下,结膜手术很少需要,应避免使用。

角膜盾形溃疡用软性绷带镜、修补及睑缘缝合术有效,加以热疗。对保守措施无效或在溃疡基底有炎症沉积表现的患者可能需要手术干预。

手术清创和浅层角膜切削术有助于角膜再上皮化[89]。对溃疡面每日进行清创术可促进快速愈合。一项研究证明了用准分子激光角膜切削术光疗治疗三个中央角膜缺损的 VKC 患者角膜迅速再上皮化。这在活动性炎症控制后进行并且覆盖于盾形溃疡的炎性斑块被除去[90]。

多篇报道指出羊膜移植成功治疗盾形溃疡,可以单独使用,也可以联合冷冻治疗 GPC,或者先进行溃疡清创[91~93]。

Cameron 已经提出了基于其临床特征、对治疗的反应、并发症对盾形溃疡进行全面的分类。1 级溃疡是有清晰的基底,对药物治疗效果好,最小瘢痕形成的再上皮化。2 级溃疡基底可见炎症碎屑,对单独药物治疗反应不佳,再上皮化推迟存在并发症,如细菌性角膜炎。2 级患者对溃疡基底进行刮除有戏剧性的反应,一周即可在上皮化。3 级溃疡有凸起的斑块形成并且最好的方法是手术治疗[88]。Solomon 和他的同事也报道对最大剂量药物治疗无效的患者春季斑块进行手术刮除后角膜成功再上皮化[94]。Sridhar 和他的同事在一小群 VKC 患者手术清创联合羊膜移植获得意外效果[93]。Sangwan 及其同事提出,角膜缘干细胞移植对于重症 VKC 病例也有帮助[95]。

准分子激光角膜切削术对于除去浅层角膜瘢痕是有用的。前深板层角膜移植对于更深的、直观的、有损害的角膜瘢痕可能是需要的。恢复角膜的光学清晰度对于年幼的孩子防止发生弱视非常关键。在这些年轻人中,周围慢性炎症和糜烂的趋势可能导致角膜移植,尤其具有挑战性。

GPC 的其他治疗

尽管有 GPC 的症状,接触镜佩戴者往往不愿意停止戴隐形眼镜。戴上后,接触镜被生物膜包裹,作为抗原沉积和触发 GPC 的基地。患者应保持一丝不苟的接触镜卫生或换成日抛型接触镜[1]。通过摩擦接触镜机械地清除镜片表面的黏液和蛋白沉积可以减少可能的刺激。使用过氧化氢为基础的隐形眼镜清洗溶液也是有帮助的。同样,经常清洗接触镜可减少发生 GPC 的黏液及蛋白积聚。

理论上,当佩戴接触透镜后点眼药时,该药物的活性成分和防腐剂的药物动力学发生改变,从而延长眼部暴露于这些化学物质中的时间[96]。因此,建议滴药至少 20 分钟后再戴接触镜。过敏性结膜炎对泪膜稳定性有不利影响,这可能是为什么有眼部过敏史患者往往有接触镜相关的不适[4,97]。

新的和实验性的治疗方式

新的治疗方法正在研究,相比目前的治疗方式更有效、副作用更安全[4]。提起近年来多项专利的目的是制定新的策略以治疗眼部过敏。无论这些策略被证明临床上有用还是有待观察。大规模的临床研究中尚未开展的,因此,目前下面列出的治疗方法不推荐使用。下面列出的策略仅供参考。

Yedger 申请了专利描述了使用脂质结合的肽抑制磷脂酶 A2 来治疗结膜炎[98]。磷脂酶 A2 是催化细胞膜磷脂破裂,导致炎症介质产生的酶。通过抑制磷脂酶 A2,本发明者报道减少眼部炎症介质和角膜的混浊。Kato 和他的同事报告了一种新型的选择性糖皮质激素受体激动剂,ZK209614,在大鼠和猫科动物过敏性结膜炎的模型中,减少结膜水肿毫不逊色于倍他米松[98]。倍他米松可以引起类固醇诱导眼压升高,而 ZK209614 没有造成类固醇反应。正在研究局部应用的绿原酸和葡糖胺对转谷氨酰胺酶的抑制作用。在豚鼠模型中,绿原酸减少结膜充血及水肿[98]。环 AMP(cAMP)是调节中性粒细胞、嗜酸性粒细胞和肥大细胞的关键细胞因子。正在研究抑制磷酸二酯酶Ⅳ(PDE Ⅳ)的依赖性 cAMP 水解药物对抑制激活炎症级联的作用。肥大细胞和循环白细胞上的 Toll 样受体(TLR)调节 Th1 细胞:Th2 平衡,已被证实可导致过敏性疾病。正在研究新型的抑制 TLR 的物质,来对这条通路的下游进行调节。旨在阻止肥大细胞内信号传导级联反应的各种目标的小干扰 RNA 研究中[98]阻抑分子、靶向组胺 H 4 受体和 Janus 蛋白质激酶-3(JAK-3)是其他领域的研究。正在研究的趋化因子受体的单克隆抗体可能限制嗜酸性粒细胞积聚到眼表面。最近 Cochrane 综述 meta 分析近 4000 例过敏性鼻炎及结膜炎患者得出的结论是舌下免疫治疗(SLIT)是一种有效的脱敏治疗过敏性鼻炎的方法。研究发现,SLIT 适度有效地减少眼部过敏症状评分[99]。

参考文献

1. Rothman JS, Raizman MB, Friedlander MH. Seasonal and perennial allergic conjunctivitis. In: Krachmer JH, Mannis MJ, Holland EJ, editors. Cornea. 3rd ed. Philadelphia: Elsevier; 2011.
2. Greiner JV, Peace DG, Baird RS, et al. Effects of eye rubbing on the conjunctiva as a model of ocular inflammation. Am J Ophthalmol 1985;100:45–50.
3. Raizman MB, Rothman JS, Maroun F, et al. Effect of eye rubbing on signs and symptoms of allergic conjunctivitis in cat-sensitive individuals. Ophthalmology 2000;107:2158–61.
4. Greiner JV, Udell IJ. A comparison of the clinical efficacy of pheniramine solution and olopatadine hydrochloride ophthalmic solution in the conjunctival allergen challenge model. Clin Ther 2005; 275:468–577.
5. Abelson MB, Allansmith MR, Friedlander MH. Effects of topically applied ocular decongestant and antihistamine. Am J Ophthalmol 1980;90:254–7.
6. Spector SL, Raizman MB. Conjunctivitis medicamentosa. J Allergy Clin Immunol 1994;94:134–6.
7. Albietz JM, Lenton LM. Management of the ocular surface and tear film before, during, and after laser in situ keratomileusis. J Refract Sur 2004;20:62–71.
8. Moss SE, Klein R, Klein BE. Prevalence of and risk factors for dry eye syndrome. Arch Ophthalmol 2000;118:1264–8.
9. Williams JI, Kennedy KS, Gow JA, et al. Prolonged effectiveness of bepotastine besilate ophthalmic solution for the treatment of ocular symptoms of allergic conjunctivitis. J Ocul Pharmacol Ther 2011; 27:385–93.
10. Torkildsen G, Shedden A. The safety and efficacy of alcaftadine 0.25% ophthalmic solution for the prevention of itching associated with allergic conjunctivitis. Curr Med Res Opin 2011;27:623–31.
11. Lekhanont K, Park CY, Combs JC, et al. Effect of topical olopatadine and epinastine in the botulinum toxin B-induced mouse model of dry eye. J Ocul Pharmacol Ther 2007;23:83–8.
12. Corin RE. Nedocromil sodium: a review of the evidence for adual mechanism of action. Clin Exp Allergy 2000;30:461–8.
13. Foster CS. Evaluation of topical cromolyn sodium in the treatment of vernal keratoconjunctivitis. Ophthalmology 1988;95:194–201.
14. Abelson MB, Berdy GJ, Mundorf T, et al. Pemirolast potassium 0.1% ophthalmic solution is an effective treatment for allergic conjunctivitis: a pooled analysis of two prospective, randomized, double-masked, placebo-controlled, phase III studies. J Ocul Pharmacol Ther 2002; 18:475–88.
15. Bonini S, Barney NP, Schiavone M, et al. Effectiveness of nedocromil sodium 2% eyedrops on clinical symptoms and tear fluid cytology of patients with vernal conjunctivitis. Eye 1992;6:648–52.
16. Bonini S, Schiavone M, Bonini S, et al. Efficacy of lodoxamide eye drops on mast cells and eosinophils after allergen challenge in allergic conjunctivitis. Ophthalmology 1997;104:849–53.
17. Foster CS. Evaluation of topical cromolyn sodium in the treatment of vernal keratoconjunctivitis. Ophthalmology 1988;95:194–201.
18. Blumenthal M, Casale T, Dockhorn R, et al. Efficacy and safety of nedocromil sodium ophthalmic solution in the treatment of seasonal allergic conjunctivitis. Am J Ophthalmol 1992;113:56–63.
19. El Hennawi M. A double blind placebo controlled group comparative study of ophthalmic sodium cromoglycate and nedocromil sodium in the treatment of vernal keratoconjunctivitis. Br J Ophthalmol 1994; 78:365–9.
20. Kjellman NI, Stevens MT. Clinical experience with Tilavist: an overview of efficacy and safety. Allergy 1995;50:14–22.
21. Stockwell A, Easty DL. Group comparative trial of 2% nedocromil sodium with placebo in the treatment of seasonal allergic conjunctivitis. Eur J Ophthalmol 1994;4:12–23.
22. Johnson HG, White GJ. Development of new antiallergic drugs (cromolyn sodium, lodoxamide tromethamine). What is the role of cholinergic stimulation in the biphasic dose response? Monogr Allergy 1979;14:299–306.
23. Verin PH, Dicker ID, Mortemousque B. Nedocromil sodium eye drops are more effective than sodium cromoglycate eye drops for the long-term management of vernal keratoconjunctivitis. Clin Exp Allergy 1999;29:529–36.
24. Caldwell DR, Verin P, Hartwich-Young R, et al. Efficacy and safety of lodoxamide 0.1% vs. cromolyn sodium 4% in patients with vernal keratoconjunctivitis. Am J Ophthalmol 1992;113:632–7.
25. Kay AB, Walsh GM, Moqbel R, et al. Disodium cromoglycate inhibits activation of human inflammatory cells in vitro. J Allergy Clin Immunol 1987;80:1–8.
26. Avunduk AM, Avunduk MC, Kapicioglu Z, et al. Mechanisms and comparison of anti-allergic efficacy of topical lodoxamide and cromolyn sodium treatment in vernal keratoconjunctivitis. Ophthalmology 2000;107:1333–7.
27. Hasala H, Malm-Erjefält M, Erjefält J, et al. Ketotifen induces primary necrosis of human eosinophils. J Ocul Pharmacol Ther 2005; 21:318–27.
28. Randley BW, Sedgwick J. The effect of azelastine on neutrophil and eosinophil generation of superoxide. J Allergy Clin Immunol 1989; 83:400–5.
29. Whitcup SM, Bradford R, Lue J, et al. Efficacy and tolerability of ophthalmic epinastine: a randomized, double-masked, parallel-group, active and vehicle-controlled environmental trial in patients with seasonal allergic conjunctivitis. Clin Ther 2004;26:29–34.
30. Greiner JV, Michaelson C, McWhirter CL, et al. Single dose of ketotifen fumarate .025% vs 2 weeks of cromolyn sodium 4% for allergic conjunctivitis. Adv Ther 2002;19:185–93.
31. Spangler DL, Bensch G, Berdy GJ. Evaluation of the efficacy of olopatadine hydrochloride 0.1% ophthalmic solution and azelastine hydrochloride 0.05% ophthalmic solution in the conjunctival allergen challenge model. Clin Ther 2001;23:1272–80.
32. Woodward DF, Nieves AL, Hawley SB, et al. The pruritogenic and inflammatory effects of prostanoids in the conjunctiva. J Ocul Pharmacol Ther 1995;11:339–47.
33. Tinkelman DG, Rupp G, Kaufman H, et al. Double-masked, paired comparison clinical study of ketorolac tromethamine 0.5% ophthalmic solution compared with placebo eyedrops in the treatment of seasonal allergic conjunctivitis. Surv Ophthalmol 1993;38:133–40.
34. Ballas Z, Blumenthal M, Tinkelman DG, et al. Clinical evaluation of ketorolac tromethamine 0.5% ophthalmic solution for the treatment of seasonal allergic conjunctivitis. Surv Ophthalmol 1993;38: 141–8.
35. Leonardi A, Busato F, Fregona IA, et al. Anti-inflammatory and antiallergic effects of ketorolac tromethamine in the conjunctival provocation model. Br J Ophthalmol 2000;84:1228–32.
36. Raizman MB. Results of a survey of patients with ocular allergy treated with topical ketorolac tromethamine. Clin Ther 1995;17: 882–90.
37. Donshik PC, Pearlman D, Pinnas J, et al. Efficacy and safety of ketorolac tromethamine 0.5% and levocabastine 0.05%: a multicenter comparison in patients with seasonal allergic conjunctivitis. Adv Ther 2000;17:94–102.
38. Abelson MB, Butrus SI, Weston JH. Aspirin therapy in vernal conjunctivitis. Am J Ophthalmol 1983;95:502–5.
39. Chaudhary KP. Evaluation of combined systemic aspirin and cromolyn sodium in intractable vernal catarrh. Ann Ophthalmol 1990;

22:314–8.
40. Abelson MB, Schaefer K. Conjunctivitis of allergic origin: immunologic mechanisms and current approaches to therapy. Surv Ophthalmol 1993;38:115–32.
41. Bernstein DI, Levy AL, Hampel FC, et al. Treatment with intranasal fluticasone propionate significantly improves ocular symptoms in patients with seasonal allergic rhinitis. Clin Exp Allergy 2004; 34:952–7.
42. Hong J, Bielory B, Rosenberg JL. Efficacy of intranasal corticosteroids for the ocular symptoms of allergic rhinitis: A systematic review. Allergy Asthma Proc 2011;32:22–35.
43. Bielory L, Chun Y, Bielory BP, et al. Impact of mometasone furoate nasal spray on individual ocular symptoms of allergic rhinitis: a meta-analysis. Allergy 2011;66:686–93.
44. Friedlaender MH. Corticosteroid therapy of ocular inflammation. Int Ophthalmol Clin 1983;23:175–82.
45. Ilyas H, Slonim CB, Braswell GR, et al. Long-term safety of loteprednol etabonate 0.2% in the treatment of seasonal and perennial allergic conjunctivitis. Eye Contact Lens 2004;30:10–3.
46. Bonini S, Bonini S, Lambiase A, et al. Vernal keratoconjunctivitis revisited: a case series of 195 patients with long-term follow-up. Ophthalmology 2000;107:1157–63.
47. Allansmith MR. Vernal conjunctivitis. In: Duane's clinical ophthalmology, vol. 4. Philadelphia: JB Lippincott; 1992.
48. Leonardi A. Vernal keratoconjunctivitis: pathogenesis and treatment. Prog Retin Eye Res 2002;21:319–39.
49. Holsclaw DS, Whitcher JP, Wong IG, et al. Supratarsal injection of corticosteroid in the treatment of refractory vernal keratoconjunctivitis. Am J Ophthalmol 1996;121:243–9.
50. Leonardi A, Busca F, Motterle L, et al. Case series of 406 vernal keratoconjunctivitis patients: a demographic and epidemiological study. Acta Ophthalmol Scand 2006;84:406–10.
51. Tabbara KF. Ocular complications of vernal keratoconjunctivitis. Can J Ophthalmol 1999;34:88–92.
52. Lightman S. Therapeutic considerations: symptoms, cells and mediators. Allergy 1995;50(Suppl. 21):10–3; discussion: 34–38.
53. Tabbara KF. Ocular complications of vernal keratoconjunctivitis. Can J Ophthalmol 1999;34:88–92.
54. Sperr WR, Agis H, Czerwenka K, et al. Effects of cyclosporine A and FK-506 on stem cell factor-induced histamine secretion and growth of human mast cells. J Allergy Clin Immunol 1996;98:389–99.
55. Whitcup SM, Chan CC, Luyo DA, et al. Topical cyclosporine inhibits mast cell-mediated conjunctivitis. Invest Ophthalmol Vis Sci 1996;37:2686–93.
56. Hingorani M, Calder VL, Buckley RJ, et al. The immunomodulatory effect of topical cyclosporine A in atopic keratoconjunctivitis. Invest Ophthalmol Vis Sci 1999;40:392–9.
57. Leonardi A, Borghesan F, DePaoli M, et al. Procollagens and inflammatory cytokine concentrations in tarsal and limbal vernal keratoconjunctivitis. Exp Eye Res 1998;67:105–12.
58. Leonardi A, DeFranchis G, Fregona IA, et al. Effects of cyclosporine A on human conjunctival fibroblasts. Arch Ophthalmol 2001;119:1512–7.
59. BenEzra D, Pe'er J, Brodsky M, et al. Cyclosporine eyedrops for the treatment of severe vernal keratoconjunctivitis. Am J Ophthalmol 1986;101:278–82.
60. Bleik JH, Tabbara KF. Topical cyclosporine in vernal keratoconjunctivitis. Ophthalmology 1991;98:1679–84.
61. Holland EJ, Olsen TW, Ketcham JM, et al. Topical cyclosporine A in the treatment of anterior segment inflammatory disease. Cornea 1993;12:413–9.
62. Kaan G, Ozden O. Therapeutic use of topical cyclosporine. Ann Ophthalmol 1993;25:182–6.
63. Kiliç A, Gürler B. Topical 2% cyclosporine A in preservative-free artificial tears for the treatment of vernal keratoconjunctivitis. Can J Ophthalmol 2006;41:693–8.
64. Pucci N, Novembre E, Cianferoni A, et al. Efficacy and safety of cyclosporine eyedrops in vernal keratoconjunctivitis. Ann Allergy Asthma Immunol 2002;89:298–303.
65. Secchi AG, Tognon MS, Leonardi A. Topical use of cyclosporine in the treatment of vernal keratoconjunctivitis. Am J Ophthalmol 1990;110:641–5.
66. Pucci N, Caputo R, Mori F, et al. Long-term safety and efficacy of topical cyclosporine in 156 children with vernal keratoconjunctivitis. Int J Immunopathol Pharmacol 2010;23:865–71.
67. Hingorani M, Moodaley L, Calder VL, et al. A randomized, placebo-controlled trial of topical cyclosporine A in steroid-dependent atopic keratoconjunctivitis. Ophthalmology 1998;105:1715–20.
68. Lambiase A, Leonardi A, Sacchetti M, et al. Topical cyclosporine prevents seasonal recurrences of vernal keratoconjunctivitis in a randomized, double-masked, controlled 2-year study. J Allergy Clin Immunol 2011;128:896–7.
69. Spadavecchia L, Fanelli P, Tesse R, et al. Efficacy of 1.25% and 1% topical cyclosporine in the treatment of severe vernal keratoconjunctivitis in childhood. Pediatr Allergy Immunol 2006;17:527–32.
70. Leonardi A, Borghesan F, Faggian D, et al. Eosinophil cationic protein in tears of normal subjects and patients affected by vernal keratoconjunctivitis. Allergy 1995;50:610–3.
71. Pucci N, Novembre E, Cianferoni A, et al. Efficacy and safety of cyclosporine eyedrops in vernal keratoconjunctivitis. Ann Allergy Asthma Immunol 2002;89:298–303.
72. Perry HD, Donnenfeld ED, Kanellopoulos AJ, et al. Topical cyclosporine A in the management of postkeratoplasty glaucoma. Cornea 1997;16:284–8.
73. Kheirkhah A, Zavareh MK, Farzbod F, et al. Topical 0.005% tacrolimus eye drop for refractory vernal keratoconjunctivitis. Eye 2011;25:872–80.
74. Garcia DP, Alperte JI, Cristobal JA, et al. Topical tacrolimus ointment for the treatment of intractable atopic keratoconjunctivitis: a case report and review of the literature. Cornea 2011;30:462–5.
75. Tam PM, Young AL, Cheng LL, et al. Topical tacrolimus 0.03% monotherapy for vernal keratoconjunctivitis – case series. Br J Ophthalmol 2010;94:1405–6.
76. Remitz A, Virtanen HM, Reitamo S, et al. Tacrolimus ointment in atopic blepharoconjunctivitis does not seem to elevate intraocular pressure. Acta Ophthalmol 2011;89:295–6.
77. Attas-Fox L, Barkana Y, Iskhakov V, et al. Topical tacrolimus 0.03% ointment for intractable allergic conjunctivitis: an open-lable pilot study. Curr Eye Res 2008;33:545–9.
78. Kymionis GD, Goldman D, Ide T, et al. Tacrolimus ointment 0.03% in the eye for treatment of giant papillary conjunctivitis. Cornea 2008;27:228–9.
79. Miyazaki D, Tominaga T, Kakimaru-Hasegawa A, et al. Therapeutic effects of tacrolimus ointment for refractory ocular surface inflammatory diseases. Ophthalmology 2008;115:988–92.
80. Virtanen HM, Reitamo S, Kari M, et al. Effect of 0.03% tacrolimus ointment on conjunctival cytology in patients with severe atopic blepharoconjunctivitis: a retrospective study. Acta Ophthalmol Scand 2006;84:693–5.
81. Nivenius E, Van der Ploeg I, Jung K, et al. Tacrolimus ointment vs. steroid ointment for eyelid dermatitis in patients with atopic keratoconjunctivitis. Eye 2007;21:968–75.
82. Anzaar F, Gallagher MJ, Bhat P, et al. Use of systemic T-lymphocyte signal transduction inhibitors in the treatment of atopic keratoconjunctivitis. Cornea 2011;27:884–8.
83. Kägi MK. Leukotriene receptor antagonists – a novel therapeutic approach in atopic dermatitis? Dermatology 2001;203:280–3.
84. Ashrafzadeh A, Raizman MB. New modalities in the treatment of ocular allergy. Int Ophthalmol Clin 2003 Winter;43:105–10.
85. Jun J, Bielory L, Raizman MB. Vernal conjunctivitis. Immunol Allergy Clin North Am 2008;28;59–82.
86. Nishiwaki-Dantas MC, Dantas PE, Pezzutti S, et al. Surgical resection of giant papillae and autologous conjunctival graft in patients with severe vernal keratoconjunctivitis and giant papillae. Ophthal Plast Reconstr Surg 2000;16:438–42.
87. Belfair N, Monos T, Levy J, et al. Removal of giant vernal papillae by CO2 laser. Can J Ophthalmol 2005;40:472–6.
88. Cameron JA. Shield ulcers and plaques of the cornea in vernal keratoconjunctivitis. Ophthalmology 1995;102:985–93.
89. Ozbek Z, Burakgazi AZ, Rapuano CJ, et al. Rapid healing of vernal shield ulcer after surgical debridement: a case report. Cornea 2006;25:472–3.
90. Cameron JA, Antonios SR, Badr IA. Excimer laser phototherapeutic keratectomy for shield ulcers and corneal plaques in vernal keratoconjunctivitis. J Refract Surg 1995;11:31–5.
91. Rouher N, Pilon F, Dalens H, et al. Implantation of preserved human amniotic membrane for the treatment of shield ulcers and persistent corneal epithelial defects in chronic allergic conjunctivitis. J Fr Ophthalmol 2004;27:1091–7.
92. Chandra A, Maurya OP, Reddy B, et al. Amniotic membrane transplantation in ocular surface disorders. J Indian Med Assoc 2005;103:364–6.
93. Sridhar MS, Sangwan VS, Bansal AK, et al. Amniotic membrane transplantation in the management of shield ulcers of vernal kerato-

conjunctivitis. Ophthalmology 2001;108:1218–22.
94. Solomon A, Zamir E, Levartovsky S, et al. Surgical management of corneal plaques in vernal keratoconjunctivitis: a clinicopathologic study. Cornea 2004;23:608–12.
95. Sangwan VS, Murthy SI, Vemuganti GK, et al. Cultivated corneal epithelial transplantation for severe ocular surface disease in vernal keratoconjunctivitis. Cornea 2005;24:426–30.
96. Jain MR. Drug delivery through soft contact lenses. Br J Ophthalmol 1988;72:150–4.
97. Suzuki S, Goto E, Dogru M, et al. Tear film lipid layer alterations in allergic conjunctivitis. Cornea 2006;25:277–8.
98. Mishra GP, Tamboli V, Jwala J, et al. Recent patents and emerging therapeutics in the treatment of allergic conjunctivitis. Recent Pat Inflamm Allergy Drug Discov 2011;5:26–36.
99. Calderon MA, Penagos M, Sheikh A, et al. Sublingual immunotherapy for treating allergic conjunctivitis. Cochrane Database Syst Rev 2011;6:CD007685.

第十八章 翼状胬肉

MINAS T. CORONEO and JEANIE J. Y. CHUI

概述

翼状胬肉是一种常见的眼表疾病,传统上被描述为角膜表面球结膜的异常增生[1]。翼状胬肉这一名称起源于希腊语"小的翅膀",意为其像翅膀样的生长模式及特点。翼状胬肉的发病机制并不清楚,关于其发病机制人们提出了很多理论[2]。以往翼状胬肉被认为是Bowman层和弹性组织变性所致的退行性病变。目前的观点认为,翼状胬肉的形成是伤口异常愈合的过程,特点为角膜缘上皮细胞的前缘的向心性生长,随后杯状细胞增生,鳞状上皮化生,基质细胞活化,纤维细胞增殖,新生血管形成,炎性细胞积聚,细胞外基质重塑[3]。

翼状胬肉和其他日光照射相关的眼病给很多社区提出了一个重要的健康问题。在澳大利亚,一个人口近2200万的国家,据估计每年约有近6万人因为此类问题去看全科医生[4]。澳大利亚每年翼状胬肉的直接花费成本为830万澳元,而且这一数值很可能被低估。翼状胬肉通常在卫生资源缺乏的发展中国家流行,并且成为致盲性眼病[5,6]。从生物学角度来说,如果结膜和角膜缘自动接合生长,50%的角膜缘和相关的干细胞会受到影响。鉴于干细胞在长期角膜细胞维护中的重要性,翼状胬肉是一种有重大意义的疾病。

从历史的角度看,眼表翼状胬肉这一疾病的后果和影响也被低估和轻视了。框18-1和框18-2总结了伴视力下降的翼状胬肉的原发性和继发性并发症。与系统性疾病相联系的,如多形性日光疹,迟发型皮肤卟啉病,皮肤恶性肿瘤[7],尚未被公认。但几乎可以肯定的是,翼状胬肉是眼和体表接受大量紫外线照射的重要生物标志物。进展的翼状胬肉可致并发症,如散光和高阶像差增加。这些改变会在术后2周明显降低且保持相对稳定,尽管其仍高于正常眼[8]。其可能的原因可能与观察到的胬肉头部侵袭至

框18-1 翼状胬肉相关的视觉影响

像差
  散光
    ■ 牵拉(±凝视诱发)
    ■ 泪池
  高阶相差
角膜扩张
    直接作用
    ■ 角膜混浊→眩光,对比敏感度降低
视野丢失
泪膜干扰/干眼
转动受限—复视
接触镜不耐受

框18-2 翼状胬肉相关的眼部问题

原发性
■ 干眼综合征
■ 眼球内陷
    ■ 继发于炎症反应
    ■ 囊性改变
■ 异物包裹
■ 肿瘤
    ■ 上皮内瘤变
    ■ 鳞状细胞癌
    ■ 黑色素瘤
    ■ 上皮瘤
    ■ 成纤维细胞肉瘤
■ 角膜神经的变化
■ 角膜内皮细胞的变化
继发性
■ 复发±肉芽肿
■ 角巩膜炎

框 18-2　翼状胬肉相关的眼部问题（续）
■ 细菌
■ 坏死性
■ 睑球粘连
■ 角巩膜穿孔±眼内炎
■ 手术
■ β照射后、丝裂霉素C
■ 干燥综合征
■ 截肢神经瘤
■ 结膜炎
■ 结膜下纤维化和游离移植供体部位
■ 噻替派
■ 白发、皮肤色素脱失、警惕妊娠
■ β辐射
■ 虹膜炎、巩膜炎、结膜炎
■ 白内障
■ 结膜毛细血管扩张
■ 延迟巩膜坏死
■ 泪道损伤
■ 丝裂霉素C

Bowman膜深部，术后角膜混浊，瘢痕有关[9]。可考虑应用波前像差仪和前节OCT在这些变化发生前进行检查。出现这些表现，提示翼状胬肉的手术时机已经到来。众所周知，翼状胬肉可伴发干眼。翼状胬肉的患者中，干眼综合征的风险提高两倍[10]。虽然其直接的机械机制是显而易见的，我们对干眼综合征[11]的炎症基础理解的进步，提示翼状胬肉中炎症因子的间接影响可导致"假干眼状态"。

临床特点

外观

翼状胬肉的典型外观表现为翅膀样的自球结膜延伸至角膜表面的纤维血管组织病变。（图18-1）翼状胬肉可为原发或复发，单侧或双侧，出现在鼻侧或颞侧，单眼发病或者双眼发病。通常发生在睑裂区，主要发生在鼻侧角膜缘，颞侧发生的胬肉很少见且很少独立存在（图18-2）[12]。在解剖学上，翼状胬肉可以被分成3部分，头部由缺乏血管的帽封闭其顶端，颈部指头部和角膜缘之间覆盖于角膜上的部分。体部是覆盖于巩膜上的部分[13]。裂隙灯观察，在帽内部的灰色小岛可能是胬肉的进展缘（图18-3）。福克斯首先描述的这些灰色的小岛代表了翼状胬肉最前端的部分，它们随着时间的推移，边界合并，形成舌状延伸的顶端[14]。在胬肉的头部顶端，角膜上皮的铁沉积，被称为斯托克尔（Stocker's）线[15]。

症状

干眼综合征如发红，发炎，视物模糊在翼状胬肉中最常见[10]。据报道可有泪膜破裂时间减少，泪液羊齿状结晶异常，一旦翼状胬肉被切除后泪液功能可部分恢复[16]。框18-1总结了翼状胬肉相关的视觉干扰。

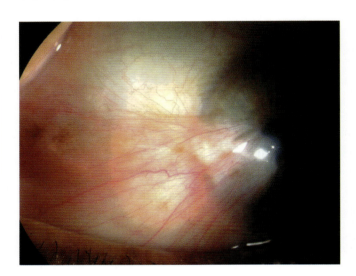

图18-1　原发性翼状胬肉

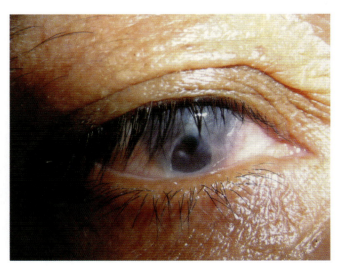

图18-2　双侧翼状胬肉-鼻侧和颞侧胬肉同时发生

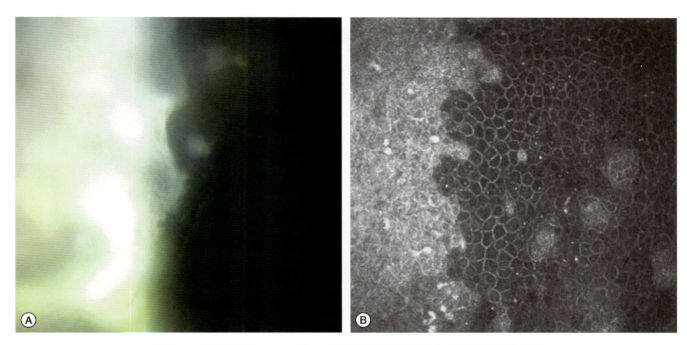

图 18-3　胬肉顶端的 Fuchs 斑（A）裂隙灯下观察（B）活体共聚焦显微镜检查

组织病理学

地形学研究表明,它是一个突起于眼表以顶端延伸为生长方向的上皮覆盖的结缔组织结节[17]。上皮细胞的特征为角膜缘上皮细胞前缘的向心性生长[18],接下来是结膜上皮异常,以杯状细胞增生和鳞状上皮化生为特征（图 18-4A）[19]。底层的结缔组织基质由活化,增殖的成纤维细胞和血管组成[20]。[慢性混合性炎症浸润可出现,包括淋巴细胞,浆细胞,肥大细胞,朗格汉斯细胞,单核细胞和巨噬细胞,与在急性炎症病灶出现的中性粒细胞（图 18-4B）浸润类似。]免疫球蛋白（IgG、IgE 抗体）在基底膜沉积[21],HLA-DR22[22]和粘附分子（ICAM-1 和 VCAM-1）[23]异常表达也被报道。细胞外基质的变化是翼状胬肉的突出特点。这些变化包括迁移的头部所在位置的 Bowman 层溶解和基质内弹力纤维的沉积（图 18-4C）。

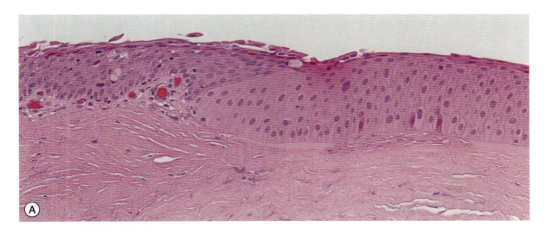

图 18-4　翼状胬肉头部的苏木精和伊红染色的石蜡切片（A）显示了从角膜到结膜样上皮的突然转变伴 Bowman 层的潜在破坏

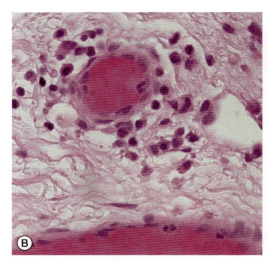
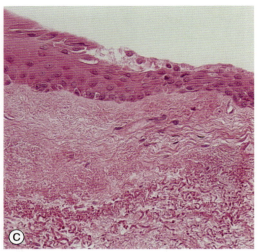

图 18-4（续） （B）翼状胬肉的基质内血管周围炎症浸润；（C）翼状胬肉基质内弹力纤维的明显变化。原始放大倍率：（A）×200　（B）×1000 油镜　（C）×400

鉴别诊断

翼状胬肉的鉴别诊断包括睑裂斑，假性胬肉，及各种结膜肿瘤。虽然有一些相似之处，仍可通过形态学和临床行为表现将它们加以区别。值得注意的是，鉴于翼状胬肉和睑裂斑都可能掩盖上皮异常，考虑到角膜缘/结膜恶性肿瘤的可能非常关键[24]。

睑裂斑

睑裂斑表现为邻近鼻侧或颞侧角膜缘处结膜的扁平样增厚。它们与翼状胬肉的区别是没有角膜的侵袭，可能归因于完整的角膜缘屏障。虽然大多数睑裂斑生长缓慢且为良性，仍然有一些会衍变为翼状胬肉[14]。睑裂斑的组织学改变与翼状胬肉类似，主要包括上皮下弹力组织变性，玻璃样变性，嗜酸和嗜碱性粒细胞结合凝固[25]及上皮细胞的鳞状上皮化生[26]。

假性翼状胬肉及其他炎症性疾病

假性翼状胬肉来源于创伤、既往手术或者炎症导致角膜缺损后的结膜粘连。假性胬肉和真性胬肉的一个关键特征性区别是前者可发生于角膜周边的任何地方，而后者通常局限于 3 点和 9 点方位。假性胬肉的前缘附着点较宽阔，病变的大部分区域与其下方的角膜不粘附[27]。与假性胬肉相关的情况包括福克斯边缘浅层角膜炎和角膜边缘变性[28]。其他应考虑的炎症因素包括泡性角膜结膜炎，巩膜炎和光化性肉芽肿。

结膜肿瘤

结膜的良性及恶性肿瘤可与翼状胬肉混淆。这些包括角膜皮样瘤，淋巴瘤，淀粉样变性，结膜，白斑痣，黑色素瘤，结膜上皮瘤和鳞状细胞癌[29]。特别要考虑到可以和翼状胬肉并存的癌前病变，如眼表鳞状上皮瘤[30]和原发性获得性黑变病[31]，在处理表现不典型的翼状胬肉时应保持高度警惕[32]。鉴于这些病变临床表现可能不是很明显，建议所有切除的胬肉组织均应行病理检查。

流行病学

翼状胬肉的全世界患病率与年龄和地理位置有关。在卡梅伦关于翼状胬肉在世界分布的调查中[33]，居住在赤道周围国家包括炎热，干燥，尘土飞扬的气候中的人群患病率更高。澳大利亚的一项研究显示，与生活在南部区域患病率为 4.5% 的澳大利亚土著人相比，居住在北部区域的人患病率高达 15.2%。阳光照射被视为一个正相关因素[34]。然而，在远离赤道的高海拔地区西藏和内蒙古，翼状胬肉的发病率高（14.5%[35]，17.8%[36]），这违背了翼状胬肉的流行病研究。格陵兰岛的爱斯基摩人和切萨皮克湾的船工的高发病率（8.6%[37]，16.7%[38]）源于雪和水对日光的反射。从这些研究中，我们可以明确，累积的紫外线暴露是翼状胬肉的主要危险因素。其他危险因素包括家族史，年龄增加，男性，乡村居民，而戴眼镜和帽子有保护作用[39,40]。某些特定群体如焊接工[41]，体力工作者，户外工人，翼状胬肉的发病率高，是他们职业暴露的结果[42]。锯木厂工人翼状胬肉也很普遍，因其在尘土飞扬的环境中暴露,推测慢性刺激和微创伤在这些病例中扮演了重要角色[43]。最近发现,砷暴露[44]和石油化学产品[45]也与翼状胬肉相关。

发病机制

对翼状胬肉的发病机制了解甚少。被广泛接受的观点是翼状胬肉是一种基于细胞外基质降解的组织学证据上的退行性病变。然而,这与其侵袭性生长的习性和切除后易复发的特性相矛盾。现实中,退行性和增生性过程都存在于翼状胬肉中[1],多种机制与其形成有关(图18-5)。这些机制可被分为遗传因素,环境诱发因素(紫外线,病毒感染),和使其不断生长的因素(细胞因子,生长因子,基质金属蛋白酶)。累积的DNA损伤和凋亡因子的激活也有助于翼状胬肉的增生性表型,而干细胞和神经性炎症的作用也在讨论中。

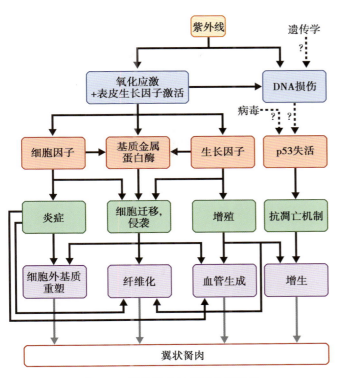

图 18-5 翼状胬肉的多重发病机制

紫外线

流行病学研究很好的支持了慢性紫外线暴露在发病中的作用,与它临床表现相关的其他紫外线相关的情况有皮肤老化,白内障,气候性滴状角膜病变,鳞状细胞癌和基底细胞癌。翼状胬肉奇特的生长习性和它对于内侧角膜缘的偏好可以由我们的前房周边光聚焦效应模型来解释,这一模型可以把20倍的附属光带集中到内侧角膜缘(图18-6)[46]。推测这一区域的慢性局灶性紫外线损伤激活角膜缘干细胞,致翼状胬肉形成[47]。同样有趣的是,翼状胬肉在紫外线下的自发荧光(图18-7)[48],这可能先于我们可见的眼表病变的迹象(图18-8)[49]。自发荧光的原因不清,但是我们推测它可能代表了因为阳光损害所致的胶原改变或者细胞激活[48]。此外,翼状胬肉与光老化皮肤病有某些共同的组织特性,包括表皮增生,炎症浸润,成纤维细胞活化和细胞外基质重塑[3]。接下来,我们将讨论翼状胬肉发病机制中紫外线激活的分子机制。

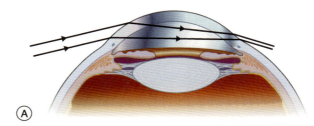

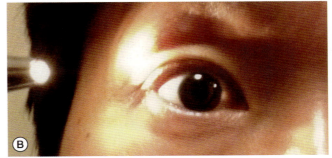

图 18-6 前房的周边光线聚焦效应(A)模型(B)预测入射光线的途径在体内通过前房在角膜缘形成焦点

氧化应激和生长因子受体信号

紫外线诱导的氧化应激和翼状胬肉的发病机制密切相关。支持的证据包括胬肉中存在8-羟基脱氧鸟苷(DNA的光氧化产物)[50]、丙二醛(脂质过氧化的产物)[51]、诱导型一氧化氮合酶和一氧化氮。活性氧(ROS)如一氧化氮(NO)[52]作为亲血管生成因子调节血管化[53]、内皮细胞的增殖和迁移[54]的过程,而且还潜在的影响翼状胬肉中MMP的表达模式[55]。其他活性氧,如过氧化氢是已确认的激活表皮生长因子受体(EGFR)和随后通过丝裂原激活蛋白激酶(MAPK)介导的下游信号通路的介质,如细胞外信号调节激酶(ERK),C-jun氨基末端激酶(JNK)和p38[56]。在翼状胬肉细胞培养过程中,紫外线激活JNK和p38介导的亲炎性细胞因子的表达[57],而ERK的激活是MMP-1介导的结果[58,59]。

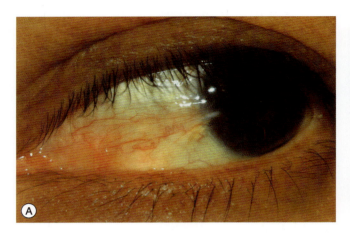
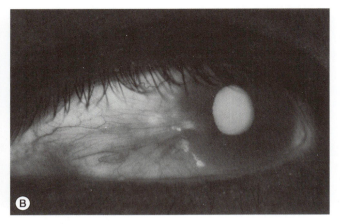

图 18-7　原发性翼状胬肉的自发荧光（A）可见光下观察病变（B）紫外光下观察病变

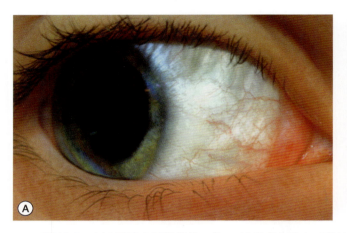
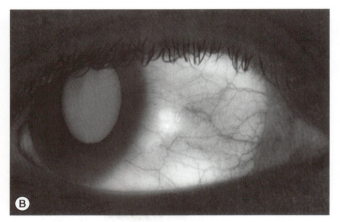

图 18-8　（A）可见光下拍摄的一位 11 岁患者临床上正常的内侧角膜缘照片（B）紫外荧光摄影展示同一患者的鼻侧角膜缘荧光区域

抗炎细胞因子和免疫机制

流行病学研究已经提示对于干燥，化学暴露和微创伤的慢性炎症反应在翼状胬肉的发病机制中起了一定作用。Wong 研究揭示了在结膜血管和 Bowman 膜的交界移行处降解的蛋白质扮演血管生成因子这一角色的炎症机制[60]。混合慢性炎症浸润包括 T 淋巴细胞，浆细胞，肥大细胞，朗格汉斯细胞，单核细胞，和巨噬细胞支持了免疫机制[21]参与了这一过程的结论。虽然免疫浸润可能参与了翼状胬肉的炎症反应过程，他们的存在可能是细胞因子及其他亲炎症介质在翼状胬肉中存在的结果（框 18-3）[3]。白细胞介素（IL-1，IL-6，IL-8）和肿瘤坏死因子 α（TNF-α）是已确认的由紫外线[61]和 NF-κB 诱导的激活翼状胬肉的信号[62,63]。他们的存在介导了免疫细胞的汇集和翼状胬肉组织中 MMP 表达的诱导，而 IL-4 可能介导复发病灶的纤维化[64]。另一个紫外线诱导的在翼状胬肉过度表达的酶是环氧化酶-2，它可以将花生四烯酸转化为前列腺素[65]。它的表达与凋亡抑制因子生存素有关[66]。环氧化酶-2 诱导了组织培养角膜中的 MMP-1 和 MMP-9[67]，可能也有助于提高翼状胬肉中 MMP 的表达。S100 蛋白是钙结合蛋白，它在伤口愈合，炎症和癌症[68]的发生中也发挥了作用，最近被发现在翼状胬肉组织[69]及翼状胬肉患者的泪液中高表达[70]。翼状胬肉中 S100 的意义需要进一步研究。然而，他们的上调可能反映了紫外线，细胞因子和其他环境压力的介导[71,72]。干细胞因子（SCF）在翼状胬肉患者的血浆及眼部组织中表达也升高[73,74]。干细胞因子吸引和诱导肥大细胞的成熟[73]，它们的存在可能促进翼状胬肉的纤维化和新生血管形成[75]。通过免疫组织化学[76]和在体的激光共聚焦显微镜的方法[77]，也观察到了翼状胬肉组织中有朗格汉斯细胞。据推测，更高水平的抗原和有丝分裂的暴露[76]或者翼状胬肉中细胞因子的存在可能有助于它们的补充和成熟[77]。翼状胬肉发病机制中朗格汉斯细胞的作用需要进一步研究，但据推测朗格汉斯细胞可能参与了 T 细胞的补充[78]。

框18-3　翼状胬肉中的细胞因子和炎症介质

- 白细胞介素-1
- 白细胞介素-4
- 白细胞介素-6
- 白细胞介素-8
- 肿瘤坏死因子-α
- 干细胞因子
- 环氧化酶-2
- 防御素 α1 和 α2
- 促红细胞生成素受体
- 人 S100 钙结合蛋白 A6、A8 和 A9

有趣的是,尽管临床证据支持持续的炎症反应会导致术后复发[79],翼状胬肉中 T 细胞浸润的数量不与临床参数,如炎症反应的严重程度或者术后局部类固醇或非甾体类药物应用相关[80]。此外,复发不是通过组织学形态预测的[81]。这意味着翼状胬肉的复发不是炎症单一作用的,还有其他因素的参与。

纤维血管生长因子

生长因子及其受体据报道也在翼状胬肉中存在(表18-1)。它们可以诱导上皮细胞,成纤维细胞或血管细胞的增殖和(或)迁移,这有助于翼状胬肉的增生,纤维化和血管生成[3,81]。

表 18-1　翼状胬肉的生长因子及其受体

生长因子及相关蛋白	受体
表皮生长因子	EGFR
肝素结合生长因子	ErbB2
	ErbB3
纤维母细胞生长因子-2	FGFR-1
神经生长因子	TRKA
睫状神经生长因子	NGFR
神经营养素 4	
血小板衍生生长因子	PDGFR-β
转移生长因子-β	TGF-βR Ⅰ
	TGF-βR Ⅱ
	TGF-βR Ⅲ
血管内皮生长因子	VEGFR1
	VEGFR2
胰岛素样生长因子结合蛋白(IGFBP)	
IGFBP2	
IGFBP3	
IGFBP8(结缔组织生长因子)	

翼状胬肉中促纤维化细胞因子和生长因子的表达包括 IL-1,TNF-α,CTGF,EGF 家族,FGF-2,PDGF 和 TGF-β[82]。这些中 TGF-β 尤其重要,因为它诱导肌成纤维细胞的分化,上皮间质细胞间的转化和改变细胞外基质的合成[83]。TGF-β 信号的异常[84,85]被认为有助于翼状胬肉的纤维化,它能被羊膜抑制[86]可以解释这种治疗方法的效果。

促血管生成因子(IL-8,TNF-α,FGF-2,HB-EGF and VEGF)水平的升高联合血管生成抑制因子的缺乏(PEDF and thrombospondin-1)刺激了翼状胬肉中新生血管的形成[82]。血管内皮生长因子(VEGF),一种主要的促血管生成因子,在翼状胬肉患者的泪液,血浆和眼部组织中表达升高[74,87]。翼状胬肉中 VEGF 的表达可由多种刺激(紫外线,缺氧,细胞因子和生长因子)驱动,它可能代表了一种常见的促血管生成途径[3,82]。

最近研究发现,翼状胬肉中有神经营养素及其受体的表达,其中神经生长因子,睫状神经营养因子和神经营养因子-4/5 表达升高。此外,高和低亲和力的神经生长因子受体(TRKA and NGFR,respectively)也被描述出现在翼状胬肉的上皮细胞和血管中[88-90]。神经营养素的促血管生成作用与翼状胬肉中 NGF-TRKA 染色的微血管密度相关[89]。

基质金属蛋白酶和细胞外基质重塑

基质金属蛋白酶(MMPs)是锌依赖性肽链内切酶,它能降解细胞外基质改变细胞表面的分子组成。这些酶的作用被称为组织金属蛋白酶抑制剂(TIMPs)的内源性抑制剂拮抗。基质金属蛋白酶参与了眼的生理和病理过程,是光老化的关键因子,它们调节细胞增殖,细胞迁移,炎症反应和血管生成[91]。MMPs 相对于 TIMPs 的过表达被认为参与了翼状胬肉的侵入性表型,其中 MMP 的表达可能由紫外线,细胞因子(IL-1 and TNF-α)和生长因子(EGF and TGF-α)引起[3,82]。有趣的是,在疾病进展过程中 MMP-2 和 MMP-9 联合[92],提示 MMPS 可能是处理本病的一个有吸引力的目标。

除了能够降解细胞外基质之外,有报道 MMP 还可以改变翼状胬肉中基质成分的合成,包括原弹性蛋白[93],糖胺聚糖[94],透明质酸[95],骨膜[64],纤连蛋白-2 和纤连蛋白-3[96]。改变基质成分可以提高肝素结合生长因子和细胞因子(如 IL-8,FGF-2,HB-EGF,VEGF,PDGF and TGF-β)的生物利用度,这些因子通常降解释放后被细胞外基质隔离[97]。

遗传因素

虽然环境暴露在翼状胬肉的发病机制中起了主要

作用,遗传因素也可能会影响其发展。支持这一概念的是在患有翼状胬肉家族成员中通常是年轻时发病且为常染色体显性遗传[98,99]。有着色性干皮病的个体[100],在8-羟基鸟嘌呤糖基化酶-1[101]上具有单核苷酸多态性,X-射线修复交叉互补-1[102]或X-射线修复交叉互补-6[103],已经被联系到翼状胬肉的发展过程中,这表明有缺陷的DNA修复可能会对这种情况下的发病机制有作用。谷胱甘肽硫转移酶[104]和细胞色素P4501A1[105]的基因变化,代谢多环芳香族碳氢化合物的酶,被报道与翼状胬肉的发病有关。(见框18-4关于翼状胬肉相关基因研究的细节)。CYP1A1 MspI的多态性,和苯并芘的积累尤其相关,BPDE像翼状胬肉组织中的DNA加合物[105],意味着基因和环境在这种情况下的相互作用。

框18-4	翼状胬肉患者的基因相关研究
与翼状胬肉相关	
■ hOGG(外显子1245C>G)	
■ GSTM1(空基因型)	
■ XRCC6(启动子,-911C>T)	
■ XRCC1(Arg399Glu)	
与翼状胬肉不相关	
■ TP53(外显子4,119C>G)	
■ CDKN1A(外显子2,98C>A)	
■ TNF(启动子,-308G>A)	
■ IL1B(启动子,-511C>T,外显子5,+3954C>T)	
■ IL1RN(内含子2,可变数量串联重复序列86bp,等位基因1、2、3、4、5)	
■ TGFB1(启动子,-509C>T)	
■ XRCC6(启动子,-57G>C)	
■ hOGG1(Ser326Cys)	
■ APE1(Asp148Glu)	
关系不明确	
■ VEGFA(启动子,-406T>C)	

病毒感染

基于二次突变假设,癌症是积累DNA突变的结果。Detorakis等在他们的两次打击模型中提出了一种作用在翼状胬肉发病中的致瘤病毒[106]。第一次打击归于翼状胬肉的基因易感性或者因紫外线暴露造成的获得性DNA损伤。第二次打击可能是由于额外的紫外线暴露或者感染所致,如人类乳头瘤病毒(HPV)或者单纯疱疹病毒(HSV)[106]。支持HPV参与了翼状胬肉发病的证据有在翼状胬肉组织中检测到了HPV的亚型1,2,6,11,16,18,37,52,54和HPV90。然而,在各个研究间患病率的差异很大(0~100%)[107]。这些研究结果可能解释了在HPV感染率在不同种群[108]和方法上的变化。一种可能的机制可能是病毒肿瘤基因蛋白p53的失活[109]。关于单纯疱疹病毒的研究被限制为两个研究中心,分别是发病率为22%的希腊[110]和发病率为5%的中国台湾省[111],在这项研究中,HSV与HPV协同感染与术后复发有关[110]。鉴于有限的和不一致的数据,病毒感染可能不是翼状胬肉形成的绝对需要因素。

遗传和表观变化

一些作者倾向认为积累的DNA损伤[106,112]可能参与了翼状胬肉的发病机制。除了8-羟基脱氧鸟苷[50]和BPDE样DNA加合物[105]在翼状胬肉易感个体中的存在之外,大量的基因变化被描述包括杂合性缺失,微卫星的不稳定性[113]和Kirsten-ras[114]及p-53基因的突变[109,115,116]。这些中,只有p53突变被广泛研究。

肿瘤抑制蛋白p53通常被称为"基因组的守护者"。p53通常被发现在较低的水平,因为其半衰期短。在DNA损伤中,它稳定,转位到细胞核内,诱导细胞周期停滞,DNA修复或者细胞凋亡[117]。正常p53的功能是防止遗传变异和在癌症中这种基因的频繁突变[118]。Dushku和Reid提出失活p53基因突变影响了程序性细胞的死亡和使基因突变积累,导致翼状胬肉形成[112]。使用免疫组化的方法,他们观察到在翼状胬肉中p53升高并不伴有细胞凋亡[112]。随后,其他人也报道了在翼状胬肉中染色的p53蛋白相对于正常结膜组织升高,但不是所有的翼状胬肉都进行了p53蛋白的染色[119],也不是p53蛋白的表达与复发相关[120]。DNA测序研究显示四例单等位基因缺失[116]和八例点突变[115]。当DNA测序配对蛋白检测时,发现p53蛋白的积累不一定伴随p53突变[121],而缺失的突变可能导致p53表达的缺失[115]。此外,还发现了p53的病毒肿瘤蛋白的失活[109]。因此,进一步研究需要建立在p53突变的真实患病率和它们在翼状胬肉发病机制中的作用上。

虽然关于参与机制知道的很少,有新的证据表明,在翼状胬肉中出现了表观遗传的变化。这些包括甲基化的p16启动子[122],E-钙粘蛋白[123],转谷氨酰胺酶-2[124],和甲基化的MMP2及CD24[124]。DNA甲基转移酶的活性可能发挥了作用。Chen等人报道,29%的翼状胬肉表达有DNA甲基转移酶3b,一个与p16基因启动子甲基化且下调p16蛋白表达有关的因子[122]。翼状胬肉中异常甲基化的作用需要进一步探讨。

异常增殖和抗凋亡机制

已证明在翼状胬肉中存在异常增殖和抗凋亡因子，这可以解释翼状胬肉的复发倾向和一些病例中存在高比例的发育异常情况[24]。支持证据包括抗凋亡蛋白（BCL-2[125]和生存素[66]）表达的升高和细胞周期相关的与增殖有关的分子[126,127]以及翼状胬肉上皮细胞中p27[128]的抑制。也有报道，纤维血管层中DNA含量升高[129]；翼状胬肉成纤维细胞表现出转化型表型，即培养中表现出血清依赖性减少[130]，锚地独立生长；脂质代谢改变[131]；胰岛素样生长因子结合蛋白的表达；这些也就是我们所知道的在癌症中出现的改变[132,133]。

干细胞

上皮干细胞

最开始慢性的局部紫外线暴露被假设为改变干细胞的原因，因此，导致了其浸润的表型，并逐渐生长为翼状胬肉[18,47]。研究表明翼状胬肉和角膜缘上皮细胞有共同的生物标志物，包括角蛋白[18]，波形蛋白[18]，端粒酶[134]，肿瘤蛋白p63[135]，ATP结合位点，亚家族G成员，神经生长因子受体[90]。我们最近鉴定出了与在进展的翼状胬肉头部(图18-9)的Fuchs'斑的临床观察相关的干细胞样细胞进一步支持了这个理论[32]。有趣的是，我们注意到尽管存在干细胞样细胞，翼状胬肉也能表现出局部角膜缘干细胞缺乏的特征，包括角膜缘栅栏的缺失，结膜血管长入和角膜血管化。一旦翼状胬肉被切除，这些变化可以通过联合自体角膜缘移植的方法解决[136,137]。因此，可以推测，原发翼状胬肉代表了角膜缘干细胞和干细胞系功能障碍。

上皮间质转化

上皮间质转化是上皮表现为间质细胞特性的过程，也就是我们描述的翼状胬肉形成过程。具体的说，两项研究显示翼状胬肉上皮细胞同时表达上皮细胞（角蛋白14）和间质细胞（α-平滑肌动蛋白和波形蛋白）的标志物，和与上皮细胞间质化相关的信号分子（β-连环蛋白等）。这使我们推测翼状胬肉成纤维细胞可能起源于在TGF-β和FGF-2或者紫外线暴露影响下的经上皮细胞间质化的角膜缘上皮细胞[82]。另外，翼状胬肉的成纤维细胞也被假设为来源于Tenon's囊后的眶纤维脂肪组织的肌成纤维细胞[140]。

骨髓源性祖细胞

骨髓造血祖细胞（CD34，AC133）或间充质标志物已被报道存在于翼状胬肉中且被假设为有助于间质纤维血管形成[141]。支持这一概念的是正常角膜基质中存在骨髓细胞[142]，与动物模型显示的骨髓细胞积聚的纤维化[143]和新生血管区域一致[144]。眼组织缺氧诱导的细胞因子被认为扮演了眼部趋化因子的角色[144]。Lee等人研究表明，翼状胬肉患者循环系统中CD34，c-kit阳性祖细胞和血浆血管内皮生长因子，干细胞因子，P物质升高[74]。

神经性炎症

上述理论不能解释翼状胬肉的某些方面，如它的向心性生长模式和它表现出来的翼状外观。为了解决这一问题，提出了一种神经源性模型，其中角膜神经可能影响角膜上皮细胞和翼状胬肉细胞向心性迁移[82,145]。该模型是基于以下一些观察：(1) 正常角膜上皮细胞的转向被概括为假设发生在XYZ轴上[146]；(2) 角膜神经的放射状排列和与它们邻近的角膜上皮细胞和角膜细胞的关系[147]；(3) 在创面愈合过程中感觉神经元的参与和炎症反应[148]；(4) 翼状胬肉连接组织中有髓神经纤维和无髓神经纤维的存在[149]。

角膜缘是慢性紫外线损伤的焦点，角膜缘上皮细胞，基质细胞，血管和角膜缘周围的神经丛都可被紫外

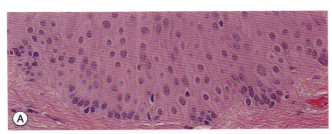
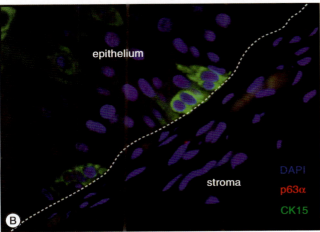

图18-9 (A)翼状胬肉头部的干细胞样细胞簇。H&E染色(B)免疫荧光标记的表达p63α和CK15的干细胞样细胞

线破坏。神经元对紫外线损伤的反应也是翼状胬肉发展的一个重要触发点。紫外线照射可以诱导释放感觉神经肽,如P物质和降钙素基因相关肽,通过它们作为血管扩张剂,免疫细胞趋化因子和诱导由炎症引起的角膜细胞扩增的细胞因子产物的角色参与神经炎症反应[148]。在翼状胬肉里,SP及其受体由上皮细胞,成纤维细胞和浸润的免疫细胞表达,并已诱导翼状胬肉成纤维细胞和血管内皮细胞的迁移,提示了其纤维血管源性的角色[145]。

上述证据,连同角膜神经的分布表明角膜神经[147]或许在翼状胬肉的发展中发挥了作用。

处理

治疗翼状胬肉的最终目的是恢复眼表解剖,功能,外观和缓解所有相关症状。这些并不总能实现,但这个目标可以提供一种治疗干预的框架。目标应该是完美的,尤其是如果考虑手术治疗。眼睛被称为脸部美容中心,在沟通交流中,眼部的外观和运动受到广泛的关注[150]。

预防

虽然预防眼部紫外线损伤是一个难以掌控的目标,对预防短期和长期复发都应该保持关注,尤其是对于高危人群,如冲浪者。合适的保护眼睛的建议需要一些思考,不是一个简短的咨询和建议。一个戴墨镜和宽边帽的建议可能会改变一生的习惯。我们发现展示了外周光聚焦效应(图 18-10),尤其是患者戴墨镜的时候,这可以帮助他们理解这些建议的原因。供应商的具体建议,尤其是对于有折射误差的患者非常重要,因为周围光线很难被阻挡甚至可能被认为在某些方面有一定程度的保护作用。提供简单但有指向性的阅读材料也很有帮助。在疾病早期的年轻患者,用前段摄影和荧光照相[49]展示病变(图18-8)也有帮助。多年连续拍摄照片也可以消除稳定期病人的顾虑,或者帮他们在翼状胬肉生长的时候作出手术的决定。

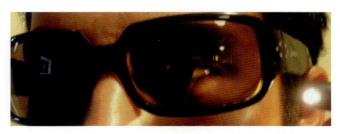

图 18-10 患者戴宽眼镜腿的环绕式太阳镜演示周围光积聚

药物

毫无疑问,无论是急性还是慢性炎症都是翼状胬肉发展的一个重要组成部分。润滑剂和局部抗炎药物的标准治疗,如非甾体类药物或者激素都是有用的,但往往是有限的,尤其对于进展期疾病。虽然短期有效,非甾体药物特别是较新的低剂量配方的地塞米松是有效的[152],但是在复发的患者手术并不是必需的。然而,一个最近的策略是局部使用0.05%环孢素,这提供了一个相对安全的长期抗炎治疗和处理中重度干眼的媒介[153]。它在翼状胬肉管理中的应用是2006年[154]提出的,同时也被用于术后预防复发[155,156]。翼状胬肉患者表现出干眼很常见,环孢素安全有效,尽管更多的正式研究仍在进行中。环孢素,除了它的抗炎作用,还有多个对翼状胬肉治疗有益的作用。一些患者尤其是复发患者在考虑手术前接受环孢素治疗是可靠的。

手术

一篇最近的关于翼状胬肉手术治疗的综述[157],展示了由于其治疗的困难而存在的多种手术方法。考虑到最近对其发病机制(参见图18-5)的理解,涉及干细胞和通过复杂途径的愈合反应,这不足为奇。我们治疗方法的两个重要概念是重建手术的应用和术中,术后炎症反应的控制。此外,有一个因素是外科医生培养和训练的问题,因为最重要的治愈机会是首次手术,二次手术复发的风险提高。在我们看来,这不应该是个别外科医生掌握的手术。

金标准的技术是翼状胬肉切除联合自体结膜重建移植,这种方法复发和出现并发症的几率都很低,同时这也是一种很好的美容技术[158,160],但是需要一定的时间和技能来完成。手术步骤,在1947年[161]首先被描述,随后被推广[161],虽然看似简单,可施行过程中可以有变化,这可以解释不同报道中复发率不同。这个手术程序提供了一个很好的重建技术总是优越于破坏性手术方式的范例。

翼状胬肉手术的某些方面值得关注并讨论如下:

1. 与角膜缘相对的球结膜移植仍然是有争议的。一般的观点是如果角膜缘受损和原发病几乎没有什么不同,因为存在供体处角膜缘受损的风险,很多外科医生喜欢采用结膜移植。然而,一项研究表明自体角膜缘移植比游离结膜移植治疗复发性翼状胬肉更有效[163]。由来已久的关于角膜上皮干细胞主要存在于角巩膜缘的概念受到挑战[164],已经表明球结膜上皮细胞的基底细胞与角膜缘上皮细胞有共同的干细胞相关标志物的表达形式[165]。这可能有助于解释为什么应用球结膜移植时角膜缘部位也表现出改善。

2. 对于 Tenon's 囊的处理仍存在争议。长期以来的观点是 Tenon's 囊使复发增加，所以应该广泛切除[159,160,166]。Hirst 描述了一种技术，翼状胬肉广泛切除联合大植片自体结膜移植。在他的一系列前瞻性研究中[159,160]，原发性翼状胬肉的复发率为 0.4%，在复发性翼状胬肉组中无再次复发。这是一个采用单一外科医生手术并且术后精细抗感染治疗的系列研究。治疗复发性翼状胬肉的另一种方法是密封暴露的创口。翼状胬肉及其相关的瘢痕广泛切除后，内侧穹隆重建，用结膜或者羊膜覆盖暴露处[167]。据报道，复发率为 6%，一例患者发生复视。这些技术的一个重要部分是用上皮或膜结构充分覆盖暴露的组织。这提高了伤口愈合反应被抑制的可能性，上皮和基质在某种程度上相互影响[168]，也许，有足够大的移植物覆盖，这样广泛的切除是不必要的，特别是炎症反应得到控制以后。

3. 炎症反应是翼状胬肉发病机制和对手术反应的核心，同时也是症状，体征，生长和复发的核心。在一项研究中[169]，术后局部类固醇药物使用不足可以使复发率提高近三倍。有趣的是，在 Hirst 的研究中[159,160]，低复发率者术后前 3 周局部使用类固醇药物的频率为每两小时一次，治疗时间延长至 9 周。最近，环孢素被用于高复发率的巩膜暴露术后。这项前瞻性，随机对照研究显示，局部使用 0.05% 的环孢素使复发率从 44% 降低到治疗对照组的 22%。环孢素在更复杂的手术技术中是否有效仍有待观察，但其副作用方面比较安全。

4. 辅助抗纤维化治疗，如丝裂霉素和 β 射线照射，旨在通过抑制术后组织增殖改变伤口愈合反应过程。就其本质而言，这些都是破坏性技术，都有使用它们所引起的并发症。不幸的是，严重的并发症，如巩膜坏死可以超过 10 年才表现出来，但它需要一代外科外科医生改变技术。这些技术是澳大利亚过去 50 多年里减少翼状胬肉复发的主要治疗方法，在长期研究巩膜坏死率高而高复发率仅得到轻度改善的报道后，最近实践模式才改变[170,171]。由于丝裂霉素是一种类放射的药物，人们很关心它的长期安全性，因为据报道应用 β 射线可以引起严重并发症。而短期并发症可能有剂量依赖性，根据致盲并发症的报道[170]向下调整了使用剂量，其长期安全性问题仍然存在。同时，通过辅助治疗对干细胞的潜在损伤作用也值得关注，因为这些细胞对长期维护眼表完整性至关重要。

应用辅助治疗的另一方面是如果未来需要施行手术，那么对眼组织具有潜在破坏。巩膜，巩膜血管的破坏可能引起新的问题，尤其是对于未来需行自体结膜移植术的患者。Cameron 指出，使用辐射照射的目的是破坏了能给复发性翼状胬肉提供潜在的营养的巩膜血管[33]。我们报告了一些翼状胬肉手术后使用 β 射线照射或丝裂霉素辅助治疗后植片失功病例[172]。对于能够降低复发率的辅助技术，这些是值得关注的。这些观察让我们发展辅助使用高压氧来支持处理复发翼状胬肉使用的自体移植物[173]。这一技术与低复发率和植片的快速愈合相关（图 18-11）。应该指出的是，高压氧在翼状胬肉手术相关的巩膜溶解方面也有用[174]。

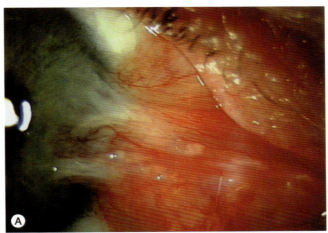

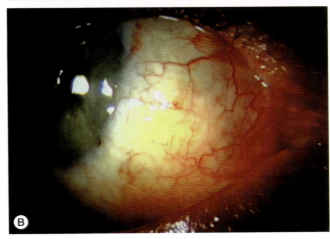

图 18-11 （A）广泛切除联合应用 β 射线辐射后复发的大胬肉，患者因瘢痕累及内直肌，出现水平复视（B）同一患者术后的照片，复发的胬肉广泛切除，内直肌松解，应用大自体结膜植片在角膜缘处移植。患者术后接受高压氧治疗。这种治疗最显著的作用是快速愈合并减少植片的炎症反应，如果有植片收缩的话，使其最小化。这一病例说明大植片移植是可行的

许多随机对照临床试验研究用羊膜覆盖胬肉切除后的缺损部位与自体结膜移植进行比较[175]。这些研究都证明了自体结膜移植组翼状胬肉的复发率显

著降低。此外，羊膜在部分翼状胬肉常见的地区并不容易获得。羊膜的费用在世界的一些地方也是一个问题。

最近，提出了翼状胬肉的新生血管形成，一个由多种促血管生成生长因子和细胞因子表达升高，血管生成抑制因子降低驱动的过程[82]，作为原发和复发翼状胬肉，尤其是复发病例治疗的目标。一个有吸引力的治疗目标是VEGF[52]，一个在缺乏炎症反应的环境中能诱导角膜新生血管化的强效促血管生成生长因子。VEGF拮抗剂，如人单克隆抗体靶向血管内皮生长因子（贝伐单抗和兰尼单抗）已经很容易获得。在过去的10多年里，VEGF是确认存在于翼状胬肉中的，最初被描述为存在于翼状胬肉头部上皮中。随后一些研究已经证实了这一发现，并且描述了VEGF在基底和表面上皮以及血管内皮和巨噬细胞中都存在[3,57,176]。与原发性翼状胬肉相比，复发性翼状胬肉中VEGF水平显著升高[177]。由于血管分布的增加对外观美容影响较大，因此需要早期干预，一个合理的方法是抗血管生成，抗VEGF治疗能够诱导血管衰退并且可能延缓翼状胬肉进展。

几个小规模治疗原发和复发翼状胬肉的临床研究正在进行[178,179]。采用了术中、术后局部使用或病灶内注射的方法。不同的结果均有报道，有些报道出现反应早但是不能持续[178]。根据出版的报道，对复发率几乎没有影响[179]。鉴于血管生成的复杂性，可能通过多种靶途径联合抗血管生成治疗是必要的[180]。最近的一个研究发现，COX-2和VEGF在人类翼状胬肉浸润的巨噬细胞中高表达，或许说明这种治疗是必要的。这一发现表明，在免疫过程和肿瘤样特点的翼状胬肉之间有一座桥梁，因为在由紫外线损伤诱导的皮肤癌中COX-2和VEGF都很重要[176]。已经发现，在翼状胬肉的治疗中局部使用非甾体药物，COX抑制剂是有用的[151,181]，因此，可以结合使用VEGF抑制剂。

糖皮质激素是另一种新生血管抑制剂。对醋酸阿奈可他的初步数据[182]显示了其对翼状胬肉复发的抑制作用，但是没有和其他抗炎治疗进行对比。

另一种方法是以翼状胬肉发病机制的另一个环节作为治疗目标，基质金属蛋白酶抑制剂，如多西环素。这种药物被证明能够抑制体外培养的翼状胬肉上皮细胞生长，但临床数据尚未公布[183]。

5. 对于缩短手术时间的一种有用的方法是剪切和粘贴技术的出现，在术中利用组织胶水迅速粘合移植组织[184]。这些技术关注的是应用我们认为能提供良好功能和美容效果的大植片移植的安全性。特别值得关注的是角膜缘对合的完整性，如果完整性被破坏，移植物将回退收缩。混合技术包括两缘对合处缝合，移植物其余部分使用组织胶粘合，这对于大植片移植提供了一个很好的协调方法。

最近，一种很有前途的技术应用了一种"组织焊接"的简单方法，使用打结钳和手持式触摸钳使植片对合受体的结膜[185]。同样，这些焊接处的强度，尤其是使用大植片患者，仍需更大规模的多中心研究评估。

6. 翼状胬肉手术的另一方面是与手术相关的疼痛[186,187]。手术过程是目前眼科手术中最痛苦的，鉴于其眼表受累的程度，尤其取自体植片的时候，这几乎不令人惊讶。虽然手术经常在局麻下施行，我们更喜欢球周阻滞，尤其是复发病例。另外长效局麻药物或者凝胶制剂也可应用[188]。

另一个有用的策略是术后接触镜的应用，在急性修复期留置[189]。我们常规使用Balafilcon A可延长使用的接触镜一周，发现这种接触镜不利于眼表细胞粘附[190]。

7. 没有预料的新生物形成在10%～30%的病例[32]中出现，目前已表明，所有的翼状胬肉标本都应该提交病理学检查[30,32]。在这种情况下，肿瘤可以被检测出来，推荐更频繁的术后监测。然而，这样的病例可以局部干扰素联合或者不联合维A酸治疗，是对这种情况非常有效的治疗手段[191,192]。

8. 在非常进展期的病例中，尤其是双侧病变（图18-12），有可能存在可用于重建的结膜组织的相对短缺的问题。而其他类型的黏膜或羊膜可以使用，使用无血清培养得到的重建自体培养的结膜等效于从结膜上皮细胞体外扩增的人羊膜已经成功应用[193]。虽然这种技术只能在专业单位进行，干细胞移植技术的改良有可能使这种技术更广泛的应用。这种技术可以潜在的避免自体结膜移植的需要。

作者的技术

在适当的麻醉后（通常是长效球周阻滞麻醉），几滴溴莫尼定用于收缩血管。溴莫尼定没有肾上腺素样的散瞳作用。半强度的聚维酮碘消毒，小心的将睫毛覆盖在术野外。用23号针尖端技术切除翼状胬肉的头部[194]（图18-13A）。这种技术减少角膜组织的切除量，尽管留下一个相对粗糙的基质表面，但眼表上皮面比较光滑。这也使角膜表面的异常组织完全切除，因为角膜表面的组织残留是很多患者关心的问题。用右手的外科医生对左眼施行手术操作时，可以移动显微镜使翼状胬肉头部从一侧分离。

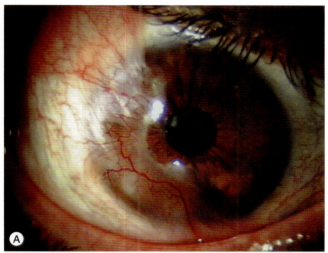
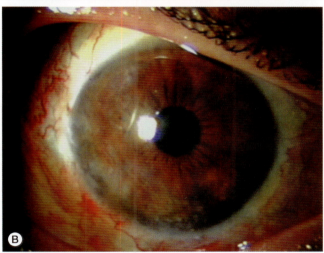

图18-12 （A）多次复发术后出现广泛病变患者的术前照片，另一眼也同样受到影响（B）同一患者的术后照片。患者行复发胬肉切除联合结膜移植。结膜植片来自于在羊膜上培养生长的自体结膜上皮细胞

接下来切除翼状胬肉的体部，注意以下几点：

1. 切除翼状胬肉跨越角膜缘上方和下方约1mm的组织。这是因为异常的翼状胬肉上皮细胞存在于这些部位[18]，同时也因为有些复发的表现是从这些位点出现的。

2. 切除炎症组织，有时切除部位达到泪阜（图18-13B）。这对于获得良好的美容效果是必不可少的。在原发性翼状胬肉中注意保持切除范围表浅同时避免过度检查韧带和筋膜。在切除面积下任何多余的Tenon's囊也应该被修整，但是应避免牵拉暴露的结缔组织。

简单的眼内透热方法的应用可以最大限度的减少出血（图18-13B）。注意检查结膜切口边缘的出血，尤其是泪阜区。测量缺损范围的大小（图18-13C），标记植片的大小（图18-13D）。切除的面积经常要达到上穹隆。在刀片上方用斜视钩向上拉可以扩大暴露区域。用韦斯科特式弹簧剪刀制作一个薄瓣（图18-13E）。这种剪刀可以改变尺寸，尖端的配置和刀的锋利度，我们喜欢马丁制作的器械，可以与其他器械分别包装消毒。正确的钝性分离可以取代剪刀。助手帮助夹持住植片的近端很有用，尤其是大植片者。取下的植片可以折叠翻转在角膜上（图18-13F）。可以用有齿镊把多余的Tenon's囊从被暴露出的植片的下表面剪掉。同时，任何扣眼样损伤都可以被修复，扣结可以在植片下表面定位。拉住植片下方，切断角膜缘端（图18-13F）。这时往往会出血，因为这里是穿支血管走行的区域，可以用止血器械止血。这种方法允许分离角膜缘（图18-13G，H）。这样取下的植片保留了角膜缘（图18-13I）。切缘有锯齿样外观，认为归因于Vogt栅栏的形态。植片（图18-13J）滑动至平衡盐润滑的角膜上，翻转放置在翼状胬肉切除后缺损的区域。台盼蓝可用于检查植片的定位，因为这种染料对Tenon's囊的染色优于对上皮面的染色（图18-13K）。植片与角膜缘对位缝合（图18.13L）。在手术结束时，放置一个可长时间佩戴的接触镜。注意接触镜覆盖植片的角膜缘面。术后治疗方案包括持续氯霉素点眼，无防腐剂的双氯芬酸盐每日四次点眼，一周后逐渐减量。局部治疗通常4～6周。如果发生过度的炎症反应，局部治疗时间延长，也可以局部使用环孢素。

对于复发的翼状胬肉，被动牵拉试验用来帮助确定复发部位和内直肌之间组织纤维化的程度。在严重病例中，分离内直肌并充分切除多余的Tenon's囊组织，重复进行被动牵拉试验以确定所有的纤维化条带都被切断。这种情况需要大面积的植片。在上方球结膜不充足的单侧翼状胬肉中病例，可以从另外一只眼取供体组织。这需要术前与病人沟通。所有这些病例术后接受高压氧治疗一周[173]。这一技术已经发展进化，约有1%的复发率。

手术医生的培训

处理这种常见疾病的一个关键问题是外科医生的培训。已经公认，超声乳化技术的广泛应用剥夺了新一代眼科医生的缝合能力。即使使用胶合技术，结膜植片缝合仍然很重要，因为胶的成本过高使得这一技术在某些情况下禁止使用，而且对于特大植片来说，胶的有效性仍然需要考虑。因为这些原因，我们开发了一个猪眼模型，用于制作和缝合结膜植片的教学和改进完善移植技术[195]。

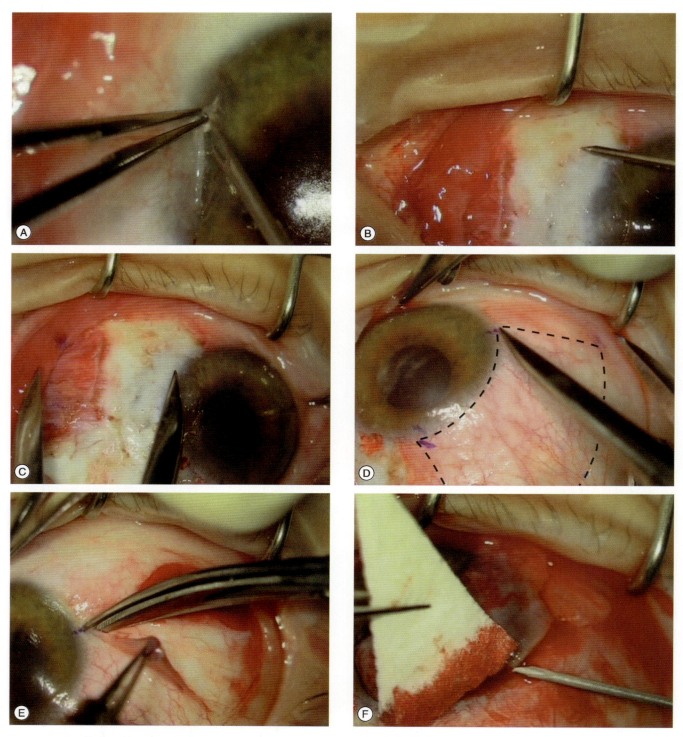

图18-13　作者的翼状胬肉手术方法（A）用23号针将翼状胬肉头部划开（B）切除翼状胬肉的体部至泪阜处，烧灼止血（C）使用卡尺测量翼状胬肉切除后形成缺损部位的尺寸，尤其是应使眼球尽量外展，测量水平方向的距离（D）在上方角膜缘和球结膜标记植片的大小，植片为梯形，穹隆侧宽于角膜缘侧（E）使用弹簧剪刀分离较薄的结膜植片（F）然后把植片折叠于角膜上，使植片的短边保持张力。用23号针头接近50%垂直于Vogt栅栏分离角膜缘端

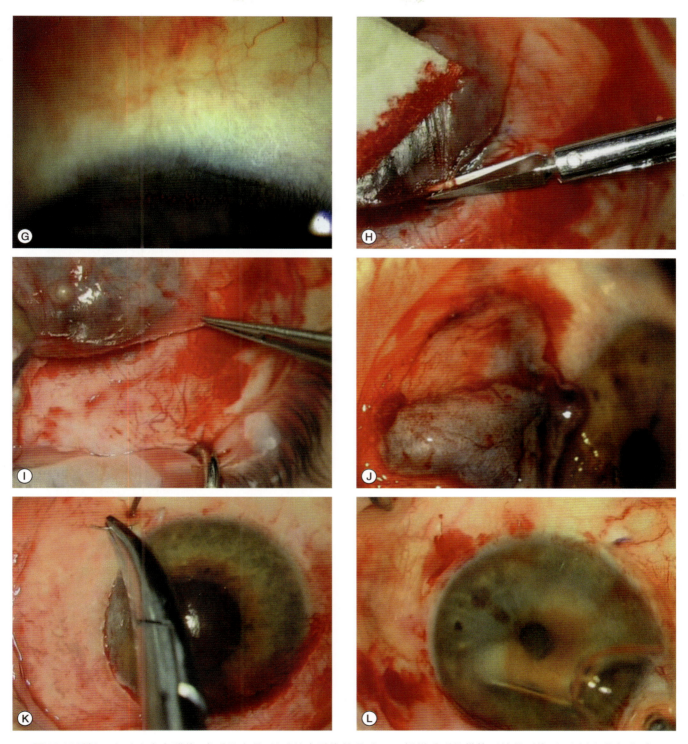

图 18-13（续） （G）上方角膜缘，术后几个月，显示的水平线是通过 Vogt 栅栏看到的供体区域的下缘；（H）用这种方法，角膜缘是分开的，允许一部分角膜缘干细胞带入植片中，另一部分留在原来的正常位置。这种方法避免了供体部位的角膜缘破坏。在角膜缘处使用 Vannas 剪刀切断结膜植片。植片在楔形的边缘处保持张力；（I）使用无齿平镊在角膜缘处拿起植片的边缘。在这个过程中，上皮表面与角膜表面接触，植片滑到翼状胬肉切除的部位，再将植片翻转过来，使上皮面朝上。植片边缘与角膜缘缺损处对齐；（J）使用台盼蓝染色检查植片的方向，因为台盼蓝对 Tenon's 囊的染色优先于对上皮的染色；（K）植片缝合到位，从角膜缘处开始使用 10-0 可吸收线缝合。在角膜缘处缝线应带浅层巩膜，并埋藏所有线结；（L）在手术结束时，在眼表放置可延长佩戴的 Balafilcon A 接触镜（PureVision，Bausch and Lomb）的接触镜并留置 1 周

未来展望

我们对翼状胬肉的病理生理基础的认识的提高可能导致更多复杂药物的干预。看来局部使用环孢素,利用它多方面的作用,是这一方法的早期表现。很需要开发这种疾病的动物模型,这不仅可以提高我们对这种疾病的病理生理机制的认识,也可以很好的检验我们的手术技术。目前的模型,是建立在把培养的人翼状胬肉上皮细胞移植到裸鼠上的,这不能充分代表人类的疾病,而且其大小也限制了作为外科模型的应用[196]。干细胞培养和(或)移植技术有替代需要移植切除结膜的潜力。利用先进的激光技术可能允许更快,更精确的植片制作,更好的接合技术也可以帮助缩短手术时间。

更先进的成像技术用于翼状胬肉分级的应用和发展,如OCT[9,197],可能帮助各种技术的评价。术后治疗方案的标准化及优化也可以更好地帮助比较不同技术。

更复杂的公共健康运动建立在早期紫外线损伤的基础上[49],使用现成的摄像机进行自我监控,可以提高对本病的认识和对充足阳光防护的需要。阻挡紫外线的接触镜的应用,可以保护角膜缘避免紫外线伤害[7]。已经公认在新的太阳镜标准中,目前的太阳镜设计存在不足,这向太阳镜制造商提出了挑战以期设计出更好的保护作用的产品[7]。饮食的作用,已确认的对紫外线皮肤损伤以及干眼的保护作用,仍需要调查[198]。同时也需要克服对这种疾病的轻视,在世界的某些地方,它是一种对角膜有一系列长期影响的致盲性眼病。

参考文献

1. Duke-Elder S. Diseases of the outer eye. Part 1. In: Duke-Elder S, editor. System of Ophthalmology: volume 8 Diseases of the outer eye. London: Kimpton UK; 1965. p. 569–85.
2. Murube J. Pterygium: descriptive nomenclature of the past. Ocul Surf 2008;6(3):104–7. Epub 2008/09/11.
3. Di Girolamo N, Chui J, Coroneo MT, et al. Pathogenesis of pterygia: role of cytokines, growth factors, and matrix metalloproteinases. Prog Retin Eye Res 2004;23(2):195–228. Epub 2004/04/20.
4. Wlodarczyk J, Whyte P, Cockrum P, et al. Pterygium in Australia: a cost of illness study. Clin Exp Ophthalmol 2001;29(6):370–5. Epub 2002/01/10.
5. Sopoaga F, Buckingham K, Paul C. Causes of excess hospitalizations among Pacific peoples in New Zealand: implications for primary care. J Prim Health Care 2010;2(2):105–10. Epub 2010/08/10.
6. Ramke J, Brian G, du Toit R. Eye disease and care at hospital clinics in Cook Islands, Fiji, Samoa and Tonga. Clin Exp Ophthalmol 2007;35(7):627–34. Epub 2007/09/27.
7. Coroneo M. Ultraviolet radiation and the anterior eye. Eye Contact Lens 2011;37(4):214–24. Epub 2011/06/15.
8. Shibata N, Kitagawa K, Sakamoto Y, et al. Changes in corneal higher order aberration after pterygium excision. ARVO Meeting Abstracts 2010;51(5):2399.
9. Ashizawa J, Hori Y, Saishin Y, et al. Use of Fourier-domain optical coherence tomography to assess pterygium surgery. ARVO Meeting Abstracts 2010;51(5):2408.
10. Lee AJ, Lee J, Saw SM, et al. Prevalence and risk factors associated with dry eye symptoms: a population based study in Indonesia. Br J Ophthalmol 2002;86(12):1347–13451. Epub 2002/11/26.
11. Stern ME, Pflugfelder SC. Inflammation in dry eye. Ocul Surf 2004;2(2):124–30. Epub 2007/01/12.
12. Dolezalova V. Is the occurrence of a temporal pterygium really so rare? Ophthalmologica 1977;174(2):88–91. Epub 1977/01/01.
13. Tan DTH. Pterygium. In: Holland EJ, Mannis MJ, editors. Ocular surface disease: medical and surgical management. 1st ed. Springer-Verlag; 2002. p. 65–89.
14. Fuchs E. Ueber das Pterygium. Graefes Arch for Ophthalmol 1892;38(2):1–89.
15. Hansen A, Norn M. Astigmatism and surface phenomena in pterygium. Acta Ophthalmol (Copenh) 1980;58(2):174–81. Epub 1980/04/01.
16. Li M, Zhang M, Lin Y, et al. Tear function and goblet cell density after pterygium excision. Eye 2007;21(2):224–8. Epub 2005/12/13.
17. Seifert P, Eckert J, Spitznas M. Topological-histological investigation of the pterygium. Graefes Arch Clin Exp Ophthalmol 2001;239(4):288–93. Epub 2001/07/14.
18. Dushku N, Reid TW. Immunohistochemical evidence that human pterygia originate from an invasion of vimentin-expressing altered limbal epithelial basal cells. Curr Eye Res 1994;13(7):473–81. Epub 1994/07/01.
19. Chan CM, Liu YP, Tan DT. Ocular surface changes in pterygium. Cornea 2002;21(1):38–42. Epub 2002/01/24.
20. Seifert P, Sekundo W. Capillaries in the epithelium of pterygium. Br J Ophthalmol 1998;82(1):77–81.
21. Pinkerton OD, Hokama Y, Shigemura LA. Immunologic basis for the pathogenesis of pterygium. Am J Ophthalmol 1984;98(2):225–8.
22. Ioachim-Velogianni E, Tsironi E, Agnantis N, et al. HLA-DR antigen expression in pterygium epithelial cells and lymphocyte subpopulations: an immunohistochemistry study. Ger J Ophthalmol 1995;4(2):123–9. Epub 1995/03/01.
23. Tekelioglu Y, Turk A, Avunduk AM, et al. Flow cytometrical analysis of adhesion molecules, T-lymphocyte subpopulations and inflammatory markers in pterygium. Ophthalmologica 2006;220(6):372–8. Epub 2006/11/11.
24. Clear AS, Chirambo MC, Hutt MS. Solar keratosis, pterygium, and squamous cell carcinoma of the conjunctiva in Malawi. Br J Ophthalmol 1979;63(2):102–9. Epub 1979/02/01.
25. Hogan MJ, Alvarado J. Pterygium and pinguecula: electron microscopic study. Arch Ophthalmol 1967;78(2):174–86. Epub 1967/08/01.
26. Dong N, Li W, Lin H, et al. Abnormal epithelial differentiation and tear film alteration in pinguecula. Invest Ophthalmol Vis Sci 2009;50(6):2710–5. Epub 2009/02/03.
27. Soliman W, Mohamed TA. Spectral domain anterior segment optical coherence tomography assessment of pterygium and pinguecula. Acta Ophthalmol 2012;90(5):461–5. Epub 2010/11/03.
28. Keenan JD, Mandel MR, Margolis TP. Peripheral ulcerative keratitis associated with vasculitis manifesting asymmetrically as fuchs superficial marginal keratitis and terrien marginal degeneration. Cornea 2011;30(7):825–7. Epub 2010/12/15.
29. Seitz B, Fischer M, Holbach LM, et al. [Differential diagnosis and prognosis of 112 excised epibulbar epithelial tumors]. Klin Monbl Augenheilkd 1995;207(4):239–46. Epub 1995/10/01. Differential diagnose und Prognose bei 112 exzidierten epibulbaren epithelialen Tumoren.
30. Hirst LW, Axelsen RA, Schwab I. Pterygium and associated ocular surface squamous neoplasia. Arch Ophthalmol 2009;127(1):31–2. Epub 2009/01/14.
31. Perra MT, Colombari R, Maxia C, et al. Finding of conjunctival melanocytic pigmented lesions within pterygium. Histopathology 2006;48(4):387–93. Epub 2006/02/21.
32. Chui J, Coroneo MT, Tat LT, et al. Ophthalmic pterygium a stem cell disorder with premalignant features. Am J Pathol 2011;178(2):817–27. Epub 2011/02/02.
33. Cameron ME. Pterygium throughout the world. Springfield, Ill.: Thomas; 1965.
34. Moran DJ, Hollows FC. Pterygium and ultraviolet radiation: a positive correlation. Br J Ophthalmol 1984;68(5):343–6. Epub 1984/05/01.
35. Lu P, Chen X, Kang Y, et al. Pterygium in Tibetans: a population-based study in China. Clin Exp Ophthalmol 2007;35(9):828–33. Epub 2008/01/05.

36. Lu J, Wang Z, Lu P, et al. Pterygium in an aged Mongolian population: a population-based study in China. Eye 2009;23(2):421–7. Epub 2007/10/20.
37. Norn MS. Spheroid degeneration of cornea and conjunctiva. Prevalence among Eskimos in Greenland and caucasians in Copenhagen. Acta Ophthalmol (Copenh) 1978;56(4):551–62. Epub 1978/01/01.
38. Taylor HR, West SK, Rosenthal FS, et al. Corneal changes associated with chronic UV irradiation. Arch Ophthalmol 1989;107(10):1481–4. Epub 1989/10/01.
39. Threlfall TJ, English DR. Sun exposure and pterygium of the eye: a dose-response curve. Am J Ophthalmol 1999;128(3):280–7. Epub 1999/10/08.
40. McCarty CA, Fu CL, Taylor HR. Epidemiology of pterygium in Victoria, Australia. Br J Ophthalmol 2000;84(3):289–92. Epub 2000/02/24.
41. Karai I, Horiguchi S. Pterygium in welders. Br J Ophthalmol 1984;68:347-9. Epub 1984/05/01.
42. Wong TY, Foster PJ, Johnson GJ, et al. The prevalence and risk factors for pterygium in an adult Chinese population in Singapore: the Tanjong Pagar survey. Am J Ophthalmol 2001;131(2):176–83. Epub 2001/03/03.
43. Okoye OI, Umeh RE. Eye health of industrial workers in Southeastern Nigeria. West Afr J Med 2002;21(2):132–7. Epub 2002/10/31.
44. Lin W, Wang SL, Wu HJ, et al. Associations between arsenic in drinking water and pterygium in southwestern Taiwan. Environ Health Perspect 2008;116(7):952–5. Epub 2008/07/17.
45. Omoti AE, Waziri-Erameh JM, Enock ME. Ocular disorders in a petroleum industry in Nigeria. Eye 2008;22(7):925–9. Epub 2007/04/03.
46. Coroneo MT, Müller-Stolzenburg NW, Ho A. Peripheral light focusing by the anterior eye and the ophthalmohelioses. Ophthalmic Surg 1991;22:705-11.
47. Coroneo MT. Pterygium as an early indicator of ultraviolet insolation: a hypothesis. Br J Ophthalmol 1993;77(11):734–9. Epub 1993/11/01.
48. Ooi JL, Sharma NS, Sharma S, et al. Ultraviolet fluorescence photography: patterns in established pterygia. Am J Ophthalmol 2007;143(1):97–101. Epub 2006/11/23.
49. Ooi JL, Sharma NS, Papalkar D, et al. Ultraviolet fluorescence photography to detect early sun damage in the eyes of school-aged children. Am J Ophthalmol 2006;141(2):294–8. Epub 2006/02/07.
50. Tsai YY, Cheng YW, Lee H, et al. Oxidative DNA damage in pterygium. Mol Vis 2005;11:71–5.
51. Lu L, Wang R, Song X. [Pterygium and lipid peroxidation]. Zhonghua Yan Ke Za Zhi 1996;32(3):227–9.
52. Lee DH, Cho HJ, Kim JT, et al. Expression of vascular endothelial growth factor and inducible nitric oxide synthase in pterygia. Cornea 2001;20(7):738–42. Epub 2001/10/06.
53. Kon K, Fujii S, Kosaka H, et al. Nitric oxide synthase inhibition by N(G)-nitro-L-arginine methyl ester retards vascular sprouting in angiogenesis. Microvasc Res 2003;65(1):2–8.
54. Ziche M, Morbidelli L, Masini E, et al. Nitric oxide mediates angiogenesis in vivo and endothelial cell growth and migration in vitro promoted by substance P. J Clin Invest 1994;94(5):2036–44.
55. Brown DJ, Lin B, Chwa M, et al. Elements of the nitric oxide pathway can degrade TIMP-1 and increase gelatinase activity. Mol Vis 2004;10:281–8.
56. Peus D, Vasa RA, Meves A, et al. H_2O_2 is an important mediator of UVB-induced EGF-receptor phosphorylation in cultured keratinocytes. J Invest Dermatol 1998;110(6):966–71.
57. Di Girolamo N, Wakefield D, Coroneo MT. UVB-mediated induction of cytokines and growth factors in pterygium epithelial cells involves cell surface receptors and intracellular signaling. Invest Ophthalmol Vis Sci 2006;47(6):2430–7. Epub 2006/05/26.
58. Di Girolamo N, Coroneo MT, Wakefield D. UVB-elicited induction of MMP-1 expression in human ocular surface epithelial cells is mediated through the ERK1/2 MAPK-dependent pathway. Invest Ophthalmol Vis Sci 2003;44(11):4705–14. Epub 2003/10/28.
59. Di Girolamo N, Coroneo M, Wakefield D. Epidermal growth factor receptor signaling is partially responsible for the increased matrix metalloproteinase-1 expression in ocular epithelial cells after UVB radiation. Am J Pathol 2005;167(2):489–503. Epub 2005/07/29.
60. Wong WW. A hypothesis on the pathogenesis of pterygiums. Ann Ophthalmol 1978;10(3):303–8. Epub 1978/03/01.
61. Kennedy M, Kim KH, Harten B, et al. Ultraviolet irradiation induces the production of multiple cytokines by human corneal cells. Invest Ophthalmol Vis Sci 1997;38(12):2483–91. Epub 1997/12/31.
62. Siak JJ, Ng SL, Seet LF, et al. The nuclear-factor kappaB pathway is activated in pterygium. Invest Ophthalmol Vis Sci 2011;52(1):230–6. Epub 2010/09/03.
63. Torres J, Enriquez-de-Salamanca A, Fernandez I, et al. Activation of MAPK signaling pathway and NF-kappaB activation in pterygium and ipsilateral pterygium-free conjunctival specimens. Invest Ophthalmol Vis Sci 2011;52(8):5842–52. Epub 2011/06/21.
64. Kuo CH, Miyazaki D, Yakura K, et al. Role of periostin and interleukin-4 in recurrence of pterygia. Invest Ophthalmol Vis Sci 2010;51(1):139–43. Epub 2009/08/08.
65. Chiang CC, Cheng YW, Lin CL, et al. Cyclooxygenase 2 expression in pterygium. Mol Vis 2007;13:635–8. Epub 2007/05/23.
66. Maxia C, Perra MT, Demurtas P, et al. Relationship between the expression of cyclooxygenase-2 and survivin in primary pterygium. Mol Vis 2009;15:458–63. Epub 2009/02/28.
67. Ottino P, Bazan HE. Corneal stimulation of MMP-1, -9 and uPA by platelet-activating factor is mediated by cyclooxygenase-2 metabolites. Curr Eye Res 2001;23(2):77–85.
68. Eckert RL, Broome AM, Ruse M, et al. S100 proteins in the epidermis. J Invest Dermatol 2004;123(1):23–33. Epub 2004/06/12.
69. Riau AK, Wong TT, Beuerman RW, et al. Calcium-binding S100 protein expression in pterygium. Mol Vis 2009;15:335–42. Epub 2009/02/19.
70. Zhou L, Beuerman RW, Ang LP, et al. Elevation of human alpha-defensins and S100 calcium-binding proteins A8 and A9 in tear fluid of patients with pterygium. Invest Ophthalmol Vis Sci 2009;50(5):2077–86. Epub 2009/01/27.
71. Lee YM, Kim YK, Eun HC, et al. Changes in S100A8 expression in UV-irradiated and aged human skin in vivo. Arch Dermatol Res 2009;301(7):523–9. Epub 2009/05/26.
72. Lim SY, Raftery MJ, Goyette J, et al. Oxidative modifications of S100 proteins: functional regulation by redox. J Leukoc Biol 2009;86(3):577–87. Epub 2009/02/25.
73. Nakagami T, Watanabe I, Murakami A, et al. Expression of stem cell factor in pterygium. Jpn J Ophthalmol 2000;44(3):193–7. Epub 2000/07/29.
74. Lee JK, Song YS, Ha HS, et al. Endothelial progenitor cells in pterygium pathogenesis. Eye 2007;21(9):1186–93. Epub 2006/05/30.
75. Ribatti D, Nico B, Maxia C, et al. Neovascularization and mast cells with tryptase activity increase simultaneously in human pterygium. J Cell Mol Med 2007;11(3):585–9. Epub 2007/07/20.
76. Chen YT, Tseng SH, Tsai YY, et al. Distribution of vimentin-expressing cells in pterygium: an immunocytochemical study of impression cytology specimens. Cornea 2009;28(5):547–52. Epub 2009/05/08.
77. Zhivov A, Beck R, Guthoff RF. Corneal and conjunctival findings after mitomycin C application in pterygium surgery: an in-vivo confocal microscopy study. Acta Ophthalmol 2009;87(2):166–72. Epub 2008/06/10.
78. John-Aryankalayil M, Dushku N, Jaworski CJ, et al. Microarray and protein analysis of human pterygium. Mol Vis 2006;12:55–64. Epub 2006/02/01.
79. Kheirkhah A, Casas V, Sheha H, et al. Role of conjunctival inflammation in surgical outcome after amniotic membrane transplantation with or without fibrin glue for pterygium. Cornea 2008;27(1):56–63. Epub 2008/02/05.
80. Awdeh RM, DeStafeno JJ, Blackmon DM, et al. The presence of T-lymphocyte subpopulations (CD4 and CD8) in pterygia: evaluation of the inflammatory response. Adv Ther 2008;25(5):479–87. Epub 2008/05/17.
81. Rohrbach IM, Starc S, Knorr M. [Predicting recurrent pterygium based on morphologic and immunohistologic parameters]. Ophthalmologe 1995;92(4):463–8. Epub 1995/08/01. Vorhersage von Pterygiumrezidiven aufgrund morphologischer und immunhistologischer Parameter.
82. Chui J, Di Girolamo N, Wakefield D, et al. The pathogenesis of pterygium: current concepts and their therapeutic implications. Ocul Surf 2008;6(1):24–43. Epub 2008/02/12.
83. Saika S, Yamanaka O, Sumioka T, et al. Fibrotic disorders in the eye: targets of gene therapy. Prog Retin Eye Res 2008;27(2):177–96. Epub 2008/02/05.
84. Kria L, Ohira A, Amemiya T. Immunohistochemical localization of basic fibroblast growth factor, platelet derived growth factor, transforming growth factor-beta and tumor necrosis factor-alpha in the pterygium. Acta Histochem 1996;98(2):195–201. Epub 1996/04/01.
85. Kria L, Ohira A, Amemiya T. Growth factors in cultured pterygium fibroblasts: immunohistochemical and ELISA analysis. Graefes Arch

Clin Exp Ophthalmol 1998;236(9):702–8. Epub 1998/10/23.
86. Lee SB, Li DQ, Tan DT, et al. Suppression of TGF-beta signaling in both normal conjunctival fibroblasts and pterygial body fibroblasts by amniotic membrane. Curr Eye Res 2000;20(4):325–34. Epub 2000/05/12.
87. Aspiotis M, Tsanou E, Gorezis S, et al. Angiogenesis in pterygium: study of microvessel density, vascular endothelial growth factor, and thrombospondin-1. Eye 2007;21(8):1095–101. Epub 2006/07/11.
88. Hong S, Choi JY, Lee HK, et al. Expression of neurotrophic factors in human primary pterygeal tissue and selective TNF-alpha-induced stimulation of ciliary neurotrophic factor in pterygeal fibroblasts. Exp Toxicol Pathol 2008;60(6):513–20. Epub 2008/07/01.
89. Ribatti D, Nico B, Perra MT, et al. Correlation between NGF/TrkA and microvascular density in human pterygium. Int J Exp Pathol 2009;90(6):615–20. Epub 2009/09/18.
90. Di Girolamo N, Sarris M, Chui J, et al. Localization of the low-affinity nerve growth factor receptor p75 in human limbal epithelial cells. J Cell Mol Med 2008;12(6B):2799–811. Epub 2009/02/13.
91. Wong TT, Sethi C, Daniels JT, et al. Matrix metalloproteinases in disease and repair processes in the anterior segment. Surv Ophthalmol 2002;47(3):239–56. Epub 2002/06/08.
92. Yang SF, Lin CY, Yang PY, et al. Increased expression of gelatinase (MMP-2 and MMP-9) in pterygia and pterygium fibroblasts with disease progression and activation of protein kinase C. Invest Ophthalmol Vis Sci 2009;50(10):4588–96. Epub 2009/05/08.
93. Wang IJ, Hu FR, Chen PJ, et al. Mechanism of abnormal elastin gene expression in the pinguecular part of pterygium. Am J Pathol 2000;157(4):1269–76. Epub 2000/10/06.
94. Kaneko M, Takaku I, Katsura N. Glycosaminoglycans in pterygium tissues and normal conjunctiva. Jpn J Ophthalmol 1986;30(2):165–73. Epub 1986/01/01.
95. Fitzsimmons TD, Molander N, Stenevi U, et al. Endogenous hyaluronan in corneal disease. Invest Ophthalmol Vis Sci 1994;35(6):2774–82. Epub 1994/05/01.
96. Perez-Rico C, Pascual G, Sotomayor S, et al. Tropoelastin and fibulin overexpression in the subepithelial connective tissue of human pterygium. Am J Ophthalmol 2011;151(1):44–52. Epub 2010/11/26.
97. Tumova S, Woods A, Couchman JR. Heparan sulfate proteoglycans on the cell surface: versatile coordinators of cellular functions. Int J Biochem Cell Biol 2000;32(3):269–88. Epub 2000/03/15.
98. Zhang JD. An investigation of aetiology and heredity of pterygium. Report of 11 cases in a family. Acta Ophthalmol (Copenh) 1987;65(4):413–6.
99. Hecht F, Shoptaugh MG. Winglets of the eye: dominant transmission of early adult pterygium of the conjunctiva. J Med Genet 1990;27(6):392–4. Epub 1990/06/01.
100. Goyal JL, Rao VA, Srinivasan R, et al. Oculocutaneous manifestations in xeroderma pigmentosa. Br J Ophthalmol 1994;78(4):295–7. Epub 1994/04/01.
101. Kau HC, Tsai CC, Hsu WM, et al. Genetic polymorphism of hOGG1 and risk of pterygium in Chinese. Eye 2004;18(6):635–9. Epub 2004/01/13.
102. Chen PL, Yeh KT, Tsai YY, et al. XRCC1, but not APE1 and hOGG1 gene polymorphisms is a risk factor for pterygium. Mol Vis 2010;16:991–6. Epub 2010/06/26.
103. Tsai YY, Bau DT, Chiang CC, et al. Pterygium and genetic polymorphism of DNA double strand break repair gene Ku70. Mol Vis 2007;13:1436–40. Epub 2007/09/05.
104. Tsai YY, Lee H, Tseng SH, et al. Null type of glutathione S-transferase M1 polymorphism is associated with early onset pterygium. Mol Vis 2004;10:458–61.Epub 2004/07/27.
105. Tung JN, Wu HH, Chiang CC, et al. An association between BPDE-like DNA adduct levels and CYP1A1 and GSTM1 polymorphisma in pterygium. Mol Vis 2010;16:623–9. Epub 2010/08/12.
106. Detorakis ET, Drakonaki EE, Spandidos DA. Molecular genetic alterations and viral presence in ophthalmic pterygium. Int J Mol Med 2000;6(1):35–41. Epub 2000/06/14.
107. Di Girolamo N. Association of human papilloma virus with pterygia and ocular-surface squamous neoplasia. Eye (Lond) 2012;26(2):202–11. Epub 2011/12/03.
108. Piras F, Moore PS, Ugalde J, et al. Detection of human papillomavirus DNA in pterygia from different geographical regions. Br J Ophthalmol 2003;87(7):864–6. Epub 2003/06/19.
109. Tsai YY, Chang CC, Chiang CC, et al. HPV infection and p53 inactivation in pterygium. Mol Vis 2009;15:1092–7. Epub 2009/06/09.
110. Detorakis ET, Sourvinos G, Spandidos DA. Detection of herpes simplex virus and human papilloma virus in ophthalmic pterygium. Cornea 2001;20(2):164–7. Epub 2001/03/15.
111. Chen YF, Hsiao CH, Ngan KW, et al. Herpes simplex virus and pterygium in Taiwan. Cornea 2008;27(3):311–3. Epub 2008/03/26.
112. Dushku N, Reid TW. P53 expression in altered limbal basal cells of pingueculae, pterygia, and limbal tumors. Curr Eye Res 1997;16(12):1179–92. Epub 1998/01/14.
113. Spandidos DA, Sourvinos G, Kiaris H, et al. Microsatellite instability and loss of heterozygosity in human pterygia. Br J Ophthalmol 1997;81(6):493–6.
114. Detorakis ET, Zafiropoulos A, Arvanitis DA, et al. Detection of point mutations at codon 12 of KI-ras in ophthalmic pterygia. Eye 2005;19(2):210–4. Epub 2004/07/03.
115. Tsai YY, Cheng YW, Lee H, et al. P53 gene mutation spectrum and the relationship between gene mutation and protein levels in pterygium. Mol Vis 2005;11:50–5.
116. Reisman D, McFadden JW, Lu G. Loss of heterozygosity and p53 expression in Pterygium. Cancer Lett 2004;206(1):77–83.
117. Lakin ND, Jackson SP. Regulation of p53 in response to DNA damage. Oncogene 1999;18(53):7644–55.
118. Drouin R, Therrien JP. UVB-induced cyclobutane pyrimidine dimer frequency correlates with skin cancer mutational hotspots in p53. Photochem Photobiol 1997;66(5):719–26.
119. Onur C, Orhan D, Orhan M, et al. Expression of p53 protein in pterygium. Eur J Ophthalmol 1998;8(3):157–61.
120. Chowers I, Pe'er J, Zamir E, et al. Proliferative activity and p53 expression in primary and recurrent pterygia. Ophthalmology 2001;108(5):985–8.
121. Schneider BG, John-Aryankalayil M, Rowsey JJ, et al. Accumulation of p53 protein in pterygia is not accompanied by TP53 gene mutation. Exp Eye Res 2006;82(1):91–8. Epub 2005/07/12.
122. Chen PL, Cheng YW, Chiang CC, et al. Hypermethylation of the p16 gene promoter in pterygia and its association with the expression of DNA methyltransferase 3b. Mol Vis 2006;12:1411–6. Epub 2006/12/07.
123. Young CH, Chiu YT, Shih TS, et al. E-cadherin promoter hypermethylation may contribute to protein inactivation in pterygia. Mol Vis 2010;16:1047–53. Epub 2010/07/03.
124. Riau AK, Wong TT, Lan W, et al. Aberrant DNA methylation of matrix remodeling and cell adhesion related genes in pterygium. PLoS One 2011;6(2):e14687. Epub 2011/03/02.
125. Tan DT, Tang WY, Liu YP, et al. Apoptosis and apoptosis related gene expression in normal conjunctiva and pterygium. Br J Ophthalmol 2000;84(2):212–6. Epub 2000/02/03.
126. Tsironi S, Ioachim E, Machera M, et al. Presence and possible significance of immunohistochemically demonstrable metallothionein expression in pterygium versus pinguecula and normal conjunctiva. Eye 2001;15(Pt 1):89–96. Epub 2001/04/25.
127. Ueda Y, Kanazawa S, Kitaoka T, et al. Immunohistochemical study of p53, p21 and PCNA in pterygium. Acta Histochem 2001;103(2):159–65. Epub 2001/05/23.
128. Kase S, Takahashi S, Sato I, et al. Expression of p27(KIP1) and cyclin D1, and cell proliferation in human pterygium. Br J Ophthalmol 2007;91(7):958–61. Epub 2006/12/21.
129. Tan DT, Liu YP, Sun L. Flow cytometry measurements of DNA content in primary and recurrent pterygia. Invest Ophthalmol Vis Sci 2000;41(7):1684–6. Epub 2000/06/14.
130. Chen JK, Tsai RJ, Lin SS. Fibroblasts isolated from human pterygia exhibit transformed cell characteristics. In Vitro Cell Dev Biol Anim 1994;30A(4):243–8. Epub 1994/04/01.
131. Peiretti E, Dessi S, Mulas MF, et al. Fibroblasts isolated from human pterygia exhibit altered lipid metabolism characteristics. Exp Eye Res 2006;83(3):536–42. Epub 2006/05/16.
132. Wong YW, Chew J, Yang H, et al. Expression of insulin-like growth factor binding protein-3 in pterygium tissue. Br J Ophthalmol 2006;90(6):769–72. Epub 2006/02/21.
133. Solomon A, Grueterich M, Li DQ, et al. Overexpression of insulin-like growth factor-binding protein-2 in pterygium body fibroblasts. Invest Ophthalmol Vis Sci 2003;44(2):573–80. Epub 2003/01/31.
134. Shimmura S, Ishioka M, Hanada K, et al. Telomerase activity and p53 expression in pterygia. Invest Ophthalmol Vis Sci 2000;41(6):1364–9. Epub 2000/05/08.
135. Sakoonwatanyoo P, Tan DT, Smith DR. Expression of p63 in pterygium and normal conjunctiva. Cornea 2004;23(1):67–70. Epub 2004/01/01.
136. Dekaris I, Gabric N, Karaman Z, et al. Pterygium treatment with limbal-conjunctival autograft transplantation. Coll Antropol 2001;25(Suppl):7–12. Epub 2002/01/31.
137. Tan D. Conjunctival grafting for ocular surface disease. Curr Opin

Ophthalmol 1999;10(4):277–81. Epub 2000/01/06.
138. Kato N, Shimmura S, Kawakita T, et al. Beta-catenin activation and epithelial-mesenchymal transition in the pathogenesis of pterygium. Invest Ophthalmol Vis Sci 2007;48(4):1511–7. Epub 2007/03/29.
139. Kase S, Osaki M, Sato I, et al. Immunolocalisation of E-cadherin and beta-catenin in human pterygium. Br J Ophthalmol 2007;91(9):1209–12. Epub 2007/03/16.
140. Touhami A, Di Pascuale MA, Kawatika T, et al. Characterisation of myofibroblasts in fibrovascular tissues of primary and recurrent pterygia. Br J Ophthalmol 2005;89(3):269–74.
141. Ye J, Song YS, Kang SH, et al. Involvement of bone marrow-derived stem and progenitor cells in the pathogenesis of pterygium. Eye 2004;18(8):839–43. Epub 2004/03/06.
142. Yamagami S, Ebihara N, Usui T, et al. Bone marrow-derived cells in normal human corneal stroma. Arch Ophthalmol 2006;124(1):62–9.
143. Ishii G, Sangai T, Sugiyama K, et al. In vivo characterization of bone marrow-derived fibroblasts recruited into fibrotic lesions. Stem Cells 2005;23(5):699–706.
144. Takahashi T, Kalka C, Masuda H, et al. Ischemia- and cytokine-induced mobilization of bone marrow-derived endothelial progenitor cells for neovascularization. Nat Med 1999;5(4):434–8.
145. Chui J, Di Girolamo N, Coroneo MT, et al. The role of substance P in the pathogenesis of pterygia. Invest Ophthalmol Vis Sci 2007;48(10):4482–9. Epub 2007/09/28.
146. Thoft RA, Friend J. The X, Y, Z hypothesis of corneal epithelial maintenance. Invest Ophthalmol Vis Sci 1983;24(10):1442–3.
147. Muller LJ, Marfurt CF, Kruse F, et al. Corneal nerves: structure, contents and function. Exp Eye Res 2003;76(5):521–42.
148. Benrath J, Eschenfelder C, Zimmerman M, et al. Calcitonin gene-related peptide, substance P and nitric oxide are involved in cutaneous inflammation following ultraviolet irradiation. Eur J Pharmacol 1995;293(1):87–96.
149. van der Zypen F, van der Zypen E, Daicker B. [Ultrastructural studies on the pterygium. II. Connective tissue, vessels and nerves of the conjunctival part (author's transl)]. Albrecht Von Graefes Arch Klin Exp Ophthalmol 1975;193(3):177–87. Epub 1975/01/01. Zur Ultrastruktur des Pterygium. II. Bindegewebe, Gefass- und Nervensystem des konjunktivalen Anteils.
150. Coroneo MT, Rosenberg ML, Cheung LM. Ocular effects of cosmetic products and procedures. Ocul Surf 2006;4(2):94–102. Epub 2006/05/10.
151. Frucht-Pery J, Siganos CS, Solomon A, et al. Topical indomethacin solution versus dexamethasone solution for treatment of inflamed pterygium and pinguecula: a prospective randomized clinical study. Am J Ophthalmol 1999;127(2):148–52. Epub 1999/02/25.
152. Jonisch J, Steiner A, Udell IJ. Preservative-free low-dose dexamethasone for the treatment of chronic ocular surface disease refractory to standard therapy. Cornea 2010;29(7):723–6. Epub 2010/05/22.
153. Utine CA, Stern M, Akpek EK. Clinical review: topical ophthalmic use of cyclosporin A. Ocul Immunol Inflamm 2010;18(5):352–61. Epub 2010/08/26.
154. Schechter BA. Efficacy of topical cyclosporine 0.05% in the prevention of ocular surface inflammation secondary to pterygium. Am Acad Ophthalmol Annual Meeting 2006;Poster #81.
155. Ozulken K, Koc M, Ayar O, et al. Topical cyclosporine A administration after pterygium surgery. Eur J Ophthalmol 2011. Epub 2011/07/05.
156. Turan-Vural E, Torun-Acar B, Kivanc SA, et al. The effect of topical 0.05% cyclosporine on recurrence following pterygium surgery. Clin Ophthalmol 2011;5:881–5. Epub 2011/07/16.
157. Hirst LW. The treatment of pterygium. Surv Ophthalmol 2003;48(2):145–80. Epub 2003/04/11.
158. , Starc S, Knorr M, Steuhl KP, et al. Autologous conjunctiva-limbus transplantation in treatment of primary and recurrent pterygium. Ophthalmologe 1996;93:219–23.
159. Hirst LW. Prospective study of primary pterygium surgery using pterygium extended removal followed by extended conjunctival transplantation. Ophthalmology 2008;115(10):1663–72. Epub 2008/06/17.
160. Hirst LW. Recurrent pterygium surgery using pterygium extended removal followed by extended conjunctival transplant: recurrence rate and cosmesis. Ophthalmology 2009;116(7):1278–86. Epub 2009/07/07.
161. Tagle RB. A new operative technic of conjunctival grafting in the pterygium. Arch Ophthalmol 1947;38(3):409.
162. Kenyon KR, Wagoner MD, Hettinger ME. Conjunctival autograft transplantation for advanced and recurrent pterygium. Ophthalmology 1985;92(11):1461–70. Epub 1985/11/01.
163. Al Fayez MF. Limbal versus conjunctival autograft transplantation for advanced and recurrent pterygium. Ophthalmology 2002;109(9):1752–5. Epub 2002/09/05.
164. Sun TT, Tseng SC, Lavker RM. Location of corneal epithelial stem cells. Nature 2010;463(7284):E10–11; discussion E1. Epub 2010/02/26.
165. Qi H, Zheng X, Yuan X, et al. Potential localization of putative stem/progenitor cells in human bulbar conjunctival epithelium. J Cell Physiol 2010;225(1):180–5. Epub 2010/05/12.
166. Barraquer JI. Etiology, pathogenesis, and treatment of the pterygium. In: Transactions of the New Orleans Academy of Ophthalmology: Symposium on Medical and Surgical Diseases of the Cornea. St. Louis: Mosby; 1980:167–78.
167. Liu J, Fu Y, Xu Y, et al. New grading system to improve the surgical outcome of multirecurrent pterygia. Arch Ophthalmol 2012;130(1):39–49. Epub 2012/01/11.
168. Notara M, Shortt AJ, Galatowicz G, et al. IL6 and the human limbal stem cell niche: a mediator of epithelial–stromal interaction. Stem Cell Res 2010;5(3):188–200. Epub 2010/09/04.
169. Yaisawang S, Piyapattanakorn P. Role of post-operative topical corticosteroids in recurrence rate after pterygium excision with conjunctival autograft. J Med Assoc Thai 2003;86(Suppl 2):S215–23. Epub 2003/08/22.
170. Hirst LW. Mitomycin C in the treatment of pterygium. Clin Exp Ophthalmol 2006;34(3):197–8. Epub 2006/05/05.
171. Troutbeck R, Hirst L. Review of treatment of pterygium in Queensland: 10 years after a primary survey. Clin Exp Ophthalmol 2001;29(5):286–90. Epub 2001/11/27.
172. Assaad NN, Coroneo MT. Conjunctival autograft failure in eyes previously exposed to beta-radiation or mitomycin. Arch Ophthalmol 2008;126(10):1460–1. Epub 2008/10/15.
173. Assaad NN, Chong R, Tat LT, et al. Use of adjuvant hyperbaric oxygen therapy to support limbal conjunctival graft in the management of recurrent pterygium. Cornea 2011;30(1):7–10. Epub 2010/09/18.
174. Green MO, Brannen AL. Hyperbaric oxygen therapy for beta-radiation-induced scleral necrosis. Ophthalmology 1995;102(7):1038–41. Epub 1995/07/01.
175. Ozer A, Yildirim N, Erol N, et al. Long-term results of bare sclera, limbal-conjunctival autograft and amniotic membrane graft techniques in primary pterygium excisions. Ophthalmologica 2009;223(4):269–73. Epub 2009/04/03.
176. Park CY, Choi JS, Lee SJ, et al. Cyclooxygenase-2-expressing macrophages in human pterygium co-express vascular endothelial growth factor. Mol Vis 2011;17:3468–80. Epub 2012/01/06.
177. Detorakis ET, Zaravinos A, Spandidos DA. Growth factor expression in ophthalmic pterygia and normal conjunctiva. Int J Mol Med 2010;25(4):513–6. Epub 2010/03/04.
178. Bahar I, Kaiserman I, McAllum P, et al. Subconjunctival bevacizumab injection for corneal neovascularization in recurrent pterygium. Curr Eye Res 2008;33(1):23–8. Epub 2008/01/25.
179. Shenasi A, Mousavi F, Shoa-Ahari S, et al. Subconjunctival bevacizumab immediately after excision of primary pterygium: the first clinical trial. Cornea 2011;30(11):1219–22. Epub 2011/10/01.
180. Friedlander M. Combination angiostatic therapies: targeting multiple angiogenic pathways. Retina 2009;29(6 Suppl):S27–9. Epub 2009/07/09.
181. Frucht-Pery J, Solomon A, Siganos CS, et al. Treatment of inflamed pterygium and pinguecula with topical indomethacin 0.1% solution. Cornea 1997;16:42–7.
182. Santos CI, Zeiter JH, Speaker MG. Efficacy and safety of topical 1.0% anecortave acetate (AL-3789) as anti-neovascular therapy for recurrent pterygium. Invest Ophthalmol Vis Sci 1999;40(4):S1778.
183. Cox CA, Amaral J, Salloum R, et al. Doxycycline's effect on ocular angiogenesis: an in vivo analysis. Ophthalmology 2010;117(9):1782–91. Epub 2010/07/08.
184. Koranyi G, Seregard S, Kopp ED. The cut-and-paste method for primary pterygium surgery: long-term follow-up. Acta Ophthalmol Scand 2005;83(3):298–301. Epub 2005/06/14.
185. Xu F, Li M, Yan Y, et al. A novel technique of sutureless and glue-less conjunctival autografting in pterygium surgery by electrocautery pen. Cornea 2012;Epub ahead of print 2012/05/15.
186. Wishaw K, Billington D, O'Brien D, et al. The use of orbital morphine for postoperative analgesia in pterygium surgery. Anaesth Intensive Care 2000;28(1):43–5. Epub 2000/03/04.
187. Caccavale A, Romanazzi F, Imparato M, et al. Ropivacaine for topical

anesthesia in pterygium surgery with fibrin glue for conjunctival autograft. Cornea 2010;29(4):375–6. Epub 2010/02/19.
188. Young AL, Leung GY, Cheng LL, et al. Randomised controlled trial on the effectiveness of lidocaine gel vs tetracaine drops as the sole topical anaesthetic agent for primary pterygium surgery. Eye (Lond) 2009;23(7):1518–23. Epub 2008/11/08.
189. Arenas E, Garcia S. A scleral soft contact lens designed for the postoperative management of pterygium surgery. Eye Contact Lens 2007;33(1):9–12. Epub 2007/01/17.
190. Di Girolamo N, Chui J, Wakefield D, et al. Cultured human ocular surface epithelium on therapeutic contact lenses. Br J Ophthalmol 2007;91(4):459–64. Epub 2006/09/22.
191. Skippen B, Tsang HH, Assaad NN, et al. Rapid response of refractory ocular surface dysplasia to combination treatment with topical all-trans retinoic acid and interferon alfa-2b. Arch Ophthalmol 2010;128(10):1368–9. Epub 2010/10/13.
192. Krilis M, Tsang H, Coroneo M. Treatment of conjunctival and corneal epithelial neoplasia with retinoic acid and topical interferon alfa-2b: Long term follow up. Ophthalmology 2012. Epub ahead of print 2012/06/19.
193. Ang LP, Tan DT, Cajucom-Uy H, et al. Autologous cultivated conjunctival transplantation for pterygium surgery. Am J Ophthalmol 2005;139(4):611–9. Epub 2005/04/06.
194. Coroneo MT. Beheading the pterygium. Ophthalmic Surg 1992;23(10):691–2. Epub 1992/10/01.
195. Kuo M. Novel techniques for conjunctival autograft creation. [BSc (Med) Honours Thesis]: University of New South Wales; 2012.
196. Di Girolamo N, Wakefield D, Coroneo MT. Doxycycline's and ocular angiogenesis. Ophthalmology 2011;118(4):789–90; author reply 90-1. Epub 2011/04/05.
197. Kieval JZ, Karp CL, Shousha MA, et al. Ultra-high resolution optical coherence tomography for differentiation of ocular surface squamous neoplasia and pterygia. Ophthalmology 2011. Epub 2011/12/14.
198. Coroneo MT, Coroneo H. Feast your eyes: the eye health cookbook. West Lakes, South Australia: Seaview Press; 2010.

第十九章　眼表新生物

FASIKA A. WORETA and CAROL L. KARP

概述

起源于结膜和角膜的三种最常见的眼表肿瘤分别是鳞状上皮瘤，黑色素瘤和淋巴肿瘤。这些病变有潜在的恶变可能，因此对高度怀疑病例的正确诊断和恰当的处理应予以重视。对于这些疾病的临床特点，诊断工作和得当处理将在本章中整理回顾。

眼表鳞状细胞瘤

眼表鳞状细胞瘤是一种结膜和角膜的癌症性上皮病变，通常被描述为雨伞样外观，分为不典型增生，原位癌，侵袭性鳞状细胞癌[1]。结膜和角膜上皮病变的术语 CIN 描述了不同程度的病变。局限于表面上皮细胞的为不典型增生，累及整个角膜厚度的为原位癌，当侵袭突破基底膜时为鳞状细胞癌。

流行病学

据估计，美国眼表鳞状细胞肿瘤的发病率为百万分之 0.03[2]。世界其他更多日照的地区发病率更高，据估计澳大利亚发病率为十万分之 1.9[3]，乌干达为十万分之 3.5[4]。它是最普遍的，无色素的眼表肿瘤[5]。眼表鳞状细胞肿瘤更常见于中老年人。Lee 和 Hirst 报告的发病年龄为 4 到 96 岁，平均年龄为 56 岁[3]。着色性干皮病和人类免疫缺陷病毒患者发生眼表鳞状细胞肿瘤的年龄较轻[6,7]。此病在男性，白人中更常见，白人男性的发病率比一般人群高 5 倍[2]。

病因

眼表鳞状细胞肿瘤的病理生理机制可能是多因素的，鉴定的最重要的危险因素在后文中讨论。

太阳紫外线照射

许多流行病学研究已经确认紫外光线是眼表鳞状细胞肿瘤发病机制的一个主要病因[1,2,8,9]。Newton 等提出纬度每增加 10 度眼表鳞状细胞肿瘤的发生率下降 49%，因为随着纬度的升高，太阳紫外线辐射减少[9]。

在病例对照研究中，Lee 等发现白皮肤，浅虹膜，有晒伤倾向和早年长时间日晒是眼表鳞状细胞肿瘤的危险因素[8]。

我们已经知道紫外线通过嘧啶二聚体的形成导致 DNA 损伤[10]。更易受到阳光影响的着色性干皮病的患者，由于 DNA 修复机制的缺陷，导致眼表鳞状细胞肿瘤的发生率增加[6]。有人提出紫外线辐射效应可能是由于 p53 肿瘤抑制基因的过度表达[11]。

人免疫缺陷病毒（HIV）感染

自从艾滋病流行出现以来，眼表鳞状细胞肿瘤发病率增加，这有力支持了 HIV 在提高眼表鳞状细胞肿瘤发生风险的作用[7,12]。在马拉维的一项研究中，诊断为眼表鳞状细胞肿瘤的患者中，79% 的人 HIV 阳性。在 HIV 患者中，眼表鳞状细胞肿瘤发病年龄更年轻，进展更快[12]。这强调了诊断为眼表鳞状细胞肿瘤的年轻患者检查 HIV 的重要性，它可能是这一疾病首先出现的体征[7,12]。

人乳头瘤病毒（HPV）感染

鉴于 HPV 在宫颈癌发病机制中的作用已经被证实，HPV 作为眼表鳞状细胞肿瘤病因的作用仍不清楚。许多研究已经证明 HPV 亚型与眼表鳞状细胞肿瘤的关联[13,14]，而其他一些研究没有提示这些关联[15,16]。进一步的证据混淆了 HPV 的致病作用，包括双侧结膜 HPV 的 DNA 阳性而只有单眼发生眼表鳞状细胞肿瘤，正常结膜组织中也可以出现 HPV，眼表鳞状细胞肿瘤根除多年后 HPV 感染持续存在[13,17,18]。

这可能是 HPV 不单独作用,而需要一个辅助因子,如 HIV 或紫外光,以致病[17,19]。

其他致病因素

文献报道的其他危险因素包括严重吸烟和石油衍生物的暴露[20,21]。也有其与翼状胬肉相关的报道[22]。最后,还有眼表鳞状细胞肿瘤出现在使用免疫抑制剂的肿瘤患者(淋巴瘤,白血病)和器官移植患者的病例报道[23]。

临床特点

眼表鳞状细胞瘤,常表现为异物感,刺激症状,眼红或者在眼表生长[1]。病变常在单侧,生长缓慢。这类病变的95%以上发生在有丝分裂活跃的角膜缘区,通常位于阳光暴露的睑裂区内[24,25]。比较少见的病例,可以单独侵袭角膜或者球结膜。偶尔也可以累及睑结膜、穹隆结膜或者只侵袭球结膜或者角膜。病变可表现为肉样的,明显隆起,无蒂,或者轻度隆起。

眼表鳞状细胞瘤的典型外观是凝胶状带有血管的角膜缘肿块。也可以表现为生长在角膜缘的草莓样乳头状肿块或者表现为角膜白斑的改变(图 19-1)[1,26]。结节性和弥漫性是另外两种表现。结节性病灶局限,生长迅速,而弥漫性病灶表现类似于慢性结膜炎,有局部淋巴结转移倾向[1]。

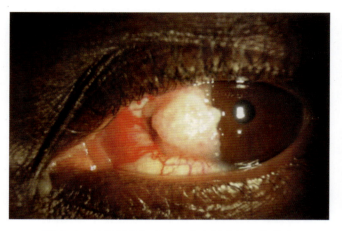

图 19-2 结膜鳞状细胞癌。注意粗大的血管分支

起,与下面的组织粘连(图 19-2)[27,28]。上皮内瘤变往往可以在巩膜表面自由移动。

鉴别诊断

眼表鳞状细胞瘤常被误诊为睑裂斑,翼状胬肉,日光性角化病,鳞状细胞乳头状瘤或表层巩膜炎[29]。Hirst 等发现在533例翼状胬肉标本的组织病理学检查中,9.8%被发现有发育异常的证据[30]。这支持了所有切除的翼状胬肉标本应在切除后送病理检查的概念。鉴别诊断包括其他良性病灶,如化脓性肉芽肿,炎症性角膜翳,小水泡病以及假性上皮瘤样增生。黑色素瘤,皮脂腺细胞癌和角化棘皮瘤很少与眼表鳞状细胞瘤混淆[29,31]。角化棘皮瘤可以通过其几个月内迅速生长来鉴别。

诊断评估

细胞学诊断

脱落细胞学检查

巴氏涂片细胞学作为宫颈癌检测的一个有价值的诊断工具已经被广泛接受,它在外眼肿瘤的诊断中也同样有用[32]。用细胞刷或者刮铲刮可疑病灶的表面,刮除的细胞涂到玻璃片上送病理检查,95%酒精固定,用巴氏技术染色。一个主要缺点是标本的表面物质可能致使遗漏肿瘤细胞。此外,用这项技术,不能确定组织的侵袭程度或者定位肿瘤[26]。

印迹细胞学

印迹细胞学是用于从结膜病灶表面获得细胞的另

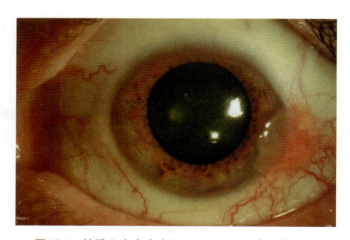

图 19-1 结膜上皮内瘤变(CIN)。CIN 的典型临床表现,位于睑裂区角膜缘,注意凝胶状/乳头状外观

角膜病变表现为有特征性的伞状边缘的乳白色,灰色病灶,经常与小的孤立的灰色或白色组织相关联。病变很少孤立于角膜存在,考虑是角膜缘或者结膜起源的。

基于临床检查很难将上皮内瘤变与鳞状细胞癌鉴别。鳞状细胞癌可能更大,有血管分支,表面更加隆一种技术,它的应用首次被描述于1954年,用于角膜缘肿瘤中[33]。在这项技术中,醋酸纤维素膜滤纸,微孔过滤纸或者双孔膜装置被放置于眼表,轻轻加压,然后进行巴氏染色。Nolan和Hirst报道了印迹细胞学检查眼表鳞状细胞瘤的诊断敏感性只有78%[34]。不同于脱落细胞学检查,这种方法通过保护细胞间的关系能够进行病灶的定位。类似于脱落细胞学检查,只能获得表面的细胞,因此,不能确定是否侵袭进展。

印迹细胞学检查和脱落细胞学检查的优点是相对简单,无痛,微创,可以在办公室里局麻后进行。它们也可以作为检测复发的简单方法[32]。

激光共聚焦显微镜

有报道活体共聚焦显微镜检查是诊断眼表鳞状细胞瘤的一个有用工具[35,36]。共聚焦显微镜可以通过眼表光学显微切片在细胞水平实时,无创成像。Malandrini和同事们描述了一例上皮内瘤变,在共聚焦显微镜上可以清楚的鉴别健康上皮和病理上皮。病变附近的上皮细胞体积较大,形状更加不规则,细胞核高反光[35]。

超高分辨率光学相干层析成像

最近,超高分辨率的光学相干层析成像(UHR-OCT)已被描述为一种评估眼表病变的无创诊断工具。这种技术通过2~3μm的轴向分辨率使角膜结构形态的形象得以显示。Kieval等发现翼状胬肉和眼表鳞状细胞瘤病变的UHR-OCT表现出与组织病理标本的高度相关性[37]。眼表鳞状细胞瘤的UHR-OCT显示从正常组织到肿瘤组织有上皮突然增厚的改变(图19-3)。翼状胬肉的UHR-OCT表现出正常的较薄上皮组织,而其下面的上皮下黏膜层增厚。使用UHR-OCT去掉142μm的上皮厚度鉴别眼表鳞状细胞瘤和翼状胬肉的敏感性和特异性分别为94%和100%[37]。

活检

组织病理诊断,可以通过切开或者切除进行活检,是诊断眼表鳞状细胞瘤的唯一确诊方法。

病理

眼表鳞状细胞瘤在侵袭前可以基于上皮细胞被缺乏正常成熟细胞的不典型增生细胞代替的程度分为轻度,中度,重度(图19-4A)。细胞通常较长。轻度不典型增生(CIN Ⅰ级)不典型增生范围小于上皮层的1/3。中度不典型增生(CIN Ⅱ级),异常细胞的范围延伸到了上皮层的中间1/3,重度不典型增生(CIN Ⅲ级)累及整个上皮层,正常细胞极性完全丢失,也被称为CIS。上皮基底膜完整。

在浸润性鳞状细胞癌中,不典型增生细胞侵入上皮基底膜向结膜固有层生长。当角膜受累时,病变不侵袭Bowman's层除非以前被眼部手术破坏过。

大多数结膜鳞状细胞癌分化良好,表现为孤立的角化细胞和同轴积聚的角化细胞。分化良好的肿瘤表现出不同程度的细胞核深染,细胞多形性改变,核仁突出,有丝分裂存在。过度不全角化和角化紊乱也存在(图19-4B)[26,27]。

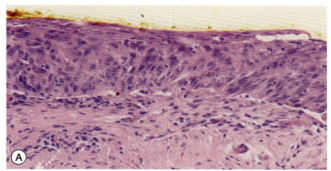

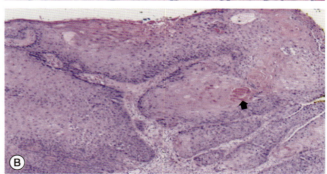

图19-4 (A)结膜上皮内瘤变。苏木精和伊红染色,400×结膜上皮细胞无序的成熟,极性消失。异常的细胞表现为细胞异型性,呈有丝分裂像。注意角化过度(角质层增厚)和角化不全(核保留)。(B)结膜鳞状细胞瘤。苏木精和伊红染色,100×结膜上皮显示全层无序的成熟,伴细胞侵袭下面的固有层。角化不良的病灶和角化珠形成(箭头)

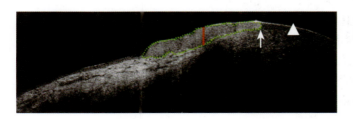

图19-3 眼表鳞状细胞瘤的UHR-OCT。注意高反光的增厚的上皮(绿色虚线和红线)突然转变(箭头)到正常上皮(三角箭头),是该肿瘤的特点

更具侵袭行为的病理学变异是梭形细胞癌,黏液表皮样癌和腺样鳞状细胞癌[26]。

治疗

冷冻外科手术切除

单纯手术切除或者联合药物治疗是治疗眼表鳞状细胞瘤最成熟的方法。单纯手术切除,复发率高,手术切缘阴性的复发率为 5% ~ 33%,手术切缘阳性的复发率高达 56%[26]。在一种"无接触"技术里,避免任何手术器械接触肿瘤,可以减少肿瘤种植的风险[38]。切除范围应达肿瘤边缘外 4 ~ 6mm。如果病变延伸到巩膜和角膜,需要行浅层角膜切除或部分厚度巩膜切除。

也推荐使用无水酒精对受累及的角膜进行上皮清除。

可以使用孟加拉玫瑰红染色或者 UHR-OCT 的方法显示病变边缘。然而,有证据表明眼表鳞状细胞瘤的微观标志可以超越其宏观边界[17],许多外科医生在切除肿瘤时喜欢辅助冷冻角膜和结膜处肿瘤边缘的方法。

冷冻疗法被认为是通过它的温度效应和导致微循环闭塞造成缺血性梗死的机制起作用的,推荐一种双冷冻-慢解冻技术[1]。已报道切除联合冷冻治疗的复发率约 12%,低于单纯切除的方法[19,39]。应避免过度冷冻,因为副作用包括虹膜炎,眼压异常升高,扇形虹膜萎缩,前房积血,周边视网膜融解,角膜新生血管和角膜缘干细胞缺乏[1,19]。

由于推荐广泛切除,手术切除常常导致较大的创伤,需要应用自体结膜移植,口腔黏膜移植或者羊膜移植。许多研究描述了在上皮内瘤变,鳞状细胞癌,原发性获得性黑变病和黑色素瘤切除后使用保存羊膜进行了成功的眼表重建[40,41]。羊膜移植是一种非常有用的技术,因为它可以覆盖任何大小的创口,它还具有促进上皮化,减少新生血管化,减轻瘢痕和纤维化的作用[40]。此外,使用纤维蛋白胶代替缝线固定羊膜可以减轻炎症反应[42]。取材于同一眼或者对侧眼的精确尺寸的自体结膜移植也是一种选择。要注意避免大面积的干细胞移植,这可能会导致瘢痕形成,睑球粘连和角膜缘干细胞缺乏。厚的唇颊黏膜移植通常用于广泛结膜瘢痕化,可能妨碍观察潜在的肿瘤复发的病例[40]。

总之,对于眼表鳞状细胞瘤切除的首选技术包括肿瘤广泛切除,无水酒精对受累角膜进行上皮清除,对角膜缘和结膜切缘使用双冷冻-慢解冻循环进行冷冻,以及羊膜移植(图 19-5)。

局部化疗

由于眼表鳞状细胞瘤复发率较高,药物治疗已被越来越多的应用。丝裂霉素 C,5-氟尿嘧啶和 α-2b 干扰素可用于眼表鳞状细胞瘤的治疗。

药物治疗的一个潜在优点是能够治疗整个眼表,理论上能够从疾病的微观和亚临床状态进行治疗。这种方法对于复发的,环形的或者弥漫性的不能手术治疗的患者是首选方法。除了在眼表鳞状细胞瘤作为主要的治疗方法外,也可以作为手术的辅助治疗,在手术切除前发挥化学还原作用。术后,当切缘处呈现阳性时提示肿瘤复发。

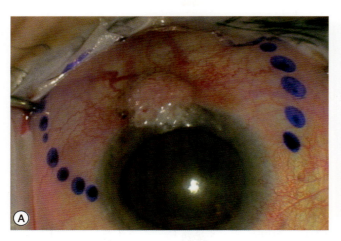 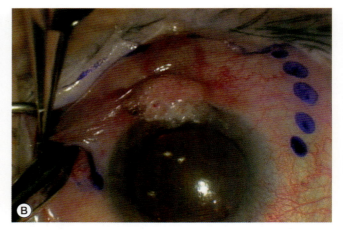

图 19-5 切除眼表鳞状细胞瘤的手术技术,冷冻疗法和羊膜移植。(A)使用记号笔在肿瘤边缘外 4 ~ 6mm 划出范围标记。(B)用 Westcott 剪刀采用"无接触"技术切除结膜肿瘤

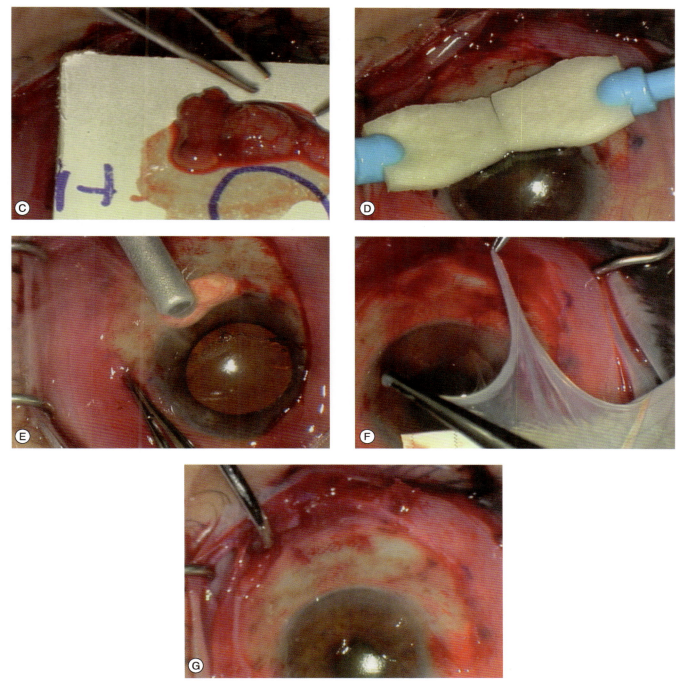

图 19-5（续） （C）将肿瘤放在标记的厚纸板上适当的位置。（D）角膜表面使用无水酒精 60 秒。（E）在角膜缘和结膜切缘处应用冷冻。（F）将羊膜基质面朝下放置粘合在缺损处。（G）羊膜胶合到位的最终表现

抗代谢药物

丝裂霉素 C 是一种烷化剂，能通过产生自由基抑制 DNA 的合成。它以 0.02% 或者 0.04% 的浓度被用做局部点眼，每日 4 次，一个用药周期为 7～14 天。两个用药周期之间间隔一周以降低眼部毒性。据报道反应良好的比例为 87.5%～100%[43,44]。副作用包括结膜充血、眼睑痉挛、角膜点状糜烂，泪小点狭窄和角膜缘干细胞缺乏。泪小点塞用于防止泪小点狭窄。丝裂霉素 C 需要冷藏保存，在我们机构（Bascom Palmer 眼科研究所），成本为每瓶 225 美元。

5-氟尿嘧啶是一种嘧啶类似物，在细胞周期的 S 期抑制胸腺嘧啶进入 DNA。它的处方浓度为 1% 溶液用于局部点眼，每日 4 次，应用 4～7 天，停药 30～35 天，共应用 2～5 个周期[45]。也可连续应用 4 周[46]。5-氟尿嘧啶可导致眼表刺激症状，因此作者倾向于每

个月给药 4~7 天。与丝裂霉素 C 不同，它不需要冷藏保存，所以费用较低（约 75 美元/瓶）。

干扰素 α-2b

干扰素 α 是一个蛋白质家族，由白细胞分泌，具有抗病毒和抗肿瘤的特性。它被用于治疗多种癌症，包括宫颈上皮内瘤变[47]，皮肤鳞状细胞癌[48]和肾细胞癌[49]。它也被用来治疗病毒性疾病，包括乙型和丙型肝炎，尖锐湿疣[50]。干扰素 α-2b 是重组蛋白，已经被用于治疗眼表鳞状细胞癌，成功率 80% 以上[51,52]。它可以局部点眼或结膜下注射给药，也可以两者联合应用。

局部使用干扰素 α-2b 的耐受性好于丝裂霉素 C 和 5-氟尿嘧啶。干扰素滴眼液非常温和，易于耐受。报道的副作用包括轻度结膜充血和滤泡性结膜炎[53]。局部使用干扰素 α-2b（1 000 000IU/ml）的剂量为每日 4 次，连续使用至肿瘤分解。它不需要像丝裂霉素 C 和 5-氟尿嘧啶那样有用药周期，每个月滴眼液的成本约 225 美元。平均而言，用药时间为 3 个月。图 19-6 展示了一个 54 岁患有眼表鳞状细胞瘤的男性病例，在局部使用干扰素 α-2b 治疗 12 周后肿瘤分解。

干扰素也可以结膜下注射给药，每周给药 1~3 次。结膜下注射的副作用包括发热，寒战，头痛，肌痛，关节痛，常在注射后持续几个小时。每 6 小时一次 1000mg 的对乙酰氨基酚是有帮助的。与局部使用干扰素 α-2b 点眼的方法相比，结膜下注射的方法通常使肿瘤分解的时间更快（平均 1.4 个月，前者平均 2.8 个月）[51,52]。

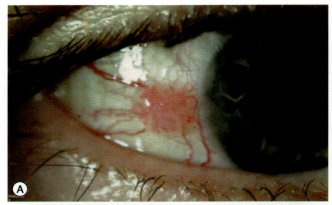
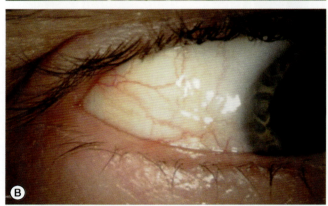

图 19-6 （A）眼表鳞状细胞瘤治疗前的临床表现。（B）局部干扰素 α-2b 点眼每天 4 次，共治疗 12 周后，病变完全解决

结膜下剂量为 0.5ml，（3 000 000IU/0.5ml 溶液）每周重复使用 1~3 次直到肿瘤临床分解。

丝裂霉素 C，5-氟尿嘧啶和干扰素 α-2b 的比较总结见表 19-1。

表 19-1 丝裂霉素 C、5-氟尿嘧啶和干扰素 α-2b 在治疗眼表鳞状细胞瘤中作用的比较

	丝裂霉素 C	5-氟尿嘧啶	干扰素 α-2b	干扰素 α-2b
用法	局部点眼	局部点眼	局部点眼	病灶内注射
是否需配制	是	是	是	否
剂量	0.02% 或 0.04%	1%	100 万 IU/mL	300 万 IU/0.5mL
费用	≈225 美元/疗程	≈75 美元/疗程	≈225 美元/月	医保覆盖（≈89 美元）
是否冷藏	是	否	是	是
治疗周期	14 天	10 天	30 天	N/A
副作用	明显充血 眼痛 泪小点狭窄 角膜毒性 可能角膜缘干细胞缺乏	中度充血 眼痛 泪小点狭窄	轻度充血 轻度滤泡结膜炎	一过性的发热、寒战、头痛、肌肉痛

预后

眼表鳞状细胞瘤被认为是低度恶性的,预后良好,因为肿瘤通常生长缓慢,局部复发常见,常发生在最初的两年内[1]。眼内侵袭和转移极为罕见。眼内侵袭被认为是肿瘤细胞在角膜缘进入眼内,侵袭了小梁网、前房、睫状体、虹膜和脉络膜[54]。转移部位包括腮腺,颌下腺,耳前,颈部淋巴结,肺,骨,与处理延误相关[55]。

黑色素瘤

结膜黑色素瘤是一种起源于结膜上皮基底层的黑色素细胞的肿瘤。其他眼表黑色素病变包括结膜色素痣、种族黑变病、眼部黑色素细胞增多症和原发获得性黑变病。每种疾病的临床特征总结见表19-2。

表19-2 眼表黑色素病变的比较

病变	发病时间	临床特点	自然病程	潜在恶变风险
黑色素痣	青年	边界清楚,活动,局限病变内有囊肿改变	青春期或孕期增大,否则稳定	1%结膜黑色素瘤风险
种族黑变病	中年	平坦,弥散,不局限 双侧发生 黑色皮肤人发病	大小和色素随时间逐渐增加	无恶变
眼黑色素细胞增多症	先天性	平坦,巩膜外灰棕色	表现稳定	终身有1/400葡萄膜黑色素瘤风险
原发性获得性黑变病	中年	平坦,弥散,多种色素形态的斑块状病变 单侧发生 白皮肤人发病	色素和生长模式可能加快或减缓	若无或轻度不典型增生则无恶变风险 重度不典型增生有13%~46%结膜黑色素瘤风险
黑色素瘤	中老年	棕色或非色素性隆起病变,不活动,可有滋养血管	生长倾向	总死亡率25%

结膜色素痣

结膜色素痣是一种色素性的或者无色素性的团块,可以活动,较局限的隆起。它是一种最常见的结膜肿瘤,占所有结膜肿瘤的28%,占黑色素细胞肿瘤的52%[5]。色素痣通常在儿童时期或者青春期早期出现,常见位于球结膜,泪阜或者皱襞处。病灶内囊肿通常在裂隙灯下可见(图19-7)。可随着体内荷尔蒙的变化而生长,如在青春期和孕期,其他的时段病变大小稳定。在一项410例结膜色素痣患者的研究中,1%超过了7年时间演变为黑色素瘤[56]。

原发性获得性黑变病

结膜原发性获得性黑变病占全部结膜肿瘤的11%,占黑色素细胞病变的21%[5]。它表现为单侧的,发生在白皮肤中老年人的结膜色素斑块状沉着(图

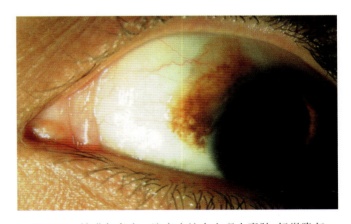

图19-7 结膜色素痣。注意病灶内出现小囊肿,轻微隆起

19-8)。色素沉着可以随时间推移增大或者减小[28]。不典型的原发性获得性黑变病只能通过病理检查鉴别。在一项患有原发性获得性黑变病的311眼的研究中,无不典型增生的病变和轻度不典型增生的病变没

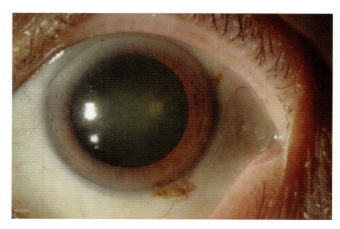

图 19-8　白种人患者的原发性获得性黑变病（PAM）。注意角膜缘处的两处 PAM 病变

有进展到黑色素瘤的，而严重的不典型增生病变有 13% 进展到黑色素瘤[57]。此外，那些面积和覆盖较广泛原发性获得性黑变病转变成黑色素瘤的风险更大。在 Armed Formed 病理研究所，41 例原发性获得性黑变病的患者中，没有不典型增生的患者发生黑色素瘤的几率是 0%，显微镜下有不典型增生的证据的患者有 46% 进展到黑色素瘤[58]。

黑色素瘤

流行病学

结膜黑色素瘤是一种罕见的肿瘤，约占眼部黑色素瘤的 2%～5%[59]，占所有结膜肿瘤的 13%，占所有黑色素细胞性肿瘤的 25%[5]。据估计，在美国的发病率为 0.5/100 万[60]。有证据表明，在美国，瑞典和芬兰，结膜黑色素瘤的发病率正在增加[61-63]。根据国家癌症中心的流行病学监测数据研究，结膜黑色素瘤的发病率从 1973—1979 年的每年 0.22/100 万增加到了 1990—1999 年的每年 0.46/100 万[62]。这一增长在白种人中表现最明显。

结膜黑色素瘤常见于中，老年人，多数患者年龄在 40 到 70 岁之间[59]。儿童发病很少报道，目前诊断的最年轻的患者年龄为 10 岁[59,64]。非白种人发病也不常见。在 382 例结膜黑色素瘤患者中，94% 为白人，3% 为黑人，3% 为西班牙或亚洲人[64]。

病因

不同于皮肤黑色素瘤，没有明确的证据支持紫外线照射和结膜黑色素瘤的发病相关。瑞典的一项研究表明超时的阳光照射使阳光暴露部位（球结膜，角膜缘，泪阜部结膜）的结膜黑色素瘤的发病率增加，而非阳光暴露部位（睑结膜和穹隆结膜）的发病率保持不变[61]。结膜黑色素瘤可起源于结膜色素痣（7%），原发性获得性黑变病（74%），或者初始起病即为黑色素瘤（19%）[64]。

临床特点

结膜黑色素瘤的临床表现多样化。通常表现为棕色至棕褐色隆起性病变，相对固定不活动（图 19-9）。突出的部分可见血管分支。由于病变常起源于原发性获得性黑变病，周围平坦的部位可能存在原发性获得性黑变病。最常受累的部位是球结膜和角膜缘。穹隆结膜，睑结膜和泪阜部结膜也可受累，但很少见[64]。大部分黑色素瘤是色素性的（59%），但是高达 20% 是无色素性的，21% 是混合性的[64]。随着角膜缘处肿瘤细胞的生长，角膜也可受累，但肿瘤细胞通常不穿透 Bowman's 层。

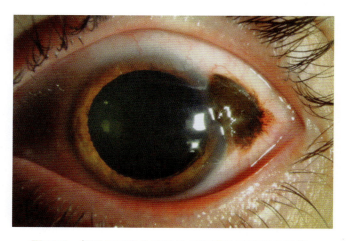

图 19-9　起源于原发性获得性黑变病的结膜黑色素瘤

鉴别诊断

结膜黑色素瘤的鉴别诊断包括其他色素性病变，如色素痣，种族黑变病，眼黑色素细胞增多症和原发性获得性黑变病。色素痣很少出现在睑结膜和穹隆结膜，因此，任何出现在这些部位的病变应该被排除。与原发性获得性黑变病不同，种族黑变病发生在深色皮肤的人群中，双侧发病。色素沉着通常围绕角膜缘，常为 360 度环绕（图 19-10）。眼黑色素细胞增多症是一种先天性的巩膜和眼周皮肤色素沉着的疾病，可被误

第十九章 眼表新生物

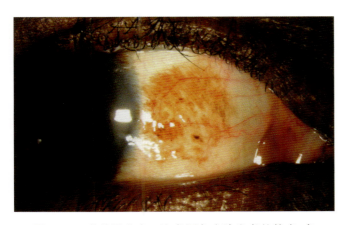

图 19-10 种族黑变病。注意深色皮肤患者的特点，角膜缘处结膜皱褶，右眼鼻侧结膜色素沉着。左眼出现对称性色素沉着

诊为原发性获得性黑变病。然而，它的灰褐色的色素位于结膜组织下方。这种情况的患者一生中有 1：400 的风险发展为脉络膜黑色素瘤[65]。

上皮病变，如鳞状乳头状瘤，眼表鳞状细胞瘤，在深色皮肤的个体里也可以表现有色素沉着，表现像黑色素瘤[66]。很少见的情况下，也可以有睫状体黑色素瘤和黑色素细胞瘤向眼外延伸至眼球表面[67]。结膜的转移性黑色素瘤也有报道[68]。其他需要鉴别的病变包括葡萄肿、血肿、异物、蓝痣、结膜下出血、黑酸尿综合征患者的褐黄素沉积以及既往点用过肾上腺素滴眼液患者下穹窿的肾上腺素红沉积[69,70]。

诊断工作

任何成年期出现的色素性病变表现出生长或者色素及血管方面的变化都应该进行切除活检[59]。裂隙灯临床照片对于监测病情变化很有帮助。

结膜黑色素瘤的确诊只能通过外科切除后进行组织病理学检查。切取活检不应该在怀疑结膜黑色素瘤的病例上施行，因为这样可能是由于细胞种植的原因，增加肿瘤复发的风险[71]。超声生物显微镜在监测眼内侵袭和测量肿瘤大小方面有用[72]。前节 OCT 能监测结膜色素痣病灶内的囊肿[73]。

所有黑色素瘤的患者应到肿瘤专家处进行彻底系统的检查。在疑似眶内延伸的病例中，头部和眼眶的磁共振检查非常重要以排除脑转移[74]。用来检测微转移病变的前哨淋巴结活检目前正在研究中，但其长期生存利益尚未建立。在转移风险高的病例中，一些人提倡应用前哨淋巴结活检，如无边缘肿瘤和肿瘤厚度大于 2mm 者[75]。

病理

结膜黑色素瘤由核异型，核仁明显，胞浆丰富的恶性黑色素细胞组成。Jakobiec 和他的同事们描述了结膜黑色素瘤中发现的四种类型的非典型黑色素细胞：小的多面体细胞；大的圆形的，胞浆嗜酸性的上皮细胞；梭形细胞和气球样细胞[27,76]。异常细胞最初起源于上皮细胞的基底层，然后侵入基质，进入结膜淋巴管[27]。在已经存在痣或者原发性获得性黑变病的患者中有显微证据支持。

没有不典型增生的原发性获得性黑变病是指结膜上皮细胞色素沉着增加，伴或者不伴有黑色素细胞的增加。黑色素细胞局限于上皮细胞的基底层，不显示任何细胞学异型性。伴有轻度不典型增生的原发性获得性黑变病，黑色素细胞表现出细胞异型性，但仅局限于上皮细胞基底层。伴有重度不典型增生的原发性获得性黑变病是指上皮样细胞和（或）不典型黑色素细胞延伸至上皮细胞的更浅层（变形性骨炎样播散）（图19-11）[77]。

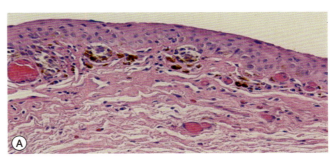

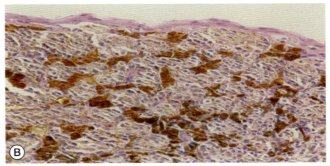

图 19-11 （A）原发性获得性黑变病伴不典型增生。苏木精-伊红染色，400×注意结膜上皮细胞的基底层有色素。上皮内有不典型增生的黑色素细胞，但没有侵袭基底膜。（B）结膜黑色素瘤。注意固有层内有不典型的黑色素细胞浸润（苏木精-伊红染色，400×）

预示着预后较差的组织病理学特征包括湿疹样蔓延，上皮样细胞的存在，淋巴管浸润的组织学证据和有丝分裂数量增多[58,59,70]。与皮肤黑色素瘤的表现一样，侵袭深度是一个主要的预后因素。组织化学标记物，如

S100，Melan A 或 HMB-45，可被用于帮助诊断[78]。

治疗

结膜黑色素瘤的主要治疗方法是手术切除，边缘扩大 4～6mm 范围，使用"无接触"技术，如果肿瘤附着于巩膜，行部分巩膜切除，受累的角膜使用无水酒精行上皮清除，使用双冷冻-慢解冻循环的方法冷冻处理角膜缘和结膜边缘。切除术结合冷冻疗法与单纯切除相比，已经证明可以使局部复发率从 68% 降至 18%[79]。为了避免肿瘤细胞种植转移，在肿瘤切除后使用新的手术器械很关键。由此形成的创口可以采用羊膜移植封闭。病变延伸至眼球需行眼球摘除术，病变延伸至眼眶需行眶内容剜除。

球结膜或者角膜缘的局限在 2 个时钟点位内的小面积原发性获得性黑变病可以被观察到。活检证实无不典型增生的原发性获得性黑变病也可以通过连续的裂隙灯临床照片来观察。地图状多点活检更适合超过 4～6 个时钟点位的原发性获得性黑变病。如果组织中发现不典型性增生，中度大小的原发性获得性黑变病应该使用"无接触"技术外科切除联合冷冻疗法。对于更广泛的累及大部分角膜缘或者弥散性的累及睑结膜的原发性获得性黑变病，可使用双冷冻-慢解冻技

术的冷冻疗法治疗不能切除的色素。

弥散的，多点发生的或者复发的结膜黑色素瘤使用外科切除的方法治疗更为困难。在这些病例里，可以使用丝裂霉素 C 或者干扰素 α-2b 局部化疗。得到的大部分数据是使用丝裂霉素 C 的[80]。很少有关于应用干扰素 α-2b 的研究[81,82]，尚需进一步深入研究。对于伴有不典型性增生的原发性获得性黑变病，局部使用丝裂霉素 C 的复发率与局部切除和冷冻疗法类似[83]。

肿瘤转移到区域淋巴结可以通过淋巴结清扫及放疗或者化疗的方法辅助治疗。播散性结膜黑色素瘤通过全身化疗联合干扰素治疗[59]。图 19-12 总结了结膜色素性病变的处理方法。

预后

术后局部复发很常见，据估计 10 年复发率高达 43%～50%[71,84]。任何肿瘤复发，无论是否有色素，都应手术切除联合冷冻治疗。Shields 和同事们发现 16% 的患者 5 年内出现局部或者远端转移，26% 的患者 10 年内出现局部或者远端转移，32% 的患者 15 年内出现局部或者远端转移[71]。最常受累的局部淋巴结有耳前，颌下和颈深部淋巴结。远端转移最常见的部位是脑，肝和肺。已报道的 10 年死亡率为 13%～30%[71,85]。不良的预后与无边缘肿瘤，肿瘤切缘病理检查出现阳性结果及原发性黑色素瘤有关[64]。Shields 和同事们发现原发性黑色素瘤的 10 年死亡率为 35%，约为由色素痣或者原发性获得性黑变病起源的黑色素瘤的 4 倍（9%）[64]。

由于其转移率高，患者应定期监测转移性疾病。体格检查包括头颈部淋巴结触诊。建议每年进行一次胸部 X 线检查和头部磁共振检查[74]。

结膜淋巴瘤

流行病学

结膜淋巴瘤是排在黑色素瘤之后的第三常见的结膜恶性肿瘤，占所有结膜肿瘤的 1.5%[86]。眼附属器淋巴瘤是最常见的眶内淋巴瘤（64%），第二位的是结膜淋巴瘤（28%），第三位的是眼睑淋巴瘤（8%）[87]。在所有非霍奇金淋巴瘤病例中占 2%，在所有淋巴结外的非霍奇金淋巴瘤病例中占 8%[88]。结膜淋巴瘤的平均发病年龄为 60～70 岁[89]。双侧发生占 20%～

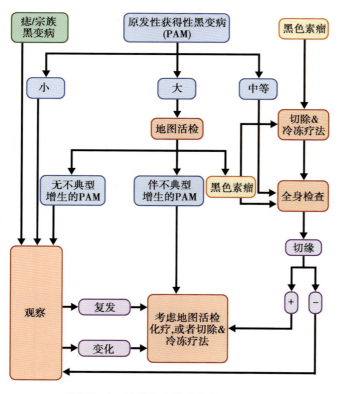

图 19-12 结膜色素性病变的处理原则

38%,有20%~31%的病例全身受累[90]。眼附属器淋巴瘤大多数是黏膜相关淋巴组织淋巴瘤,一种淋巴结外边缘区淋巴瘤的亚型。

病因

正常结膜储存有黏膜下淋巴组织。MALT淋巴瘤被认为是因为持续的感染或者炎症反应引起组织慢性抗原刺激的结果。与结膜淋巴瘤有关的潜在感染是很有趣的。几种病原微生物被涉及,包括幽门螺杆菌,鹦鹉热衣原体,丙型肝炎病毒和人类T细胞白血病病毒。

胃MALT淋巴瘤和幽门螺杆菌感染的联系已被证实。近年来,幽门螺杆菌在结膜MALT淋巴瘤中也被检测到[91]。尽管这种联系尚未被很好的证实,进一步深入的研究仍然是必要的。

细胞内细菌鹦鹉衣原体和眼附属器淋巴瘤的关联也已被报道[92,93]。这引起了人们应用多西环素治疗眼附属器淋巴瘤的强烈兴趣,而且也有些成功的报道[93]。其他研究已证明和鹦鹉衣原体[94]无关联或者在不同的地理区域关联是变化的[92]。

临床特点

结膜淋巴瘤有两种表现形式。最常见的,它表现为弥散性,轻度隆起,粉红色的肉质团块,经典描述为"鲑鱼肉样斑块"(图19-13)。最常位于穹隆结膜或中部球结膜,隐藏在上,下象限的眼睑下[90]。通常无痛的隐匿发病。不常见的,结膜淋巴瘤表现为慢性滤泡性结膜炎。

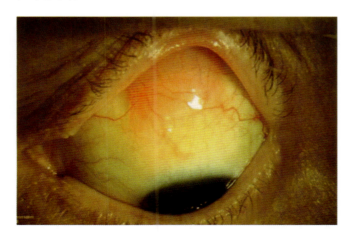

图19-13 结膜淋巴瘤。注意鲑鱼色,在上方球结膜隆起病灶,隐藏于上眼睑下

鉴别诊断

良性淋巴组织增生与淋巴瘤难以从临床表现上区分,因此,应行活检。鉴别诊断包括结节性巩膜炎,慢性结膜炎,异位泪腺,脂肪瘤,眶脂肪疝出,淀粉样蛋白沉积,眼部良性肿瘤,如鳞状上皮乳头状瘤和淋巴管扩张,恶性眼内肿瘤,如眼表鳞状细胞瘤和非黑变病的黑色素瘤。

诊断工作

疑似结膜淋巴瘤的诊断应该进行活检。应取两份标本进行活检。一份标本甲醛固定,标准苏木精伊红染色,使用光学显微镜观察评估。另一份标本必须是新鲜组织进行免疫组化检查,流式细胞仪和分子遗传学分析。

所有活检阳性的患者应到肿瘤学专家处进行系统检查,包括全血细胞分类计数,胸部和腹部影像学检查,如果可能的话,行骨髓活检。

病理

淋巴瘤由实心的淋巴细胞团组成,可分为良性反应性增生,不典型增生或恶性淋巴瘤[27,90]。绝大多数结膜淋巴瘤是非霍奇金性B细胞肿瘤。三分之二的肿瘤是MALT/EBZL亚型[95]。其他组织学类型包括滤泡细胞,淋巴细胞,套细胞和弥漫性大B细胞淋巴瘤。MALT,滤泡细胞和淋巴浆细胞性淋巴瘤是低度恶性肿瘤,病程发展缓慢,而套细胞和弥漫性大B细胞淋巴瘤被认为是一种进展迅速的高度恶性肿瘤[96]。

光镜下,MALT淋巴瘤表现出由小圆形细胞,有核裂的异型淋巴细胞,单核细胞和浆细胞组成的弥漫性细胞浸润(图19-14)。肿瘤细胞蔓延到边缘区,在生发中心内增殖,组成大量的形成不良的次级囊泡[97]。滤泡细胞淋巴瘤显示为生发中心排列整齐的囊泡。

免疫表型分析和流式细胞仪通过识别标记物提供了关于细胞类型的信息,如B细胞上的CD20抗原。分子遗传分析在识别重度重排的过表达和异位的特殊类型肿瘤是有用的[96]。基因分析对鉴别单克隆和良性多克隆病例是至关重要的。

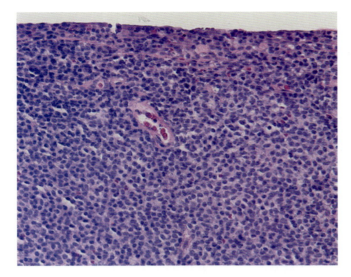

图 19-14 结膜淋巴瘤。苏木精-伊红染色,400×病理切片单调的出现,小圆形淋巴细胞。注意核无分裂象(低度恶性特征)。免疫组织化学和流失细胞仪证实了黏膜相关淋巴组织淋巴瘤的诊断

治疗

当病变位于结膜时,治疗标准是外部光束辐射。放射治疗对于所有不同亚型的结膜淋巴瘤都是有效的,局部控制率为91%～100%[89]。根据肿瘤的等级或类型,推荐的辐射剂量约30～40Gy[98]。主要副作用为干眼,结膜炎,白内障和放射性视网膜病变。

病变较小,较局限时,可以考虑外科手术联合冷冻治疗[90]。病灶内注射干扰素 α-2b 也有成功的报道[99]。在最近的一次三例复发性结膜淋巴瘤的介入性试验研究中,Ferreri 和同事们证实了局部病变在病灶内注射利妥昔单抗后症状缓解[100]。

当全身受累时,一线治疗是单独局部使用利妥昔单抗或者联合化疗。利妥昔单抗是一种重组鼠/人嵌合抗 CD20 抗体,正在作为全身受累的 CD20 阳性淋巴瘤的一线治疗被研究。通过结合 B 细胞的 CD20 抗原,利妥昔单抗诱发细胞凋亡和抗体介导的细胞毒作用。Salepci 等报道了一个双侧结膜 MALT 淋巴瘤的病例,放疗后复发。静脉注射利妥昔单抗 6 周后缓解[101]。Ferreri 和同事们证实了新诊断的 5 例眼附属器 MALT 淋巴瘤的患者在静脉注射单剂量利妥昔单抗后缓解。然而,其中 4 例在平均 5 个月的时间复发,提示有效性低于报告的胃部 MALT 淋巴瘤[102]。

利妥昔单抗联合化疗可能取得更大的成功。在一个 9 例新诊断的眼附属器淋巴瘤研究中,利妥昔单抗联合化疗作为一线治疗使 89% 的病人缓解,平均随访 2 年[103]。国际淋巴结外淋巴瘤研究小组目前正在进行多中心试验,确定是否利妥昔单抗联合苯丁酸氮芥与分别单独使用两种药物相比可以提高疗效[104]。

另一种用于治疗全身淋巴瘤研究的药物是替伊莫单抗(商品名 ZevalinTM)。Zevalin 是小鼠 Igl 单克隆抗体与螯合剂替伊莫单抗结合,其中加入了放射性同位素钇-90。它结合了 B 细胞的 C20 抗原,放射同位素杀死细胞。Zevalin 于 2002 年获 FDA 批准,治疗复发性或难治性,低度恶性或滤泡性非霍奇金淋巴瘤。在一项 12 例眼附属器淋巴瘤的研究中,利妥昔单抗治疗后使用 Zevalin,83% 的患者完全好转,在平均 20 个月的随访中,无复发的证据[105]。不利影响包括全血细胞减少,疲劳,恶心和头痛。最严重的不利影响是增加继发骨髓异常增生综合征和急性白血病的发病率,最近的一项研究显示了,在 Zevalin 治疗后,这些癌症的 5 年累积发病率为 8.29%[106]。

由于鹦鹉热和眼附属器淋巴瘤的关联,多西环素可以作为一种有希望的处理方案。在一项前瞻性多中心临床试验中,27 例未治疗的或者复发的眼附属器 MALT 淋巴瘤,Ferreri 和同事们研究了每日两次多西环素 100mg,治疗 3 周,淋巴瘤缓解。多西环素治疗在整个患者人群中的整体反应率为 48%,在 CpDNA 阳性的眼附属器淋巴瘤患者中的反应率为 64%。在 2 年里,67% 的 CpDNA 阳性的眼附属器淋巴瘤患者没有复发证据。另外,多西环素可以消除所有 CpDNA 阳性患者的鹦鹉热衣原体感染。国际结外淋巴瘤研究小组发起了一个国际大型前瞻性试验研究多西环素的作用[107]。多西环素治疗的主要优势是相对安全和廉价。

预后

结膜淋巴瘤在眼附属器淋巴瘤中预后最好,只有 20%～31% 的患者发展为全身系统性淋巴瘤。在眼眶和眼睑淋巴瘤中,全身受累的患者分别为 35% 和 70%[90]。因为全身受累可以在眼部诊断几年后发生,患者应在最开始的 5 年里每 6 个月进行一次全身受累的监测,以后每年一次。与滤泡淋巴瘤,弥漫性大 B 细胞淋巴瘤,套细胞淋巴瘤和淋巴浆细胞淋巴瘤相比较,MALT 淋巴瘤的预后最好。有报道 MALT 淋巴瘤在活检后 1～5 年的里自然消退[108]。

其他类型的肿瘤

卡波西肉瘤

在高活性抗反转录病毒疗法（HAART）出现之前，卡波西肉瘤（KS）是获得性免疫缺陷综合征最常见的相关疾病之一[109]。它是一种常影响皮肤的血管瘤，也可以累及黏膜和内脏器官。结膜和附属器的卡波西肉瘤是在获得性免疫缺陷综合征病人中最先被描述的眼部病变，是一种艾滋病界定疾病[110]。

在1995年，Chang和同事们在艾滋病病人的卡波西肉瘤病变中鉴定出了一种新的疱疹病毒，现在被称为人类8型疱疹病毒（HHV-8）[111]。HHV-8在95%的卡波西肉瘤病人中存在，被认为是卡波西肉瘤重要的发病机制[112]。

虽然最常见的表现为眼睑肿瘤，卡波西肉瘤也可以在结膜中发展。结膜卡波西肉瘤最常见于下穹隆，其次是球结膜和上穹隆[113]。在临床上，它表现为无痛性、红色的血管团，类似于出血性结膜炎。病理显示有细长的椭圆形核的恶性梭形细胞围绕在复杂排列的毛细血管周围，血管腔内无内皮细胞[113]。

结膜卡波西肉瘤通常病程缓慢，治疗目标是缓解症状，保护视力[114]。如果位于球结膜的病变小而且局限，可以行手术切除。

卡波西肉瘤对放疗敏感，局部辐射可以缓解症状[115]。有报道病灶内注射干扰素α-2b也有效[116]。全身治疗包括化疗和使用高活性抗反转录病毒疗法进行免疫重建[113]。

结膜转移性肿瘤

结膜转移性肿瘤很少见。在一个1643例结膜肿瘤的报道中，13例结膜转移性肿瘤[5]。报道中最常见的结膜转移瘤的原发病变为乳腺癌，肺癌，皮肤黑色素瘤[68]。喉癌也有报道。较少见的，双侧结膜浸润可能是急性白血病复发的首要体征[117]。

多数表现为结膜转移癌的患者之前都有原发性恶性肿瘤的诊断，因为结膜转移发生在疾病的进展期。偶尔，它可能是潜在的未诊断的系统性癌症的第一表现[118]。诊断结膜转移癌后平均存活时间是以月来计算的[68]。

皮脂腺细胞癌

皮脂腺细胞癌是一种起源于睑板腺，Zeiss腺或者皮脂腺肉瘤的恶性肿瘤。它占所有眼睑恶性肿瘤的1%～5.5%，通常发生在60到70岁之间[119]。

皮脂腺细胞癌常伪装为一些其他的良性或者恶性病变，如慢性睑结膜炎，霰粒肿，基底细胞癌或鳞状细胞癌，常常导致延误诊断。

在40%～80%的病变中通过上皮内播散使结膜上皮继发受累。当有弥漫性上皮病变累及球结膜，穹隆结膜或者睑结膜时，皮脂腺细胞癌可以表现为单侧慢性睑结膜炎。在少数病例里，它可能在结膜上皮细胞内出现，没有任何潜在的腺癌[31]。

由于延误诊断的发病率和死亡率提高，临床医生对于常规治疗无效的单侧慢性睑结膜炎应有行活检的意识。

皮脂腺细胞癌的病理表现为不典型的皮脂腺细胞，大细胞核，核仁明显，脂质泡沫。冷冻切片油红或者苏丹黑染色可以显示脂质的存在。

主要治疗方法是手术彻底大范围切除，术中使用冰冻切片。球结膜和睑结膜的多点活检用来确定术前是否有上皮播散及其程度。冷冻疗法用于受累结膜。在结膜广泛受累的病例中，眶内容剜除是可行的。

最常见的转移部位是区域淋巴结，据报道有8%～14%的病例[120]。提高意识，早期诊断和治疗可以使死亡率从过去的24%降低到低于10%[120]。

与相邻的肿瘤继发的结膜受累

眼内肿瘤蔓延到眼外或者眼睑和眼眶的肿瘤蔓延可以累及结膜。睫状体黑色素瘤巩膜外蔓延至结膜下组织可以刺激结膜黑色素瘤[28]。眼眶横纹肌肉瘤，最常见的儿童眶内恶性肿瘤，也能从前眶部蔓延到结膜下组织，因此，可以表现为结膜肿物[121]。它很少没有眼眶的累及而局限于结膜[122]。

参考文献

1. Lee GA, Hirst LW. Ocular surface squamous neoplasia. Surv Ophthalmol 1995;39:429–50.
2. Sun EC, Fears TR, Goedert JJ. Epidemiology of squamous cell conjunctival cancer. Cancer Epidemiol, Biomarkers Prev 1997;6: 73–7.
3. Lee GA, Hirst LW. Incidence of ocular surface epithelial dysplasia in metropolitan Brisbane. A 10-year survey. Arch Ophthalmol 1992; 110:525–7.
4. Ateenyi-Agaba C. Conjunctival squamous-cell carcinoma associated

5. Shields CL, Demirci H, Karatza E, et al. Clinical survey of 1643 melanocytic and nonmelanocytic conjunctival tumors. Ophthalmology 2004;111:1747–54.
6. Gaasterland DE, Rodrigues MM, Moshell AN. Ocular involvement in xeroderma pigmentosum. Ophthalmology 1982;89:980–6.
7. Karp CL, Scott IU, Chang TS, et al. Conjunctival intraepithelial neoplasia. A possible marker for human immunodeficiency virus infection? Arch Ophthalmol 1996;114:257–61.
8. Lee GA, Williams G, Hirst LW, et al. Risk factors in the development of ocular surface epithelial dysplasia. Ophthalmology 1994;101:360–4.
9. Newton R, Ferlay J, Reeves G, et al. Effect of ambient solar ultraviolet radiation on incidence of squamous-cell carcinoma of the eye. Lancet 1996;347:1450–1.
10. Trosko JE, Krause D, Isoun M. Sunlight-induced pyrimidine dimers in human cells in vitro. Nature 1970;228:358–9.
11. Dushku N, Hatcher SL, Albert DM, et al. p53 expression and relation to human papillomavirus infection in pingueculae, pterygia, and limbal tumors. Arch Ophthalmol 1999;117:1593–9.
12. Spitzer MS, Batumba NH, Chirambo T, et al. Ocular surface squamous neoplasia as the first apparent manifestation of HIV infection in Malawi. Clin Exp Ophthalmol 2008;36:422–5.
13. McDonnell JM, McDonnell PJ, Sun YY. Human papillomavirus DNA in tissues and ocular surface swabs of patients with conjunctival epithelial neoplasia. Invest Ophthalmol Vis Sci 1992;33:184–9.
14. Scott IU, Karp CL, Nuovo GJ. Human papillomavirus 16 and 18 expression in conjunctival intraepithelial neoplasia. Ophthalmology 2002;109:542–7.
15. Eng HL, Lin TM, Chen SY, et al. Failure to detect human papillomavirus DNA in malignant epithelial neoplasms of conjunctiva by polymerase chain reaction. Am J Clin Pathol 2002;117:429–36.
16. Guthoff R, Marx A, Stroebel P. No evidence for a pathogenic role of human papillomavirus infection in ocular surface squamous neoplasia in Germany. Curr Eye Res 2009;34:666–71.
17. Basti S, Macsai MS. Ocular surface squamous neoplasia: a review. Cornea 2003;22:687–704.
18. McDonnell JM, Wagner D, Ng ST, et al. Human papillomavirus type 16 DNA in ocular and cervical swabs of women with genital tract condylomata. Am J Ophthalmol 1991;112:61–6.
19. Kiire CA, Srinivasan S, Karp CL. Ocular surface squamous neoplasia. Int Ophthalmol Clin 2010;50:35–46.
20. Napora C, Cohen EJ, Genvert GI, et al. Factors associated with conjunctival intraepithelial neoplasia: a case control study. Ophthalm Surg 1990;21:27–30.
21. Pe'er J. Ocular surface squamous neoplasia. Ophthalmol Clin N Am 2005;18:1–13, vii.
22. Degrassi M, Piantanida A, Nucci P. Unexpected histological findings in pterygium. Optometry and Vision Science 1993;70:1058–60.
23. Shields CL, Ramasubramanian A, Mellen PL, et al. Conjunctival squamous cell carcinoma arising in immunosuppressed patients (organ transplant, human immunodeficiency virus infection). Ophthalmology 2011;118:2133–7 e1.
24. Farah S, Baum TD, Conlon R, et al. Tumors of the cornea and conjunctiva. In: Albert DM, Jakobiec FA, editors. Principles and practice of ophthalmology. 2nd ed. Philadelphia: W.B. Saunders Co.; 2000. p. 1002–19.
25. Warner MA, Mehta MN, Jakobiec FA. Squamous neoplasms of the conjunctiva. In: Krachmer JH, Mannis MJ, Holland EJ, editors. Cornea. 3rd ed. Philadelphia: Elsevier/Mosby; 2005. p. 461–75.
26. Pe'er J, Frucht-Pery J. Ocular surface squamous neoplasia In: Singh AD, editor. Clinical ophthalmalmic oncology. Philadelphia: Saunders Elsevier; 2007. p. 136–40.
27. Shields JA, Shields CL. Eyelid, conjunctival, and orbital tumors : an atlas and textbook. 2nd ed. Philadelphia: Lippincott Williams & Wilkins; 2008. p. xiii, 805.
28. Shields CL, Shields JA. Tumors of the conjunctiva and cornea. Surv Ophthalmol 2004;49:3–24.
29. Rudkin AK, Dodd T, Muecke JS. The differential diagnosis of localised amelanotic limbal lesions: a review of 162 consecutive excisions. Br J Ophthalmol 2011;95:350–4.
30. Hirst LW, Axelsen RA, Schwab I. Pterygium and associated ocular surface squamous neoplasia. Arch Ophthalmol 2009;127:31–2.
31. Margo CE, Grossniklaus HE. Intraepithelial sebaceous neoplasia without underlying invasive carcinoma. Surv Ophthalmol 1995;39:293–301.
32. Gelender H, Forster RK. Papanicolaou cytology in the diagnosis and management of external ocular tumors. Arch Ophthalmol 1980;98:909–12.
33. Larmande A, Timsit E. Importance of cytodiagnosis in ophthalmology: preliminary report of 8 cases of tumors of the sclero-corneal limbus. Bulletin des sociétés d'ophtalmologie de France 1954;5:415–9.
34. Nolan GR, Hirst LW. Impression cytology in the diagnosis of ocular surface squamous neoplasia. Br J Ophthalmol 2001;85:888.
35. Malandrini A, Martone G, Traversi C, et al. In vivo confocal microscopy in a patient with recurrent conjunctival intraepithelial neoplasia. Acta Ophthalmol 2008;86:690–1.
36. Duchateau N, Hugol D, D'Hermies F, et al. Contribution of in vivo confocal microscopy to limbal tumor evaluation. Journal français d'ophtalmologie 2005;28:810–6.
37. Kieval JZ, Karp CL, Shousha MA, et al. Ultra-high resolution optical coherence tomography for differentiation of ocular surface squamous neoplasia and pterygia. Ophthalmology 2011;119:481–6.
38. Shields JA, Shields CL, De Potter P. Surgical management of conjunctival tumors. The 1994 Lynn B. McMahan Lecture. Arch Ophthalmol 1997;115:808–15.
39. Peksayar G, Soyturk MK, Demiryont M. Long-term results of cryotherapy on malignant epithelial tumors of the conjunctiva. Am J Ophthalmol 1989;107:337–40.
40. Gündüz K, Uçakhan OO, Kanpolat A, et al. Nonpreserved human amniotic membrane transplantation for conjunctival reconstruction after excision of extensive ocular surface neoplasia. Eye 2006;20:351–7.
41. Espana EM, Prabhasawat P, Grueterich M, et al. Amniotic membrane transplantation for reconstruction after excision of large ocular surface neoplasias. Br J Ophthalmol 2002;86:640–5.
42. Hick S, Demers PE, Brunette I, et al. Amniotic membrane transplantation and fibrin glue in the management of corneal ulcers and perforations: a review of 33 cases. Cornea 2005;24:369–77.
43. Prabhasawat P, Tarinvorakup P, Tesavibul N, et al. Topical 0.002% mitomycin C for the treatment of conjunctival-corneal intraepithelial neoplasia and squamous cell carcinoma. Cornea 2005;24:443–38.
44. Sepulveda R, Pe'er J, Midena E, et al. Topical chemotherapy for ocular surface squamous neoplasia: current status. Br J Ophthalmol 2010;94:532–5.
45. Yeatts RP, Engelbrecht NE, Curry CD, et al. 5-Fluorouracil for the treatment of intraepithelial neoplasia of the conjunctiva and cornea. Ophthalmology 2000;107:2190–5.
46. Midena E, Angeli CD, Valenti M, et al. Treatment of conjunctival squamous cell carcinoma with topical 5-fluorouracil. Br J Ophthalmol 2000;84:268–72.
47. Chakalova G, Ganchev G. Local administration of interferon-alpha in cases of cervical intraepithelial neoplasia associated with human papillomavirus infection. Journal of B.U.ON. 2004;9:399–402.
48. Edwards L, Berman B, Rapini RP, et al. Treatment of cutaneous squamous cell carcinomas by intralesional interferon alfa-2b therapy. Arch Dermatol 1992;128:1486–9.
49. Decatris M, Santhanam S, O'Byrne K. Potential of interferon-alpha in solid tumours: part 1. BioDrugs 2002;16:261–81.
50. Bergman SJ, Ferguson MC, Santanello C. Interferons as therapeutic agents for infectious diseases. Infect Dis Clin N Am 2011;25:819–34.
51. Galor A, Karp CL, Chhabra S, et al. Topical interferon alpha 2b eyedrops for treatment of ocular surface squamous neoplasia: a dose comparison study. Br J Ophthalmol 2010;94:551–4.
52. Karp CL, Galor A, Chhabra S, et al. Subconjunctival/perilesional recombinant interferon alpha-2b for ocular surface squamous neoplasia: a 10-year review. Ophthalmology 2010;117:2241–6.
53. Karp CL, Moore JK, Rosa Jr RH. Treatment of conjunctival and corneal intraepithelial neoplasia with topical interferon alpha-2b. Ophthalmology 2001;108:1093–8.
54. Stokes JJ. Intraocular extension of epibulbar squamous cell carcinoma of the limbus. Transactions – American Academy of Ophthalmology and Otolaryngology. Am Acad Ophthalmol Otolaryngol 1955;59:143–6.
55. Tabbara KF, Kersten R, Daouk N, et al. Metastatic squamous cell carcinoma of the conjunctiva. Ophthalmology 1988;95:318–21.
56. Shields CL, Fasiuddin AF, Mashayekhi A, et al. Conjunctival nevi: clinical features and natural course in 410 consecutive patients. Arch Ophthalmol 2004;122:167–75.
57. Shields JA, Shields CL, Mashayekhi A, et al. Primary acquired mela-

58. Folberg R, McLean IW, Zimmerman LE. Primary acquired melanosis of the conjunctiva. Hum Pathol 1985;16:129–35.
59. Seregard S. Conjunctival melanoma. Surv Ophthalmol 1998;42:321–50.
60. Hu DN, Yu G, McCormick SA, et al. Population-based incidence of conjunctival melanoma in various races and ethnic groups and comparison with other melanomas. Am J Ophthalmol 2008;145:418–23.
61. Triay E, Bergman L, Nilsson B, et al. Time trends in the incidence of conjunctival melanoma in Sweden. Br J Ophthalmol 2009;93:1524–8.
62. Yu GP, Hu DN, McCormick S, et al. Conjunctival melanoma: is it increasing in the United States? Am J Ophthalmol 2003;135:800–6.
63. Tuomaala S, Eskelin S, Tarkkanen A, et al. Population-based assessment of clinical characteristics predicting outcome of conjunctival melanoma in whites. Invest Ophthalmol Vis Sci 2002;43:3399–408.
64. Shields CL, Markowitz JS, Belinsky I, et al. Conjunctival melanoma: outcomes based on tumor origin in 382 consecutive cases. Ophthalmology 2011;118:389–95 e1–e2.
65. Singh AD, De Potter P, Fijal BA, et al. Lifetime prevalence of uveal melanoma in white patients with oculo(dermal) melanocytosis. Ophthalmology 1998;105:195–8.
66. Folberg R, Jakobiec FA, Bernardino VB, et al. Benign conjunctival melanocytic lesions. Clinicopathologic features. Ophthalmology 1989;96:436–61.
67. Char DH. Surgical management of melanocytoma of the ciliary body with extrascleral extension. Am J Ophthalmol 1994;118:404–5.
68. Kiratli H, Shields CL, Shields JA, et al. Metastatic tumours to the conjunctiva: report of 10 cases. Br J Ophthalmol 1996;80:5–8.
69. Brownstein S. Malignant melanoma of the conjunctiva. Cancer Control 2004;11:310–6.
70. Pe'er J, Folberg R. Conjunctival melanoma. In: Singh AD, Damato BE, Pe'er J, et al, editors. Clinical ophthalmic oncology. Philadelphia: Saunders Elsevier; 2007.
71. Shields CL, Shields JA, Gunduz K, et al. Conjunctival melanoma: risk factors for recurrence, exenteration, metastasis, and death in 150 consecutive patients. Arch Ophthalmol 2000;118:1497–507.
72. Ho VH, Prager TC, Diwan H, et al. Ultrasound biomicroscopy for estimation of tumor thickness for conjunctival melanoma. J Clin Ultrasound 2007;35:533–7.
73. Shields CL, Belinsky I, Romanelli-Gobbi M, et al. Anterior segment optical coherence tomography of conjunctival nevus. Ophthalmology 2011;118:915–9.
74. Shields CL, Shields JA. Ocular melanoma: relatively rare but requiring respect. Clin Dermatol 2009;27:122–33.
75. Tuomaala S, Kivela T. Metastatic pattern and survival in disseminated conjunctival melanoma: implications for sentinel lymph node biopsy. Ophthalmology 2004;111:816–21.
76. Jakobiec FA, Folberg R, Iwamoto T. Clinicopathologic characteristics of premalignant and malignant melanocytic lesions of the conjunctiva. Ophthalmology 1989;96:147–66.
77. Folberg R, McLean IW. Primary acquired melanosis and melanoma of the conjunctiva: terminology, classification, and biologic behavior. Hum Pathol 1986;17:652–4.
78. Iwamoto S, Burrows RC, Grossniklaus HE, et al. Immunophenotype of conjunctival melanomas: comparisons with uveal and cutaneous melanomas. Arch Ophthalmol 2002;120:1625–9.
79. De Potter P, Shields CL, Shields JA, et al. Clinical predictive factors for development of recurrence and metastasis in conjunctival melanoma: a review of 68 cases. Br J Ophthalmol 1993;77:624–30.
80. Kurli M, Finger PT. Topical mitomycin chemotherapy for conjunctival malignant melanoma and primary acquired melanosis with atypia: 12 years' experience. Graefe's Arch Clin Exp Ophthalmol 2005;243:1108–14.
81. Finger PT, Sedeek RW, Chin KJ. Topical interferon alfa in the treatment of conjunctival melanoma and primary acquired melanosis complex. Am J Ophthalmol 2008;145:124–9.
82. Herold TR, Hintschich C. Interferon alpha for the treatment of melanocytic conjunctival lesions. Graefe's Arch Clin Exp Ophthalmol 2010;248:111–5.
83. Pe'er J, Frucht-Pery J. The treatment of primary acquired melanosis (PAM) with atypia by topical Mitomycin C. Am J Ophthalmol 2005;139:229–34.
84. Norregaard JC, Gerner N, Jensen OA, et al. Malignant melanoma of the conjunctiva: occurrence and survival following surgery and radiotherapy in a Danish population. Graefe's Arch Clin Exp Ophthalmol 1996;234:569–72.
85. Seregard S, Kock E. Conjunctival malignant melanoma in Sweden 1969–91. Acta Ophthalmologica 1992;70:289–96.
86. Grossniklaus HE, Green WR, Luckenbach M, et al. Conjunctival lesions in adults. A clinical and histopathologic review. Cornea 1987;6:78–116.
87. Knowles DM, Jakobiec FA, McNally L, et al. Lymphoid hyperplasia and malignant lymphoma occurring in the ocular adnexa (orbit, conjunctiva, and eyelids): a prospective multiparametric analysis of 108 cases during 1977 to 1987. Hum Pathol 1990;21:959–73.
88. Bairey O, Kremer I, Rakowsky E, et al. Orbital and adnexal involvement in systemic non-Hodgkin's lymphoma. Cancer 1994;73:2395–9.
89. Tsai PS, Colby KA. Treatment of conjunctival lymphomas. Semin Ophthalmol 2005;20:239–46.
90. Shields CL, Shields JA, Carvalho C, et al. Conjunctival lymphoid tumors: clinical analysis of 117 cases and relationship to systemic lymphoma. Ophthalmology 2001;108:979–84.
91. Lee SB, Yang JW, Kim CS. The association between conjunctival MALT lymphoma and *Helicobacter pylori*. Br J Ophthalmol 2008;92:534–6.
92. Chanudet E, Zhou Y, Bacon CM, et al. *Chlamydia psittaci* is variably associated with ocular adnexal MALT lymphoma in different geographical regions. J Pathol 2006;209:344–51.
93. Ferreri AJ, Ponzoni M, Guidoboni M, et al. Bacteria-eradicating therapy with doxycycline in ocular adnexal MALT lymphoma: a multicenter prospective trial. J Natl Cancer Inst 2006;98:1375–82.
94. Rosado MF, Byrne GE, Jr., Ding F, et al. Ocular adnexal lymphoma: a clinicopathologic study of a large cohort of patients with no evidence for an association with *Chlamydia psittaci*. Blood 2006;107:467–72.
95. Auw-Haedrich C, Coupland SE, Kapp A, et al. Long term outcome of ocular adnexal lymphoma subtyped according to the REAL classification. Revised European and American Lymphoma. Br J Ophthalmol 2001;85:63–9.
96. Bardenstein DS. Orbital and adnexal lymphoma. In: Singh AD, Damato BE, Pe'er J, et al, editors. Clinical ophthalmic oncology. Philadelphia: Saunders Elsevier; 2007.
97. Cahill M, Barnes C, Moriarty P, et al. Ocular adnexal lymphoma-comparison of MALT lymphoma with other histological types. Br J Ophthalmol 1999;83:742–7.
98. Martinet S, Ozsahin M, Belkacemi Y, et al. Outcome and prognostic factors in orbital lymphoma: a Rare Cancer Network study on 90 consecutive patients treated with radiotherapy. Int J Rad Oncol Biol Phys 2003;55:892–8.
99. Blasi MA, Tiberti AC, Valente P, et al. Intralesional interferon-alpha for conjunctival mucosa-associated lymphoid tissue lymphoma long-term results. Ophthalmology 2012;119:494–500.
100. Ferreri AJ, Govi S, Colucci A, et al. Intralesional rituximab: a new therapeutic approach for patients with conjunctival lymphomas. Ophthalmology 2011;118:24–8.
101. Salepci T, Seker M, Kurnaz E, et al. Conjunctival malt lymphoma successfully treated with single agent rituximab therapy. Leukemia Res 2009;33:e10–13.
102. Ferreri AJ, Ponzoni M, Martinelli G, et al. Rituximab in patients with mucosal-associated lymphoid tissue-type lymphoma of the ocular adnexa. Haematologica 2005;90:1578–9.
103. Rigacci L, Nassi L, Puccioni M, et al. Rituximab and chlorambucil as first-line treatment for low-grade ocular adnexal lymphomas. Ann Hematol 2007;86:565–8.
104. International Exranodal Lymphoma Study Group. Multicenter randomized trial of chlorambucil versus chlorambucil plus rituximab versus rituximab in extranodal marginal zone b-cell lymphoma of mucosa associated lymphoid tissue (MALT Lymphoma). Available from http://clinicaltrials.gov/ct2/show/NCT00210353.
105. Esmaeli B, McLaughlin P, Pro B, et al. Prospective trial of targeted radioimmunotherapy with Y-90 ibritumomab tiuxetan (Zevalin) for front-line treatment of early-stage extranodal indolent ocular adnexal lymphoma. Annals of Oncology 2009;20:709–14.
106. Guidetti A, Carlo-Stella C, Ruella M, et al. Myeloablative doses of yttrium-90-ibritumomab tiuxetan and the risk of secondary

myelodysplasia/acute myelogenous leukemia. Cancer 2011; 117:5074–84.
107. International Extranodal Lymphoma Study Group. A clinicopathological study to investigate the possible infective causes of non-Hodgkin lymphoma of the ocular adnexae. Available from http://clinicaltrials.gov/ct2/show/NCT01010295.
108. Matsuo T, Yoshino T. Long-term follow-up results of observation or radiation for conjunctival malignant lymphoma. Ophthalmology 2004;111:1233–7.
109. Dal Maso L, Serraino D, Franceschi S. Epidemiology of AIDS-related tumours in developed and developing countries. Eur J Cancer 2001;37:1188–201.
110. Holland GN, Gottlieb MS, Yee RD, et al. Ocular disorders associated with a new severe acquired cellular immunodeficiency syndrome. Am J Ophthalmol 1982;93:393–402.
111. Chang Y, Cesarman E, Pessin MS, et al. Identification of herpesvirus-like DNA sequences in AIDS-associated Kaposi's sarcoma. Science 1994;266:1865–9.
112. Moore PS, Chang Y. Detection of herpesvirus-like DNA sequences in Kaposi's sarcoma in patients with and without HIV infection. N Engl J Med 1995;332:1181–5.
113. Jeng BH, Holland GN, Lowder CY, et al. Anterior segment and external ocular disorders associated with human immunodeficiency virus disease. Surv Ophthalmol 2007;52:329–68.
114. Kohanim S, Daniels AB, Huynh N, et al. Local treatment of Kaposi sarcoma of the conjunctiva. Int Ophthalmol Clin 2011;51:183–92.
115. Ghabrial R, Quivey JM, Dunn JP, Jr., et al. Radiation therapy of acquired immunodeficiency syndrome-related Kaposi's sarcoma of the eyelids and conjunctiva. Arch Ophthalmol 1992;110:1423–6.
116. Qureshi YA, Karp CL, Dubovy SR. Intralesional interferon alpha-2b therapy for adnexal Kaposi sarcoma. Cornea 2009;28:941–3.
117. Font RL, Mackay B, Tang R. Acute monocytic leukemia recurring as bilateral perilimbal infiltrates. Immunohistochemical and ultrastructural confirmation. Ophthalmology 1985;92:1681–5.
118. Shields JA, Gunduz K, Shields CL, et al. Conjunctival metastasis as the initial manifestation of lung cancer. Am J Ophthalmol 1997;124:399–400.
119. Kass LG, Hornblass A. Sebaceous carcinoma of the ocular adnexa. Surv Ophthalmol 1989;33:477–90.
120. Shields JA, Demirci H, Marr BP, et al. Sebaceous carcinoma of the eyelids: personal experience with 60 cases. Ophthalmology 2004;111:2151–7.
121. Shields JA, Shields CL. Rhabdomyosarcoma: review for the ophthalmologist. Surv Ophthalmol 2003;48:39–57.
122. Joffe L, Shields JA, Pearah JD. Epibulbar rhabdomyosarcoma without proptosis. J Pediatr Ophthalmol 1977;14:364–7.

第二十章　结膜松弛症

KRISTIANA D. NEFF

概述

结膜松弛症(CCh)是一种典型表现为双侧多余的结膜引起一系列的临床症状,从泪膜的不稳定到泪液流动的机械性破坏。结膜松弛症这一术语起源于 1942 年 W. L. Hughes 的描述,关于这一症状最早于 1908 年由 Elschnig 描述,在 1921 年和 1922 年,Braunschweig 和 Wollenberg 也分别描述过[1]。他们描述了结膜松弛症较严重的表现,如结膜下出血,疼痛和暴露性角膜炎。后来又描述了结膜松弛症较轻微的症状,如干眼;和中度的症状,如因阻止泪液排除引起的过度流泪[2]。

因为结膜松弛症可以无症状,它往往作为一种正常的老化病变被忽略。然而,对于有眼部刺激症状和流泪的患者,结膜松弛症是一个应该被考虑到的重要临床诊断。结膜松弛症典型表现为下方结膜松弛,干扰了下方的泪河;然而,在某些病例中,它也可以累及上方结膜[3,4]。除了刺激和流泪这两种最常见的症状外,其他的主诉包括视力模糊,眼干,眼疲劳,结膜下出血和睡醒后眼部僵硬[5]。结膜松弛症症状的严重程度往往在向下看和用手指加压后加重。

裂隙灯生物显微镜可以显示在颞侧,中部,鼻侧或者这些部位的任意组合处,下睑缘处结膜脱垂(图 20-1)。这种结膜脱垂可以阻止泪液从下泪点外流,造成泪溢。机械损伤也可以导致这个部位的复发性结膜下出血(图 20-2)。

结膜松弛症诊断的困境在于必须排除流泪和眼部刺激的其他常见的病因,因为这些原因也可以影响泪液量和泪膜稳定性。同样的一系列症状也可见于单一的干眼综合征,单一的结膜松弛症或者二者混合出现。眼睑疾病以及全身系统性疾病如眼部过敏和甲状腺眼部也可以出现类似症状。医生必须能够确定病人的刺激症状有多大程度是受多余的结膜影响。这尤其是对于轻度结膜松弛症的病例来说是非常具有挑战性的。

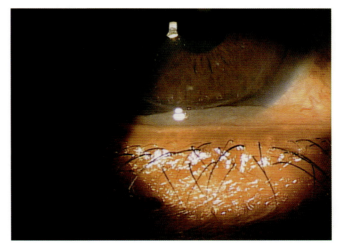

图 20-1　下方结膜松弛症患者有流泪,眼部刺激症状,间歇性眼痛。结膜脱垂的程度在角膜缘处超过了下睑缘,这个病例是睑缘中部广泛受累

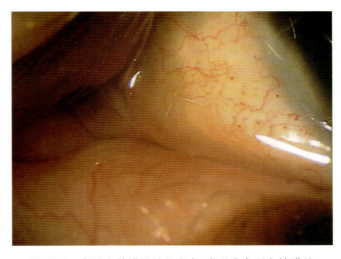

图 20-2　鼻下方结膜松弛的患者,表现为鼻下方结膜处复发性结膜下出血。患者同时有流泪和异物感。鼻下方的结膜松弛程度非常广泛,多余的结膜阻挡了下泪点,伴随每次眨眼都有机械性创伤

流行病学

结膜松弛症被几个研究鉴定为是一种年龄依赖性现象[4,6~8]。它最早见于病人生命的第一个十年里,患病率和严重程度随着年龄增加而增加。Zhang 的研究估计中国老年人口的患病率为 44.08%,而 Mimura 提出了一个更高的以医院为基础的日本人口的患病率。在 Mimura 的研究中,结膜松弛症的严重程度和性别无关。结膜松弛症的位置最常见于鼻侧和颞侧的下方结膜[4,7,8]。结膜松弛症在患甲状腺疾病和戴接触镜的患者中更常见[6,9]。

病理生理学

关于结膜松弛症发病机制的信息很少而且常常是互相矛盾的。最早的出版物提出结膜下的弹性或支持组织的衰老改变。揉眼,机械性刺激或者结膜创伤,眼睑位置异常都与结膜松弛症的发展有关,然而,真正的病因尚未确定。最近的研究提出了一个更机械的方法评估结膜松弛症的发病机制。

Francis 等在一项 29 例结膜松弛症患者的前瞻性临床病理组织学研究中,显示其中的 22 例患者结膜组织学表现正常,而仅有 4 例有炎症改变,3 例有弹性组织变性(图 20-3)[10]。基于这些结膜,他们猜测结膜松弛症的发病机制是多方面的,包括局部创伤,紫外线辐射,泪液排除延迟都是刺激因素。Watanabe 等展示了 44 例重度结膜松弛症中的 39 例有结膜下淋巴管扩张,没有炎症表现[11]。他们还注意到,所有的 44 例标本中的典型的纤维排列丢失,弹力纤维稀疏,胶原纤维分散排列。他们的结论是下眼睑和结膜间的机械力量逐渐阻碍淋巴循环,导致淋巴管扩张和临床上的结膜松弛症。Yokoi 等通过比较结膜松弛症患者和已确认正常和已确定有眼表炎症的病例的免疫组化染色,支持在结膜松弛症中,炎症仅有微不足道的作用[5]。

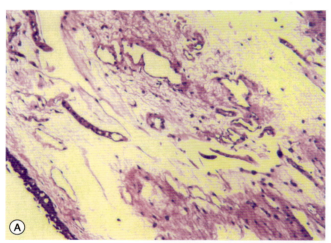
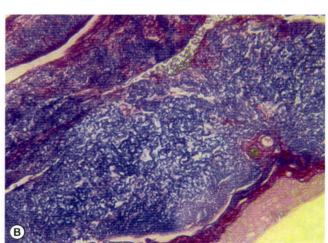
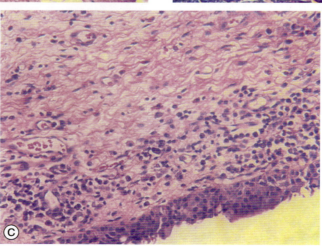

图 20-3 结膜松弛症患者切除的部分结膜的组织学发现。(**A**)正常结膜(10×,苏木精和伊红染色)。(**B**)标记的结膜弹性组织变性(20×,Van Gieson 染色)。(**C**)结膜上皮下浸润主要由浆细胞和淋巴细胞组成(20×,苏木精和伊红染色)

虽然几乎没有炎症在结膜松弛症中发挥作用的病理学支持，机械的证据表明结膜基质金属蛋白酶（MMPs）和组织抑制剂（TIMPs）的正常平衡转变。这些酶降解细胞外基质可能对结膜松弛症的发病机制发挥了作用[12]。具体地，Li 等人展示了与正常人结膜成纤维细胞进行对比，MMP-1 和 MMP-3mRNA 在培养的结膜松弛症成纤维细胞组织中过表达。在相同的研究中，MMP-2，TIMP-1，TIMP-2 和尿激酶血浆酶原激活剂的表达没有发现不同。进一步的研究显示了炎症介质，肿瘤坏死因子-α（TNF-α）和白介素-1β（IL-1β）可以提高结膜松弛症成纤维细胞中 MMP-1 和 MMP-3 的表达[13]。其他促炎症反应细胞因子，泪液中的 IL-6 和 IL-8 在结膜松弛症患者的泪液中表达升高[14]。已证实基质金属蛋白酶及其抑制剂的相互作用，参与了结缔组织降解和重塑，可以对松弛和多余的结膜的临床表现有更深入的了解。

症状

结膜松弛症是最常见的易漏诊和误诊的眼表疾病。诊断的难点在于结膜松弛症的症状不特异且发病隐匿。最初的症状包括异物感，烧灼感，干燥和不适感。这些非特异症状和断断续续的结膜水肿的临床表现常常导致误诊。大部分结膜松弛症的患者在正确的诊断前曾被诊断为更为常见的眼表疾病，如干眼，前部睑缘炎，睑板腺功能障碍，或者过敏性眼病。在诊断结膜松弛症中的另一个问题是许多医生没有认识到结膜表现的重要性，没有把结膜松弛症作为一个重要的临床疾病。

随着临床表现的进展和多余结膜的增加，泪点可以被阻挡，导致溢泪的后期症状。很多患者正是在这一阶段才被第一次确诊。

分级系统

结膜松弛症现有几种分级系统。第一组是 Höh 等提出的，按照与睑缘平行的结膜褶皱数来分类结膜松弛症[15]。他们注意到结膜褶皱对于干燥性角结膜炎的诊断有较高的预测价值（表 20-1）。目前，最广泛采用的分级方法是 Meller 和 Tseng 在 1998 年提出的（表 20-2），继承了 Höh 等的方法同时加入了一些新的标准，包括结膜松弛的范围，向下看和手指加压后的变化，以及是否有泪点阻塞[2]。这一系统已经被用于大部分关于确定结膜松弛症程度的研究中。最新的分级系统是由 Zhang 等人在 2011 年提出的（表 20-3），进一步改进了 Meller 和 Tseng 的方法，加入了三个症状（泪溢，干燥感和异物感）和不稳定的泪膜破裂时间[8]。作者认为这些修改是必要的，这把无症状的正常老年人也充实了进来，使得在一些流行病学研究中，结膜松弛症的患病率非常高。这种分级方法的有效性还需要在今后的研究中证明。

表 20-1　使用 LIPCOF 方法对结膜松弛症进行分级

分级	结膜褶皱数与泪河高度的关系
0	无结膜褶皱
1	单一，小褶皱
2	多于两个褶皱，未超过泪河高度
3	多个褶皱，高度超过泪河

表 20-2　结膜松弛症的新分级系统*

位置	结膜褶皱和泪河高度	泪小点阻塞	向下注视时的变化	指腹加压时的变化
0	A	O+	G↑	P↑
1	B	O-	G↔	P↔
2	C		G↓	P↓
3				
0:无	A:<泪河高度	O+ = 鼻侧伴泪小点阻塞	G↑ = 向下注视时芥末松弛的高度增加	P↑ = 指腹加压时结膜松弛的高度增加

续表

位置	结膜褶皱和泪河高度	泪小点阻塞	向下注视时的变化	指腹加压时的变化
1:1 处	B:=泪河高度	O−=鼻侧不伴泪小点阻塞	G⟷=无变化	P⟷=无变化
2:2 处	C:>泪河高度		G↓=向下注视时结膜松弛的高度降低	P↓=指腹加压时结膜松弛的高度降低
3:整个眼睑				

*新的分级系统划定了多余的结膜范围，1=1 处，2=2 处，3=整个下睑。对于 1 级和 2 级，又根据松弛结膜的具体位置，颞侧，中部，鼻侧，分别进一步分为 T,M,N。对于每个位置，又进一步根据结膜皱褶和泪河的高度分为 A(结膜皱褶低于泪河高度)，B(结膜皱褶等于泪河高度)，C(结膜皱褶高于泪河高度)。如果松弛的结膜位于鼻侧，其程度又根据是否阻塞下泪小点划分。对于每一个位置，又根据向下注视时结膜松弛的高度是否有变化进一步划分为 G⇑(高度增加)，G⇔(无变化)，G⇓(高度降低)。同样的，根据指腹加压时结膜松弛的程度是否有变化进一步划分为 P⇑(加重)，P⇔(无变化)，P⇓(减轻)。

表 20-3　目前研究中应用的改良 Meller 和 Tseng's 结膜松弛症分级系统*

	基本分级标准		补充分级标准		
	结膜褶皱和泪河	症状	泪小点阻塞和泪河高度	向下注视时结膜松弛程度的改变	BUT(B)
0	无结膜褶皱	无	没有阻塞	无改变	≥10s
1	单一小褶皱	无	没有阻塞，泪河高度≤0.3mm	无改变	≥10s
2	两个以上结膜褶皱，未超过泪河高度	轻度	位于鼻侧伴泪小点部分阻塞，泪河不连续	向下注视轻度增加	6~9s
3	多个结膜褶皱，超过泪河高度	中度	位于鼻侧伴泪小点完全阻塞，泪河不连续	向下注视明显增加	4~5s
4	多个结膜褶皱，超过泪河高度，导致暴露问题	重度	位于鼻侧伴泪小点完全阻塞，泪河消失	向下注视严重增加	≤3s

*症状包括干燥，异物感，泪溢，由患者自己评估；BUT：泪膜破裂时间(s)。这个结膜松弛症的分级系统遵从如下规律：如果某患者的临床表现与 F2+S2，或者 F2+O2,G2,B2 中的任何两个，即被诊断为 2 级结膜松弛症，以此类推 0 级~4 级。2 级，3 级，4 级也被定义为"有临床意义的结膜松弛症"

治疗选择

对于无症状的结膜松弛症不需要进行干预。一旦病人出现症状，应开始使用润滑剂或糖皮质激素。眼表其他疾病，如过敏性结膜炎，睑板腺功能障碍，干眼综合征，过敏性眼病应同时得到解决。因为临床表现可能波动变化，需要进行一些临床检查来确定诊断。当排除其他眼表疾病，同时保守治疗不能控制病人症状时，应进行手术干预。

手术治疗包括使用各种方法来减少多余的折叠的结膜。最常用的方法是单纯切除多余的结膜组织。最初描述的结膜切除的方法是新月形切除角膜缘后 5mm 的结膜，使用可吸收线缝合[1]。

作者喜欢的结膜切除技术是根据每一个人的结膜松弛程度确定切除的量。判断多余结膜的面积，做一个环形切缘至角膜缘后 1mm。在径向的松弛切口下将游离的结膜向中心展平，使外科医生能够识别多余组织折叠的程度。可以看到多余的组织延伸越过环切缘，然后切除。纤维蛋白胶可用于粘合创口切缘。这种无缝合技术可以用于所有结膜松弛症的患者，从轻度到重度。非常重要的是只切除多余组织，以免下穹隆挛缩。对于大多数病例，多余的结膜最明显的是下方，这也是手术切除的区域。然而，许多病例多余的组织累及整个球结膜，应行 360 度手术切除。

其他几种技术也可以减轻缓解结膜松弛症的症状，然而，还没有前瞻性的对比分析确定这些不同手术方法的相对有效性。这些方法包括使用三根 6-0 缝线[16]将结膜固定到巩膜上，椭圆形切除多余的结膜[3]。Serrano 和 Mora 创造了一种环切术改良了这种切除技术，在角膜缘后做两个放射状松解切口来避免瘢痕和下穹隆挛缩[17]。羊膜移植也可以作为治疗结膜松弛症的一种方法，使用缝线固定[18~20]或者使用纤维蛋白胶固定[21]。然而，结膜松弛症是一种有多余结膜的改变，很多临床医生认为加其他组织，比如羊膜，是不必要的。纤维蛋白胶也被用来作为结膜切除的辅助步骤，且已证明是有效的(图 20-4)[22]。

第二十章 结膜松弛症 159

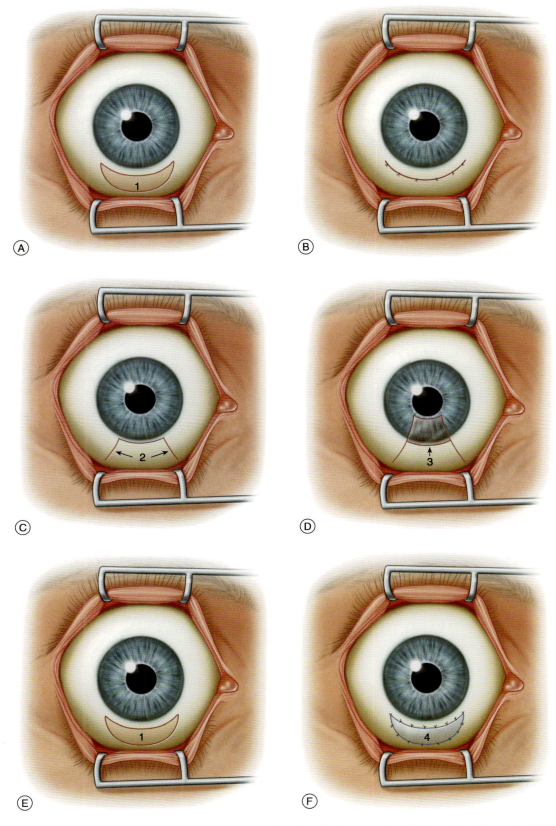

图 20-4 示意图展示了治疗结膜松弛症的 3 种切除多余结膜(在 A 和 E 里标记为 1)的方法。(**A**)新月形切除(**B**)使用可吸收缝线关闭(**C**)使用放射状松解径向切口在角膜缘周扇形切除(**D**)将多余的结膜(在 D 里标记为 3)拉向角膜缘,切除,其余的结膜原位缝合(**E**)新月形切除(**F**)使用羊膜覆盖下方缺损的球结膜(在 F 里标记为 4)。可以用缝线固定也可以使用纤维组织胶粘合

更微创的下方结膜浅层热烙术也可以改善结膜松弛，缓解结膜松弛症的症状[23,24]。Nakasato 和同事们描述了一种新技术，用结扎试验筛选适合进行下方球结膜热烙术的患者。这使他们可以在门诊治疗有症状的结膜松弛症患者，并且把可能对治疗有反应的患者分组。结扎试验是用 8-0 丝线缝合形成一个环，用手术钳抓住多余的结膜放入角膜缘下方 3～4mm 的环里，直到松弛的结膜展平。然后将环收紧，结扎多余组织。麻醉失效后，评估患者结膜松弛症状的改善和解决情况，如果有改善，这些患者被选入接受热烙术治疗。热络术治疗后，92.3% 的患者症状消失，其余 7.7% 的患者症状改善[23]。由于结膜松弛症的严重程度随着指腹加压和向下注视时加重，眼睑缩紧的手术会使结膜松弛症相关干眼的症状恶化[7]。应避免广泛的结膜切除以减少并发症，如穹隆缩窄，瘢痕性睑内翻和眼外肌运动受限。当术中使用缝线时，易增加异物感，缝线诱发肉芽肿的发生，延长炎症反应时间。其他早期并发症包括水肿，充血，结膜下出血，感染。晚期并发症，如瘢痕形成或结膜松弛残留或复发都可能发生。

结论

结膜松弛症是一种老年人多发的疾病。作为眼部刺激症状和流泪的病因，它不应被忽视。在一些病例中，结膜松弛症可以导致严重的症状需要手术治疗。治疗应循序渐进，从非侵入性药物治疗开始，如果药物不能控制患者症状，接下来应行手术干预。

参考文献

1. Hughes WL. Conjunctivochalasis. Am J Ophthalmol 1942;25:48–51.
2. Meller D, Tseng SCG. Conjunctivochalasis: literature review and possible pathophysiology. Surv Ophthalmol 1998;43:225–32.
3. Liu D. Conjunctivochalasis. A cause of tearing and its management. Ophthal Plast Reconstr Surg 1986;2:25–8.
4. Di Pascuale MA, Espana EM, Kawakita T, et al. Clinical characteristics of conjunctivochalasis with or without aqueous tear deficiency. Br J Ophthalmol 2004;88:388–92.
5. Yokoi N, Komuro A, Nishii M, et al. Clinical impact of conjunctivochalasis on the ocular surface. Cornea [Clinical Trial] 2005;24(Suppl. 8):S24–31.
6. Mimura.T, Usui T, Yamamoto H, et al. Conjunctivochalasis and contact lenses. Am J Ophthalmol 2009;148:20–5 e1.
7. Mimura T, Yamagami S, Usui T, et al. Changes of conjunctivochalasis with age in a hospital-based study. Am J Ophthalmol 2009;147:171–7 e1.
8. Zhang X, Li Q, Zou H, et al. Assessing the severity of conjunctivochalasis in a senile population: a community-based epidemiology study in Shanghai, China. BMC Pub Health 2011;11:198.
9. de Almeida SF, de Sousa LB, Vieira LA, et al. Clinic-cytologic study of conjunctivochalasis and its relation to thyroid autoimmune diseases: prospective cohort study. Cornea 2006;25:789–93.
10. Francis IC, Chan DG, Kim P, et al. Case-controlled clinical and histo-pathological study of conjunctivochalasis. Br J Ophthalmol 2005;89:302–5.
11. Watanabe A, Yokoi N, Kinoshita S, et al. Clinicopathologic study of conjunctivochalasis Cornea 2004;23:294–8.
12. Li DQ, Meller D, Liu Y, et al. Overexpression of MMP-1 and MMP-3 by cultured conjunctivochalasis fibroblasts. Invest Ophthalmol Vis Sci 2000;41:404–10.
13. Meller D, Li DQ, Tseng SCG. Regulation of collagenase, stromelysin, and gelatinase B in human conjunctival and conjunctivochalasis fibroblasts by interleukin-1beta and tumor necrosis factor-alpha. Invest Ophthalmol Vis Sci 2000;41:2922–9.
14. Erdogan-Poyraz C, Mocan MC, Bozkurt B, et al. Elevated tear interleukin-6 and interleukin-8 levels in patients with conjunctivochalasis. Cornea 2009;28:189–93.
15. Höh H, Schirra F, Kienecker C, et al. Lid-parallel conjunctival folds are a sure diagnostic sign of dry eye. Ophthalmologe 1995;92:802–8.
16. Otaka I, Kyu N. A new surgical technique for management of conjunctivochalasis. Am J Ophthalmol 2000;129:385–7.
17. Serrano F, Mora LM. Conjunctivochalasis: a surgical technique. Ophthalmic Surg 1989;20:883–4.
18. Meller D, Maskin SL, Pires RT, et al. Amniotic membrane transplantation for symptomatic conjunctivochalasis refractory to medical treatments. Cornea 2000;19:796–803.
19. Georgiadis NS, Terzidou CD. Epiphora caused by conjunctivochalasis: treatment with transplantation of preserved human amniotic membrane. Cornea 2001;20:619–21.
20. Maskin SL. Effect of ocular surface reconstruction by using amniotic membrane transplant for symptomatic conjunctivochalasis on fluorescein clearance test results. Cornea 2008;27:644–9.
21. Kheirkhah A, Casas V, Blanco G, et al. Amniotic membrane transplantation with fibrin glue for conjunctivochalasis. Am J Ophthalmol 2007;144:311–3.
22. Brodbaker E, Bahar I, Slomovic AR. Novel use of fibrin glue in the treatment of conjunctivochalasis. Cornea 2008;27:950–2.
23. Nakasato S, Uemoto R, Mizuki N. Thermocautery for Inferior conjunctivochalasis. Cornea 2012;31:514–9.
24. Kashima T, Akiyama H, Miura F, et al. Improved subjective symptoms of conjunctivochalasis using bipolar diathermy method for conjunctival shrinkage. Clin Ophthalmol 2011;5:1391–6.

第二十一章 上方角膜缘角结膜炎

SHAWN C. RICHARDS and RICHARD S. DAVIDSON

概述

上方角膜缘角结膜炎（SLK）是一种罕见的上方角膜和结膜疾病。这种疾病在1963年第一次被Frederick Theodore完整描述[1]。他建议使用SLK这一术语描述一系列有如下症状的患者：①上睑结膜炎症；②上方球结膜炎症；③上方角膜、角膜缘及相邻结膜细小的点染；④上方角膜缘或者上1/4角膜有丝状物附着。

临床表现

SLK患者可以有多种非特异性主诉。最常见是刺激、烧灼、异物感、发红、畏光、黏液性分泌物，甚至炎症性上睑下垂。如果患者有角膜丝状物，这些症状常常更加严重。通常，刺激症状晨轻暮重[2]。症状可以是不典型的、间歇性的，常被误诊为其他眼表疾病，如干眼，睑缘炎。因为医生往往不检查上方结膜，故其临床体征常常被遗漏，导致SLK患者可能被误诊或者很多年都没有被诊断。

在未治疗的患者中，疾病的自然病程是很多年不断复发和逐渐好转，最终症状缓解。很多患者双侧受累（图21-1），但不对称，单侧发病。女性和男性发病的比例约为2:1[3]。通常发病年龄在40~60岁[4]。家族发病很少有报道，而且也不规范。

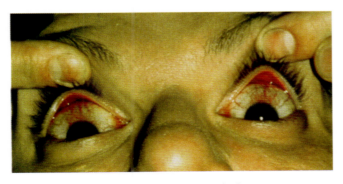

图21-1 SLK患者双眼眼部表现

临床检查

与SLK有关的典型查体发现是上方球结膜充血。重要的染色，如孟加拉玫瑰红或丽丝胺绿染色是突出异常结膜最有效的方法（图21-2）。这些染色对于细微结膜充血的患者是非常有益的。仍然需要小心的是，上方球结膜染色不一定是SLK的诊断。Bainbridge等连续观察了93名因为任何原因到眼科门诊

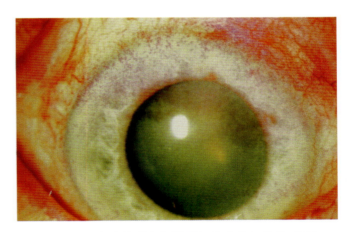

图21-2 上方球结膜和角膜孟加拉玫瑰红染色，提示SLK诊断

就诊的患者，其后进行了孟加拉玫瑰红染色。他们中没有人被诊断为SLK，却有25%的人上方球结膜染色阳性[2]。这一研究再次强调了对于SLK的诊断应该建立在完整的病史采集和体格检查上。SLK的其他临床表现包括上方球结膜充血、松垂、上方角膜结膜有丝状物，上睑结膜乳头。下睑结膜通常是正常的。有时也存在角膜知觉减退[1]。上方角膜出现丝状物应提醒临床医生注意SLK的诊断，因为这是疾病最常见的原因。当评估一个患者是否为SLK时，应翻开上睑寻找这种疾病中经常出现的乳头反应。诊断SLK的关键取决于临床医生是否愿意检查上方球结膜。很多临床医生检查眼睛的上部时不提起上睑。如果没有提起上睑，SLK的诊断会被遗漏。严谨的做法是把提起上

睑作为检查具有眼表症状的患者的一个检查步骤。另外一个遗漏SLK诊断的因素是上方球结膜充血可能很细微。如果临床医生只用高倍生物显微镜检查上结膜,细微的体征可能无法被识别。同时提起患者双眼上睑,用肉眼观察上方球结膜对于SLK患者的诊断是非常有用的。这种简单的方法是观察球结膜充血的最有用的方法。

病因

关于SLK的病因有很多理论,有些仍然未确定。有人提出是病毒引起的,但是培养普遍是阴性的。在其他研究中,细菌培养为阳性但是多数为正常的眼部微生物。也有人提出自身免疫性病因,但这也不太可能,因为在直接免疫荧光上缺乏免疫球蛋白沉积,也没有嗜酸性粒细胞的增加,对类固醇激素的反应也多样化。最流行的理论是机械创伤。

上方睑板和球结膜相互作用的异常导致在眨眼的过程中上方球结膜不断异常的运动。这种异常可能是由于上睑结膜与眼球接触紧密,见于甲状腺眼病,眼球突出,上睑结膜瘢痕[5],炎症,干眼。这一理论被下面的事实支持,甲状腺眼病和干眼与SLK密切相关,前者中有33%的患者有SLK,后者有25%的患者有SLK。与对照组相比,转移生长因子-β2和腱生蛋白在SLK患者的结膜中表达上调这一发现,进一步印证了机械理论。众所周知,这两种蛋白的表达受机械压力和创伤的影响[6]。

在SLK患者中也鉴定出了其他的生化异常。如与对照组相比,某些角蛋白的表达改变。宫颈分层鳞状上皮标记物CK13表达下降,伴随CK14表达增加。同时,角化标记物CK10的表达增加,也与疾病的严重程度正相关[7]。这些结果表明,结膜上皮分化异常在疾病中发挥了重要作用。在其他研究中,发现了MMP-1和MMP-3的过表达,但目前尚不清楚这一变化在疾病的发病机制中发挥了什么作用[8]。

诊断

SLK的诊断主要根据早期临床表现。上方多余的球结膜可以被棉棒拉下来展开到上方角膜上。这应该在局部麻醉后进行且不能在正常结膜上进行。印迹细胞学检查可以提供额外的信息确定诊断,但几乎很少有必要这样做。印迹细胞学检查,上方球结膜表现出严重的鳞状上皮化生,杯状细胞缺乏,上睑结膜的印迹细胞学检查表现为轻度的鳞状上皮化生伴有大量炎性细胞,而下睑结膜的印迹细胞学检查基本正常[9]。

共聚焦显微镜最近已被研究作为临床疑似SLK的一种辅助诊断工具。研究的两个变量是平均单个上皮细胞的面积(MIECA)和核质比(N/C)。与正常对照组相比,SLK患者MIECA明显升高,N/C降低。另外,与对照组相比,SLK患者炎性细胞密度增加。这种增加与用印迹细胞学测量的上方球结膜玫瑰红染色评分显著相关,共聚焦显微镜作为一种可靠的诊断工具也提供了另外的证据[10]。

治疗

在过去的几十年里,已经探索了各种各样的治疗SLK的方法并且报道获得成功。最初,应尝试局部药物治疗。眼表润滑剂应积极使用,单独或结合泪小点栓塞治疗。自体血清可能比商业的人工泪液更有益,82例患者得到了客观或主观的改善[11]。局部类固醇激素经常被应用,可以使一些病例症状改善,但总体的结果总是变化的。局部使用环孢素A,每日4次,治疗非常成功,在一项报告中,100%的患者症状消失[12]。尽管客观体征不是总能改善,局部使用富马酸酮替芬在缓解症状方面可以取得成功[13]。另外,局部使用维生素A和肥大细胞稳定剂也可以使大部分患者的症状缓解[14,15]。

如果局部治疗没成功,可使用药物注射。一项研究中,上睑注射曲安奈德可以减轻症状,同时也可以改善所有接受治疗患者的角膜和结膜染色[16]。

Chun和Kim用大直径的接触镜减少上方球结膜的创伤,结果使38%的患者症状改善。没有改善的SLK患者给予睑板前眼轮匝肌肉毒素A注射。这使100%的患者症状改善[4]。

手术治疗

作为SLK的标志是上方有多余的球结膜,手术治疗的目标是改变结构异常。许多不同的方法已被用来尝试收紧多余的上方球结膜。最初尝试使用硝酸银是有效的,但是要小心导致眼部灼伤,尤其使用固体涂抹器时[17]。事实上,固体硝酸银不应用于治疗SLK。一些临床医生提倡使用电烧灼器收紧上方球结膜。Udell等发现这可以使73%的患者症状缓解,另外可以提高杯状细胞的密度[18]。液态氮冷冻治疗,使用双冷冻-慢解冻技术，一次治疗可以解决57%的患者的症状，二次治疗可以解决100%患者的症状[19]。结膜缝合固定于上方穹隆也被报道能使症状完全缓解[20]。

切除上方球结膜被用于药物治疗和（或）结膜收紧治疗未成功的病例。这项技术最成功且可以预测。对于大部分临床医生，这是首选治疗方法。结膜切除不仅能减轻症状，而且可以解决受累结膜的鳞状上皮化生。对于多数病人外科技术来说需要在局麻下进行。异常结膜用记号笔画出印记。结膜下注入平衡盐溶液协助从巩膜表面分离结膜和Tenon's筋膜。用剪刀将结膜和Tenon's筋膜切除。通过向前推进切除结膜边缘使结膜缺损被部分关闭。结膜可以缝合或者用组织胶粘合。临床医生必须小心不要切除过多的结膜。在少数病例中，多余的结膜可再次出现，需要进一步结膜切除。

结论

虽然SLK是一种不常见的疾病，对于出现眼部刺激症状、灼热感或者异物感，尤其是常规治疗无效的干眼/睑缘炎的患者，它仍应被考虑到。仔细检查上方结膜，辅助活体染色是临床检查不可缺少的一部分。几种不同的药物和手术治疗已被证明能成功减轻症状。结膜切除对于需要手术干预治疗的患者是一种非常成功的方法。

参考文献

1. Theodore FH. Superior limbic keratoconjunctivitis. Eye Ear Nose Throat Mon 1963;42:25–8.
2. Bainbridge JW, Mackie IA, Mackie I. Diagnosis of Theodore's superior limbic keratoconjunctivitis. Eye (Lond) 1998;12(Pt 4):748–9.
3. Nelson JD. Superior limbic keratoconjunctivitis (SLK). Eye (Lond) 1989;3(Pt 2):180–9.
4. Chun YS, Kim JC. Treatment of superior limbic keratoconjunctivitis with a large-diameter contact lens and botulium toxin A. Cornea 2009;28:752–8.
5. Raber IM. Superior limbic keratoconjunctivitis in association with scarring of the superior tarsal conjunctiva. Cornea 1996;15:312–6.
6. Matsuda A, Tagawa Y, Matsuda H. TGF-beta2, tenascin, and integrin beta1 expression in superior limbic keratoconjunctivitis. Jpn J Ophthalmol 1999;43:251–6.
7. Matsuda A, Tagawa Y, Matsuda H. Cytokeratin and proliferative cell nuclear antigen expression in superior limbic keratoconjunctivitis. Curr Eye Res 1996;15:1033–8.
8. Sun YC, Hsiao CH, Chen WL, et al. Overexpression of matrix metalloproteinase-1 (MMP-1) and MMP-3 in superior limbic keratoconjunctivitis. Invest Ophthalmol Vis Sci 2011;52:3701–5.
9. Gris O. Conjunctival resection with and without amniotic membrane graft for the treatment of superior limbic keratoconjunctivitis. Cornea 2010;29:1025–30.
10. Kojima T, Matsumoto Y, Ibrahim OM, et al. In vivo evaluation of superior limbic keratoconjunctivitis using laser scanning confocal microscopy and conjunctival impression cytology. Invest Ophthalmol Vis Sci 2010;51:3986–92.
11. Goto E, Shimmura S, Shimazaki J, et al. Treatment of superior limbic keratoconjunctivitis by application of autologous serum. Cornea 2001;20:807–10.
12. Sahin A, Bozkurt B, Irkec M. Topical cyclosporine a in the treatment of superior limbic keratoconjunctivitis: a long-term follow-up. Cornea 2008;27:193–5.
13. Udell IJ, Guidera AC, Madani-Becker J. Ketotifen fumarate treatment of superior limbic keratoconjunctivitis. Cornea 2002;21:778–80.
14. Confino J, Brown SI. Treatment of superior limbic keratoconjunctivitis with topical cromolyn sodium. Ann Ophthalmol 1987;19:129–31.
15. Ohashi Y, Watanabe H, Kinoshita S, et al. Vitamin A eyedrops for superior limbic keratoconjunctivitis. Am J Ophthalmol 1988;105:523–7.
16. Shen YC, Wang CY, Tsai HY, et al. Supratarsal triamcinolone injection in the treatment of superior limbic keratoconjunctivitis. Cornea 2007;26:423–6.
17. Laughrea PA, Arentsen JJ, Laibson PR. Iatrogenic ocular silver nitrate burn. Cornea 1985–1986;4:47–50.
18. Udell IJ, Kenyon KR, Sawa M, et al. Treatment of superior limbic keratoconjunctivitis by thermocauterization of the superior bulbar conjunctiva. Ophthalmology 1986;93:162–6.
19. Fraunfelder FW. Liquid nitrogen cryotherapy of superior limbic keratoconjunctivitis. Am J Ophthalmol 2009;147:234–8.
20. Yamada M, Hatou S, Mochizuki H. Conjunctival fixation sutures for refractory superior limbic keratoconjunctivitis. Br J Ophthalmol 2009;93:1570–1.

第二十二章 眼皮肤表面疾病

ANA CAROLINA VIEIRA and MARK J. MANNIS

多种疾病会影响眼部皮肤和眼表。本章重点介绍眼部皮肤的异常,包括眼部皮肤的异常对眼表的影响,影响其临床体征和治疗原则。Stevens-Johnson 综合征和瘢痕性类天疱疮会在第三十~三十一章内容中分别详述。

红斑痤疮

红斑痤疮俗称酒渣鼻,是一种慢性炎症性疾病,主要影响面部中央皮肤,58% 的患者[1,2]可能累及眼部。面部红斑痤疮常常被误诊,眼部红斑痤疮是其中一种临床亚型。早期诊断和治疗对于本病的预后极其重要,可避免患者面部受累,眼表受累和心理障碍[3]。

流行病学

1600 万美国人患有眼部红斑痤疮,在皮肤白皙的凯尔特人和北欧人中发病率较高,女性发病率高于男性,发病年龄通常在 30~50 岁之间[4]。

病因学

本病的病因尚不明确。目前研究的各类发病机制主要包括炎症、感染、饮食和心理。一些研究支持炎症机制,发现 IL-1 和 MMP-9 在患者的泪液中明显升高[5]。眼部皮肤血管扩张及功能低下也可能是出现本病相应临床表现的原因[6]。已经确认一些微生物如幽门螺杆菌和毛囊蠕形螨是本病可能的致病因素[6]。分子生物学研究表明,固有免疫应答的改变是本病的发病机制,抗菌肽和抗微生物肽在血管活性物质和促炎因子的作用下高水平的表达[7]。

诊断

目前诊断还没有客观统一的标准。由于患者常常没有意识到自身的症状,医生可能很难早期诊断,尤其是早期的眼部症状,在临床上常常漏诊[3]。

由美国红斑痤疮协会专家委员会建议的分类标准于 2002 年出版,这个分类标准系统地描述了红斑痤疮的主要和次要特点并且定义了四种亚型(红斑型、丘疹脓疱型、皮肤增生型和眼部型),每一种亚型还可能分化为另一种亚型。红斑痤疮的特征列于表 22-1[4]。

表 22-1 红斑痤疮主要和次要表现

主要表现	描述
脸红(一过性红斑)	频繁的脸红
非一过性红斑	脸部皮肤持续红
丘疹和脓疱	红色丘疹伴或不伴脓疱、结节
毛细血管扩张	毛细血管扩张是常见的,但不作为诊断的必须体征
次要表现	描述
灼烧或刺痛感	
隆起性斑块	
皮肤干燥	面部中央皮肤干燥
水肿	面部水肿
眼部表现	
周围皮肤受累	
增生性改变	

临床表现

红斑痤疮是缓慢发展的疾病,开始可能在某些特定的因素诱发下出现短暂的脸红,个体的诱发因素可能不同,最常见的诱发因素列于表 22-2。随着疾病的进展,皮肤开始出现明显的暂时的红斑和毛细血管扩张。如果一直未进行治疗本病将发展为持续性的红斑、毛细血管扩张、丘疹、脓疱和皮脂腺肥大,病变主要位于面部中央部位(两颊、下颌、鼻部和前额)(图 22-1)[4]。

表 22-2 红斑痤疮常见的诱发因素

食物和饮品	环境因素	情绪因素
辛辣食物	过度日照	愤怒
巧克力	高温	紧张
酱油	极度寒冷	窘迫
乳制品	风	其他
含酒精的饮品	潮湿	运动
热饮		更年期

为新生血管合并成典型的三角形的角膜上皮下边缘性的浸润(图 22-3)。这些"铲状"的炎性浸润可进展到角膜中央引起角膜溃疡和穿孔。其他眼部表现的报道还包括树枝状角膜病、虹膜炎、浅层巩膜炎、巩膜炎甚至巩膜穿孔(图 22-4)[3,8]。

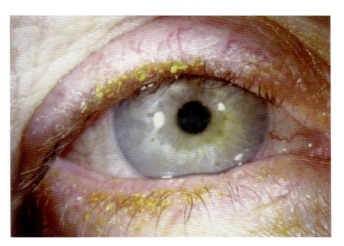

图 22-2 红斑痤疮患者的睑缘炎，注意眼睑毛细血管的扩张

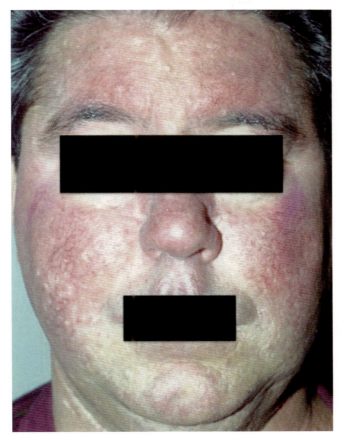

图 22-1 红斑痤疮的累及中央面部(双颊、下颌、鼻子和前额)的特点

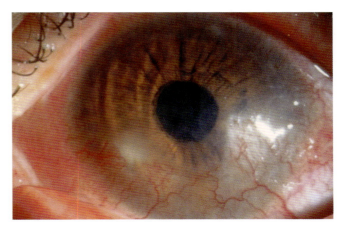

图 22.3 红斑痤疮累及角膜，注意新生血管和三角形浸润灶

眼部红斑痤疮

据报道,高达 58% 的红斑痤疮患者眼部受累,33% 的患者角膜受累[3]。多达 90% 的眼部红斑痤疮患者仅有非常细微的皮肤改变,在这些病例中 20% 的患者眼部症状的出现早于皮肤,这就使本病的诊断更加困难[1]。

眼部红斑痤疮患者可能自述眼部异物感、皮肤"血丝"、干涩、畏光流泪等,视力下降则存在于角膜受累的患者(图 22-2)。患者常有睑腺炎和霰粒肿的病史,以睑结膜充血为特征的慢性结膜炎。角膜受累时,常常出现具有特征性的角膜缘新生血管长入,其特征

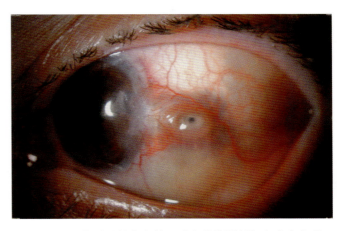

图 22-4 一名罕见的自发性巩膜穿孔的眼部红斑痤疮患者

治疗

治疗红斑痤疮首先应查明并避免诱发因素,早期的皮肤病变可以局部使用药物治疗如(0.75%或1%)的甲硝唑乳膏、15%壬二酸凝胶、磺胺醋酰或硫化磺胺醋酰[9,10]。其他的局部治疗包括克林霉素、红霉素、吡美莫司、他克莫司、维A酸[10]。当局部治疗不能有效控制时,应开始进行全身治疗,口服四环素(500mg,每日2次)和多西环素(每日40~100mg,治疗8~16周)一般能够安全有效地改善皮肤和眼部红斑痤疮。2006年,FDA批准了每天40mg配方多西环素一水合物(Oracea®,Galderma公司)用于红斑痤疮的治疗。在上述治疗无效和有四环素使用禁忌的病例可以选择阿奇霉素(500mg/日,治疗2周)。严重难治性红斑痤疮患者建议口服异维A酸0.3~1.0mg/(kg·d)。对于顽固性皮肤毛细血管扩张和持续性红斑可使用血管激光和强脉冲光疗法[9,10]。

轻度眼部红斑痤疮的治疗包括热敷和清洁眼睑。每天睡前涂抹抗生素眼膏可减少眼睑微生物的附着,有助于软化眼睑脱屑。中度眼部红斑痤疮除了眼部局部治疗外应口服四环素和多西环素。若治疗皮肤红斑痤疮,口服四环素的初始剂量为500mg,每日2次,或250mg,每日4次,治疗3~4周在监控临床体征后可逐渐减量。口服多西环素可按照40~100mg每日1次或每日2次的方案治疗6~12周[10]。许多患者一旦停药后病情迅速反弹,因此,很多患者需要一个特定的剂量长期维持治疗。在治疗眼部红斑痤疮后期引起的睑缘炎时,尤其是前文提到的不能耐受口服抗生素者,局部使用阿奇霉素可能是有效的。

在发生严重的眼表炎症、浅层巩膜炎、虹膜炎、角膜炎的情况下,局部使用类固醇类药物是非常有效的,但必须检测其产生的副作用[10]。若角膜变薄或穿孔发生,就可能需要手术治疗,可选择氰基丙烯酸酯胶修补溃疡或穿孔处、板层角膜移植术或穿透性角膜移植术。

眼部黏膜类天疱疮

黏膜类天疱疮(瘢痕性类天疱疮)是一组慢性进行性引起上皮水疱的自身免疫性疾病,其可能影响到口腔、眼、咽、喉、外阴及肛门黏膜[11]。免疫荧光显微镜或免疫过氧化物酶染色分析示瘢痕性类天疱疮在上皮基底膜有IgG、IgA或C3特征性的线状沉积[11]。

黏膜类天疱疮(Mucous membrane pemphigoid,MMP)主要累及眼表,表现为慢性进行性结膜炎称眼部瘢痕性类天疱疮(ocular cicatricial pemphigoid,OCP)。累及眼部占所有MMP患者的60%至70%[11,12]。

流行病学

目前认为眼部瘢痕性类天疱疮是一种比较罕见的疾病,在眼科疾病患者中的发病率估计在1/1.5万~1/6万。确诊时的平均年龄为60岁至70岁[11]。女性发病率高于男性(比例2:1),报道中没有关于地域或种族的差异[11,12]。

临床表现

OCP通常双眼发病,但临床表现可能不一致。起初患者自述眼部刺痒、烧灼感、异物感、黏液分泌增多等非特异性症状。早期的眼部体征包括复发性乳头状结膜炎和睑结膜细小的上皮下瘢痕(图22-5)[11]。在OCP的整个病程中可观察到疾病在静止期时随即出现的结膜炎(图22-6)。随着疾病的进展,结膜炎恶化形成结膜瘢痕、穹窿部皱缩、睑球粘连。一些病例甚至出现睑缘粘连、瘢痕性睑内翻和倒睫[11]。

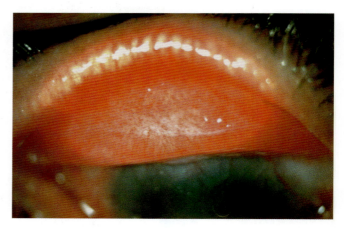

图22-5 一例伴有睑结膜上皮下纤维化的眼部红斑痤疮患者

疾病晚期由于角膜长期暴露和倒睫异常接触、损伤睑球,角膜功能也将受损。同时,干眼影响角膜表面,干眼常继发于泪液中含水量的减少、结膜杯状细胞受损和伴随的睑缘炎。角膜病变从局部或弥漫性点状上皮缺损发展到溃疡、混浊、新生血管长入、穿孔(图22-7),甚至导致失明。受损的眼表也使细菌和真菌感染的风险增加[11]。

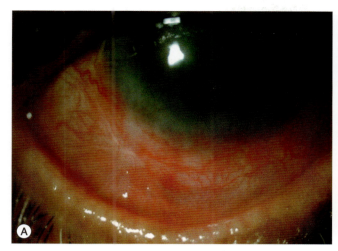
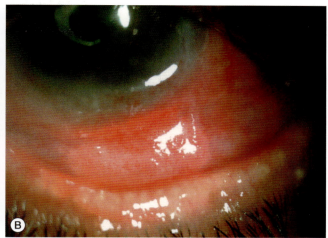
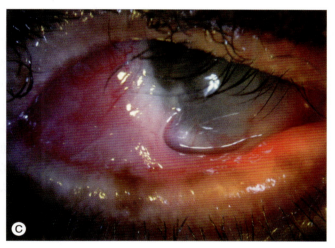

图 22-6　早期形成睑球粘连的眼部红斑痤疮患者（A）右眼（B）左眼（C）更严重的情况出现倒睫和睑球粘连

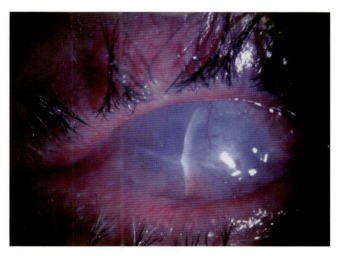

图 22-7　眼部红斑痤疮严重累及角膜

分期标准

有两种被普遍认可的分期标准：蒙迪诺标准和福斯特标准，表 22-3 介绍这两个标准。由于本病发病的双眼是不对称的，双眼应分别评估。

治疗

氨苯砜通常作为起始药物用于治疗轻度至中度的 OCP[15,16]。对于严重或进展迅速的 OCP 需要更积极的治疗，建议使用全身性糖皮质激素和细胞毒性药物如环磷酰胺、甲氨蝶呤、环孢素、硫唑嘌呤、霉酚酸酯和静脉注射免疫球蛋白等[11,15]，这些治疗方案都已得到有效的应用。推荐剂量列于表 22-4。然而，尽管进行了各种免疫抑制的治疗，一些患者还是进展到眼表疾病的终末期甚至最终失明。

表22-3 OCP的分级标准[12,34]

	Ⅰ级	Ⅱ级	Ⅲ级	Ⅳ级
蒙迪诺标准[12]	<25%结膜穹隆部皱缩	25%~50%结膜穹隆部皱缩	50%~75%结膜穹隆部皱缩	终末期瘢痕性类天疱疮
福斯特标准[34]	慢性结膜炎伴上皮纤维化	结膜下穹隆皱缩	睑球粘连	终末期OCP、结膜表面角质化、睑缘粘连

表22-4 用于控制眼部瘢痕性类天疱疮的主要全身免疫制剂列表

免疫抑制剂	剂量
氨苯砜	50~200mg/d
强的松	1mg/(kg·d)
环磷酰胺	1~2mg/(kg·d)
硫唑嘌呤	1~2mg/(kg·d)
甲氨蝶呤	5~10mg/周
吗替麦考酚酯	2~3g/d

局部辅助治疗包括无防腐剂的人工泪液、泪点栓塞，可改善干眼症状。局部他克莫司和结膜下注射丝裂霉素C可分别减轻结膜炎和逆转睑球粘连的发展。单独局部使用皮质类固醇类不能有效地控制疾病的进展，因此，应避免作为治疗急性暴发性OCP或者长期治疗的唯一方案[11]。倒睫可进行电解或眼睑冷冻治疗，巩膜接触镜可阻隔倒睫对眼表的伤害和维持角膜表面的湿润[17]。

眼部复杂进展的OCP可能需要手术治疗包括眼睑缝合术、角膜移植术、角膜缘干细胞移植或羊膜移植术、人工角膜移植术等。然而，由于手术治疗可能引起结膜炎发作，手术应根据情况只有在急性期炎症反应已被控制或疾病进入慢性缓解期时进行。角膜移植术和人工角膜移植术在这些患者中的实施应非常谨慎。

Stevens-Johnson综合征和中毒性表皮坏死松解症

Stevens-Johnson综合征(SJS)及中毒性表皮坏死松解症(Toxic Epidermal necrolysis，TEN)构成了一组急性、免疫介导的炎症反应性疾病，累及黏膜和皮肤。SJS是其中较轻的一种，这两种病的共同特征是表皮坏死和黏膜受累，某些药物或感染可诱发，遗传易感性也可能与之有关[18]。这两种病都是罕见的疾病，发病率估计分别为每百万人约1.2~6人和0.4~1.2人[19]，性别分布没有差异。即使实行正确的治疗方案，严重的SJS和TEN仍然有较高的死亡率，幸存者存在长期眼表的并发症，甚至导致功能性失明[20]。

病因学

最常见的诱发SJS和TEN的相关药物包括奈韦拉平、阿巴卡韦、拉莫三嗪、别嘌呤醇、苯妥英、苯巴比妥、卡马西平、磺胺类、β-内酰胺类抗生素类、四环素类、喹诺酮类和非甾体类抗感染药。最常见的诱发感染因素包括肺炎支原体、结核杆菌、A组链球菌、乙肝病毒、单纯疱疹病毒、EB病毒、肠道病毒和艾滋病毒[18]。

临床表现

1993年确立一个共识性的诊断标准，即广泛存在的斑疹或扁平的非典型性的靶形缺损和少于体表面积10%的上皮剥脱（图22-8）[18]，若累及体表面积超过30%列为TEN，上皮剥脱面积在10%~30%列为SIS合并TEN[18]。初期的临床表现通常是发热和全身不适，也可能出现皮肤红斑、暴发性黏膜水疱和出血性黏膜糜烂。

眼部黏膜病变在SJS患者急性期占69%~82%，TEN患者占50%~88%。慢性期眼部并发症存在于

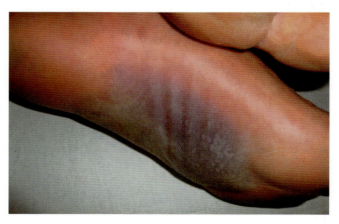

图22-8 眼部红斑痤疮严重累及角膜

高达35%的患者[21],其他器官黏膜也可能受累,口腔黏膜最常见(图22-9),内脏黏膜很少受累。

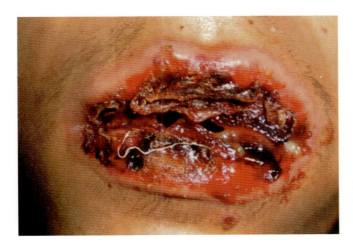

图22-9　SJS患者口腔黏膜出血

眼部临床表现

急性眼表病变阶段通常在本病出现症状后第2周,起初眼部表现为眼睑水肿、结膜炎和结膜坏死。15%～75%的患者发展为双眼膜性结膜炎(图22-10),此时疾病往往难以控制。角膜受累包括上皮缺损,约25%的住院患者出现角膜浸润灶[21]。

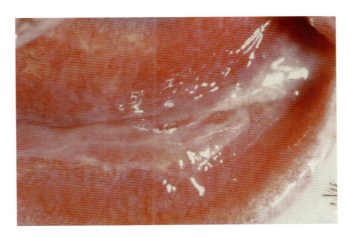

图22-10　SJS患者形成假膜性结膜炎

尽管急性期进行强化治疗,眼表持续性炎症反应在患者出院后仍可继续。这种长期的炎症反应可能导致角膜缘干细胞功能丧失、角膜结膜化和角膜新生血管长入,导致进一步的视力丧失。

慢性炎症反应也可引起广泛的瘢痕和睑球粘连(图22-11)、睑缘粘连、眼睑改变(包括倒睫、睑内翻)、泪点闭塞。由于瘢痕引起的眨眼导致角膜的微小创伤[18],成为威胁视力的角膜后遗症,结膜杯状细胞的损坏引起严重的黏蛋白缺乏性干眼。眼表角质化是其他长期并发症中最常见的。

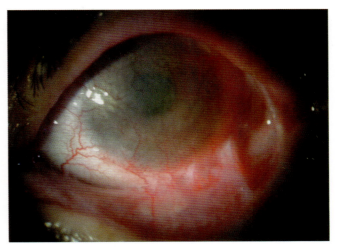

图22-11　SJS患者形成睑球粘连和完全的角膜混浊及新生血管长入

治疗

合理使用和停用具有诱导作用的药物是至关重要的,如果由感染诱发,足量的抗菌药物应立即启用。本病的治疗还需要多学科联合,在急性期,免疫抑制、糖皮质激素、环孢素和静脉注射免疫球蛋白虽然存在争议,但通常是要使用的[18,19],免疫抑制剂的应用可抑制炎症反应但同时也会增加感染的风险。其他的治疗多为支持疗法,包括必要的补液和预防感染,对于最严重的一些病例,治疗方案类似烧伤患者。

眼部黏膜病变需要密切监测,局部预防性抗生素和皮质类固醇类可用于急性期的治疗。眼部维持治疗包括经常局部使用不含防腐剂的润滑剂和药膏,角膜上皮缺损可以使用绷带角膜接触镜,静脉注射激素作为冲击疗法对于预防眼部并发症显示出很好的疗效[20]。

羊膜移植术对于发病时间在2周内的患者在促进愈合和减少眼表炎症和瘢痕上有较好的疗效[21]。

预防睑球粘连的形成可减少各类长期并发症,使用玻璃棒或进行睑球粘连分解术除去假膜和松解睑球粘连可以改善慢性期的预后[21]。

巩膜型角膜接触镜也是有效的治疗方法,能够保护眼睑和睫毛对角膜的机械性损伤并且在角膜上皮形成一个"蓄泪池",维持角膜表面的湿润。

对于长期并发症的治疗,角膜缘干细胞移植术的疗效可能更优于角膜移植术。角膜缘干细胞缺失的SJS或TEN患者经常双眼发病,需行同种异体角膜缘干细胞移植,术后需要应用全身免疫抑制剂,这与患者的预后是密切相关的[22]。

在更严重的一些病例中,对于患者视力的恢复人工角膜可作为另一个选择;然而,人工角膜移植术在 SJS 的预后较非自身免疫性疾病更差一些。

外胚层发育不良

外胚层发育不良是一组影响组织结构发育的罕见的遗传性疾病,外胚层来源的器官包括:头发、牙齿、指甲和汗腺,由于存在各种遗传性,这种遗传缺陷可引起一系列病变,已报道过超过 120 种不同的外胚层发育不良。

缺趾畸形-外胚层发育不良-唇腭裂综合征(EEC)

EEC 综合征的特点是缺趾畸形(手和脚的龙虾爪畸形),外胚叶发育不良和唇颌裂(图 22-12)。这是一种不完全外显性和表现变异性的常染色体显性遗传病,由 p63 的基因突变引起[23,24]。

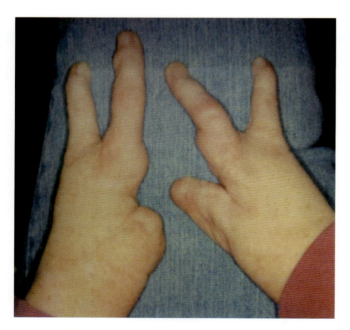

图 22-12　EEC 综合征出现的手部龙虾畸形

眼部受累及治疗方案

最常见的眼部表现是部分或全部睑板腺缺乏和泪液排出系统的异常引起的角膜病变。泪液排出系统的异常存在于高达 87% 的患者,包括泪小点的缺失或闭锁,泪小管、泪囊或鼻泪管的发育不完全。角膜受累包括点状角膜病变,基质浸润、混浊、变薄,血管翳形成,新生血管化,和角膜缘干细胞缺乏[24]。也

有报道过复发性糜烂和角膜穿孔[25],其他 EEC 的眼部表现也有记录,包括内眦距过宽、无眼或小眼畸形、倒睫、睑内翻、睫毛脱落(缺乏睫毛或眉毛)和睑结膜炎。抗基底膜自身抗体线状沉积类似于黏膜类天疱疮的线性沉积在 6 例伴有瘢痕性结膜炎的 EEC 患者中观察到 4 例[26]。

眼部病变治疗的目的是缓解症状和保护视力。泪液替代物可保护眼表,预防性应用抗生素和局部使用皮质类固醇激可分别减少感染和减轻炎症反应,上皮缺损可戴绷带角膜接触镜,角膜穿孔需要粘合或角膜移植修补。视力的恢复也可进行角膜缘干细胞移植术及角膜移植术。泪液排出系统的异常可能需要手术治疗,可行泪囊探查及鼻腔泪囊吻合术。

睑缘粘连-外胚层缺陷-唇腭裂综合征(AEC)

AEC 综合征,又称 Hay-Wells 综合征,是一种罕见的常染色体显性遗传综合征,由 P63 基因突变引起[27],其特点是睑缘粘连、唇裂或腭裂和外胚层缺陷如稀疏的头发,指甲和牙齿的变化,出汗过多的损害和皮肤糜烂。皮肤的糜烂,尤其是头皮的糜烂,是新生儿患者的特征性表现,继发感染时本病加剧进展[27]。

眼部表现

100% 的患者存在睑缘粘连,其他常见的眼部表现是眼睑炎、结膜炎、睫毛和眉毛的脱落、泪道系统的障碍[27]。

角膜炎-鱼鳞癣-耳聋综合征(KID)

KID 是一种罕见的先天性疾病,其特点是角膜炎、耳聋和皮肤的表现,皮肤的表现能够鉴别皮肤角化病和鱼鳞癣[28]。常染色体隐性和显性的病例都有报道[28],已经观察到 GJB2 基因编码的蛋白 26 有突变,此蛋白是上皮细胞间隙连接的一个组成部分[29]。

刚出生时,新生儿出现一过性泛红性红斑,红斑逐渐进展到过度角化斑块可位于额头,脸颊,口周区和头皮,患儿逐渐表现为"狮面"[28,30]。角化过度也可以在躯干,手肘,膝盖和掌跖处发现,婴儿早期可发展为角膜炎和中度至重度的神经知觉性听力障碍,还可能出现必须尽早处理的鳞状细胞癌,同时感染的风险也会增加[28,30]。

眼部临床表现和治疗措施

超过 80% 的患者出现双眼不对称的角膜受累,角膜浅层和深层新生血管长入(图 22-13)。复发性角膜

糜烂、角膜瘢痕、泪液产生减少和角膜缘干细胞缺乏症是其他常见的临床表现[31]，睑缘改变包括睑板腺功能障碍、倒睫以及角质化增加，患者也经常出现稀疏的眉毛和睫毛[31]。

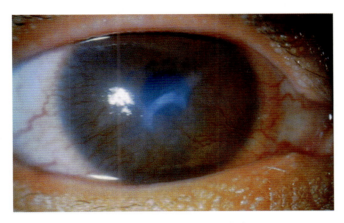

图 22-13　KID 综合征的角膜表现

提高或维持视力具有挑战，治疗包括润滑剂和眼膏、局部皮质类固醇激素、局部环孢素和口服多西霉素。绷带角膜接触镜可用于治疗复发性角膜上皮糜烂[32]。推荐的外科手术包括羊膜移植术、浅层角膜切削术和同种异体角膜缘干细胞移植术，板层或穿透性角膜移植术以及人工角膜也可尝试用于改善视力[32]。

参考文献

1. Ghanem VC, Mehra N, Wong S, et al. The prevalence of ocular signs in acne rosacea: comparing patients from ophthalmology and dermatology clinics. Cornea 2003;22:230–3.
2. Alvarenga LS, Mannis MJ. Ocular rosacea. Ocul Surf 2005;3:41–58.
3. Cohen AF, Tiemstra JD. Diagnosis and treatment of rosacea. J Am Board Fam Pract 2002;15:214–7.
4. Wilkin J, Dahl M, Detmar M, et al. Standard classification of rosacea: Report of the National Rosacea Society Expert Committee on the classification and staging of rosacea. J Am Acad Dermatol 2002;46:584–7.
5. Afonso AA, Sobrin L, Monroy DC, et al. Tear fluid gelatinase B activity correlates with IL-1alfa concentration and fluorescein clearance in ocular rosacea. Invest Ophthalmol Vis Sci 1999;40:2506–12.
6. Crawford GH, Pelle MT, James WD. Rosacea: I. Etiology, pathogenesis, and subtype classification. J Am Acad Dermatol 2004;51:327–41.
7. Meyer-Hoffert U, Schröder JM. Epidermal proteases in the pathogenesis of rosacea. J Investig Dermatol Symp Proc 2011;15:16–23.
8. Vieira AC, Mannis MJ. Spontaneous scleral perforation in ocular rosacea. Vision Pan-America 2009;8(1):149–51.
9. Odom R, Dahl M, Dover J, et al. Standard management options for rosacea, Part 1: Overview and broad spectrum of care. Cutis 2009;84:43–7.
10. Odom R, Dahl M, Dover J, et al. Standard management options for rosacea, Part 2: options according to subtype. National Rosacea Society Expert Committee on the Classification and Staging of Rosacea. Cutis 2009;84:97–104.
11. Kirzhner M, Jakobiec FA. Ocular cicatricial pemphigoid: a review of clinical features, immunopathology, differential diagnosis, and current management. Semin Ophthalmol 2011;26:270–7.
12. Chang JH, McCluskey PJ. Ocular cicatricial pemphigoid: manifestations and management. Curr Allergy Asthma Rep 2005;5:333–8.
13. Mondino BJ, Brown SI. Ocular cicatricial pemphigoid. Ophthalmol 1981;88:95–100.
14. Foster CS. Cicatricial pemphigoid. Trans Am Opthalmol Soc 1986;84:527–663.
15. Chan LS, Ahmed AR, Anhalt GJ, et al. The first international consensus on mucous membrane pemphigoid: definition, diagnostic criteria, pathogenic factors, medical treatment, and prognostic indicators. Arch Dermatol 2002;138:370–9.
16. Bruch-Gerharz D, Hertl M, Ruzicka T. Mucous membrane pemphigoid: clinical aspects, immunopathological features and therapy. Eur J Dermatol 2007;17:191–200.
17. Schornack MM, Baratz KH. Ocular cicatricial pemphigoid: the role of scleral lenses in disease management. Cornea 2009;28:1170–2.
18. Mockenhaupt M. The current understanding of Stevens–Johnson syndrome and toxic epidermal necrolysis. Expert Rev Clin Immunol 2011;7:803–15.
19. Fu Y, Gregory DG, Sippel KC, et al. The ophthalmologist's role in the management of acute Stevens–Johnson syndrome and toxic epidermal necrolysis. Ocul Surf 2010;8:193–203.
20. Araki Y, Sotozono C, Inatomi T. Successful treatment of Stevens–Johnson syndrome with steroid pulse therapy at disease onset. Am J Ophthalmol 2009;147:1004–11.
21. Gregory DG. The ophthalmologic management of acute Stevens–Johnson syndrome. Ocul Surf 2008;6:87–95.
22. Sayegh RR, Ang LP, Foster CS, et al. The Boston keratoprosthesis in Stevens–Johnson syndrome. Am J Ophthalmol 2008;145:43–444.
23. Kaercher T. Ocular symptoms and signs in patients with ectodermal dysplasia syndromes. Graefes Arch Clin Exp Ophthalmol 2004;242:495–500.
24. Di Iorio E, Kaye SB, Ponzin D, et al. Limbal stem cell deficiency and ocular phenotype in ectrodactyly-ectodermal dysplasia-clefting syndrome caused by p63 mutations. Ophthalmoogy 2012;119:74–83.
25. McNab A, Potts M, Welham R. The EEC syndrome and its ocular manifestations. Br J Ophthalmol 1989;73:261–4.
26. Saw V, Dart J, Sitaru C, et al. Cicatrising conjunctivitis with anti-basement membrane autoantibodies in ectodermal dysplasia. Br J Ophthalmol 2008;92:1403–10.
27. Fete M, vanBokhoven H, Clements S, et al. Conference report: international research symposium on ankyloblepharon-ectodermal defects-cleft lip and/or palate (AEC) syndrome. Am J Med Genet A 2009;149A:1885–93.
28. Abdollahi A, Hallaji Z, Esmaili N, et al. KID syndrome. Dermatol Online J 2007;13:11.
29. Schütz M, Auth T, Gehrt A. The connexin26 S17F mouse mutant represents a model for the human hereditary keratitis–ichthyosis–deafness syndrome. Hum Mol Genet 2011;20:28–39.
30. Gonzales ME, Tlougan BE, Price HN, et al. Keratitis, icthyosis and deafness (KID) syndrome. Dermatol Online J 2009;15:11.
31. Meesmer EM, Kenyon KR, Rittinger O, et al. Ocular manifestations of keratitis–icthyosis–deafness syndrome. Ophthalmol 2005;112:e1–e6.
32. Djalilian AR, Kim JY, Saeed HN, et al. Histopathology and treatment of corneal disease in keratitis, ichthyosis, and deafness (KID) syndrome. Eye (Lond) 2010;24:738–40.

第二十三章 眼部移植物抗宿主病（GVHD）

PATRICIA A. PLE-PLAKON and SHAHZAD I. MIAN

简介

同种异体造血干细胞移植术（hematopoietic stem cell transplantation，HSCT）是一种越来越普遍的治疗血液、免疫、代谢和肿瘤疾病的方法。移植物抗宿主病（graft-versus-hostdisease，GVHD）是同种异体造血干细胞移植的并发症，由于受体和供体细胞之间的不相容性，供体细胞对宿主组织产生了免疫反应。受患者年龄、供体细胞的相容性、宿主环境和预防措施的影响[1,2]，GVHD的发病率在10%~90%之间。人类白细胞抗原（human leukocyte antigen，HLA）标志物是最重要的影响因素，能够诱发免疫反应和引起GVHD的发病，供体细胞最常攻击的靶向组织包括胃肠系统、肝脏、肺、皮肤和眼。

GVHD根据发病时间的早晚，分为急性和慢性。急性GVHD发生在造血干细胞移植术后的100天内，慢性GVHD发病则晚于术后第100天,眼部并发症与慢性GVHD最相关。

临床表现

慢性全身性GVHD患者60%~90%有眼部受累，眼部GVHD也可能是全身GVHD的初期表现。眼部的临床表现差异较大，从轻微的眼部异常到严重的眼部并发症，可能会影响到眼睑、泪腺、结膜、泪膜、角膜、晶状体、玻璃体、视网膜和视神经[3,5~7]。最常见的表现是眼表和泪腺的异常，包括干眼、视物模糊、畏光流泪、红肿和黏膜异常。干眼症（dry eye syndrome，DES）或干燥性角结膜炎（keratoconjunctivitis sicca，KCS）在GVHD患者中的发生率为70%，患者常常表现为睑结膜及球结膜水肿、假膜形成，特别是在较严重的病例中。随着疾病进展可能出现点状角膜病变、角膜上皮糜烂和角膜感染或溃疡（图23-1）。除了干燥性角结膜炎，眼部GVHD常见的临床表现还包括结膜炎及纤维化、瘢痕性眼睑闭合不全、非感染性结膜炎和葡萄膜炎[6,8]。其他表现还包括泪腺功能障碍、自发泪小点闭塞（spontaneous lacrimal punctual occlusion，SLPO）、瘢痕性睑外翻或内翻、倒睫、睑板腺功能障碍、钙质角膜变性、角膜穿孔、虹膜粘连、白内障、视网膜血管炎、视网膜出血和视神经病变[5~7,9~12]。眼部GVHD可出现类似于自身免疫性疾病和胶原血管病引起的眼部表现,但是眼部GVHD通常不影响后房。

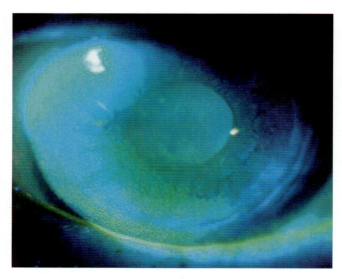

图23-1 眼部GVHD患者弥漫性的角膜和睑缘的荧光素染色

正确和及时治疗眼部GVHD是至关重要的，延误治疗可能引起更严重的后果，包括慢性丝状角膜炎、角膜瘢痕、角膜溃疡和角膜穿孔，导致反复发作，最终可能出现永久性视力丧失。

病理生理学

GVHD的免疫应答是基于供体的T淋巴细胞具有对宿主组织的攻击作用，参与攻击的主要细胞在急性GVHD中是供体的Th1型细胞,在慢性GVHD中是供体的Th2型细胞。然而慢性GVHD的机制尚未完全阐明，但检测到多个器官系统的耐受性自身抗原和炎症反应都有所减少。

结膜炎是GVHD患者常有的眼部局部反应,虽然机制尚不完全清楚,流式细胞技术已经证明T细胞的增殖在结膜下引发免疫原性的炎症反应[13]。组织病理学显示眼部GVHD患者常见的现象是结膜淋巴细胞胞吐和卫星现象、细胞角化不良、上皮细胞坏死、上皮下微泡的形成甚至最终结膜上皮完全脱离[6,14],此外还观察到结膜上皮凋亡和杯状细胞耗竭。

在GVHD患者中,供体淋巴细胞浸润泪腺引起广泛的泪腺纤维化和泪液缺乏[15]。慢性GVHD和DES泪腺组织病理学显示PAS阳性物质在导管和腺泡周围区域累积,主要是T细胞在导管周围的浸润,细胞数量增加、基质成纤维细胞活化、细胞外基质过度纤维化[16]。此外还有腺体间质过度纤维化,与慢性皮肤GVHD苔藓样皮炎的改变类似。对GVHD患者的泪腺进行尸检显示泪腺分泌物瘀滞、泪腺管腔内上皮细胞的碎片及导管周围的炎症和纤维化[15],此外,免疫组织化学研究表明,主要是CD4和CD8 T细胞在慢性GVHD患者泪腺的导管周围区域的浸润[15]。

GVHD患者存在睑板腺功能障碍(meibomian gland dysfunction, MGD)时也会出现干眼的症状,睑板腺分泌泪膜的脂质成分可延缓泪液的蒸发。最近一项研究报告显示63%的慢性GVHD患者存在MGD,与干眼症状的严重程度明显相关[6]。

诊断

了解患者详细的病史,进行系统全面的眼科检查对于诊断眼部GVHD是非常必要的,患者全身GVHD的程度及全身用药是最重要的病史。慢性GVHD疾病2005NIH共识标准确立了眼部GVHD的诊断标准,规定在至少伴随一个其他器官系统的GVHD病变的情况下,Schirmer试验5分钟之内平均泪液分泌值小于5mm或者裂隙灯下检查观察到新出现的干燥性角结膜炎Schirmer试验平均泪液分泌值为6~10mm,可以诊断为眼部GVHD[17]。

结膜活检也有助于眼部GVHD的诊断,组织病理学检查可观察到淋巴细胞、卫星现象、角化不全细胞、上皮细胞坏死、上皮下微泡形成,最终结膜上皮可完全脱离[6,14]。

分类

眼部GVHD有多个分类标准。1989年,Jabs等根据结膜的表现制定了眼部GVHD的临床分期标准(表23-1)[14]。1998年,Kiang等将眼部GVHD的病程分为四个阶段(表23-2)[18]。

2004年Robinson提出了另一个分类标准,这个分类系统中,与临床相关的分类标准是依据慢性GVHD患者的结膜病理检查(表23-3)[19]。

表23-1 眼部GVHD结膜炎的临床分期

Ⅰ期	充血
Ⅱ期	充血和结膜水肿/血清样分泌物
Ⅲ期	假膜/膜性结膜炎

表23-2 眼部GVHD的分期

1期	亚临床期	眼干、轻度不适和畏光,角膜轻度水肿,孟加拉红染色阳性,其他全身GVHD症状出现之前或进展到更严重的眼部病变阶段之前可能持续数日至1个月
2期	活动期	黏液脓性结膜炎、假膜性结膜炎、点状结膜炎或角膜磨损,患者通常有全身GVHD的临床表现
3期	恢复期	继发性的角结膜干燥症,睑缘边缘不规则,睑板腺阻塞,眼睑瘢痕化和点状角膜上皮病变
4期	坏死期	角膜溶解、角膜穿孔

表23-3 结膜的临床分级标准

1级	球结膜或至少一个眼睑的睑结膜充血
2级	上眼睑的上边缘或下眼睑的睑板的下边缘有睑结膜的纤维血管化,伴或不伴有结膜上皮细胞的脱落,累及一个眼睑结膜总表面积的25%以下
3级	上眼睑的上边缘或下眼睑的睑板的下边缘有睑结膜的纤维血管化,至少累及一个眼睑结膜总表面积的25%~75%
4级	纤维血管化累及一个眼睑结膜总表面积>75%,伴有或不伴有至少一个眼睑的瘢痕性睑内翻

治疗

眼部 GVHD 的治疗包括一期预防和二期治疗。治疗方法包括药物(局部和全身)和手术治疗。

预防

有效地预防对于降低眼部 GVHD 的发病率是至关重要的,环境的改善、减少眼在干燥环境中的暴露时间可以减轻干眼的症状。家里使用冷雾加湿器或睡觉时将其放在床头,对于改变干燥的环境非常有效;尽可能地减少紫外线的照射,并且定期进行眼科检查;这些措施可以有效地控制感染、白内障、高眼压的发生。因此,在进行造血干细胞移植前应进行详细全面的眼科检查,预防性地使用 0.05% 的环孢素点眼可以降低该病的发生率也可降低该病发病时的严重性[20]。

免疫抑制

全身性免疫抑制剂可有效地缓解 GVHD 的临床症状,但有肝毒性、肾毒性,可能引起高血压以及增加感染的风险,甚至导致死亡,使用前必须权衡利弊。全身免疫抑制剂包括他克莫司、霉酚酸酯、环孢素、甲氨蝶呤、西罗莫司、抗胸腺细胞球蛋白、沙利度胺、紫外光线疗法和皮质类固醇类,这些全身治疗的药物往往用于严重或顽固性患者,长时间使用可能造成慢性副作用。首选的药物是眼部免疫抑制剂而不是针对全身其他器官系统的药物,眼部局部用药在减少全身副作用的同时对本病的治疗是非常有效的。

局部药物治疗

成功的治疗方法包括:润滑、减少泪液蒸发、最大限度地减少眼表炎症、免疫抑制。

润滑和减少泪液的蒸发

不含防腐剂的人工泪液和润滑类的软膏是有效的治疗方法,能够起到润滑作用和稀释泪膜中的炎症介质[2,21]。泪点栓塞(硅胶塞或永久热烧灼)可以有效地减少眼球表面的泪液引流。已经证明湿房镜对于减少泪液的蒸发,提高患者的舒适度也是有用的。

MGD 的治疗

睑板腺和 Zeis 腺功能障碍可能使干眼症状加重,由于这两个腺体能够分泌泪膜外层的脂质层,脂质层对于减少角膜表面泪液蒸发是非常重要的。治疗包括热敷、清洁眼睑、口服四环素。

局部使用皮质类固醇类激素

局部使用皮质类固醇类激素可以减轻 GVHD 眼表的炎症,其作用机制是通过使淋巴细胞凋亡和阻断细胞介导的炎症反应。局部皮质类固醇类激素通常与局部预防性抗生素联合使用,以避免潜在的副作用,使用期间要对患者进行密切随访,监控激素产生的副作用。需注意的是角膜浸润、上皮缺损或角膜基质变薄是激素使用的禁忌。

局部使用环孢素

环孢素是免疫抑制剂,能抑制结膜产生 T 淋巴细胞及细胞因子。环孢素泪腺组织的破坏作用最小,可缓解角膜干燥,大量研究已经报道,使用 0.05% 的环孢素治疗后,患者干眼症状明显减轻,角膜敏感性增加,泪液蒸发速率减慢,泪膜破裂时间增加,角膜染色改善,杯状细胞密度增加,结膜鳞状上皮化分级降低和炎性细胞数量减少[20,22~24]。0.05% 的环孢素主要用于慢性 GVHD 和 KCS,但如果不联合使用人工泪液和类固醇类激素,其治疗效果较弱。

自体血清滴眼液

20%~50% 的自体血清泪已安全和有效地用于 DES 患者眼部 GVHD 的治疗,不同于人工泪液,自体血清含有白蛋白、表皮生长因子、纤连蛋白、维生素 A、神经营养生长因子和肝细胞生长因子,所有这些因子都有助于维持健康稳定的泪膜。初步研究表明,自体血清的作用是抑制角膜和结膜上皮细胞的凋亡[25],但这种治疗方法有污染潜在风险可能造成感染。

接触镜

巩膜型接触镜已成功用于治疗严重或顽固性的干眼,这类覆盖面积较大的接触镜能够在角膜表面形成一个"蓄泪库",本身并不与角膜接触。这种接触镜包括 Jubiter 接触镜和波士顿视觉基金会提供的为客户量身定制的接触镜(维持的眼表生态环境的接触镜)。(图 23-2)研究已证明这些措施能有效改善患者干眼症状提高生活质量[26]。

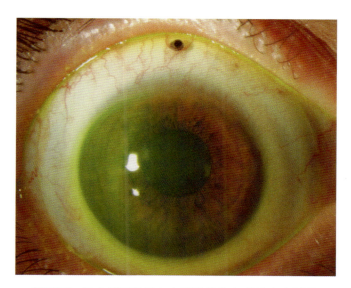

图 23-2 波士顿视觉基金会提供的为患者量身定制的接触镜（维持眼表生态环境的接触镜）用于治疗严重的干眼症的患者

治疗的新进展

近来有报道一些治疗眼部 GVHD 新的有效的方法，前沿的治疗措施包括局部眼部使用免疫调节剂曲尼司特（rizaben）、局部眼部使用他克莫司和视黄酸，但是还需要大样本的临床观察以进一步评估其疗效。

手术治疗

对一些极严重的眼部 GVHD 患者，最大限度的药物治疗可能也无法减轻症状、保护眼表。睑缘缝合术或羊膜移植术对于保护角膜表面是非常有益的，睑缘缝合的方法包括缝线缝合、胶水粘合或注射肉毒杆菌素（Botox®，Allergan，Irvine，加利福尼亚州），对于大多数患者，缝线缝合往往是最好的方法，因为严重的 GVHD 患者需要永久性的睑缘缝合；羊膜覆盖可选择多层，方法包括缝合或用纤维蛋白胶或使用载体如 ProKera®（生物组织，迈阿密，佛罗里达州）或 Ambio-Disc®（AmbioDry™，玛丽埃塔，乔治亚州）。尽管使用最大限度的药物治疗，最终还是可能出现严重威胁视力的并发症如后弹力层膨出和角膜穿孔，需要手术治疗，对于较小的后弹力层膨出和角膜穿孔，使用氰基丙烯酸酯胶是较好的修补方法，较大的厚弹力层膨出可以实施前板层角膜移植术（DALK）或穿透性角膜移植术（PK），对于较大的角膜穿孔，穿透性角膜移植术必须与睑缘缝合术和羊膜移植术进行慎重的比较后方可选择。

结论

正确的诊断和治疗眼部 GVHD 对于保护造血干细胞移植术后患者的视敏感度和视觉质量是非常重要的。眼科医生在预防和治疗 GVHD 眼部并发症中发挥了重要的作用，对于 GVHD 患者很有必要施行一个涉及多学科的治疗方案，并且要与其他学科共同协作完成治疗，主要涉及血液科、肿瘤科及干细胞移植科，只有这样才能改善患者的预后。

参考文献

1. Ferrara JL, Levine JE, Reddy P, et al. Graft-versus-host disease. Lancet 2009;373:1550–61.
2. Ferrara J, Antin J. The pathophysiology of graft-versus-host disease. In: Forman SJ, editor. Hematopoietic cell transplantation. Oxford: Blackwell; 1999. p. 305–15.
3. Kim SK. Update on ocular graft versus host disease. Curr Opin Ophthalmol 2006;17:344–8.
4. Couriel D, Carpenter PA, Cutler C, et al. Ancillary therapy and supportive care of chronic graft-versus-host disease: national institutes of health consensus development project on criteria for clinical trials in chronic graft-versus-host disease: V. Ancillary Therapy and Supportive Care Working Group Report. Biol Blood Marrow Transplant 2006;12:375–96.
5. Mencucci R, Rossi Ferrini C, Bosi A, et al. Ophthalmological aspects in allogenic bone marrow transplantation: Sjögren-like syndrome in graft-versus-host disease. Eur J Ophthalmol 1997;7:13–8.
6. Ogawa Y, Okamoto S, Wakui M, et al. Dry eye after haematopoietic stem cell transplantation. Br J Ophthalmol 1999;83:1125–30.
7. Franklin RM, Kenyon KR, Tutschka PJ, et al. Ocular manifestations of graft-vs-host disease. Ophthalmology 1983;90:4–13.
8. Ratanatharathorn V, Ayash L, Lazarus HM, et al. Chronic graft-versus-host disease: clinical manifestation and therapy. Bone Marrow Transplant 2001;28:121–9.
9. Krachmer JH. Cornea. 3rd ed. Philadelphia: Elsevier Mosby; 2011.
10. Deeg HJ. Graft-versus-host disease and the development of late complications. Transfus Sci 1994;15:243–54.
11. Lavid FJ, Herreras JM, Calonge M, et al. Calcareous corneal degeneration: report of two cases. Cornea 1995;14:97–102.
12. Kamoi M, Ogawa Y, Dogru M, et al. Spontaneous lacrimal punctal occlusion associated with ocular chronic graft-versus-host disease. Curr Eye Res 2007;32:837–42.
13. Cousins SW, Streilein JW. Flow cytometry detection of lymphocyte proliferation in eyes with immunogenic inflammation. Invest Ophthalmol Vis Sci 1990;31:2111–22.
14. Jabs DA, Wingard J, Green WR, et al. The eye in bone marrow transplantation. III. Conjunctival graft-vs-host disease. Arch Ophthalmol. 1989;107:1343–8.
15. Ogawa Y, Kuwana M. Dry eye as a major complication associated with chronic graft-versus-host disease after hematopoietic stem cell transplantation. Cornea 2003;22:S19–27.
16. Balaram M, Rashid S, Dana R. Chronic ocular surface disease after allogeneic bone marrow transplantation. Ocul Surf 2005;3:203–11.
17. Filipovich AH, Weisdorf D, Pavletic S, et al. Diagnosis and scoring of chronic graft-versus-host disease. NIH consensus development conference on criteria for clinical trials in chronic graft-versus-host disease: Diagnosis and Staging Working Group report. Biol Blood Marrow Transplant 2005;11:945–56.
18. Kiang E, Tesavibul N, Yee R, et al. The use of topical cyclosporine A in ocular graft-versus-host disease. Bone Marrow Transplant 1998;22:147–51.
19. Robinson MR, Lee SS, Rubin BI, et al. Topical corticosteroid therapy for cicatricial conjunctivitis associated with chronic graft-versus-host disease. Bone Marrow Transplant 2004;33:1031–5.
20. Malta JB, Soong HK, Shtein RM, et al. Treatment of ocular graft-

versus-host disease with topical cyclosporine 0.05%. Cornea 2010; 29:1392–6.
21. Kim SK, Couriel D, Ghosh S, et al. Ocular graft vs. host disease experience from MD Anderson Cancer Center: Newly described clinical spectrum and new approach to the management of stage III and IV ocular GVHD. Biol Blood Marrow Transplant 2006;12(2S1):49.
22. Rao SN, Rao RD. Efficacy of topical cyclosporine 0.05% in the treatment of dry eye associated with graft-versus-host disease. Cornea 2006;25;674–8.
23. Lelli GJ, Jr, Musch DC, Gupta A, et al. Ophthalmic cyclosporine use in ocular GVHD. Cornea 2006;25:635–8.
24. Wang Y, Ogawa Y, Dogru M, et al. Ocular surface and tear function after topical cyclosporine treatment in dry eye patients with chronic graft-versus-host disease. Bone Marrow Transplant 2008;41: 293–302.
25. Kojima T, Higuchi A, Goto E, et al. Autologous serum eye drops for the treatment of dry eye diseases. Cornea 2008;27:S25–30.
26. Jacobs DS, Rosenthal P. Boston scleral lens prosthetic device for treatment of severe dry eye in chronic graft-versus-host disease. Cornea 2007;26:1195–9.

第二十四章 木样结膜炎

ANDREA Y. ANG, KRISTIANA D. NEFF, GARY S. SCHWARTZ, and EDWARD J. HOLLAND

简介

木样结膜炎是一种慢性罕见的结膜炎,特点是反复出现的纤维蛋白渗出,木样膜形成,木样膜不断发展,主要累及睑结膜。本病实际是系统性纤溶酶原缺乏的典型临床表现,主要在儿童发病,可累及其他黏膜但较结膜少见,包括耳朵、口腔、呼吸道、胃肠道、女性生殖器和泌尿系统,极少能引起先天性闭合性脑积水或青少年胶状栗粒疹。组织病理学研究显示主要为损伤的黏膜组织的愈合不良,由于纤溶酶介导的胞外纤溶蛋白溶解量显著减少。

1847年Bouisson[1]第一次描述了木样结膜炎,一名46岁男性患者的双眼假膜性结膜炎。1933年,术语"木样"意思为"木头似的"一词由Borel提出[2],描述了假膜的特点是像木头一样的密度,但是,木样结膜炎和纤溶酶缺乏直到1997年才由Mingers等[3]将其联系在了一起。由于许多患者身体其他部位的黏膜也出现了类似的假膜,Mingers等提出了"假膜病"一词来形容系统性的木样病变。虽然文献中已将该病称为假膜病,实际上病变才是是真正的膜,由于纤维蛋白不断地渗出。本病突出的特点是局部切除后可多次复发,治疗主要为局部和全身性的纤溶酶原替代疗法。

流行病学

木样结膜炎非常罕见,发病率尚未明确。木样结膜炎是一种与纤溶酶原缺乏相关的常染色体隐性遗传病,是由于该基因的纯合子或复合杂合子的结合导致的缺陷。在苏格兰,一项对9611名献血者的血液进行研究显示血纤溶酶缺乏的Ⅰ型杂合子的患病率为2.9/1000,已经计算了纯合子或杂合子的结合导致的该病的理论流行病学发病率为1.6/100万[4]。女性的发病率略超过男性,为1.27:1~1.39:1[5,6]。

重症型Ⅰ型纤溶酶原缺乏的最大规模研究纳入了50例患者[6],年龄中位数为9.75个月(3天~61岁),这表明木质结膜炎可发生于老年人,尽管传统上认为本病是与婴儿和儿童相关的,在这组研究中,最常见的临床表现为木样结膜炎(80%),其次为木样牙龈炎(34%),另有14%的患者同时具有上述两种临床表现,比较少见的眼外受累部位为耳朵和上下呼吸道(鼻窦,喉,支气管,肺;30%)、女性生殖道(8%)、胃肠道(十二指肠球部溃疡;2%)、先天性脑积水闭塞(8%)以及青少年皮肤胶状栗粒疹(2%)[5,6]。

病因学

已经有确切的证据支持木样结膜炎是纤溶酶原缺乏的结果[7-10]。Mingers等[3]人关于木样结膜炎的报道是关于人体纤溶酶原缺乏的第一份报告,有两种类型的纤溶酶原缺陷:Ⅰ型(血内血浆酶原过少)是一个定量的不足和Ⅱ型(异常血溶酶原血症)是一种定性的缺乏,Ⅰ型是与木样结膜炎最相关的。木样病变最常见的发病原因是纤溶酶原基因的偶然突变,但复合杂合子或纯合子的突变也有报道[3,5,6,9,10]。Tefs等[6]研究了50例患者发现K19Ed的基因突变是Ⅰ型最常见的突变。基因学的研究提示可以对本病已确认的基因载体家庭进行产前诊断,是阻止发病最关键的措施[11]。

纤溶酶是一种丝氨酸蛋白酶,是人体循环系统的主要纤溶酶,它同时也存在于细胞外基质[12],纤溶酶原在血液中纤溶酶原激活因子的作用下可转换为纤溶酶。

纤溶酶在止血中起重要作用,是伤口愈合过程的一个组成部分,作用是降解纤维蛋白。纤溶酶的基因位于6号染色体,主要由肝脏产生,纤溶酶原的缺乏可使伤口愈合能力下降,最明显的受累部位是黏膜,如结膜[12]。伤口愈合能力的下降会引起肉芽组织形成障碍和过度的纤维蛋白沉积,因此,富含纤维蛋白的膜或黏液丝蓄积并刺激炎性细胞和成纤维细胞，当纤维蛋白干燥后就形成了木样的结膜病变。在眼外组织和器官发生类似的病理生理现象也是由于血纤溶酶原的缺乏。

血管外纤维蛋白溶解与低纤溶酶原活性水平并没有受损，但血管内的情况却不同，木样结膜炎和血纤溶酶原缺乏患者不发生血栓可以证明这一点。在纤溶酶原缺乏和木样结膜炎患者中，通过升高中性粒弹性蛋白酶水平纤维蛋白溶解增加[10]。

根据外观表现、组织病理学、病程和对治疗的反应，本文作者认为木样结膜炎是机体对组织损伤的一种过强的炎症反应，损伤为感染或身体创伤，包括手术。发病可能有遗传倾向，血纤溶酶原缺乏促进了这种倾向。Schuster 和 Seregard 还推测，由于眼部经常接触刺激[5]，结膜炎是纤溶酶原缺乏最常见的表现，这些刺激因素可能会启动或延续局部的炎症反应形成木样膜。有文献描述在许多病例中发现了前期的病毒或细菌感染，包括金黄色葡萄球菌、链球菌和流血嗜血杆菌导致的结膜炎[13~15]。对于此类患者，从遗传易感性的角度分析木样结膜炎是机体形成的对于病原菌感染诱发的结膜创伤的异常反应。

木样结膜炎的诱发因素是创伤尤其是手术，本书作者曾报道过一名 24 岁女性患者左上眼睑的木样结膜炎并对其实施了从左下至左上眼睑结膜的自体结膜瓣移植术。后来，该患者木样结膜炎累及到了之前取自体结膜瓣的位置，原发位置上眼睑的结膜也对治疗产生了抵抗。后来的有研究也报道了同样的治疗方案导致了疾病扩大的失败教训[17]。在这些病例中，木样结膜炎的发展是免疫系统对于结膜创伤的异常反应。

病理生理学/病理学

对木样膜进行组织学检查发现不同比例的嗜酸性无定形玻璃样变、淀粉样物质组成的肉芽组织，并且伴随各种比例的炎性细胞（淋巴细胞，浆细胞和粒细胞）（图 24-1），在浅表或皮下形成沉积物，这种无定形玻璃样物质主要含有纤维蛋白和其他血浆蛋白质，如白蛋白和免疫球蛋白（主要为 IgG）[5]。木样病变也包含了相邻的肉芽组织间形成的不同数量的黏多糖。血管通透性的异常认为是增加了各种木样病变的物质来源的原因。Melikian 推测浆液纤维素性从凝固的新生血管中渗出形成了肉芽组织和玻璃样物质，使木样膜在形成中不断变硬[18]。

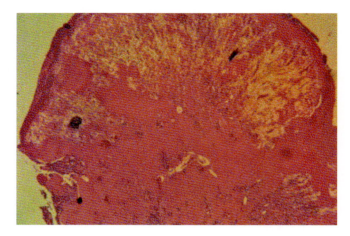

图 24-1　一个木样病变的组织病理学外观，基质中可见大量嗜酸性沉积物

最早于 1988 年[19]对木样结膜炎进行了免疫组化染色，研究显示主要为 T 淋巴细胞的浸润，后续研究也再次证明这一点[17]。辅助/诱导 T 细胞与抑制/细胞毒性 T 细胞的比例接近 1∶3。免疫荧光技术显示玻璃样物质的主要成分是免疫球蛋白，IgG 是主要成分，轻链和重链都有染色，但主要是 κ-轻链。

已经报道局部环孢素治疗比其他局部用药（简称纤溶酶原制剂）在几项研究中显示更有效[15,16,17]，环孢素干 IL-2 的产生，防止了 T 细胞免疫应答的激活和募集。免疫组化显示局部使用环孢素 6 个月后病变消除。每一种治疗方案都证明免疫在该病中的作用，局部环孢素治疗后 T 淋巴细胞显著减少，其中抑制/细胞毒 T 细胞亚群减少幅度最大，更有趣的是，存在 IL-2 受体的 T 淋巴细胞消失了，最终，B 淋巴细胞和浆细胞数量减少，这些结果表明了环孢素对于免疫应答的局部效应。激活的 T 淋巴细胞被重新募集了，抑制/细胞毒 T 细胞的显著减少是继发产生的效应。临床反应和组织病理证实了该病的炎症性质，环孢素产生的作用进一步证实了这一点。

诊断

木样结膜炎的诊断基于临床表现（眼部和（或）眼外膜状病变）、典型的组织学特点及可能阳性的家族史。大多数木样结膜炎患者有低纤溶酶原血症。在 Tefs 的报道中，50 例纤溶酶原缺乏的患者中，纤溶酶原的活性从 4%～51%[5]。致病基因在一个患病的家族中已经找到，对于存在患病风险的儿童进行产前检查是可以做到的[5]。

临床表现

眼部特点

患者通常存在慢性结膜炎，早期一般无分泌物和假膜。最早的木样病变典型的表现是高度血管化、凸起、疏松的结膜病变，病变很容易用镊子夹除，但很容易出血。随着炎症的持续进展，白色增厚的缺血性大块增生组织会覆盖在新生血管化的假膜上（图24-2），若没有经过正确的抗感染治疗仅仅手术除去病变，几天之内病灶就会复发至原来大小。病变大多出现在上下眼睑的睑结膜，少数患者在球结膜也能找到，有时累及角膜缘，球结膜可以是病变的初发部位也可以是由睑结膜病变扩展而来。角膜缘的病变可延伸至角膜表面，在一些极严重的病例甚至可能导致角膜新生血管化和瘢痕化，26%～30%的病例有角膜受累[5]，即使进行积极正确的治疗，炎症也会慢慢进展，病灶处逐渐变厚、变硬、血管化，因而命名为"木样"，意思就是病变的形态如木头一样。

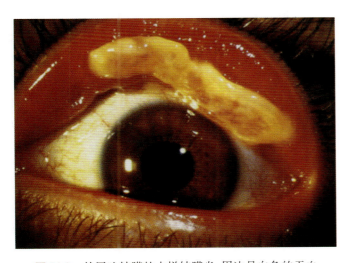

图24-2 外层睑结膜的木样结膜炎，周边是白色的无血管病变，血管病变在基底部

疾病早期，患者可诉长时间眼干涩、眼红等轻度不适，随着疾病的进展，几乎所有的患者都会出现疼痛和畏光，严重者症状持续存在，影响日常生活，更严重的患者，病变可扩展越过睑缘（图24-3）。据报道51%的患者双侧受累，疾病的持续时间从几个月到44年不等[5]。

全身特点

患者常常出现发热或上呼吸道、泌尿道、女性生殖道的感染，这些病变可早于或与木样结膜炎同时发生，

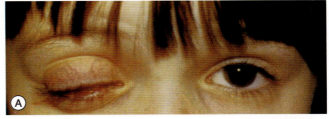
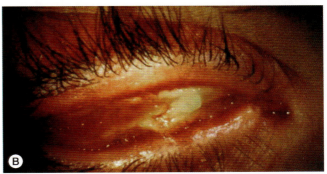

图24-3 一个8岁小女孩的木样结膜炎，（A）木样病变累及整个右眼的睑结膜和球结膜；（B）角膜缘病变已扩展到完全覆盖角膜

甚至认为可能是假膜形成的诱发因素[5]。

口咽部

第二个最常见的受累部位是口腔，34%的重症Ⅰ型纤溶酶原缺乏患者会出现口腔病变。无痛性结节性溃疡或牙龈增生使牙齿丧失完整性。类似的假膜可能出现于鼓膜上，引起慢性中耳炎和波动性的听力丧失[5]。

呼吸道

木样病变很少发生于喉、声带、气管及支气管，累及这些部位可能出现发音困难、反复发作的肺炎、有可能危及生命的气道阻塞。木样团块引起的复发性气管支气管阻塞是很难控制的，提示疾病预后不良[5]。

泌尿生殖道

最常报道的木样病变在女性生殖系统影响宫颈引起木样宫颈炎，病变也可累及阴道、输卵管、卵巢和子宫内膜[20]。痛经是最常见的症状，也可能会导致不育[20]。

据报道一对患有木样结膜炎的姐弟在泌尿系统发现了膜性斑块[9]，但是木样结膜炎累及泌尿系统似乎是非常罕见的[5]。

青少年皮肤胶状栗粒疹

这是一类稀少的皮肤病，特点是典型的小的黄棕

色的透明的丘疹，通常在皮肤暴露阳光处出现[5]。据报道大多数病例是在严重的晒伤或长时间日晒后出现，一般发生在青春期之前，这类病变已确认是与木样结膜炎相关的[5]。

先天性闭塞性脑积水

已经报道了至少 16 名患有木样结膜炎的儿童伴有先天性闭塞性脑积水[5]，其中有 7 例证实有纤溶酶原的缺乏。

治疗

纤溶酶原的替代疗法是目前治疗木样结膜炎的主要方法[3,7,10,21,22]。Minger 等首次提出纤溶酶原缺乏的理论并尝试寻找补充纤溶酶原的方法[3]，高剂量的赖氨酸共轭纤溶酶原静脉输注（1000IU/d，连续注射进行2周）已成功地用于治疗木样结膜炎的婴儿，随后第二天 2000U 连续静脉注射 2 周[21]，然后 1000IU 长期每日注射[21]。此外，从新鲜冰冻血浆中提取的纤溶酶原局部滴眼液，已成功应用于木制结膜炎的治疗：3 名患者局部每 2 小时用药一次[7]，已超过 12 个月无复发；另外一名患者，在假膜处每小时局部滴眼一次治疗 3 周后，假膜逐渐变细，但之后再次复发并延长使用了纤溶蛋白酶原局部滴眼液，对这个病人长期小剂量维持治疗是很有必要的[22]。

全身或结膜下注射新鲜冰冻血浆（Fresh Frozen Plasma，FFP）联合局部 FFP 点眼已有 3 例治疗成功[23~25]。使用 FFP 治疗时是需要对纤溶酶原进行浓缩，因 FFP 半衰期很短并且难以保证其有稳定的供应。第三个研究是在前两个研究的基础上将假膜切除 12 个月，经过 10 个月的随访，疾病无复发。日本的一项研究成功地治疗了一名 71 岁的女性木样结膜炎患者和其姐姐，对两名患者实施了眼部手术，术后使用了直接凝血酶抑制剂、阿加曲班局部点眼，并且从两名患者的其他家庭成员中提取血清点眼[26]。

基于早期木样组织中存在的肉芽组织和炎性细胞的观察，针对这些非特异性病变的局部治疗方案开始出现。局部治疗包括局部透明质酸酶、α-胰凝乳蛋白酶、色甘酸钠、抗生素、皮质类固醇以及纤溶酶，获得了一定的成功[27,28]。De Cocket 等[27]治疗了 17 例木样结膜炎患者，局部切除病变并使用加强型肝素和糖皮质激素立即进行围手术期局部治疗，在 12 例患者中使用了 α-糜蛋白酶，总体而言，使用此治疗方案的 17 例患者中共有 13 例病情得到有效控制。环孢素是纤溶酶原出现之前最有效的治疗方法[15,29]。最近一项研究，口服避孕药能明显增加纤溶酶原的水平，由于激素能够上调纤溶酶原的合成。Sartori 等[30]治疗了两例患者发现有一例患者纤溶酶水平升高与临床表现的改善是相关的，可能对特定的高纤溶蛋白的女性患者有效。Lee 和 Himmel[31]的一个记录性的报道描述了一例成功治疗的病例，是一位复发的木样结膜炎患者使用从纤溶酶原水平正常的家庭成员中提取的同种异体血清的人工泪液经常性的点眼。如果新鲜冷冻血浆不容易获得，无潜在血源性传染病的患者的其他家庭成员的血浆是很好的来源[26]。

由于创伤很可能是木样结膜炎的诱发因素，进行结膜手术必须极其谨慎，只有在极特殊的情况下可以实施，作者建议可以对木样结膜炎患者进行结膜瓣移植。Barabino 和 Rolando 对木样结膜炎患者进行了羊膜移植术[32]，术后给予患者 6 个月的肝素治疗（5000U/ml）和术后 2 周的地塞米松和妥布霉素；术后 8 个月时，患者有小的复发，需要再次行羊膜移植术；术后 36 个月，患者无复发。作者奉劝各位在术前一定要进行纤溶酶原缺乏的替代治疗，术后缓慢减量，否则术中冷冻、电凝、切除病灶都极有可能导致疾病在几天至几周内迅速复发。

根据文献资料及作者的经验，建议对木样结膜炎患者实行以下治疗措施：所有患者都应该进行一次彻底详细的眼科检查；耳鼻喉科和麻醉科也要详细会诊协商，以评估患者的呼吸道，不仅要发现其伴发疾病而且任何气管和喉部的异常在疾病发作前必须提前排查，因为许多患者需要在麻醉下进行病灶清除。如上述，为了帮助软化假膜便于清除病灶，全身和局部纤溶酶原（如果可用）或 FFP 应提前开始使用；接下来，将眼部木样病灶清除，有显著病变的成人及全部儿童可进行全身麻醉，晚期，需要广泛切除结膜中的胶样组织，必须给患者手术造成睑外翻；术中极有可能出血较重，外敷肾上腺素和电凝可能有所缓解，如果病变切除不彻底，病灶可迅速复发，因为未清除的病变组织对局部药物治疗会产生一个物理屏障。

手术后，患者应立即继续全身和局部 FFP 治疗，每日 2 次；皮质类固醇和广谱抗生素，每日 4 次；局部 2% 环孢素，每日 2 次；这些药物术后必须使用，本病非常容易早期复发。

术后早期，必须对患者每天进行至少一次检查，每一个小而明显的复发灶应在出现的第一天就被发现，然后用镊子清除（图 24-4）。如果复发组织存在 1~2 天就可能形成阻止药物到达基底组织的屏障，这就会成为了木样膜的起源。对儿童患者进行日常检查可能有一定困难,可以教他们的父母进行病灶清除和用治疗的眼药水棉签涂抹。

切除病变进行病理活检,术后须继续进行之前的局部治疗。反复切除和积极的局部治疗后,效果往往令人满意(图24-5),随着我们继续完善纤溶酶原的治疗方案,将更加理解本病的病理生理。总而言之,全身和局部纤溶酶原制剂的开发,给木样结膜炎的治疗带来了新希望。

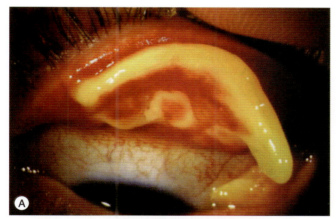

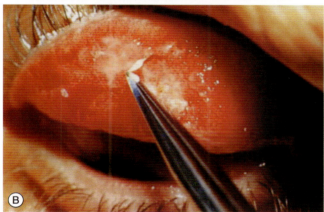

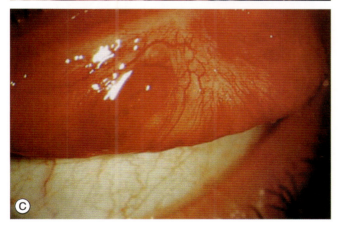

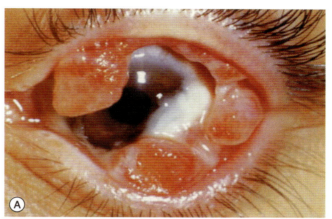

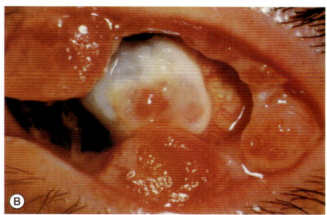

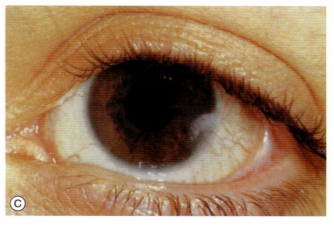

图 24-4 一名24岁的女性患者木样结膜炎病史3年,之前未接受局部和全身治疗。(A)左眼上睑结膜广泛的木样病变,下睑结膜也有累及。(B)使用眼部局部环孢素治疗后,用显微镊子夹除早期木样膜并进行病理活检,此图为术后第1天。(C)眼部局部环孢素治疗

图 24-5 一名20岁女性左眼木样结膜炎病史10年,(A)左眼上下眼睑广泛血管化的木样病变。(B)饱满的木样病变沿角膜缘3点位置延伸。(C)眼部局部环孢素和不断地切除(需进行病理活检)治疗后9个月,病变完全清除

在治疗的开始几周,随着复发速度和严重程度的减轻,局部药物也可逐渐减量。尽管治疗这一疾病的局部治疗方法在不断改进,但患者仍须反复回手术室

参考文献

1. Bouisson M. Ophthalmie sur-aigue avec formation de pseudomembranes à la surface de la conjonctive. Ann Ocul 1847;17:100–4.
2. Borel MG. Un nouveau syndrome palpebral. Bull Soc Fr Ophthalmol 1933;46:168–80.
3. Mingers AM, Heimburger N, Zeitler P, et al. Homozygous type I plasminogen deficiency. Semin Thromb Hemost 1997;23:259–69.
4. Tait RC, Walker ID, Conkie JA, et al. Isolated familial plasminogen deficiency may not be a risk factor for thrombosis. Thromb Haemost 1996;76:1004–8.
5. Schuster V, Seregard S. Ligneous conjunctivitis. Surv Ophthalmol 2003;48:369–88.
6. Tefs K, Gueorguieva M, Klammt J, et al. Molecular and clinical spectrum of type I plasminogen deficiency: a series of 50 patients. Blood 2006;108:3021–6.
7. Watts P, Suresh P, Mezer E, et al. Effective treatment of ligneous conjunctivitis with topical plasminogen. Am J Ophthalmol 2002;133:451–5.
8. Ramsby ML, Donshik PC, Makowski GS. Ligneous conjunctivitis: biochemical evidence for hypofibrinolysis. Inflammation 2000;24:45–71.
9. Schuster V, Seidenspinner S, Zeitler P, et al. Compound-heterozygous mutations in the plasminogen gene predispose to the development of ligneous conjunctivitis. Blood 1999;93:3457–66.
10. Mingers AM, Philapitsch A, Schwarz HP, et al. Polymorphonuclear elastase in patients with homozygous type I plasminogen deficiency and ligneous conjunctivitis. Semin Thromb Hemost 1998;24:605–12.
11. Schuster V, Seidenspinner S, Muller C, et al. Prenatal diagnosis in a family with severe type I plasminogen deficiency, ligneous conjunctivitis and congenital hydrocephalus. Prenat Diagn 1999;19:483–7.
12. Mehta R, Shapiro AD. Plasminogen deficiency. Haemophilia 2008;14:1261–8.
13. Chambers JD, Blodi FC, Golden B, et al. Ligneous conjunctivitis. Trans Am Acad Ophthalmol Otolaryngol 1969;73:996–1004.
14. Newcomer V, Klein A. Ligneous conjunctivitis. Arch Dermatol 1977;113:511–2.
15. Rubin BI, Holland EJ, de Smet MD, et al. Response of reactivated ligneous conjunctivitis to topical cyclosporine. Am J Ophthalmol 1991;112:95–6.
16. Schwartz GS, Holland EJ. Induction of ligneous conjunctivitis by conjunctival surgery. Am J Ophthalmol 1995;120:253–4.
17. Rao SK, Biswas J, Rajagopal R, et al. Ligneous conjunctivitis: a clinicopathologic study of 3 cases. Int Ophthalmol 1998;22:201–6.
18. Melikian HE. Treatment of ligneous conjunctivitis. Ann Ophthalmol 1985;17:763–5.
19. Holland EJ, Chan CC, Kuwabara T, et al. Immunohistologic findings and results of treatment with cyclosporine in ligneous conjunctivitis. Am J Ophthalmol 1989;107:160–6.
20. Pantanowitz L. Ligneous conjunctivitis. BJOG 2004;111:635.
21. Schott D, Dempfle CE, Beck P, et al. Therapy with a purified plasminogen concentrate in an infant with ligneous conjunctivitis and homozygous plasminogen deficiency. N Engl J Med 1998;339:1679–166.
22. Heidemann DG, Williams GA, Hartzer M, et al. Treatment of ligneous conjunctivitis with topical plasmin and topical plasminogen. Cornea 2003;22:760–2.
23. Gürlü VP, Demir M, Alimgil ML, et al. Systemic and topical fresh-frozen plasma treatment in a newborn with ligneous conjunctivitis. Cornea 2008;27:501–3.
24. Tabbara KF. Prevention of ligneous conjunctivitis by topical and subconjunctival fresh frozen plasma. Am J Ophthalmol 2004;138:299–300.
25. Pergantou H, Likaki D, Fotopoulou M, et al. Management of ligneous conjunctivitis in a child with plasminogen deficiency. Eur J Pediatr 2011;170:1333–6.
26. Suzuki T, Ikewaki J, Iwata H, et al. The first two Japanese cases of severe type I congenital plasminogen deficiency with ligneous conjunctivitis: successful treatment with direct thrombin inhibitor and fresh plasma. Am J Hematol 2009;84:363–5.
27. De Cock R, Ficker LA, Dart JG, et al. Topical heparin in the treatment of ligneous conjunctivitis. Ophthalmology 1995;102:1654–9.
28. Hiremath M, Elder J, Newall F, et al. Heparin in the long-term management of ligneous conjunctivitis: a case report and review of literature. Blood Coagul Fibrinolysis 2011;22:606–9.
29. Holland EJ, Olsen TW, Ketcham JM, et al. Topical cyclosporin A in the treatment of anterior segment inflammatory disease. Cornea 1993;12:413–9.
30. Sartori TM, Saggiorato G, Pellati D, et al. Contraceptive pills induce an improvement in congenital hypoplasminogenemia in two unrelated patients with ligneous conjunctivitis. Thromb Haemost 2003;90:86–91.
31. Lee WB, Himmel K. Allogeneic serum drops for the treatment of ligneous conjunctivitis. Cornea 2008;28:122–3.
32. Barabino S, Rolando M. Amniotic membrane transplantation in a case of ligneous conjunctivitis. Am J Ophthalmol 2004;137:752–3.

第二十五章 毒性角结膜炎

ENRIQUE O. GRAUE-HERNÁNDEZ, ALEJANDRO NAVAS, and ARTURO RAMÍREZ-MIRANDA

简介

对毒性角结膜炎认识的历史已很长久,从古埃及的亚伯斯古医籍提到治疗眼部病变的自然疗法包括对于红铅、锑、铅、海盐、铁和硫的使用[1]。但是直到 1864 年,Albrecht von Graefe 才报道了一例角结膜病变,局部给予了阿托品治疗后出现[2]。在过去的几十年中,随着眼科疾病致病机制的理解,治疗靶点数量不断增加,眼科药理学也据此不断发展,为眼科医生提供了许多局部眼药。局部眼科治疗对于青光眼的预防和治疗是特别重要的,局部眼科治疗可持续几十年。本章分析了常见眼科局部治疗对结膜和角膜的影响。

病理生理学

局部使用滴眼剂可能干扰中毒性结膜炎的诊断[5]。药物治疗在疾病早期和随后的一段时间可缓解患者的症状,有时连续治疗几年后患者才出现不适[6]。事实上,药物对结膜上皮和角膜上皮有直接的毒性,损伤细胞的结构和功能,伴有也可能不伴有炎症反应[7],药物的毒性是由于 pH、溶液的渗透液甚至是光敏作用产生的。由于防腐剂及其分解产物的作用,细胞毒性反应可能直接影响了各类眼表因子的活性,直接毒性作用通常在第一次接触药物或者是药物浓度达到阈值时出现[8]。毒性物质长期作用可能导致炎性细胞和成纤维细胞产生的固有质的浸润,最终导致纤维化,严重的影响眼表[9]。

局部眼部制剂还可能诱导免疫机制性的损伤,这些免疫反应分为以下几类:

1. Ⅰ型超敏反应,由过敏原诱发的 IgE 介导的肥大细胞脱颗粒、炎性介质释放[10]。

2. Ⅱ、Ⅲ型超敏反应,特异性抗体和免疫复合物介导的免疫反应[11]。

3. Ⅳ型或迟发型超敏反应,此型超敏反应会引起明显的上皮细胞及上皮下水肿,主要是 CD4+淋巴细胞和树突状细胞的浸润[12]。

眼部治疗也可能是对结膜和角膜间接的毒性损伤。抗菌作用可以改变眼表的微生物,也可能有利于筛选出能够定植的耐药菌株[13,14],而糖皮质激素能够减弱局部的免疫防御。其他对眼表的间接作用包括对杯状细胞(防腐剂)的毒性作用和使泪液的产生减少(副交感神经阻断剂和抗组胺药)[5]。一些防腐剂(苯扎氯铵)对于泪膜的脂质层有清除作用,因而能够促进泪液的蒸发[7]。

药物不耐受或毒性作用的机制并不是单一的,常常是多种机制同时作用或依次发生作用从而引发了患者的各种症状[16]。

临床特点

详细地询问病史对于诊断毒性角结膜炎是非常必要的,在询问中,患者可能会忽略提供使用非处方眼科制剂的病史(人工泪液或血管收缩剂)。眼科医生必须避免表麻药的滥用和局部抗生素的乱用,了解患者的用药习惯并确认其使用药物的保质期也是很有必要的,一旦出现不适症状,患者往往会再次进行先前治疗。

眶周皮肤和眼睑

眼附属器的检查往往会为诊断提供线索,眼睑和结膜是相连的组织,共同作用来稳定和保护眼表。湿疹累及眼眶区域是Ⅳ型超敏反应的特性,尤其是当患者在使用一种新药后的最初几天出现(图 25-1)。湿疹极少出现于脂溢性睑缘炎,眼睑的瘙痒、荨麻疹和水肿是Ⅰ型超敏反应的特征,一些还可能引起泪点的纤维化和闭塞还要特别注意检查泪点的通畅性(图 25-2)。

结膜

充血、球结膜水肿、黏液性分泌物是过敏反应的特

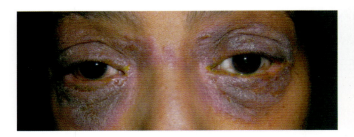

图 25-1　在局部使用妥布霉素治疗后 72 小时发生迟发的高敏反应

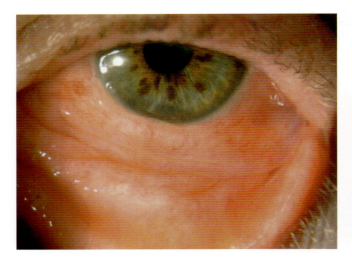

图 25-2　眼部局部使用盐酸多佐胺噻吗洛尔滴眼液出现的速发型超敏反应

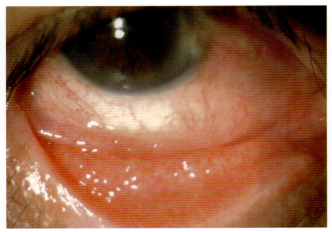

图 25-3　眼部局部使用 0.1% 的酒石酸溴莫尼定滴眼液引发的滤泡性结膜炎

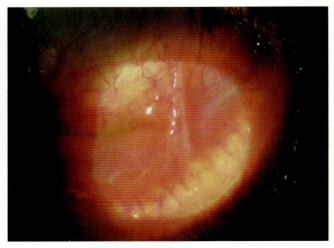

图 25-4　眼部局部使用 0.5% 的马来酸噻吗洛尔滴眼液引发的药物性类天疱疮

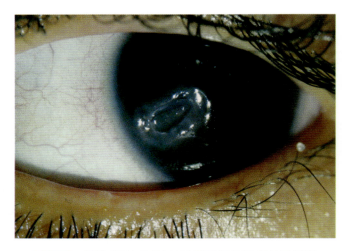

图 25-5　麻醉剂（地卡因）的滥用引起的溃疡显示以裂孔样的溃疡和卷边为特点，患者确诊前通常出现反复角膜上皮糜烂

点。皮肤瘙痒是最突出的临床表现，单纯过敏反应不会出现灶性淋巴细胞，如果出现并且有相应临床病史支持，（图 25-3）应考虑毒性反应。在一些情况下，充血和球结膜水肿很轻，难以进行评估。结膜下纤维化、结膜穹窿皱缩、泪点闭塞、睑球粘连等应直接考虑药物导致的类天疱疮或假膜性天疱疮（图 25-4）。

角膜

毒性角结膜炎的角膜病变的范围和严重程度可能会相差很大，从极轻微的点状上皮病变到明显的角膜溃疡和坏死。角膜上皮病变主要见于鼻下象限，此处是有毒物质和眼表接触时间最长的部位（图 25-5），此处也是角膜溃疡经常出现的位置，由于麻醉剂的滥用，病变类似神经营养性的角膜炎，特征性临床表现为溃疡卷边。病理学描述为彗星撞击坑状的角膜炎、严重的毛细血管扩张和乳头状凸起。角膜上皮混浊、水肿，角膜移植也可能是由药物毒性引起的，假树枝也是药物导致的角膜病变的共同特征[2]。

诊断

目前已设计了多种检测手段来评估眼用制剂对眼表的毒性作用，然而大多数都不够实用也没有广泛普及，在临床上很难施行。

结膜病理活检

结膜活检可用于确认或排除自身免疫性疾病也通常用来诊断瘢痕性的结膜病变。患者可能不易接受此项检查除非对于他们非常必要。就毒性损伤而言，已经有研究证实在长期进行青光眼治疗的患者出现了结膜上皮鳞状化生和结膜下炎症及纤维化[18]。

结膜细胞碎屑

嗜酸性粒细胞和嗜碱性粒细胞的存在提示过敏反应，但它们是相对地非特异性的，因为这些细胞也可以在中毒性结膜炎中找到。临床上，这些细胞是最常用来区分感染性和过敏性疾病的。

印迹细胞学

印迹细胞学检查可在局麻下进行，能够提供一层均匀的完整组织结构和细胞连接的细胞层行组织学检查。免疫染色和流式细胞术可分别检测上皮细胞、杯状细胞和炎性细胞，并且能够定量检测细胞膜和细胞质中的炎症标记物。一些研究已经证实长期进行青光眼治疗的患者的角膜上皮中 HLA-DRII 类抗原、IL-6、IL-8 和 IL-10 的表达显著增强[19]。

泪液样品可测出的 IgE 及炎性细胞因子的水平，由于检测过程较复杂，临床很少使用，常常用于以研究为目的的样本。皮肤测试阳性或结膜过敏原阳性具有较大的临床价值，但是即使阴性结果也不能排除过敏[20]。

常见的眼科用药辅剂的毒性

防腐剂

多种眼药水中都含有防腐剂，防腐剂的种类很多，包括苯扎氯铵、氯己定、三氯叔丁醇硫柳汞、对羟苯甲酸酯和汞盐。防腐剂可能是导致中毒性结膜炎最常见的原因。对超过 9500 名患者进行的一项研究发现使用含有防腐剂的眼药水的患者与使用不含防腐剂的眼药水的患者相比，出现中毒性结膜炎的表现的几率更高[21,22]。

苯扎氯铵（BAK）是一种季铵半抗原，在 0.03% 的表面活性剂下具有高度的水溶性，患者一般能够良好耐受。但是，有的患者接触后可能出现上皮毒性反应，如果浓度较高甚至会引起不可逆的角膜水肿。硫柳汞是一种有机汞衍生物，使用浓度一般为 0.001%～0.004%，是引起过敏反应和结膜滤泡的常见原因，研究显示发病率高达 8%。三氯叔丁醇是一种醇类物质，能够增加脂质溶解度，并且具有跨越细菌脂质层的能力因此有抗菌作用，被广泛用于多种药物和化妆品，0.5% 的三氯叔丁醇患者通常能够耐受，研究发现其毒性小于 BAK 和硫柳汞[7,23]。

抗病毒、抗生素和抗真菌药物

眼部局部使用抗生素是细菌性结膜炎和角膜炎最主要的治疗方法，庆幸的是，大多数抗生素的过敏反应都是已确认的，如青霉素不用于治疗眼部感染。眼部最常用的抗生素是氨基糖苷类和喹诺酮类，其次是磺胺类、大环内酯类和氯霉素。

氨基糖苷类如庆大霉素和妥布霉素，后者的刺激性最小，可能引起结膜和角膜的过敏、瘙痒和充血。即使是第一代喹诺酮类的毒性作用仍然比氨基糖苷类弱，喹诺酮类最常见的毒性反应是使用环丙沙星后角膜有白色结晶沉淀，目前使用的第四代喹诺酮类毒性作用比氨基糖苷类就更小了，但是由于防腐剂的存在，比如加替沙星的制备，上皮毒性反应还是可能发生的。磺胺类药物是第三类最常用的眼部局部抗生素，也可能产生轻微的过敏反应，其中与此类抗生素相关的最具破坏性的并发症是 Stevens-Johnson 综合征[14,25]，据报道局部磺胺异噁唑眼药膏使用后的产生的光敏作用可能引起睑缘的灼伤。

大多数抗真菌药物无论是局部还是静脉给药都可能影响上皮的愈合，而那他霉素滴眼剂是最常见的抗真菌眼药，通常无刺激性[26]。

所有的抗病毒药物都可能在一定程度上引起毒性角结膜炎，在角膜，净碘苷（IDU）的使用可能产生点状角膜上皮病变、上皮水肿、角膜糜烂；在结膜，可能引起结膜滤泡、结膜下瘢痕、泪点闭塞。这些毒性反应的表现不太相同，但都可能是由三氟胸苷和阿糖腺苷的产生引起的[27]。

麻醉剂

局部麻醉剂的滥用是引起毒性角结膜炎的一个众所周知的原因，诊断比较简单，但是如果病人隐瞒病史诊断也非常困难。丙美卡因、丁卡因、利多卡因、可卡因、奥布卡因都与本病有关，最常见的临床表现为表浅的角膜病变,更严重者可能发展为角膜溃疡和基质坏死。角结膜中毒性病变的原因是眨眼反射的减少和泪膜的不稳定性,泪膜的不稳定是由于上皮微绒毛的破坏和角膜干燥。麻醉剂所含的一些物质能够影响细胞代谢和细胞膜的通透性,改变细胞骨架蛋白的功能,并降低上皮的愈合的速率[28]。

青光眼药物

青光眼患者常常需要局部治疗几十年,像所有的眼科药物一样,任何降眼压的药物都可能引起速发的过敏反应,发生率在约5%左右,通常较容易诊断,停药后症状可迅速改善[4]。然而,患者也可能发生迟发型过敏反应,在停药数月或数年后发生。在此类病例中,眼部表现通常为异物感、结膜充血和荧光染色或孟加拉红染色结膜着色[29]。严重者可引起结膜纤维化和假膜性天疱疮疹。此外,长期治疗可能引起症状不明显的炎症反应和术后纤维化的增加,因此认为长期使用局部青光眼药物是导致滤过手术失败的重要危险因素,[30]在进行外科手术之前应尽可能的营养眼表、减轻炎症反应[6,17]。

许多导致眼表毒性反应的原因都是与防腐剂有关,如BAK,然而特定的一些青光眼药物可能于某些临床表现相关。毛果芸香碱和β-受体阻滞剂有与滤泡性结膜炎和药物诱发的类天疱疮相关,后者也发现能够引起假树枝和角膜感觉减退。肾上腺素和地匹福林也能引起结膜滤泡,前者与肾上腺色素沉着于结膜有关,α-2-肾上腺素能受体激动剂产生急性过敏性睑结膜炎的发病率高达30%[31]。

其他有毒物质

几乎所有的局部眼科治疗,如果使用时间和频率过多都可能产生毒性,但临床医生必须意识到一些除药物以外的其他物质也可能接触眼表,如睫毛膏、眼线、发胶、头发喷雾剂、皮肤制剂等任何能够间接或直接接触身体表面的物质。世界上许多地区的患者仍然使用自创的补救措施来缓解眼部不适,还常常不愿意透露实际情况[32,33]。

治疗注意事项

一旦使用有毒制剂,阻断接触途径是首要的治疗措施。治疗取决于眼表接触的时间和受损的程度,应尽量停药或使用不含防腐剂的药物。角膜接触镜应谨慎使用,因为可能在角膜表面形成一个有毒的"蓄水库"。对于轻度病变,不含防腐剂的人工泪液可缓解症状,局部使用类固醇激素可能对症状稍重的患者更有效。对于更严重的患者,比如持续性上皮缺损,需要使用他克莫司、羊膜或结膜瓣移植术治疗。角膜移植可用于角膜溃疡或即将穿孔或坏死的患者[35]。

参考文献

1. Magnus H. Ophthalmology of the ancients. In: Wayenborgh J, editor. Hirschberg history of ophthalmology, vol. 4. 1st ed. Oostende: Wayenborgh; 1998:4–12.
2. Wilson 2nd FM. Adverse external ocular effects of topical ophthalmic therapy: an epidemiologic, laboratory, and clinical study. Trans Am Ophthalmol Soc 1983;81:854–965.
3. Baudouin C. Detrimental effect of preservatives in eyedrops: implications for the treatment of glaucoma. Acta Ophthalmol 2008; 86:716–26.
4. Baudouin C, Riancho L, Warnet JM, et al. In vitro studies of antiglaucomatous prostaglandin analogues: travoprost with and without benzalkonium chloride and preserved latanoprost. Invest Ophthalmol Vis Sci 2007;48:4123–8.
5. Schwab IR, Abbott RL. Toxic ulcerative keratopathy. An unrecognized problem. Ophthalmology 1989;96:1187–93.
6. Baudouin C, Liang H, Hamard P, et al. The ocular surface of glaucoma patients treated over the long term expresses inflammatory markers related to both T-helper 1 and T-helper 2 pathways. Ophthalmology 2008;115:109–15.
7. Chen W, Li Z, Hu J, et al. Corneal alternations induced by topical application of benzalkonium chloride in rabbit. PLoS One 2011; 6:e26103.
8. Wilson 2nd FM. Adverse external ocular effects of topical ophthalmic medications. Surv Ophthalmol 1979;24:57–88.
9. Thorne JE, Anhalt GJ, Jabs DA. Mucous membrane pemphigoid and pseudopemphigoid. Ophthalmology 2004;111:45–52.
10. Guglielmetti S, Dart JK, Calder V. Atopic keratoconjunctivitis and atopic dermatitis. Curr Opin Allergy Clin Immunol 2010;10: 478–85.
11. Kirzhner M, Jakobiec FA. Ocular cicatricial pemphigoid: a review of clinical features, immunopathology, differential diagnosis, and current management. Semin Ophthalmol 2011;26:270–7.
12. Cone RE, Chattopadhyay S, O'Rourke J. Control of delayed-type hypersensitivity by ocular- induced CD8+ regulatory t cells. Chem Immunol Allergy 2008;94:138–49.
13. Cutarelli PE, Lass JH, Lazarus HM, et al. Topical fluoroquinolones: antimicrobial activity and in vitro corneal epithelial toxicity. Curr Eye Res 1991;10:557–63.
14. Fine HF, Kim E, Eichenbaum KD, et al. Toxic epidermal necrolysis induced by sulfonamide eyedrops. Cornea 2008;27:1068–9.
15. Fraunfelder FW. Corneal toxicity from topical ocular and systemic medications. Cornea 2006;25:1133–8.
16. Dart J. Corneal toxicity: the epithelium and stroma in iatrogenic and factitious disease. Eye (Lond) 2003;17:886–92.
17. Baudouin C, Pisella PJ, Fillacier K, et al. Ocular surface inflammatory changes induced by topical antiglaucoma drugs: human and animal studies. Ophthalmology 1999;106:556–63.
18. Egbert PR, Lauber S, Maurice DM. A simple conjunctival biopsy. Am J Ophthalmol 1977;84:798–801.
19. Barbaro V, Ferrari S, Fasolo A, et al. Evaluation of ocular surface disorders: a new diagnostic tool based on impression cytology and confocal laser scanning microscopy. Br J Ophthalmol 2010;94:926–32.
20. Van D Meid KR, Su SP, Ward KW, et al. Correlation of tear inflammatory cytokines and matrix metalloproteinases with four dry eye diagnostic tests. Invest Ophthalmol Vis Sci 2012;54:1512–8.
21. Jaenen N, Baudouin C, Pouliquen P, et al. Ocular symptoms and signs with preserved and preservative-free glaucoma medications. Eur J Ophthalmol 2007;17:341–9.
22. Baudouin C, Labbe A, Liang H, et al. Preservatives in eyedrops: the good, the bad and the ugly. Prog Retin Eye Res 2010;29:312–34.
23. Beasley R, Burgess C, Holt S. Call for worldwide withdrawal of benzalkonium chloride from nebulizer solutions. J Allergy Clin Immunol 2001;107:222–3.

24. Lass JH, Mack RJ, Imperia PS, et al. An in vitro analysis of aminoglycoside corneal epithelial toxicity. Curr Eye Res 1989;8:299–304.
25. Gottschalk HR, Stone OJ. Stevens–Johnson syndrome from ophthalmic sulfonamide. Arch Dermatol 1976;112:513–4.
26. Foster CS, Lass JH, Moran-Wallace K, et al. Ocular toxicity of topical antifungal agents. Arch Ophthalmol 1981;99:1081–4.
27. Foster CS, Pavan-Langston D. Corneal wound healing and antiviral medication. Arch Ophthalmol 1977;95:2062–7.
28. Yagci A, Bozkurt B, Egrilmez S, et al. Topical anesthetic abuse keratopathy: a commonly overlooked health care problem. Cornea 2011; 30:571–5.
29. Baudouin C, Hamard P, Liang H, et al. Conjunctival epithelial cell expression of interleukins and inflammatory markers in glaucoma patients treated over the long term. Ophthalmology 2004; 111:2186–92.
30. Pflugfelder SC, Baudouin C. Challenges in the clinical measurement of ocular surface disease in glaucoma patients. Clin Ophthalmol 2011;5:1575–83.
31. Noecker RJ, Herrygers LA, Anwaruddin R. Corneal and conjunctival changes caused by commonly used glaucoma medications. Cornea 2004;23:490–6.
32. Satterfield D, Mannis MJ. Episodic bilateral corneal edema caused by hair groom gel. Am J Ophthalmol 1992;113:107–8.
33. Goto T, Zheng X, Gibbon L, et al. Cosmetic product migration onto the ocular surface: exacerbation of migration after eyedrop instillation. Cornea 2010;29:400–3.
34. Altinok AA, Balikoglu M, Sen E, et al. Nonpreserved amniotic membrane transplantation for bilateral toxic keratopathy caused by topical anesthetic abuse: a case report. J Med Case Reports 2010;4:262.
35. Rocha G, Brunette I, Le Francois M. Severe toxic keratopathy secondary to topical anesthetic abuse. Can J Ophthalmol 1995;30: 198–202.

第二十六章 角膜上皮黏附异常病变
ABRAHAM SOLOMON

概述

正常角膜上皮通过由半桥粒、基底膜成分及结构蛋白构成的复合体黏附于其下方的基底膜。当角膜上皮因外伤导致缺损，愈合过程中，新的角膜上皮形成，黏附复合结构的缺失会导致上皮-基质附着不良，进而产生局部上皮黏附异常，表现为临床上特征性角膜病变，即复发性角膜糜烂综合征（recurrent corneal erosion syndrome，RCE）。

许多病因都会导致角膜上皮黏附异常，最终无一例外地发展为复发性角膜糜烂综合征。该病变出现特征性角膜上皮自发糜烂，往往呈急性发作，无法预测，患者表现不同症状，或轻度眼部异物感，亦可在半夜或睡醒时剧烈眼疼，症状持续数分钟至数小时。这种复发性病变持续数周，甚至若干年，造成患者眼表功能异常，并承受巨大痛苦。到目前为止，仍然没有确切的治疗方法，给我们的治疗提出了挑战。近年来，许多治疗方案应运而生，从局部用药预防发作到手术重建新的基质-基底膜-上皮环境，人们进行了大量的探索研究。

病理生理学

上皮黏附复合体正常解剖学

角膜上皮黏附于基底膜主要有两种黏附机制。一种是通过定位于细胞外基质的配体和受体分子间直接相互作用黏附结合。已经证实三种主要的分子家族参与其中，包括 N-CAM 家族、钙粘素家族及结合素家族。在细胞-基质界面，它们形成完整的膜蛋白与细胞外基质配体相互作用的整体[1]。

第二种细胞-基质黏附是通过紧密连接，即所谓的半桥粒（图 26-1）[2]。这种半桥粒结构定位于上皮细胞基底膜上。在半桥粒结构中，细胞膜的外侧存在致密的线状结构，平行排列，发出锚丝通过透明板到达基底膜的致密层（图 26-1）。在致密板的反面，锚原纤维从基质面插入。这些纤维在前基质层形成相互缠绕的网状结构。锚原纤维在基底膜插入的远端植入到锚定板中，结构上像基底膜的小片段（图 26-1）。总的来说，所有这些结构上相互连接的部分，包括中间丝、半桥粒、锚丝、锚原纤维、锚定板被统称为黏附复合体（adhesion complex）[3]。

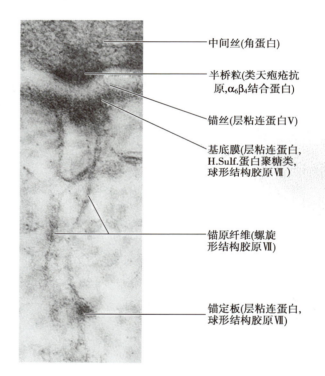

图 26-1 电子显微镜显示角膜上皮的黏附复合体，已鉴定证实复合体的连接结构及分子成分

复发性角膜糜烂综合征的上皮黏附

在清除角膜上皮后，该区裸露的基质立即被纤维连接蛋白覆盖，为周边活性上皮细胞提供平台，使这些细胞能够滑动并移行覆盖裸露的区域，增殖形成表层细胞。基底细胞与其下方结构形成黏附复合体。当角膜上皮的基底细胞移行覆盖创面时，这些细胞失去了

原有的半桥粒结构[4]。角膜上皮紧密连接的重建与半桥粒及黏附复合体的重新形成密切相关[5]。在角膜上皮细胞移行过程中,细胞-基质界面形成临时性黏附连接,所谓"局部连接"。通过移行中蛋白合成的显著增加覆盖创面达到愈合[6]。

损伤初期基底膜的状态显著影响上皮愈合。当基底膜受到损伤,上皮移行及黏附于下方基质的过程就会延迟至伤后几周。如果基底膜保持完整,上皮移行覆盖原有基底膜并形成黏附复合体在几天之内即可完成。RCE患者角膜超微结构研究证实,上皮外伤后连接复合物缺失导致角膜上皮延迟黏附于其下方组织(图26-2)[5,7]。这些黏附复合物的缺失主要以局部基底膜和半桥粒的缺失为主。在上皮细胞之间,基底膜出现多层和皱褶。另外,角膜上皮基底层细胞变暗水肿[7,8];健康上皮区域可见上皮内假性囊肿,即细胞碎屑和不定型物的积聚[7]。这些细胞碎屑很可能是通过损伤的基底膜被上皮细胞包裹积聚产生。在角膜上皮基底细胞和基底膜之间的异常黏附复合物会导致局部上皮隆起和下方细胞碎屑的积聚(图26-2),产生异常的基底膜,进一步加重局部上皮基底细胞的脱离和细胞碎屑的积聚,从而出现异常上皮黏附和复发性角膜糜烂的恶性循环。

上皮糜烂发生的时间与眼睑的突然睁开相关,这就能解释为什么这种上皮糜烂通常发生在夜间或者早上醒来时。睡眠时,眼睑闭合,眼睑与泪膜之间无空气存在,泪液表面张力维持睑缘之间的封闭状态。突然的开睑产生剪切力,这种力远远大于上皮黏附于基底膜的力量,造成上皮的撕脱伤[9]。

睑板腺疾病与炎症介质

在非外伤性RCE患者中常常可见严重的睑板腺功能障碍(MGD)及痤疮的发生。这些患者有睑板腺萎缩、泪膜破裂时间缩短、结膜充血以及面部痤疮体征,包括面部红斑、潮红、丘疹及脓疱。角膜糜烂通常发生在角膜下方。这种现象可以解释为下方角膜长期与包含炎症介质的泪液接触,尤其在MGD患者更加典型[10]。

MGD的发生与泪液中炎症因子和基质降解酶的升高有关,这些因素干扰正常半桥粒和连接复合物的形成,可能潜在影响上皮愈合过程。已证实在MGD患者细菌脂肪酶升高,产生游离脂肪酸,阻碍上皮黏附复合物的形成[11,12]。另外,在MGD患者的泪液中发现细胞因子和基质降解酶如IL-1,MMP-9水平升高,进一步加剧了RCE患者角膜上皮的损伤。

许多研究已证实在RCE患者泪液中MMP-2、MMP-9明显升高,这些基质降解酶促进了角膜上皮的反复糜烂剥脱。其主要存在于角膜上皮细胞基底层,导致上皮锚定结构的降解,产生复发性角膜上皮滑脱和缺失[14]。

病因

角膜上皮和基底膜的多种病变最终导致临床上复发性角膜上皮糜烂的发生。尽管大多数单侧RCE患者均有角膜急性外伤病史,随之出现角膜上皮的缺损糜烂(图26-3),但我们在临床上应考虑更多其他原因,尤其是对于双侧发病的患者,之前无角膜外伤病史。

RCE的病因分为原发性和继发性两种(框26-1)[9]。原发病因包括基因异常,主要指累及上皮、基底膜或前基质层的角膜营养不良。原发病变通常是双侧、对称性,可以发生在角膜的多个部位,其中最常见

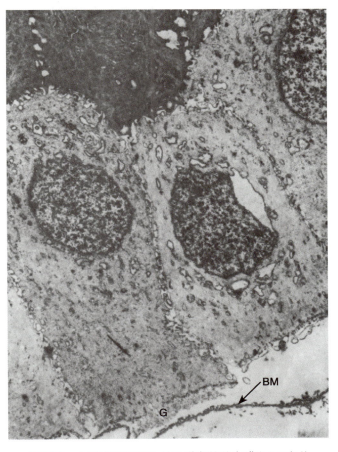

图26-2 电子显微镜照片显示脱离的基底膜(BM)和几乎完全缺失的半桥粒。细胞膜难以区分,部分断裂。细胞碎屑积聚于细胞与基底膜之间

的是地图-点状-指纹状营养不良（图 26-4,26-5）。在格子状角膜营养不良,这种累及前基质层的病变中 RCE 亦是常见的临床表现（图 26-6）[15]。

框 26-1　RCE 的病因
原发性
遗传相关的基底膜病变（营养不良）
前部上皮基底膜营养不良
■ 地图-点状-指纹状营养不良
■ Cogan's 营养不良
Bowman's 层
■ Reis-Buckler's 营养不良
■ Ⅰ型：早期发生严重的视力丧失
■ Ⅱ型：晚期发生视力丧失
角膜基质营养不良
格子状角膜营养不良（RCE 常见）
斑块状角膜营养不良
颗粒状角膜营养不良（RCE 少见）
继发性
后天性基底膜异常
外伤性上皮擦伤
Salzmann's 结节变性
带状角膜病变
疱疹病毒感染
继发于细菌性溃疡
睑板腺功能障碍
干燥性角结膜炎
糖尿病
大疱性表皮松解症
继发于屈光手术

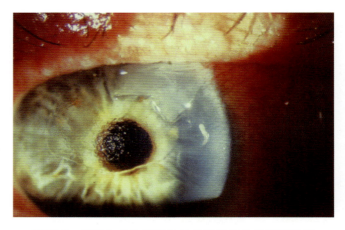

图 26-3　角膜上皮外伤通常是单侧复发性角膜糜烂最常见的原因

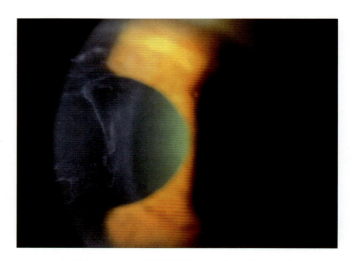

图 26-4　上皮基底膜营养不良中地图样改变

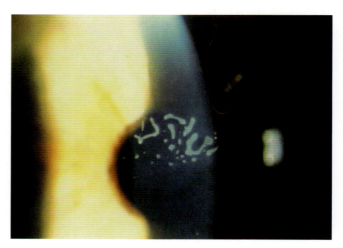

图 26-5　上皮基底膜营养不良（地图-点状-指纹状营养不良）中上皮点状微囊样改变

导致 RCE 的继发性基底膜病变在临床上更为常见,通常是后天获得性,单眼发病,常局限于角膜的单个部位。其中,角膜上皮的微创伤是 RCE 最常见的原因。指甲、植物、尖锐的物体或纸的边缘都可造成角膜上皮外伤（图 26-7）[16]。Salzmann's 结节变性是另一个常见的与复发角膜糜烂相关的后天疾病（图 26-8）。

无任何明显易发因素的自发病例临床上十分少见。早上醒来睁开眼时或睡眠期间由于眼球迅速运动而发生剧烈的眼疼、畏光、流泪及充血是 RCE 的典型症状。结合发病眼先前的微创病史、醒来时疼痛的发作和上皮愈合区的粗糙、不规则等即可诊断为 RCE。

第二十六章　角膜上皮黏附异常病变

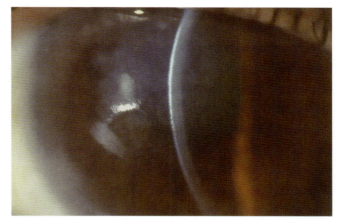

图26-8　伴有角膜上皮缺损的Salzmann's结节变性临床表现

角膜上皮糜烂可分为两种形式：微缩形式和放大形式。微缩形式的缺损是小范围的上皮缺损，而放大形式则面积更大，并围绕以疏松黏附的上皮组织。典型的微缩形式病情不重，发生频率高，每天晚上或早上时有发生，自发性，与上皮基底膜营养不良（EBMD）相关。而放大形式则与外伤有关，通常持续数天之久[17]。

尽管对RCE的流行病学知之甚少，但其在眼科中是相对常见的疾病。据报道外伤后RCE的发病率为1/150[9]。

因为许多患者的角膜上皮早已愈合，所以需要更加细致的裂隙灯检查发现该综合征的细微体征变化。应用宽裂隙或后照法能发现基底膜营养不良的细微体征（图26-9），如先前上皮糜烂部位、簇状微小上皮囊泡改变（图26-10）。散瞳及无赤光检查亦可揭示角膜上皮的细微改变。通过眼睑施加于角膜的轻度压力可以使黏附不良的角膜上皮出现皱褶，从而揭示病变特

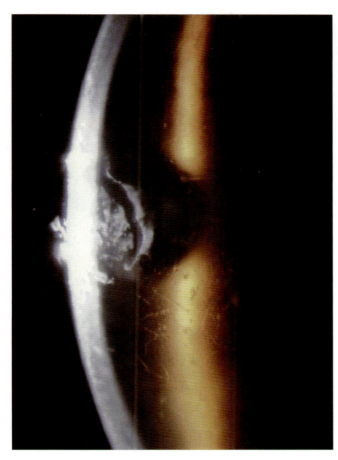

图26-6　格子状营养不良患者的复发角膜上皮糜烂

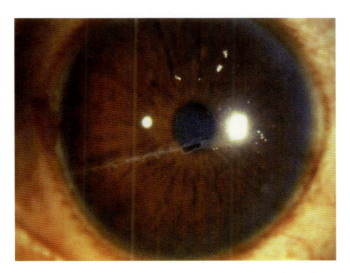

图26-7　纸的边缘导致的角膜上皮线状缺损，可能会诱发RCE

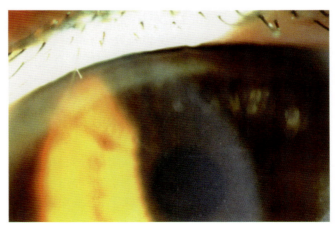

图26-9　在RCE患者角膜上方可以看到上皮基底膜营养不良的细微改变

征。许多患者未发现任何体征，需告知其不要等到上皮愈合或上皮已覆盖糜烂面，应及时在下次疼痛发作后立即就诊，使医生能够做出正确的诊断，并及时治疗病变部位。

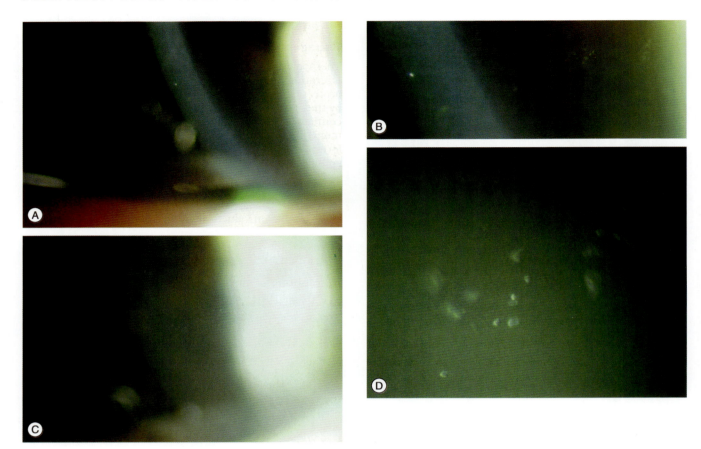

图 26-10　RCE 发作患者的上皮微囊样改变。从不同角度和对病变放大观察是十分重要的。(**A**)通过后照法对簇状上皮微囊样改变的观察。(**B**)同图(**A**)，更高的放大倍率。(**C**)通过宽裂隙观察同样的上皮微囊样改变。(**D**)同图(**C**)，更高的放大倍率

在急性发作期或发作后的几天内，受累的角膜上皮表现为黏附疏松、上皮隆起、上皮微小包囊或上皮的缺损[17,18]。在角膜上皮糜烂部位可以出现基质的浸润混浊[19]。大部分角膜上皮糜烂发生在角膜的下半部[16]。在角膜水平线以下的中央部分是最后上皮化的区域，在这个区域眼睑闭合很容易被频繁破坏，另外这是最大暴露的区域，因为其正好位于眼睑闭合线的反面。

RCE 可能的并发症是感染性角膜炎，其发生是由于长期佩戴角膜接触镜或局部激素的使用[9]。

当进行裂隙灯检查未发现 RCE 的明显体征时，可以应用干的纤维素棉棒检测上皮黏附是否受损。其方法是用棉棒轻擦可疑上皮糜烂区域，如果整个上皮层随棉棒移动，应高度怀疑该区域上皮-基质黏附异常[20]。

症状的持续时间、发作的频率、次数都会改变。复发的频率可以从每天早上的小发作到每隔数月的大发作而不同。典型复发在微缩形式发作时持续 1 ~ 4 小时，而在放大形式发作可持续 1 ~ 21 天[17]。最近的一个研究 RCE 患者的大样本表明，经过 4 年的随访，59% 患者仍有症状，且大多患者主诉症状发生在早上醒来时[21]。平均发作频率为每 60 天发作一次，但是在有症状的患者中 24% 至少每周发作一次，51% 的患者至少每月发作一次。

在 RCE 患者中，因外伤所致和继发于 EBMD 两类患者的比较说明，后者更明显地出现眼部症状，75% 的继发于 EBMD 的患者出现症状，相比较仅 46% 的外伤患者有症状[21]。

治疗

RCE 的治疗是具有挑战性的，到目前为止，没有单一疗法被认为是明确的和足够有效的。多年来，多种治疗方法被人们应用，包括局部保守治疗，如高渗润

滑剂,软性绷带镜,和各种侵入性手术方式,如前基质穿刺、屈光性角膜切削术,目的旨在创建一个新的基底膜-上皮界面(框 26-2)。

框 26-2　RCE 的治疗

RCE 的药物治疗
　　醒来时缓慢眼球运动,逐步眼睑睁开
　　眼部覆盖,睫状肌麻痹剂,眼部润滑剂
　　高渗药物(5%氯化钠)
　　临时性软性绷带镜
　　相关眼睑病变的治疗
　　自体血清
　　MMP 抑制剂(口服四环素/多西环素)
RCE 的手术治疗
　　上皮清创
　　前基质穿刺(胰岛素针或 Nd:YAG 激光)
　　治疗性准分子激光角膜切削术(PTK)
　　金刚砂钻浅表角膜切削术

急性发作期 RCE 的主要治疗目标是缓解疼痛,促进快速持久上皮化的形成。保持愈合上皮的稳定,预防后续 RCE 的发作是其治疗的长期目标。这些目标不易实现,RCE 的慢性抵抗性过程无论对患者还是医生来说都是令人沮丧的。

药物治疗

局部润滑剂和高渗剂

大多数 RCE 急性发作患者最初可以应用涂抗生素眼膏,眼垫包患眼的方法治疗[16,17]。为防止复发,最广泛有效的治疗是润滑剂和高渗盐[10,16,17,22]。局部润滑剂可以应用滴眼液、凝胶及眼膏。睡眠时眼膏的局部应用能整晚降低睑结膜与角膜上皮之间的摩擦,即使在眼球迅速运动期间(REM),从而保护角膜上皮,防止醒来时眼睑剪切力对角膜上皮的损伤,而这是 RCE 复发的主要触发机制。

高渗剂也常规地应用于 RCE 的治疗中。睡眠时,由于泪液蒸发减少,泪液处于低渗状态。晚上,泪液的低渗使水从泪膜转入角膜,导致角膜水肿和上皮黏附降低。高渗盐,如 5%的氯化钠滴眼液或眼膏通过增加泪液渗透压促进上皮黏附,因此而减轻角膜水肿,增强上皮的紧密贴附。因为上皮连接复合物的形成需要几个月的时间,所以这些药物的使用可以一直持续到症状发作后的几个月。

大部分病人通过这些保守治疗后获得良好的效果,尤其是在缓解疼痛和促进角膜上皮的初步愈合方面[22]。但是,这些方法并不能降低复发的可能性和几率[16]。

医生应告知患者在睁开眼睛之前眼球缓慢地左右运动,下眼睑逐渐睁开,使睑结膜和角膜上皮之间更加容易分离。这种睑结膜与角膜上皮之间的缓慢分离能有效防止在突然睁眼时剪切力对角膜上皮的损伤,从而减少了 RCE 的发生。

治疗性绷带镜

治疗性绷带镜能防止角膜上皮受到上睑结膜的摩擦而导致的损伤,从而促进角膜上皮移行和基底膜的再生[23]。作为有效的治疗,绷带镜的佩戴应达几周至数月之久[16],每两周更换一次。这样能使角膜上皮与基底膜之间的连接复合物重新形成。

接触镜的佩戴应密切随访和观察,因为长时间的佩戴可能会诱发细菌性角膜炎和新生血管的形成[16,24]。但是,近几年硅水凝胶绷带镜的问世显著提高了绷带镜长期佩戴的安全性[25,26]。

自体血清

自体血清在 RCE 的治疗中应用有效,明显降低了 RCE 的复发率[27,28]。自体血清由上皮愈合所需的物质组成,如维生素 A、表皮生长因子、转化生长因子 β 和纤维连接蛋白。纤维连接蛋白促进上皮移行,并参与上皮黏附过程[29]。血清中的脂类物质可以替代睑板腺所产生的脂质物。根据报道,血清如果能够正确制备和应用,是安全并且没有任何副作用的[28]。

眼睑疾病的治疗

睑板腺疾病(MGD)、慢性睑缘炎与 RCE 相关[10]。在 MGD 患者的泪液中细菌脂肪酶、脂肪酸、白细胞介素及基质金属蛋白酶类(MMPS)均显著升高,这些物质均阻碍角膜上皮的愈合。因此,在 RCE 的治疗中针对 MGD 的治疗措施亦应作为常规。具体方法包括眼睑的卫生保健和口服四环素类药物。口服四环素类药物可以降低 MGD 患者泪液中的游离脂肪酸,抑制 MMPS 活性,减少睑缘培养时细菌菌落的形成数量,从而对降低 RCE 的发作有效[10,30]。小剂量的四环素口服应持续数月之久。

角膜上皮产生基质降解酶,如 MMP-2 和 MMP-9。这些酶类在上皮愈合过程中扮演重要角色,是许多眼表疾病中炎性物质的一部分。在 RCE 患者中已证实,这些酶类分泌增加,尤其是 MMP-2[14]。因此,在角膜上皮愈合过程中,MMPs 可能参与了基底膜连接复合物中锚定分子的降解过程,这是在治疗顽固性 RCE 过程中应用 MMP 抑制剂的基础[31]。事实上,口服多西环素联合局部激素的应用在治疗顽固性 RCE 中证实有效[31]。随机临床对照试验发现,局部激素的应用联合口服多西环素能降低 RCE 的发作频率[30]。另外,多西环素与皮质激素有显著的抗感染作用。多西环素能降低体外培养人上皮细胞产生的白介素-1 的合成和生物活性[32]。激素和多西环素的联合使用能抑制炎性细胞因子、MMPS 的活性,促进其分解,预防 RCE 的反复发作[31]。

手术治疗

当各种药物治疗失败时,手术治疗可能是最有效的。近年来报道了许多治疗 RCE 的手术方法,其中包括 Bowman's 膜的金刚钻切削术、前基质穿刺(胰岛素针或 Nd:YAG 激光器)、治疗性准分子激光角膜切削术(PTK)。因为这些手术方法成功率高,风险低,所以临床上药物保守治疗无效的病例应立即采用手术方法。

疏松上皮清创术

上皮清创的指征是大范围的上皮疏松附着,并随眼睑运动而移动。这种大范围疏松上皮的清创可有效减轻疼痛,促进上皮健康黏附边缘向病变区的愈合。在裂隙灯下应用表面麻醉即可完成上皮清创过程,仅需无菌棉棒擦除疏松上皮组织。如果上皮缺损范围较大,可以给予治疗性绷带镜佩戴,加用局部抗生素和环喷托酯滴眼液。单纯上皮清创并不能减少上皮糜烂的复发[16,17,22]。

前基质穿刺术

前基质层穿刺是有效的,并广泛应用的手术方法,具体是应用 25G 针头从角膜上皮层至前基质层进行多位点浅层穿刺,以改善上皮与下方组织的黏附。理论上这种方法激活了纤维化和瘢痕的形成,促进细胞外基质蛋白的合成,更有利于上皮黏附于其下方组织[33]。这种手术方法可以在表面麻醉下进行,用 25G 弯针头(0.1~0.3mm 弯头)连接 3ml 注射器,非类固醇滴眼液如酮咯酸、双氯芬酸等术前缓慢滴注以减轻术后疼痛。治疗前亦可用荧光素滴注更好地界定病变受累的范围(图 26-11)。针头弯曲的尖端与角膜表面保持垂直,在病变区多位点穿刺之间的距离约 0.5mm

(图 26-11)。穿刺范围应扩展至正常上皮覆盖的病损边缘后 1~2mm,因为疏松的上皮病变往往比实际可见的范围要大。瞳孔区的治疗范围应尽可能缩小。因为前基质层的穿刺会导致上皮下瘢痕的形成(图 26-12),所以如果病损直接累及视轴区,这种方法显然是不合适的,角膜中央区的瘢痕会导致眩光和视力下降。在治疗后应立即给予绷带镜佩戴,局部抗生素使用一周[18,22]。

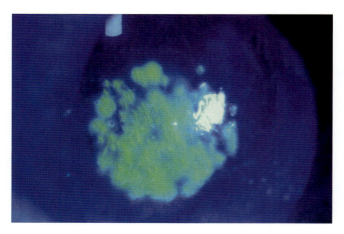

图 26-11 前基质层穿刺后立即角膜荧光素染色照片

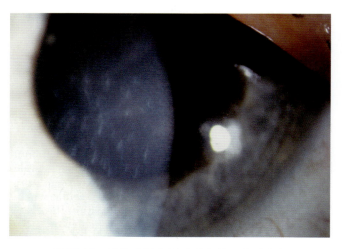

图 26-12 前基质层穿刺后形成的上皮下瘢痕

据报道,这种治疗方法在顽固性 RCE 患者的成功率在 80% 以上[18]。治疗的失败通常由于穿刺范围过小,上皮糜烂又会发生于治疗区之外的区域。另外,初次治疗失败的患者还可进行更大范围的穿刺治疗,可以有效解决复发上皮糜烂。

我们也可以使用 Nd:YAG 短脉冲激光完成前基质层的穿刺[34],能量设置在 1.8~2.2mJ。激光穿刺较针头穿刺的优点在于激光的穿刺点是可重复的、浅层的并且是相对透明的。

治疗性准分子激光角膜切削术(PTK)

研究证实激光对 Bowman's 膜的部分消融为上皮的移行提供了光滑的植床,使半桥粒连接复合物能够重新形成[35,36]。临床研究表明在激光治疗后 2 周,人的上皮基底层会形成新的半桥粒和基底膜[37]。这样在 PTK 术后新的半桥粒、锚原纤维和基底膜迅速重新组合,并且数量明显增加。另外,除去基底膜使上皮直接与基质相接触,能够刺激新的锚原纤维和半桥粒的合成[38]。

在 RCE 的治疗中 PTK 的安全性和有效性已经证实[38,39]。PTK 的优点在于能精确除去角膜上皮,对未消融区域无损伤,可以行更大病变范围的同时治疗。治疗目标是除去 6mm 直径的较厚前基质层。纤维素棉棒除去病变角膜上皮后,设定 7~8mm 直径平光束消融直径为 6mm 的前基质层。应用睫状肌麻痹剂及抗生素滴眼后包扎术眼,并应给予角膜绷带镜佩戴。PTK 的治疗成功率为 60%~100%[40,41]。比较角膜营养不良所致 RCE,PTK 的治疗成功率在外伤性 RCE 患者明显增高[40,41]。

PTK 的缺点在于术后出现不适症状,因角膜中央变平所致的远视。更先进的 PTK 治疗是基于飞秒激光的应用。与过去的宽激光光束比较,飞秒激光对非愿望屈光的改变影响更小。

金刚砂钻浅表角膜切削术

角膜上皮清创和金刚砂钻切削 Bowman's 膜在 RCE 的治疗中是另一种不太常用的手术方法。首先是除去角膜表面疏松的上皮层,具体可以应用镊子剥除和纤维棉棒轻擦相结合的方法。如果上皮糜烂发生于视轴区,全角膜表面需要用金刚砂钻打磨切削,操作中需多次旋转环形运动以防产生不规则界面。角膜缘全周 1~2mm 上皮保持完整。治疗深度仅限于 Bowman's 膜的前层。同样,治疗后佩戴绷带镜和应用抗生素滴眼液。

金刚砂钻的治疗效果可与 PTK 相比较[42]。治疗初期可见上皮下微小颗粒状沉积,术后 3 个月以上的患者可见角膜薄雾状混浊。

一组对 RCE 和前基底膜营养不良患者的研究表明,与 PTK 治疗相比较,金刚砂钻打磨切削术后角膜雾状混浊的发生明显减少。金刚砂钻打磨切削是一种简单经济的治疗方法,相对 PTK 而言,角膜雾状混浊的发生率低,上皮病变的复发率也较低。而且,这种方法可以用于治疗累及视轴区的 RCE 病变。

结论

角膜上皮黏附异常病变是大多数角膜病医生常常遇到的情况。复发性角膜上皮糜烂常常发生于角膜上皮的轻微外伤,亦可见于各种遗传性角膜上皮、基底膜及基质营养不良。RCE 的典型症状是醒来时眼部疼痛的发作,患者的生活质量明显下降。需要医生进行细致的裂隙灯检查才能发现与轻微外伤或 EBMD 相关的微小改变。大多数患者是轻度的,对单纯药物保守治疗有效,如润滑剂、高渗剂。少数患者会出现 RCE 的反复持续发作,需要进行手术治疗,如前基质穿刺或 PTK。对每个病人选择正确的治疗方案是该类疾病治疗成功的关键所在。

参考文献

1. Hynes RO. Integrins: a family of cell surface receptors. Cell 1987;48:549–54.
2. Gipson IK. Adhesive mechanisms of the corneal epithelium. Acta Ophthalmol Suppl 1992;202:13–7.
3. Gipson IK, Spurr-Michaud SJ, Tisdale AS. Anchoring fibrils form a complex network in human and rabbit cornea. Invest Ophthalmol Vis Sci 1987;28:212–20.
4. Buck RC. Hemidesmosomes of normal and regenerating mouse corneal epithelium. Virchows Arch B Cell Pathol Incl Mol Pathol 1982;41(1-2):1–16.
5. Khodadoust AA, Silverstein AM, Kenyon KR, et al. Adhesion of regenerating corneal epithelium. The role of basement membrane. Am J Ophthalmol 1968;65:339–48.
6. Zieske JD, Bukusoglu G, Gipson IK. Enhancement of vinculin synthesis by migrating stratified squamous epithelium. J Cell Biol 1989;109:571–6.
7. Rodrigues MM, Fine BS, Laibson PR, et al. Disorders of the corneal epithelium: a clinicopathologic study of dot, geographic, and fingerprint patterns. Arch Ophthalmol 1974;92:475–82.
8. Tripathi RC, Bron AJ. Ultrastructural study of non-traumatic recurrent corneal erosion. Br J Ophthalmol 1972;56:73–85.
9. Ramamurthi S, Rahman MQ, Dutton GN, et al. Pathogenesis, clinical features and management of recurrent corneal erosions. Eye 2006;20:635–44.
10. Hope-Ross MW, Chell PB, Kervick GN, et al. Recurrent corneal erosion: clinical features. Eye 1994;8(Pt 4):373–7.
11. Dougherty JM, McCulley JP. Bacterial lipases and chronic blepharitis. Invest Ophthalmol Vis Sci 1986;27:486–91.
12. Dougherty JM, McCulley JP. Analysis of the free fatty acid component of meibomian secretions in chronic blepharitis. Invest Ophthalmol Vis Sci 1986;27:52–6.
13. Afonso AA, Sobrin L, Monroy DC, et al. Tear fluid gelatinase B activity correlates with IL-1alpha concentration and fluorescein clearance in ocular rosacea. Invest Ophthalmol Vis Sci 1999;40:2506–12.
14. Garrana RM, Zieske JD, Assouline M, et al. Matrix metalloproteinases in epithelia from human recurrent corneal erosion. Invest Ophthalmol Vis Sci 1999;40:1266–70.
15. Zechner EM, Croxatto JO, Malbran ES. Superficial involvement in lattice corneal dystrophy. Ophthalmologica 1986;193:193–9.
16. Hykin PG, Foss AE, Pavesio C, et al. The natural history and management of recurrent corneal erosion: a prospective randomised trial. Eye 1994;8(Pt1):35–40.
17. Brown N, Bron A. Recurrent erosion of the cornea. Br J Ophthalmol 1976;60:84–96.
18. Rubinfeld RS, Laibson PR, Cohen EJ, et al. Anterior stromal puncture for recurrent erosion: further experience and new instrumentation. Ophthalmic Surg 1990;21:318–26.
19. Ionides AC, Tuft SJ, Ferguson VM, et al. Corneal infiltration after recurrent corneal epithelial erosion. Br J Ophthalmol 1997;81:537–40.

20. Kenyon KR, Paz H, Greiner JV, et al. Corneal epithelial adhesion abnormalities associated with LASIK. Ophthalmology 2004;111:11–7.
21. Heyworth P, Morlet N, Rayner S, et al. Natural history of recurrent erosion syndrome – a 4-year review of 117 patients. Br J Ophthalmol 1998;82:26–8.
22. Reidy JJ, Paulus MP, Gona S. Recurrent erosions of the cornea: epidemiology and treatment. Cornea 2000;19:767–71.
23. Donnenfeld ED, Selkin BA, Perry HD, et al. Controlled evaluation of a bandage contact lens and a topical nonsteroidal anti-inflammatory drug in treating traumatic corneal abrasions. Ophthalmology 1995; 102:979–84.
24. Kent HD, Cohen EJ, Laibson PR, et al. Microbial keratitis and corneal ulceration associated with therapeutic soft contact lenses. CLAO J 1990;16:49–52.
25. Blackmore SJ. The use of contact lenses in the treatment of persistent epithelial defects. Cont Lens Anterior Eye 2010;33:239–44.
26. Mely R. Therapeutic and cosmetic indications of lotrafilcon a silicone hydrogel extended-wear lenses. Ophthalmologica 2004; 218(Suppl. 1):29–38.
27. Ziakas NG, Boboridis KG, Terzidou C, et al. Long-term follow up of autologous serum treatment for recurrent corneal erosions. Clin Experiment Ophthalmol 2010;38:683–7.
28. del Castillo JM, de la Casa JM, Sardina RC, et al. Treatment of recurrent corneal erosions using autologous serum. Cornea 2002; 21:781–3.
29. Fujikawa LS, Foster CS, Harrist TJ, et al. Fibronectin in healing rabbit corneal wounds. Lab Invest 1981;45:120–9.
30. Hope-Ross MW, Chell PB, Kervick GN, et al. Oral tetracycline in the treatment of recurrent corneal erosions. Eye 1994;8(Pt 4):384–8.
31. Dursun D, Kim MC, Solomon A, et al. Treatment of recalcitrant recurrent corneal erosions with inhibitors of matrix metalloproteinase-9, doxycycline and corticosteroids. Am J Ophthalmol 2001;132: 8–13.
32. Solomon A, Rosenblatt M, Li DQ, et al. Doxycycline inhibition of interleukin-1 in the corneal epithelium. Invest Ophthalmol Vis Sci 2000;41:2544–57.
33. Katsev DA, Kincaid MC, Fouraker BD, et al. Recurrent corneal erosion: pathology of corneal puncture. Cornea 1991;10:418–23.
34. Geggel HS. Successful treatment of recurrent corneal erosion with Nd:YAG anterior stromal puncture. Am J Ophthalmol 1990;110: 404–7.
35. Aitken DA, Beirouty ZA, Lee WR. Ultrastructural study of the corneal epithelium in the recurrent erosion syndrome. Br J Ophthalmol 1995; 79:282–9.
36. Marshall J, Trokel SL, Rothery S, et al. Long-term healing of the central cornea after photorefractive keratectomy using an excimer laser. Ophthalmology 1988;95:1411–21.
37. Lohmann CP, Gartry DS, Muir MK, et al. Corneal haze after excimer laser refractive surgery: objective measurements and functional implications. Eur J Ophthalmol 1991;1:173–80.
38. O'Brart DP, Muir MG, Marshall J. Phototherapeutic keratectomy for recurrent corneal erosions. Eye 1994;8(Pt 4):378–83.
39. Cavanaugh TB, Lind DM, Cutarelli PE, et al. Phototherapeutic keratectomy for recurrent erosion syndrome in anterior basement membrane dystrophy. Ophthalmology 1999;106:971–6.
40. Dausch D, Landesz M, Klein R, et al. Phototherapeutic keratectomy in recurrent corneal epithelial erosion. Refract Corneal Surg 1993;9: 419–24.
41. Fagerholm P, Fitzsimmons TD, Orndahl M, et al. Phototherapeutic keratectomy: long-term results in 166 eyes. Refract Corneal Surg 1993;9(Suppl. 2):S76–S81.
42. Soong HK, Farjo Q, Meyer RF, et al. Diamond burr superficial keratectomy for recurrent corneal erosions. Br J Ophthalmol 2002;86: 296–8.

第二十七章　神经营养障碍性角膜病变

SATHISH SRINIVASAN and DOUGLAS A. M. LYALL

概述

角膜是神经支配最丰富的器官之一。角膜的神经支配不仅为其提供了感知觉，而且在维持角膜结构和功能的完整性方面十分重要。正常的角膜神经在上皮的完整性、增殖及伤口愈合过程中具有调节作用。神经营养障碍性角膜病变（NK）是角膜的一种变性改变，以角膜知觉减退或缺乏为特点。这会导致角膜表面对损伤的敏感性下降，愈合延迟。在许多病例会导致角膜溃疡、基质溶解和穿孔。角膜由睫状长神经支配，是由三叉神经眼支的鼻睫神经发出的分支。任何眼部的、局部或全身系统疾病都会沿此神经走行影响该神经的功能，导致角膜知觉缺失，造成神经营养障碍性角膜病变（NK）（框 27-1）[1]。NK 的治疗十分棘手，治疗的目标是防止疾病恶化，保持眼球的完整性和促进眼表修复。

框 27-1　角膜知觉缺失原因

三叉神经麻痹
　颅内来源
　　肿瘤
　　动脉瘤
　　脑卒中
　医源性
　　听神经瘤或三叉神经瘤术后
　遗传性
　　家族性自主神经功能异常
　　Goldenhar-Gorlin 综合征
　　Mobius 综合征
　　家族性角膜知觉减退
全身疾病
　糖尿病
　维生素 A 缺乏症
　麻风病
眼部疾病
　病毒感染

　　单纯疱疹病毒
　　带状疱疹病毒
　毒性作用
　　化学烧伤
　　局部药物毒性
　　长期表面麻醉剂的滥用
　医源性
　　激光屈光手术
　　激光或手术对睫状神经的创伤
　　角膜切开术
　　接触镜的佩戴
　　慢性眼表损伤或炎症
　虹膜异色
　热烧伤
　眼眶肿瘤
　角膜营养不良
　　格子状
　　颗粒状

发病机制

大部分角膜神经来源于三叉神经眼支，经由前睫状神经，少部分来源于上颌神经。角膜缘和周边角膜也受来自上方颈神经节的自主交感神经支配[2]。

神经在角膜基质的中 1/3 进入角膜，呈放射状前行至角膜中央，在距离角膜缘 1mm 处脱髓鞘，并发出许多分支支配前部及中部基质层。在 Bowman's 膜和前基质层界面，基质神经纤维形成上皮下神经丛。它们穿透 Bowman's 膜，形成基底膜下上皮神经丛，为基底上皮层提供神经支配，最终走行结束于浅表上皮层（图 27-1）[3]。上皮下神经丛细小分支上升并穿过

Bowman's 膜,几乎呈直角弯曲在基底上皮细胞层形成基底膜下神经丛(图 27-2)[4]。

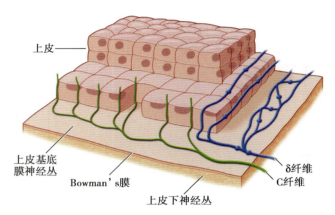

图 27-1 人角膜神经支配的三维图
BEP,basal epithelial plexus,上皮基底膜神经丛;SEP,subepithelia plexus,上皮下神经丛

共焦显微镜的问世是临床观察角膜细胞结构及角膜神经的强大工具(图 27-3)。基底膜下神经丛密度的变化依赖于检查方法和分析方法的选择。但是与正常对照组相比较,NK 及许多易患疾病如糖尿病、病毒性角膜炎等其神经的密度明显下降(图 27-4 和图 27-5)[5]。

研究证实,基底膜下神经密度的改变使眼表许多神经介质和炎症因子的浓度发生变化[6,7],这些神经介质促进了内环境循环的稳定,维持眼表的健康状态,而且使泪液更新、生成加速,这些介质包括 P 物质、钙基因相关肽、神经肽 Y、血管源性肠肽、加兰肽、甲硫氨酸脑啡肽和乙酰胆胺[6]。

研究证实神经介质的缺乏会导致上皮细胞有丝分裂减少,上皮变薄,表面崩解。角膜缘干细胞无法增殖取代中央上皮,出现上皮持续缺损。上皮表面微绒毛的减少会导致泪液无法黏附于角膜表面[1]。由于结膜上皮内杯状细胞的密度下降,所以泪液成分亦发生改变[9]。

已证实,无论是对交感神经还是感觉神经的功能维持、再生,神经生长因子都是必要的循环介质,其在 P 物质和乙酰胆碱的生成中亦扮演重要角色[10]。角膜和结膜细胞表面具有特异性 NGF 受体,在维持正常角膜神经密度和上皮完整性中 NGF 具有多重作用[11]。NGF 和神经介质现已作为 NK 多种药物治疗的研究目标。

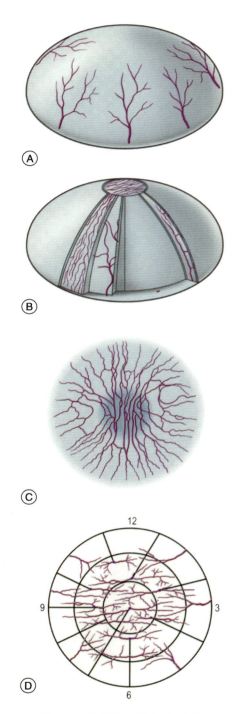

图 27-2 角膜神经分布示意图

第二十七章 神经营养障碍性角膜病变

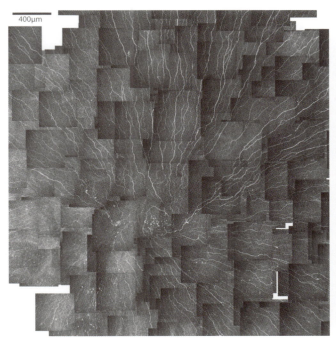

图 27-3 激光共焦显微镜照片拼图，显示人角膜基底膜下神经丛的分布结构

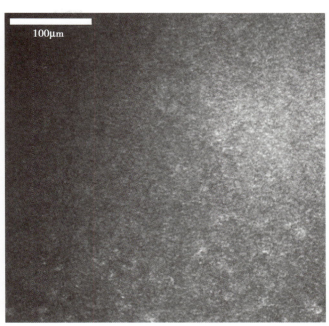

图 27-5 带状疱疹角膜炎患者的 Bowman's 膜。对一个多次发作带状疱疹性盘状角膜炎患者进行角膜激光共焦显微镜扫描显示，Bowman's 膜空空如也，提示基底膜下神经纤维缺失

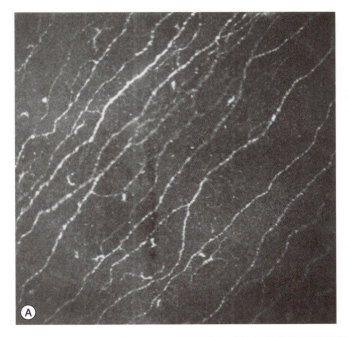

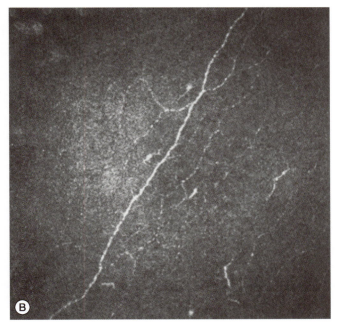

图 27-4 （A）健康人 Bowman's 膜角膜神经的共焦显微镜照片。（B）严重神经病变的糖尿病患者 Bowman's 膜角膜神经的共焦显微镜照片，明显角膜神经密度下降

临床表现

神经营养障碍性角膜病变（NK）可以有各种不同的临床体征。Groos将这些临床体征分为三级（框27-2）[12]。1级，轻度，以点状角膜上皮病变为特点，泪液黏滞性改变伴有泪膜破裂时间缩短，周边角膜血管化和睑结膜的点状着色。2级以角膜上皮病变为主，表现为上皮缺损，边缘上皮水肿、黏附疏松，形成光滑的边界。上皮的损害亦可出现基质的水肿，Descemet's膜的明显皱褶（图27-6～图27-8）。3级是最严重的阶段，特点是基质溶解和最终的角膜穿孔（图27-9）。

> **框27-2　神经营养障碍角膜病变的临床分期**
>
> **1期**
> 点状上皮病变（Gaule斑）
> 浅层新生血管形成
> 基质瘢痕
> 泪膜破裂时间延长
> 泪液粘滞系数增加
> 上皮增生并不规则
> 增生的角膜前膜
> 睑结膜孟加拉红着色
>
> **2期**
> 上皮缺损，通常在角膜上半部
> 上皮缺损边缘光滑卷曲
> 疏松上皮的环形边缘
> 基质水肿
> 前房炎症
>
> **3期**
> 角膜溃疡
> 基质溶解
> 穿孔

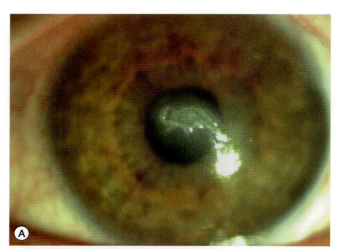

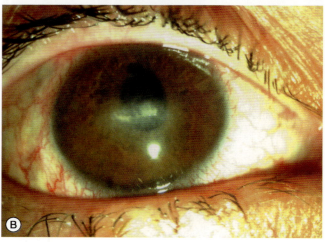

图27-6　一个25岁有严重神经病变的1型糖尿病患者的照片。显示中央角膜上皮持续缺损，边缘隆起，环形上皮混浊

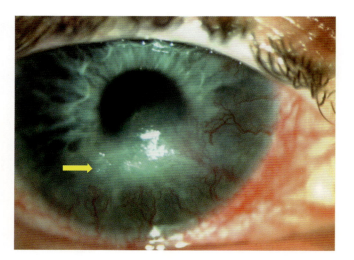

图27-7　一位40岁患者的照片，继发于眼部带状疱疹的严重神经营养障碍性角膜病变。显示持续的上皮缺损（箭头所指），上皮和基质的混浊及基质新生血管

第二十七章　神经营养障碍性角膜病变　201

评估

病史

全身疾病和用药史提示患者糖尿病、中风或使用了导致 NK 发生的药物。询问患者的社会史可以鉴别患者有无维生素 A 的缺乏,比如酗酒的患者可能因为饮食营养不良而导致维生素 A 的缺乏。全身系统疾病的病史询问可以提示我们患者之前有无头部外伤,颅内手术或者病变,如颅内肿瘤(听神经瘤)会导致三叉神经功能异常。颅内的病变或异常亦可最先表现为角膜的知觉减退,这就需要全面的神经系统检查和评估。另外,过去眼部情况,如病毒性角膜炎、外伤、接触镜的佩戴、准分子激光屈光角膜手术和表麻药的滥用等病史也应准确询问和记录。

检查

全身查体应在病史指导下进行,然后转到相应的内科医生处进一步的评估。为鉴别其他可能的神经系统疾病,必须进行脑神经查体。正确鉴别Ⅱ到Ⅷ对脑神经的异常,包括三叉神经的分支异常可以帮助我们对导致角膜知觉减退的可能病变进行定位,进一步行脑部或眼眶的影像学对可能的病损进行定位。当怀疑全身的某一潜在病变时,还可行血液检查,如血糖的化验可排除糖尿病,血清维生素水平的测定可以除外维生素 A 缺乏症等。

眼睑及附属器的检查用来评估眼睑对眼表的保护作用。角膜的暴露可以导致眼表的干燥,从而加速角膜上皮的崩解破坏。甲状腺眼病的病史会出现眼球突出,眼睑退缩。手术、外伤及面神经麻痹也可以导致眼睑不能完全闭合。睑缘炎的存在也可加重眼表炎症。因此,睑缘包括睑板腺的检查也应作为常规查体的一部分。

医生应检查患者眨眼频率,因为频率的下降会导致泪液无法在眼表均匀涂布。这样会造成继发干眼和暴露。在 NK 患者结膜杯状细胞及粘蛋白产生减少,泪膜因此不稳定。对角膜外界刺激的泪液分泌反射下降会导致泪液的减少,可行 Schirmer 实验证实。角膜知觉可以通过 Cochet-Bonnet 触觉测量器测定。角膜不同象限的敏感度差异可以提示知觉减退的局部原因,如病毒性角膜炎。角膜知觉的检查也可应用消毒的棉签头部进行。

角膜裂隙灯检查可以评估角膜上皮的缺损。通过使用活性染料,如荧光素、孟加拉红和丽丝胺绿使眼表

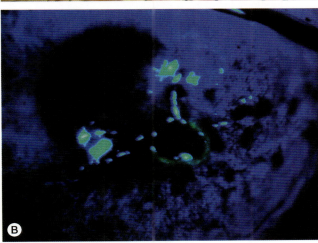

图 27-8　(A)一位 40 岁患者的临床照片,继发于眼部带状疱疹的神经营养障碍性角膜病变,图中显示上皮缺损区边缘雾状混浊。(B)继发于带状疱疹的 NK 患者荧光素染色显示持续上皮缺损区

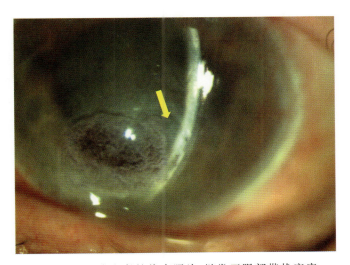

图 27-9　70 岁患者的临床照片,继发于眼部带状疱疹的神经营养障碍性角膜病变,图示角膜穿孔。腈基丙烯酸胶和潜在的持续上皮缺损区(箭头)

损伤清晰显现。角膜的检查可能提示造成知觉减退的眼部原因，如角膜炎导致的基质瘢痕，角膜屈光性激光术后或无症状的角膜变性疾病等。继发的细菌感染需要快速诊断和治疗。如果怀疑继发细菌感染，应取角膜或结膜组织进一步检测。

我们应对眼部进行系统检查。结膜的检查可能发现 Bitot 斑，与维生素 A 缺乏有关。前房炎症与慢性炎症性疾病诱发的色素膜炎有关，这种慢性炎症疾病会导致角膜的知觉减退。对视乳头的检查需要散瞳查眼底。如果角膜知觉减退继发于潜在的神经系统疾病，那么眼底检查会出现视乳头苍白或水肿。散瞳查眼底还可能发现糖尿病视网膜病变，后睫状神经邻近区视网膜激光、冷冻等诊断依据。

鉴别诊断

神经营养障碍性角膜病变在每一个阶段都与其他的眼表疾病的临床表现相似。病史的询问对 NK 的诊断有直接的帮助，临床查体中角膜知觉减退是关键体征。NK 早期的表层点状角膜病变可能会被误诊为干眼、暴露性角膜病变、药物毒性反应或角膜缘干细胞缺乏等。眼部疼痛或不适的症状在 NK 患者不常见到，如果出现上述症状可能支持其他的诊断。可以通过印迹细胞鉴别角膜缘干细胞缺乏和角膜新生血管化，因为印迹细胞可以鉴别角膜还是结膜上皮[13]。

在 NK 的晚期阶段，需要和感染性或免疫性角膜溃疡、外伤性上皮缺损、药物毒性溃疡或 RCE 相鉴别。微生物检测可以鉴别任何可能的感染病因。自身免疫疾病的存在提示我们可能为免疫性角膜溃疡，药物毒性相关性角膜溃疡会有局部用药病史，眼部外伤史，即使轻微外伤也可能提示外伤性角膜上皮缺损或 RCE。

治疗

治疗的最初目标是保护角膜表面，促进上皮再生。具体的治疗措施根据疾病的不同阶段，临床表现时期和知觉减退的严重性而定。对 1 级患者局部润滑剂保护角膜上皮，为了减少长期应用带来的眼表刺激，应选择无防腐剂的局部制剂，无论是润滑剂还是其他滴眼液，防止眼表损害进一步加重[8]。理论上其他眼部用药应尽可能全部停止使用。一种观点认为局部及全身用药均应停止使用，将药物可能诱发的 NK 降到最低。为增加眼表的泪液，可以使用泪点栓[1]。睑缘炎对眼睑的保健和治疗可以改善睑板腺功能，降低继发感染的风险。口服多西环素能够治疗睑缘炎，降低泪液中基质金属蛋白酶（MMPs）的浓度。在 RCE 综合征中已证实 MMPs 是角膜上皮无法愈合的因素之一[14]。绷带镜作为临时措施用于保护角膜表面，之前我们亦推荐使用，但是会直接导致感染或成为继发感染性角膜炎的危险因素[15]。任何睑缘缺损或眼睑畸形所造成的角膜表面暴露都应通过手术矫正。

当病程较长的疾病发生上皮缺损时，亦应使用上述的保守治疗措施。所有针对其他眼病的药物治疗都应停止使用，因为可能诱发角膜基质溶解和眼球穿孔。点用局部的胶原酶抑制剂。外侧睑缘缝合可以缩小睑裂和角膜暴露的区域[16]。另一种方法可以考虑替代睑缘融合，注射 A 型肉毒毒素到提上睑肌造成暂时的上睑下垂[17]。

虽然局部治疗以眼用润滑剂为主，但是也有许多其他辅助的治疗措施能够促进角膜上皮愈合和神经再生。自体血清滴眼液已经证实能够促进上皮增生，增加基底膜下神经丛的神经密度。脐带血清滴眼也能以同样方式促进角膜上皮愈合[19]。这两种制剂比较人工泪液具有更高浓度的神经介质，能促进角膜上皮愈合[19]。

这些辅助治疗也可以和泪点栓塞，绷带镜联合使用。在 NK 的治疗方面，个体神经介质的制备已开始着手研究，包括与胰岛素样生长因子-1 结合的 P 物质、表皮生长因子和纤维连接蛋白[20~22]。在一项对 45 例神经营养疾病 2 级或 3 级患者的前瞻性研究中发现，NGF 能够促进持续性角膜上皮缺损愈合，随之视力提高，角膜敏感度增加，即使在停止治疗后很长时间仍发挥作用[20]。上皮持续不愈合仅发生在 3 例三叉神经切除的患者，最终通过 NGF 的更长期的应用达到愈合。

神经营养障碍性角膜病所伴发的其他眼部疾病应积极给予治疗。继发细菌性角膜炎需要进行微生物取材化验，加强无防腐剂抗生素滴眼液的治疗。在眼部炎症成为潜在病因的病例，低浓度局部激素的应用可以减轻炎症反应过程，但是这样的病人应密切观察，因为有导致角膜基质溶解和穿孔的风险。研究显示非甾体抗感染药对该类疾病并无有效作用，反而相对禁忌使用该类药物，因为其含有的局部麻醉作用可能导致角膜的溶解。

对于单侧神经营养障碍性角膜病变的患者，已有报道通过手术替换无功能的神经，以角膜神经再生的形式进行治疗[23]。来自对侧眶上孔的眶上神经和滑车上神经分支进行手术分离,隧道通过鼻梁到达眼睑,直接通过眼睑、结膜及Tenon's囊空隙到达神经麻痹角膜的角膜缘,从而达到治疗的目的。

NK发展到3级的患者,角膜极易穿孔,应立即采取措施抑制角膜基质的溶解。对这样的患者而言,保留眼球比保存视力显得更加重要。除了以上的保护角膜上皮的措施以外,羊膜移植或带蒂结膜瓣移植也可考虑采用[24,25]。如果出现小的穿孔,可采用角膜生物胶,术后佩戴绷带镜[26]。对于大范围的穿孔,板层角膜移植或穿透角膜移植手术应予考虑[1]。板层角膜移植只能在有足够内皮的情况下实施,否则会出现角膜内皮失代偿。但是,因为NK患者的角膜神经支配发生改变,常常出现角膜缘新生血管,使角膜移植手术面临失败和复发上皮缺损的风险。所以在治疗知觉减退角膜病变的患者,有些学者建议使用Boston人工角膜(Kpro)取代角膜移植手术,但术前必须考虑排异和炎症的风险[27]。

结论

NK的治疗对临床所有从事眼科事业的人来说都是巨大的挑战。即使积极治疗,视力丧失及眼球穿孔仍然会发生。应告知患者定期复诊的重要性,因为往往在无明显症状的情况下病情会严重恶化。任何外科手术都会有失败的高风险,因为角膜缺乏正常的神经支配和愈合机制。辅助治疗是无防腐剂的眼部润滑剂,特别提出的是神经生长因子(NGF),在恢复正常上皮愈合,缓解持续上皮缺损,提高角膜知觉和维持眼球完整性方面似乎是有效的治疗方法,是未来对该种疾病治疗的发展方向。

参考文献

1. Bonini S, Rama P, Olzi D, et al. Neurotrophic keratitis. Eye (Lond) 2003;17:989–95.
2. Marfurt CF, Murphy CJ, Florczak JL. Morphology and neurochemistry of canine corneal innervation. Invest Ophthalmol Vis Sci 2001; 42:2242–51.
3. Guthoff RF, Wienss H, Hahnel C, et al. Epithelial innervations of human cornea: a three-dimensional study using confocal laser scanning fluorescence microscopy. Cornea 2005;24:608–13.
4. Muller LJ, Vrensen GF, Pels L, et al. Architecture of human corneal nerves. Invest Ophthalmol Vis Sci 1997;38:985–94.
5. Hamrah P, Cruzat A, Dastjerdi MH, et al. Corneal sensation and sub-basal nerve alterations in patients with herpes simplex keratitis: an in vivo confocal microscopy study. Ophthalmology 2010;117:1930–6.
6. Garcia-Hirschfeld J, Lopez-Briones LG, Belmonte C. Neurotrophic influences on corneal epithelial cells. Exp Eye Res 1994;59: 597–605.
7. Nishida T. Neurotrophic mediators and corneal wound healing. Ocul Surf 2005;3:194–202.
8. Lambiase A, Rama P, Aloe L, et al. Management of neurotrophic keratopathy. Curr Opin Ophthalmol 1999;10:270–6.
9. Heigle TJ, Pflugfelder SC. Aqueous tear production in patients with neurotrophic keratitis. Cornea 1996;15:135–8.
10. Donnerer J, Amann R, Schuligoi R, et al. Complete recovery by nerve growth factor of neuropeptide content and function in capsaicin-impaired sensory neurons. Brain Res 1996;741:103–8.
11. Lambiase A, Bonini S, Micera A, et al. Expression of nerve growth factor receptors on the ocular surface in healthy subjects and during manifestation of inflammatory diseases. Invest Ophthalmol Vis Sci 1998;39:1272–5.
12. Groos Jr E. Neurotrophic keratitis. In: Cornea: Fundamentals of cornea and external disease. St Loius: Mosby; 1997.
13. Elder MJ, Hiscott P, Dart JK. Intermediate filament expression by normal and diseased human corneal epithelium. Hum Pathol 1997; 28:1348–54.
14. Ramamurthi S, Rahman MQ, Dutton GN, et al. Pathogenesis, clinical features and management of recurrent corneal erosions. Eye 2006; 20:635–44.
15. Kent HD, Cohen EJ, Laibson PR, et al. Microbial keratitis and corneal ulceration associated with therapeutic soft contact lenses. CLAO J 1990;16:49–52.
16. Cosar CB, Cohen EJ, Rapuano CJ, et al. Tarsorrhaphy: clinical experience from a cornea practice. Cornea 2001;20:787–91.
17. Naik MN, Gangopadhyay N, Fernandes M, et al. Anterior chemodenervation of levator palpebrae superioris with botulinum toxin type-A (Botox) to induce temporary ptosis for corneal protection. Eye 2008; 22:1132–6.
18. Rao K, Leveque C, Pflugfelder SC. Corneal nerve regeneration in neurotrophic keratopathy following autologous plasma therapy. Br J Ophthalmol 2010;94:584–91.
19. Yoon KC, You IC, Im SK, et al. Application of umbilical cord serum eyedrops for the treatment of neurotrophic keratitis. Ophthalmology 2007;114:1637–42.
20. Bonini S, Lambiase A, Rama P, et al. Topical treatment with nerve growth factor for neurotrophic keratitis. Ophthalmology 2000;107: 1347–51.
21. Daniele S, Gilbard JP, Schepens CL. Treatment of persistent epithelial defects in neurotrophic keratitis with epidermal growth factor: a preliminary open study. Graefes Arch Clin Exp Ophthalmol 1992; 230:314–7.
22. Nishida T, Yanai R. Advances in treatment for neurotrophic keratopathy. Curr Opin Ophthalmol 2009;20:276–81.
23. Terzis JK, Dryer MM, Bodner BI. Corneal neurotization: a novel solution to neurotrophic keratopathy. Plast Reconstr Surg 2009;123: 112–20.
24. Alino AM, Perry HD, Kanellopoulos AJ, et al. Conjunctival flaps. Ophthalmology 1998;105:1120–3.
25. Park JH, Jeoung JW, Wee WR, et al. Clinical efficacy of amniotic membrane transplantation in the treatment of various ocular surface diseases. Cont Lens Anterior Eye 2008;31:73–80.
26. Sharma A, Kaur R, Kumar S, et al. Fibrin glue versus N-butyl-2-cyanoacrylate in corneal perforations. Ophthalmology 2003;110: 291–8.
27. Pavan-Langston D, Dohlman CH. Boston keratoprosthesis treatment of herpes zoster neurotrophic keratopathy. Ophthalmology 2008; 115(Suppl. 2):S21–3.

第二十八章 丝状角膜炎

WOODFORD S. VAN METER, DOUGLAS KATZ, and BYRON T. COOK

概述

丝状角膜炎是黏液丝黏附于角膜前表面，导致患者异物感的一类疾病（图28-1）。丝状角膜炎是与干眼、浅层点状角膜炎、上睑下垂和泪膜动力异常相关的一类疾病。丝状角膜炎的患者常常出现明显的临床症状，黏液丝会导致持续的异物感、畏光和充血，程度从中度到重度不等。丝状角膜炎的发生与许多引起眼表异常的疾病相关。可以急诊治疗或慢性长期治疗，严重病例往往需要多种治疗方式联合应用。

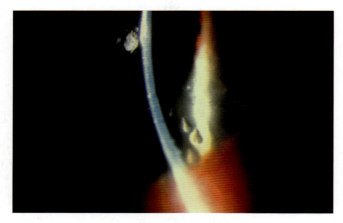

图28-1 丝状物是由上皮细胞条索和附着在角膜上皮表面的黏液构成，眨眼时会导致异物感

病因

在丝状角膜炎患者，黏附于角膜上皮的丝状物外观上是凝胶状并可以折射的，长度从0.5mm到10mm的细条索状物[1]。丝状物通常一端黏附于角膜上皮基底膜，另一端可自由移动。眼睑的运动导致丝状物延长和卷曲，通常认为这是患者感觉不适的原因。

丝状物的形成与基底膜病变相关，而大多数基底膜病变与泪膜的高渗状态相关。与丝状角膜炎相关的一系列病变见框28-1[2~18]。

框28-1 与丝状角膜炎相关的疾病

水样泪液缺乏和暴露综合征
　干燥性角结膜炎[1,28]
　睑板腺功能障碍[15]
　面神经麻痹[1]
　神经营养障碍性角膜病变[1]
　放射状角膜病变
　特应性或春季卡他性角结膜炎[1]
　急性病毒性角结膜炎[1]
　泪腺发育不全[5]
阻塞综合征
　眼睑下垂[1,2,8]
　慢性瘢痕[2]
　大角度斜视[7]
　眼睑松弛综合征[15]
　接触镜佩戴[3]
　CNS损伤[4]
　反应性上睑下垂[2]
术后综合征
　穿透角膜移植术后[9,12]
　白内障囊外摘除术后[6]
　角膜缘干细胞移植术后[10]
　斜视术后[11]
全身疾病的表现
　Sjogren综合征[1,28]
　上方周边部角结膜炎[18]
　糖尿病[16]
　结节病
　银屑病[1]
　Stevens-Johnson综合征
　移植物抗宿主病
　系统性红斑狼疮
　遗传性出血性毛细血管扩张症[14]
药物相关
　局部用药
　抗胆碱能药物[13]
　西妥昔单抗（EGFR抗体）[17]
眼部疾病
　眼瘢痕性类天疱疮
　无虹膜[1]
　沙眼

丝状角膜炎患者常常存在泪膜中水液成分的缺乏，相对黏液成分增加。由于水液成分的减少，也有可能黏液的产生增加、异常黏液累积导致黏液与水液的比值升高[19]。眼表的异常导致角膜上皮的缺损，黏液丝的附着。上睑下垂导致角膜上皮的氧合作用减弱，眼睑下面泪液分布较差，这些都可诱发或加重丝状物的形成[2]。由眼部不适导致的反应性上睑下垂会加重该现象，形成恶性循环。

与丝状角膜炎相关的常见疾病是干眼。无论是泪液中水液成分的减少或泪液的排除受阻都会导致泪膜中黏液-水液比值增加，泪液出现高渗状态。黏液在这里成为剥脱上皮的处理系统[20]。举个例子，黏液层成分的改变会导致黏液层更加黏滞，黏液不规则地黏附于角膜上皮，如在一定的疾病状态下，正常主导成分唾黏蛋白由黏滞度高的硫粘蛋白取代，那么就会发生上述情况[19]。黏液黏附于上皮很可能与后者有关，如果同时合并上皮损伤如干眼和泪道阻塞，黏液层黏滞度增加就会导致角膜表面丝状物形成。泪液中水样液分泌不足，降低眼表面润滑，增加了黏液层的黏滞度，因此导致角膜上皮损伤，上皮缺损。黏滞的黏液是角膜丝状物的基本成分。

诊断

主观诊断

丝状角膜炎患者常常会有异物感，这种症状眨眼时加重，通常一整天都会有症状，患者在闭眼时可能无症状。严重的丝状角膜炎患者可以出现畏光、眼睑痉挛和流泪。

客观诊断

黏液丝从0.5mm到10mm长度不等，在活体显微镜下呈现紧黏附于角膜的小的、灰色的黏液线状物（图28-2）。有时眨眼可以去掉大的丝状物。由于在眨眼时眼睑对黏液丝的牵拉造成的异物感，小黏液丝有时引起眼部不适的症状更明显。黏液丝可以被孟加拉红、丽丝胺绿和荧光素染色。需要仔细检查鉴别的是黏液丝去除后的单纯上皮缺损与荧光素蓄积的附着黏液丝，前者类似于小的角膜擦伤，应注意鉴别。

黏液丝的定位可以提示丝状角膜炎发生的病因[1]。与干眼和暴露性角膜病变相关的丝状物常发生于上下睑之间。与上睑下垂、长期眼睑闭合、上方角膜缘角膜结膜炎相关的丝状物常发生于角膜上方。与眼表手术相关的丝状物则发生于手术创面附近，如角膜移植术后的丝状物可在植床-植片边缘的缝线附近看到（图28-3）。白内障术后，丝状物可以覆盖于角膜切口上或沿角膜切口存在。手术特异性因素，如正常泪液流动的破坏，蓄积，药物的毒性反应，局部的创伤都会诱发丝状物的形成。

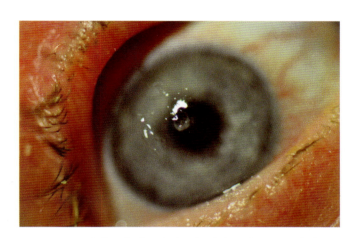

图28-2 附着于角膜上皮表面的黏液丝，与干眼和角膜前泪膜的瘀滞有关

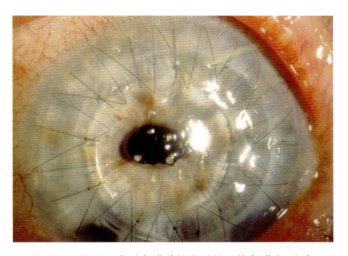

图28-3 发生于穿透角膜移植术后的丝状角膜炎，患者有干眼或泪膜瘀滞

组织病理学

传统观点认为丝状物由黏液和变性的上皮细胞构成，其基底黏附于角膜上皮。但是关于黏液丝的精细结构仍然存在不同观点，显微镜下观察到的黏液丝无论在方法和结论上都与以往不同。

Wright应用标准的组织化学染色揭示了当泪膜中

的黏液黏附于角膜表面受体时黏液丝的形成过程[21]。黏液丝的后续增殖是由黏液黏附积聚细胞和其他变性物质形成。相反的，Zaidman et al. 应用电镜发现在角膜上皮细胞的基底膜下存在散在的炎性细胞和成纤维细胞的组团，黏液丝则黏附于该位置[22]。作者假设一个可能的病理过程损伤了基底上皮，会导致局部基底膜从其下方的 Bowman's 膜脱离，接下来局部隆起的上皮会变成黏液和变性细胞的滋生地[22]。Tabery 通过活体照片证实了这些发现，黏液和细胞碎片积聚黏附于角膜表面，与基底膜的赘生物毗邻[23]。最近 Tanioka et al. 对 13 例丝状角膜炎患者进行了光学显微镜观察和免疫组织化学分析，提出了新的理论。他们观察到角膜上皮细胞形成丝状物的核心，多种表面粘蛋白、DNA 物质和变性的结膜上皮细胞的混合物包绕在周围形成交错编织的形态[24]；提出眨眼可以传递压力到丝状物的基底，然后激发上皮细胞基底膜下的炎症反应。

治疗

丝状角膜炎可以是急性或慢性过程。一些急性患者可以自愈，但对于更多数患者，治疗是慢性长期的过程。因为丝状角膜炎的多因素的病因和临床表现的多样性，丝状角膜炎的治疗在病人和医生看来都是容易失败的。

起初应通过治疗潜在的干眼和睑缘炎改善眼表状态。丝状物形成的潜在原因如干燥性角膜结膜炎，接触镜的过度佩戴，药物的毒性反应或上睑下垂都应早期诊断和治疗。例如有报道，眼睑下垂患者的丝状角膜炎在上睑下垂术后得到了纠正[8]。也有报道由于眼睑下垂手术导致角膜的暴露和后续丝状角膜炎的加重，因此我们在进行手术干预之前应对丝状角膜炎的准确病因进行评估和鉴别。

药物治疗

治疗的一线用药是泪液替代物全天使用，睡前使用眼膏或高浓度的人工泪液。理想状态下应使用无防腐剂的人工泪液。低黏度泪液在提高泪液渗透压方面是有作用的，但是更高黏度的泪液能为微小的角膜缺损提供有用物质。所以不同的人工泪液都可尝试使用，针对不同患者个体化差异。市面上有许多种不同类型的人工泪液，对患者来说都是有效的。慢性干眼可以考虑局部环孢素的应用。口服四环素类衍生物，ω-3 脂肪酸的补充，局部阿奇霉素的应用和眼睑的卫生保健对控制睑板腺功能障碍都是有效的。

Hamilton and Wood 报道使用 5% 氯化钠滴眼液每日 4 次，治疗的成功率为 95%[25]。这种方法直接作用于角膜上皮水平，减轻上皮的水肿，避免局部的脱离。然而我们的感受是这种方法在部分病人有效，并未发生戏剧性的改变。

N-乙酰半胱氨酸同样也用于局部治疗[26]。N-乙酰半胱氨酸是一种溶粘蛋白剂，能够降低角膜前泪膜的黏液黏滞度。这种眼部制剂在市面上无法买到，必须应用已有的呼吸系统用药（20% 溶液）在无防腐剂情况下合成 5%~20% 的制剂使用。但是，这种制剂的眼部不适、价格昂贵和难以获得 N-乙酰半胱氨酸无防腐剂制剂等都限制了该治疗的应用。

绷带镜在治疗丝状角膜炎中非常有效，对同时应用眼部润滑剂无副作用[27]。绷带镜保护角膜上皮免受眼睑剪切力的损伤，减轻或消除反应性上睑下垂。这种上睑下垂在丝状角膜炎患者经常发生并导致病情加重。应给予患者高透氧性软性接触镜佩戴，这样患者能够很好地配合局部频繁人工泪液滴眼和预防性抗生素的使用。由于干眼患者眼表状态较差，绷带镜佩戴本身存在一定风险，所以患者应密切随诊观察。

治疗也可以炎症为目标。Marsh and Pflugfelder 在一个回顾性病例研究中证实，对于在 Sjögren 综合征和干燥性角膜结膜炎所致的丝状角膜炎患者的治疗中，局部应用甲基泼尼松龙 100% 有效[28]。在这项研究中，仅需要短时间的脉冲式治疗就可以达到控制丝状物，减轻症状的令人满意的疗效[28]。有研究显示局部非甾体类抗感染药（NSAIDs）的应用也能减轻患者的不适症状，加速严重病例的愈合[29,30]。因为 NSAIDs 对干眼患者角膜上皮的毒性作用，所以在对该治疗方法评估时应权衡其利弊。

手术治疗

丝状物的除去在严重患者早期有效，但如果没有其他辅助治疗措施，单纯除去也很难获得持续有效。通过裂隙灯在表麻下用镊子除去丝状物，操作时注意去除去整个丝状物，而不要撕裂损伤丝状物基底部的上皮组织。在丝状物清创后预防性局部应用抗生素数天。同时，在严重患者润滑眼膏加压包眼及绷带镜的佩戴可以使患者减轻不适症状。

在一些患者，泪点阻塞可以增加泪液水样成分，治疗有效。在使用永久性泪点栓之前应先使用临时性泪点栓，因为在许多患者临时的泪液改善就能治愈丝状角膜炎，而无需泪点永久栓塞。为了减少泪点阻塞后泪膜中黏液的潴留，对潜在的睑板腺功能障碍的治疗是十分重要的。

结论

丝状角膜炎是一种容易诊断但治疗具有挑战性的疾病。它与许多角膜和全身系统性疾病相关。尽管临床表现多样，但是该病具有典型的临床体征，即显微镜下可见灰色的，附着于角膜表面的黏液丝状物。这种丝状物随眨眼而移动，可以导致明显的眼部异物感。治疗的根本是消除病因，增加润滑，角膜绷带镜的佩戴和角膜前泪膜的补充。辅助药物治疗，如高张盐水、N-乙酰半胱氨酸、皮质激素和非甾体抗感染药都可以为相应患者提供有效治疗。对于患者和医生来说，对以上治疗无效的情况都是令人沮丧的。但是治疗仍应继续，以防止病情进展，保护角膜上皮免受由干眼和创伤导致的损伤。

参考文献

1. Davidson RS, Mannis MJ. Filamentary keratitis. In: Krachmer JH, Mannis MJ, Holland EJ, editors. Cornea. Vol 1. 3rd ed. Philadelphia: Elsevier/Mosby; 2011. p. 1093–6.
2. Baum JL. The Castroviejo Lecture. Prolonged eyelid closure is a risk to the cornea. Cornea 1997;16:602–11.
3. Dada VK. Contact lens induced filamentary keratitis. Am J Optom Physiol Opt 1975;52:545–6.
4. Davis WG, Drewry RD, Wood TO. Filamentary keratitis and stromal neovascularization associated with brain-stem injury. Am J Ophthalmol 1980;9 0:489–91.
5. Demetriades AM, Seitzman GD. Isolated unilateral congenital lacrimal gland agenesis presenting as filamentary keratopathy in a child. Cornea 2009;28:87–8.
6. Dodds HT, Laibson PR. Filamentary keratitis following cataract extraction. Arch Ophthalmol 1972;88:609–12.
7. Good WV, Whitcher JP. Filamentary keratitis caused by corneal occlusion in large-angle strabismus. Ophthalmic Surg 1992;23:66.
8. Kakizaki H, Zako M, Mito H, et al. Filamentary keratitis improved by blepharoptosis surgery: two cases. Acta Ophthalmol Scand 2003;81:669–71.
9. Mannis MJ, Zadnik K, Miller MR, et al. Preoperative risk factors for surface disease after penetrating keratoplasty. Cornea 1997;16:7–11.
10. Miri A, Said DG, Dua HS. Donor site complications in autolimbal and living-related allolimbal transplantation. Ophthalmology 2011;118:1265–71.
11. Pons ME, Rosenberg SE. Filamentary keratitis occurring after strabismus surgery. Journal of AAPOS 2004;8:190–1.
12. Rotkis WM, Chandler JW, Forstot SL. Filamentary keratitis following penetrating keratoplasty. Ophthalmology 1982;89:946–9.
13. Seedor JA, Lamberts D, Bergmann RB, et al. Filamentary keratitis associated with diphenhydramine hydrochloride (Benadryl). Am J Ophthalmol 1986;101:376–7.
14. Wolper J, Laibson PR. Hereditary hemorrhagic telangiectasis (Rendu–Osler–Weber disease) with filamentary keratitis. Arch Ophthalmol 1969;81:272–7.
15. Diller R, Sant S. A case report and review of filamentary keratitis. Optometry 2005;76:30–6.
16. Holly FJ. Biophysical aspects of epithelial adhesion to stroma. Invest Ophthalmol Vis Sci 1978;17:552–7.
17. Kawakami H, Sugioka K, Yonesaka K, et al. Human epidermal growth factor eyedrops for cetuximab-related filamentary keratitis. J Clin Oncol 2011;29:e678–9.
18. Cher I. Blink-related microtrauma: when the ocular surface harms itself. Clin Exp Ophthalmol 2003;31:183–90.
19. Wright P, Mackie IA. Mucus in the healthy and diseased eye. Trans Ophthalmol Soc UK 1977;97:1–7.
20. Adams AD. The morphology of human conjunctival mucus. Arch Ophthalmol 1979;97:730–4.
21. Wright P. Filamentary keratitis. Trans Ophthalmol Soc UK 1975;95:260–6.
22. Zaidman GW, Geeraets R, Paylor RR, et al. The histopathology of filamentary keratitis. Arch Ophthalmol 1985;103:1178–81.
23. Tabery HM. Filamentary keratopathy: a non-contact photomicrographic in vivo study in the human cornea. Eur J Ophthalmol 2003;13:599–605.
24. Tanioka H, Yokoi N, Komuro A, et al. Investigation of the corneal filament in filamentary keratitis. Invest Ophthalmol Vis Sci 2009;50:3696–702.
25. Hamilton W, Wood TO. Filamentary keratitis. Am J Ophthalmol 1982;93:466–9.
26. Absolon MJ, Brown CA. Acetylcysteine in kerato-conjunctivitis sicca. Br J Ophthalmol 1968;52:310–6.
27. Bloomfield SE, Gasset AR, Forstot SL, et al. Treatment of filamentary keratitis with the soft contact lens. Am J Ophthalmol 1973;76:978–80.
28. Marsh P, Pflugfelder SC. Topical nonpreserved methylprednisolone therapy for keratoconjunctivitis sicca in Sjögren syndrome. Ophthalmology 1999;106:811–6.
29. Avisar R, Robinson A, Appel I, et al. Diclofenac sodium, 0.1% (Voltaren Ophta), versus sodium chloride, 5%, in the treatment of filamentary keratitis. Cornea 2000;19:145–7.
30. Grinbaum A, Yassur I, Avni I. The beneficial effect of diclofenac sodium in the treatment of filamentary keratitis. Arch Ophthalmol 2001;119:926–7.

眼表疾病——角膜、结膜和泪膜

Ocular Surface Disease : Cornea, Conjunctiva and Tear Film

第三部分 3

角膜缘干细胞疾病

眼表疾病——角膜、结膜和泪膜

Ocular Surface Disease : Cornea, Conjunctiva and Tear Film

第二十九章 眼表的化学烧伤和热烧伤

CHARLES N. J. MCGHEE, ALEXANDRA Z. CRAWFORD, and DIPIKA V. PATEL

概述

化学烧伤和热烧伤是眼科急诊,视力受到持续性损害,眼球的完整性受到威胁。重度烧伤预后很差,会导致眼表上皮、角膜和眼前节的重度损伤[2]。但是近几年由于在角膜生理学认识方面的提高和药物、手术的综合发展,使得严重眼部烧伤的预后有所改善。最终视力预后取决于化学烧伤的性质,眼部损伤的程度,治疗的时机和有效性。

流行病学

化学烧伤或热烧伤占眼部外伤原因的 7.7%~18%[1,3]。致伤的化学物质很多,包括清洁剂、肥料、冷冻剂、水泥、防腐剂和烟火[2]。碱烧伤比酸烧伤更常见,因为碱性物广泛存在于家庭及工业产品中[2]。由洗涤剂和致热原导致的眼部烧伤相对少见[2,4,5]。

幸运的是大部分的化学烧伤都是轻度[2,5,6],据统计在英国严重的化学烧伤的发生率是 0.02/100 000。烧伤人群以年轻人和男性多发为特点,大部分从事农业、工业及家庭自制业,与犯罪袭击相关的损伤较为少见[2,5,8]。不幸的是,近来由于他人袭击所致的眼化学烧伤的患者数量有所增加[6]。

眼部化学烧伤

化学烧伤的病因:致伤化学物质

碱性物质

据统计有超过 25 000 种化学物质可能会导致眼部的化学损伤,其中分为酸、碱、氧化剂、还原剂及腐蚀性物质。最常见的化学致伤物是酸和碱。眼部烧伤的严重程度与化学物质的浓度、性质、剂量与 PH 值有关,也和烧伤持续时间,眼表暴露面积有关[3]。尤其当爆炸引起眼部化学物或热烧伤时,我们应高度怀疑眼内异物的发生。

干湿水泥、氨水、碱性洗涤液、氢氧化钾、氢氧化镁和石灰是眼部碱烧伤最常见的致伤原因[2,5,8]。碱烧伤的严重程度是由致伤物的 pH 值决定,而不是由阳离子的性质决定的[2]。因此最严重的碱烧伤是由氨水和碱性洗涤液所致[8],这两种物质都能快速渗透进入眼内。石灰导致的烧伤由于在眼表形成钙离子的皂化物沉积,阻止碱性物的眼内渗透从而减轻眼部的损伤[2]。烟花爆竹所致的眼部损伤我们应特别关注,因其中含有氢氧化镁,所以是化学物和热烧伤的复合损伤。导致眼部酸碱烧伤的主要物质见表29-1。

酸性物质

最常见的酸性致伤物是硫酸、亚硫酸、氢氟酸、醋酸、铬酸和盐酸[2]。酸的强度依靠其分解质子的能力,强酸在水溶液中能完全离子化。但是,最严重的酸烧伤是氢氟酸所致,这是由它的特有性质决定。其他酸烧伤的主要作用来源于裂解的质子,而氢氟酸特有的溶解作用使其能迅速穿透入深层组织[2]。而且,氢氟酸螯合了所有来自于细胞的钙、镁离子,因此阻碍了细胞的生化特性。

尽管碱性洗涤液会导致最严重的眼部化学烧伤,但是酸性物的存在也可能同样会导致眼部损伤严重,因为强酸会像碱性物一样迅速渗透进入眼内。事实上,研究显示严重的酸烧伤和碱烧伤在临床病程及预后方面没有明显差异[9]。

表 29-1 酸碱烧伤的常见原因[2]

常见酸/碱	0.1M 溶液的 PH	来源/用途	评价
硫酸(H_2SO_4)	1.2	电池用酸、工业清洁剂	二元酸
亚硫酸(H_2SO_3)	1.5	水果蔬菜防腐剂、漂白剂、冷却液	渗透性强
氢氟酸(HF)	2.1	矿物提纯和生产、玻璃打磨和起霜、汽油烷化剂	迅速穿透且与钙、镁离子螯合,可致严重损伤
醋酸(CH_3COOH)	2.9	冰醋酸	弱酸,但是浓缩形式具有腐蚀性
盐酸(HCl)	1.1	胃酸、家用清洁剂、塑料制品	储存稳定
铬酸(H_2CrO_4)	1	镀铬	二元酸
氨(NH_3)	11.1	化肥、冷却液、清洁剂	穿透力强
氢氧化钠(NaOH)—碱液	13	苛性钠、排水清洁剂、果肉、纸浆、纺织、肥皂加工	穿透力强
氢氧化钾(KOH)	12	苛性钾	溶于水时强烈
氢氧化镁[$Mg(OH)_2$]	10.5	烟花爆竹	化学烧伤
氢氧化钙[$Ca(OH)_2$]—石灰	12.4	水泥、石膏、白色涂料、工业清洁剂	常见于复合物中,穿透力差,潴留的颗粒物是持续眼表毒性来源

病理生理

结构和生化改变

眼表化学烧伤的严重程度取决于化学物质的眼部穿透能力。碱性物较酸性物更迅速地穿透进入眼内,损伤更重[2,3,10]。羟离子使细胞质膜皂化,导致细胞崩解死亡,而特异性碱性物质的渗透性则与阳离子有关[2,3,10]。更强的碱性物表现为更快速地穿透进入眼内,按照穿透率由弱到强排列顺序为:氢氧化钙、氢氧化钾、氢氧化钠、氨水[10]。在眼部接触氨水几秒钟内即可发现房水 pH 值的变化,接触氢氧化钙 3～5 分钟房水 pH 值发生变化[10,11]。最终,当房水 pH 值升高至 11.5 以上时就会发生不可逆的组织损伤[2,10]。

在碱性物质导致的损伤中,阳离子与基质胶原和葡糖氨基聚糖中的羧基(COOH)相互作用[2,10]。葡糖氨基聚糖的水合作用导致基质透明度的下降,而胶原纤维的水合作用则会出现小梁网的扭曲变形和前列腺素类炎症介质的释放,这些因素最终合并产生眼内压的升高[10]。

一般来说,前述已提到酸性物质穿透进入角膜基质的能力较碱性物差[2,3,10,12]。氢离子由于 PH 值的改变间接导致角膜损伤,同时在角膜上皮和前基质层阴离子导致蛋白的沉积和变性[10]。角膜上皮蛋白的沉积为阻止酸性物质进一步侵入角膜深层提供了一定程度的保护[2,3,10,12]。但是酸烧伤中酸性物穿透角膜基质后造成的眼部结构的损伤与碱性物相似[2]。具体包括细胞外葡糖氨基聚糖的沉积,角膜混浊,小梁网扭曲,前房 PH 值的改变,前房结构的损伤,房水抗坏血酸水平的降低[2,10]。血管的损害造成局部组织的缺血改变。

酸性物和碱性物都会导致角膜细微生理结构的渗透损伤[2]，眼部的化学损伤会引发细胞渗透性发生较大改变，这种渗透压的改变会导致细胞功能障碍和坏死。角膜有限的缓冲能力无法对抗多种化学物质和毒性物质的损伤，在整个过程中这种缓冲完全被抑制，细胞的许多生化活动如蛋白合成将会停止[13]。

损伤、修复和变异

眼表

角膜上皮损伤后的修复依靠周边邻近活性细胞的向心移行[14]。上皮损伤的程度和范围决定了上皮再生的来源，上皮缺损分为部分和全部，前者来源于损伤区邻近的角膜上皮，后者则来源于角膜缘组织。但是在全角膜及角膜缘上皮完全缺失的情况下，结膜是再生上皮的唯一来源。不同的上皮来源决定了角膜上皮化的速度及修复上皮的最终表型[2]。

化学烧伤后许多因素会影响上皮再生速度，包括强烈的炎症反应过程持续存在，上皮基底膜的结构损伤[2]。创伤后角膜上皮长期不愈增加了角膜潜在的微生物感染的可能。

角膜基质

严重的化学烧伤使角膜基质细胞数量明显减少，胶原的溶解使基质中胶原纤维亦减少[2]。这些病理过程破坏了角膜基质的结构完整性，最终产生角膜溃疡和溶解穿孔。角膜细胞在角膜基质维持完整和再生方面具有重要作用。角膜损伤后，病变区邻近组织中的角膜细胞移行至病变基质区，该种细胞主要负责胶原的合成。胶原的生成在伤后7~56天达最大量，在第21天时达到峰值。

胶原的合成需要抗坏血酸盐，严重化学烧伤导致角膜的缺血状态的发生严重影响胶原的合成[15,16]。

炎症

眼部的化学损伤导致大量致炎因子和炎性细胞释放和积聚到损伤部位，这种炎症应答的调节和控制是十分重要的，因为过强和持续时间过长的应答会对创伤愈合产生不利作用。

严重的化学烧伤具有典型的两次炎症波动，第一次发生在受伤后最初的24小时，第二次发生在伤后7天，约在伤后2~3周达到峰值。第一次炎症的强度对第二次来说具有决定性作用[2]。伴随炎症的第二次波动，最大限度的角膜溶解和修复同时发生。这种炎症过程促使酶作用下角膜基质无菌性溶解的发生。无菌性角膜溃疡的产生与多形核白细胞的浸润有关；反过来，如果炎性细胞从角膜基质清除后，无菌性角膜溃疡的病理过程也会随之停止[2]。

眼部烧伤的结局和转归

表29-2为我们提供了烧伤后可能发生的眼部转归情况。图29-1也显示了化学烧伤后的一些并发症。

表29-2 化学烧伤后可能的眼部转归

眼睑	睑板腺开口后移
	倒睫
	眼睑外翻
	眼睑内翻
	睑裂闭合不全
眼表	干眼
	杯状细胞缺失
	泪道损伤
	角膜溶解
	角膜混浊/瘢痕
	角膜新生血管化
	眼内炎
	角膜缘干细胞缺乏
	复发性角膜糜烂
	角膜上皮不愈合
	睑球粘连/睑缘粘连
	感染性角膜炎
眼内压升高	继发性青光眼
眼内结构	虹膜缺血
	瞳孔散大固定
	睫状体休克继发低眼压
	白内障
	视网膜脱离
	结核

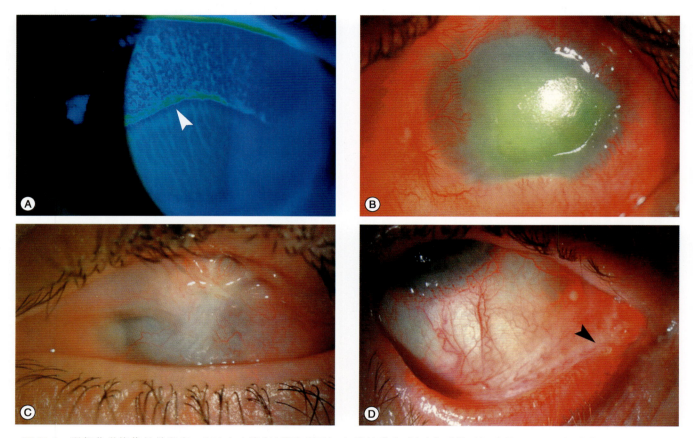

图 29-1 眼部化学烧伤的并发症。(**A**) 上皮隆起(箭头所示),角膜结膜化,提示角膜缘干细胞缺乏。(**B**) 角膜缘干细胞缺乏表现为角膜新生血管化,上皮下混浊,上皮缺损不愈合。(**C**) 大范围的睑球粘连和角膜瘢痕。(**D**) 下穹隆缩短伴随泪阜消失,下泪点可见硅胶泪点栓(箭头所示)

急诊处理

冲洗

急诊治疗需要快速冲洗,清除眼部残留的化学物质。其目的是尽可能减少化学物质进入前房,清除前房残留物质,以减轻炎症损伤。最重要的措施就是现场立即大量冲洗[17,18],冲洗直至 pH 值达中性。动物实验证实,持续外部冲洗 90 分钟可以使 pH 值降低 1.5 个单位[11]。在一项随机的患者研究中显示,66 眼中立即大量冲洗后眼部损伤明显轻于未冲洗眼[17]。尽管酸碱缓冲液的使用可能效果更好,但是在紧急情况下任何可用的中性灌洗液均可使用[10]。

只要有可能,表面麻醉剂的应用可以减轻疼痛和眼睑痉挛,从而加强眼部冲洗。我们需要清除所有的颗粒状物质,这就需要翻转眼睑(上下睑的双重外翻是必要的),清理穹隆部。在一些严重的患者,有时需要全身麻醉剂或镇静剂的应用以确保有效地清除颗粒状物质。

房水的置换

一旦化学物质进入眼内,到达前房时,仅依靠外部冲洗清除这些物质作用有限。碱烧伤的动物模型显示前房穿刺能降低房水的 pH 值大约为 1.5pH 单位。磷酸盐缓冲液重新形成前房能够再次降低房水 pH 值约 1.5pH 单位[11]。但是对严重化学烧伤后前房穿刺和冲洗的实际应用价值仍持有争论[2]。无论如何,对严重化学烧伤的患者在伤后 2 小时内进行房水的置换都是合理并且必要的。

分类

早期烧伤评估应包括角膜缘、角膜、球结膜及睑结膜受累范围和程度的详细记录,因为这将会给我们在后续的评估和治疗方案的确定方面提供参考依据。如果条件允许,照片和影像资料亦应提供。

烧伤早期严重程度的分级和分类对于指导后期治疗和评估预后都是十分有用的。在 20 世纪 60 年代中期出现了 Roper-Hall 分类法,是当时被大多数人公认并应用最广泛的分类系统[19](表 29-3)。这种分类法依据角膜混浊程度和角膜缘缺血范围提供了烧伤预后的指导。但是在 Roper-Hall 分类法提出之后的几年内,随着人们对烧伤的理解和治疗的改进,烧伤的分类法亦有所改变。人们逐渐认识到角膜缘结构在烧伤愈合中的重要作用,据此,2001 年 Dua 提出了新的分类法(表 29-4),其依据为角膜缘缺血的钟点位和受累结膜的百分比。最近研究显示,Gupta 等[20]提出对严重的眼表烧伤患者而言,Dua 分类法比 Roper-Hall 分类法具有更好地评估预后的价值。图 29-2、图 29-3、图 29-4 分别显示了轻度、中度及重度化学烧伤。

表 29-3 Roper-Hall 分类法 1965[19]

分级	预后	角膜表现	角膜缘缺血
Ⅰ	好	上皮损伤	无
Ⅱ	好	混浊,但虹膜纹理可见	<1/3
Ⅲ	较差	上皮完全缺损混浊,虹膜纹理模糊	1/3~1/2
Ⅳ	差	角膜混浊,虹膜及瞳孔无法看清	>1/2

表 29-4 Dua 分类法 2001[34]

分级	预后	受累角膜缘钟点范围	受累结膜	相似比*
Ⅰ	非常好	0	0%	0/0%
Ⅱ	好	≤3	<30%	0.1~3/1%~29.9%
Ⅲ	好	>3~6	>30%~50%	3.1%~6%/31%~50%
Ⅳ	好到较差	>6~9	>50%~75%	6.1~9/51%~75%
Ⅴ	较差到极差	>9~<12	75%~<100%	9.1~11.9/75.1%~99.9%
Ⅵ	极差	12	100%	12/100%

*相似比准确记录了受累角膜缘钟点范围与受累结膜百分比的比值,计算受累结膜的百分比时,不仅包括球结膜,也包括穹隆结膜

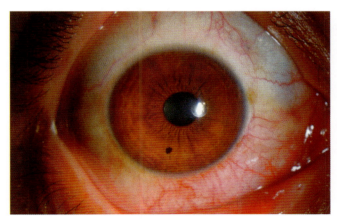

图 29-2 轻度化学烧伤,角膜透明,下方角膜缘炎症

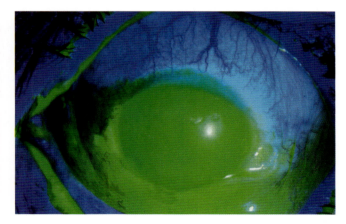

图 29-3 中度化学烧伤,全角膜上皮缺损,不到 6 个钟点位角膜缘受累,荧光素染色明显

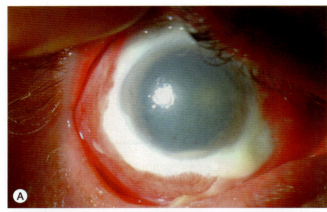

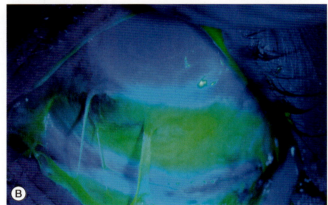

图 29-4　重度化学烧伤（A，B），33 岁患者双眼重度盐酸烧伤

药物治疗

一项对碱烧伤患者的回顾性研究显示，在治疗 Roper-Hall Ⅲ 级的烧伤患者时，局部糖皮质激素、抗生素、抗坏血酸盐、柠檬酸盐、阿托品及口服维生素 C 联合强化治疗是最有效的治疗方法，能使眼表重新上皮化，并提高视力[21]。反过来，这种强化治疗在Ⅰ级和Ⅱ级烧伤的患者可能会延迟眼表的重新上皮化，推测可能的原因为药物毒性作用和糖皮质激素对上皮化的抑制作用。图 29-5 是一项推荐的治疗流程。

无防腐剂的抗生素

角膜上皮缺损需要局部应用抗生素预防细菌感染。临床应用及文献报道的局部抗生素种类繁多，滴眼液或眼膏形式，包括：氯霉素[6,21,22]，四环素[2]和氧氟沙星[23]。抗生素应选择在烧伤时有微生物污染可能的情况下使用，应用时须考虑其防腐剂诱发的上皮毒性作用，可能会妨碍上皮的修复。当然如果市面上有无防腐剂的抗生素滴眼液将是更好地选择，如氯霉素，莫

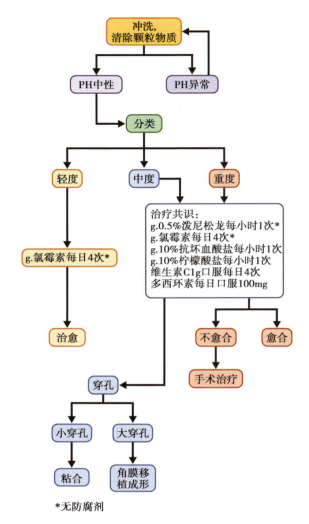

图 29-5　化学烧伤治疗流程图

西沙星和氧氟沙星。伤口污染或细菌性角膜炎的存在可能需要抗生素的强化治疗，如妥布霉素和头孢唑林联合使用。但是，抗生素的选择应用必须慎重，因为往往这些抗生素具有低治疗毒性比。

糖皮质激素的局部应用

在化学烧伤的治疗中，关于糖皮质激素是否应用及治疗时机一直存在争论。虽然糖皮质激素能够抑制炎性细胞的浸润和胶原酶的作用，但是同时也抑制了角膜细胞的移行和胶原的合成，从而导致角膜变薄。事实上，Donshik 等[24]的早期动物研究表明，局部糖皮质激素的长期应用会增加角膜溃疡的发生几率，并使溃疡加重。

当胶原合成和降解不平衡时会出现无菌性角膜溃疡。所以，烧伤后的 1 周左右这种角膜无菌性溃疡的发生风险相对较小，伤后大约 14 天时，随着角膜修复

的逐渐建立，这种溃疡的发生风险明显增加[2]。实验室模型研究证实，伤后的最初10天皮质类固醇激素的应用对烧伤预后无不良影响[24]。有趣的是，最新的研究表明，在Donshik等[24]的长期局部皮质激素应用下观察到的角膜溃疡实际是房水持续坏血病状态的产物，而非皮质激素本身的直接作用[22]。所以，Davis[22]和Brodovsky[21]得出结论，当联合应用抗坏血酸盐时，局部皮质激素的长期应用与角巩膜的溶解无关。

抗坏血酸盐

化学烧伤后由于睫状体上皮的损伤，房水中抗坏血酸盐水平可能降低[2,15]。这种坏血病状态可能会阻碍角膜基质的修复，因为抗坏血酸盐在胶原合成中是重要的辅助因子[15]。碱烧伤实验研究显示，如果局部或全身应用补充房水中即将衰竭的抗坏血酸盐，当房水浓度达到15mg/dl时，将明显降低角膜变薄及穿孔的发生几率[25]。补充给药可以通过10%枸橼酸钠滴眼液点眼，每小时1次，也可以1000mg维生素C口服，每日4次。

严重烧伤患者局部用药优于全身用药。推测可能的原因为睫状体上皮细胞功能下降，无法将抗坏血酸盐浓缩积聚于房水中[25]。早期用药仍然存在争论，因为还没有确切的研究证实抗坏血酸盐对已存在的角膜溃疡进展是否具有不良影响[2]。

柠檬酸盐

柠檬酸盐螯合细胞外的钙，并通过降低细胞膜及细胞内的钙水平从而减少多形核白细胞的活动[2]。研究证实，在化学烧伤的早期和晚期，柠檬酸盐分别降低中性粒细胞浸润达63%和92%[26]。柠檬酸盐对胶原酶亦具有抑制作用。

与抗坏血酸盐比较，柠檬酸盐在防止角膜溃疡形成及延缓溃疡发展方面都具有积极作用[16]。局部应用优于全身应用，常规10%柠檬酸盐滴眼液局部应用每小时一次。

研究证实，柠檬酸盐和抗坏血酸盐都能减少角膜溃疡的发生，虽然其作用机制不同。两者的联合治疗效果优于单纯使用柠檬酸盐的疗效[16]。因为柠檬酸盐对炎症反应的抑制作用，所以对严重的烧伤眼，柠檬酸盐的作用大于抗坏血酸盐[16]。严重的化学烧伤会导致角膜基质中胶原合成减少，成纤维细胞数量减少，从而抑制了抗坏血酸盐的有益作用[16]。

睫状肌麻痹剂

睫状肌麻痹剂，如1%环喷托酯或1%阿托品会减轻患者疼痛，并最大限度的减少后粘连发生的风险。但是，盐酸去氧肾上腺素和其他的拟肾上腺素药物应避免使用，因为其血管收缩作用可能会加重角膜缘的缺血。

无防腐剂的润滑剂

烧伤可能会导致泪膜异常，原因为结膜杯状细胞的损伤。严重的烧伤亦会直接损伤泪器系统。因此，频繁的无防腐剂人工泪液点眼可以促进角膜上皮的愈合和重新上皮化，亦可冲掉坏死碎屑组织和炎性细胞，润滑眼表面[3]。临时或永久性的泪点栓塞也能增强人工泪液的功能。

降眼压药物

小梁网的改变和炎症介质的释放可能会阻碍房水的流出，导致眼压升高[2]。这种情况下房水抑制剂无疑是治疗的较佳选择。在无禁忌证的情况下，短期口服乙酰唑胺可能是更好地选择，可以最大限度减轻上皮毒性，避免滴眼液中防腐剂对上皮的损害[27]。

四环素类药物

在碱烧伤的实验研究中已经证实，四环素类药物在降低胶原酶活性和角膜溃疡的发生方面有效[2,3]。这种作用独立于其抗微生物的特性，通常认为是通过锌的螯合发挥作用的。锌是基质金属蛋白酶发挥生物活性必不可少的因素[2,3]。四环素类药物还能够抑制多形核白细胞的活性和作用[2,3]。

抗血管内皮生长因子（VEGF）

在大鼠眼部烧伤模型中显示，局部贝伐单抗的应用既能够抗感染，也能抗新生血管的形成[28]。实验研究证实，新生血管的发生早期即伴有VEGF的表达明显增强，仅在烧伤后6小时就可检测到[28]。所以早期治疗优于晚期治疗。但是对于烧伤患者角膜新生血管的抗VEGF治疗尚未见评估及报道。理论上讲，抗VEGF实际加重了巩膜的缺血坏死，因此抗VEGF在急性化学烧伤中的应用仍在谨慎的观察研究中[28]。

血清滴眼液

无论外周血清还是脐带血清因含有各种生长因子而被应用于治疗许多眼表疾病，效果显著。最近的研究显示，对化学烧伤Dua分级Ⅲ、Ⅳ、Ⅴ级的患者，脐带血清在眼表修复方面的有效性优于自体血清和人工泪液[23]。推测原因可能为脐带血清较外周血清含有更高浓度的生长因子。

早期手术治疗

急性期可能需要全麻手术切除异物,清除结膜及穹隆部的坏死组织。像前述提到的,前房穿刺和房水的置换是需要考虑的,但是对于患者的该种治疗仍然没有大量的研究报道。在烧伤早期,对于所有累及结膜的患者均应考虑行睑球粘连的预防治疗[29]。维持穹隆部的具体措施包括反复使用玻璃棒分离睑球粘连;插入睑球粘连环;应用羊膜或缝合的塑形物在眼睑及睑结膜面衬里[3]。但是,这些手术的应用价值在严重的烧伤患者明显受限。

TENON'S 囊前徙术

严重的眼烧伤伴有全角膜缘血管的缺失,眼部即有发生前节坏死的风险。Tenon's 囊的前徙手术在重建角膜缘循环,抑制角巩膜坏死,溶解溃疡等方面可能有效[3]。这种方法具体是将眼眶区的有活性 Tenon's 囊组织片前徙至角膜缘水平,以健康有血供组织覆盖缺血或溶解的巩膜[27]。虽然该种方法在抑制巩膜溶解穿孔方面有效,但并不能阻止后期因角膜缘干细胞缺乏所致的一系列并发症的发生。

中期手术治疗

中期手术治疗目的是重建眼表,控制炎症,保护和维持眼表功能的稳定。如果角膜上皮不能修复,持续的上皮缺损可能伴随着微生物的感染和无菌性溶解。我们须采取各种措施促进角膜上皮化,包括肉毒杆菌毒素诱发的上睑下垂,手术睑缘缝合或羊膜移植术[29]。这些方法在减轻眼部疼痛方面可能有效。绷带镜实际并非常用,因为患者常常无法耐受,而且对于炎症或干眼患者,可能诱发眼部微生物的感染。

羊膜移植术

在烧伤后的早期和中期可行羊膜移植手术,目的使眼表重新上皮化,抑制炎症反应,从而预防或减轻后期因瘢痕所致的并发症[30]。羊膜移植提供基底膜促进上皮愈合,并且羊膜富含许多生长因子,如转化生长因子 β1(TGF-β1)和 β2(TGF-β2),肝细胞生长因子(HGF)和表皮生长因子(EGF)[27]。这些生长因子与其他细胞因子协同作用,刺激上皮化的形成,抑制角膜的纤维化[27]。羊膜也可作为屏障抑制免疫细胞的浸润,同时具有抗新生血管和调节免疫应答的作用[27]。

一项 Gupta 等的研究显示[20],在 Dua 分级 IV 级患者的治疗中,羊膜移植联合药物治疗比较单纯药物治疗能显著改善患者预后。但是,在烧伤 VI 级的患者仍然没有羊膜移植已经证实的效果改善。这些观察结果与 Meller 和同事们的研究结果一致[30],他们得出结论:羊膜移植对预防重症化学烧伤患者(Roper-Hall IV 级)角膜缘干细胞缺乏的进展无效。对于这些患者,羊膜移植应联合角膜缘干细胞移植(LSCT)。但是,在烧伤后眼部炎症反应较重时不应行角膜缘干细胞移植,其手术成功率很低。当干细胞来源于对侧眼或其亲属时,对干细胞移植而言延迟手术尤为重要。在严重的烧伤患者,羊膜移植能够预防角膜穿孔,为后期的修复手术提供较好的平台[27]。但是,强烈的炎症反应会使羊膜迅速溶解,可能需要重复多次手术。(具体有关羊膜移植手术的细节参见第三十七章)。

眼球筋膜瓣移植术

眼球筋膜移植是另一种促进烧伤后角膜上皮化,预防穿孔的手术方法。这种手术方法具体是将血管化的带蒂 Tenon's 囊组织转位遮盖于角膜表面固定缝合[29]。

结膜瓣手术

在治疗角膜相关并发症方面,应尽量避免行单纯结膜瓣手术,因为会导致过度血管化,并且在封闭角膜漏口方面并无作用。另外,结膜瓣手术会使下一步的眼表重建更加复杂。

生物胶

如果角膜组织变薄濒临穿孔或已经穿孔,生物胶的应用提供了一种保留眼球完整性的方法。生物胶通常与软性绷带镜联合使用,后者增加了患者的舒适度,降低了胶性物质漏出的风险[2]。生物胶除了整形作用外,通过除去炎性细胞和介质从而达到抑制角膜进一步溶解的作用[29]。

组织粘合剂为烧伤患者提供了一种治疗方法,可以延迟穿透角膜移植手术,从而降低在烧伤急性期移植排斥的高危风险。但是,对于穿孔范围较大的患者,整复性角膜移植手术不可避免。生物胶和单纯的整复性角膜移植手术都不能改善潜在的眼表功能障碍和异常修复机制,尤其是无法改善角膜缘的缺血区。因此,这些姑息性手术并不能阻止进行性血管化,在没有其他辅助治疗的情况下,瘢痕的形成亦不可避免[2]。

中/晚期手术治疗

中/晚期手术治疗的目的是优化眼表环境,为下一步眼表重建提供有利条件[29]。改善眼部重建预后的具体措施包括穹隆的重建,眼睑畸形的矫正。为了减少角膜的暴露,必要时手术治疗。

结膜移植

当烧伤后穹隆结膜形态学上改变为纤维化瘢痕时,结膜移植无疑是一种恢复穹隆结膜的手术方法[3]。结膜移植较其他黏膜移植的优点是除了黏液细胞外,还提供了与基底膜相容的组织结构[3]。但是,只有当对侧眼是健康眼时,才能提供有用的结膜移植片。手术具体操作是取对侧眼上方的球结膜,但是不能损伤角膜缘和周边结膜,这样就限制了供体植片的大小。

颊黏膜和鼻黏膜移植

颊黏膜移植用于治疗睑球粘连、倒睫、双行睫、睑内翻及睑缘球结膜角化症等[3]。植片通常取自上唇或下唇的后方。鼻黏膜移植的优点在于能够获得较大的植片,同时移植上皮内的黏液细胞[3],植片取自鼻中隔、下鼻甲或中鼻甲。

晚期手术治疗

角膜缘干细胞移植

角膜缘的损伤导致眼表功能异常,具体表现为慢性角膜上皮缺损,基质炎症,角膜结膜化和新生血管化[2,31]。重建眼表的手术主要是角膜缘干细胞移植,为建立正常的角膜上皮细胞表型提供可能[29]。角膜缘干细胞的自体移植无疑是最佳选择,无排斥反应风险。但是仅限于单侧角膜缘功能障碍的患者,对侧眼可以提供健康的角膜缘干细胞植片。一般来说取自供体角膜的上方和下方,两段60~90度片段,包括周边角膜、结膜和角膜缘[29]。供眼植片取材不能超过180度,以免形成角膜缘干细胞功能障碍[3]。除去患眼异常角膜上皮,将供体两段植片分别缝合于上方和下方角膜缘[29]。在角膜缘干细胞植片表面覆盖羊膜,佩戴治疗性角膜接触镜或行临时性睑缘融合以期保护角膜植片。

另外,体外扩增技术可以用于减少健康供体眼的角膜缘取材范围(图29-6)[31]。从健眼角膜缘取材约2mm大小,以羊膜或纤维蛋白膜为载体进行体外培养,一旦上皮扩增融合形成单层后即可移植于患眼。体外扩增技术的成功率与自体结膜、角膜缘移植相似[29]。

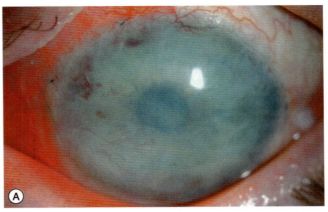

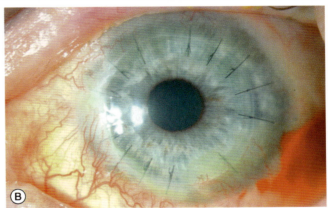

图29-6 体外培养角膜缘上皮干细胞移植。(A)术后第一天。(B)术后2年

角膜缘同种异体移植针对双侧角膜缘干细胞功能障碍患者,取材来自于眼库或捐献者的健康眼。但是,角膜缘的同种异体移植伴随排斥反应的风险,因此需要长期的全身免疫抑制剂的应用[3]。

关于角膜缘干细胞移植的细节问题将在这本书的第五部分讨论。

角膜移植

穿透角膜移植

在烧伤患者选择角膜移植手术时必须考虑邻近角膜缘的功能状态。如果没有稳定的眼表环境,角膜植片的长期透明性最终是无法维持的。当严重的、大范围的角膜烧伤发生时,大直径穿透角膜移植(11~12mm)具有以下两个优点:加强眼表修复;来自供体角膜缘干细胞的移植传递[3]。然而大直径植片面临高危排斥反应的风险。所以,当角膜广泛损伤和角膜缘损伤同时发生时,我们选择正常直径的角膜移植手术(≤8.00mm),或同时行角膜缘干细胞移植，这种手术方法无疑是优选的治疗方法（图29-7）。

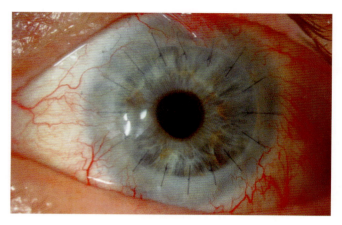

图29-7　爆竹爆炸伤患者的穿透角膜移植，显示上方睑球粘连

一般来说，化学烧伤是角膜移植排斥反应发生的高危因素，因为其角膜新生血管化的存在。穿透角膜移植能否成功与最初化学烧伤的严重性和并发症有关[2]。如果存在眼内异常，如青光眼、低眼压、前房渗出膜形成和视网膜脱离等，角膜移植的成功率会很低[2]。眼表最初的修复对后期穿透角膜移植的成功至关重要。

深板层角膜移植

当烧伤未累及Descemet's膜和角膜内皮面时，可以行深板层角膜移植术。相对穿透角膜移植而言，深板层角膜移植的排斥反应率明显降低。

终末期眼部手术

人工角膜

对于严重烧伤无法行穿透角膜移植的患者来说，人工角膜是最后的治疗方法。人工角膜为视力的恢复提供了可能，早期研究显示有较好的保持率[12]。人工角膜植入后并发症包括感染、角膜溶解、青光眼和人工角膜后增殖膜的形成[12]。关于人工角膜的细节将在第四十九~五十三章讨论。

眼内容物剜除或眼球摘除术

当眼部失明并伴有明显眼疼痛，所有治疗方法无效时，可行眼内容物剜除或眼球摘除术。

青光眼手术

药物治疗无效的继发青光眼需要手术治疗。滤过手术往往因为角膜缘周围、球结膜的广泛瘢痕形成，同时合并穹隆结膜的收缩变形而失败。对难治性青光眼而言，睫状体光凝是最后的治疗手段。但是其后果无法预测，可能最终会导致低眼压，甚至眼球萎缩。

眼部热烧伤

在热烧伤中面部烧伤频繁发生，而累及眼部者据统计在烧伤患者中占7.5%~27%[4]。幸运的是，热烧伤并不常常伴有严重的眼部并发症，由先天的保护机制所致，如瞬目反射，Bell's现象，头部及肢体的反射性遮挡动作[3]。因为热烧伤而失去眼睛很少见，持久性视力损伤也可因及时有效的治疗而将风险降到最低[4]。眼睑和睑缘的损伤是最常见的眼部表现，继发于眼睑病变的眼部并发症较热烧伤直接导致的眼部损伤更为常见[4]。但是，无眼睑损伤时眼部外伤亦可发生，这些患者都曾经暴露于刺激性气体，高温和浓烟等环境中，从而造成眼部损伤。图29-8显示了两例由烟花爆竹引起的化学伤和热烧伤的混合损伤。

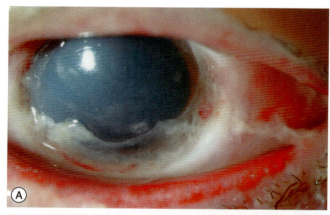

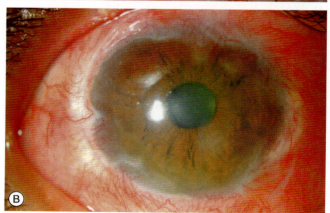

图29-8　（A，B）两例烟花爆竹伤患者的化学伤和热烧伤混合损伤。（A. 重症患者眼部表现。B. 伤后3个月）

绝大部分的眼部热烧伤分为两类：火焰烧伤和接触烧伤。火焰烧伤继发于火，而接触烧伤则是直接接触高温物体所致。

病理生理学

眼部热烧伤的严重程度与热中子剂量和接触面积有关。热中子剂量可以定义为时间-温度关联。Goldblatt 等[32]研究了兔角膜的热耐受性极限，具体是用定义明确的热量（温度×时间）作用于眼部，观察其肉眼及组织学变化。他们观察到当以 45℃ 的热剂量作用眼部 15 分钟不会造成明显可见的角膜损伤，当作用 45 分钟时仅会导致暂时性角膜基质水肿。当温度升高至 59℃ 作用 45 分钟时，更高的热剂量会导致一系列的损伤，细胞的彻底破坏、大面积水肿、基质的分解破坏。这种程度的热损失会导致所有组织的严重变性，1 周内完全坏死。

临床评估

可疑眼部热烧伤患者应进行早期检查，评估损伤程度，排除眼内或眶内异物的可能[4,12]。眼部评估的频率应平衡考虑眼部并发症发生的风险和烧伤患者易受病原微生物污染的风险。早期评估更好，因为后期的结膜和眼睑水肿会妨碍眼部综合检查。首要的问题是要重建眼表的完整性。大部分的眼部热烧伤会导致角膜或结膜的浅表烧伤。浅表烧伤可能会造成累及角膜的一系列损伤，从小的点状改变到大范围的上皮缺损。更深层损伤会产生特征性毛玻璃样外观，导致基质瘢痕，所形成的焦痂最终溶解脱落，角膜变薄极易扩张[4]。严重烧伤则会导致角膜坏死，最后穿孔的灾难性结局。

眼睑和面部烧伤的范围和深度应详细检查评估并仔细记录，因为大部分的眼部并发症都继发于眼睑畸形，如眼睑闭合不全、睑内翻等[3,4,12,33]。眉毛和睫毛的丢失通常与深板层烧伤或全层烧伤有关[4]。早期评估应记录 Bell 现象和角膜知觉是否存在，以期评价因角膜暴露所致溃疡的风险。当 Bell 现象消失，而同时存在眼睑闭合不全时提示我们须每日进行眼部检查。由眼睑瘢痕挛缩所致的眼睑闭合不全往往伤后 2 周内开始出现。

大面积烧伤的患者可能会出现眶隔综合征，由于深层的毛细血管渗漏入眼眶的组织间隙所致[4]。眶内压升高，继而眼内压升高，导致缺血性视神经病变。如果存在眶隔综合征，需进行外眦切开或部分切开手术。

临床治疗

最初治疗包括用消毒棉棒或冲洗的方法清除坏死组织和碎屑。早期推荐使用眼部润滑剂，因为患者往往有泪液生成减少，瞬目反射减少及眼睑运动异常[4]。眼膏可能比滴眼液更有效。上皮缺损的存在需要在润滑剂基础上增加预防性局部抗生素的使用[3]。点状上皮缺损可以使用无防腐剂的氯霉素，而明显的上皮缺损则应使用无防腐剂的氧氟沙星滴眼液。一般而言，由于可能继发感染，所以应避免局部皮质类固醇激素的使用。

烧焦的睫毛应及时清除以免掉入眼部。对于烧焦睫毛的治疗在文献中往往被忽略，相对脱发而言修剪睫毛的优劣仍未见评估。一项研究提倡用涂有抗生素眼膏的剪刀剪掉睫毛，以免剪掉的睫毛掉入结膜囊内[4]。对于可能发生瘢痕性睑内翻的患者，拔除倒睫是较好的选择。眼睑和面部烧伤的治疗应与眼部整形或整形外科医生密切合作[12]。继发于眼睑闭合不全和较差的 Bell 现象的持续上皮缺损患者可行睑缘融合术。

与化学烧伤相比较，对于热烧伤而言柠檬酸盐和抗坏血酸盐的有效性尚无科学的评估资料，所以在相关文献报道中持有不同观点。一些观点推荐使用柠檬酸盐及抗坏血酸盐作为一种治疗手段[12,33]，而另一些观点则持反对意见[3,4]。当发生角膜坏死和穿孔时，手术治疗如板层角膜移植、穿透角膜移植或角膜缘干细胞移植等都是必须的[12]。手术治疗原则与化学烧伤相似。

眼部放射灼伤

紫外线（UV）和红外线都可能会造成眼部的放射性损伤。其中紫外线的烧伤更为常见[3]。其发射来源是各种各样的，包括强反射的太阳光和电焊光。紫外线几乎完全被角膜组织吸收，从而造成角膜上皮的损伤和基质的水肿。紫外线灼伤在暴露后 12 小时内即出现临床症状，表现为疼痛、眼睑痉挛和流泪。眼部查体可见点状上皮缺损，结膜充血。其典型特征是 48 小时内上皮愈合，仅给予局部润滑剂对症治疗即可。

红外线灼伤并不常见，可以由爆炸和日蚀所致。尽管红外线导致的角膜损伤仅限于浅层点状角膜炎，但是长时间的红外线照射会诱发白内障和脉络膜视网膜炎。

结论

严重的眼部化学烧伤和热烧伤并不常见，但是会导致重度的视力损害，甚至威胁到眼球的完整性。对于烧伤患者通常是青年人，无论是身体、心理还是情感都承受着巨大的伤害。尽管碱烧伤可能会造成更重的损伤，但是强酸和强碱同样具有毁灭性结果。迅速而大量的冲洗仍然是唯一最重要的干预措施。后续治疗主要是针对继发的并发症，维持眼球的完整性和改善重建手术的预后。在评估预后和指导治疗方面，烧伤严重程度的分类很重要。尽管近些年的医疗进步已经改善了严重化学烧伤的预后，但仍然存在药物和手术的巨大挑战。

参考文献

1. Pfister RR. Chemical injuries of the eye. Ophthalmology 1983; 90:1246–53.
2. Wagoner MD. Chemical injuries of the eye: current concepts in pathophysiology and therapy. Surv Ophthalmol 1997;41: 275–313.
3. Merle H, Gérard M, Schrage N. Ocular burns. J Fr Ophtalmol 2008; 31:723–34.
4. Malhotra R, Sheikh I, Dheansa B. The management of eyelid burns. Surv Ophthalmol 2009;54:356–71.
5. Morgan SJ. Chemical burns of the eye: causes and management. Br J Ophthalmol 1987;71:854–7.
6. Beare JD. Eye injuries from assault with chemicals. Br J Ophthalmol 1990;74:514–8.
7. Hong J, Qiu T, Wei A, et al. Clinical characteristics and visual outcome of severe ocular chemical injuries in Shanghai. Ophthalmology 2010;117:2268–72.
8. Kuckelkorn R, Makropoulos W, Kottek A, et al. Retrospective study of severe alkali burns of the eyes. Klin Monatsbl Augenheilkd 1993; 203:397–402.
9. Kuckelkorn R, Kottek A, Reim M. Intraocular complications after severe chemical burns–incidence and surgical treatment. Klin Monatsbl Augenheilkd 1994;205:86–92.
10. Kuckelkorn R, Schrage N, Keller G, et al. Emergency treatment of chemical and thermal eye burns. Acta Ophthalmol Scand 2002; 80:4–10.
11. Paterson CA, Pfister RR, Levinson RA. Aqueous humor pH changes after experimental alkali burns. Am J Ophthalmol 1975;79: 414–9.
12. Fish R, Davidson RS. Management of ocular thermal and chemical injuries, including amniotic membrane therapy. Curr Opin Ophthalmol 2010;21:317–21.
13. Schrage N. Chemical ocular burns. New York: Springer; 2010.
14. Dua HS, Azuara-Blanco A. Limbal stem cells of the corneal epithelium. Surv Ophthalmol 2000;44:415–25.
15. Levinson RA, Paterson CA, Pfister RR. Ascorbic acid prevents corneal ulceration and perforation following experimental alkali burns. Invest Ophthalmol 1976;15:986–93.
16. Pfister RR, Haddox JL, Yuille-Barr D. The combined effect of citrate/ascorbate treatment in alkali-injured rabbit eyes. Cornea 1991; 10:100–4.
17. Ikeda N, Hayasaka S, Hayasaka Y, et al. Alkali burns of the eye: effect of immediate copious irrigation with tap water on their severity. Ophthalmologica 2006;220:225–8.
18. Burns FR, Paterson CA. Prompt irrigation of chemical eye injuries may avert severe damage. Occup Health Saf 1989;58:33–6.
19. Roper-Hall MJ. Thermal and chemical burns. Trans Ophthalmol Soc UK 1965;85:631–53.
20. Gupta N, Kalaivani M, Tandon R. Comparison of prognostic value of Roper Hall and Dua classification systems in acute ocular burns. Br J Ophthalmol 2011;95:194–8.
21. Brodovsky SC, McCarty CA, Snibson G, et al. Management of alkali burns: an 11-year retrospective review. Ophthalmology 2000;107: 1829–35.
22. Davis AR, Ali QK, Aclimandos WA, et al. Topical steroid use in the treatment of ocular alkali burns. Br J Ophthalmol 1997;81:732–4.
23. Sharma N, Goel M, Velpandian T, et al. Evaluation of umbilical cord serum therapy in acute ocular chemical burns. Invest Ophthalmol Vis Sci 2011;52:1087–92.
24. Donshik PC, Berman MB, Dohlman CH, et al. Effect of topical corticosteroids on ulceration in alkali-burned corneas. Arch Ophthalmol 1978;96:2117–20.
25. Pfister RR, Paterson CA, Spiers JW, et al. The efficacy of ascorbate treatment after severe experimental alkali burns depends upon the route of administration. Invest Ophthalmol Vis Sci 1980;19: 1526–9.
26. Pfister RR, Nicolaro ML, Paterson CA. Sodium citrate reduces the incidence of corneal ulcerations and perforations in extreme alkali-burned eyes–acetylcysteine and ascorbate have no favorable effect. Invest Ophthalmol Vis Sci 1981;21:486–90.
27. Gicquel JJ. Management of ocular surface chemical burns. Br J Ophthalmol 2011;95:159–61.
28. Hosseini H, Nowroozzadeh MH, Salouti R, et al. Anti-VEGF Therapy with bevacizumab for anterior segment eye disease. Cornea 2012; 31:322–34.
29. Tuft SJ, Shortt AJ. Surgical rehabilitation following severe ocular burns. Eye 2009;23:1966–71.
30. Meller D, Pires RT, Mack RJ, et al. Amniotic membrane transplantation for acute chemical or thermal burns. Ophthalmology 2000; 107:980–9.
31. Crawford AZ, McGhee CNJ. Management of limbal stem cell deficiency in severe ocular chemical burns. Clin Exp Ophthalmol 2012; 40:227–9.
32. Goldblatt WS, Finger PT, Perry HD, et al. Hyperthermic treatment of rabbit corneas. Invest Ophthalmol Vis Sci 1989;30:1778–83.
33. Czyz CN, Kalwerisky K, Stacey AW, et al. Initial treatment of ocular exposure and associated complications in severe periorbital thermal injuries. J Trauma 2011;71:1455–9.
34. Dua HS, King AJ, Joseph A. A new classification of ocular surface burns. Br J Ophthalmol 2001;85:1379–83.

第三十章 多形性红斑(EM)、Stevens-Johnson 综合征(SJS)以及中毒性表皮坏死松解症(TEN)(EM-SJS-TEN)

ANDREA Y. ANG, FLORENTINO E. PALMON, and EDWARD J. HOLLAND

引言

多形性红斑(EM)、Stevens-Johnson 综合征(SJS)以及中毒性表皮坏死松解症(TEN),是上皮大疱性疾病累及皮肤与黏膜时导致的一系列疾病,通常由药物或感染引起。尽管这些疾病的发病率很低,但其致死率及并发症的发生率均很高,通常累及眼部病变是其最严重的远期后遗症。患者的初期管理包括早发现、早入院,并立即消除致病因素。EM-SJS-TEN 是一种急性自限性疾病,在患者发病期间,应对其提供全身支持,包括提供体液支持以及预防败血症的发生。在疾病急性期期间,预防感染和眼表支持性治疗非常重要,这样便可使病变所导致的瘢痕性病变的发生减到最小限度。

历史

1866 年,奥地利皮肤科医生 Ferdinand von Hebra 最先将多形性红斑描述为一种以多形性皮肤损伤为特征的自限性皮肤病[1]。他发现这类患者都表现出口腔炎与化脓性结膜炎,并伴发红斑性皮肤损伤。1922 年,两名美国儿科医生——Stevens 和 Johnson 描述了两名男孩患有更加严重的皮肤黏膜疾病且伴有眼科症状,并将这种疾病命名为发疹热伴口腔炎与眼炎[2]。这一命名未得到采纳。不过,从那以后,多形性红斑更多地被称作 Stevens-Johnson 综合征。1950 年,Thomas 建议将多形性红斑分为两型:轻度(von Hebra)与重度(SJS)[3]。1956 年,Lyell 提出"毒性表皮坏死"这一术语,主要表现为皮肤缺失并累及结膜更为广泛的黏膜层损伤[4]。

分类

历史上关于多形性红斑系列症状的命名与诊断标准纷繁多样,直到 1993 年,一套国际分类标准被采纳[5]。传统上来讲,多形性红斑被分为轻度与重度两种形式。轻度症状只累及皮肤,不累及黏膜层或只发生轻微病变,不累及眼睛。表 30-1 列出了大疱性皮肤病的诊断标准[6]。曾经有许多人将重症 EM 与 SJS 这两个词互用,现在,国际间的合作者们已经通过二者的病因及皮肤损伤的病理模式而将它们区分了开来[7]。重症 EM(或称大疱性 EM)的主要致病因素为单纯疱疹病毒(HSV)感染,而 SJS 则主要由药物诱发。一项国际共识合作进一步将 SJS 与 TEN 两种疾病之间相重叠的部分区分了开来。如表 30-2 所示,基于皮肤损伤的病理模式和广泛性的表皮脱落,他们定义了五种疾病类别[5]。

表 30-1 大疱性皮肤病的诊断标准

轻型多形性红斑
躯体受累区域<20%
靶组织(虹膜)受损(典型性或非典型性)
单处损伤直径<3cm
不累及黏膜层或仅有轻微病变
活检样本与轻型 EM 相一致
Stevens-Johnson 综合征(重症多形性红斑)
最初 48 小时内躯体受累区域<20%
躯体受累区域>10%
靶组织(虹膜)受损(典型性或非典型性)
单处损伤直径<3cm(损伤可能会发生融合)
累及黏膜层(至少两处)
发热
活检样本与重症 EM 相一致
中毒性表皮坏死松解症
躯体超过<20% 区域出现疱疹和/或溃烂
疱疹发生于红斑基底部
发生于不受阳光直射处的皮肤
皮肤剥落层厚度>3cm
常常累及黏膜层
皮肤脆弱易感,48 小时内暴发皮疹
发热
活检样本与 TEN 相一致

表 30-2　严重大疱性 EM 系列症状的建议分类

类别	大疱性 EM	SJS	SJS 与 TEN 重叠部分	有斑点的 TEN	无斑点的 TEN
皮肤脱离	<10%	<10%	10%~30%	>30%	>10%
典型靶位	是				
非典型靶位	升高	持平	持平	持平	
点状		是	是	是	
分布	局部	广泛	广泛	广泛	广泛

EM：多形性红斑；SJS：Stevens-Johnson 综合征；TEN：中毒性表皮坏死松解症

发病率

尽管 EM/SJS-TEN 这些疾病的发病率很低,但其病死率及并发症的发生率均很高,因此这类疾病是十分重要的。Chan（美国）报道了这些疾病的总体发病率为 4.2 例/百万人年（其中 TEN 的发病率为 0.59 例/百万人年）[6]。Rzany（德国）报道了这些疾病的总体发病率为 1.89 例/百万人年。[8] Schöpf（德国）报道了 SJS 的发病率为 1.1 例/百万人年,TEN 的发病率为 0.93 例/百万人年[9]。Roujeau（法国）报道了 TEN 的发病率为 1.2~1.3 例/百万人/年[10]。报道称三种疾病的死亡率分别为：EM 1%,SJS 1%~7%,TEN 30%~45%[9~11]。这些疾病的发病率与死亡率与患者的免疫功能紧密相关,在免疫受损的患者群体中,这些疾病的发病率与死亡率都高于普通人群[12]。EM 常发于男性,而 TEN 常发于女性,发病率的比例约为 1.5:1 到 2.0:1[9~11]。虽然可能发生于任何年龄,但 EM 和 SJS 更易于发生于 20~30 多岁的年轻人而 TEN 易于发生于 50~70 多岁的人[9~11]。

致病因素

如表 30-3 所示,药物与感染是此类疾病最常见的诱发因素。药物相关反应通常发生于开始应用药物的前三周。如果是再次接触药物,反应则可能在开始治疗的数小时之内发生[6]。TEN 通常由药物引起。药物是 SJS 的重要致病因素,但是感染,或者感染与药物双重因素,同样与疾病的发生密切相关。感染因素,尤其是病毒感染,则是造成 EM 发生的最常见原因。在大范围的发病学研究中,药物因素占 TEN 发病原因的 89% 到 95.5%[9,10],占 SJS 发病原因的 54% 到 64%[9,11],及重症 EM 原因的 18%[11]。国际前瞻性 SCAR（重症皮肤不良反应）研究发现,新发性或复发性疱疹是重症多形红斑的主要危险因素（其病因分数分别为 29% 和 17%）,并参与 SJS 的发病过程（其病因分数分别为 6% 和 10%）,但跟 TEN 或 SJS 与 TEN 双重病例无关[11]。也有若干研究表明,支原体肺炎也与重症 EM 的发病相关[11,13]。

表 30-3　Stevens-Johnson 综合征的致病因素

致病因素	常见的具体原因
药物	磺胺类药物、NSAIDs、抗癫痫药物、巴比妥类药物、别嘌醇、四环素、抗寄生虫药
病毒	HIV、单纯疱疹病毒、EB 病毒、流感、柯萨奇病毒、性病淋巴肉芽肿、天花
细菌	支原体肺炎、伤寒、土拉菌病、白喉、A 组链球菌
真菌	皮肤癣菌病、组织胞浆菌病、球孢子菌病
原生动物	滴虫病、疟原虫

NSAIDs：非甾体类抗感染药；HIV：人类免疫缺陷病毒

国际前瞻性 SCAR 研究表明,磺胺类抗菌剂、抗惊厥药、昔康类非甾体类抗感染药（NSAIDs）、别嘌醇、氯美扎酮和皮质醇等药物能够大幅增加 SJS 或 TEN 的发病风险[14]。然而,需要注意的是,这些反应的发生率很低。这些药物中的任何一种,在每周每百万服用人群中,其过分危险的发生率不超过五例。在需要长年累月服用的药物中,其增加的致病风险主要发生在服药的前两个月。表 30-4 列出了与这些疾病相关的药物种类。

表 30-4 与 EM/SJS/TEN 相关的药物

抗生素	金属
磺胺类药物	砷
砜类药物	溴化物
青霉素	汞
头孢菌素	金
灰黄霉素	碘化物
利福平	锂
四环素	**其他药物**
乙胺丁醇	促皮质素
异烟肼	烷化剂
链霉素	别嘌醇
氨硫脲	阿托品
万古霉素	铋剂
氯霉素	西咪替丁
氯喹	氯丙嗪
环丙沙星	可待因
克林霉素	氯磺丙脲
奎宁	氯贝丁酯
氟康唑	达那唑
林可霉素	双嘧达莫
制霉菌素	雌激素
非甾体类抗感染药	乙醇
水杨酸	甲喹酮
芬布芬	氮芥
布洛芬	喷他佐辛
舒林酸	酚酞
吡唑啉酮类衍生物	黄体酮
伊索昔康	接种疫苗
抗惊厥药	乙琥胺
巴比妥类	胰高血糖素
卡马西平	糖皮质激素
乙内酰脲类	羟基脲
三甲双酮	甲氨蝶呤
拉莫三嗪	甲硫氧嘧
中枢神经系统药物	吲达帕胺
米安色林	乌洛托品
吩噻嗪类	萘啶酸
曲唑酮	新生霉素
心血管系统药物	茶碱
卡托普利	维生素 A
乙酰唑胺	甲苯磺丁脲
依那普利	多佐胺
碘帕醇	奈韦拉平
普萘洛尔	替拉那韦
奎尼丁	达芦那韦
呋塞米	依曲韦林
肼屈嗪	恩夫韦
米诺地尔	拉替拉韦
噻嗪类利尿剂	马拉维若
地尔硫䓬	
维拉帕米	

发病机制

EM/SJS/TEN 的确切发病机制现在仍旧不清楚。流行病学证据指向免疫介导的反应，尤其是由记忆性胸腺 T 细胞所介导的机体对药物和感染的反应。组织学研究发现，因过多的细胞凋亡而发生广泛性的角化细胞的死亡[15]。其始发过程应该是 Fas 蛋白与配体（FasL）的相互反应。这种配体包括角化细胞上的膜结合蛋白或可溶性蛋白两种形式[16] Fas 信号通路的激活导致广泛性的角化细胞凋亡，继而引发上皮细胞坏死。有人提出可溶性的 FasL 是由外周血单核细胞分泌，而在 EM 或 TEN 患者体内其表达量上调[17]。也有其他研究表明，疾病相关因素还包括穿孔素，这是一种由自然杀伤性 T 淋巴细胞分泌的微孔形成的单体颗粒，它能够引发 SJS 疾病发展初期发生角蛋白分解[18]。粒溶素也是 SJS/TEN 发病过程中参与弥散性角化细胞坏死的重要介质。SJS/TEN 患者体内粒溶素的表达水平显著高于正常对照组，并与疾病的临床表现严重程度紧密相关[19]。

在多形性红斑疾病的发展过程中，遗传因素也可能产生了重要的影响。慢乙酰化个体以及服用氮杂茂类、蛋白酶抑制剂、血清素特异性重吸收抑制剂、喹诺酮类等药物的患者具有 SJS 高发风险。乙酰化作用速率降低，导致活性代谢产物沉积，这种沉积会导致针对表皮发生细胞介导的细胞毒反应，使得角化细胞发生凋亡[12]。

在针对西方人群的研究中[14,20]，抗生素（尤其是磺胺类药物）是最常见的药物触发因素。Chang 等人[13]开展的亚洲地区最大范围的研究发现，抗惊厥剂（尤其是卡马西平）和别嘌醇是最常见的药物触发因素。Chung 等人[21]研究发现，在中国的汉族人中，人类白细胞抗原（HLA）B*1502 与卡马西平所致的 SJS 之间有紧密联系。其他研究表明（HLA）B*5801 与别嘌醇所致的 SJS/TEN 之间呈高度相关的关系[22]。这些关系表明药物遗传学机制对于 SJS/TEN 的发病风险具有很重要的影响。

组织病理学

EM/SJS/TEN 的最初诊断基于其临床表现。但是，皮肤活检应检测常规的组织病理学检查和直接免疫荧光检测，以便于将这些疾病与自身免疫性的大疱性疾病区分开来。EM/SJS/TEN 的典型组织病理学表现为上皮细胞空洞形成及表皮内角化细胞坏死，伴发真皮表皮的脱离与血管周围淋巴细胞浸润[23]。与 SJS 或 TEN 相比，重症 EM 中皮肤浸润症状更为明显[24]。TEN 患者常表现出上皮下发疱，并伴发全层上皮坏死。

临床所见

初期表现

通常来说，EM/SJS/TEN 最开始会出现全身性的前驱症状，具体表现为诱发因素作用的 1~3 周之内所表现出的不明确的上呼吸道症状、发烧、头痛及全身乏力等。前驱症状的 1~3 天之内会迅速发生典型的黏膜皮肤损伤，并持续暴发多达四周。疾病表现出自限性特征，通常持续 4~6 周。

全身性表现

超过 90% 的患者会出现累及黏膜层的损伤，如果没有这些损伤病变，则应当对诊断结果保持高度的警惕。黏膜层糜烂的范围和严重性与上皮脱离的范围没有相关性[5,8]。黏膜层的疼痛性糜烂可能会累及嘴唇、牙齿龋洞、结膜、鼻腔、尿道、阴道、胃肠道和呼吸道等。黏膜层溃疡由于其纤维化与狭窄形成，会引发短期功能失调与病态，并导致长期并发症。Chang 等人[13]研究发现，黏膜层累及最常发生的位置在嘴(72%)、眼睛(60%)、生殖器(37%)、肛门(8%)。黏膜层糜烂可能会在表皮修复之后持续存在数月之久，并留下萎缩性瘢痕。

EM/SJS/TEN 的皮肤损伤有典型的病理模式，在表 30-2 中已有描述，并见于图 30-1[11]。皮疹主要出现在四肢，包括手脚的背侧，以及前臂、腿、手掌、脚掌的伸侧表面[11]。典型靶位损伤直径小于 3cm，通常表现为圆形，边界清晰，并至少有三个不同的区域，比如在中心圆盘的周围有两个同心圆环(图 30-1A)。凸起的非典型靶位常表现出圆形、水肿、显著损伤，与 EM 表现几乎一致，但只包括两个区域以及/或者不甚清楚的边界。

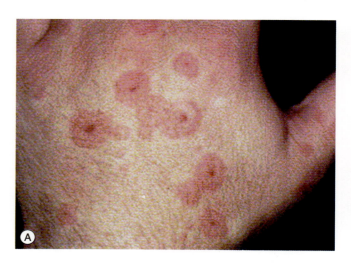
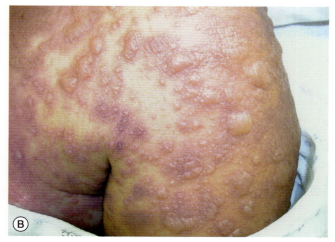
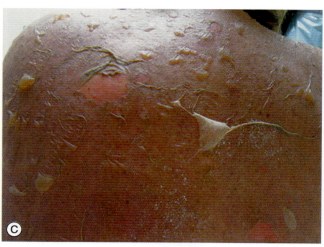
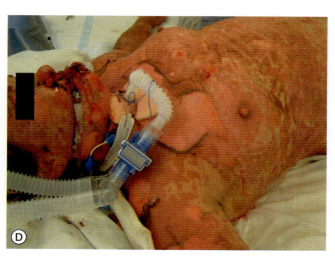

图 30-1 EM/SJS/TEN 典型的皮肤损伤表现。(A) 多形性红斑：典型靶位。(B) Stevens-Johnson 综合征：红色或紫色皮疹，形状与大小不规则，并伴有水疱形成。(C) & (D) 毒性表皮坏死松解症：身体表面超过 30% 区域发生广泛性皮肤剥落

SJS 的皮疹表现为平坦的非典型靶位损伤和红色的斑点,接着会由皮疹中央坏死发展成水疱、大疱以及面部、躯干、四肢等处的皮肤剥落。平坦的非典型靶位损伤表现为圆形、非显著损伤,与 EM 表现几乎一致,但只包括两个区域以及/或者不甚清楚的边界。斑疹为非显著性的红色或紫色小点,形状与大小不规则,并常发生合并。全部/部分的斑疹常出现大水疱(图30-1B)。

TEN 患者的皮肤损伤通常突然起发于灼热疼痛的红色皮肤,常在面部与胸部呈对称性表现,并迅速扩展覆盖所有的皮肤表面,包括躯干和四肢。3~4 天之内出现最大面积的皮肤损伤,有时甚至在短短几小时之内便可发生[5,8]。TEN 的特点是全层表皮的广泛性坏死与脱落(图30-1C 和图30-1D)。全层表皮脱落区域在用检查仅施以轻微的侧向压力时,会出现尼科尔斯基征(Nikolsky 征)阳性表现。表皮的上皮再生发生于皮肤损伤的 1 周之后,且大部分的皮肤表面都会在2~3 周之内完成上皮再生。

患者死亡常常是因为其发生了败血症或多器官功能衰竭。Power 等人[20]及 Chang 等人[13]的研究发现,最常导致患者死亡的原因是严重的败血症、呼吸衰竭以及肾衰竭。SCORTEN(TEN 特异性疾病严重程度评分)等级[25,26]可以作为一项评价工具,结合年龄、受累皮肤面积及范围大小、心率、肾功能等预后因子指标,来预测疾病的严重程度及死亡风险(表30-5)。

表 30-5　SCORTEN 评分:SJS 与 TEN 的预后因子

项目	评价值
年龄	>40 岁
恶性	是
身体表面皮肤剥落	>10%
心率	>120 次/min
血清尿素氮	>10mmol/L
血清葡萄糖	>14mmol/L
血清碳酸氢盐	<20mmol/L

每出现一项阳性即累计 1 分,根据总分预测患者的死亡风险:0~1 分=3.2%;2 分=12.1%;3 分=35.3%;4 分=58.3%;≥5 分=90.0%。

眼部表现

发生率

超过半数(即 50%~81%)的 SJS 与 TEN 住院患者会发生急性眼部并发症,这其中有 25% 患者表现出严重受累[13,20]。高达 35% 的患者会发生慢性眼部后遗症,其中,角膜致盲是幸存者中最严重的长期并发症[27]。Power 等人[20]的研究表明,9% 的 EM 患者、50% 的 TEN 患者和 69% 的 SJS 患者会发生眼部并发症。相似的是,在 Chang 等人[13]的研究中,眼部并发症在 TEN(66.7%)与 SJS(81.3%)中比在 EM(22.7%)中更为常见。

急性眼部表现

急性期或累及整个眼球表面,包括眼睑、结膜及角膜。最开始眼睑会表现出肿胀发红,伴随眼睑边缘和睑板部结膜的结痂及溃疡形成。非特异性的结膜炎会与此同时发作,或早于皮肤损伤发生之前发作,且结膜炎的严重性通常与皮肤损伤呈正相关[20]。当病变更为严重时,能够导致假膜性或膜性结膜炎,并引发继发化脓性细菌性结膜炎。结膜水疱很少发生。急性炎症将迅速导致瘢痕形成,引发睑球粘连和睑缘粘连形成,以及穹隆缩窄等。急性期会发生角膜上皮缺损,少数患者还会伴发角膜浸润,极少数患者会出现角膜穿孔。急性眼色素膜炎虽不常见,但也偶有发生。原发眼部表现通常只持续 2~3 周[28]。

Power 等人[20]将眼部累及的严重程度分为轻度、中度和重度。轻度累及是指需要进行常规眼部护理、并能够在出院之前完全恢复的症状,包括眼睑水肿和结膜充血水肿。中度累及是指需要进行特殊治疗、并且患者的活动性疾病能够在出院之前几乎完全恢复的特异性症状,包括结膜表面膜样物形成、角膜上皮缺失<30%、角膜溃疡或角膜浸润指征等。严重累及包括影响视力水平的病变、进行性眼部炎症伴发视力降低、需要在出院后持续接受眼部护理的症状:出院时的结膜穹隆缩窄、睑球粘连以及在出院时仍存在的进行性活动性角膜疾病。Chang 等人[13]使用了与 Power 等人同样的分类方式,并且他们都发现,与 EM 患者相比,在 SJS 和 TEN 患者中,眼部累及症状更为常见且更加严重。Power 等人还发现,全身性皮质激素的应用对于减少眼部症状的发生及缓解眼部症状没有作用。

慢性眼部表现

慢性眼部表现包括结膜与眼睑瘢痕形成、严重性干眼症和眼表缺陷。角膜损伤是 SJS 与 TEN 存活者中最严重的长期并发症。这些迟发的症状不仅仅由急性期严重的眼部炎症所致，也可以由后期结膜炎症反复发作引起，并在严重性干眼症和眼睑病变的刺激下持续存在[29,30]。

结膜炎症与瘢痕形成会导致结膜穹隆缩窄、睑球粘连、睑缘粘连、双行睫、倒睫、睑内翻或睑外翻。眼睑-睫毛复合体的病变可能会通过睫毛与眼球表面的机械性磨擦而引发轻微损伤和慢性炎症的持续存在[30]。睑外翻或睑裂闭合不全会导致暴露性角膜病变，远期能够加剧极度干眼症病变。引发重度干眼症的原因包括结膜杯状细胞破坏、结膜穹隆缩窄、Wolfing 和 Krause 眼泪液水液层分泌腺破坏、泪腺管瘢痕形成以及睑板腺功能障碍。

角膜受累症状包括慢性上皮病变、持续性上皮缺失、纤维血管翳形成、基质瘢痕形成及新生血管形成、眼球表面结膜化生甚至眼表角化（图30-2）。角化也可以发生于眼睑边缘后壁及眼睑软骨结膜，长久以后会磨损眼球表面。眼球表面衰竭可能在早期由急性期病变所引发，也可能在数年之后才发生[30]。疾病急性期的角膜缘损伤可能会导致部分角膜缘干细胞缺失（LSCD），但在一段时间内仍存在足够的短暂扩充细胞（TAC）来维持正常的角膜上皮。远期慢性炎症导致残留的干细胞损伤，引发后来的干细胞衰竭。

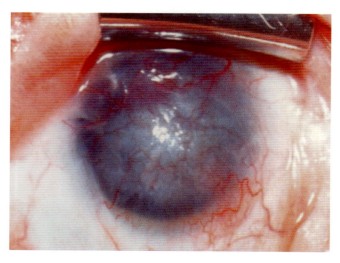

图30-2 一位 SJS 患者的术前照片，其整个眼表发生衰竭，伴有中央区域结膜化生和角化

复发性疾病

大部分患者不会再次服用触发药物，但是在 Chang 等人的研究中[13]，有六例患者（2.4%）在首次发作的3个月到6年之内再次发病。他们的首次和再次发病都可是因为药物刺激，其中有三例患者因为首次发病时，未能认识到发病的原因。因此应格外认真细致地记录下 EM/SJS/TEN 发作时所接触的所有药物，而患者也需要留心刺激性的药物治疗，以防今后再次接触这种药物。其他研究表明，大部分复发原因都与单纯疱疹病毒感染有关。在 SCAR 研究的552名患者中[11]，有51例（9%）患者是复发病例。EM 与单纯疱疹病毒感染有关，因而复发率较高，达30%；而 SJS 与 TEN 的复发率相对较低，均为3%。同样是由于 EM 与单纯疱疹病毒感染有关，因而可以考虑口服抗病毒药物以预防 EM 复发[31]。患者也可能会发生无外因的结膜炎症再次发作[29,32]。

鉴别诊断

由于某些病例的 EM/SJS/TEN 有各种各样的皮肤损伤症状，且有部分患者发病原因不明，因而其皮肤病学症状的鉴别诊断非常广泛。此类疾病最常见的误诊诊断有：葡萄球菌感染的烫伤皮肤综合征、中毒性休克综合征、剥脱性皮炎、自身免疫性大疱性疾病以及化学灼伤或热灼伤[12]。诊断时需要将 SJS 和 TEN 与葡萄球菌感染的烫伤皮肤综合征和中毒性休克综合征区分开来，这些疾病从性质上来讲都是细菌性感染，都需要立即进行适当的抗生素治疗，以避免疾病引发外毒素释放。

SJS 的慢性眼部症状与眼部瘢痕性类天疱疮症状非常相似，但前者的广泛性睑球粘连症状相对轻微。作鉴别诊断时还需要考虑其他能够导致眼睑与结膜部位瘢痕性病变的疾病类型，比如：非典型性或中毒性角膜结膜炎、重度感染性角膜结膜炎、眼部红斑狼疮、线性 IgA 疾病、化学性灼伤、维生素 A 缺乏症、沙眼等。细致的病史采集有助于明确诊断，有时候还需要进行结膜组织活检。对眼部瘢痕性类天疱疮受累的黏膜进行免疫荧光显微观察，能够发现基底膜上免疫复合物的线性沉积。

疾病管理

全身处理

EM/SJS/TEN 的有效管理包括疾病的早发现、早诊断，并立即采取有效措施来阻断各种潜在的诱发因素。迅速终止触发药物的使用能够有效地降低疾病的死亡率,并改善预后情况[33]。综合性治疗需要多学科方法来支持,并进行专科护理和医疗保健,以应对疾病的综合性全身性反应。支持性疗法采用同烧伤管理相似的治疗方案:保持患者所处环境温暖、减少经体表的体液流失、纠正电解质紊乱失衡、管理高热量营养和静脉注射液以及预防败血症的发生[12]。针对患者身上还存在的广泛性皮肤受累病变,应尽早转诊至烧伤科治疗,这样能够明显减少感染的发生风险,降低疾病死亡率,并缩短住院时间[34,35]。规模最大的临床研究显示,TEN患者7日内死亡率高达51.4%($P<0.05$),而若尽早转诊至烧伤科,其7日内死亡率可以降低至29.8%[35]。尽管败血症是导致患者死亡的主要原因,但仍不建议预防性全身性的使用抗生素,只有当经过微生物培养证明患者发生了败血症时才能够使用[12]。

处理皮肤损伤应当使用抗菌剂,如硫酸铜、硝酸银、磺胺甲氧嗪乳膏(内含磺胺类药物,与磺胺类抗生素之间具有交叉反应性)等,以增强皮肤的屏障作用,避免发生感染[36]。现也有使用生物性覆盖物,如尸源性或猪源性皮肤[36]。纳米银敷料作为一种抗菌材料,能够对皮肤损伤起到良好的保护作用,并且最多可以持续释放7至14天,从而减少了疼痛性更换敷料的次数[37]。

尚且没有一种治疗方案可以作为EM/SJS/TEN患者治疗的金标准。考虑到这些疾病都有免疫因素的参与,使用免疫抑制类药物从理论上来讲应该有益于改善疾病状况,但是近几年这一点一直处于激烈的争论之中。皮质醇在许多其他种类的急性炎症病变中都能够起到改善作用,但是否适合于EM/SJS/TEN患者仍存有争议。其他的免疫抑制剂,比如静脉注射免疫球蛋白(IVIG)、环孢素、环磷酰胺、沙利度胺、英夫利昔单抗、硫唑嘌呤、甲氨蝶呤以及血浆置换术等,也都有过小规模的尝试[36],但没有任何临床对照研究表明这些药物或治疗方法对于EM/SJS/TEN患者有效。

数项研究表明,对SJS/TEN患者使用皮质醇是有害的,能够导致死亡率上升及并发症的发生率增加,最常见的伤害症状是感染和胃肠道出血[38,39,40]。全身性使用类固醇能够掩盖败血症的早期征兆,妨碍伤口愈合,延长恢复时间。但是,一项对于EuroSCAR招募的281名患者展开的大规模回顾性研究(SJS/TEN患者致死风险因素的病例对照研究)表明,与仅实施支持性治疗相比,使用皮质醇或IVIG对于降低死亡率没有任何显著效果[40]。体外实验表明IVIG能够阻止Fas介导的角蛋白分解[41],这为IVIG在数项小规模研究中表现出有效性(迅速终止皮肤损伤,并降低死亡率)提供了一种病理生理学角度的解释[42]。但是其他研究表明,使用IVIG能够导致患者更高的死亡率和更长的住院时间[43],或对预后没有任何益处[40]。

眼部管理:急性

预防长期后遗症的关键在于眼科医生的尽早参与,尤其是当大家只关注致命问题而忽视了潜在的眼部受累症状的时候。另外,对于重症监护病房中的患者及儿童患者,眼科检查实施起来通常比较困难。急性期治疗的目的是防止眼表瘢痕性病变继续发展。如果眼表的炎症和溃疡没有得到迅速干预,随之出现的伤口愈合过程通常会导致瘢痕形成。如果可能的话,最好外翻眼睑来检查表皮缺失或溃疡是否累及睑板和穹隆部,否则可能会被忽视。

应当经常浸洗眼睑并冲洗结膜来清除积累的黏液分泌物,以维持良好的眼表卫生。建议预防性局部使用抗生素,以避免继发感染;并经常滴加无防腐剂的人工泪液,来保持眼表润滑。可以慎重地在使用局部类固醇类药物,以减少眼表炎症,但仍要对患者进行密切监测,来防止其发生继发性细菌感染。预防睑球粘连和睑缘粘连形成的早期干预措施包括每天用玻璃棒对睑球粘连进行分离,或使用睑球粘连环来维持穹隆结构。

如果角膜上皮缺失继续发展,应当局部或全身性使用抗胶原酶并经常对眼表进行润滑,以防止进行性角膜基质溶解。可以谨慎地局部使用类固醇类药物,但要平衡好其抗感染的效用与加速角膜基质溶解的风险。如果怀疑有微生物感染性角膜炎发生,应当进行显微镜观察及微生物培养,并开始使用强化抗生素。对于角膜穿孔或即将发生角膜穿孔的患者,可以实施深层角膜移植或穿透性角膜移植术。如果患者即将发生穿孔,也可以用结膜瓣覆盖修复,或使用氰基丙烯酸酯黏合剂及绷带接触镜等。

有若干系列病例报道在SJS/TEN患者急性期使用羊膜(AMT)进行移植并获得成功[44~46]。羊膜是胎盘的最内层,包括厚厚的基底层和无血管的基质层。它能够发挥抗感染及抗瘢痕形成作用,用于促进伤口愈合,包括持续性角膜上皮缺失、急性化学伤或热灼伤、复发性翼状胬肉等[46]。将冷冻保存的AMT缝合覆盖在SJS/TEN患者上下眼睑边缘之间的整个眼表,当做一种生物绷带,如图30-3所示[45,47]。手术时应先修剪眼睫毛,然后用8-0号尼龙线,将羊膜片边缘连续缝合于眼睑皮肤外部距离睫毛缘1~2mm处[44~46]。羊膜被固定在基质层表面,并与结膜直接接触。羊膜覆盖于睑结膜和穹隆部,然后被肌肉钩(斜视钩)折返覆盖于球结膜表面。使用双股 6-0 聚丙烯缝线穿过眼睑将 AMT 锚着于皮肤,并借助衬垫牢牢地固定在皮肤上。用 10-0 尼龙缝线将 AMT 靠近角膜缘处连续缝合在巩膜外层上。使用睑球粘连环或 Kontour 绷带接触镜将眼睑与眼球分离开来。现在也有在使用 Prokera™ 这种有一层羊膜夹在上面的睑球粘连环,但它并不能够充分覆盖于穹隆部、睑结膜及眼睑边缘[44,45]。

在使用 Prokera™ 时,建议同时另行使用 AMT 来覆盖眼睑边缘及睑结膜。Gregory[44] 报道对 10 例患者应用 AMT 处理并获得成功,所有的这些患者此前都发生了眼表广大区域的上皮脱落。这些患者在症状出现的 10 天之内即接受了手术,且若炎症及上皮脱落持续发生,则每隔 10~14 天更换一次 AMT。所有患者干眼症的严重程度及眼表和眼睑瘢痕形成的病变程度都在轻度至中度之间。

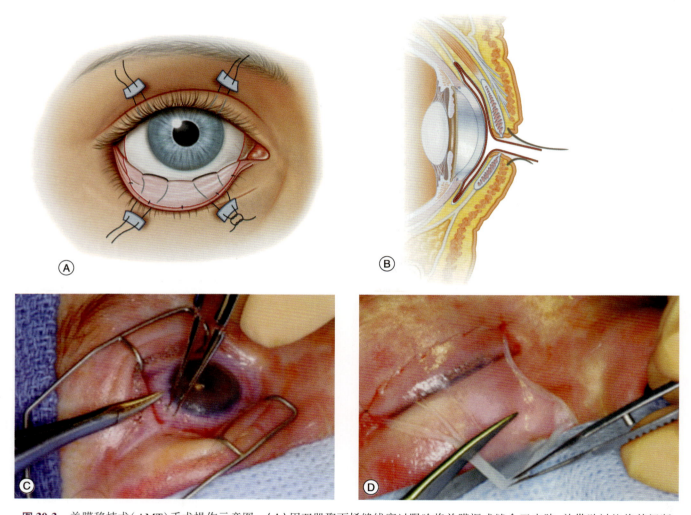

图 30-3 羊膜移植术(AMT)手术操作示意图。(A)用双股聚丙烯缝线穿过眼睑将羊膜褥式缝合于皮肤,并借助衬垫将其间断缝合于眼睑边缘。(B)羊膜移植术侧视图,展示了羊膜从上眼睑边缘至下眼睑边缘,覆盖于整个眼表。(C 和 D)羊膜薄片被固定覆盖于眼睑边缘、睑结膜及球结膜处

眼部管理:慢性

EM/SJS/TEN 患者慢性期治疗目的在于:
1. 干眼症的治疗
2. 眼睑功能的重建
3. 眼表的重建

干眼症的治疗

术前泪液功能减退的程度与眼表重建手术的成功率呈负相关关系[48]。应当经常使用无防腐剂的人工泪液,以避免由杯状细胞破坏和泪管瘢痕形成所致的干燥性角膜结膜炎。自体血清滴眼液(ASE)也可以用

做重度干眼症的一种有效的替代疗法[49]。局部用反式维甲酸已经实现了商品化生产，它能够改善干眼症的临床表现，其具体效用与重度干眼症患者鳞状上皮化生程度有关[50]。慢性结膜炎能够导致干眼症持续发作，可以通过局部使用类固醇和环孢素加以改善。应用泪点阻塞术来维持泪膜稳定，并实施中间或侧面眼睑缝合术来防止泪膜蒸发，对于改善患者病症应该也是有帮助的。重度干眼症状态会导致角膜上皮缺损持续发生，并使患者长期处于畏光及刺激感重的状态。这可以通过长期佩戴绷带接触镜加以缓解。一项针对39名SJS/TEN患者（67只眼睛）的研究发现，在佩戴巩膜接触镜后，患者的视力情况及眼表症状都有了明显的改善[51]。相似的是，PROSE（眼部生态的修复性替代）巩膜接触镜可能会用于治疗慢性眼表疾病。

眼睑疾病的治疗

眼睑解剖结构的异常会致使角膜病变持续发作[30]，在做任何眼表重构操作之前，都应当首先矫正眼睑的病变。倒睫症是此类患者的一种复发病症，可以通过拔除、电解、氩激光治疗及冷冻疗法等技术加以改善。睑球粘连和穹隆缩窄的治疗方法包括睑球粘连环和角膜后退，以及黏膜组织置换移植，比如硬腭、鼻黏膜、口腔黏膜、羊膜等。也可以在实施角膜缘同种异体移植术同时安置睑球粘连环。瘢痕性睑内翻或睑外翻可以通过多种外科操作手段加以矫正，包括放置皮肤或黏膜层移植物等。

眼表重建

由于慢性眼表炎症（C级眼表疾病）的影响[52]，当EM/SJS/TEN患者伴发LSCD时，其眼表重构手术的预后是最差的，最常发生的便是极度干眼症及其他瘢痕性并发症状。建议在手术前对眼表炎症反应进行干预，直至炎症水平降到最低以后再进行手术。如果在炎症活动期实施手术，则会导致上皮延迟愈合、角膜融解以及术后免疫排斥反应的发生风险增大。强烈建议在实施眼表重构手术的时候，同时进行外侧和（或）中间眼睑缝合。

EM/SJS/TEN通常为双侧眼球发病，因此从另一只眼球取材作结膜角膜缘自体移植并不可行。两种可行的方案是：从异体移植捐赠者眼表取材，然后进行眼表干细胞移植（OSST），同时实施或不实施光学角膜移植术；也可以使用Boston人工角膜（KPro）或骨齿人工角膜（Osteo-Odonto-Keratoprothesis，OOKP）进行人工角膜移植术。不建议将Boston Ⅰ型人工角膜移植术作为此类患者眼表重构手术的基本选择，而且相比于其他疾病患者，对EM/SJS/TEN患者实施Boston Ⅰ型人工角膜移植术的预后情况相对更差一些[53]。受重度干眼症的影响，患者发生角膜融解、感染性角膜炎、眼内炎及人工角膜排除的风险增高。图30-4与图30-5分别显示了一位SJS患者在接受Boston Ⅰ型人工角膜移植术后发生真菌性角膜炎和人工角膜挤压的情况。

我们首先推荐对患者实施OSST手术来重构其角膜上皮，可能的话同时改善结膜杯状细胞缺失的情况（如下所述）。实施OSST手术之后，倘若健康的角膜上皮能够维持稳定，如果患者发生明显的角膜基质层瘢痕形成，便可以实施穿透性角膜移植术（PK）或深板层角膜移植术（DALK）。如果患者有PK手术后内皮功能障碍复发的既往史，或OSST手术后眼表衰竭发生，可以考虑用人工角膜实施PK或DALK。

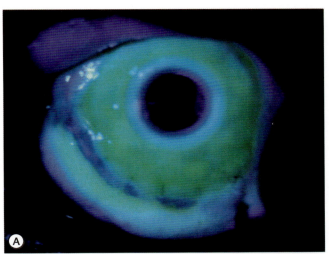

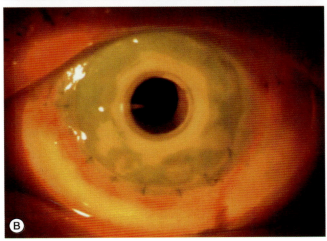

图30-4 接受人工角膜移植术的SJS患者，伴发真菌性角膜炎。（**A**）荧光染色显示患者发生了眼球表皮缺失。（**B**）眼睛边缘可见360度的白色浸润

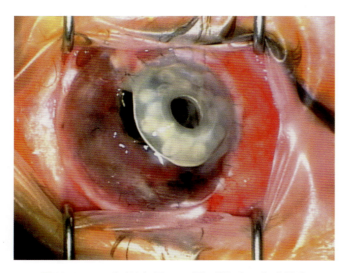

图 30-5　SJS 患者（与图 30-2 同一眼）人工角膜排除

异体移植术包括尸源性角膜缘异体移植（KLAL）或活体结膜角膜缘异体移植（lr-CLAL），或进行 lr-CLAL/KLAL 联合实施（the Cincinnati procedure，辛辛那提方案）[54]。进一步还可以实施离体培养的干细胞移植术。异体移植术后患者需要接受系统性免疫抑制，以防止对有丰富的血管及携带抗原的角膜缘干细胞发生免疫排斥反应。与眼表重构手术的其他适应证（如无虹膜症或隐形眼镜所致的角膜炎）相比，SJS 相关的眼表疾病的预后情况相对更差一些[55~57]。除慢性炎症及瘢痕性眼睑病变之外，这些患者发生眼表衰竭的另一个重要原因是重度干眼症及黏蛋白缺失。研究表明，lr-CLAL/KLAL 联合实施不仅有助于角膜缘干细胞缺失的置换，同时对于恢复结膜杯状细胞水平也有显著效果[54]。图 30-6 显示了一位 SJS 患者手术前重度眼表破坏的情况，以及实施 lr-CLAL/KLAL 联合手术和穿透性角膜移植术后的表现。

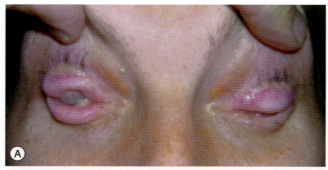

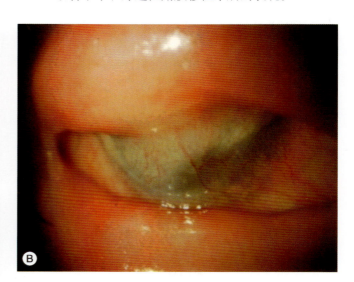

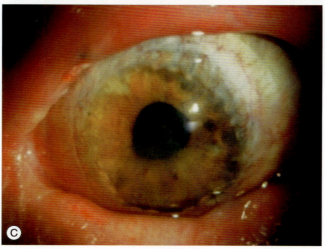

图 30-6　（A）一位 SJS 患者手术前表现，可见明显的瘢痕性睑外翻及眼表破坏。（B）同一名患者，右眼的整个眼表衰竭并有睑球粘连发生。（C）同一名患者在接受 lr-CLAL/KLAL 联合手术和穿透性角膜移植术后的表现

对于重度角化的患眼，骨齿人工角膜移植术（OOKP）[58]或 Boston Ⅱ型人工角膜移植术[59]更为适合。但是这些手术操作非常复杂，世界上仅有为数不多的几处眼科中心能够开展。

总结

多形性红斑（EM）、Stevens-Johnson 综合征（SJS）以及中毒性表皮坏死松解症（TEN），是一系

列罕见的疾病，通常由药物或感染引起。SJS 和 TEN 更常发生眼球累及病变，急性结膜炎症导致眼表慢性瘢痕性病变随之发生，这也正是此类患者最严重的长期并发症。在疾病的急性期阶段，不建议对患者全身性使用皮质醇，因为这能够增加患者发生感染的风险，并导致更高的死亡率。研究表明，静脉注射用人免疫球蛋白可以应用于此类患者。羊膜能够在疾病急性期对眼表表现出保护作用，同时应当配合使用局部抗生素或类固醇滴眼液，并定期更换睑球粘连环。对此类患者实施眼表重建手术具有一定的难度，积极治疗重度干眼症和眼睑病变，有助于提高手术的成功率。

参考文献

1. Hebra F. On diseases of the skin, including the exanthemata. Translated and edited by CH Fagge. London: New Sydenham Society; 1866.
2. Stevens AM, Johnson FC. A new eruptive fever associated with stomatitis and ophthalmia: report of two cases in children. Am J Dis Child 1922;24:526–33.
3. Thomas BA. The so-called Stevens–Johnson syndrome. Br Med J 1950;1:1393–7.
4. Lyell A. Toxic epidermal necrolysis: an eruption resembling scalding of the skin. Br J Dermatol 1956;68:355–61.
5. Bastuji-Garin S, Rzany B, Stern RS, et al. Clinical classification of cases of toxic epidermal necrolysis, Stevens–Johnson syndrome, and erythema multiforme. Arch Dermatol 1993;129:92–6.
6. Chan HL, Stern RS, Arndt KA, et al. The incidence of erythema multiforme, Stevens–Johnson syndrome, and toxic epidermal necrolysis. A population-based study with particular reference to reactions caused by drugs among outpatients. Arch Dermatol 1990;126: 43–47.
7. Assier H, Bastuji-Garin S, Revuz J, et al. Erythema multiforme with mucous membrane involvement and Stevens–Johnson syndrome are clinical different disorders with distinct causes. Arch Dermatol 1995;131:539–43.
8. Rzany B, Mockenhaupt M, Baur S, et al. Epidemiology of erythema exudativum multiforme majus, Stevens–Johnson syndrome, and toxic epidermal necrolysis in Germany (1990–1992): structure and results of a population-based registry. J Clin Epidemiol 1996;49:769–73.
9. Schöpf E, Stühmer A, Rzany B, et al. Toxic epidermal necrolysis and Stevens–Johnson syndrome. An epidemiologic study from West Germany. Arch Dermatol 1991;127:839–42.
10. Roujeau JC, Guillaume JC, Fabre JP, et al. Toxic epidermal necrolysis (Lyell syndrome). Incidence and drug etiology in France, 1981–1985. Arch Dermatol 1990;126:37–42.
11. Auquier-Dunant A, Mockenhaupt M, Naldi L, et al; SCAR Study Group. Severe cutaneous adverse reactions. Correlations between clinical patterns and causes of erythema multiforme majus, Stevens–Johnson syndrome, and toxic epidermal necrolysis: results of an international prospective study. Arch Dermatol 2002;138:1019–24.
12. Hazin R, Ibrahimi OA, Hazin MI, et al. Stevens–Johnson syndrome: Pathogenesis, diagnosis, and management. Ann Med 2008;40: 129–38.
13. Chang YS, Huang FC, Tseng SH, et al. Erythema multiforme, Stevens–Johnson syndrome, and toxic epidermal necrolysis. Acute ocular manifestations, causes, and management. Cornea 2007;26:123–9.
14. Roujeau JC, Kelly JP, Naldi L, et al. Medication use and the risk of Stevens–Johnson syndrome or toxic epidermal necrolysis. N Engl J Med 1995;333:1600–7.
15. Paul C, Wolkenstein P, Adle H, et al. Apoptosis as a mechanism of keratinocyte death in toxic epidermal necrolysis. Br J Dermatol 1996;134:710–4.
16. French LE. Toxic epidermal necrolysis and Stevens–Johnson syndrome: our current understanding. Allergol Int 2006;55:9–16.
17. Abe R, Shimizu T, Shibaki A, et al. Toxic epidermal necrolysis and Stevens–Johnson syndrome are induced by soluble Fas ligand. Am J Pathol 2003;162:1515–20.
18. Inachi S, Mizutani H, Shimizu M. Epidermal apoptotic cell death in erythema multiforme and Stevens–Johnson syndrome. Contribution of perforin-positive cell infiltration. Arch Dermatol 1997;133: 845–9.
19. Chung WH, Hung SI, Yang JY, et al. Granulysin is a key mediator for disseminated keratinocyte death in Stevens-Johnson syndrome and toxic epidermal necrolysis. Nat Med 2008;14:1343–13450.
20. Power WJ, Ghoraishi M, Merayo-Lloves J, et al. Analysis of the acute ophthalmic manifestations of the erythema multiforme/Stevens–Johnson syndrome/toxic epidermal necrolysis disease spectrum. Ophthalmology 1995;102:1669–72.
21. Chung WH, Hung SI, Hong HS, et al. Medical genetics: a marker for Stevens–Johnson syndrome. Nature 2004;428–86.
22. Hung SI, Chung WH Liou LB, et al. HLA-B*5801 allele as a genetic marker for severe cutaneous adverse reactions caused by allopurinol. Proc Natl Acad Sci USA 2005;102:4134–9.
23. Paquet P, Pierard GE. Erythema multiforme and toxic epidermal necrolysis: a comparative study. Am J Dermatopathol 1997;19: 127–32.
24. Rzany B, Hering O, Mockenhaupt M, et al. Histopathological and epidemiological characteristics of patients with erythema exudativum multiforme major, Stevens–Johnson syndrome and toxic epidermal necrolysis. Br J Dermato 1996;135:6–11.
25. Guegan S, Bastuji-Garin S, Poszepczynska-Guigne E, et al. Performance of the SCORTEN during the first five days of hospitalization to predict the prognosis of epidermal necrolysis. J Invest Dermatol 2006;126:272–6.
26. Bastuji-Garin S, Fouchard N, Bertocchi M, et al. SCORTEN: a severity-of-illness score for toxic epidermal necrolysis. J Invest Dermatol 2000;115:149–53.
27. Arstikais MJ. Ocular aftermath of Stevens–Johnson syndrome. Arch Ophthalmol 1973;90:376–9.
28. Tauber J. Autoimmune diseases affecting the ocular surface. In: Holland EJ, Mannis MJ, editors. Ocular surface disease: medical and surgical management. New York: Springer-Verlag; 2002.
29. De Rojas MV, Dart JK, Saw VP. The natural history of Stevens–Johnson syndrome: patterns of chronic ocular disease and the role of systemic immunosuppressive therapy. Br J Ophthalmol 2007; 91:1048–53
30. Di Pascuale MA, Espana EM, Liu DT, et al. Correlation of corneal complications with eyelid cicatricial pathologies in patients with Stevens–Johnson syndrome and toxic epidermal necrolysis syndrome. Ophthalmology 2005;112:904–12.
31. Tatnall FM, Schofield JK, Leigh IM. A double-blind placebo-controlled trial of continuous acyclovir therapy in recurrent erythema multiforme. Br J Dermatol 1995;132:267–70.
32. Foster CS, Fong LP, Azar D, et al. Episodic conjunctival inflammation after Stevens–Johnson syndrome. Ophthalmology 1988;95: 453–62.
33. Garcia-Doval I, LeCleach L, Bocquet H, et al. Toxic epidermal necrolysis and Stevens–Johnson syndrome: does early withdrawal of causative drugs decrease the risk of death? Arch Dermatol 2000;136: 323–7.
34. Kelemen JJ, Cioffi WG, McManus WF, et al. Burns center care for patients with toxic epidermal necrolysis. J Am Coll Surg 1995; 180:273–8.
35. Palmiere TL, Greenhalgh DG, Saffle JR, et al. A multicenter review of toxic epidermal necrolysis treated in U.S. burn centers at the end of the twentieth century. J Burn Care Rehabil 2002;23:87–96.
36. Gerull R, Nelle M, Schaible T. Toxic epidermal necrolysis and Stevens–Johnson syndrome; a review. Crit Care Med 2011;39: 1521–32.
37. Dalli RL, Kumar R, Kennedy P, et al. Toxic epidermal necrolysis/Stevens–Johnson syndrome: current trends in management. ANZ J Surg 2007;77:671–6.
38. Halebian PH, Corder VJ, Madden MR, et al. Improved burn center survival of patients with toxic epidermal necrolysis managed without corticosteroids. Ann Surg 1986;204:503–12.
39. Rasmussen JE. Erythema multiforme in children. Response to treatment with systemic corticosteroids. Br J Dermatol 1976;95:181–6.
40. Schneck J, Fagot FP, Sekula P, et al. Effects of treatments on the mortality of Stevens–Johnson syndrome and toxic epidermal necrolysis: a retrospective study on patients included in the prospective EuroSCAR study. J Am Acad Dermatol 2008;58:33–40.
41. Viard I, Wehrli P, Bullani R, et al. Inhibition of toxic epidermal necrolysis by blockade of CD95 with human intravenous immunoglobulin. Science 1998;282:490–3.

42. Prins C, Kerdel FA, Padilla RS, et al. Treatment of toxic epidermal necrolysis with high-dose intravenous immunoglobulins: a multicenter retrospective analysis of 48 consecutive cases. Arch Dermatol 2003;139:26–32.
43. Brown KM, Silver GM, Halerz M, et al. Toxic epidermal necrolysis: does immunoglobulin make a difference? J Burn Care Rehabil 2004;25: 81–8.
44. Gregory DG. Treatment of acute Stevens–Johnson syndrome and toxic epidermal necrolysis using amniotic membrane: a review of 10 consecutive cases. Ophthalmology 2011;118:908–14.
45. Shammas MC, Lai EC, Sarkar JS, et al. Management of acute Stevens–Johnson syndrome and toxic epidermal necrolysis utilizing amniotic membrane and topical corticosteroids. Am J Ophthalmol 2010; 149:202–13.
46. Shay ES, Kheirkhah A, Liang L, et al. Amniotic membrane transplantation as a new therapy for the acute ocular manifestations of Stevens–Johnson syndrome and toxic epidermal necrolysis. Surv Ophthal 2009;54:686–96.
47. Meller D, Pires RT, Mack RJ, et al. Amniotic membrane transplantation for acute chemical or thermal burns. Ophthalmology 2000; 107:980–9.
48. Shimazaki J, Shimmura S, Fujishima H, et al. Association of preoperative tear function with surgical outcome in severe Stevens–Johnson syndrome. Ophthalmology 2000;107:1518–23.
49. Management and Therapy Subcommittee members of the International Dry Eye Work Shop. Management and therapy of dry eye disease: Report of the Management and Therapy Subcommittee of the International Dry Eye Work Shop (2007). Ocul Surf 2007;5: 163–78.
50. Tseng SCG. Topical tretinoin treatment for severe dry-eye disorders. J Am Acad Dermatol 1986;15(4 Pt 2):860–6.
51. Tougeron-Brousseau B, Delcampe A, Gueudry J, et al. Vision-related function after scleral lens fitting in ocular complications of Stevens–Johnson syndrome and toxic epidermal necrolysis. Am J Ophthalmol 2009;148:852–9.
52. Schwartz GS, Gomes JAP, Holland EJ. Preoperative staging of disease severity. In: Holland EJ, Mannis MJ, editors. Ocular surface disease: medical and surgical management. New York: Springer-Verlag; 2002.
53. Yaghouti F, Nouri M, Abad JC, et al. Keratoprosthesis: preoperative prognostic categories. Cornea 2001;20:19–23.
54. Biber JM, Skeens HM, Neff KD, et al. The Cincinnati procedure: technique and outcomes of combined living-related conjunctival limbal allografts and keratolimbal allografts in severe ocular surface failure. Cornea 2011;30:765–71.
55. Solomon A, Ellis P, Anderson DF, et al. Long-term outcome of keratolimbal allograft with or without penetrating keratoplasty for total limbal stem cell deficiency. Ophthalmology 2002;109:1159–66.
56. Samson CM, Nduaguba C, Baltatzis S, et al. Limbal stem cell transplantation in chronic inflammatory eye disease. Ophthalmology 2002;109:862–8.
57. Shimazaki J, Higa K, Morito F, et al. Factors influencing outcomes in cultivated limbal epithelial transplantation for chronic cicatricial ocular surface disorders. Am J Ophthalmol 2007;143:945–53.
58. Liu C, Okera S, Tandon R, et al. Visual rehabilitation in end-stage inflammatory ocular surface disease with the osteo-odonto-keratoprosthesis: results from the UK. Br J Ophthalmol 2008; 92:1211–7.
59. Pujari S, Siddique SS, Dohlman CH, et al. The Boston keratoprosthesis type II: the Massachusetts Eye and Ear Infirmary experience. Cornea 2011;30:1298–303.

第三十一章 黏膜类天疱疮

TAIS HITOMI WAKAMATSU and JOSE ALVARO PEREIRA GOMES

前言

黏膜类天疱疮（mucous membrane pemphigoid, MMP）此前被称作是瘢痕性类天疱疮，是一种系统性瘢痕性自身免疫病，以眼部、口腔、生殖器、鼻咽部、肛门和喉黏膜在内的慢性黏膜水疱为特点，其中眼部（60.1%~80%）和口腔（90.2%）受累最为常见[1]。该病所引起的上皮下损伤和大量瘢痕组织若侵袭气管和食管则可危及生命，若侵袭眼部则危害相对较小。大约20%的患者可见皮肤受累，通常累及头部、颈部和上半身[2]。

眼MMP，也叫眼瘢痕性类天疱疮（ocular cicatricial pemphigoid, OCP），是一种进行性瘢痕性结膜炎，如果不进行治疗，将会有发生睑球粘连、眼表疾病、角膜溃疡及角膜新生血管、睑缘粘连的风险，导致视野缺损或失明。该病常表现为慢性病程，以静止期与活动期相交替为特点。在大量病例中，大约80%的MMP病人眼部被侵犯[3]，其报告的致盲率为27%[4]。

MMP的早期症状轻微且不特异，使其诊断变得困难。在糜烂和瘢痕形成之前，MMP患者的体征并不特异。MMP作为一种慢性进行性疾病，因其后遗症具有不可逆性和衰竭性，故早期诊断十分重要。

流行病学

每年大约有1/1 000 000的居民新发MMP。MMP被认为可能是一种致命的自身免疫病，根据美国1992—2002年数据，其死亡率仅次于上呼吸消化道狭窄，为0.028/100 000[5]。

OCP是一种相对罕见病，在眼科患者中大约有1/15 000到1/60 000的发病率[6]。但是这些研究并不能反映出OCP真实的流行病学发病率，因为这些上报的病例通常不在疾病早期[3]。典型临床表现通常在60岁或70岁病人身上表现出来，但是可以30岁甚至更年轻的人同样能患OCP[7]。在一个130名患者的调查中，Foster等人发现在病人中的患病年龄范围为20~87岁，其平均患病年龄为64岁。女性患者是男性患者的2~3倍，无种族和地理差异[3]。

病理学

OCP是一种慢性自身免疫性瘢痕性结膜炎（chronic cicatrizing conjunctivitis, CCC），对结膜上皮基底膜区（basement membrane zone, BMZ）的自身抗原产生IgG和IgA自身抗体线状沉积有关[3]。Bhol等人推测一个205-KDa的蛋白质分子可能是OCP的主要靶抗原[8]。OCP患者血清中确认的其他一些靶抗原位于基底部上皮细胞内的半桥粒细胞质域的α6β4异二聚体整合素的β4亚单位[9]。自身抗体通过激活补体、中性粒细胞和促炎细胞因子可以促进结膜瘢痕形成。此外，结膜免疫组化分析显示，活动期OCP患者的T辅助诱导细胞（CD4+）细胞、上皮内朗格罕氏细胞、活化T细胞、成纤维细胞和固有层中的巨噬细胞数量比对照组多[10]。转化生长因子（transforming growth factor-β, TGF-β）的染色也明显增加。

OCP的亚急性期组织学特点与急性期很相似。慢性期以数量稍有上升的T淋巴细胞、HLA-DR-表达细胞和巨噬细胞浸润为特征。这些细胞的数量稍有增加。上皮层可能在任何时期出现增厚、化生和角化。

成纤维细胞通过成纤维细胞生长因子如TGF-β, PDGF, TNF和IL-1的刺激促进纤维化[11]。当静止期的成纤维细胞受到这些调节因子刺激发生增殖时，包括c-fos, c-myc和c-myb在内的原癌基因可有一个短暂的表达。这一系列基因是外部生长因子的转录子，同时也可能触发增殖有关基因的活化。

最开始的报道为一些人类白细胞抗原（human leukocyte antigens HLAs），包括HLA-DR4和HLA-DQw3，与OCP增高的易感性有关[12]。例如，首先发现在单纯OCP患者中存在HLA-DQB1*0301[13]。这对等位基因后来被发现与所有受累的临床部位有关，而且可能与抗基底膜IgG的生成有关。有趣的是，这些研究也表明了这对等位基因在评估疾病严重程度中的作用。环境因子包括微生物感染或者药物暴露可能刺激遗传易感个体并诱导疾病的发展。

诊断

临床特点

OCP 的自然病程开始表现为单侧慢性结膜炎，经过一定时间发展为双侧。对于复发缓解型 OCP 患者而言，刚开始是仅出现几周的症状和体征，随后静止，几年之后就演变成了仅安静月余就再次发作。早期 OCP 的诊断十分困难，大多数 OCP 患者直到疾病晚期才得到确诊。

早期 OCP 患者的上皮纤维化出现在上下睑结膜，由血管周围的白线组成。其眼部症状多变，可以是异物感、烧灼感、分泌物增多和充血，这些症状并不与疾病严重程度相关，进行性纤维化甚至可以发生在无症状病人身上。

进而，纤维化不断发展并导致穹隆缩窄、睑球粘连、睑内翻、倒睫，在终末期还会出现睑缘粘连。结膜纤维化可破坏杯状细胞和导致泪腺导管的阻塞，从而导致严重的干眼症状。在此微环境下，角膜损伤很容易发生，还有可能并发细菌和真菌感染，导致角膜穿孔和干燥症。

为了评估纤维化程度和治疗效果，量化纤维化程度和结膜炎症是很重要的。Foster 等人所用的方法（图 31-1）是以下穹隆缩窄、睑球粘连的程度和数量为指标[14]。上皮下纤维化是 OCP Ⅰ 期的特点，Ⅱ 期表现出穹隆缩窄，Ⅲ 期的特征是睑球粘连，Ⅳ 期也是终末期，主要出现睑缘粘连和表面角化。Mondino 的分级方法是量化下穹隆深度消失度[15]。Ⅱ 期是深度减少 25%～50%；Ⅲ 期为 50%～75%；Ⅳ 期超过 75%。正常深度大约为 11mm。

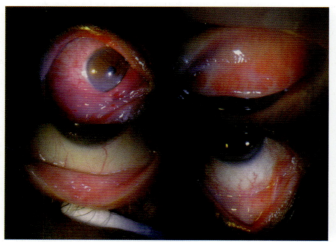

Ⅰ. 慢性结膜炎、上皮下纤维化

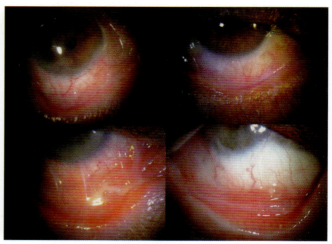

Ⅱ. 下穹隆缩窄

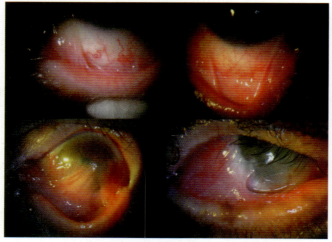

Ⅲ. 睑球粘连、角膜血管弓、倒睫

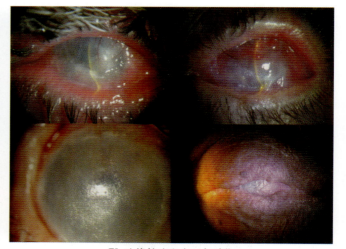

Ⅳ. 睑缘粘连和表面角质化

图 31-1 OCP 分期。Ⅰ 期包括睑板的睑结膜上皮下白色条纹和纤维形成。Ⅱ 期除了上皮下纤维化，可观察到穹隆部缩窄。Ⅲ 期可观察到睑球粘连，病人向上注视或收缩下眼睑时较易发现。Ⅳ 期可观察到完全性睑缘粘连和表面角质化表现

实验室特点

免疫病理学技术有助于从致病机理识别 MMP。用免疫荧光和免疫过氧化物酶技术得到的结膜活组织检查是仅有的 OCP 确诊依据。直接免疫荧光和间接免疫荧光对 OCP 的敏感性很高，但特异性不高，因为

其他上皮下疱类疾病患者和 OCP 患者所得到的结果难以区分。

免疫化学技术如免疫印迹法、免疫沉淀反应和酶联免疫吸附试验（ELISA）已经将诊断过程简化，而且还识别了 MMP 不同亚组中一些新的自身抗体所针对的靶蛋白。

直接免疫病理学

用免疫荧光显微镜和免疫组化方法直接检查病灶周围的黏膜活组织可发现上皮 BMZ 内有持续的以下一种或几种物质的沉积：IgG，IgA 和（或）C3（图 31-2）。直接免疫荧光（direct immunofluorescence DIF）证据已被推荐为诊断 MMP 的必要条件[16]。然而，仅有 20%～83% 的 OCP 患者的结膜 DIF 为阳性表现[17]，而且其 DIF 结果可以从阳性转为阴性，故 DIF 结果也不与疾病的活动性和治疗效果相关。

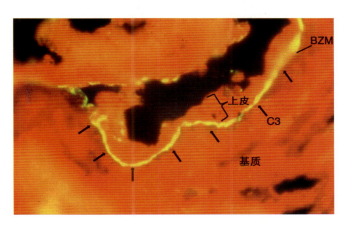

图 31-2 根据免疫荧光的诊断结果。一个 OCP 患者结膜的直接免疫荧光阳性结果。可看到在结膜 BZM 有补体 C3 的线状沉积（放大倍率×400）

间接免疫荧光

用化学方法分离的正常人上皮基质可以对病人的血清进行间接免疫荧光测试，该测试是一种监测患者抗上皮 BMZ 成分循环抗体的敏感方法。目前识别自身循环抗体的化验在血清学诊断上的作用很局限，因为其敏感性取决于所用的底物，即使是可以获得的最好的底物也不过只有 52% 的阳性率[18]。

更敏感的方法包括放射免疫检定法[19]和免疫印迹法（immunoblot assay IBA）[8]。也出现了一种可以监测上述循环自身抗体的 ELISA 方法。

组织病理学检查

对苏木精和伊红染色病灶组织进行常规光学显微镜检查可显示上皮下水疱，伴或不伴有明显的白细胞浸润。

鉴别诊断

MMP 的鉴别诊断包括其他免疫性大疱疾病，多形性红斑，红斑狼疮，扁平苔藓和苔藓样药疹。很多疾病跟 OCP 很相似，可以造成上皮下的纤维化，伴有或不伴有炎症反应（框 31-1）[20]。OCP 可以作为 Stevens-Johnson 综合征的后遗症出现，可在 Stevens-Johnson 综合征发作后几个月或长达 30 年后出现。药物引起的瘢痕性或炎症性结膜炎，也叫做眼假性类天疱疮，可以起病于长期应用某种眼科药物（抗病毒和青光眼药物）或生物药物（表皮生长因子受体酪氨酸激酶抑制剂）。

框 31-1　瘢痕性结膜炎的鉴别诊断

1A. 静止或缓慢进展的结膜瘢痕形成
1. 外伤
物理、化学、烧伤、放射、外伤、人为性皮炎
2. 感染
沙眼、膜链球菌和腺病毒性结膜炎、白喉棒状杆菌、慢性皮肤黏膜念珠菌病
3. 过敏性眼病
特应性角结膜炎
4. 药物相关性结膜瘢痕形成†
5. 皮肤黏膜病变
Stevens-Johnson 综合征和中毒性表皮坏死松解症†
移植物抗宿主反应
6. 免疫性水疱疾病
线状 IgA 病†、获得性表皮松解大疱病†
疱疹样皮炎、大疱性类天疱疮
寻常型天疱疮
盘型和系统性红斑狼疮*
7. 系统性疾病
红斑狼疮、干燥综合征、炎症性肠病、结节病、硬皮病、免疫复合物病、外胚叶发育不良、迟发性皮肤卟啉病、先天性鱼鳞癣样红皮病

1B. 进展性结膜瘢痕形成
1. 肿瘤
鳞状上皮癌、皮脂腺癌、淋巴瘤
2. 黏膜类天疱疮（mucous membrane pemphigoid，MMP）
a. 有眼部受累的 MMP
b. 眼部 MMP 伴其他疾病
线状 IgA 病
获得性表皮松解大疱病
副肿瘤性 MMP
药物引起的眼部 MMP
Stevens-Johnson 综合征
3. 其他皮肤黏膜和免疫性大疱疾病
a. 皮肤黏膜疾病
扁平苔藓
b. 免疫性大疱疾病
副肿瘤性天疱疮

* 少数病例可发展为进行性瘢痕
† 1A 中的一些病例可能发展为与 MMP 相似的自身抗体阳性的进行性结膜瘢痕形成

病人管理

眼部疾病的病程长短不一，确定疾病活动性和进展程度是一个很大的挑战。患者总是在症状和体征很严重的疾病晚期得到诊断，必须接受强化的治疗方案。

管理策略的目标在于早期诊断疾病，并通过除去导致炎症、干眼、基底膜畸形、眼睑畸形和角膜缘干细胞减少的因素，来预防危及生命的并发症和轻微并发症。

治疗

炎症

由系统免疫失衡所造成的炎症治疗需要全身免疫抑制药物。前人研究表明约75%的病人需要系统性的免疫抑制化疗[21]，46%的病人需要持续的系统性治疗来防止疾病再次复发。并没有证据可以表明局部治疗可以改变疾病的自然病程[3]。

免疫抑制治疗方法应该把疾病的严重程度和进展程度、病人年龄、健康情况、对治疗相关副作用的预期承受能力和治疗效果等因素考虑进去（图31-3）。对于重症病人或发展迅速的病人，首先应该用6~8周的环磷酰胺1~2mg/(kg·d)和泼尼松1~1.5mg/(kg·d)[22]，还可结合静脉注射泼尼松龙（500mg~1g，3天之内最多3次）。由于环磷酰胺可能与膀胱癌发病风险的增加有关，所以其安全的治疗周期限制在12~18个月。如果患者不能耐受口服环磷酰胺，可以给予静脉注射。当疾病得到控制时，应该缓慢减少泼尼松的用量，同时应用并维持更长时间的免疫抑制治疗。有一个初步研究发现，静脉注射免疫球蛋白是一个治疗顽固性眼科疾病有效而安全的方法[23]，也是一个常规免疫抑制治疗的替代方案。单克隆抗体疗法也是重症顽固性MMP的一个有潜力的治疗方案。

对中等程度的疾病而言，患者应该接受硫唑嘌呤1~2mg/(kg·d)治疗或者霉酚酸酯（500mg~1g/d）治疗。也有报道说烟酰胺和四环素治疗对轻症患者和中等程度患者是一种有效的方法，50%的患者对治疗有反应。对轻症患者而言，应该尽早应用12周的氨苯砜（对位氨基双苯砜：50~200mg/d）或磺胺吡啶（500mg，QD或BID，若无磺胺吡啶，可用柳氮磺胺吡啶500mg QD或BID代替）。

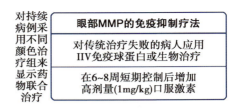

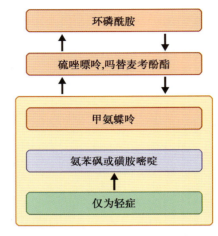

图31-3 OCP免疫抑制疗法的阶梯图。对严重疾病，首先应用环磷酰胺，当病情得到控制时用毒性小的药物并撤掉环磷酰胺。对轻症疾病，用氨苯砜（如果氨苯砜不能耐受可用磺胺嘧啶）或甲氨蝶呤升级到硫唑嘌呤或霉酚酸酯。如果治疗失败，则升级为环磷酰胺。口服泼尼松常与环磷酰胺联用6周，这段时间也是等待免疫抑制治疗起效的时间。一种磺胺类制剂（氨苯砜或磺胺嘧啶）和一种骨髓抑制剂（环磷酰胺、硫唑嘌呤，霉酚酸酯）和泼尼松联合应用也同样有效

局部的眼科免疫调节治疗可以用于改善症状，更好地控制结膜炎症。局部治疗可以用局部皮质类固醇（例如氟甲松龙或泼尼松0.5%），0.05%~2%环孢素，他克莫司或吡美莫司。

干眼

OCP病人的干眼症状可能是泪腺导管阻塞、瘢痕性睑板腺功能障碍和（或）眼睑位置异常导致。泪液缺乏是出现症状的一个主要原因，尽管视力丧失常出现在泪液水样层缺乏之前的眼表面失功阶段。眼表损伤和干细胞缺乏在疾病发展过程中出现地比较晚。干眼症状的治疗必须要整合到眼表疾病和炎症的治疗当中。

治疗干眼应从使用滴眼液开始。不加防腐剂的滴眼液可以减少其毒副作用。自体血清眼药水可以改善眼部表面，它的作用如同生理泪液替代品，因为血清中含有泪液中的很多成分，包括生长因子、维生素和白

蛋白。

作为该病的一部分,泪小点经常发生自发性阻塞。对于没有那么严重的病例,泪小点阻塞是有好处的,它的益处不管从主观还是客观上来说都与改善病情有关。佩戴湿房眼镜有利于减轻干眼造成的眼部不适,增加眼部周围湿度。角膜接触镜,不管是大半径的可透气硬镜还是可透气巩膜镜,都对部分患者干眼的治疗和视力的提高有帮助。

一些有潜力的局部或全身药物可能会刺激水液分泌、黏液分泌或两者都有。现在研究的局部药物有地夸磷索,瑞巴匹特,吉法酯,依卡倍特钠和15(S)-HETE。两种口服药胆碱能受体激动剂毛果芸香碱和盐酸西维美林已经在临床试验中评估并发现对缓解干眼症状和促进泪液产生有显著作用。唾液腺移植也为继发于OCP的严重干眼患者的治疗提供了一个选择,它可能是比角膜缘干细胞和角膜移植等治疗更优先考虑的选择[24]。

眼睑异常

倒睫是OCP一种常见的而且是对视力威胁较小的并发症,但却是微生物性角膜炎的主要高危因素。倒睫还可以导致点状上皮损坏、角膜磨损、结膜化生、引起额外的结膜炎症并增加眼表症状。倒睫常继发于瘢痕性睑内翻,可以累及上睑或下睑。倒睫的治疗可以有几种方法:激光热消融,沿灰线的眼睑切开和睑板前板层复位,病变切除联合移植口腔黏膜或羊膜或冷冻治疗。佩戴巩膜接触镜是可以防止睫毛接触结膜和角膜引起损伤的备选的保护措施[25]。

基底膜异常

OCP中发生的复杂的免疫紊乱和多种免疫系统成分参与导致了结膜在BZM水平发炎以及大疱和瘢痕形成。慢性结膜炎是该病众多并发症的常见原因。为了控制炎症和维持结膜稳定,从而减少OCP患者睑球粘连形成,一些研究施行了羊膜移植治疗(图31-4)。羊膜移植对缓解疼痛,抗感染、抗粘连和抗血管形成有特殊疗效,并可以刺激上皮化并降低其免疫原性。之前研究报道,晚期OCP患者重建眼表时可以选择羊膜移植作为初始治疗[26]。

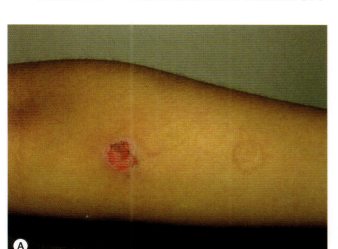
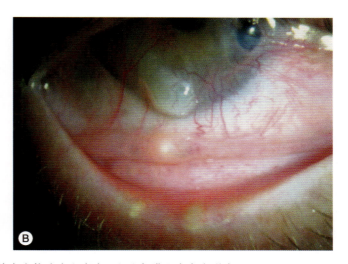

图31-4 黏膜类天疱疮的临床表现。(A)皮肤水疱伴溃疡和瘢痕。(B)角膜上皮大疱形成

角膜缘干细胞缺乏

进行性结膜瘢痕可导致杯状细胞减少和眼表上皮角质化进而导致完全性角膜混浊。长期的炎症不仅与角膜结膜化有关,还可以破坏角膜干细胞,也是这些病例中全层角膜移植术失败的主要原因。除此之外,成功进行角膜缘同种异体移植的患者由于持续的炎症反应也存在失败的风险。

Tsubota等人曾报道过9/9眼视力改善的成功病例,应用的是角膜缘同种异体移植和羊膜移植同时合用氨苯砜和环孢素等全身免疫抑制治疗。其中5/9只眼还接受了全层角膜移植术[26]。也有其他研究报道活体角膜缘异体移植[27]或培养上皮干细胞移植[28]等眼表重建手术,但是只报道了2~3例OCP患者。一旦眼表炎症和进展得到控制,那么我们就可以把精力放在其他提高视力的方法上去(图31-5)。

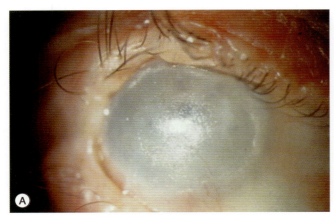
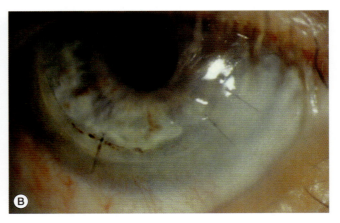

图 31-5　眼表重建。（A）表面完全角化。（B）免疫抑制治疗之后，角膜缘移植和全层角膜移植术。可看到角化减少和角膜逐渐透明

当眼表重建手术和全层角膜移植术失败后，人工角膜（keratoprosthesis，KPro）手术可能是保存进行性OCP 患者视力的唯一方法（图 31-6）。然而，移植人工角膜，像 Boston Ⅰ型人工角膜，在晚期 OCP 合并严重干眼患者的长期随访结果很少。该型人工角膜对 OCP 患者采取了谨慎的预后态度，因为其角膜溶解和移植物排除的风险很高。Boston Ⅱ型人工角膜或骨齿人工角膜移植术（OOKP）的角膜对 OCP 患者来说可能是比 Boston Ⅰ型人工角膜更好的选择[29]。

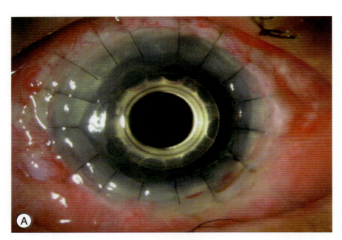
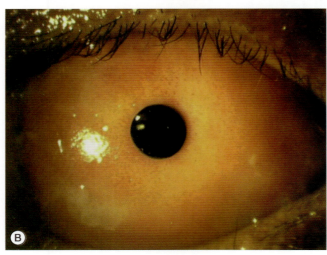

图 31-6　OCP 终末期人工角膜。（A）Boston Ⅰ型人工角膜。（B）骨齿人工角膜

参考文献

1. Thorne JE, Anhalt GJ, Jabs DA. Mucous membrane pemphigoid and pseudopemphigoid. Ophthalmology 2004;111:45–52.
2. Williams GP, Radford C, Nightingale P, et al. Evaluation of early and late presentation of patients with ocular mucous membrane pemphigoid to two major tertiary referral hospitals in the United Kingdom. Eye (Lond) 2011;25:1207–18.
3. Foster CS. Cicatricial pemphigoid. Trans Am Ophthalmol Soc 1986;84:527–663.
4. Hardy KM, Perry HO, Pingree GC, et al. Benign mucous membrane pemphigoid. Arch Dermatol 1971;104:467–75.
5. Risser J, Lewis K, Weinstock MA. Mortality of bullous skin disorders from 1979 through 2002 in the United States. Arch Dermatol 2009;145:1005–8.
6. Lever WF, Talbott JH. Pemphigus: a historical study. Arch Dermatol Syph 1942;46:800.
7. Kharfi M, Khaled A, Anane R, et al. Early onset childhood cicatricial pemphigoid: a case report and review of the literature. Pediatr Dermatol 2010;27:119–24.
8. Bhol K, Mohimen A, Neumann R, et al. Differences in the anti-basement membrane zone antibodies in ocular and pseudo-ocular cicatricial pemphigoid. Curr Eye Res 1996;15:521–32.
9. Bhol KC, Dans MJ, Simmons RK, et al. The autoantibodies to alpha 6 beta 4 integrin of patients affected by ocular cicatricial pemphigoid recognize predominantly epitopes within the large cytoplasmic domain of human beta 4. J Immunol 2000;165:2824–9.
10. Rice BA, Foster CS. Immunopathology of cicatricial pemphigoid affecting the conjunctiva. Ophthalmology 1990;97:1476–83.
11. Muller R, Bravo R, Burckhardt J, et al. Induction of c-fos gene and protein by growth factors precedes activation of c-myc. Nature 1984;312:716–20.
12. Zaltas MM, Ahmed R, Foster CS. Association of HLA-DR4 with ocular cicatricial pemphigoid. Curr Eye Res 1989;8:189–93.
13. Ahmed AR, Foster S, Zaltas M, et al. Association of DQw7 (DQB1*0301) with ocular cicatricial pemphigoid. Proc Natl Acad Sci UA 1991;88:11579–82.
14. Foster CS, Wilson LA, Ekins MB. Immunosuppressive therapy for progressive ocular cicatricial pemphigoid. Ophthalmology 1982;89:340–53.
15. Mondino BJ, Ross AN, Rabin BS, et al. Autoimmune phenomena in ocular cicatricial pemphigoid. Am J Ophthalmol 1977;83:443–50.
16. Chan LS, Ahmed AR, Anhalt GJ, et al. The first international consen-

sus on mucous membrane pemphigoid: definition, diagnostic criteria, pathogenic factors, medical treatment, and prognostic indicators. Arch Dermatol 2002;138:370–9.
17. Tauber J, Jabbur N, Foster CS. Improved detection of disease progression in ocular cicatricial pemphigoid. Cornea 1992;11:446–51.
18. Power WJ, Neves RA, Rodriguez A, et al. Increasing the diagnostic yield of conjunctival biopsy in patients with suspected ocular cicatricial pemphigoid. Ophthalmology 1995;102:1158–63.
19. Ahmed AR, Khan KN, Wells P, et al. Preliminary serological studies comparing immunofluorescence assay with radioimmunoassay. Curr Eye Res 1989;8:1011–9.
20. Saw VP, Dart JK. Ocular mucous membrane pemphigoid: diagnosis and management strategies. Ocul Surf 2008;6:128–42.
21. Elder MJ, Bernauer W, Leonard J, et al. Progression of disease in ocular cicatricial pemphigoid. Br J Ophthalmol 1996;80:292–6.
22. Elder MJ, Lightman S, Dart JK. Role of cyclophosphamide and high dose steroid in ocular cicatricial pemphigoid. Br J Ophthalmol 1995; 79:264–6.
23. Sami N, Letko E, Androudi S, et al. Intravenous immunoglobulin therapy in patients with ocular-cicatricial pemphigoid: a long-term follow-up. Ophthalmology 2004;111:1380–2.
24. Sant' Anna AE, Hazarbassanov RM, de Freitas D, et al. Minor salivary glands and labial mucous membrane graft in the treatment of severe symblepharon and dry eye in patients with Stevens–Johnson syndrome. Br J Ophthalmol 2011;96:234–9.
25. Siqueira AC, Santos MS, Farias CC, et al. [Scleral contact lens for ocular rehabilitation in patients with Stevens-Johnson syndrome]. Arq Bras Oftalmol 2010;73:428–32.
26. Tsubota K, Satake Y, Ohyama M, et al. Surgical reconstruction of the ocular surface in advanced ocular cicatricial pemphigoid and Stevens–Johnson syndrome. Am J Ophthalmol 1996;122:38–52.
27. Santos MS, Gomes JA, Hofling-Lima AL, et al. Survival analysis of conjunctival limbal grafts and amniotic membrane transplantation in eyes with total limbal stem cell deficiency. Am J Ophthalmol 2005; 140:223–30.
28. Nishida K, Yamato M, Hayashida Y, et al. Corneal reconstruction with tissue-engineered cell sheets composed of autologous oral mucosal epithelium. N Engl J Med 2004;351:1187–96.
29. Dohlman CH, Terada H. Keratoprosthesis in pemphigoid and Stevens–Johnson syndrome. Adv Exp Med Biol 1998;438:1021–5.

第三十二章 先天性干细胞缺乏症

HEATHER M. SKEENS

干细胞存在于所有具有自我更新能力的组织中[1]。多个研究表明角膜表面干细胞存在于角膜缘处。Davanger 和 Evensen[2]观察到角膜缘处有色素的细胞从角膜缘迁移至角膜中央,因此最先做出推断:参与正常角膜上皮更新的细胞位于角膜缘处。他们所观察到的这种从外周移向角膜中央的运动形式表明,角膜上皮细胞发生了向心性迁移。现在我们知道,角膜上皮细胞的更新是一个非常精密复杂的过程,它包括角膜中央处衰老细胞的脱落,以及角膜上皮细胞从角膜外周向角膜中央的迁移[3]。与此同时,另一项与之独立的研究表明,角膜缘处的基底细胞相比于角膜上皮其他区域的基底细胞,前者的分化程度更低。这一结论基于这样一个现象,即角膜特异性64K角蛋白表达于所有的角膜上皮细胞中,而唯独在角膜缘基底细胞中没有表达[4]。Schermer 和他的合作者们因此而推断:角膜上皮干细胞一定是位于分化程度更低的角膜缘处[4]。与此相关的其他研究表明,这种存在于角膜缘处分化程度更低的细胞具有一些特征,比如它们有着较长的细胞周期,而这正与其他干细胞集落所具有的长细胞周期的特点相一致。氚标记的胸苷与角膜缘基质细胞的结合具有较长的时间间隔,因而证明角膜缘处的细胞具有较长的细胞周期[5]。最后,Ebato 和他的助手们[6]报道说,人类眼球角膜缘上皮细胞在进行细胞培养时长势更好,并且比周边角膜上皮细胞具有更高的线粒体活性。

很显然,当发生干细胞缺失的时候,对于眼表的形成及发挥功能而言,维持健康的角膜缘干细胞集落就非常重要。角膜缘干细胞集落的缺失会使眼表变得非常不稳定,角膜会变得结膜化和血管化,病人则会遭受反复发作的上皮缺失和角膜溃疡。角膜透明度的降低会导致视力的下降。如果病人因患有黄斑异常、青光眼或白内障而导致视力下降,那角膜的病变会使其视力下降得更多。

自然情况下,角膜缘干细胞缺失(LSCD)通常为继发性发生,最常见的原因包括化学伤或热烧伤、Stevens-Johnson 综合征及瘢痕性类天疱疮、多次手术、局部用药(包括抗代谢药物等)、肿瘤形成以及佩戴隐形眼镜[7~10]。先天性干细胞缺失比较少见,其发生的条件包括先天性无虹膜、外胚层发育异常以及角膜巩膜化。

无虹膜症

典型先天性无虹膜症是一种对称性全眼性疾病,具体表现为最佳矫正视力的降低、中心凹发育不良以及眼球震颤。角膜、前房角、虹膜、晶状体、视神经和视网膜的异常也都有所报道,青光眼和白内障亦有可能会发生。其发病率在1:64 000 到 1:100 000。[11]约有 2/3 的无虹膜症患者通过家族性遗传患病,约 1/3 的患者为散发病例。大多数患者其潜在病因在于转录因子 PAX6 基因突变,最近也有研究证明某些遗传异质性也能够导致无虹膜症发生[12]。

无虹膜性角膜病变

"无虹膜症"在传统上用以表示虹膜近乎全部缺失,而中心凹发育不良则是患者开始表现出视力低下的最常见原因。然而,很多这样的患者由于进行性的无虹膜性角膜病变(AK)而更容易在未来发生视力的进一步降低[13]。由于先天性角膜缘干细胞缺失,无虹膜性角膜病变逐渐累及整个角膜,最终可能导致严重的角膜基质瘢痕形成以及整个眼表的角膜上皮结膜化[13]。

现已有研究证明无虹膜症患者存在角膜缘干细胞的缺失。Tseng[14]最先提出了 AK 发病的 LSCD 模型,后来 Nishida 等人[15]利用细胞印迹学技术展开独立研究，并阐明了该模型的具体细节。在 Nishida 的研究中，无虹膜症患者在临床上表现出角膜缘 Vogt 栅栏的缺失，以及角膜上出现结膜杯状细胞，表明无虹膜症患者发生了角膜缘干细胞的缺失或异常。

一百多年前，尽管当时"无虹膜性角膜病变"一词还未被发明，但临床医生已经注意到，无虹膜症患者会出现角膜的改变。早在 1893 年，人们就发现无虹膜症患者表现出角膜混浊的特点，这一现象被临时称为角膜浑浊、外周营养不良和角膜混浊[16]。1979 年，Mackman 和同事们将 AK 角膜病变分为四个阶段。在 0 期，无虹膜的角膜在临床上表现正常。在 1A 期，角膜在 6 点钟与 12 点钟的经线上出现异常上皮和新生血管形成，到 1B 期逐渐累及到 360 度的角膜。在 2 期，病变累及角膜中央并发生基质层瘢痕形成。然而，AK 病变在临床上表现出更为明显细致的阶段性特点。因此，有助于进一步区分 AK 的病变阶段。

Holland 提出了下述的 AK 分级，更加精确地详述了角膜的病变（未发表结果）。AK 的发生发展包括五个阶段，除非角膜缘干细胞缺失得到矫正，否则 AK 将依次发展下去（图 32-1 ~ 32-7）。在 AK 1 期，外周角膜上皮病变发生。患者可能表现出外周角膜区域荧光素吸收增多，并出现晚期着色这一 LSCD 的特征性表现。在 AK 2 期，外周上皮病变向中央迁移，并累及角膜旁中央区域。在 AK 3 期，上皮病变累及角膜中央。在任何时期，新生血管形成都可能会发生，因此，观察到新生血管形成对于判断患者处于 AK 的哪一阶段并无帮助。在 AK 4 期，角膜出现彻底的上皮病变和上皮下纤维化。整个角膜上皮病变先于上皮下纤维化（SEF）发生。如果不加以治疗，接着就会进入 AK 5 期。在这一阶段，角膜表现出全部的上皮病变，且深层瘢痕累及基质层。在临床上，在上皮下纤维化和角膜深层瘢痕形成发生之前（即在 AK 4 期之前）对 AK 做出识别和诊断非常重要，可在此时进行 LSCD 的矫正和角膜移植。

不仅只对无虹膜症患者，PAX 6 基因对于任何个体其眼表的形成和发挥功能都非常重要。研究证明 PAX 6 基因表达于角膜缘干细胞之中[17]。另外，PAX 6 基因在胚胎时期以及成熟的角膜和结膜组织中也有表达，它的作用在于维持角膜缘干细胞水平并促使其分化[17]。如前所述，这种潜在的基因缺陷主要是 PAX 6 基因，不过现在也找到了其他的一些基因突变。无虹膜症患者 PAX 6 等位基因中的一条发生了突变，而另一条则保持正常。若两条等位基因均发生了突变，那该个体将不能存活下来[18]。

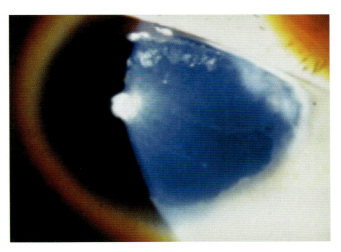

图 32-1 无虹膜性角膜病变（AK）1 期和 2 期。注意看外周最先发生上皮病变（Holland 1 期）并逐渐扩张累及角膜旁中央区域（Holland 2 期）。角膜中央也将很快受到累及（Holland 3 期）

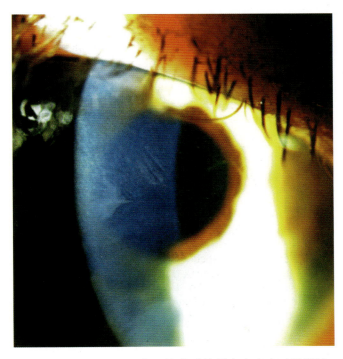

图 32-2 Holland AK 2 期。注意看外周上皮病变正逐渐扩张至角膜中央区域。另外请注意看虹膜外翻现象。该患者患有变异性无虹膜症

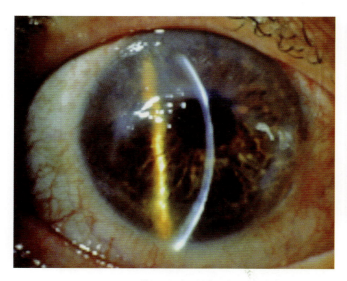

图32-3　AK 2期。注意看周边部上皮病变

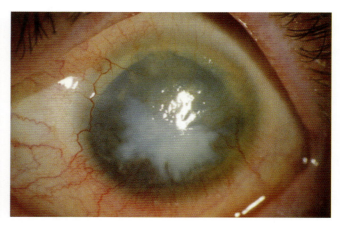

图32-6　AK 5期。整个角膜上皮病变发生,伴上皮下和基质层瘢痕组织形成

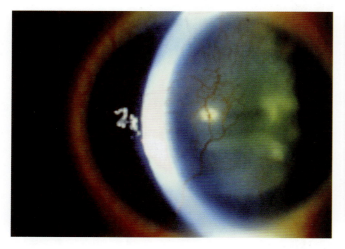

图32-4　AK 3期。注意看整个角膜上皮病变和新生血管形成(NV)。正如文中所提到的那样,在AK的任何时期,新生血管形成都可能会发生,因此,观察到新生血管形成对于判断患者处于AK的哪一阶段并无帮助

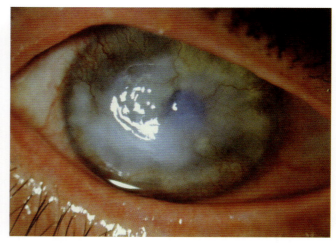

图32-7　AK 5期。基质层瘢痕组织提示病变进展到这一阶段

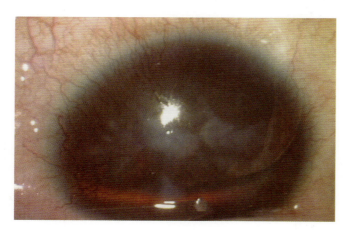

图32-5　AK 4期。注意看整个角膜上皮病变伴发上皮下纤维组织形成

突变的PAX 6基因对于无虹膜症患者有一定影响。在由PAX 6基因突变所导致的无虹膜症患者中,角膜上皮细胞从角膜缘区域向角膜中央区域正常的向心性迁移受到削弱[11]。PAX 6还能够调节细胞角蛋白3和12的表达,这二者对于维持正常的细胞间连接以及细胞锚定在基质层的过程至关重要。在无虹膜症患者中,PAX 6基因突变导致细胞角蛋白表达减少,使得角膜上皮更加脆弱[11]。另外,在无虹膜症患者中,粘附分子桥粒核心糖蛋白、β-连环素和γ-连环素的表达均降低,因为这些分子同样受到PAX 6基因的调控[11]。这些粘附分子的缺失导致角膜上皮细胞间空隙的形成。最后,PAX 6能够调节细胞表面蛋白的表达,这对于损伤发生后细胞的正常迁移非常重要,而在无虹膜症患者中,细胞表面蛋白的表达是缺失的[11],因此,细胞就不能在组织损伤后发生迁移。PAX 6基因还能够

调控基质金属蛋白酶9（MMP 9）的表达，这种蛋白参与伤口的愈合过程，而其在无虹膜症患者中的表达发生了异常。最终的结果就是无虹膜症患者的角膜表面变得更加脆弱，因而不能够自我愈合，致使患者遭受反复发作的上皮缺损和溃疡。

绝大部分典型先天性无虹膜症患者都发现有PAX 6基因的杂合突变，当然也有其他的一些基因突变被发现。有趣的是，Skeens等人[18]的研究表明，仅有2/6的先天性无虹膜症变体（即变异性无虹膜症，详见下文）发生了明确的PAX 6基因突变，1/6发生了潜在的致病性变异。尽管具体原因尚不清楚，但推测一个可能的原因是，具有轻微的变异性无虹膜性角膜病变表型的患者，其PAX 6基因的调节序列或内含子区域可能发生了一些序列的改变。事实上，已经发现特定的顺式作用DNA分子能够明确支配PAX 6基因在眼表和晶状体发育过程中的表达[19]。换句话说，这种基因表型具有遗传异质性。虽然上述研究中的各项分子技术都不是要明确PAX 6基因是否在更高层面发生了基因组缺失或重排，但是发生这种重排的大部分患者都有典型先天性无虹膜症表型，但这些研究的作者却不认为这像是导致患者患病的原因。同样值得注意的是，就像前面提到的那样，尽管绝大部分的无虹膜症都源自于PAX 6基因的突变，但也有一些散发病例可能是因为其他基因上的突变而导致无虹膜症的发生和发展。

变异性无虹膜症

关于典型先天性无虹膜症的早期报道强调：在临床检查中，严重的虹膜异常对于该疾病的诊断非常重要。受这一术语的影响，现在的眼科医生以为只有当患者表现出近乎整个虹膜都发生缺失的时候才能将其诊断为无虹膜症（图32-8）。这个术语实际上是一种误称。在1994年，Pearce首先报道了无虹膜症的虹膜结构改变可能存在一定的差异性[20]。他所引用的其他作者的一些病例报道都没有描述虹膜的完全缺失，这些病例除了典型先天性无虹膜症的表现（视力低下、中心凹发育不全、眼球震颤、白内障和青光眼）之外，还表现出非典型的虹膜缺损、基质发育不全、全层虹膜裂孔和放射状的基质缺失[20]。因此，被诊断为无虹膜症的患者，不仅是指具有近乎整个虹膜缺失的病人，还应当包括表现出上述任何虹膜结构缺陷的病人（图32-9）[20]。事实上，典型先天性无虹膜症的眼球结构异常可以表现为多种多样，例如，并不是所有患者都会发展为白内障和青光眼，患者也可能表现出不同程度的

中心凹发育不全、视力低下和眼球震颤。尽管这些表现是双侧性的，但其严重程度和病程进展却可能是不对称的。正如前面所讨论过的那样，Skeens等人报道了一群具有未确诊的角膜病变、但却表现出无虹膜症性角膜病变的症状和体征的患者[18]。因为一般来讲，虹膜的症状都比较轻微，而典型无虹膜症的表现，诸如眼球震颤、中心凹发育不全等，也都比较轻微或不明显，因而临床医生在诊断时通常不会事先考虑到无虹膜性角膜病变这一点。虽然如此，但这些患者中也有部分患者发生了明确的PAX 6基因突变（见前文所述），并且所有的患者都对同种异体角膜缘干细胞移植应答良好。

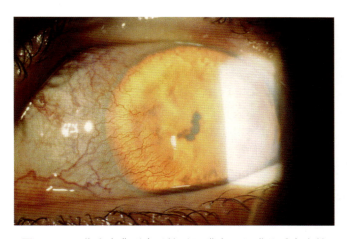

图32-8 一位患有典型先天性无虹膜症且虹膜几乎完全缺失的患者。在这张照片中，尽管看起来虹膜似乎完全缺失，但仍能发现一些残余部分

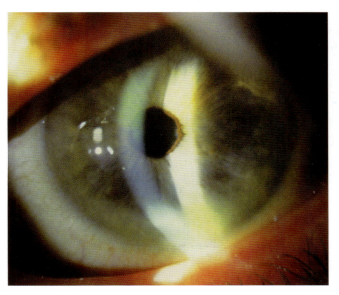

图32-9 该患者患有变异性无虹膜症。注意观察眼色素膜外翻伴发角膜结节表现

其他的作者业已证明了同样的发现。1986年，Kivlin等人创造了"显性遗传性角膜炎"这一术语，来表示一群具有显性遗传性Bowman层被纤维血管替代并伴发角膜炎症反应和新生血管的患者[21]。这些患者的虹膜未见异常，但他们在接受了穿透性角膜移植术后，移植物很快就再现了原发症状。Pearce等人所研究的一个家庭四代之中共有15名成员表现出了同Kivlin研究中的患者相同的角膜症状，同时还伴发黄斑发育不全以及基质萎缩和眼色素层外翻等虹膜异常症状，因此Pearce等人认为，所谓的"显性遗传性角膜炎"可能是一种"无虹膜症变异体"[22]。这些患者中也有部分人接受了穿透性角膜移植术，并且移植物同样再现了原来的表现。作者还指出，这些患者其黄斑发育不全的严重程度相对较轻，视力情况也比较好，在20/25到20/30之间，患者表现出放射状缺失、眼色素膜外翻、虹膜缺损以及虹膜隐窝和瞳孔领缺损等虹膜异常症状。因此Pearce将家族性无虹膜症扩大到一个更广的范围，将一些虹膜结构改变的严重程度更低、少见或未见眼球震颤以及视力情况相对较好的患者包括在内[22]。他建议采用"未见虹膜缺损的无虹膜症"（"aniridia without aniridia"）这一诊断名称[22]。"常染色体显性遗传性无虹膜症"的根本病因同样是PAX 6基因突变[23]。

虹膜完全缺失或部分缺失的患者通常都于婴儿时期便能够前往眼科医生处就诊，因为儿科医生通常能够识别出婴儿前节的异常表现。这些患者将被密切随访其青光眼和白内障的发展。而"变异性无虹膜症"的患者通常在年龄较大以后才去就诊，因为其视力水平接近正常，眼球震颤可能也不会发生。因此，这样的患者通常会在青年时表现出AK所致的视力下降和对光的敏感程度降低，这才前往眼科医生处就诊。由于虹膜异常的多样性及中心凹发育不全的严重程度较低不被认为是典型无虹膜症的表现，因而角膜病变会被误诊。

在临床上，准确识别与典型无虹膜症的表现相关的虹膜微弱异常症状非常重要，因为这样的患者同样需要接受随访。最可怕的结果便是未能将青光眼诊断出来。不伴青光眼的先天性无虹膜症患者通常每六个月就要检测一次眼内压，以筛查青光眼的发生。青光眼可能发生于无虹膜症病程的任何一个阶段，婴儿时期可能会因为前房角异常关闭而引发，但更多的是随着患者年龄的增大而发生开角型青光眼，但其机制目前几乎一无所知。目前已经明确基因突变会导致前房角小梁网结构的改变。

中心凹发育不全在临床上可以通过中心凹对光反射消失、中心凹深色素正常沉着缺失和（或）出现穿过中心凹的血管而检查出来。现在也可以通过光学相干断层成像（OCT）而将中心凹发育不全检测出来[24]。

临床诊断成立以后，患者可能会接受同种异体角膜缘干细胞移植手术（图32-10）。Skeens等人所研究的移植案例都获得了成功[18]，且患者的眼表目前都维持稳定状态。明确这些患者的角膜病变与AK相关非常重要，因为如果没有角膜缘干细胞移植，那常规的穿透性角膜移植术必定会失败。

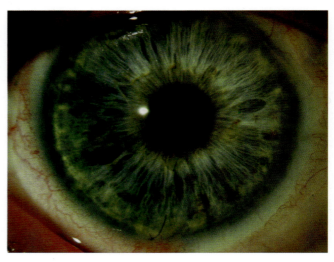

图32-10 照片中的患者患有变异性无虹膜症，并且已经接受了角膜缘干细胞异体移植置换术（KLAL）。其虹膜肉眼看上去是正常的，但近距离仔细观察便可发现虹膜基质萎缩现象

在典型和变异型无虹膜症的所有症状中，当患者主诉其视力从基线水平降低时，在临床上通常能够发现进展性的无虹膜性角膜病变症状。即使患者虹膜仅表现出轻微的病变、中心凹受累程度较低且无眼球震颤表现，临床医生也应该考虑到无虹膜症的诊断。

治疗典型先天性或变异性的无虹膜性角膜病变对于受角膜病变而引发视力减退的患者来说具有重要意义。单独实施角膜移植（穿透性角膜移植术PK，或深板层角膜移植术DALK）往往会失败，因为如果不矫正原发的角膜缘干细胞缺失，AK症状还会在移植的组织中发生[25]。潜在的角膜异常源自于角膜缘干细胞，因此角膜缘干细胞替代对于AK的治疗而言非常必要。正如前文所述，这对于在Holland分级的AK 4期和5期之前对LSCD加以治疗同样重要，因为在实施了角膜缘干细胞置换之后，角膜移植就是非必须的了。

无虹膜性角膜病变的治疗

各种干细胞移植方法的手术细节将会在本书通篇进行全面讨论。简单来说，同种异体角膜缘干细胞移植术（keratolimbal allograft，KLAL）的过程如下所述。首先处理受体眼球。实施 360 度角膜缘环切，然后用 Westcott 剪将结膜从角膜缘处剪除 2~3mm，用光电刀烧灼以便止血。将多余的 Tenon's 囊组织用 Westcott 剪刀剪掉。用 64 号的 Beaver 刀或弯刀进行表层剥离，以便将所有的异常角膜上皮和纤维血管翳清除掉。

KLAL 手术中干细胞移植所使用的是尸眼。首先从眼库中准备两个角膜，手术适应证参考角膜缘异体移植术操作。穿透性角膜移植标准的供体角膜，切割方式是将捐赠者组织的角膜上皮面向上放置。借助 Iowa 环钻，使用 7.5mm 环钻来钻取角巩膜缘区域的中央角膜组织。每一个角膜环被平均切成两半，并用剪刀修剪多余的外周巩膜组织。借助弯刀将每一半角巩膜缘的后 1/2 至 2/3 区域利用层状剥离法移下来，由此得到四块组织，将它们放置在载体上面，并准备移植到患者眼表。将尸体捐赠者的透明角膜环以环绕的方式放置在受体角膜缘边缘区域，并用 10-0 尼龙线和（或）组织胶水将其固定。手术完成后给以结膜下类固醇类药物和抗生素，接着敷上眼罩并包扎四小时，然后打开包扎并开始局部给药。

Holland 和他的合作者们[25]报道了在 23 名患有典型先天性无虹膜症患者的 31 只眼睛上实施 KLAL 并获得成功的案例。74% 的患者获得了稳定的视功能。患者的视力从 20/1000 改善到了 20/165。研究中接受系统性免疫抑制的患者有 90% 能够维持稳定的眼表，而未接受系统性免疫抑制的患者仅有 40% 能够维持稳定的眼表。现已能够确定 KLAL 是治疗 AK 的有效手段，而且接受系统性免疫抑制更有助于患者维持稳定的眼表。

已有研究回顾了患者接受眼表干细胞移植后接受系统性免疫抑制的安全性。Holland 和他的合作者们[26]报道了从 1997 年到 2007 年十年间 136 名因各种原因而接受干细胞移植的患者采取系统性免疫抑制的效果。最常见的免疫治疗方案包括应用他克莫司、霉酚酸酯，以及短期口服类固醇类药物。系统性免疫抑制的疗程平均为 42.1 个月。仅有 2 名患者发生了严重的不良反应，有 19 名患者发生了轻微的不良反应，占 47.6%，而其中有 9 名患者在治疗前就患有全身性的并发症。因此作者论断，避免眼表移植术后的排斥反应非常重要，应该跟实体器官移植一样严格对待。实施移植术的外科医生应当对接受免疫抑制的患者进行科学的长期随访，并密切监视其健康状况，以便使其尽可能的避免发生不可逆性毒性反应。

针对这样的患者，另一种治疗方案是使用人类白细胞抗原（HLA）一致的活体结膜组织，这叫做活体结膜角膜缘异体移植（a living related conjunctival limbal allograft，lr-CLAL）。这种方法的优势在于，因为供受体组织相容性很好，所以患者不需要接受系统性免疫抑制，或免疫抑制的疗程可以更短一些。Scocco 等人[27]报道了在 32 名患有双侧眼表异常伴角膜缘干细胞缺失的患者共 39 只眼表采取 HLA 一致的活体结膜角膜缘异体移植经过。Ⅰ级和Ⅱ级 HLA 匹配后，从患者同胞亲属或其父母身上获得可供移植的组织，46.2% 的患者视力得到改善，48.7% 的患者动态视力得到改善，84.6% 的患者其眼表能够维持稳定。作者认为 HLA 一致的 lr-CLAL 是适合治疗双侧眼表异常的一种方法。这些患者均未见无虹膜症表现，三名患者具有外胚层发育异常，而其他先天性干细胞缺失病变将在本章稍后进行讨论。

先天性干细胞缺失的患者需要接受 360 度的角膜缘组织置换，同时在这样的患者中，有 1/3 需要同时进行 lr-CLAL 或 KLAL。Biber 等人[28]已经发表了"辛辛那提方案"（The Cincinnati Procedure）的成功报道。在这项技术中，50% 的受体角膜缘组织被 HLA 一致的 lr-CLAL 所置换，剩下部分则通过未匹配的 KLAL 来进行置换。同样的，这项技术的优势在于能够缩短系统性免疫抑制的疗程。

最后，对于先天性干细胞缺失的病人而言，除了角膜缘干细胞移植之外，还有一种可供选择的方案便是 Boston 角膜修复术（图 32-11，图 32-12）。Akpek 等人[29]评价了对 AK 患者实施角膜修复术的长期结果。在他们的研究中，有 15 名患者共 16 只眼睛接受了 Boston Ⅰ型角膜修复术，然后对其人工角膜的保留率、术中和术后的并发症、术前与术后的视力情况进行评价。对这些患者进行了平均 17 个月的随访，植入的所有人工角膜在随访期中都保持稳固，只有一例需要进行修复，但并不需要置换。除了一名患者以外，其他所有人的视力情况都得到了改善。作者认为角膜修复术对于改善此类患者的视力情况具有显著的作用。

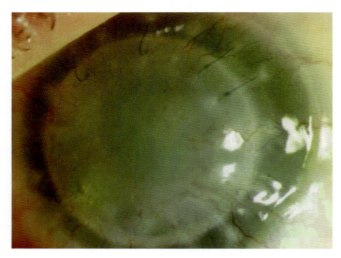

图 32-11 一位患有典型先天性无虹膜症的患者,同时接受了角膜缘干细胞移植和穿透性角膜移植术。穿透性角膜移植术发生失败,患者现在表现为完全浑浊

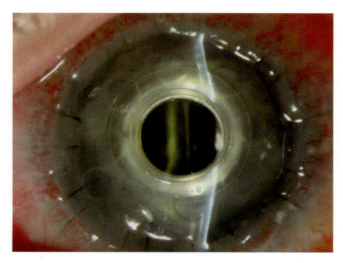

图 32-12 同图 32-11 为同一名患者。此图是患者接受人工角膜置换修复术后的情况

外胚层发育不良

外胚层发育不良表现有 150 多种不同的形式[30],先天性缺指-外胚层发育不良-唇腭裂(EEC)综合征是其中一种。EEC 综合征包括手脚的先天性缺指(虾爪状畸形)、外胚层发育不良以及嘴唇和上颚的开裂。早在 1936 年,Cockayne 等人最先将上述症状确认为一种独立的临床疾病[32]。Rüdiger 等人在 1970 年创立了 EEC 综合征这样一个简称[31]。他注意到这样的患者都有泪囊炎发生,并发现这一现象与泪道闭锁有关。自从 1936 年这种疾病被确立以后,有数篇文献详细报道了 EEC 综合征的眼科表现。眼睛的许多结构都由外胚层发育而来,因此 EEC 综合征患者会出现睑板腺缺失、泪液外排异常及进展性的角膜病变等眼科异常表现[33]。有趣的是,由外胚层表面发育而来的晶状体却不会受累[33]。

角膜缘干细胞缺失是造成 EEC 综合征患者出现进展性角膜病变的原因。Iorio 等人[34]研究了 23 名患有 EEC 综合征的患者以分析其视觉病变的病理基础。所有患者都会发生累及眼球的病变,最常见的症状便是睑板腺缺失和泪液外排异常。有 61% 的患者会发生角膜缘干细胞缺失并引发视觉异常。角膜缘干细胞缺失会随着年龄的增大而愈发严重,并能够导致浓密的角膜血管翳而引发进展性的角膜病变[34]。研究者们通过印迹细胞学技术对角膜缘 Vogt 栅栏样进行临床检查,从而确认患者发生了角膜缘干细胞缺失。研究者还发现 p63 基因的异质性突变是导致角膜缘干细胞缺失的原因[34]。这项研究通过多聚酶链式反应(PCR)双向 Sanger 测序对 p63 基因进行了突变分析[34]。ECC 中可能发生大约 40 种不同的 p63 基因致病性突变[34]。p63 基因对于上皮细胞的再生增殖非常重要[34]。p63 基因的表达使得角质干细胞与其子代的过度放大细胞(TAC,也叫短暂扩充细胞)发生差异。p63 基因由角膜缘上皮基质细胞分泌,而不是分泌自覆盖于眼表的过度放大细胞[34]。简单来说,干细胞通常发生不对称分裂,一个子细胞保留干细胞形状,而另一个子细胞成为过度放大细胞[35]。过度放大细胞进一步分化为分裂期后细胞(PMC),并最终分化为终末分化细胞(TDC)[35]。TAC 和 PMC 没有分裂能力。

Saw 等人[36]研究了一小群患有外胚层发育不良的患者,他们表现出严重的结膜瘢痕形成,并发生眼黏膜类天疱疮(MMP)这样一种临床和免疫病理表现。6 名外胚层发育不良患者(其中 4 人患有 EEC 综合征,2 人患有无汗性外胚层发育不良)均出现外周循环和黏膜沉积的抗基底膜区抗体。临床上有 83% 的患者可以通过系统性免疫抑制来控制严重的眼表炎症反应(OSI)。MMP 患者由于其 OSI 未能得到控制,会发生严重的结膜瘢痕形成和角膜缘干细胞缺失[37]。临床上要控制 OSI 的发展,以防止角膜结膜化和血管新生带来视力的减退,这对于 MMP 患者而言非常必要,而对于表现有眼表严重炎症的外胚层发育不良患者来说同样重要。

在 EES 综合征和角膜病患者身上实施穿透性角

膜移植术的个案报道往往是失败的。当然这结果也并不出人意料,因为引起角膜异常的原因正是角膜缘干细胞的缺失。Mader 和 Stulting[38] 报道了 2 例 EEC 综合征患者在发生自发性角膜穿孔之后实施了 PK 手术的结果。其中一位患者在术后发生了微生物感染性角膜炎,另一位表现出反复发作的血管形成、外周瘢痕形成以及复发性的上皮糜烂。Baum 和 Bull[39] 报道了一位 5 岁的 ECM 综合征患者,他在接受了 PK 手术 1 个月后,仅有 1~2mm 的供体角膜发生了上皮化生,随后角膜移植物变浑浊,宣告手术失败。可以在患者接受 PK 手术之前,先进行角膜缘干细胞移植置换,这对于疾病的恢复有很大帮助。Daya 和 Ilari[40] 报道了两例患有外胚层发育不良(其中一例同时患有 EEC 综合征)的眼睛接受 HLA 一致的 lr-CLAL 术后获得成功的病例。这些患者除采取角膜缘干细胞移植术以外,也可以采用人工角膜置换修复术,但没有相关报道加以验证。

并不是所有的外胚层发育不良患者都会表现出角膜累及症状。角膜炎-鱼鳞癣-失聪(KID)综合征,也叫做 Senter 综合征,是一种外胚层发育不良相关的疾病,但推测其也可能有角膜缘干细胞的缺失。1915 年,Burns 报道了一例患者表现出进展性角膜炎性疾病、弥散性角化过度性红皮病以及神经性失聪症[41]。Skinner 等人[42] 创造了 KID 这个词来表示角膜炎、鱼鳞癣和失聪三种疾病并存于一体的现象。KID 综合征包括先天性神经性失聪、外胚层发育不良和进展性角膜血管新生及角膜结膜化[43]。一些患者同时还会表现出慢性细菌性或真菌性感染、鳞状细胞癌发病风险增高、肝脏疾病及智力障碍等[43]。Gicquel 等人[44] 报道称角膜缘干细胞缺失是 KID 综合征主要的致病因子。

遗传性少汗型外胚层发育不良或为 KID 综合征的一种变异形式。患者除了具有外胚层发育不良的症状以外,还会有出汗减少、全身性毛发稀少以及牙齿异常的表现。角膜血管形成和角膜结膜化也有见报道[45]。Bowman 层被炎性细胞浸润的纤维血管翳所替换[45]。角膜上皮表现出棘细胞层肥厚和角化不良[45]。

自身免疫性多腺体内分泌失调-念珠菌病-外胚层发育异常(APECED)

在幼年就发病的角膜炎伴发多重内分泌不足(甲状旁腺、肾上腺皮质、性腺、胰岛 β 细胞、胃壁细胞、甲状腺等分泌不足以及肝炎)、慢性皮肤黏膜念珠菌病、牙釉质与指甲营养不良、脱发及白癜风等,这一现象被命名为 APECED 综合征[46]。APECED 综合征是一种由于 AIRE(自身免疫调节因子)基因缺失引起的发病率较低的常染色体隐性遗传疾病,也被叫做自身免疫性多内分泌腺病综合征 I 型[47]。角膜结膜化和血管形成是其典型表现[47]。角膜印迹细胞学研究显示在角膜结膜化病变中出现了杯状细胞[47]。目前仍然不能确定这种现象是先天性干细胞缺失还是获得性干细胞缺失。有文献报道对此类患者实施活体干细胞移植手术的情况[48]。

角膜巩膜化

角膜巩膜化是一种先天性疾病,通常为双侧发病。角膜表现为扁平状,伴发完全浑浊及角膜缘区域不可见,或仅现外周角膜乳浊化现象。通常为常染色体显性遗传,也有偶发病例[49]。角膜巩膜化通常不会单独发生异常,还可见结膜 Peter 异常、小眼症及无虹膜症。外周角膜巩膜化的病变通常为非进展性的,这提示有干细胞的存在以维持中央角膜区域的澄清透明[50]。是否发生角膜缘干细胞缺失未见有报道,但在完全角膜巩膜化及角膜缘区域无法分辨的严重患者中,很有可能发生了角膜缘干细胞缺失。

结论

先天性干细胞缺失并不是角膜缘干细胞缺失最常见的类型,但却是一种非常需要早期诊断治疗的疾病形式。典型先天性无虹膜症、变异性无虹膜症、外胚层发育不良以及角膜巩膜化等疾病都与先天性干细胞缺失有关。典型先天性无虹膜症的眼科表现有很多种。不同程度的中心凹发育不良会导致不同程度的视力降低。有的患者会发生白内障或青光眼,但也有患者不会发生。无虹膜性角膜病变也有很多表现及不同的病理分期,患者可能处于 AK 的任何时期。简单来说,外周角膜上皮病变会逐渐累及旁中央角膜乃至中央角膜区域,接着角膜上皮的完全病变伴发上皮下纤维化,并最终发展为完全的上皮病变伴发深层基质瘢痕形成。有的患者其病程很快就会进展到基质层瘢痕形成,但也有的患者病程进展很慢,甚至在其生命的大多数时期都只累及外周角膜区域。这其中的原因目前尚不清楚。

角膜缘干细胞缺失是 EEC 综合征中发生进展性角膜病变的原因。尽管角膜巩膜化中是否发生角膜缘干细胞缺失未见有报道，但在完全角膜巩膜化及角膜缘区域无法分辨的严重患者中，很有可能发生了角膜缘干细胞缺失。

在临床上对这些疾病做出准确诊断很重要。及时纠正干细胞缺失病变也很重要，这样有助于避免患者发生不可逆的角膜瘢痕，进而不得不进行角膜移植。

参考文献

1. Holland EJ. Epithelial transplantation for the management of severe ocular surface disease. Trans Am Ophthalmol Soc 1996;94:677–743.
2. Davanger M, Evensen A. Role of the pericorneal papillary structure in renewal of corneal epithelium. Nature 1971;229:560–1.
3. Lim M, Goldstein MH, Tuli S, et al. Growth factor, cytokine, and protease interactions during cornea wound healing. Ocul Surf 2003;1:53–65.
4. Schermer S, Galvin S, Sun TT. Differentiation-related expression of a major 64K corneal keratin in vivo and in culture suggests limbal location of corneal epithelial stem cells. J Cell Biol 1986;103:49–62.
5. Cotsarelis G, Dong G, Sun TT, et al. Differential response of limbal and corneal epithelial to phorbol myristate acetate (TPA). Invest Ophthalmol Vis Sci 1987;28(suppl. 1):1.
6. Ebato B, Friend J, Thoft RA. Comparison of limbal and peripheral human corneal epithelium in tissue culture. Invest Ophthalmol Vis Sci 1988;29:1533–7.
7. Margo CE. Congenital aniridia: a histopahologic study of the anterior segment in children. J Pediatr Ophahalmol Strabismus 1983;20:192–8.
8. Nelson LB, Spaeth GL, Nowinski T, et al. Aniridia: a review. Surv Ophthalmol 1984;28:621–42.
9. Tugal-Tutkun I, Akova YA, Foster CS. Penetrating keratoplasty in cicatrizing conjunctival diseases. Ophthalmology 1995;102:576–85.
10. Jenkins C, Tuft S, Liu C, et al. Limbal transplantation in the management of chronic contact-lens associated epitheliopathy. Eye 1993;7:629–33.
11. Lee H, Khan R, O'Keefe M. Aniridia: Current pathology and management. Acta Ophthalmologica 2008;86:708–15.
12. Ito Y, Footz T, Berry F, et al. Severe molecular defects of a novel FOXC1 W152G mutation result in aniridia. Invest Ophthalmol Vis Sci 2009;50:3573–9.
13. Mayer KL, Nordlund ML, Schwartz GS, et al. Keratopathy in congenital aniridia. Ocul Surf 2003;1:74–9.
14. Tseng SCG. Concept and application of limbal stem cells. Eye 1989;3:141–57.
15. Nishida K, Kinoshita S, Ohashi Y, et al. Ocular surface abnormalities in aniridia. Am J Ophthalmol 1995;120:368–75.
16. Mackman G, Brightbill FS, Optiz JM. Corneal changes in aniridia. Am J Ophthalmol 1979;87:497–502.
17. Karoma BM, Yang JM, Sundin OH. The Pax-6 homeobox gene is expressed throughout the corneal and conjunctival epithelia. Invest Ophthalmol Vis Sci 1997;38:108–20.
18. Skeens HM, Brooks BP, Holland EJ. Congenital aniridia variant: minimally abnormal irides with severe limbal stem cell deficiency. Ophthalmology 2011;118:1260–4.
19. Kammandel B, Chowdhury K, Stoykova A, et al. Distinct cis-essential modules direct the time-space pattern of the Pax6 gene activity. Dev Biol 1999;205:79–97.
20. Pearce WG. Variability of iris defects in autosomal dominant aniridia. Can J Ophthalmol 1994;29:25–9.
21. Kivlin JD, Apple DJ, Olson RJ, et al. Dominant inherited keratitis. Arch Ophthalmol 1986;104:1621–3.
22. Pearce WG, Mielke BW, Hassard DT, et al. Autosomal dominant keratitis: a possible aniridia variant. Can J Ophthalmol 1995;30:131–7.
23. Mirzayans F, Pearce WG, MacDonald IM, et al. Mutation of the PAX6 gene in patients with autosomal dominant keratitis. Am J Hum Genet 1995;57:539–48.
24. Holstrom G, Eriksson U, Hellgren K, et al. Optical coherence tomography is helpful in the diagnosis of foveal hypoplasia. Acta Ophthalmol 2010;88:439–42.
25. Holland EJ, Djalilian AR, Schwartz GS. Management of aniridic keratopathy with keratolimbal allograft: a limbal stem cell transplantation technique. Ophthalmology 2003;110:125–30.
26. Holland EJ, Mogilishetty G, Skeens HM, et al Systemic immunosuppression in ocular surface stem cell transplantation: results of a 10-year experience. Cornea 2012;31:655–61.
27. Scocco C, Kwitko S, Rymer S, et al. HLA-matched living-related conjunctival limbal allograft for bilateral ocular surface disorders: long-term results. Arq Bras Oftalmol 2008;71:781–7.
28. Biber JM, Skeens HM, Neff KD, et al. The Cincinnati procedure: technique and outcomes of combined living-related conjunctival limbal allografts and keratolimbal allografts in severe ocular surface failure. Cornea 2011;30:765–71.
29. Arpek EK, Harissi-Dagher M, Petrarca R, et al. Outcomes of Boston keratoprosthesis in aniridia: a retrospective multicenter study. Am J Ophthalmol 2007;144:227–31.
30. Freire-Maia N, Pinheiro M. Ectodermal dysplasias: a review of the conditions described after 1984 with an overall analysis of all the conditions belonging to this nosologic group. Rev Brasil Genet 1988;10:403–14.
31. Rüdiger RA, Haase W, Passarge E. Association of ectrodactyly, ectodermal dysplasia, and cleft lip-palate. Am J Dis Child 1970;120:160–3.
32. Cockayne EA. Cleft palate–lip, hare lip, dacryocystitis and cleft hand and foot. Biometrika 1936;28:60–63.
33. Mcnab A, Potts M, Welham R. The EEC syndrome and its ocular manifestations. Br J Ophthalmol 1989;73:261–4.
34. Di Iorio E, Kaye S, Ponzin D, et al. Limbal stem cell deficiency and ocular phenotype in ectrodactyly-ectodermal dysplasia-clefting syndrome caused by p63 mutations. Ophthalmology 2010;119:74–83.
35. Leblond CP. The life history of cells in renewing systems. Am J Anat 1981;160:114–58.
36. Saw VP, Dart JK, Sitaru C, et al. Cicatrising conjunctivitis with anti-basement membrane autoantibodies in ectodermal dysplasia. Br J Ophthalmol 2008;92:1403–10.
37. Thorne JE, Anhalt G, Jabs D. Mucous membrane pemphigoid and pseudopemphigoid. Ophthalmology 2004;111:45–52.
38. Mader TH, Stulting RD. Penetrating keratoplasty in ectodermal dysplasia. Am J Ophthalmol 1990;110:319–20.
39. Baum JL, Bull MJ. Ocular manifestations of the ectrodactyly, ectodermal dysplasia, cleft lip-palate syndrome. Am J Ophthalmol 1974;78:211–6.
40. Daya SM, Ilari L. Living related conjunctival limbal allograft for the treatment of stem cell deficiency. Ophthalmology 2001;108:126–34.
41. Burns FS. A case of generalized congenital keratoderma, with unusual involvement of the eyes, ears, and nasal and buccal mucous membranes. J Cutan Dis 1915;33:255–60.
42. Skinner BA, Greist MC, Norins AL. The keratitis, ichthyosis, and deafness (KID) syndrome. Arch Dermatol 1981;117:285–9.
43. Messmer EM, Kenyon KR, Rittinger O, et al. Ocular manifestations of Keratitis-Ichthyosis-Deafness (KID) syndrome. Ophthalmology 2005;112:e1–e6.
44. Gicquel JJ, Lami MC, Catier A, et al. Limbal stem cell deficiency associated with KID syndrome, about a case [in French]. J Fr Ophtalmol 2002;25:1061–4.
45. Wilson FM, Grayson M, Pieroni D. Corneal changes in ectodermal dysplasia. Am J Ophthalmol 1973;75:17–27.
46. Ahonen P, Myllarniemi S, Sipila I, et al. Clinical variation of autoimmune polyendocrinopathy-candidiasis-ectodermal dystrophy (APECED) in a series of 68 patients. N Engl J Med 1990;322:1829–36.
47. Rajendram R, Deane JA, Barnes M, et al. Rapid onset childhood cataracts leading to the diagnosis of Autoimmune Polyendocrinopathy-Candidiasis-Ectodermal Dystrophy. Am J Ophthalmol 2003;136:951–2.
48. Tseng SCG, Meller D, Pires RTF, et al. Corneal surface reconstruction by limbal epithelial cells ex vivo expanded in amniotic membrane. Investigative Ophthalmol Vis Sci 2000;41:S756 Abst No 4016.
49. Elliott JH, Feman SS, O'Day DM, et al. Hereditary sclerocornea. Arch Ophthalmol 1985;103:676–9.
50. Waizenegger UR, Kohnen T, Weidle EG, et al. Kongenitale familiar cornea plana mit Ptosis, peripherer Sklerokornea und Bindehaut-Xerose. Klin Monatsbl Augenheilk 1995;206:111–6.

第三十三章 角膜缘干细胞缺乏的医源性原因

VICTOR L. PEREZ and JESSICA CHOW

介绍

正常功能的角膜缘干细胞对于维持眼表功能的正常及稳定是至关重要的。角膜缘干细胞对角膜上皮的再生具有重要意义,还可作为屏障将结膜上皮细胞与角膜表面分隔开来。角膜缘干细胞缺乏(Limbal stem celldeficiency,LSCD)使得角膜上皮细胞再生障碍,同时也失去了促进创伤愈合的功能,最终导致角膜混浊以及上皮结膜化[1]。角膜缘干细胞缺乏的典型症状包括眼红、角膜刺激症状、畏光和视力下降。早期在裂隙灯下可以发现角膜新生血管、血管翳以及 Vogt 栅的缺失。随着病情的发展,还可能出现点状角膜上皮病变甚至明显的角膜上皮缺损。因为创伤愈合功能的下降,角膜上皮缺失可呈慢性,甚至导致基质层瘢痕、溃疡及穿孔。有些角膜上皮可被结膜上皮代替,即所谓的角膜上皮结膜化[2],结膜化的上皮可以被荧光素染色。如果病变累及存在于穹隆结膜的结膜干细胞,那么眼表将全部发生角质化[3,4]。

角膜缘干细胞缺乏的原因包括遗传性和获得性。无虹膜症是一种眼前节发育不全性疾病,其可导致角膜缘干细胞的数量减少。无虹膜症患者出生时眼表正常,但随着患者年龄增长,角膜缘干细胞的功能异常将导致角膜上皮病变,这种病变通常从角膜周边发展至角膜中央,造成角膜溃疡、瘢痕以及视力减退;其他先天性 LSCD 包括 Peters 异常和外胚层发育不良[1]。除此之外,自身免疫性疾病也可以导致角膜缘干细胞缺乏(图33-1)。一般说来,这些疾病的角膜缘异常通常是继发于结膜的慢性炎症。Stevens-Johnson 综合征、中毒性表皮坏死松解症以及瘢痕性类天疱疮均是由于慢性的结膜和角膜缘的炎症反应而导致角膜缘干细胞减少。此外,结膜和角膜的上皮内瘤变(CIN)也和角膜缘干细胞缺乏有关[5],其原因是正常的干细胞被肿瘤细胞替代。翼状胬肉也被认为是一种慢性角膜缘炎症[6],因此与 LSCD 有关;对于角膜缘干细胞的直接创伤包括眼化学/热烧伤,如碱烧伤、酸烧伤和蒸汽伤也是导致 LSCD 的常见原因[3];其他获得性 LSCD 的原因包括疱疹病毒和沙眼,近期有报道称芥子气同样可以导致 LSCD[7]。

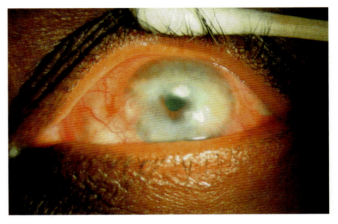

图 33-1 自身免疫性 LSCD 与免疫复合物的沉积相关,导致角膜混浊以及血管翳形成

以上是文献中最常见的 LSCD 原因的分类,然而还有一部分 LSCD 的患者并不能归纳于以上分类,而是由于内科或者外科医生的干预或治疗造成的。这类病例大多有很多原因,如果能在治疗时注意到这些原因,便可对 LSCD 进行早认识和预防。这一章节将回顾一些导致 LSCD 的医源性原因。(框 33-1)

框 33-1　角膜缘干细胞缺乏的病因

遗传性
　先天性无虹膜症
　Peters 异常
　外胚层发育不良
免疫性
　Stevens-Johnson 综合征
　中毒性表皮坏死松解症
　瘢痕性类天疱疮
肿瘤性
　结膜上皮内肿瘤
　角膜上皮内肿瘤
　翼状胬肉
外伤性
　化学伤
　热力伤
　芥子气

框 33-1　角膜缘干细胞缺乏的病因（续）
感染性 　　沙眼 　　疱疹病毒 医源性 　　反复眼部手术 　　佩戴角膜接触镜 　　冷冻治疗 　　药物毒性——丝裂霉素、5-氟尿嘧啶 　　放射治疗 　　化疗 　　治疗性激光角膜切除术 　　多次玻璃体内注射

多重眼部手术所致角膜缘干细胞缺乏

多重眼部手术可以导致角膜缘干细胞缺乏（图33-2）。Puangsricharern 和 Tseng 将角膜缘干细胞缺乏分为两类，干细胞功能低下及干细胞无功能[6]。干细胞无功能的患者通常有明确的角膜缘干细胞破坏史，原因有化学/热烧伤、Stevens-Johnson 综合征、重型感染性角膜炎、接触镜导致的角膜疾病以及先前从未描述的角膜缘区多重手术或冷冻疗法。LSCD患者的体征包括角膜血管形成、角膜上皮不规则以及印迹细胞学提示的角膜区域可发现含有杯状细胞的结膜上皮细胞[6]。

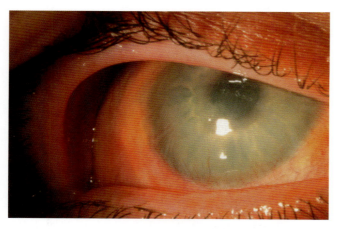

图 33-2　继发于结膜黑色素瘤扩大切除术的角膜缘干细胞缺乏

Schwartz 和 Holland 在 1998 年描述了一组未知原因导致的角膜缘干细胞疾病，并将其定义为：医源性角膜缘干细胞缺乏[8,9]。这组病人和 Puangsricharern 所描述的病人都经历了角膜缘区域的多重手术以及冷冻治疗。Schwartz 的研究包括 12 位患者，共 14 眼。所有眼都存在角膜缘区域的手术史，同时并发其他疾病，包括翼状胬肉、干燥性角膜结膜炎、红斑狼疮、单纯疱疹病毒性角膜炎以及角膜水肿。其中 11 眼接受过长期滴眼剂治疗；所有眼的上半部分（角膜缘手术相关区域）都或多或少有角膜瘢痕及新生血管的形成。很多眼都经历过多重手术，9 眼在先前曾行白内障囊内摘除术；3 眼曾行白内障囊外摘除术；9 眼曾行穿透性角膜移植术。

所有眼都经历了从角膜周边向中央发展的慢性、进展性角膜上皮病变，这一点符合角膜缘干细胞缺乏的病程。这类角膜上皮病变最初多局限在手术部位，这与先前提到的 LSCD 病变范围涉及全角膜缘是不同的。作者特别指出这些角膜上皮病变不会随着干眼症的治疗及表面药物的停用而好转，这提示了眼表的不可逆损伤。作者假设角膜缘区域的手术不仅造成了角膜缘的直接损伤，也增加了眼表对于其他外眼疾病和长期滴眼剂治疗的毒性的易感性。所有多原因导致的 LSCD 患者都是继发于角膜缘手术以及眼表的药物治疗[8]。

Sridhar 等人报告了三例角膜缘手术术后通过印迹细胞学提示 LSCD 的患者[10]。其中一例曾多次行翼状胬肉切除手术，其余两例曾行穿透性角膜移植术。在三个病例中，印迹细胞学都提示在角膜表面存在杯状细胞。手术对角膜缘造成的创伤是三例发展为 LSCD 病例的诱发因素，同时认为滴眼剂治疗在穿透性角膜移植术中的应用也有一定影响。

青光眼手术和医源性角膜缘干细胞缺乏

在经历过青光眼手术的患者中，并发角膜缘干细胞缺乏的原因是多元的，包括手术的机械损害和抗代谢药物与长期使用滴眼剂的毒性作用[8,11]。抗代谢药联合青光眼手术所导致的角膜损伤是公认的，其中抗代谢药物如 5-氟尿嘧啶和丝裂霉素 C[11~13]。5-氟尿嘧啶（5-FU）是一种细胞周期特异性药物，可以促进成纤维细胞的增殖，还用于防止青光眼手术房水引流部位的瘢痕形成。在急性期，可能是因为抗代谢药作用于角膜上皮原始细胞，5-FU 对角膜表现出很强的上皮毒性。随着 5-FU 的使用及复用，对细胞周期相对较慢的角膜缘干细胞产生损害,进一步导致角膜结膜化以及永久性角膜上皮破坏[13]。2000年,Pires等人报告了两例小梁网切除术后继发医源性角膜缘干细胞缺乏的病人,他们都在术后注射了超过105mg的5-FU,最终角膜缘干细胞缺乏是通过印迹细胞学得到证实的。其中一位部分性角膜缘干细胞缺乏的病人在羊膜移植术后,得到了很好的恢复效果。而另一位完全性角膜缘干细胞缺乏的病人必须通过角膜缘干细胞移植才可以维持眼表稳定[13]。

丝裂霉素C(MMC)是一种强效的DNA交联剂,作用于分裂期细胞。在青光眼手术中,通常将浸有MMC的医用海绵置于房水引流区周边的结膜表面。然而,MMC可以延迟结膜的愈合,进而导致手术切口的房水渗漏[12,14]。Sauder和Jonas报告了经历了改良小梁网切除术的7位患者,其改良之处在于在切开结膜前将MMC应用于结膜下。其中三位患者出现了角膜缘干细胞缺乏的症状和体征,包括超过角膜缘周长的一半区域形成了无血管区、干眼症、角膜上皮不规则和角膜混浊。另外四位患者并没有出现相似的后遗症,但值得重视是,这四位患者仅随诊了不足14个月,而上述三位出现MMC相关并发症的患者至少随诊了两年。作者总结:在小梁网切除术中结膜下使用MMC延缓术后并发症的发生,其中包括晚期角膜缘干细胞缺乏,而这种并发症是应该避免的[14]。

角膜接触镜导致的角膜缘干细胞缺乏

角膜接触镜(以下简称接触镜)导致的角膜病变是公认的导致眼表疾病的原因之一,因为其可以减少角膜缘干细胞的数量。1984年,Bloomfield等人曾描述过几个因佩戴接触镜而导致轻微角膜结膜炎的轻度LSCD病例[15]。这些患者表现出上睑板的乳头状肥大、上角膜缘的肥大以及点状的染色。角膜接触镜导致的严重LSCD被归于接触镜所致角膜疾病,表现为表面点状角膜炎、上皮不规则以及干细胞缺乏区域的"V形"血管翳[15]。

在Bloomfield前,已经有几个关于接触镜所致角膜病变的理论提出。Bloomfield提出:由于接触镜的大小不合适,导致其在角膜表面频繁摩擦使得角膜缘干细胞受到损害[15]。慢性的角膜刺激使得毛细血管长入角膜缘周边的角膜上皮和前弹力层之间,形成血管翳。随毛细血管一同进入这个潜在间隙的还有成纤维细胞,其分泌的胶原可以溶解前弹力层,导致角膜瘢痕及不规则散光;瞬目造成的机械压力也可能促进了角膜上部血管翳的形成[16];除此之外,慢性紧接触镜综合征[17]以及接触镜与角膜间的长期缺氧,同样可以使得血管翳形成。慢性过紧接触镜综合征的体征包括角膜水肿、点状上皮缺损、虹膜炎以及在瞬目时缺乏接触镜的移动。有时,在移去接触镜时可以发现结膜表面印记[18]。

一项研究表明,接触镜所致角膜病变包含了15%的LSCD病例[19]。另一项超过500例的回顾性研究证明软性角膜接触镜是无症状性角膜结膜化的危险因素[20]。这些病人大多为患有近视的女性,佩戴日抛型软性角膜接触镜的时间超过六年且每天超过十小时。该项回顾性研究的作者建议,早诊断、减少接触镜的佩戴时间、停止使用接触镜以及重新配一款硬性或软性高透气性接触镜,可以减少接触镜所致LSCD的发生[20]。

接触镜的溶解所产生的毒性物质同样可以损伤角膜缘干细胞。硫柳汞是一种有机汞化物,从1980年起就作为消毒溶液被广泛的应用于接触镜的保存。Jenkins等人提到软性角膜镜佩戴者长期接触硫柳汞,可以导致慢性角膜上皮病变[16]。所有患者均表现为角膜混浊(Haze)以及浅表基质层血管生成,以及明显的视力下降。体外细胞研究显示,硫柳汞有很强的细胞毒性,包括降低角膜上皮细胞有丝分裂活性、失去细胞膜完整性,以及启动神经元和成纤维细胞通过线粒体介导的、半胱氨酸-3依赖的细胞凋亡[21]。综上所述,硫柳汞可使得角膜缘干细胞缺乏,进一步导致角膜血管化和角膜混浊[22]。

Jeng等人近期所做的一项研究,调查了因长期佩戴接触镜所致局灶性角膜缘干细胞缺乏的患者的情况(图33-3)[23]。该项研究共调查了10人,其中9位为女性,在所有12只眼中都出现了上方角膜缘受累。诊断LSCD是基于临床症状,包括角膜外观的不规则,这种不规则表现为"混浊"组织的厚度从角膜缘到角膜中心是不同的;印迹细胞学并没有为诊断提供确凿的证据。大多数眼对保守治疗反应良好,治疗主要是停止角膜接触镜的佩戴以及含有激素的人工泪液的使用;然而,因为比较严重的疾病,一只眼行结膜自体移植,另一只眼行羊膜移植术,都取得了很好的视力预后[23]。

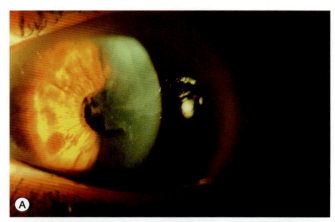

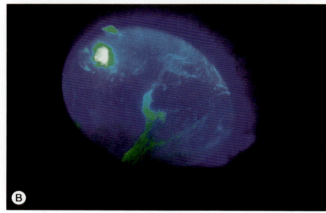

图33-3 （A）接触镜所致LSCD表现为楔形的角膜结膜化。（B）接触镜所致LSCD通过荧光染色表现为角膜上皮不规则

眼表肿瘤治疗和医源性角膜缘干细胞缺乏

眼表肿瘤的形成可以导致角膜缘干细胞缺乏，其原因可能是因为正常干细胞被肿瘤细胞所替代[5]。眼表肿瘤包括结膜上皮内瘤变（CIN）、非典型原发性获得性黑色素沉着症（PAM）以及结膜黑色素瘤，其治疗包括手术广泛切除联合冷冻治疗、眼表辅助药物治疗（如丝裂霉素C和5-氟尿嘧啶）以及放射治疗，所有的治疗方式都会损害角膜缘干细胞。

治疗CIN而导致的角膜缘干细胞缺乏，是肿瘤形成及多重治疗联合导致的干细胞受损的继发反应。Puangsricharern和Tseng报告了两例因多次肿瘤切除及冷冻治疗的LSCD患者[6]，其中一例，经肿瘤切除术后数年复发，并行扩大的结膜刮除术，术后患者并发了血管翳和角膜上皮细胞不规则。印迹细胞学检查发现了角膜表面的杯状细胞，这提示了LSCD。患眼接受了来自对侧眼的角膜缘干细胞移植术，术后其眼表和视力都有了显著改善[6]。Asoklis等人的一项研究表明，一位患者在接受了角膜缘肿瘤切除术并进行相关区域和羊膜移植的冷冻治疗后，出现了角膜缘干细胞缺乏。在以上两个病例中，肿瘤的浸润范围相对广泛，且多于角膜缘的四分之一[24]。

丝裂霉素C（MMC）是治疗眼表肿瘤包括CIN，PAM和结膜恶性黑色素瘤时的常用药物，但其可以导致角膜缘干细胞缺乏（图33-4）。Dudney等人描述了一位LSCD的患者在被诊断为角膜缘上皮内瘤变后，曾接受了长达五周的表面丝裂霉素（0.04%）治疗[25]。接着这位患者并发上角膜基质层混浊（Haze）以及难以愈合的上皮缺损，这很可能归咎于角膜缘干细胞的失功，但这位患者并未定期随诊。近期的一项研究表明，21位患者在罹患PAM后应用MMC治疗，其中5位患者经临床和印迹细胞学检查被确诊继发角膜缘干细胞缺乏[26]，高龄及长期治疗被认为是LSCD的危险因素。其中3位患者的LSCD得到了部分改善，这体现在其角膜上皮和视力都得到了提升。Ditta等人报告有一些结膜黑色素瘤患者在经历长期MMC治疗后并发LSCD，其中4/15患者（26.7%）表现出了干细胞缺乏的体征[27]。Russell等人对MMC在以下眼表肿瘤中的应用MMC进行了长达10年的回顾性研究，这些肿瘤包括非典型原发性获得性黑色素沉着症（PAM）、结膜黑色素瘤、结膜上皮内瘤变（CIN）、鳞状细胞癌（SCC）以及皮脂腺癌（SGC）[28]。整体的长期并发症发生率高达33%，这远超过了以前的研究。7/58患者表现为角膜上皮细胞改变，但7位中的5位还同时经历了手术切除以及冷冻治疗，而这些治疗也可能导致LSCD，而另外两仅应用MMC治疗，故MMC很可能才是导致LSCD的原因[28]。

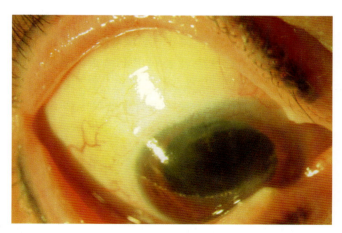

图33-4 结膜黑色素瘤切除、冷冻治疗及MMC治疗导致LSCD

放疗所致医源性角膜缘干细胞缺乏

局部放疗被认为可以损坏眼的多种结构，从而导致眼毒性和视力下降。巩膜表面敷贴放疗治疗黑色素瘤可以导致辐射性视网膜病变、新生血管性青光眼以及视神经病变[29]，除此之外，放疗还可以导致白内障、角膜上皮毒性和角膜缘干细胞缺乏（图33-5）。

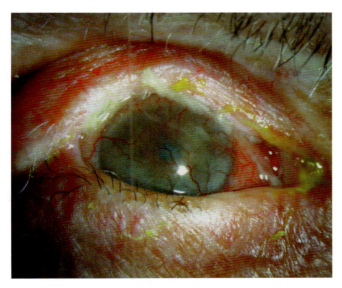

图33-5 为治疗皮肤肿瘤而放疗所致角膜缘干细胞缺乏，表现为多年后发生的角膜新生血管和血管翳

1996年，Fujishima等人报道了一例病例，患者患有上颌窦瘤，经过放射治疗后导致暂时性角膜干细胞功能障碍[30]。患者接受了超过44天的治疗，剂量为61gy，且出现了眼表的不适感，视力降至20/500，检查提示角膜上皮混浊，印记细胞学提示角膜表面找到杯状细胞。经过人工泪以及眼表抗生素软膏等保守治疗，眼表状况在4个月后恢复正常，视力恢复至20/40。重复印记细胞学未发现杯状细胞。因此，作者得出结论：LSCD只是暂时的。

Smith等人报道了一例病例，患者31岁男性，患有眼眶淋巴瘤在接受总剂量超过21个疗程、总剂量超过4600cGY的治疗后[31]，出现永久性的LSCD。数年之后，患者表现为角膜表面血管生成。印迹细胞学提示，部分角膜表面出现了结膜杯状细胞，这提示放疗也可以导致迟发型角膜缘干细胞缺乏。LSCD也同样可以发生在患有眼表肿瘤，如结膜黑色素瘤经过质子放射治疗后[32]。

系统性化疗所致医源性角膜缘干细胞缺乏

对系统性疾病的治疗也可以导致角膜缘干细胞缺乏。Ellies等人报道了一个病例，患者患有慢性髓系白血病，在接受羟基脲的系统性化疗后出现了双侧角膜上皮病变[33]。羟基脲是一中细胞毒性试剂可以干扰DNA的复制，从而阻止肿瘤细胞的生长。印记细胞学提示，右眼角膜颞侧下象限的局灶性的LSCD，表现为角膜表面发现了结膜杯状细胞和黏液，左眼角膜在失去了角膜缘干细胞的区域出现了弥漫性鳞状细胞样变。在应用羟基脲治疗后仍旧使得双眼眼表状况取得了显著的改善，虽然左眼为了视觉重建，接受了同种异体角膜缘干细胞移植联合异体羊膜移植术[33]。

2009年，报道了另一个因应用羟基脲而导致LSCD病例[34]。患者患有镰状细胞疾病，为治疗肺动脉高压应用了羟基脲，渐渐出现了双眼胬肉样的角膜周边的血管生成，伴有渐进性小血管生成。结膜组织病理学提示了pingueculae、杯状细胞缺失、并因杯状细胞缺失导致的瘢痕形成、角膜新生血管生成以及角膜缘干细胞缺乏[34]。

其他罕见原因所致医源性角膜缘干细胞缺乏

有文献报道了导致LSCD的一些不常见的医源性原因。Nghiem-Buffet等人报道了一例治疗性激光角膜切除术（PTK）导致的角膜缘干细胞缺乏[35]。患者既往患有糖尿病和玫瑰痤疮，由于复发性角膜上皮缺损接受了PTK治疗，治疗过程包括了全部角膜清创术，并对角膜中央直径为8mm的区域施行光切术。患眼逐渐长出血管翳，随后接受血管翳切除及对侧眼的角膜缘自体移植。组织学检查在角膜上皮发现杯状细胞，进而诊断为LSCD[35]。

近期，Capella等人报告了一例因多次贝伐单抗注射治疗导致的LSCD[36]。患者既往有非典型息肉状脉络膜血管病变，接受了五个疗程的光动力学治疗、一次经瞳孔热疗、七次贝伐单抗玻璃体腔内注射（鼻上象限）。接着患者出现上方角膜血管翳和中心角膜上皮不规则，上皮不规则的区域为多次玻璃贴腔内注射的注射点，并通过印记细胞学诊断为LSCD。患者接受了同侧眼角膜缘自体移植术，手术效果良好，角膜上皮病变及眼表稳定性都得到了改善[36]。

有可能一些导致LSCD的医源性原因可能还没有被证实。紫外线暴露可能与角膜缘干细胞缺乏有关[37,38]。针对圆锥角膜及屈光术后角膜膨出的一种新型流行的治疗方法为胶原交联，即在眼表光敏剂核黄素治疗后经过长波紫外线照射，这需要长期的研究来评估这种治疗方法对角膜缘干细胞的影响。

医源性角膜缘干细胞缺乏的治疗及预防

医源性角膜缘干细胞的治疗是具有挑战性的,和其他原因造成的角膜缘干细胞缺乏的治疗方式是类似的。然而主要的区别在于临床医师应该意识到造成 LSCD 的危险因素,并可以做出有前瞻性的预防、早期诊断、和如何治疗。

一些 LSCD 的特定病例是不需要治疗的,如果患者只是有轻微的症状且视轴没有被累及,不含防腐剂的人工泪液治疗是足够的,可以很好地缓解患者的不适。如果是因为抗青光眼药物及抗生素的长期应用造成的 LSCD,那么应及时停药,且尽量避免进一步的毒性。

激素滴眼剂的应用不仅可以很好地缓解 LSCD 患者的不适,还可以控制炎性因子的生成。激素可以抑制角膜新生血管生成。抗 VEGF 类药物,如贝伐单抗也可以很好的抑制因 LSCD 造成的角膜新生血管的药物。Bock 等人的一项规模较小的干预性病例研究提到,4 位患有 LSCD 的患者在接受了贝伐单抗治疗后,角膜新生血管均有减少,但治疗效果的差异很大。在治疗的过程中,没有任何对角膜的副作用[39]。

严重的 LSCD 患者可能需要手术干预并行同种异体角膜缘干细胞移植。

总结

医源性角膜缘干细胞缺乏是由一系列不同的原因造成的,包括对病人应用眼部及全身药物。因为 LSCD 最终将导致明显的后果,包括角膜瘢痕和视力丧失,所以意识到这些危险因素是十分重要的,今后早发现和预防可以很大程度的减少医源性角膜缘干细胞缺乏的发生。

参考文献

1. Hatch KM, Dana R. The structure and function of the limbal stem cell and the disease states associated with limbal stem cell deficiency. Int Ophthalmol Clin 2009;49:43–52.
2. Lim P, Fuchsluger TA, Jurkunas UV. Limbal stem cell deficiency and corneal neovascularization. Semin Ophthalmol 2009;24:139–48.
3. Dua HS, Saini JS, Azuara-Blanco A, et al. Limbal stem cell deficiency: concept, aetiology, clinical presentation, diagnosis and management. Ind J Ophthalmol 2000;48:83–92.
4. Wei ZG, Wu RL, Lavker RM, et al. In vitro growth and differentiation of rabbit bulbar, fornix, and palpebral conjunctival epithelia. Implications on conjunctival epithelial transdifferentiation and stem cells. Invest Ophthalmol Vis Sci 1993;34:1814–28.
5. Erie JC, Campbell RJ, Liesegang TJ. Conjunctival and corneal intraepithelial and invasive neoplasia. Ophthalmology 1986;93:176–83.
6. Puangsricharern V, Tseng SCG. Cytologic evidence of corneal diseases with limbal stem cell deficiency. Ophthalmology 1995;102:1476–85.
7. Javadi MA, Jafarinasab MR, Feizi S, et al. Management of mustard gas-induced limbal stem cell deficiency and keratitis. Ophthalmology 2011;118:1272–81.
8. Schwartz GS, Holland EJ. Iatrogenic limbal stem cell deficiency. Cornea 1998;17:31–7.
9. Holland EJ, Schwartz GS. Iatrogenic limbal stem cell deficiency. Trans Am Ophthalmol Soc 1997;95:95–107.
10. Sridhar MS, Vemuganti GK, Bansal AK, et al. Impression cytology-proven corneal stem cell deficiency in patients after surgeries involving the limbus. Cornea 2001;20:145–8.
11. Schwartz GS, Holland EJ. Iatrogenic limbal stem cell deficiency: when glaucoma management contributes to corneal disease. J Glauc 2001;10:443–5.
12. Hau S, Barton K. Corneal complications of glaucoma surgery. Curr Opin Ophthalmol 2009;20:131–6.
13. Pires RTF, Chokshi A, Tseng SCG. Amniotic membrane transplantation or conjunctival limbal autograft for limbal stem cell deficiency induced by 5-fluorouracil in glaucoma surgeries. Cornea 2000;19:284–7.
14. Sauder G, Jonas JB. Limbal stem cell deficiency after subconjunctival mitomycin C injection for trabeculectomy. Am J Ophthalmol 2006;141:1129–30.
15. Bloomfield SE, Jakobiec FA, Theodore FH. Contact lens induced keratopathy: a severe complication extending the spectrum of kerato-conjunctivitis in contact lens wearers. Ophthalmology 1984;91:290–4.
16. Jenkins C, Tuft S, Liu C, et al. Limbal transplantation in the management of chronic contact-lens-associated epitheliopathy. Eye 1993;7:629–33.
17. Arentsen JJ. Corneal neovascularization in contact lens wearers. Int Ophthalmo Clin 1986;26:15–23.
18. Achong RAC. Limbal stem cell deficiency in a contact lens-related case. Clin Eye Vis Care 1999;11:191–7.
19. Donisi PM, Rama P, Fasolo A, et al. Analysis of limbal stem cell deficiency by corneal impression cytology. Cornea 2003;22:533–8.
20. Martin R. Corneal conjunctivalisation in long-standing contact lens wearers. Clin Exp Optom 2007;90:26–30.
21. Baskin DS, Ngo H, Didenko VV. Thimerosal induces DNA breaks, caspase-3 activation, membrane damage, and cell death in cultured human neurons and fibroblasts. Toxicol Sci 2003;74:361–8.
22. Nguyen DQ, Srinivasan S, Hiscott P, et al. Thimerosal-induced limbal stem cell failure: report of a case and review of the literature. Eye Contact Lens 2007;33:196–8.
23. Jeng BH, Halfpenny CP, Meisler DM, et al. Management of focal limbal stem cell deficiency associated with soft contact lens wear. Cornea 2011;30:18–23.
24. Asoklis RS, Damijonaityte A, Butkiene L, et al. Ocular surface reconstruction using amniotic membrane following excision of conjunctival and limbal tumors. Eur J Ophthalmol 2011;21:552–8.
25. Dudney BW, Malecha MA. Limbal stem cell deficiency following topical mitomycin C treatment of conjunctival-corneal intraepithelial neoplasia. Am J Ophthalmol 2004;137:950–1.
26. Lichtinger A, Pe'er J, Frucht-Pery J, et al. Limbal stem cell deficiency after topical mitomycin C therapy for primary acquired melanosis with atypia. Ophthalmology 2010;117:431–7.
27. Ditta LC, Shildkrot Y, Wilson MW. Outcomes in 15 patients with conjunctival melanoma treated with adjuvant topical mitomycin C: complications and recurrences. Ophthalmology 2011;118:1754–9.
28. Russell HC, Chadha V, Lockington D, et al. Topical mitomycin C chemotherapy in the management of ocular surface neoplasia: a 10-year review of treatment outcomes and complications. Br J Ophthalmol 2010;94:1316–21.
29. Chan MD, Melhus CS, Mignano JE, et al. Analysis of visual toxicity after gamma knife radiosurgery for treatment of choroidal melanoma: identification of multiple targets and mechanisms of toxicity. Am J Clin Oncol 2011;34:517–23.
30. Fujishima H, Shimazaki J, Tsubota K. Temporary corneal stem cell dysfunction after radiation therapy. Br J Ophthalmol 1996;80:911–4. Epub 1996/10/01.
31. Smith GT, Deutsch GP, Cree IA, et al. Permanent corneal limbal stem cell dysfunction following radiotherapy for orbital lymphoma. Eye 2000;14:905–7.
32. Wuestemeyer H, Sauerwein W, Meller D, et al. Proton radiotherapy as an alternative to exenteration in the management of extended conjunctival melanoma. Graefe's Arch Clin Exp Ophthalmol 2006;244:438–46.
33. Ellies P, Anderson DF, Topuhami A, et al. Limbal stem cell deficiency

arising from systemic chemotherapy. Br J Ophthalmol 2001;85:373–4.
34. Ding X, Bishop RJ, Herzlich AA, et al. Limbal stem cell deficiency arising from systemic chemotherapy with hydroxycarbamide. Cornea 2009;28:221–3.
35. Nghiem-Buffet MH, Gatinel D, Jacquot F, et al. Limbal stem cell deficiency following phototherapeutic keratectomy. Cornea 2003;22:482–4.
36. Capella MJ, Álvarez de Toledo J, de la Paz MF. Limbal stem cell deficiency following multiple intravitreal injections. Archivos de la Sociedad Española de Oftalmología. 2011;86:89–92.
37. Passchier WF, Bosnjakovic BFM. Human exposure to ultraviolet radiation : risks and regulations: proceedings of a seminar held in Amsterdam, 23–25 March 1987. Amsterdam; New York, NY, USA: Excerpta Medica. Sole distributors for the USA and Canada, Elsevier Science Pub. Co. 1987.
38. Zaidi FH, Bloom PA, Corbett MC. Limbal stem cell deficiency: a clinical chameleon. Eye 2003;17:837–9.
39. Bock F, Konig Y, Kruse F, et al. Bevacizumab (Avastin) eye drops inhibit corneal neovascularization. Graefe's Arch Clin Exp Ophthalmol 2008;246:281–4.

眼表疾病——角膜、结膜和泪膜

Ocular Surface Disease : Cornea, Conjunctiva and Tear Film

第四部分 4

严重眼表疾病的治疗

眼表疾病——角膜、结膜和泪膜

Ocular Surface Disease : Cornea, Conjunctiva and Tear Film

第三十四章 眼表疾病的药物治疗

MARIAN MACSAI and GIOCONDA MOJICA

前言

如同一个管玄乐队是各种乐器演奏家合作演奏一种和谐的声调一样,眼表疾病的最佳处置方法需要调整其所有组成成员(眼睑、泪腺、角膜及结膜)的性能达到最优化状态。眼表疾病(OSD)这一新兴领域打破了以往的思维观念,将眼表健康质量与视觉质量作为同一整体系统看待。我们对各种影响眼表健康的病理生理状态研究的进步促进了临床医生们的发展、拓宽了药物及手术治疗的道路并取得了良好的预后。本章将主要侧重于药物治疗,包括局部及全身治疗。

药物治疗 OSD 应早于手术治疗。我们认为充分理解 OSD 需综合考虑许多方面的因素。炎症,解剖结构异常,体内激素水平及泪膜的变化等这些个体的发病诱因都在这个复杂的疾病发生过程中发挥着作用。这些因素的核心是以炎症为基础的,比如睑缘炎,睑板腺炎,结膜炎及角膜炎。OSD 的药物治疗需要控制炎症、恢复眼表解剖及泪膜的正常状态,促进眼表的康复。谨慎的眼表药物治疗方式对于手术干预 OSD 的结局至关重要,甚至可能免于手术治疗的介入。

局部治疗

人工泪液

成分

人工泪液是由可增加粘附性的黏蛋白,抗菌蛋白,生长因子,炎症因子抑制物以及负责调节渗透压的电解质组成的混合物(图 34-1)。人工泪液不能够完全替代人类泪液的全部复杂成分。其作用机制包括增加泪膜与眼表接触时的体积。为了持续与眼表接触,水凝胶是人工泪液的一种基本成分。水凝胶是一种可以在水中膨胀并可留住水分增加黏度的聚合物。水凝胶的黏液粘附特性延长了人工泪液在眼表的接触时间。

以下水凝胶已应用于人工泪液:羟丙甲纤维素(HPMC),羧甲基纤维(CMC),聚乙烯醇(PVA),卡波姆,聚乙烯比咯烷酮,聚乙二醇(PEG),右旋糖酐,透明质酸,甘油以及卡波姆 940(聚丙烯酸)。目前尚无大规模的双盲对照性临床试验评价水凝胶的有效性。然而,利用波前传感和眼部相干断层扫描的研究显示,与含有 CMC,PVA 及甘油的人工泪液相比,含有 PEG 的点眼液对视觉质量的破坏更为显著[1]。

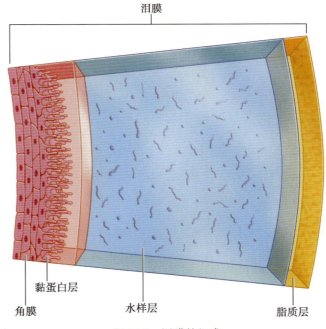

图 34-1　泪膜的组成

应用于人工泪液的防腐剂有很多种。苯扎氯胺(BAK)和三氯叔丁醇是以往常用的防腐剂,并且在每日点眼多于 4 次的情况下会对眼表产生毒性作用。防腐剂 GenAqua(过硼酸钠),Purite(亚氯酸钠)及 Polyquad(聚季铵盐)对眼表的损伤轻于 BAK[2,3]。Purite 点眼后可降解为氯离子和水。GenAqua 与泪膜接触后可转化为水和氧气。

人工泪液中"非活性成分"的存在使其具有独特的表面保护特性。比如,具有兼容性的溶质可以通过渗透保护的机制来帮助修复眼表。HP-Guar 接触眼表（pH 7.5）后可形成交联的粘弹性凝胶。这种凝胶的粘性和生物粘附性增加从而延长了其两种缓和剂成分（聚乙二醇 400 和聚丙二醇）的滞留时间。据说，HP-guar 可优先与眼表更加干燥或发生损伤区域的上皮细胞结合，从而为这些细胞提供保护[4~6]。

黏滞性好的泪液具有较长的眼表滞留时间，并且不易被泪液排出系统排除眼外。如果存在睑板腺功能障碍需使用含油剂的点眼液。这类眼液将补充泪液中的脂质层从而防止泪液的蒸发。现已证实，使用含有 PVA 适当降低渗透压的人工泪液或含有碳酸氢盐的人工泪液可以加速重度干眼者 OSD 的康复[7~10]。

包装

人工泪液有多剂量的含防腐剂包装的类型，也有不含防腐剂的单只包装。

用量

人工泪液有多种不同的用量方法，还可以按需使用。含有 BAK 防腐剂的点眼液一般每日用量应少于 4 次。如果每日需人工泪液点眼次数在 4 次以上，则可选择以 Gen-Aqua 或 Polyquad 为防腐剂的眼液，以避免 BAK 的毒性。在治疗严重 OSD 病例时应选择无防腐剂的人工泪液。当然，目前还没有任何一种人工泪液可以符合治疗 OSD 所需的全部眼表修复策略（碳酸氢盐离子，低渗透性，粘附性，无防腐剂）。然而，了解不同水凝胶、添加剂及防腐剂的作用机制将有助于临床医生指导 OSD 病人选择最佳的泪液替代品。

副作用

人工泪液的副作用包括眼红，刺痛感，眼刺激症状以及对其中的成分过敏。粘性的人工泪液可导致个别人出现不可接受的视物模糊。高黏滞性的人工泪液可因眼睑及睫毛处结晶的形成而致眼部刺激感。

局部糖皮质激素

作用机制

OSD 的重要标志是眼部炎症，而局部糖皮质激素是目前药物治疗这种炎症的最有效的方式。尽管目前对于局部糖皮质激素的作用机制还未达成广泛共识，但已确认其通过诱导磷脂酶 A2 抑制蛋白-脂皮质蛋白来发挥作用。据推断，脂皮质蛋白可以通过抑制前列腺素及白三烯的前体花生四烯酸释放来调控包括前列腺素及白三烯等在内的高效能炎症介质的生物合成。糖皮质激素可以抑制各种刺激源引起的炎症反应，从而导致创伤愈合延迟。糖皮质激素抑制与炎症过程相关的纤维蛋白及胶原的沉积、毛细血管扩张、毛细血管增殖、白细胞迁移及成纤维细胞增殖及瘢痕组织形成。两种经典的糖皮质激素为酮类激素（泼尼松龙，地塞米松，氟甲松龙，甲羟松，利美索龙和二氟孕甾丁酯）和酯类激素（氯替泼诺）。

包装

糖皮质激素有多种制剂形式，包括溶液，混悬液，乳化剂和油膏（表 34-1）。混悬液或粘性配方的局部激素可增加眼表的接触时间，并能使角膜及房水中的激素浓度提高至同样浓度激素溶液的二倍[11]。目前尚无前瞻性临床实验证实哪种品牌的激素眼液因其具有颗粒直径较小的优势使其在效率及生物利用度上比普通的激素眼液更高效[12]。糖皮质激素的较高效能与其分子结构，浓度及其释放的媒介物有关。比如，地塞米松是一种十分有效的激素，但是它的眼组织穿透性较差。相反，泼尼松龙效力较低，但眼组织穿透性却较好。有些激素，比如氯替泼诺和氟甲松龙效力不太强，但是有关副作用的报道却更为安全。与地塞米松及泼尼松龙相比，氯替泼诺和氟甲松龙引起的眼内压（IOP）峰值出现的几率较低。一项回顾性的调查研究显示，30 例角膜移植患者在使用了醋酸泼尼松龙眼液后引起 IOP 平均升高至 31.3mmHg，而在改用氯替泼诺后 IOP 下降 41%。然而，另有一项研究显示氯替泼诺引起的眼压升高多发生在女性平均治疗 2 个月后[13]。

表 34-1 眼局部激素制剂的有效成分及可用制剂

眼部激素	浓度/形式
醋酸泼尼松龙	0.125、1.0% 混悬液
二氟孕甾丁酯	0.05% 乳化剂
泼尼松龙磷酸钠	0.125、0.5、1.0% 溶液
乙醇化地塞米松	0.05%~0.1% 混悬液，油膏
醋酸氟甲松龙	0.1% 混悬液
乙醇化氟甲松龙	0.1% 混悬液、油膏 0.25% 混悬液
利美索龙	0.5%~1% 混悬液
乙醇化甲羟松	1% 混悬液
氯替泼诺	0.2%、0.5% 混悬液

用量

据我们所知,尚无研究结果可以明确指出各种不同 OSD 的最佳激素使用浓度。已有研究报道了不同眼部激素进入房水内的穿透性(图 34-2)[14]。对于主要治疗眼表而非眼内炎症时,可选择 0.1% 氟米龙,0.5% 氯替泼诺及 0.5% 泼尼松龙磷酸钠。当必须利用激素的眼内穿透性时,需选择醋酸泼尼松龙,地塞米松及二氟孕甾丁酯乳化剂。随机对照研究证实氯替泼诺对外层的炎症如过敏性结膜炎、巨乳头性结膜炎疗效好、副作用少[15,16]。与眼内穿透力强的激素相比房水穿透力低的激素对眼内炎症的控制效果差[14]。与 1% 醋酸泼尼松龙相比,0.5% 氯替泼诺对急性前部葡萄膜炎的治疗效果较差[17]。

副作用

长期使用糖皮质激素将引起 IOP 升高进而损害视神经。密切关注青光眼患者或以往有激素性高眼压患者的 IOP 至关重要。使用激素可导致或加重后囊性白内障。其他的副作用包括创伤愈合延迟,角膜及巩膜变薄或穿孔。长期使用糖皮质激素可引起宿主免疫抑制从而增加眼部继发细菌,病毒,真菌及寄生虫感染的可能。对于出现激素停用后症状加重的患者,可选择效力较弱的替代抗感染治疗方式,缓慢减量激素。由于众所周知的这些长期使用激素的副作用的存在,若对严重的 OSD 患者采取长期激素治疗需密切监测。

与地塞米松,二氟孕甾丁酯及泼尼松龙相比,氯替泼诺和氟甲松龙引起这些并发症的几率较低。角膜炎的患者因其角膜变薄或水肿 IOP 测量结果可能欠准确,更应密切随访激素对这些患者的副作用。

如果仅需控制眼表的炎症,0.1% 氟米龙足以控制干燥性结角膜炎(KCS)患者的干眼症状和体征。在一项随机对照性研究中,中重度 KCS 患者给予 0.1% 氟米龙每日四次点眼连用 30 天后,其客观检查的临床指征及主观症状均得到有效改善,且无不良并发症发生[18]。与泼尼松龙相比,效力较弱的 0.1% 氟米龙因其眼内穿透性较差,所以导致眼压升高的可能性也较低(图 34-2)[14]。对于中度干燥性结角膜炎的患者选择 0.5% 氯替泼诺局部短期应用,每日四次连续四周,可改善客观的临床参数且其效益-风险比率是可以接受的。一项比较氯替泼诺与空白溶质的随机双盲临床研究显示,氯替泼诺可显著改善包括角膜荧光素染色与结膜充血等客观指标,对于有更为严重临床炎症的患者组尤其明显[19]。

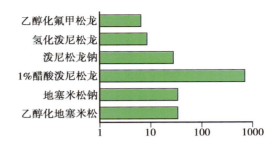

图 34-2 可购买到的眼部激素制剂房水峰浓度的比较

局部环孢霉素

作用机制

环孢霉素 A 是一种真菌提取的多肽,可以抑制 T 细胞的激活,阻止转录因子的核转位及激活,从而控制炎症因子生成。其主要临床效应是借助 T 细胞来破坏白细胞介素 2 的表达,进而阻止 T 细胞的增殖。研究证实 0.05% 环孢霉素 A 可有效控制单疱病毒性角膜基质炎,移植物抗宿主病(GVHD),眼部红斑痤疮,春季角结膜炎(VKC),特应性角结膜炎(AKC)及 LASIK 术后干眼[20]。

包装

自从 FDA 认证环孢霉素 A 可用于干眼症以来,因眼表疾病的潜在炎症病因的存在,0.05% 环孢霉素 A 眼部乳化液应用于眼表疾病的研究也已展开。环孢霉素不溶于水,而必须溶于脂性溶质。患者对不同的溶剂的耐受性不同。环孢霉素可以溶于糊精,纤维素胶,玉米油及橄榄油中制成点眼液复合物,浓度在 0.05%~2%。

用量

在重度病人,高浓度的环孢霉素 A(2%)可以缓解症状。一项双盲、安慰剂-对照研究评估 2% 无防腐剂的环孢霉素 A 应用于中度 VKC 的短期疗效及安全性结果显示,患者的症状及体征均得到统计学意义上的显著改善,并且在研究过程中未观察到副作用[21]。对于激素依赖性 AKC 患者,应用溶于玉米油中的 2% 环孢霉素 A 每日四次点双眼,可有效地缓解症状和体征,使得这些患者可以避免局部使用激素[22]。

0.05% 的环孢霉素可以使泪膜变得规则从而恢复眼表健康。一项中重度干眼患者的随机临床研究观察到,应用了 0.05% 的环孢霉素组的患者其基础泪液分泌量(采用麻醉后的 Schirmer 实验测定)比未使用环孢霉素的空白对照组明显增多。同时使用0.05%的环孢霉素组的患者因其角膜荧光素染色的改善视物模糊也明显好转[23]。环孢霉素A与激素联合点眼可有效治疗干眼症,虽然环孢霉素不能像激素那样快速起效控制炎症,但其有良好的作用并可长期应用。可在治疗眼表疾病初始时同时应用激素与环孢霉素。两者短期同时应用可使激素在1~2个月逐渐减少,这样不仅可以快速缓解症状改善眼部体征,还可以减少严重并发症的发生[24]。

副作用

药物引起的包括视物模糊,眼部刺痛,结膜充血等副作用可能使人难以忍受,尤其是长期使用的时候。其他的副作用包括分泌物物增多、流泪及异物感。

阿奇霉素

作用机制

阿奇霉素是一种广谱的大环内酯类抗生素,其大环内酯环上含有氮。它可以结合到敏感的病原微生物的50S核糖体亚基上抑制细菌的蛋白质合成。它具有组织穿透性高和生物半衰期长的特征。大环内酯类抗生素,比如阿奇霉素,具有抗感染特性。研究已证实该药物可以抑制促炎性细胞因子及基质金属蛋白酶(NMPS)的生成[25]。

尽管目前还不知道其确切的抗感染机制,对核转录因子核因子kappa B(NF-κB)的抑制应发挥了关键作用。而且,大环内酯类抗生素的浓度,比如多形核白细胞(PMNs)内的阿奇霉素在感染介导的炎症反应中也起到了调节作用[26,27]。关于眼部炎症性疾病,一项关于眼部炎症的离体研究显示,DuraSite阿奇霉素(缓释性阿奇霉素)和多西环素(一个具有抗感染特性的四环素类似物)一样,可有效地抑制人类及牛角膜上皮层和内皮层的MMPs[28]。

包装

阿奇霉素极具脂溶性,制备稳定的水性制剂很困难。当其与媒介物聚卡波非特异结合时可制成稳定的水性制剂。它可与眼表面(包括睑结膜)的黏蛋白外被结合,从而形成缓释凝胶来延长药物的释放及眼表的利用度,增加药物进入眼睑,结膜及角膜的穿透性[29,30]。

用量

阿奇霉素的推荐用量为前两天每日2次,每次1滴,之后的5天每日1滴。单支包装的阿奇霉素在健康个体具有很高的组织浓度并且可以维持这种浓度长达24小时[31]。当治疗7天后阿奇霉素在人眼睑组织中蓄积,药物峰浓度高达200μg/g以上。而且在停止治疗5天以后阿奇霉素在眼睑组织中的浓度仍高于50μg/g。结膜与角膜的研究结果与此相似[30]。

副作用

大约有1%~2%的患者出现眼刺激感。其他眼部阿奇霉素的副作用包括,少于1%的患者出现眼部反应(视物模糊,烧灼感,刺痛感和点眼时的刺激感,接触性皮炎,角膜糜烂,干眼,眼痛,痒,眼排泄物,点状角膜炎和视敏度降低)及非眼部反应(面部肿胀,荨麻疹,鼻充血,眼周肿胀,皮疹,鼻窦炎,风疹)。

局部维生素A

作用机制

维生素A是维持全身上皮细胞健康的必要物质。维生素A缺乏将影响结膜和角膜上皮细胞,导致杯状细胞丢失,引起上皮角化和黏膜鳞状化生[32]。维生素A以三种形式存在:视黄醇,视黄醛及视黄酸。许多组织需要维生素A,将其以视黄醛酯类的形式储存。维生素A以视黄醇脂酰酯的形式储存在泪腺中。它也以维生素A的形式存在于人和兔的泪液中。它在泪液中的含量提供了用维生素A来治疗眼表疾病的标准[32]。

包装

0.05%水性棕榈酸视黄酯与1%聚山梨醇酯80结合制成眼部维生素A乳化液。维生素A(全反式视黄酸)可以制成浓度为0.005%~0.05%的混悬液或油膏。

用量

局部应用维生素A每日4次可以缓解干眼患者视物模糊、非麻醉下的Schirmer评分及细胞印迹学分析结果[32]。用0.05%的视黄酸眼膏治疗瘢痕性疾病中结膜及角膜的角化十分有效。维生素A滴眼液可作为干眼的辅助润滑性治疗。

副作用

局部应用维生素A可对眼表产生刺激,在治疗眼表角化症时其使用剂量需逐渐减少至最佳有效剂量[33]。

自体血清

作用机制

人类自然产生的泪液含有维持眼表健康的必要成分,比如,维生素 A,表皮生长因子,纤维连接蛋白及其他细胞因子。因为血清中也含有这些成分,所以设想用自体血清点眼可以更好地替代没有这些营养成分的人工泪液。与药物性润滑剂相比,自体血清眼液含有维生素、免疫因子和生长因子等生化成分,因而更接近自然泪液。自然泪液与血清 PH 值均为 7.4,且有相同的渗透压。血清中的维生素 A、TGF-β,溶菌酶和纤维连接蛋白等成分浓度甚至高于自然泪液[34](表 34-2)。当然,血清中的某些成分可能对眼表有害,所以要使用稀释的血清。

表 34-2 血清及正常未刺激的人泪液中生化成分对照表

	血清	未刺激的泪液
pH	7.4	7.4
渗透压(SD)	296	298(10)
EGF(ng/ml)	0.5	0.2~0.3
维生素 A(ng/ml)	46	0.02
TGF-β(ng/ml)	6-33	2~10
表面 IgA(μg/ml)(SD)	2	1190(904)
溶菌酶(mg/ml)(SD)	6	1.4(0.2)
纤维连接蛋白(μg/ml)	205	21

包装

以往研究报道,血清的浓度为 20%~100%[35]。制备自体血清眼液时需从患者身体采血,并让血液凝集。通过离心将自体血清与血液的其他成分分开。将分离得到的血清重悬于平衡盐溶液或人工泪液中制成浓度 20% 或 50% 的眼液并分装、冻存。在冷冻之前,需将容器遮光以免血清中的某些成分降解。由于没有防腐剂,自体血清应按需分装成小包装来冻存及解冻。

用量

以往报道的自体血清使用说明各有不同。目前尚无确切的数据可指出 OSD 治疗的最佳血清浓度。研究报道自体血清可用于治疗持续上皮缺损,重度干眼,Sjögren 综合征及移植物抗宿主病合并的 KCS,上方角膜缘性角结膜炎及复发性糜烂综合征[35~38]。神经营养性角膜病变患者局部点自体血清眼液,每日 6~8 次,可提高视力、减少角膜荧光素染色,并提高角膜敏感度,这种敏感度的提高已被共聚焦显微镜检测证实为其角膜神经形态改善的结果[39]。

随机交叉研究证实,在治疗重度 KCS 时自体血清的效果要优于传统的人工泪液。经过 3 个月 50% 自体血清治疗后,患者的主观症状及细胞印记学分析,角膜虎红染色,非麻醉的 Schirmer 实验及泪液荧光素清除率均较用人工泪液点眼组明显改善[40]。对经典药物治疗无效的持续角膜上皮缺损使用 50% 的自体血清点眼非常有效[41]。

副作用

血清眼液的潜在缺点是其稳定性有限。自体血清的眼液瓶需放在冰箱或冷藏装置中。目前尚无研究报道血清储存的最低冷冻温度是多少。大约 30 天后,冰箱储存的血清就需丢弃、更新。血清的另一个弊端是患者及其他血清处理者血-骨髓感染几率增加。供体可能通过血清将病毒传染给受体或血清处理人员。长期使用后,开始使用的点眼器皿可能会污染。无论是在血清眼液制备过程中还是在长期使用过程中都存在细菌污染的风险。这些点眼液通常不是保险范围用药,而且需要联合用药,所以长期使用费用会很高。还需注意使用自体血清可引起巩膜血管炎,据报道一个患有风湿性关节的病人出现了巩膜溶解。由于血清中含有抗体,所以免疫复合物可能沉积在周边角膜从而引发炎症。其他可能的副作用包括不适,角膜上皮病变恶化,微生物感染性角膜炎及结膜炎,眼睑湿疹[34]。

他克莫司

作用机制

他克莫司是一类由筑波链真菌发酵制成的大环内酯类免疫抑制剂。他克莫司的作用机制包括阻断白细胞介素 2 等细胞通讯因子的转录,抑制朗格汉斯细胞的抗原呈递以及减少 T 细胞的激活[42,43]。

包装

他克莫司油膏可以治疗中重度的过敏性皮炎。用于皮肤的是浓度为 0.03% 和 0.1% 的油膏。非活性成分包括矿物质油,石蜡,碳酸丙烯酯,白色凡士林和白色蜡油。

用量

他克莫司可以通过药物合成方式制成浓度为 0.02% 的眼用混悬液或油膏。其在眼部的使用为标签外用药。尚无前瞻性的对照研究证实不同浓度他克莫司的效果。已有报道称 3 种不同浓度的他克莫司皮肤用油膏每日 1~2 次涂上穹窿可以控制眼表炎症,而检测不到血液中他克莫司的浓度。已证实他克莫司可以治疗顽固的过敏性结膜炎,异位性睑结膜炎,异位性角膜炎,复发性春季角结膜炎及巨乳头性结膜炎[44~47]。在一项回顾性介入病例系列报道中,0.02% 他克莫司每日 2 次涂于上穹窿可有效地治疗重度眼表炎症疾病[48]。他克莫司皮肤用药可以替代激素治疗眼表炎症,这样可以免除长期使用激素所致的潜在副作用。

副作用

已报道的副作用包括眼红,眼刺痛感和烧灼感。对皮肤油膏过敏者也有报道。使用治疗皮肤病剂量的其他副作用还包括痤疮,肿胀或毛囊感染,皮肤对冷热敏感性增加,淋巴结病,皮肤刺痛,皮肤感染,水痘或带状疱疹。他克莫司还可能破坏局部的免疫监视作用。

系统治疗

促分泌药

作用机制

毛果芸香碱是从南美芸香科灌木毛果芸香中提取出来的毒蕈碱的胆碱酯酶激动剂,可以与毒蕈碱 M3 受体结合。在人类,它可以引起药物性平滑肌收缩,刺激外分泌腺[49]。西维美林盐酸盐是一种口服乙酰胆碱的衍生物,也与毒蕈碱的 M3 受体在外分泌腺体处结合并刺激外分泌腺分泌。

包装

毛果芸香碱(Salagen 片剂,诺华制药,巴塞尔,瑞士)是目前用于口服的片剂,有 5mg 及 7.5mg 两种剂量。西维美林(Evoxac,第一制药集团,蒙特利尔,新泽西)通常是 30mg 的片剂,每日 3 次口服,每天的最大剂量是 90mg[50]。

用量

口服促分泌药对于 Sjögren 综合征的患者可以同时增加眼及口腔黏膜的分泌。大多数患者的治疗剂量是每日口服 20mg 毛果芸香碱。按照 JAMA 发表的一篇综述给出的建议,对于有残余唾液腺功能的患者,口服毛果芸香碱和西维美林是一种可选择的治疗方式。平衡效果与副作用后给出的推荐剂量如下:毛果芸香碱 5mg QID,西维美林 30mg tid[51]。在一项针对 Sjögren 综合征的安慰剂-对照临床研究中,因为眼和口干燥而痛苦的患者在经过每日 30mg 毛果芸香碱连续 12 周的治疗后,眼部症状明显减轻,人工泪液的用量也减少了[49]。毛果芸香碱需应用 6~12 周后方可起作用。

副作用

口服毛果芸香碱最常见的副作用是过度出汗,大约 40% 的病人出现这一症状。其他常见的反应包括胆碱能刺激,诸如:恶心,呕吐,鼻炎,腹泻,唾液分泌过度,唾液腺增大,瞳孔缩小,头痛,胃肠道刺激,震颤和心动过缓。应密切监测患者的严重副作用,包括心律失常,房室传导阻滞,严重的低血压和支气管痉挛。

口服四环素类药物

四环素

作用机制

四环素是从金色链霉菌中提取出来的口服抗生素。它通过抑制氨基酰-tRNA 与核糖体 70s 及 30s 结合来发挥作用。这种抑制作用使得四环素及多西环素可发挥抑菌作用。另外,这类抗生素也具有抗感染作用。四环素可以抑制基质金属蛋白酶,减少血管生成及凋亡。

包装

四环素类药物有多种口服剂型,包括四环素,半合成的多西环素酸盐,多西环素一水合物和米诺环素[52]。四环素必须餐前半小时或餐后 2 小时服用。因为食物可以阻止四环素吸收入血。

多西环素和米诺环素的吸收不受食物影响,可以与餐同服。所有四环素类药物口服时均需喝足量的水以免食道溃疡发生。

剂量

四环素有250及500mg两种剂量的片剂,多西环素有20、50及100mg三种片剂,米诺环素有50mg及100mg两种片剂。

副作用

除了胃肠道刺激性之外,所有的四环素类药物均可破坏儿童牙齿的发育,导致阴道或口腔念珠菌病,诱发剂量依赖性的头晕及光敏性。四环素可导致皮肤对光照的敏感度增加(光敏性);这种效应取决于四环素的种类及摄入量。多西环素最易导致光敏性,而米诺环素很少引起这种副作用。另外,米诺环素可能与包括抗核抗体、抗中性粒细胞胞质抗体及抗磷脂抗体等自身抗体的发育相关(伴有或不伴有临床症状)。米诺环素可导致剂量依赖性的头晕。据报道米诺环素可导致脑假瘤综合征、沉淀性关节炎及系统性红斑狼疮,并易发于年轻女性[53,54]。

四环素类药物通常因其胃肠道反应及剂量难控性而不易被人接受。患者更易接受多西环素,因其剂量掌控较容易。由于酸盐多西环素的PH值为2~3,所以易于引起胃肠道刺激。肠溶性的盐酸多西环素(Doryx)更易接受,而多西环素一水合物(pH 5~6)的胃肠道刺激作用最小所以最易接受。治疗OSD时,多西环素及米诺环素的剂量要低于其抑菌作用时的剂量,并且需要的治疗周期较长。使用低剂量时,这些药物的抗感染作用更强。

口服维生素A

作用机制

维生素A是眼,皮肤,胃肠道及泌尿生殖系统黏液分泌性上皮分化必须的物质,粘蛋白及杯状细胞缺乏将导致结膜及角膜鳞状化生及角化。重度的维生素A缺乏,诸如,干燥症,角膜溃疡及角膜软化在营养不良高发的国家很常见[55]。在发达国家,维生素A缺乏可发生于各种原因引起的营养不良的末期,比如,精神病,慢性胃肠道疾病或肝病,破坏脂肪吸收的肥胖治疗手术[56]。高度怀疑维生素A缺乏很重要,因为这样的病人最初经常被误诊或漏诊,部分原因是由于其临床体征像是干燥性结角膜炎或暴露性角膜炎的角膜糜烂。没有适当的维生素A摄入,眼表的状态会变得难治、对药物及手术治疗均反应不良最终导致失明。由于发达国家肥胖治疗手术数量的增加,维生素A缺乏的风险也随之增高。所以,眼科医师在诊断不同的眼表疾病时应警惕这一可能的病因。

包装

处方效能的维生素A剂量由800至250 000单位不等。其他非处方药物剂量要低于处方效能的剂量。维生素A是脂溶性的,所以只能是胶囊或油性液体包装。

用量

推荐每日摄入维生素A,其具体用量规则列于表34-3。依据维生素A的缺乏程度不同其用量不同。维生素A的水平可通过血液检测完成。

表34-3 成年人口服补充维生素A的剂量

参考饮食摄入	剂量
男性	口服3000单位/日;最大量:10 000单位/日
女性	口服2330单位/日;最大量:10 000单位/日
维生素A缺乏	口服100 000单位/天×3天,后改为口服50 000单位/天×14天
重度维生素A缺乏合并干眼	口服500 000单位/天×3天,后改为口服50 000单位/天×14天,后口服10 000~20 000单位/天×2月
预防,吸收不良综合征	口服10 000~50 000单位/天
视网膜色素变性	口服150 000单位/天
鱼鳞癣	口服50 000~500 000单位/天
毛囊角化症	口服50 000~500 000单位/天

副作用

通常口服剂量无副作用。大剂量口服可引起严重的副作用包括:肝毒性,严重的恶心呕吐,情绪改变,比如易怒,困倦,眩晕,谵妄,头痛,颅压升高,视神经盘水肿,昏迷和厌食。

营养补充剂

作用机制

改变饮食,添加营养补充剂可促进眼表健康。正常的生长和发育过程中,必需脂肪酸(EFA)是不能自然合成的需要通过食物摄入获取。作为花生酸的前体,Ω3及Ω6 EFA是参与炎症反应的激素。已发现了四类花生酸:白细胞三烯,血栓素,前列环素和前列腺素。Ω3分子为抗感染及抗凝调节因子。相反的,Ω6分子为促炎及促血小板凝集调节因子。全身的炎症状态受Ω3及Ω6脂肪酸比率的影响。Ω3及Ω6脂肪酸通过不同的路径与同一酶竞争结合从而分别产生抗感染及促炎的产物(图34-3)[57]。

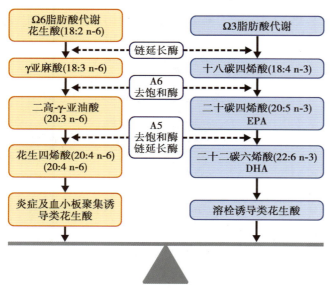

图34-3　Ω3及Ω6脂肪酸代谢路径

包装

必需脂肪酸可由食物摄入获得。Ω3必需脂肪酸包括二十二碳六烯酸(DHA),α亚油酸(ALA)和花生酸(EPA)。Ω3脂肪酸可由以下冷水鱼油获取:鲑鱼,沙丁鱼,金枪鱼,鲭鱼和鲱鱼[58]。一份鲑鱼或鲭鱼可提供1.5~3.5克Ω3脂肪酸。Ω3脂肪酸也可由蔬菜中获得。许多种子的油及一些坚果含有各种ALA。亚麻籽及亚麻油通常含有大约45%~55%的ALA脂肪酸[58]。Ω6 EFA包括亚油酸(LA),γ亚油酸(GLA),二高γ亚油酸(DGLA)和花生四烯酸。Ω6脂肪酸来源于大豆油,棕榈油,葡萄籽油,葵花油,家禽,坚果,谷物[59]。Ω6脂肪酸亚油酸(不同于α亚油酸)是西方人饮食中主要的不饱和脂肪酸,通常其消耗的数量是Ω3脂肪酸α亚油酸的5~20倍[60]。Ω3来自鱼油,但与鱼油的气味不同。将油中的脂除去就可除去鱼的味道。重新酯化Ω3分子既可以增加效率,又可以提高血清Ω3的浓度。

用量

一项前瞻性随机对照研究提示,与对照组相比,每日6克的亚麻仁油(等同于每天3.3克的Ω3脂肪酸)导致红细胞减少及血浆Ω3及Ω6脂肪酸比率下降。另外,研究还提示了眼表疾病指数(OSDI),泪膜破裂时间及睑酯评分的提高。这一前瞻性的临床研究发现,每日摄入Ω3脂肪酸可诱导睑酯中脂肪酸饱和浓度的改变[57,59]。在一项小规模的研究中,患者每日接受低剂量的Ω3脂肪酸(450mg二十碳五烯酸,300mg二十二碳六烯酸及1000mg亚麻仁酸)后其水性泪液分泌量增加。也许是因为选择的是慢性干眼症患者,受Ω3活性成分的剂量、试验时间长短及用量规则选择等问题的影响,研究并未报道睑酯成分及泪液水性成分的改变[60]。一项多于32 000人参与的妇女健康研究的饮食日记指出,女性饮食摄入Ω3脂肪酸的量较高则干眼的发生率较低,同样地,饮食摄入Ω3脂肪酸的量较少则干眼的发生风险较高[61]。临床研究发现,联合摄入LA及GLA,或摄入月见草油(EPO)(含有LA及GLA)可改善干燥性结角膜综合征的症状[62]。

副作用

目前还未明确可接受的Ω3脂肪酸摄入量的上限。然而,一些研究显示摄入高剂量的Ω3脂肪酸可增加出血及出血性脑卒中的风险。对于出血功能紊乱,易于被擦伤的,正在服用血液稀释药物的患者在口服Ω3脂肪酸前应提示医生。胃肠不适,胀气及打嗝是药物的短期副作用。

眼表疾病的药物治疗

对OSD病人的评估需要详尽的病史及检查结果。许多这样的病人已经看过很多医生了,并且已经绝望了。尽管处理和评估是很复杂的工作,但是治疗这些病人总是让人兴奋不已。这些病人需采用全身及局部多种方法综合治疗。

病史分析需包括曾采用的全部治疗方式的回顾,病史,手术史以及全身及局部应用药物的情况。比如,一个患者如未被特别问及,不会说出其曾经历过肥胖症治疗手术以及因其而导致的维生素A缺乏。获得了包括经常被忽略的角膜接触镜佩戴史在内的全面病史后,要对眼表进行全面的检查。仔细检查眼睑及睫毛可能会发现睑缘炎,睑板腺功能障碍,眼睑位置异常,或泪点移位。泪液的评估包括泪膜破裂时间,Schirmer实验及下睑处泪河高度的测定。结膜及角膜的染色十分重要,不论是眼球的染色还是眼睑的,包括角膜缘的染色都对诊断很有帮助。染色阴性反应上皮层面的情况。如果角膜缘细胞着染说明角膜上皮营养不良。

无论是眼表的炎症还是干眼,都需要系统的治疗,甚至应包括饮食补充 Ω3 脂肪酸。很多患者无法接受每日 3g 的剂量。因此,推荐这些患者每日通过饮食补充 1~2g Ω3 脂肪酸,并逐渐增加剂量至可以接受每日摄入 3g 的 Ω3 脂肪酸。Ω3 脂肪酸集中于红细胞壁上和血清里。因为红细胞的更新周期为 120 天,所以治疗 120 天才可以达到最大血药浓度。要提醒患者如未达到阳性结果需延长治疗时程。

同时,评估睑缘炎及睑板腺炎也十分必要,因为二者中任一个都可导致眼表刺激症状恶化及蒸发过强型干眼。睑板腺炎较难诊断,需通过压迫睑板腺并评估其成分的方法判断。

睫毛根部及睑板腺开口的持续清洁是治疗这类睑缘疾病的主要方法。推荐洗澡时采用清洗睫毛而不是温和的挤压和刮擦眼睑的方法。在向患者描述这项技术时最好使用"睫毛清洗"这一单词,因为我们想让他们清洗的是睫毛而不是眼睑。指导患者每天洗澡结束之前用无刺激的清洁剂滴在毛巾上(婴儿香波)清洗睫毛根部。淋浴时温暖潮湿的环境将与温和地挤压眼睑起到相同的作用,这种简易的操作方法可以提高患者在慢性治疗过程中的依从性。可以给一些患者睡前涂眼膏(氯替泼诺)以软化皮疹、减少睑板腺开口的炎症。眼睑药膏的油性增加了清晨睫毛清洗时的顺应性。对于严重的睑缘睑板腺炎病例或复发的霰粒肿,可口服多西环素,100mg 每日两次,并逐渐减少至每日 20mg,长期服用。但是,即使使用低剂量的抗感染药物,包括光敏性在内的药物,全身副作用还是存在。局部使用阿奇霉素对睑缘炎及干眼症状有一定疗效[63~65]。

泪液缺乏的 OSD 患者,需局部治疗增加泪液量。补充水凝胶性人工泪液可以延长与眼表的接触时间,另外,补充含低量防腐剂的人工泪液可以减少眼表的毒性(比如无防腐剂的或含 Purite 或 Gen Aqua 防腐剂的人工泪液)。中重度 OSD 患者,采用临时或永久性泪点塞来维持眼表的稳定性十分关键。应采用阶梯式的治疗方法,首先堵塞下泪小点可以增加泪液量、延长泪液与结膜角膜接触时间。另外的一项重要工作是同时控制眼表炎症状态、以免延长充满细胞因子的泪液与已经炎症化的眼表的接触时间。对于重度干眼患者,在堵塞了下泪小点后可额外堵塞上泪小点。为了避免泪溢在永久泪点烧灼治疗之前可用泪点栓子栓塞的方式替代。

泪液量的增加只能暂时缓解刺激症状,并不能减少眼表的炎症。局部激素点眼可快速起效减少眼表炎症。然而,由于局部长期使用激素的潜在副作用,需选择环孢霉素或其他非甾体类的抗感染药物。局部联合应用激素及环孢霉素的有益之处在于可以减少 18% 以上的患者单独使用环孢霉素的烧灼感和刺痛感[66]。长期局部使用环孢霉素既可以减少眼部炎症又可以增加泪液生成。已证实,长期局部使用环孢霉素可改善睑缘炎患者的症状[20]。

对于睑缘角化的患者,睡前将维生素 A 油膏涂于睑缘可以替代局部激素油膏。中重度 OSD 患者和泪液生成减少者,局部使用激素及多西环素可以抑制金属蛋白酶和细胞因子的激活[67]。局部禁用激素混悬液(醋酸泼尼松龙),最好使用激素溶液(磷酸泼尼松龙)。因为混悬液的颗粒沉淀可以增加眼表刺激并擦伤眼表。另外,混悬液的颗粒可以与水样层缺乏患者泪膜中的黏蛋白结合,从而形成丝状物。建议给这些病例局部使用激素溶液,比如磷酸泼尼松龙。顽固的 OSD 或无法忍受激素的患者,可局部使用他克莫司油膏控制眼表炎症。对于严重病例,自体血清泪液也很有帮助,尽管长期使用有些不切实际[68]。然而,未治愈的上皮缺损,需要自体血清来帮助上皮缺损修复、减少眼表炎症。今后研发临床应用的上皮生长因子将对 OSD 的治疗发挥作用。

结论

眼表疾病的最佳药物治疗需要微调其关键成员——眼睑,泪腺,角膜及结膜的性能。必须明确"病理生理学操纵着影响眼表健康的各种条件"这一原则,并用这一原则指导临床医生去发现一种更广泛、多层面的治疗 OSD 的方法。明确每一种药物的作用机制,运载体系,用量及潜在的副作用可以帮助临床医生选择恰当的治疗方式。循序渐进的方法及对药物的透彻理解可以增加依从性,改善治疗结果、避免手术介入的可能,这对临床医生和患者均有帮助。

参考文献

1. Tung CI, Kottaiyan R, Koh S, et al. Noninvasive, objective, multimodal tear dynamics evaluation of 5 over-the-counter tear drops in a randomized controlled trial. Cornea 2012;31:108–14.
2. Debbasch C, De La Salle SB, Brignole F, et al. Cytoprotective effects of hyaluronic acid and Carbomer 934P in ocular surface epithelial cells. Invest Ophthalmol Vis Sci 2002;43:3409–15.
3. Doughty MJ. Acute effects of chlorobutanol- or benzalkonium chloride- containing artificial tears on the surface of rabbit corneal epithelial cells. Optom Vis Sci 1994;71:562–72.
4. Ubels JL, Clousing DP, Van Haitsma TA, et al. Pre-clinical investigation of the efficacy of an artificial tear solution containing hydroxypropyl-guar as a gelling agent. Curr Eye Res 2004;28:437–44.
5. Hartstein I, Khwarg S, Przydryga J. An open-label evaluations of HP-Guar gellable lubricant eye drops for the improvement of dry eye signs and symptoms in a moderate dry eye adult population. Curr Med

Res Opin 2005;21:255–60.
6. Foulks GN. Clinical evaluation of the efficacy of PEG/PG lubricant eye drops with gelling agent (HP-Guar) for the relief of the signs and symptoms of dry eye disease: a review. Drugs Today 2007; 43:887–96.
7. Benitez-del-Castillo JM, Aranguez C, Garcia-Sanchez J. Corneal epithelial permeability and dry eye treatment. Adv Exp Med Biol 2002;506:703–6.
8. Dogru M, Tsubota K. Pharmacotherapy of dry eye. Expert Opin Pharmacother 2011;12:325–34.
9. Albietz JM, Lenton LM, McLennan SG, et al. A comparison of the effect of refresh plus and bion tears on dry eye symptoms and ocular surface health in myopic LASIK patients. CLAO J 2002;28:96–110.
10. Ridder WH 3rd, Lamotte JO, Ngo L, et al. Short-term effects of artificial tears on visual performance in normal subjects. Optom Vis Sci 2005;82:370–7.
11. McGhee CN. Pharmacokinetics of ophthalmic corticosteroids. Br J Ophthalmol 1992;76:681–4.
12. Roberts CW, Nelson PL. Comparative analysis of prednisolone acetate suspensions. J Ocul Pharmacol Ther 2007;23:182–7.
13. Rajpal RK, Digby D, D'Aversa G, et al. Intraocular pressure elevations with loteprednol etabonate: a retrospective chart review. J Ocul Pharmacol Ther 2011;27:305–8.
14. Awan MA, Agarwal PK, Watson DG, et al. Penetration of topical and subconjunctival corticosteroids into human aqueous humour and its therapeutic significance. Br J Ophthalmol 2009;93:708–13.
15. Dell SJ, Shulman DG, Lowry GM, et al. A controlled evaluation of the efficacy and safety of loteprednol etabonate in the prophylactic treatment of seasonal allergic conjunctivitis. Loteprednol Allergic Conjunctivitis Study Group. Am J Ophthalmol 1997;123:791–7.
16. Friedlaender MH, Howes J. A double-masked, placebo-controlled evaluation of the efficacy and safety of loteprednol etabonate in the treatment of giant papillary conjunctivitis. The Loteprednol Etabonate Giant Papillary Conjunctivitis Study Group I. Am J Ophthalmol 1997;123:455–64.
17. Controlled evaluation of loteprednol etabonate and prednisolone acetate in the treatment of acute anterior uveitis. Loteprednol Etabonate US Uveitis Study Group. Am J Ophthalmol 1999;127:537–44.
18. Avunduk AM, Avunduk MC, Varnell ED, et al. The comparison of efficacies of topical corticosteroids and nonsteroidal anti-inflammatory drops on dry eye patients: a clinical and immunocytochemical study. Am J Ophthalmol 2003;136:593–602.
19. Pflugfelder SC, Maskin SL, Anderson B, et al. A randomized, double-masked, placebo-controlled, multicenter comparison of loteprednol etabonate ophthalmic suspension, 0.5%, and placebo for treatment of keratoconjunctivitis sicca in patients with delayed tear clearance. Am J Ophthalmol 2004;138:444–57.
20. Donnenfeld E, Pflugfelder SC. Topical ophthalmic cyclosporine: pharmacology and clinical uses. Surv Ophthalmol 2009;54:321–38.
21. Kilic A, Gurler B. Topical 2% cyclosporine A in preservative-free artificial tears for the treatment of vernal keratoconjunctivitis. Can J Ophthalmol 2006;41:693–8.
22. Hingorani M, Moodaley L, Calder VL, et al. A randomized, placebo-controlled trial of topical cyclosporine A in steroid-dependent atopic keratoconjunctivitis. Ophthalmology 1998;105:1715–20.
23. Sall K, Stevenson OD, Mundorf TK, et al. Two multicenter, randomized studies of the efficacy and safety of cyclosporine ophthalmic emulsion in moderate to severe dry eye disease. CsA Phase 3 Study Group. Ophthalmology 2000;107:631–9.
24. Byun YJ, Kim TI, Kwon SM, et al. Efficacy of combined 0.05% cyclosporine and 1% methylprednisolone treatment for chronic dry eye. Cornea 2012;31:509–13.
25. Ianaro A, Ialenti A, Maffia P, et al. Anti-inflammatory activity of macrolide antibiotics. J Pharmacol Exper Ther 2000;292:156–63.
26. Amsden GW. Anti-inflammatory effects of macrolides – an underappreciated benefit in the treatment of community-acquired respiratory tract infections and chronic inflammatory pulmonary conditions? Rev J Antimicrob Chemother 2005;55:10–21.
27. Shinkai M, Rubin BK. Macrolides and airway inflammation in children. Paediatr Respir Re 2005;6:227–35.
28. Luchs J. Azithromycin in Durasite for the treatment of blepharitis. Clin Ophthalmol 2010;30:681–8.
29. Akpek EK, Vittitow J, Verhoeven RS, et al. Ocular surface distribution and pharmacokinetics of a novel ophthalmic 1% azithromycin formulation. J Ocul Pharmacol Ther 2009;25:433–9.
30. Friedlander MH, Protzko E. Clinical development of 1% azithromycin in DuraSite, a topical azalide anti-infective for ocular surface therapy. Clin Ophthalmol 2007;1:3–10.
31. Torkildsen G, O'Brien TP. Conjunctival tissue pharmacokinetic properties of topical azithromycin 1% and moxifloxacin 0.5% ophthalmic solutions: a single-dose, randomized, open-label, active-controlled trial in healthy adult volunteers. Clin Ther 2008;30:2005–14.
32. Kim EC, Choi JS, Joo CK. A comparison of vitamin a and cyclosporine a 0.05% eye drops for treatment of dry eye syndrome. Am J Ophthalmol 2009;147:206–13.e3.
33. Herbort CP, Zografos L, Zwingli M, et al. Topical retinoic acid in dysplastic and metaplastic keratinization of corneoconjunctival epithelium. Graefes Arch Clin Exp Ophthalmol 1988;226:22–6.
34. Geerling G, Maclennan S, Hartwig D. Autologous serum eye drops for ocular surface disorders. Br J Ophthalmol 2004;88:1467–74.
35. Tsubota K, Goto E, Fujita H, et al. Treatment of dry eye by autologous serum application in Sjogren's syndrome. Br J Ophthalmol 1999;83:390–5.
36. Goto E, Shimmura S, Shimazaki J, et al. Treatment of superior limbic keratoconjunctivitis by application of autologous serum. Cornea 2001;20:807–10.
37. Ogawa Y, Okamoto S, Mori T, et al. Autologous serum eye drops for the treatment of severe dry eye in patients with chronic graft-versus-host disease. Bone Marrow Transplant 2003;31:579–83.
38. Matsumoto Y, Dogru M, Goto E, et al. Autologous serum application in the treatment of neurotrophic keratopathy. Ophthalmology 2004;111:1115–20.
39. Rao K, Leveque C, Pflugfelder SC. Corneal nerve regeneration in neurotrophic keratopathy following autologous plasma therapy. Br J Ophthalmol 2010;94:584–91.
40. Noble BA, Loh RS, MacLennan S, et al. Comparison of autologous serum eye drops with conventional therapy in a randomised controlled crossover trial for ocular surface disease. Br J Ophthalmol 2004;88:647–52.
41. Jeng BH, Dupps Jr WJ. Autologous serum 50% eyedrops in the treatment of persistent corneal epithelial defects. Cornea 2009;28:1104–8.
42. Koo JY, Fleisher AB, Abramovits W, et al. Tacrolimus ointment is safe and effective in the treatment of atopic dermatitis: results in 8000 patients. J Am Acad Dermatol 2005;53;S195–205.
43. Hooks M. Tacrolimus, a new immunosuppressant: a review of the literature. Ann Pharmacother 1994;28:501–11.
44. Attax-Fox L, Barkana Y, Iskhakov V, et al. Topical tacrolimus 0.03%ointment for intractable allergic conjunctivitis: an open label pilot study. Curr Eye Res 2008;33:545–9.
45. Joseph MS, Kaufman HE, Insler M. Topical tacrolimus ointment for treatment of refractory anterior segment inflammatory disorders. Cornea 2005;24:417–20.
46. Kymionis GD, Goldman D, Ide T, et al. Tacrolimus 0.03% ointment in the eye for the treatment of giant papillary conjunctivitis. Cornea 2008;27:228–9.
47. Garcia DP, Alperte JI, Cristobal JA, et al. Topical tacrolimus ointment for treatment of intractable atopic keratoconjunctivitis: A case report and review of the literature. Cornea 2011;30:462–4.
48. Miyazaki D, Tominaga T, Kakimaru-Hasegawa A, et al. Therapeutic effects of tacrolimus ointment for refractory ocular surface inflammatory diseases. Ophthalmology 2008;115:988–92.
49. Papas AS, Sherrer YS, Charney M, et al. Successful treatment of dry mouth and dry eye symptoms in Sjogren's syndrome patients with oral pilocarpine: a randomized, placebo-controlled, dose-adjustment study. J Clin Rheumatol 2004;10:169–77.
50. Akpek EK, Lindsley KB, Adyanthaya RS, et al. Treatment of Sjogren's syndrome-associated dry eye an evidence-based review. Ophthalmology 2011;118:1242–52.
51. Ramos-Casals M, Tzioufas AG, Stone JH, et al. Treatment of primary Sjogren syndrome: a systematic review. JAMA 2010 28;304:452–60.
52. Maibach H. Second generation tetracyclines, a dermatologic overview: clinical uses and pharmacology. Cutis 1991;48:411–7.
53. Sloan B, Scheinfeld N. The use and safety of doxycycline hyclate and other second generation tetracyclines. Expert Opin Drug Saf 2008;7:571–7.
54. Kircik LH. Doxycycline and minocycline for the management of acne: a review of efficacy and safety with emphasis on clinical implications. J Drugs Dermatol 2010;11:1407–11.
55. Sommer A. Vitamin a deficiency and clinical disease: an historical overview. J Nutr 2008;138:1835–9.
56. Lin P, Fintelmann RE, Khalifa YM, et al. Ocular surface disease second-

ary to vitamin A deficiency in the developed world: it still exists. Arch Ophthalmol 2011;129:798–9.
57. Macsai MS. The role of omega-3 dietary supplementation in blepharitis and meibomian gland dysfunction (an AOS thesis). Trans Am Ophthalmol Soc 2008;106:336–56.
58. Calder PC. Mechanisms of action of (n-3) fatty acids. J Nutr 2012; 142:592S–9S.
59. Rand AL, Asbell PA. Nutritional supplements for dry eye syndrome. Curr Opin Ophthalmol 2011;22:279–82.
60. Wojtowicz JC, Butovich I, Uchiyama E, et al. Pilot, prospective, randomized, double-masked, placebo-controlled clinical trial of an omega-3 supplement for dry eye. Cornea 2011;30:308–14.
61. Miljanovic B, Trivedi KA, Dana MR, et al. Relation between dietary n-3 and n-6 fatty acids and clinically diagnosed dry eye syndrome in women. Am J Clin Nutr 2005;82:887–93.
62. Barabino S, Rolando M, Camicione P, et al. Systemic linoleic and gamma-linolenic acid therapy in dry eye syndrome with an inflammatory component. Cornea 2003;22:97–101.
63. Veldman P, Colby K. Current evidence for topical azithromycin 1% ophthalmic solution in the treatment of blepharitis and blepharitis-associated ocular dyness. Int Ophthalmol Clin 2011;51:43–52.
64. Optiz DL, Tyler KF. Efficacy of azithromycin 1% ophthalmic solution for the treatments of ocular surface disease from posterior blepharitis. Clin Exp Optom 2011;94:200–6.
65. Haque RM, Torkildsen GL, Brubaker K, et al. Multicenter open-label study evaluating the efficacy of azithromycin ophthalmic solution 1% on the signs and symptoms of subjects with blepharitis. Cornea 2010;29:871–7.
66. Sheppard JD, Scoper SV, Samudre S. Topical lotoprednol pretreatment reduces cyclosporine stinging in chronic dry eye disease. J Ocul Pharmacol Ther 2011;27:23–7.
67. De Paiva CS, Corrales RM, Villarreal AL, et al. Corticosteroid and doxycycline suppress MMP-9 and inflammatory cytokine expression, MAPK activationin the corneal epithelium in experimental dry eye. Exp Eye Res 2006;83:526–35.
68. Alio JL, Abad M, Artola A, et al. Use of autologous platelet-rich plasma in the treatment of dormant corneal ulcers. Ophthalmology 2007; 114:1286–93.

第三十五章　接触镜治疗眼表疾病

DEBORAH S. JACOBS, LYNETTE K. JOHNS, and HONG-GAM LE

前言

尽管接触镜通常是用来矫正屈光不正的美容性选择，但也可在外伤及术后等眼部疾病治疗中发挥作用。以下是对接触镜的历史及其创新应用于眼表疾病（OSD）治疗领域的简要回顾。这里将介绍各种用于眼表疾病的镜片的特征、相关原理、通常的使用方法以及并发症的预防及处理。最后，还将回顾分析各种接触镜应用于眼表疾病所发表的文章并分享经验。与美容为目的的接触镜不同，由于用于治疗的接触镜市场较小，所以创新、注册标签及销售接触镜等大部分工作已经根据矫正屈光不正的美容适应证进行调整而不是根据治疗镜的应用进行调整。只有少数特殊研制的仅用于治疗的接触镜（Plano T，Permalens，韩国兴仑）已经停产。临床医生通常会基于其对接触镜的熟悉程度，材质，设计及方便获得等方面来选择"标签外"的产品。"绷带镜"这一单词并非美国食品和药物管理局（FDA）标签的特有部分；标签一般仅提示一种接触镜是否为"治疗用"或"用做绷带"。

接触镜历史及其治疗领域的创新应用

在 1888 年 Adolf Eugene Fick[1]和 Pearson[2]关于接触镜的报道是医疗领域第一次描述接触镜，在其报道中回顾了接触镜的历史，报道了 Karl Otto Himmler 是接触镜的第一位制造者。1888 年 Pearson 描述性地报道了接触镜的直径在 15~22mm 之间，而后在 1888 及 1889 年 Fick，Kalt 和 Muller 也分别进行了报道，但他们报道的接触镜均为玻璃材质。这些玻璃的及后来发明的聚甲基丙烯酸甲酯（PMMA）的大直径接触镜均因各种原因以失败告终，其主要原因在于玻璃及 PMMA 不透氧而引起组织缺氧。这一问题一直困扰至上世纪中期小直径的 PMMA 角膜接触镜问世后。小直径的 PMMA 角膜接触镜通过泪膜而滑动，使得大部分的角膜可以与空气中的氧气接触。由于太紧或镜片不移动而致缺氧从而发生过度佩戴综合征。这些镜片主要是用来矫正屈光不正，由于一直与角膜接触及缺氧两种问题的存在，将其应用于治疗眼表疾病是一项有挑战性的工作。硬性透气性聚合物及软性水凝胶这两项材料科学的创新使得接触镜进入治疗性医疗器械领域成为可能。

将硬性透气聚合物应用于接触镜制造业使得接触镜的生理耐受性更好，并且也使得 19 世纪 80 年代的早期巩膜镜的引入成为可能[3]。RGP 角膜接触镜适配的挑战性及"硬性的接触镜不可用做绷带"的观念限定了这些材质制造的接触镜的广泛应用。硬性透气聚合物巩膜镜因其在角膜部分是完全拱顶形的，所以可以用于治疗眼表疾病，这部分将在本章的最后阐述。

19 世纪 60 年代 Czech chemist Otto Wichterle 将亲水凝胶引入生物应用尤其是接触镜制造，并使得"软性"接触镜在十年之内问世应用。软性接触镜易于佩戴，耐受性更广。软性接触镜一经问世治疗性接触镜就得到了公认。在随后的十年内，材料的改变（包括增加含水量或含硅量以增加透氧性）及保湿性的改变均引入了软性接触镜领域。治疗性接触镜的透氧性是完美的，同时其与眼表的机械性相互作用对于耐受性及临床疗效也至关重要。2002 年北美一项对验光师及眼科医生所使用绷带式软性接触镜的调查显示，72% 的参与调查者是以治疗为目的来选择软性接触镜的，通常主要用于角膜创伤的修复及术后并发症[4]。

传统适配接触镜矫正屈光不正时，眼表疾病的存在与接触镜佩戴相矛盾。然而，需特殊指出的是使用接触镜时不论眼表的破坏，感染史，局部及全身免疫抑制或基础的系统性疾病，适配镜片的材质、参数以及佩戴规则均需全面通透地考虑在内。

2007 年国际干眼工作组报道[5]，推荐治疗重度 3 级干眼时佩戴接触镜联合应用自体血清及永久性泪点栓塞，治疗 4 级干眼时全身用药联合手术。一些人怀疑接触镜用于眼表疾病具有治疗性。他们或许会问一个"硬的"或"软的"物体如何能帮助一只干燥（和发炎）的眼睛呢？临床的观察结果会告诉你这是一个正确的选择，适配很好的接触镜可以：

- 促进角膜愈合
- 提供机械性的保护和支撑
- 减少干燥
- 缓解疼痛

关于这些观察结果的机制有一些仍然还只是假想,不在本章节阐述的范围。

应用于眼表疾病的软性接触镜的特征

在治疗 OSD 选择软性接触镜时需考虑的变量包括材料的 Dk 值及直径。另外还需考虑商标上的提示及戴镜计划。Dk 值指的是指定镜片材料的透氧性。Dk 值以 ISO/Fatt units×10^{-11}(cm^3O_2)(cm)[($sec(cm^2)$)(mmHg)]@35℃表示。习惯上对于-3.00 屈光力的特殊材料和设计的镜片,以 Dk/L 或 Dk/T 来表示厚度。水凝胶的软性接触镜其含水量通常以百分比表示,给患者以水性泪液缺乏的矛盾暗示。患者可能会想,含水量升高对于治疗性的接触镜治疗干眼效果会比较好,但实际上并非如此,高含水量的软性接触镜会像海绵一样易于发生异常的粘附。标准的治疗性接触镜是博士伦 Plano T,其材质为十九世纪七十年代为治疗性接触镜特殊制作的亲水性水凝胶。其含水量低(38%),透氧性低(Dk 8.4),并且很薄。临床上,这种接触镜可以减轻疼痛,促进上皮化,封闭渗漏,诱发角膜水肿(这对于渗漏有益但对其他情况不利)。Permalens 接触镜(CooperVision 公司,Fairport,纽约)是显著提高 Dk 值的代表性产品,其 Dk 值为 42。这种接触镜用于无晶状体眼的治疗,可以延长佩戴时间至一个月,并且其低屈光度在治疗用途上优于 Plano T 接触镜。当程序化替代的及用后可丢弃的矫正屈光不正的接触镜进入市场后,临床医生开始选择这些镜片来治疗 OSD,因为它是试验库存列表中的产品可随时获得并使用,费用也相对较低[6,7],其佩戴时间的延长使其可应用于儿童无晶状体眼的矫正治疗。这些镜片通常需要较大的屈光度,而大屈光度需要大直径来支撑,大屈光度与大直径都会减少角膜的从空气中获取氧气[8]。

在过去的十年,已经研发出了很多种极高 Dk 值的硅水凝胶材质(SiHy)的接触镜,并且这些接触镜也已取得了除美容功用之外的治疗用的合格标签。已有相关文章报道了可应用治疗性 SiHy 接触镜的眼表疾病谱[9,10]。流行病学研究并未显示应用这些新兴材质的接触镜的感染几率较低[11,12],但是因为其具有高透氧性所以应用于眼表疾病还很具有优势。

笔者推荐临床医师选择高 Dk 值的可长期佩戴的治疗性接触镜作为治疗 OSD 的首选(图 35-1)。需了解佩戴接触镜的潜在并发症包括镜片丢失,镜片沉积物,不适,感染性角膜炎及角膜溃疡,佩戴过紧综合征[7]。过夜佩戴接触镜的风险与益处也需十分了解,并应在治疗患者疾病的过程中权衡利弊做出选择。不建议将日抛型接触镜长期佩戴或用做治疗性接触镜,因为研发及制作这些接触镜的目的并非如此。表 35-1 介绍了一些历史上或目前存在接触镜,包括其 Dk 值,含水量,标签。一些软性接触镜贴上治疗性的标签是因为其可以长期佩戴。其他的接触镜贴有长期佩戴标签却不是治疗用的。贴有日戴标签的接触镜长期佩戴是"标签外"行为。以美容为目的的长期佩戴的接触镜用做治疗镜时应注明"标签外"。

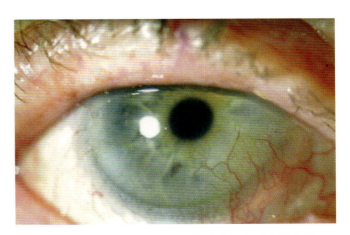

图 35-1 一位 85 岁内科医生,既往患有红斑痤疮性角膜炎及结节变性,并因 AK 切开而伴发长期存在的角膜新生血管,为了舒适及视力使用长期佩戴的硅水凝胶软镜

软性治疗性接触镜的配置原则

临床医生通常会从手边临床试验的货品中选择一种用于屈光不正矫正的接触镜,或者他们有一系列的治疗用接触镜清单可供选择。如果有一定范围基弧的镜片可供使用,那么医生可根据患者是"短的"远视眼或"长的"近视眼,或根据角膜的扁平或陡峭程度来选择接触镜。适配镜片者需要知道,近视的患者选择陡峭的镜片(小基弧),而度数大的近视眼需选择扁平的镜片(大基弧)。如果使用角膜散光计,扁平的 K 值要用于 45D 者。陡峭的基弧用于扁平 K 值大于 45D 者,而扁平基弧用于扁平 K 值小于 45D 者。可见的水平虹膜直径也可改变起始点。角膜直径越大,矢弧深度越大,因而所需的基弧越大。一般而言,一种相对陡峭的镜片与较扁平的镜片相比滑动或脱位的可能性越小,因而更舒适。如果没有足够的泪液交换与运动,患者在佩戴一天后会发生"镜片过紧综合征",这将产生与治疗效果相反的有害作用。

表 35-1 软性接触镜和 RGP 的材质

商品名	材料	生产商	供应情况	直径（mm）	Dk	H$_2$O%	用途
Plano T	Polymacon	Bausch & Lomb	停产	14.5	8.4	38%	EWTh
Permalens	Perflcon A	CooperVision	停产	13.5~15.0	42	71%	EWTh
Proclear	Omaflcon A	CooperVision	在售	14.2	34	62%	DW
Kontur	Methaflcon A	Kontur Contact Lens	在售	15~24	18.8	55%	DW
Acuvue 2	Etaflcon A	VISTAKON	在售	14.0	28	58%	DW(2w)/EW(7d)
Air Optix Night & Day	Lotraflcon A	Alcon Vision Care(CIBA)	在售	13.8	140	24%	DW/EW (30d)/EWTh
PureVision	Balaflcon A	Bausch & Lomb	在售	14.0	91	36%	DW/EW(30d)
Acuvue Oasys	Senoflcon A	VISTAKON	在售	14.0	103	38%	DW/EW(7d)/EWTh
TrueEye	Naraflcon A	VISTAKON	在售	14.2	55	46%	DD
1 day Acuvue	Etaflcon A	VISTAKON	在售	14.2	28	58%	DD
Focus Dailies	Nelflcon A	Alcon Vision Care(CIBA)	在售	13.8	26	69%	DD
Boston Equalens II (RGP)	OpriflconA	Bausch & Lomb	在售	定制	85	<1%	
Boston XO2 (RGP)	HexafoconB	Bausch & Lomb	在售	定制	141	<1%	DW
TYRO-97 (RGP)	Hofocon A	Lagado	在售	定制	97	<1%	DW

DD,日抛型；DW,每日佩戴；EW,延长佩戴；EWTh,按治疗指征延长佩戴

通常，临床医生会分别在戴镜后即刻及佩戴一段时间后对镜片进行是否中心定位的评估。镜片应随瞬目轻轻移动，但是无论是瞬目时还是在眼球转动至极限时镜片的边缘均应不超过角膜缘，这样才能保证镜片下泪液的正常交换。镜片在下睑的压力下应可轻易地移动，这就是通常说的"上推"实验。过度的镜片运动提示镜片选择不合理，需更换更陡峭（小基弧）的镜片。镜片运动不足，则提示需更换扁平的（较高基弧）镜片。最后，镜片佩戴应舒适，而不应该让患者去"适应"镜片。镜片边缘设计及系数与镜片的耐受性及不舒适程度相关；所以两种相同直径的镜片可因制造工艺、材质及设计的不同导致患者的佩戴舒适程度截然不同。减轻症状应超过任一条镜片的须知。如接触镜佩戴不适，则不适合做治疗性用途，而应尝试选择其他镜片来替代。

笔者推荐一种尝试镜片是否适合的方法即，将镜片戴好后观察20~30分钟，如果镜片运动充分、眼表停留较好无脱落，并且佩戴舒适，则为佩戴满意。如果由于极度干眼、暴露或眼睑功能异常而出现镜片停留的相关问题，那么使用较紧、较陡峭或直径较大的镜片就更保险些。比较推荐的做法是，当以治疗为目的选择需长期佩戴的接触镜时，在戴镜的第二天对患者（尤其是对没有角膜接触镜摘、戴经验的患者）进行评估，以除外镜片过紧，确保镜片停留眼表。应在适当的间期对病人随访观察，这个间期的长短由临床的判断、产品的标签来决定，随访应按照长期佩戴所要求的时间长短持续进行。需在适当的间期，或在患者复诊时，对患者佩戴的镜片进行消毒或更换新的镜片。

超大直径软性接触镜

还有一些超大直径的水凝胶接触镜（直径16~24mm），可特殊用于既往软性接触镜停留不好或可能出现软性接触镜停留不好的OSD患者。极度缺乏水分，不完整的瞬目，眼睑异常、眼摩擦及暴露等因素均可导致停留异常（图35-2）。市面上销售的给定直径、基弧在一定范围内的大直径软性接触镜，以及大直径的接触镜虽然直径不同，但都有中央带及周边带。最

理想的是,临床医生手头拥有一个关于所有接触镜直径、曲率的分类,并且拥有最好适配性、容忍性及停留性的经验性评估。应患者需求,近来已有以硅水凝胶为材质的大直径软性接触镜应用于临床。

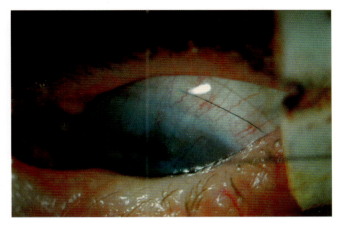

图 35-2 慢性移植物抗宿主病行角膜移植术后愈合欠佳角膜无菌性溶解,进行羊膜移植后使用大直径的水凝胶镜片(Kontur)

应用于 OSD 治疗的巩膜镜的特点

1983 年,Ezekiel[13]将可透气性材料应用于巩膜接触镜(或称为"有触觉的"接触镜),从而解决了大直径接触镜的缺氧问题。随后的十年内,这一创新技术在全球范围内被成功地应用于大直径 RGP 镜卓越中心定位的创新设计中[13~15]。直到十年前以硅水凝胶为材质的软性接触镜问世之前,RGP 的 Dk 值一直优于软镜。高 Dk 值的 RGP 镜解决了缺氧问题后,接触镜的吸力成了另一个具有挑战性的难题。吸力必须是全周的,逐渐的,开窗的方式以便空气流通,或以触觉技术设计渠道或周线以便液体流通而又不致气泡进入。有屈光问题的眼,比如圆锥角膜及角膜移植术后的散光,其气体流通通常很满意,但是在眼表疾病患者因气体流通而产生的气泡通常难以忍受。在过去的二十年里,已有用 RGP 巩膜镜治疗 OSD 的多篇报道[13,14,16~19]。这一治疗形式的成功依赖于临床医生的治疗动机、技巧以及可制造特殊接触镜的实验室的存在。一个真正的巩膜镜需配适良好,具有以下特征:液体蓄积力,小幅度活动,不接触角膜,可提供优于任一软镜的支撑及角膜上皮细胞保护力,并且可以被接受和滞留于一个软镜不能被接受和滞留的环境中。

还有一种特殊的接触镜叫做"迷你巩膜镜","半巩膜镜"或"角巩膜镜"。对这种镜片的定义及区别是以直径或(和)配置特征来分类的。一般而言,这些镜片的直径在 13~16mm,是由高 Dk 值的材料制成的,可以与角膜的顶点或周边接触,其适配原则与普通的 RGP 镜相同而不同于真正的巩膜镜[20]。这些大直径的 RGP 镜片有时包含于巩膜镜的报道中。尽管它们配适更容易,而且初始时耐受性较好,但是由于其承载区域逐渐减少及不被人注意的角膜中央及角膜缘接触等问题使得这种镜片不适合应用于眼表疾病患者,因为其可诱导镜片接触、压迫及碰撞区角膜的糜烂、瘢痕及新生血管化。

通常来说,巩膜镜需要白天佩戴、晚间消毒。近十年来发明、并被 FDA 批准用于过夜佩戴的角膜塑形镜的新型材料,也可被用于大直径"标签外"的治疗性接触镜的日戴或过夜佩戴型。镜片配置及培训患者或其监护人每天戴镜及摘镜的挑战限制了巩膜镜作为短期"绷带镜"的应用。在一些特殊情况下,连续佩戴与每日摘镜,消毒,重新佩戴的方式相结合可能更有利于维持眼表健康[21,22]。

PROSE 治疗

PROSE(眼表生态系统替代假体)治疗是用定制的假体装置来替代和(或)扩大眼表生态系统功能,改善视力,提高舒适度和维持眼表的一种跨学科典范。用于 PROSE 治疗的装置于 1994 年获得 FDA 认证,为日戴型,可用于不规则散光及眼表紊乱。在过去的 20 年内,PROSE 设施被称为波士顿巩膜接触镜,波士顿巩膜镜,波士顿巩膜镜装置,波士顿巩膜镜假体装置及波士顿眼表假体(BOS-P)。

PROSE 治疗设计的关键及配置特征在于该装置适配时不与角膜接触,液体可以流通,滑动很小。PROSE 装置区别于常规巩膜镜的一个显著的设计特点是 PROSE 装置的轮廓是用样条函数由软件精准设计产生的而并非是由基础弧线叠加形成的,其前后表面是可塑性的、无结点的。在插入装置时,用灭菌盐水或人工泪液填充装置,由于此装置的材料具有通气性所以即使充满液体也始终保持氧化状态(图 35-3)。适配的精准性使得这种液体与角膜前的泪膜交换达到最小化。PROSE 装置与常规巩膜镜的区别在于其可以对每只眼个体化制作,以消除滑动,结膜碰撞及组织压迫等降低患者舒适度和生理耐受性的不良反应。

PROSE 装置在不规则的、受损伤的或病变的角膜表面创造了一个透明、光滑的光学界面。PROSE 装置通过创造一个扩大的人工泪液蓄积池来提供持续的润滑及氧气供给从而达到重建健康眼表环境的作用。

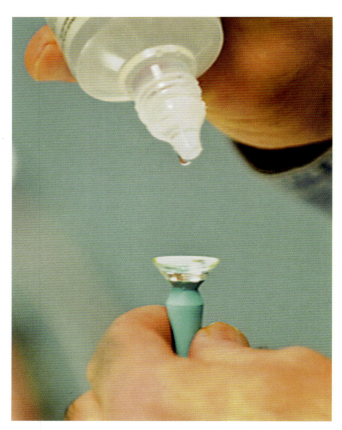

图 35-3 将 PROSE 装置内充满无菌盐水准备插入

PROSE 装置可以通过屏蔽作用保护角膜及结膜免受外界环境及眼睑的损害进而维护脆弱的眼表。PROSE 治疗可促进愈合,并通过遮盖角膜表面的不规则来提高视力,通过支撑及稳定眼表来缓解疼痛及畏光(图 35-4)。

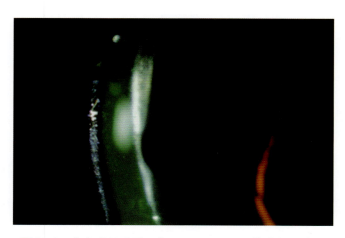

图 35-4 荧光素显示了一位 Stevens-Johnson 综合征眼表异常患者 PROSE 装置内蓄积的液体及溃疡处变薄情况

一项 2000 年的报道回顾分析了 PROSE 装置治疗 49 例 OSD 患者(76 眼)的经验[17]。该研究观察到 40 眼(53%)最佳矫正视力提高(Snellen 视力表提高≥2 行)。49 人中有 45 例(92%)患者称畏光及不适等症状减轻、生活质量提高。一项 2010 年的报道回顾了 2006 年连续来咨询 PROSE 装置的 101 名患者[19]。报道中涵盖了完整的角膜疾病谱,连角膜扩张症和术后散光都包含在内,但是将近一半的完成了适配的患者(80 例中的 38 例)均为需行 OSD 治疗者。OSD 群体平均视力(VA)提高为 −0.22(logMAR)。作者报道了整个群体 NEI VFQ-25 平均评分从 57.0 提高至 77.8[23,24]。OSD 组结果与其相似,仅有 2 例患者的 VFQ 评分降低了。OSD 组 VFQ 子类评分中的眼痛,畏光及角色困难等的改善情况远好于角膜扩张组及散光组。PROSE 治疗群体的消费能力也有研究报道[25]。由于 PROSE 装置的可用性提高了,有关此装置在 OSD 小组临床效果的报道在美国[15]及其他国家[26]均增加了。

并发症的预防及处理

微生物感染性角膜炎,无菌性溶解及角膜新生血管化均为接触镜治疗眼表疾病的潜在并发症。已证实,在无眼表疾病时,无论软镜的类型如何,与日间佩戴接触镜相比长期佩戴接触镜的感染几率最高,而佩戴 RGP 镜的感染几率最低[11,12]。在患有点状角膜炎或明显的角膜上皮地图状缺陷时,佩戴接触镜会导致角膜感染的风险升高,尤其是在同时使用激素的情况下。目前尚无良好的数据报道如何预防接触镜治疗 OSD 时合并感染,也没有接触镜治疗 OSD 时合并感染几率的报道。

因临床观点及配置的不同治疗法也各不相同。大多数临床医师在处理明显的角膜上皮地图状缺陷时会使用抗生素来预防任一接触镜引起的感染,而抗生素的选择会根据其抗菌谱的宽度,毒性,费用及可得性来综合考虑。新一代的氟喹诺酮类药物及多粘菌素/甲氧苄啶都是不错的选择;有时也可选择氨基糖苷类抗生素,但尽量不要应用于 OSD 患者,因为长期应用可出现潜在的毒性作用。一些临床医生喜欢减少预防用药的频率以避免毒性作用,但是也有争议认为应当按照标签频率使用抗生素,否则易出现耐药。有的临床医生给任一个过夜佩戴接触镜的 OSD 患者开预防性的抗生素处方,而有的临床医生只给同时使用激素的 OSD 患者开预防性的抗生素处方。在笔者的中心是这样做的,只给治疗明显的上皮缺陷需过夜佩戴接触镜(无论接触镜的类型如何)的患者使用预防性的抗生素。笔者并不简单地使用抗生素，一般是在因为同时使用激素或过夜佩戴时才用抗生素，即使在点状角膜炎时也是如此。

因为局部缺氧和（或）角膜前泪膜流动的停滞使泪膜内溶菌酶或毒性代谢产物集聚，从而加速接触镜下的感染性或无菌性的角膜溶解。使用接触镜来处理角膜上皮缺损的患者或有角膜感染性或无菌性溃疡病史的患者时，均需密切监测，并提醒患者注意可能出现溃疡的症状和体征。无法依从的患者需考虑选择治疗性接触镜以外的替代治疗方法，比如临时性睑裂缝合术。

角膜新生血管化是治疗性接触镜佩戴的亚急性并发症，尤其是在治疗持续性上皮缺损时，或炎症过程中，或接触镜过紧，或Dk值较低时。当角膜新生血管化发生时，需要考虑到其发生原因是接触镜的材料问题，设计或适配问题，还是疾病本身，由于处理方法变化多样，不一定必须停止戴镜。需要提高警惕并开展跨学科如眼科与视光学科间的合作来避免或处理接触镜治疗OSD时发生的这一并发症。治疗对策，比如更换高Dk值的接触镜，避免接触镜的护理产品对角膜上皮的毒性作用，局部激素点眼以维持眼表并促进血管消退，这样就可以不必停戴接触镜。在笔者的中心，采用VEGF抑制剂作为PROSE治疗OSD并发角膜新生血管的辅助治疗[27]。

对于晚期青光眼的OSD患者的治疗是一个难题。青光眼的患者眼表已经被长期眼表使用药物的毒性、药物的防腐剂以及以往手术导致的角膜缘干细胞缺乏等原因所摧毁了。由于滤过泡或引流管的存在，大多数青光眼患者是接触镜佩戴的相对禁忌证，部分患者是巩膜接触镜的相对禁忌证；因为接触镜或巩膜镜可与前房或后部玻璃体腔及结膜下空间直接接触而增加眼部糜烂或感染的风险。引流阀的管部或盘部的存在将阻止接触镜配适的稳定性，并可能引起引流阀表面覆盖的结膜腐烂的风险。大直径的水凝胶镜片有时被用于滤过泡渗漏的治疗，而且这种大直径的水凝胶镜片可能是适合于存在滤过泡或引流阀的OSD患者的选择。如果已经存在角膜问题的患者或OSD患者需要植入引流阀，则应建议手术医生采用长引流管，将管的入口做在睫状体平坦部并尽量向后放置引流盘以利之后的接触镜配适。一些进行了小梁切除术或安置了引流阀的青光眼患者在配适PROSE装置时有一定困难，这些患者多数是接触镜佩戴的相对禁忌证，少数是巩膜镜佩戴的相对禁忌证。将装置进行制造后的再次改造是解决这些以往手术所致角膜缘变异患者配适问题的主要方法[28]。

接触镜治疗特殊眼表疾病

复发性糜烂综合征

可长期佩戴的软性接触镜对于复发性糜烂综合征（RES）具有较满意的疗效。采用基质微穿刺法，使用或不使用钻石刀抛光的表面角膜切除术，或在选择次优接触镜片进行独立试验后而进行光学治疗性角膜切除术，或采用配适良好耐受力也很好但使用周期较短的接触镜治疗后，治疗性角膜接触镜这一方法有时就被摒弃了。一般而言，接触镜需要数月佩戴而不是数周佩戴。关于接触镜的有效佩戴周期有的报道为3个月[29]，有的报道为6个月[30]。

如果在停止佩戴接触镜后症状复发，那么根据笔者的经验应双倍其佩戴镜周期后方可停戴。在RES的治疗方案设计中，镜片的选择，治疗周期，更换镜片的频率或消毒的频率以及抗生素的使用等都各不相同。

持续性角膜上皮缺损（PED）

佩戴角膜接触镜是治疗持续性角膜上皮缺损（PED）的一个重要选择[31]。软性治疗性接触镜一般用于表面切削屈光性手术后，外伤及手术切口的渗漏治疗；在后者通过低Dk值的镜片诱导局部角膜水肿可以使渗漏停止得到满意的疗效。例如在没有伤口渗漏的明显上皮缺陷病例，建议使用高Dk值的并标记有长期佩戴标签或标记有治疗标签的接触镜（图35-5）。对于临床耐受性而言，恰当的配适比接触镜的材质或标签更重要。如果预防性地使用抗生素，应注意避免药物毒性。笔者的个人观点认为，PED患者使用治疗性接触镜治疗与局部使用激素并不绝对矛盾，并且必须权衡炎症反弹的风险与局部使用激素的风险孰轻孰重。联合使用治疗性接触镜及自体血清治疗PED应比单独使用任一方法都有效[32,33]。有研究报道了PROSE装置治疗PED的有效性[15,21]。近期的一项日间检测研究指出，用PROSE装置过夜佩戴治疗PED时使用无防腐剂的氟喹诺酮可明显减少感染几率。一些采用其他治疗方式无效的PED患者，长期佩戴PROSE装置可有效地获得痊愈[21,34]。第四代氟喹诺酮的问世，PROSE装置的佩戴及卫生方案的法规化，使得接触镜的长期佩戴不再与感染密切相连。这一装置可以结合氧气，保持湿度，并保护脆弱的上皮使得缺损区重新上皮化。

LSCD[36]及眼部瘢痕性类天疱疮患者有益[37]。PROSE治疗结膜黑色素瘤切除术后的LSCD有效[38]。特定的接触镜治疗特定的个体远不如给这些红肿、敏感的眼睛配适接触镜的临床医生的技巧和经验重要。三项关于LSCD导致的上皮病的报道指出一个佩戴良好的巩膜镜或PROSE装置可以通过改善眼表环境来提升其临床功能。佩戴接触镜为移植的干细胞的扩增提供了平台、带来了希望。一项较早的报道称,可以使用FDA认证的接触镜作为角膜干细胞的替代物治疗眼表黑色素瘤和无虹膜症[39]。

Stevens-Johnson综合征(SJS)

2009年法国的Tougeron-Brousseau发表了一篇回顾性研究[40],详细地描述了作者为39名患者配置巩膜GRP镜的经验。39名患者中67眼被诊断为史蒂文斯-约翰逊综合征(SJS)或中毒性表皮坏死松解症(TEN),他们经咨询后成为巩膜RGP镜佩戴的候选人。对这些患者进行OSDI,NEI-VFQ-25和VA评分检测,其三项结果均显示明显改善。平均随访时间为33.3个月(16~54个月之间)。作者并未报道非候选人。

过去的二十年里,大多数报道均与PROSE治疗SJS/TEN患者有关[17,19,41],但目前尚无这一疾病子群的特殊分析。作者的个人经验认为PROSE治疗可以改变深受SJS眼部后遗症困扰的患者的生活。一般说来,这些患者已崩溃的眼表及畏光症状会显著地改善(图35-6)。全部时间佩戴PROSE治疗可以治愈SJS患者的PED,这支持了日间佩戴可治愈眼表的理论基础[21]。PROSE治疗SJS的限制因素是睑球粘连于角膜或角膜缘处以及配合较差的儿童。

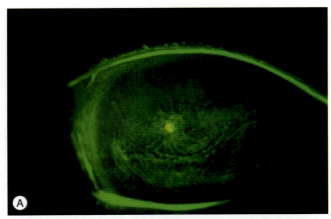
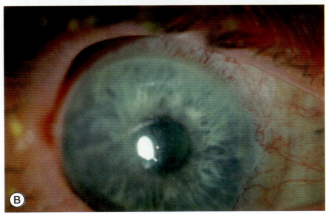

图35-5 (A)经平坦部玻璃体切割术后持续性角膜上皮病变。(B)为治疗目的佩戴高DK值的硅水凝胶镜片

角膜缘干细胞缺乏(LSCD)

已有报道指出治疗性接触镜是治疗各种原因引起的角膜缘干细胞缺乏(LSCD)的一种辅助方法。已有软性角膜接触镜用于无虹膜性眼表疾病者穿透性角膜移植术后的报道[35]。巩膜镜对于治疗不明原因的

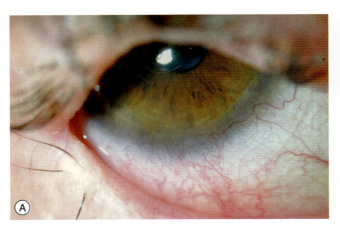
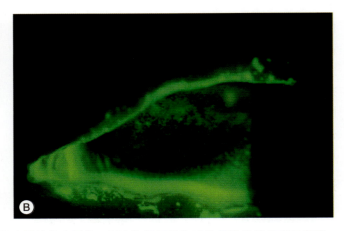

图35-6 5岁时患Stevens-Johnson综合征的9岁男孩右眼的正常光及钴蓝光图像。(A)为缓解异物感及畏光症状佩戴日戴型软性硅水凝胶镜图像。(B)摘除镜片后即刻染色形态

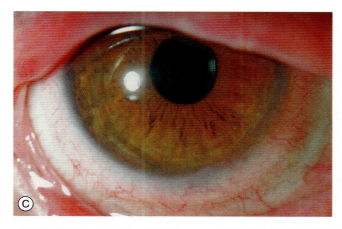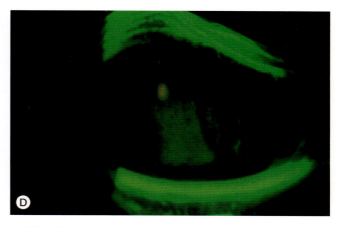

图35-6（续） （C）同一眼使用PROSE装置后症状缓解更明显。（D）摘除装置后即刻眼表改善的状态。（C和D也显示出检查及照相时更好的配合性）。左右眼的BCVA维持在20/25。在佩戴软镜及PROSE装置同时局部使用激素眼液。角化的睑缘已经进行了黏膜移植

印度的Rathi等人[26]报道了PROSE治疗20只患有SJS眼的经验，这些患者治疗的首要目的是缓解疼痛和畏光，其次是为了提高视力。尽管没有办法定量症状缓解的程度，但所有的患者症状均减轻了，作者得出结论认为他们用PROSE治疗SJS患者的结果是令人鼓舞的。

慢性移植物抗宿主疾病（CGVHD）

2007年的两项研究指出PROSE治疗对被眼部移植物抗宿主病（GVHD）困扰的患者产生了很大冲击。Jacobs和Rosenthal[42]报道了PROSE治疗cGVHD的效果，包括视力，临床结果及OSDI。Jupiter镜片（Medlens Innovations，弗兰特罗亚尔，美国维吉尼亚州，或依视路接触镜有限公司，达拉斯，美国得克萨斯州）[44]以及硅水凝胶软性接触镜（Air Optix Night & Day，爱尔康公司，沃斯堡，美国得克萨斯州）[45]均可在治疗GVHD中发挥作用。Russo[45]及Takahide[43]等人的四项研究证实了症状的改善及OSDI评分的显著提高。巩膜镜或软性角膜接触镜或PROSE装置均为治疗眼部cGVHD的重要选择方式，因为其他所有的治疗方式均没有这三种方式对患者症状的缓解更明显。除非眼部的cGVHD可以被药物控制住，否则治疗性接触镜，尤其是PROSE治疗是改善cGVHD患者生活质量的一种重要治疗方法。

过敏

可以佩戴治疗性接触镜治疗与过敏相关的眼表疾病。大直径的软性水凝胶接触镜可以治疗儿童的春季卡他性角膜溃疡[46]。巩膜RGP镜在处理10例药物控制后的晚期特应性角结膜炎患者的眼表及恢复视力方面有较好的反应[47]。特应性角结膜炎是引起眼表疾病的一个原因，而且是引起圆锥角膜的一个并不少见的原因。特应性角结膜炎可以降低接触镜的耐受性，但是高度客户化的PROSE治疗不仅使特应性角结膜炎得到治疗，还使得与特应性角结膜炎同时存在的圆锥角膜的视力得到矫正。

暴露性角膜病

由于解剖或麻痹等原因导致的暴露性角膜炎常引起角膜干燥，并可致角膜表面崩溃，接触镜可以减少这种症状。病因学研究显示由于肿瘤侵犯、神经麻痹或听神经瘤、神经鞘瘤或腮腺瘤切除后神经的损伤可导致第Ⅶ对颅神经功能障碍。其他病因包括外伤，眼睑整形术史或上睑下垂手术史以及热灼伤史等。由于接触镜易于出现像眼表一样干燥的状态，所以接触镜停留是难解决的问题。非常大直径的水凝胶镜片可以停留较长时间。PROSE治疗暴露性角膜炎的好处以往有所报道[22,48,49]。PROSE装置对于治疗暴露性角膜炎是一种有价值的选择。Rosenthal和Croteau[50]曾经治疗了10例暴露性角膜炎（解剖性或麻痹性）患者，4例使用PROSE装置的患者获得了成功，而采用临时性睑缘缝合术的其他患者均失败了。2008年，Lin等人[49]报道了一项病例研究证实PROSE装置治疗一位患有淋巴瘤及cGVHD的患者是有效的。这位患者经历了手术及放射治疗后继发面神经肉瘤。PROSE治疗使他保住了眼表及眼球。PROSE治疗是一种可以替代临时性睑缘缝合术治疗解剖性或麻痹性暴露性角膜炎的方法。

神经营养性角膜病变

治疗性软性接触镜是治疗各种原因引起的神经营养性角膜病变阶梯式治疗的选项之一[51]。PROSE 治疗 OSD 及 PED 的报道中包含了神经营养性角膜病变的患者[15,21,34]。

结论

眼表疾病的成功治疗需要遵循以下四条指导原则。必须治疗潜在的局部疾病。必须治疗潜在的系统性疾病。必须最佳化眼表环境,这也正是接触镜的作用所在。最后,必须有充足的前体细胞及扩增的干细胞。临床医生要很好地为病人服务就要全面地熟悉可选择用于治疗 OSD 的治疗性接触镜。

参考文献

1. Fick AE. A contact lens. 1888. Arch Ophthalmol 1997;115:120–1.
2. Pearson RM. Karl Otto Himmler, manufacturer of the first contact lens. Cont Lens Anterior Eye 2007;30:11–6.
3. Ezekiel D. Gas permeable haptic lenses. Br Contact Lens Assoc 1983;6:158–61.
4. Karlgard CC, Jones LW, Moresoli C. Survey of bandage lens use in North America, October-December 2002. Eye Contact Lens 2004;30:25–30.
5. Management and therapy of dry eye disease: report of the Management and Therapy Subcommittee of the International Dry Eye WorkShop (2007). Ocul Surf 2007;5:163–78.
6. Lindahl KJ, DePaolis MD, Aquavella JV, et al. Applications of hydrophilic disposable contact lenses as therapeutic bandages. CLAO J 1991;17:241–3.
7. Bouchard CS, Trimble SN. Indications and complications of therapeutic disposable Acuvue contact lenses. CLAO J 1996;22:106–8.
8. Bendoriene J, Vogt U. Therapeutic use of silicone hydrogel contact lenses in children. Eye Contact Lens 2006;32:104–8.
9. Kanpolat A, Uçakhan OO. Therapeutic use of focus Night & Day contact lenses. Cornea 2003;22:726–34.
10. Lim L, Tan DT, Chan WK. Therapeutic use of Bausch & Lomb PureVision contact lenses. CLAO J 2001;27:179–85.
11. Stapleton F, Keay L, Edwards K, et al. The incidence of contact lens-related microbial keratitis in Australia. Ophthalmology 2008;115:1655–62.
12. Dart JK, Radford CF, Minassian D, et al. Risk factors for microbial keratitis with contemporary contact lenses: a case-control study. Ophthalmology 2008;115:1647–54, 54 e1–e3.
13. Visser ES, Visser R, van Lier HJ, et al. Modern scleral lenses part I: clinical features. Eye Contact Lens 2007;33:13–20.
14. Visser ES, Visser R, van Lier HJ, et al. Modern scleral lenses part II: patient satisfaction. Eye Contact Lens 2007;33:21–5.
15. Gumus K, Gire A, Pflugfelder SC. The successful use of Boston ocular surface prosthesis in the treatment of persistent corneal epithelial defect after herpes zoster ophthalmicus. Cornea 2010;29:1465–8.
16. Pullum K, Buckley R. Therapeutic and ocular surface indications for scleral contact lenses. Ocul Surf 2007;5:40–8.
17. Romero-Rangel T, Stavrou P, Cotter J, et al. Gas-permeable scleral contact lens therapy in ocular surface disease. Am J Ophthalmol 2000;130:25–32.
18. Severinsky B, Millodot M. Current applications and efficacy of scleral contact lenses – a retrospective study. J Optometry 2010;03:158–63.
19. Stason WB, Razavi M, Jacobs DS, et al. Clinical benefits of the Boston Ocular Surface Prosthesis. Am J Ophthalmol 2010;149:54–61.
20. Ye P, Sun A, Weissman BA. Role of mini-scleral gas-permeable lenses in the treatment of corneal disorders. Eye Contact Lens 2007;33:111–3.
21. Rosenthal P, Cotter JM, Baum J. Treatment of persistent corneal epithelial defect with extended wear of a fluid-ventilated gas-permeable scleral contact lens. Am J Ophthalmol 2000;130:33–41.
22. Kalwerisky K, Davies B, Mihora L, et al. Use of the Boston ocular surface prosthesis in the management of severe periorbital thermal injuries: a case series of 10 patients. Ophthalmology 2012;119:516–21.
23. Mangione CM, Lee PP, Gutierrez PR, et al. Development of the 25-item National Eye Institute Visual Function Questionnaire. Arch Ophthalmol 2001;119:1050–8.
24. Raphael BA, Galetta KM, Jacobs DA, et al. Validation and test characteristics of a 10-item neuro-ophthalmic supplement to the NEI-VFQ-25. Am J Ophthalmol 2006;142:1026–35.
25. Shepard DS, Razavi M, Stason WB, et al. Economic appraisal of the Boston Ocular Surface Prosthesis. Am J Ophthalmol 2009;148:860–8 e2.
26. Rathi VM, Mandathara PS, Dumpati S, et al. Boston ocular surface prosthesis: An Indian experience. Ind J Ophthalmol 2011;59:279–81.
27. Jacobs DS, Lim M, Carrasquillo KG, et al. Bevacizumab for corneal neovascularization. Ophthalmology 2009;116:592–3; author reply 3–4.
28. Tanhehco T, Jacobs DS. Technological advances shaping scleral lenses: the Boston ocular surface prosthesis in patients with glaucoma tubes and trabeculectomies. Semin Ophthalmol 2010;25:233–8.
29. Fraunfelder FW, Cabezas M. Treatment of recurrent corneal erosion by extended-wear bandage contact lens. Cornea 2011;30:164–6.
30. Moutray TN, Frazer DG, Jackson AJ. Recurrent erosion syndrome – the patient's perspective. Cont Lens Anterior Eye 2011;34:139–43.
31. Blackmore SJ. The use of contact lenses in the treatment of persistent epithelial defects. Cont Lens Anterior Eye 2010;33:239–44.
32. Choi JA, Chung SH. Combined application of autologous serum eye drops and silicone hydrogel lenses for the treatment of persistent epithelial defects. Eye Contact Lens 2011;37:370–3.
33. Schrader S, Wedel T, Moll R, et al. Combination of serum eye drops with hydrogel bandage contact lenses in the treatment of persistent epithelial defects. Graefes Arch Clin Exp Ophthalmol 2006;244:1345–9.
34. Rosenthal P, Cotter J. The Boston Scleral Lens in the management of severe ocular surface disease. Ophthalmol Clin N Am 2003;16:89–93.
35. Ozbek Z, Raber IM. Successful management of aniridic ocular surface disease with long-term bandage contact lens wear. Cornea 2006;25:245–7.
36. Schornack MM. Limbal stem cell disease: management with scleral lenses. Clin Exp Optom 2011.
37. Schornack MM, Baratz KH. Ocular cicatricial pemphigoid: the role of scleral lenses in disease management. Cornea 2009;28:1170–2.
38. Grover S, Jacobs DS, Colby KA. Boston Ocular Surface Prosthesis for persistent epitheliopathy after treatment of conjunctival melanoma. Cornea. 2010;29;459–61.
39. Di Girolamo N, Bosch M, Zamora K, et al. A contact lens-based technique for expansion and transplantation of autologous epithelial progenitors for ocular surface reconstruction. Transplantation 2009;87:1571–8.
40. Tougeron-Brousseau B, Delcampe A, Gueudry J, et al. Vision-related function after scleral lens fitting in ocular complications of Stevens–Johnson syndrome and toxic epidermal necrolysis. Am J Ophthalmol 2009;148:852–9 e2.
41. Schein OD, Rosenthal P, Ducharme C. A gas-permeable scleral contact lens for visual rehabilitation. Am J Ophthalmol 1990;109:318–22.
42. Jacobs DS, Rosenthal P. Boston scleral lens prosthetic device for treatment of severe dry eye in chronic graft-versus-host disease. Cornea 2007;26:1195–9.
43. Takahide K, Parker PM, Wu M, et al. Use of fluid-ventilated, gas-permeable scleral lens for management of severe keratoconjunctivitis sicca secondary to chronic graft-versus-host disease. Biol Blood Marrow Transplant 2007;13:1016–21.
44. Schornack MM, Baratz KH, Patel SV, et al. Jupiter scleral lenses in the management of chronic graft versus host disease. Eye Contact Lens 2008;34:302–5.
45. Russo PA, Bouchard CS, Galasso JM. Extended-wear silicone hydrogel soft contact lenses in the management of moderate to severe dry eye signs and symptoms secondary to graft-versus-host disease. Eye

Contact Lens 2007;33:144-7.
46. Quah SA, Hemmerdinger C, Nicholson S, et al. Treatment of refractory vernal ulcers with large-diameter bandage contact lenses. Eye Contact Lens 2006;32:245-7.
47. Margolis R, Thakrar V, Perez VL. Role of rigid gas-permeable scleral contact lenses in the management of advanced atopic keratoconjunctivitis. Cornea 2007;26:1032-4.
48. Williams ZR, Aquavella JV. Management of exposure keratopathy associated with severe craniofacial trauma. J Cataract Refract Surg 2007;33:1647-50.
49. Lin SJ, Jacobs DS, Frankenthaler R, et al. An ocular surface prosthesis as an innovative adjunct in patients with head and neck malignancy. Otolaryngol Head Neck Surg 2008;139:589-91.
50. Rosenthal P, Croteau A. Fluid-ventilated, gas-permeable scleral contact lens is an effective option for managing severe ocular surface disease and many corneal disorders that would otherwise require penetrating keratoplasty. Eye Contact Lens 2005;31:130-4.
51. Pushker N, Dada T, Vajpayee RB, et al. Neurotrophic keratopathy. CLAO J 2001;27:100-7.

第三十六章 眼表疾病的手术治疗

DAVID S. ROOTMAN, JUDY Y. F. KU and SONIA N. YEUNG

前言

眼表功能障碍是各种眼表保护机制失衡的最终共同结果。每一种保护机制都有其特殊的作用,可能是机械性的和(或)生理性的。另外,眼睑作为眼表的屏障性保护物,每一次瞬目都促成泪膜的分布。同时,结膜及角膜上皮作为生物防护系统可抵御微生物及蛋白水解酶的破坏。泪膜也很重要,因为它可以润滑,保护和营养眼表,并可提供一个光滑的光学界面。

如同一个管玄乐队一样,各种乐器演奏家共同演奏方可创造出一种和谐(而健康)的声调。比如,上皮与基底膜的粘附功能较差时可导致复发性角膜糜烂;兔眼可以导致暴露性角膜病变;这些均可加速角膜知觉的丧失和干眼。

当常规的药物治疗失败时,和(或)继发并发症时(比如持续上皮缺损,瘢痕形成),就需要考虑手术的介入。手术的首要目的是增加润滑性,帮助上皮粘附及修复,清除视轴区的明显混浊以及恢复视力,并最小化副作用。本章回顾了目前已确认的有助于保护和稳定各种疾病所致眼表问题的手术规程。

前部基质穿刺术

历史

在1986年,McLean和MacRae发现角膜上皮糜烂(REC)经常伴随着角膜浅层创伤,而在角膜深基质裂伤时却很少发生[1]。鉴于此现象,他们描述了前部基质穿刺术(ASP)来治疗REC,具体做法是采用20G的针头在裂隙灯下通过疏松上皮区及Bowman膜对前部基质进行多点穿刺。这样使得上皮层与其下的基底膜(BM),Bowman膜及基质可以比较确实地粘合起来。已证实这种方法是有效的,尤其是对外伤后角膜糜烂病例。

前言

ASP治疗的目的是通过微小而表浅的瘢痕的形成来增强上皮与BM的粘附力。REC的发生多数认为是受伤的上皮细胞无法与其下的基质发生粘附。这可能是继发于半桥粒粘附力微弱,BM复制,基质金属蛋白酶启动[2]和(或)Ⅶ型胶原纤维紊乱[3]。ASP是一种很易于被患者接受的治疗REC的方法[1,4,5]。ASP诱发上皮下的纤维化,细胞外基质蛋白生成,这两种作用均可增加上皮的粘附力[6]。据报道ASP治疗顽固REC的成功率可高达80%[1,4,5]。

光学治疗性角膜切除术(PTK)也是有效的治疗方法,ASP比PTK有优势。ASP可以在办公室或门诊进行,其操作简单,设备便宜,所致不适感极小。而且,其诱发可明显引起视力下降及屈光改变的瘢痕形成的风险也较小。

最近,有报道称在激光原位角膜磨削术(LASIK)后进行ASP治疗有助于处理继发性的弥漫性层间角膜炎[4]。但是在LAISIK术后立即进行ASP可能导致角膜瓣移位,需谨慎而行。

步骤

在局麻下进行前部基质穿刺术(ASP)。用1或3ml注射器的25G弯针头,在距离病变区少于0.5mm的范围内进行多点的浅层穿刺。可以用持针器将针尖处折弯,以确保穿刺仅进入浅层角膜。可滴入荧光素明确病变范围。处理的范围要达到病变角膜1mm外的正常上皮处。穿刺完成后放置绷带镜(BCL),滴抗生素眼液直至重新上皮化完全完成。通常而言,在开始进行ASP后一大片上皮粘着较差的区域就显而易见了。

也可以采用短脉冲的Nd:YAG激光(1.8~2.2mJ)进行ASP[7]。除去角膜上皮后将Nd:YAG激光聚焦在BM上。可成排地激射,光斑间隔约为0.20~0.25mm。激光方法比针头穿刺的优势在于激光穿刺更一致,表浅及透明。角膜的瘢痕可能更少,所以可重复进行操作,并且可用于处理更接近视轴的病灶[7]。

禁忌证

前部基质穿刺可产生表浅的瘢痕，所以不建议采用此方式治疗累及视轴的病变，以免瘢痕形成引起眩光及视力减退。另外，如果经过瞳孔区，ASP 可能形成多焦点的瘢痕以及角膜表面地形的不规则变化。但一般来说，ASP 形成的瘢痕很小，对视力的影响也很小。

手术要点

- 避免视轴区的操作。
- 使用25G的弯针头既可以确保足够的穿刺深度又可减少角膜穿孔的风险。
- 此操作可重复进行。

并发症

关于 ASP 安全性的一个最重要的注意点就是角膜穿孔。为了解决这个问题，Rubinfeld 和 Laibson 设计了一种一次性使用的特殊弯针头[5]。已证实插入深度为0.1mm就足够达到治疗性的纤维增殖反应[6]。

另一个问题就是瘢痕，由于穿入深基质而影响视力，尤其是在视轴区的瘢痕。采用较细规格的针头可以最小化瘢痕，但是有报道称使用27G或30G的针头反而容易穿入更深。

如果在裂隙灯下操作 ASP 将会更安全有效。

泪点栓塞

历史

1935年 Beetham 首次报道了鼻泪管栓塞[8]。他报道了对8例伴有丝状角膜炎的干眼患者通过热烧灼或透热疗法进行泪点闭塞治疗的方案。1975年，Freeman[9]提出使用泪点栓治疗来提供一种可逆的阻断鼻泪管留出通道的治疗方法。目前，半永久的及永久的泪点栓已经被广泛地使用了，并且已有多种可用的规格以确保其安装合适。

前言

泪点栓塞的原理是通过阻止泪液的流出，延长自然泪液及人工泪液在眼表的停留时间，从而增加泪膜中液体含量。已证实泪点栓塞可以改善泪液不足的症状。因为填塞治疗是可逆性，并且是非手术的方法，所以是最受欢迎的方法。严重的干燥性结角膜炎患者，无论伴有或不伴有系统性胶原血管疾病，多数都需要永久性泪点栓塞治疗。泪点栓塞对继发于诸如眼部瘢痕性类天疱疮，Stevens-Johnson 综合征及 Sjögren 综合征等疾病的水样层缺乏性干眼患者也有较好的作用[10,11]。继发于神经营养性角膜病变的泪液反射性分泌减少型干眼症患者采用此治疗方法也较有效。最后，泪点栓塞对于诸如兔眼，甲亢性眼球突出及眼睑整容术后等眼表暴露所致的泪液蒸发过强干眼也有益。与干眼综合征不同，已证实泪点栓塞可提高接触镜的舒适度，并且可能有益于上方角膜缘型结角膜炎的治疗[12]。

泪点栓塞可以显著改善许多中度干眼患者的生活质量，并可阻止重度干眼患者的视力丧失。

治疗程序

临时泪点塞治疗程序

胶原蛋白植入物

胶原蛋白植入物是临时性的泪道排除系统栓塞物（一般短于2周）。可以使用精细的珠宝镊子将其插入泪小管中。有时使用临时性泪点栓可以测试永久性的栓塞是有效还是会导致泪溢。

硅胶塞

此操作仅需表面麻醉。在裂隙灯下，使用特殊的测量尺测定泪点的尺寸，以决定植入的泪点塞的尺寸。将泪点栓插入泪点中直至栓子的圆顶部与泪点平齐。之后松开并拔除插入器。如果泪点栓植入后与结膜摩擦或产生泪溢则可用珠宝镊子轻易地将栓子取出。

永久泪道闭塞治疗程序

热疗法

热疗法堵塞泪道包括使用氩激光，灼烙术或透热疗法使泪小管管壁收缩[13,14]。即使是进行了彻底的烧灼，泪小管仍可适时地重新开放。电烙术是进行永久性泪道封闭最长采用的方法。泪点旁眼睑局部浸润麻醉。结膜囊内滴表面麻醉眼液。电烧设备（Hyfrecator, Birtcher 有限公司，洛杉矶，加拿大）配有细针尖，将针尖插入泪点及泪道内。启动设备时缓慢取出针尖。泪小管在热作用下去上皮化。可在泪小点开口处追加烧灼。

有报道称热烧灼可有效地完成泪点闭塞，管道再通率为26.1%。近来，有报道采用可释放高热量的烧灼设备进行治疗，其泪道再通率为1.4%[14]。热烧灼的操作方法与电烧灼类似。局部麻醉后，用无菌镊子将烧灼器的一次性环的尖端夹紧形成一个针尖样的探针。此尖部可在烧灼器启动时再次灭菌。如果无法将探针插入泪小管，可使用泪点扩张器扩张泪小点。将尖端插入泪小点及泪小管内。启动设备时缓慢取出烧灼器的尖端。

禁忌证/注意事项

泪点栓塞并不适用于所有有干眼症状的患者。许多轻中度病例可通过局部润滑剂点眼来处理。干眼症状可能提示接触镜配置不合适；这样的病例，适当地配镜通常可缓解症状。许多经常口服抗组胺药或抗胆碱能药物的患者会出现可逆的眼干。诸如此类的暂时性干眼状态，不必采用泪点栓塞治疗。

手术要点

- 尽管永久性泪点栓塞可以显著改善干眼症状，但是如果患者选择不恰当将导致泪溢。
- 睑缘炎与干眼通常是并存的，二者均需处理。
- 严重慢性干眼患者和尝试过泪点栓但是泪道栓反复丢失者应该考虑进行永久泪点闭塞。
- 考虑到上下泪点同时堵塞可能导致泪溢风险增加，建议一次仅进行一个泪点的栓塞。
- 尽管使用烧灼器，也无法永久性封闭泪点，可能需重复烧灼。
- 如果硅胶塞周围肉芽化，则需取出泪点栓。

并发症

泪点栓塞可导致眼部不适及各种并发症[15,16]，比如泪点扩大，植入物丢失，移位或脱出，泪溢，化脓性肉芽肿，局部硅胶炎症反应，泪囊炎及泪小管炎[16,17]。

多数认为肉芽肿形成是栓子局部刺激造成的。与其他泪道栓子相比，管内植入物发生肉芽肿形成的风险更高。有报道称一些病例的栓子在泪道内移位从而导致周围组织的炎症及感染，此时需手术取出栓子[18]。

栓子暴露部分可与角膜及结膜接触对上皮产生刺激。除去栓子或更换不同形状的栓子或许对此有帮助。

准分子激光治疗

历史

1983年，两位致力于193纳米紫外准分子激光的专家 Trokel 和 Srinivasan 首次证实了光切削的激光-组织现象[19]。准分子激光在屈光及治疗性角膜手术中的潜在作用很快就被发现了。准分子激光在应用于人眼之前进行了大量的临床前实验，现已应用于屈光性角膜切削术（PRK），LAISIK 及 PTK。

准分子激光 PTK 利用 193nm 波长的紫外光来分开角膜组织中的细胞连接，从而以一种可高度预测的方式切除前部基质。1995 年 FDA 认证了准分子激光治疗外观明显可见的前部角膜病变，即浅层角膜营养不良，上皮基底膜营养不良（EBMD）所致的角膜表面不规则，角膜瘢痕及混浊[20]。

优点

PTK 优于机械性角膜表面切削术（SK），表现在组织切削精准，对周围组织损伤最小，可为角膜重新上皮化提供光滑的植床，可重复操作。与板层或穿透性角膜移植术（PKP）相比，PTK 更微创，视力恢复更快。PTK 可在 PKP 之前或之后进行，对 PKP 预后无影响[21]。

弊端

光治疗性角膜切削术可以不同比率地将正常组织从形成不规则表面的瘢痕组织上切削下来。因此，通常需使用遮蔽剂来填充不规则区以制成光滑的表面。相反的，在机械性 SK 时，正常组织与异常组织之间的手术平面更易于识别，这使得手术切削更好。

前言

光治疗性角膜切削术最适用于角膜上皮及前部 10%~20% 角膜基质病变。安全起见，手术切削后剩余的角膜床厚度应大于 300μm。PRK 的适应证可归结为四大类[20]，尽管各类间有所重叠：

- 表层混浊，比如，颗粒状营养不良（图 36-1），外伤或角膜炎所致瘢痕，PTK 后的 haze（图 36-2）；
- 隆起的病变或角膜表面的不规则，比如，Salzmann 结节样变性（SND），圆锥角膜结节；
- 上皮基底膜营养不良（EBMD）比如，REC；
- 其他：
  - 疼痛性大泡角膜病变；
  - 带状角膜病变；
  - LASIK 术后并发症，比如角膜瓣条纹。

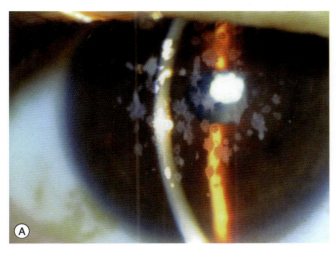 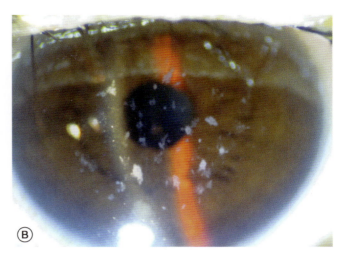

图 36-1　PTK 及 PRK 治疗颗粒状角膜营养不良。（**A**）左眼颗粒状角膜营养不良的 46 岁女患,最佳矫正视力（BCVA）降至 20/40（+0.50/-2.75×13）。（**B**）上皮下 PTK 联合 PRK 术 1 个月后,角膜混浊密度明显减轻。BCVA 提高为 20/30,屈光不正明显减少（-0.50/-0.25×141）

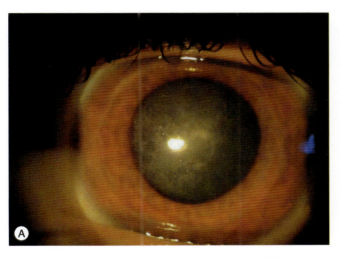 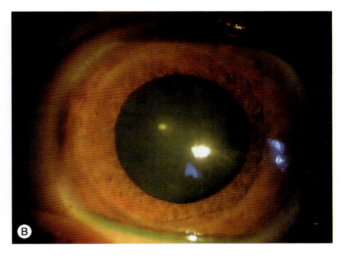

图 36-2　41 岁男患既往曾行飞秒激光制瓣的角膜移植,行 PRK 术后左眼 haze 形成。（**A**）中央区上皮下及浅基质 haze,呈蜂窝网格状。视力下降明显（BCVA 20/40-1）。（**B**）联合 MMC 的 PTK 术后。术后第 4 天中央区透明上皮愈合。其 BCVA 提高至 20/25-2

禁忌证

预先判断患者是否会出现上皮延迟愈合及是否不适合进行 PTK,这一点十分重要。免疫功能不全的患者,角膜知觉麻痹者,重度干眼及未控制的虹膜炎患者均需进行预先判断[20]。

其他的患者在 PTK 之前需额外的治疗,比如,继发于麻痹性睑外翻的兔眼患者术前需先处理睑外翻。角膜深层病变需切除多于 20%～30% 角膜厚度的组织,所以更适合行前部板层角膜移植而不适合行 PTK。如果治疗区角膜明显变薄,PTK 治疗会导致角膜扩张,因此为手术禁忌。

术前评估

术前应对所有的病人进行是否适合 PTK 的充分评估。术者需要考虑以下四个方面:(1)从解剖学角度角膜的病变是否经得住 PTK 手术;(2)术后患者的愈合能力;(3)是否能够达到 PTK 治疗的目的;(4)为不同的病变设计个性化的手术方案。对于所有的手术而言,确立一个现实可行的预期目的十分重要。比如,对于一个颗粒状营养不良的患者,PTK 的目的并非清除角膜的结晶物,而是提高视力以延迟或避免角膜移植手术。

既往史

一旦明确诊断后,医生需弄清患者的主诉。比如,一位 REC 的患者,疼痛多久发生一次？每次持续多长时间？药物治疗是否可以痊愈？这些信息将提示医生"这些症状是否适合做 PTK"。诸如神经营养性角膜病变(例如单疱病毒或水痘带状疱疹病毒性角膜炎)、既往进行过角膜移植、暴露性角膜炎、血管胶原病(比如,风湿性关节炎)及糖尿病等既往眼部病史及药物史对于判断患者是否存在愈合异常十分重要。某些系统性免疫抑制剂也可能阻止 PTK 后的愈合。另外,既往患单疱病毒性角膜炎(HSK)的患者进行 PTK 治疗后有复发的风险。

检查

应进行彻底的检查以便(1)确定诊断,(2)确定症状与体征的相关性(比如,视力丧失的程度与角膜混浊严重程度的相关性),(3)发现其他可能影响视力的并存疾病(比如,青光眼,黄斑病变),(4)详细评估角膜的异常。

医生应使用裂隙灯活组织检查镜确定角膜异常的大小、深度、位置、密度及角膜的厚度。一般来说,PTK 最适合浅基质混浊,而无明显的角膜不规则或变薄的患者以及面积较小、位于中央区、隆起性的角膜病变而不适合做 SK 的患者[22]。如果角膜病变较深,残余的角膜厚度接近 300μm,医生需极为小心谨慎。在这种情况下,应采取板层或穿透性角膜移植手术。

影像学

近年来前节照相技术的进步对于这些病例的手术设计很有帮助。临床上很难发现表面极微小的不规则。角膜地形图却可以突出任一角膜不规则并可记录任一不规则散光。Pentacam® 角膜地形图(OCULUS Optikgerate 股份有限公司,韦茨拉尔,德国)还可以提供 Scheimflug 图像,可以说明角膜病变的深度,尽管其分辨率有限。高频的超生生物显微镜对于大的病变更有用。高分辨率的前节光学相干断层成像技术是一种快速、非接触的成像模式,可提供混浊角膜的厚度测量地图[23]。该技术可以使 PTK 手术中组织的切削更精准。有时,采用这些设备均难以获得精确的深度,因为这些设备均易于在后部形成阴影从而夸大了病变的深度。

手术步骤

由于病变的大小、形状、位置、密度及深度等特点不同,PTK 的手术技术也各不相同。基本原则如下：

- 如果可能的话,维持一个光滑的表面,例如,一个上皮光滑的颗粒状营养不良的患者可将上皮当做遮蔽剂,进行经上皮的 PTK。
- 对于角膜上皮疏松的患者(比如 REC)或者隆起性病变(比如 SND),应在 PTK 之前用刀机械性地刮除上皮(或加用 20%~50% 的酒精作用 5 到 10 秒)。
- 不时地停顿并在显微镜下或裂隙灯下确认结果后再进行进一步的激光治疗,以确保切除组织最少效果最好。
- 保持治疗区的向心性以免出现不规则的散光。
- 调整量需在可控范围或使用遮蔽剂以获得光滑一致的角膜表面(比如人工泪液或平衡盐溶液)。
- 对于表层的混浊,手术的目的是尽量多地清除中央区的混浊,但是不可切除深层组织(切除过多将导致近视)。
- 对于 REC,目的只是除去 5~6μm 的 Bowman 膜。
- 对于角膜瘢痕,只需处理可能产生屈光不正的部分,或者处理某一不需要区域时使用不透明的遮蔽剂(例如使用一种特殊形状的浸药海绵 weckcell)

一般来说,应根据角膜的异常来调整治疗区。比如,颗粒状营养不良的治疗范围应较大,直径多为 6~7mm,而 2mm 的 Salzmann 结节的中央病变应采用 2~3mm 的激光斑治疗。当激光切除完成后,局部点抗生素眼液及激素眼液,并佩戴软性角膜绷带镜(BCL)。但是,如果患者有 HSK 病史或神经营养性角膜病变,一些医生提倡使用压力眼罩,而不建议使用 BCL。

在重新上皮化完成前应经常随访患者。对于 REC 患者,除去 BCL 后,如睡前使用高渗的 5% 的氯化钠药膏将可导致角膜糜烂复发。

辅助治疗

近年来,已证实丝裂霉素 C(MMC)可有效减少准分子激光角膜切削术后 haze 的发生[24]。因为成纤维细胞受到刺激,表面的不规则(比如 SND)以及愈合力欠佳(比如 REC)等因素的存在,需进行 PTK 治疗的角膜发生 haze 的风险必然会较高。MMC 处理的理想浓度及时间还存在争议。根据术者的偏好及病变程度,MMC 的使用浓度范围在 0.001%~0.04%,处理时间在 12 秒至 2 分钟之间[24]。对于高风险的患者,比如角膜移植术后的 PTK 患者或重复治疗的患者,笔者建议使用 MMC 浓度为 0.02%，处理时间为 30 秒。

PTK 后变为远视的现象很常见，因为中央变厚了，尤其是切削较深的患者更易发生远视[25]。可以通过术后佩戴接触镜治疗的方法解决或后续进行远视的 PTK 治疗。如果患者术前就存在远视，可以同时进行 PTK 和远视 PTK 治疗。切削较深时，医生进行一个单纯的抗远视切削联合 PTK 治疗。笔者建议设定激光为+1.00D 的治疗标准（切削宽度为 9mm，矫正直径为 5mm）以消除中周部，增加周边治疗区，增大曲率。其他医生建议使用操纵杆在中央切削区（5~6mm）周围 2mm 直径的圆圈内调整激光斑，以消除切削区的边缘，从而抵消远视[26]。

效果

PTK 治疗 REC 的效果与病因有关，外伤所致的 REC（成功率为 74.4%~80%）疗效好于 EBMD（成功率为 53.8%）[27]。一般来说，几项研究报道累及 Bowman 膜及基质的前部角膜营养不良的 PTK 疗效较好[28,29]。但是，复发并不罕见，尤其是在 Reis-Buckler 营养不良及颗粒状营养不良的患者[28]。幸运的是，复发多数只是在表面，并且可以通过重复进行 PTK 治疗获得较好的结果。医生必须能够区分激光切削所致的 haze（切削区一致的混浊）与复发（形态各异的病灶积聚在营养不良区的下方）[28]。也有报道称预后不同与角膜营养不良的基因型有关，甘氨酸 623 精氨酸（Gly623Arg）突变类型的角膜营养不良对 PTK 治疗反应较好[30]。也有人报道用 PTK 治疗格子样营养不良[28]、SND[31] 及圆锥角膜结节[32]，LASIK 瓣条纹[33] 及有症状的大泡性角膜病变的成功先例。

手术要点

- 仔细选择适合进行 PTK 的患者以免失望或发生不必要的并发症。
- PTK 适合于角膜上皮病变或角膜病变仅累及前部基质 10%~20% 者。
- 为了患者安全着想，残存角膜床的厚度必须大于 300μm。
- 在 PTK 治疗过程中尽量维持光滑的表面；或进行上皮下 PTK 或使用遮蔽剂。
- 在达到目的的前提下切除最少的组织。
- 当心发生远视，如果可能的话尽量试着用同一设置矫正远视。

并发症

术后短期上皮延迟愈合是个难题。重新上皮化的时间为 2~6 天[34]。愈合差可能导致诸如瘢痕、不规则散光及感染等较严重的后果。远视是 PTK 后发生的最常见的屈光不正[35]。但是，也有 PTK 后发生近视及不规则散光的报道。与 EBMD 有关的 REC 的患者有 14% 出现形态上及症状上同时复发[36]。其他 PTK 术后的副作用还有 haze，移植排斥及 HSK 复发等。

角膜表层切除术

历史

最早在 1900 年就有通过切除表层疏松的上皮细胞来治疗 REC 的报道了[37]。1944 年 Chandler 意识到 REC 是一种上皮粘附病变，并开始推崇此种切除上皮的方式及化学烧灼的方式[37]。但是这种治疗导致角膜云翳形成。几十年后，Buxton 和 Fox 于 1983 年使用 SK 治疗 EBMD 的患者并进行了一系列的相关报道[38]。他们用刀片由一侧角膜缘到对侧角膜缘进行全角膜上皮的切除，然后对顽固病变区采用金刚钻切削。13 位患者中有 11 位症状得到缓解。但是，考虑到大面积的刮除可能导致角膜缘干细胞的损伤，其他医生建议保留周边角膜上皮[39]。

前言

角膜表层切除术是指用锐刀或旋转的钻石刀机械性地切除上皮，Bowman 膜及浅基质。这一操作不昂贵，只需要普通的仪器，并且不会诱发明显的屈光不正。此方法对于药物无法治疗的眼表疾病患者这一小群体效果较好。机械刮除的优势在于手术平面较清楚，可能创造一个较光滑的表面，尤其适用于表面突起的病变。主要适应证包括角膜表层瘢痕，SND 及 REC。

手术步骤

手术在表麻或局麻下进行。可在一间小手术室内于裂隙灯下或显微镜下操作。对于 REC 患者，使用锐利的器械（比如，64 号刀片）刮除疏松的上皮层，同时轻轻地用人造海绵擦拭。需注意保留周边 1~2mm 的角膜边缘处的上皮以免损伤干细胞。还可联合使用钻石刀在病变区轻轻地旋转运动来抛光，这样可以减少复发几率并与 PTK 具有相似的疗效[40~42]。对于凸起的病变，比如 Salzmann 结节，用有齿镊夹住结节，用月牙刀或 64 号刀片切除。用刀片与表面呈 90 度角刮擦角膜表面经常会在 Bowman 膜水平形成一个清晰的切削平面，剩余角膜床是光滑的（图 36-3）。也有人推荐术中使用 MMC 来防止复发和 haze 形成[42]。术后戴软性 BCL，患者开始局部抗生素点眼维持 1 周，局部激素点眼，逐渐递减维持 2~3 周。术后需经常复查直至上皮修复。

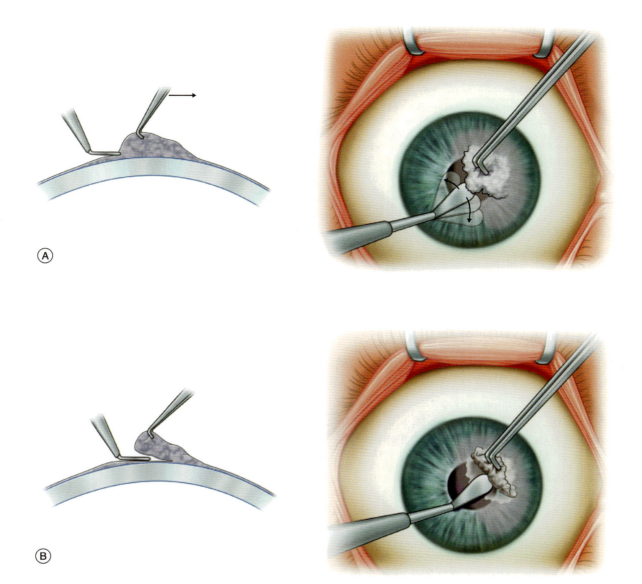

图 36-3　表层角膜切除术治疗 Salzmann 结节。（A）用刮刀刮除结节暴露清晰的切削平面（B）继续刮除。最后放置绷带镜维持至重新上皮化

手术要点

- 需注意保留周边 1~2mm 的角膜边缘处的上皮以免损伤干细胞。
- 在使用钻石刀时，应轻轻地进行小圆圈旋转运动以免形成不规则散光。
- SND 患者，医生应考虑使用 MMC 来预防复发和 haze 形成。

结果

一般来说，使用或不使用钻石刀抛光的 SK 都是安全而划算的治疗选择。对于与 EBMD 相关的 REC，钻石刀抛光的 SK 与 PTK 同样有效，且复发率（11.1%）比 PTK 组（26.7%）低[42]。与单纯的上皮刮除相比，钻石刀抛光的 SK 更有效，且复发率低，需重复手术可能性小[41]。一项关于采用 SK 联合 MMC 治疗 SND 患者的回顾性研究显示，无复发病例出现且患

者症状大多数得到改善[43]。

并发症

与 PTK 相似，早期术后并发症包括上皮化延迟及感染。钻石刀抛光的 SK 需通过轻轻地小圆圈旋转运动来避免散光[44]。

术后

据报道患者术后上皮下 haze 的发生率大约为 23%～26%，可在手术治疗 REC 后的任一时间发生。

睑缘缝合术

睑缘缝合术是通过两个上睑及下睑睑缘的粘连来闭合眼睑的方法，这种方法可以减少角膜的暴露和泪膜的蒸发，进而减少瞬目时眼睑与眼表的摩擦。因此，这对于需要延长表面保护的患者，比如持续性角膜上皮缺损，继发于单疱病毒或水痘带状疱疹病毒的神经营养不良性角膜病变，暴露性角膜炎（例如第七对脑神经麻痹所致的麻痹性睑外翻），干燥性结角膜炎及角膜溶解等，是一种有效的方式。该术式需联合适当的药物治疗。

睑缘缝合术可以是临时的也可以是永久性的，这需依据眼表状态预期的恢复期长短来决定。例如，患有 Bell 麻痹的患者，其预计的面神经功能恢复需数周时间，则可为其行临时性睑缘缝合术。同时，角膜麻痹的患者及有较大的神经营养性角膜溃疡患者则需行永久性睑缘缝合。

临时性睑缘缝合术

1991 年 Koenig 和 Harris 最早报道了临时性睑缘缝合术[47]，此后，有各种改良术式的报道，包括不使用枕垫的方法[48]和拉线方法[49]。最常用的方式是部分侧面的睑缘缝合，这样不影响眼表检查，并可保存患者的视轴。如果需要额外的保护，也可以在中间进行睑缘缝合。为了促进上皮修复通常需要进行完全的临时性缝合。

手术步骤

1. 睑缘缝合需要达到一定数量（通常需达 1/4～1/3 睑缘长度）。

2. 眼睑浸润 2～3ml 的 LA（混有 1:10 000 的肾上腺素，用来止血）。翻转眼睑注射在上、下睑板以完全麻醉。

3. 准备 2 个 1～1.5cm 的硅胶或橡皮枕垫。这些物品可以防止缝线对眼睑的摩擦并有助于向外翻转眼睑避免倒睫。

4. 使用双针的 5-0 尼龙缝线或 6-0 的丝线缝合（笔者更偏好尼龙线因为它易于拆除），将线由枕垫的一端完全穿出，然后穿过上睑缘上方 3～4mm 的皮肤进入睑板，经由灰线从上睑穿出。然后将针头经由下睑灰线在下睑缘下方 2～3mm 的皮肤穿出。用线另一端的针在旁边重复上述操作。在枕垫外侧系紧缝线。并检查确保未缝合于内表面，以免造成新的眼表摩擦。

5. 一种改良术式拉线法[49]既可以完全地闭合眼睑又易于接触眼表。这种方法使用三个枕垫，两个 2cm 的，一个 1cm 的。第一步与上述相同，但使用两个 2cm 的枕垫。然后将在下睑缘穿出的缝线的两端均穿过 1cm 的枕垫。系和缝线，但是保留 2～3cm 的松弛缝线以便术者在必要时松解枕垫（将小枕垫从大枕垫表面移开）进行眼表检查。在此期间，可用无菌胶带将此线环贴于皮肤表面。

永久性睑缘缝合术

永久性睑缘缝合术是指除去上下睑睑缘的结膜及皮肤从而造成一个睑缘间的粘连。尽管是永久性的但该术式是可逆的。

手术步骤

1. 如同临时性睑缘缝合术，局部浸润混有肾上腺素的麻药。

2. 用尖刀片（比如 11 号穿刺刀）经灰线切开睑缘，大约 2～3mm 深。然后垂直于灰线切口做两个后部松解切口。

3. 用威克斯剪刀将上下眼睑的后部睑缘剪除一条。

4. 用接在一起的 5-0 线或 6-0 薇乔缝线经由睑板缝合后部已行部分切除的睑缘，并在远离角膜的前部眼睑打结。

5. 用接在一起的 6-0 薇乔缝线或 6-0 双针尼龙线将前部眼睑缝合关闭，并像临时缝合术那样将缝线穿过枕垫以便治疗过程中眼睑向外翻转。2 周后可拆除尼龙缝线及枕垫。

术后眼睑局部涂抗生素油膏 2 周。睑缘将在后部融合，但是可以在任一时期将缘间粘连切开终止缝合。

肉毒杆菌睑缘缝合术

肉毒杆菌毒素首次用于眼部疾病是用其治疗斜视。1987 年，Adams 和 Kirkness[50]发现肉毒杆菌毒素注射至提上睑肌（LPS）可诱导短期的上睑下垂，从而为缺乏抵抗力的眼表提供保护。对于不愿手术的患者或医学上无法耐受睑缘缝合手术的患者,这是一种替代治疗方法。肉毒杆菌毒素可造成完全的上睑下垂,而且检查者易于眼表接触,方便点眼。但是,其具有神经毒性,具有较弱的侵袭性,并可造成明显的不对称。肉毒杆菌毒素也可导致患者单眼注视,持续至6~9周上睑下垂恢复后。

肉毒杆菌毒素有几种类型,但是关于丽舒妥 Dysport(伊普森,斯劳,英国)和 A 型肉毒素(爱尔健,尔湾市,加利福尼亚)的研究占多数。这些药物不是生物等价的,因此,医生在重新注射药物时必须谨慎,并应清楚药物的不同浓度。丽舒妥与肉毒素的生物等价换算或者说每单位强度比为 3:1[5]。较早的报道曾用 25mm 的针头穿过眼睑在提上睑肌的肌腹注射肉毒杆菌毒素[50,52,53]。毒素的剂量为 0.0625ng 丽舒妥[50,52] 和 2.5~5 单位的肉毒素[53]。平均的上睑下垂周期在 6.5~8.5 周。但是,这种治疗会带来 24%~80% 的上直肌副作用[50,52,53],从而恶化暴露性角膜炎。最近的研究显示 LPS 的前部化学去神经法,并不会引起上直肌功能异常[54]。此方法是,医生使用结核菌素注射器和半英寸的 26G 或 30G 针头,将针尖放在前部眼眶的顶部、瞳孔中轴区眶上缘下进行注射。平均有效剂量为 12.5 单位,上睑下垂发生在注射后 3.6~4 天[53],维持 9.2 周。患者应遵医嘱坚持适当的眼表药物治疗。

其他形式

以往报道过的其他形式的睑缘缝合可能仅对特定的患者有益。氰基丙烯酸酯粘连眼睑是一种简单有效的闭合睑裂的方法[55]。但是该方法无法进行眼部检查,而且其持续时间不可预计(大约在 1~15 天)。对于那些手术禁忌或不愿行手术治疗的患者(比如在进行抗凝治疗者)这种粘附方式是一种比较有用的短期解决方法。Mulhern 和 Rootman 报道了使用 Stamler 临时性眼睑夹板的治疗方法[56],该方法既不昂贵,又无侵入性,并且操作简单。但是,该方法只能持续较短的时间(3~7天),并且需要经常重复安装。其作用仅限应用于需要进行短期(少于 2 周)完全治疗性上睑下垂的患者以及可以复诊,或学会自己重新安装夹板的患者。

手术要点

- 需根据诊断及预期恢复时间来决定选择哪种睑缘缝合术。
- 无论是临时性还是永久性睑缘缝合均应避免发生内表面缝合现象发生,否则将会不经意间刮擦眼表。
- 拉线法更易于进行眼表检查。
- 使用肉毒杆菌毒素致上睑下垂时需注意产品的类型及血清型,因为这些产品并不都是生物等价的。

结果

一般而言,临时性及永久性睑缘缝合对于重新上皮化均有效。一系列对睑缘缝合术治疗角膜及外眼疾病效果的评估显示,90.9% 的患者上皮缺损完全修复。睑缘缝合术后角膜缺损的平均治愈时间为 18 天[57]。与修补法相比,后部睑缘缝合术在治疗角膜移植术后持续性上皮缺损时,上皮修复时间明显加快(7.61 天对 12.6 天),并且后部睑缘缝合组患者感觉更舒适。

尽管有些患者需要二次注射方可获得满意的结果,但肉毒素致完全性上睑下垂对于 75% 的患者有效[52]。

并发症

临时性睑缘缝合术的并发症包括睑缘提前分开,倒睫及蜂窝组织炎。而永久性睑缘缝合术会导致睑缘瘢痕形成及变形,继发瘢痕性睑内翻。需注意为第六对脑神经麻痹的患者行后部睑缘缝合时可能恶化角膜暴露。对于中央角膜溶解的患者,最好完全缝合睑裂,如行后部睑缘缝合时可能恶化角膜暴露及溶解。肉毒素致上睑下垂最主要的副作用是上直肌的副作用(68%~80%),可导致下斜视及 Bell 现象减少[50,52],从而恶化暴露性角膜炎。尽管 16% 的患者上直肌的副作用持续时间超过了上睑下垂的维持期[52],但据报道这种副作用的平均恢复时间为 6 周。16%~24% 的患者出现复视,有些患者复视的持续时间甚至超过了上睑下垂的维持期。

结膜瓣

历史

十八世纪开始结膜瓣应用于角膜疾病的治疗。1877 年德国文献曾描述过薄结膜瓣技术,而 1958 年 Gundersen 详尽系列地报道了这一技术[58,59]。他提倡将薄结膜瓣技术应用于诸如神经麻痹性角膜炎,边缘性角膜溃疡,复发性糜烂及疱疹性溃疡等角膜溃疡及变薄性病变。在十九世纪早期,用这种手术来保护白内障切口[58]。

前言

顽固性角膜表面疾病的治疗是一个难题。尽

管局部或全身用药经常可获得成功,但仍有部分患者药物及手术治疗失败,导致顽固的反复发作的角膜上皮紊乱甚至角膜溃疡形成。在一些特殊状态下,结膜瓣是治疗持续性角膜表面疾病的最后的有效方式[59~62]。患者可免除疼痛,摆脱了眼表药物频繁点眼及更多侵入性手术或眼球剜除的折磨。

结膜瓣治疗的目的是恢复长期异常的角膜表面[63,64],提供角膜修复的机械性支持及新陈代谢支持[63,65]。其不能提供结构上的支撑,所以不能用于极薄的或穿孔的角膜。由于血管结缔组织的存在,结膜瓣可以作为生物补片,提供营养及免疫因子。结膜瓣常可为患者提供舒适,并可减少眼部炎症,促进修复。对于一个疼痛而失明的眼而言,结膜瓣尤其有效,因其用一个新的眼表替代了美容性巩膜片(图36-4)。

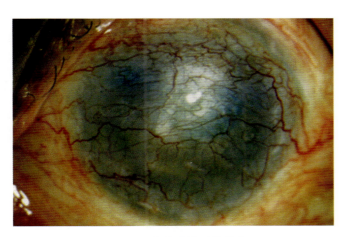

图36-4　全结膜瓣覆盖眼表

结膜瓣最常见的适应证是处理持续性的无菌性角膜溃疡。更常用于慢性角膜表面缺损且对外用润滑药,修复术,绷带镜或睑缘缝合术均无反应者。这种情况可能是因为角膜神经知觉丧失(如神经营养性角膜炎,第七对脑神经麻痹导致的暴露性角膜炎,眼部水痘带状疱疹后角膜知觉丧失,或慢性HSK基质溃疡)或角膜缘干细胞缺乏。只要角膜瓣不过薄,角膜缘附近的角膜扩张变薄也可用结膜瓣处理。

感染性角膜炎则很少用结膜瓣治疗。用结膜瓣可成功地治疗对抗真菌药物无反应的边缘性真菌溃疡[66,67]。但这种治疗不适合活动性的频于穿孔的化脓性感染[67]。解决了与移植物感染相关的炎症后宜行再次移植。对于药物治疗已无能为力的患者,结膜瓣可能是解决感染更有效的方式[68]。重复移植如延迟一段时间会更安全。

Gunderson认为结膜覆盖全角膜阻碍了眼前节的观察及对角膜疾病进展的监测[58,59]。另外这一技术对于穹隆浅的患者难于进行,且可能导致上睑下垂[58]。该技术需要十分谨慎,并需在手术室内进行过大量的手术操作。任一纽扣孔或牵拉均可最终导致失败。对于仅需部分覆盖角膜的患者,应有选择地裁剪制作结膜瓣来覆盖需要处理的角膜病灶,而不应做全结膜瓣[58]。这对于穹隆浅的患者尤其有益。前节的血管化并不会限制这一技术,因此,应监测角膜病变的进展。眼内压也可以准确地测量。采用部分或全结膜瓣治疗眼表稳定后可考虑PKP。

手术步骤

结膜瓣类型

全结膜瓣

Gunderson描述了最常使用的全结膜瓣技术[58]及其改良术式[60,70]。采用局部麻醉或常规麻醉,但大多数进行球后麻醉更充分。手术前,评估结膜的可用性及移动性十分重要。移动区结膜瘢痕形成将阻止手术取得成功。

放置开睑器后,于上方角膜缘处的周边角膜置7-0丝线牵引(图36-5A)。这样术者可以控制并向下转动眼球以暴露全部上方球结膜。可在活动结膜瓣后除去角膜上皮。但是如果先除去角膜上皮的话术野内没有出血,并且可不至于忘记此步骤。

接下来移动结膜瓣。用卡尺从上方角膜缘的正中至穹隆测量至少14mm以足够覆盖角膜,从中央向两侧弧形切开(图36-5B)。在结膜下注射混有肾上腺素的1%利多卡因形成泡状(图36-5C)。一些术者不愿行结膜下注射,因为这样将导致Tenon's囊肿胀、切开更困难。注射处应避开将用于覆盖角膜的结膜区。将眼球向下转动,切开之前标记好的上方穹隆结膜,避免带有Tenon's囊(图36-5D)。向下分离至角膜缘制成没有纽扣孔的薄结膜瓣(图36-5E)。达到角膜缘时,360度球结膜环形切开以游离结膜瓣。烧灼切除区进行止血。

解除牵引缝线,将结膜瓣向下拉至角膜表面(图36-5F)。松解切开可以解除张力。最后,用尼龙或薇乔缝线将瓣缝合固定于角膜缘外的浅层巩膜(图36-5G)。

292 第四部分 严重眼表疾病的治疗

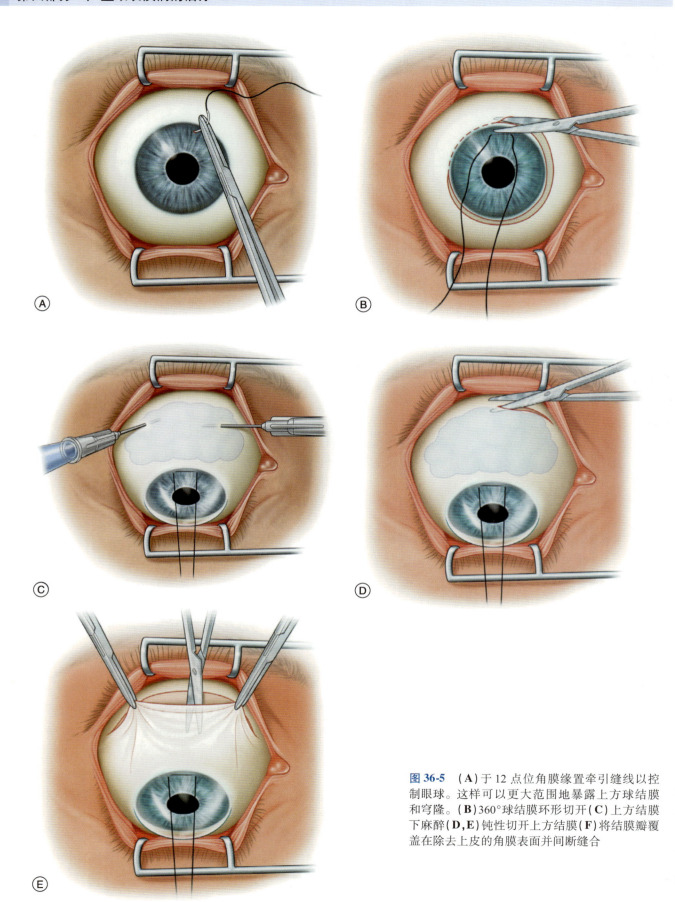

图 36-5 （**A**）于 12 点位角膜缘置牵引缝线以控制眼球。这样可以更大范围地暴露上方球结膜和穹隆。（**B**）360°球结膜环形切开（**C**）上方结膜下麻醉（**D**，**E**）钝性切开上方结膜（**F**）将结膜瓣覆盖在除去上皮的角膜表面并间断缝合

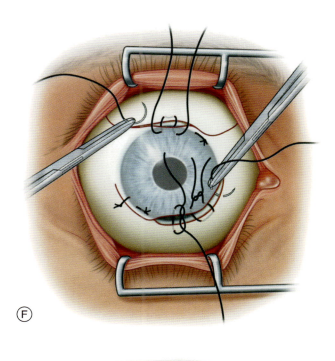

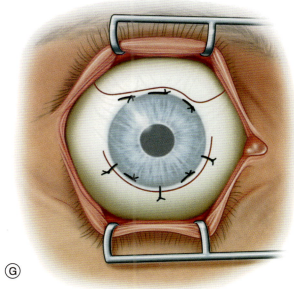

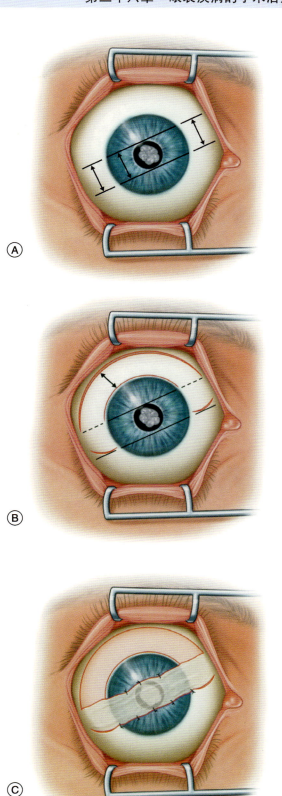

图36-5 （续）（G）多重缝合。（此图经 Krachmer JH, Mannis MJ, Holland EJ 允许重新制作，见第三版角膜学 Cornea, Elsevier 有限公司,2011年,图145.2）

尽管大多数作者均赞同不带有 Tenon's 囊的薄结膜瓣覆盖[60]，但在需要行部分角膜切除的情况下，Tenon's 囊对于填补空间是很有用的[71]。Sanitato 等人报道了用带有 Tenon's 囊的厚结膜瓣治疗周边角膜真菌性脓肿[66]。厚结膜瓣随时间推移而变薄，因此改善了整体外观。

桥形结膜瓣

桥形结膜瓣用于覆盖中央的或旁中央的角膜缺损

图36-6 桥形或双蒂结膜瓣。（A）测量病变以决定蒂的宽度。（B）瓣的宽度应比病变直径大约20%~30%。（C）将结膜瓣缝合与病变处。（此图经 Krachmer JH, Mannis MJ, Holland EJ 允许重新制作，参见第三版 角膜学 Cornea, Elsevier 有限公司,2011年,图145.3）

(图36-6A)。这个技术与Gunderson瓣相似,只是切取的瓣的宽度应足够覆盖角膜病变(通常要大20%~30%)。除去被覆盖区的角膜上皮。正确测量并标记上方球结膜后,由周边向角膜缘切取薄瓣,并在角膜缘处作局限性球结膜环形切开(图36-6B)。然后将瓣移至角膜病变区并覆盖后,用尼龙或薇乔缝线缝合固定(图36-6C)。

带蒂结膜瓣

这种瓣用于覆盖角膜缘处的病变。LA后,除去被覆盖区的角膜上皮。如同制作桥形瓣一样,蒂的尺寸应大于被覆盖的病变区的20%~30%。(图36-7A)。正确测量并标记要使用的结膜后,切取薄结膜瓣,移动并覆盖角膜病变,用尼龙或薇乔缝线缝合固定(图36-7B,C)。

单纯前徙结膜瓣

结膜瓣还可用于覆盖角膜缘处的病变,而且可以做薄瓣移植。LA后,在病灶区局限地行球结膜环形切开(图36-8A,B)。切开结膜制作无张力的结膜瓣,然后向前牵拉并覆盖至角膜病变区,使用尼龙或薇乔缝线固定结膜瓣(图36-8C,D)。

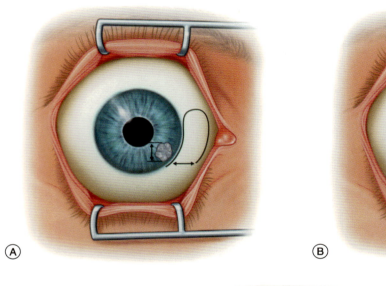
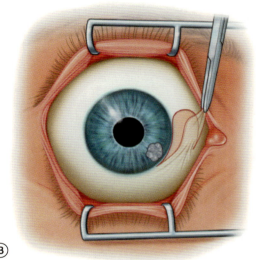
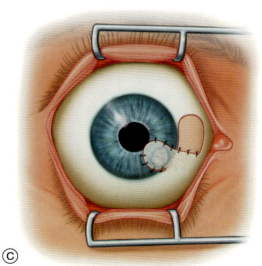

图36-7 单蒂结膜瓣。(**A**)测量病变以决定瓣的尺寸。(**B**)剪切薄瓣。(**C**)将瓣缝合于刮除上皮的病变角膜处。(此图经Krachmer JH, Mannis MJ, Holland EJ允许重新制作,参见第三版 角膜学Cornea, Elsevier有限公司,2011年,图145.4)

第三十六章 眼表疾病的手术治疗

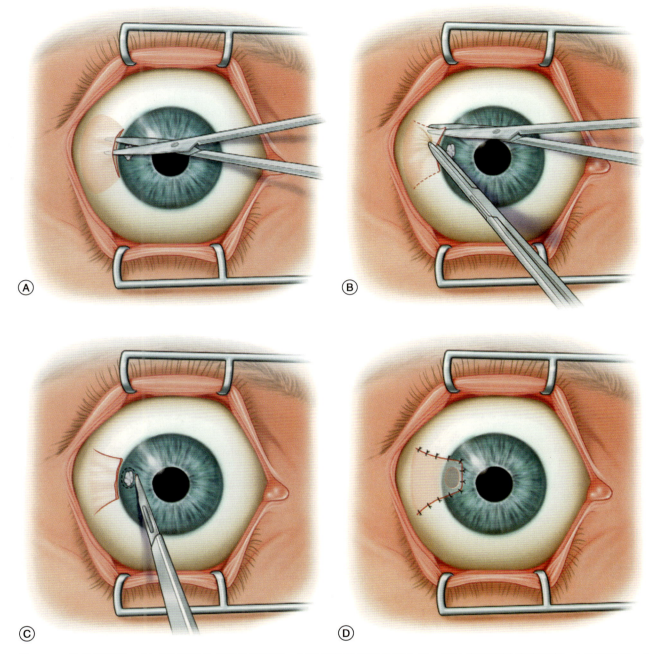

图 36-8 前徙结膜瓣。(**A**,**B**) 结膜分离及松解切开。(**C**) 切除受累区角膜上皮。(**D**) 将结膜瓣前徙固定。(此图经 Krachmer JH, Mannis MJ, Holland EJ 允许重新制作,参见第三版 角膜学 Cornea, Elsevier 有限公司, 2011 年, 图 145.5)

禁忌证

全结膜瓣不应用于明显的角膜穿孔。因为如果瓣一直在位,就无法完整地监测眼前节了,而且瓣通常不能封闭穿孔。

手术要点

- 制作合适的结膜瓣的关键包括选择适当的位置,转移结膜瓣时无牵拉,并可维持瓣的血运。术者应在术前决定需要多少结膜。必要时可结合下方结膜瓣来充分覆盖。
- 如果可能的话,尽量采用垂直的结膜瓣替代水平的结膜瓣以免眼睑运动时使瓣脱位。必须将瓣褥式缝合于基质内。
- 如果结膜瓣有张力那么瓣上的小孔会扩大。必要时用 11-0 尼龙线血管针来闭合孔并将结膜与其下的角膜缝合起来。必要时可将瓣向中间或旁边移位,使纽扣孔离开角膜。
- 术中角膜上皮切除不完全可继发结膜瓣下的上皮

囊肿。必要时需行手术切除。
- 随着时间流逝,结膜瓣下会出现角膜血管化及瘢痕形成。这将会影响以后的移植手术。

并发症

结膜瓣覆盖术后并发症包括结膜的纽扣孔,瓣退缩,肉芽肿及囊肿形成。有报道发现结膜瓣术后发生了上睑下垂[58,60]。Gundersen 认为上睑下垂是由于瓣内含有 Tenon's 囊成分,或由于瓣没有与其后部充分切除分离所致。Paton 和 Milsaukas[60]也进行了相似的报道,认为结膜瓣术后发生上睑下垂是由于过度牵拉造成的。除非结膜瓣位于周边角膜,否则术后视力多受影响。但是,某些全结膜瓣的患者,视力通常并不是主要的关注点。同样地,全结膜瓣可能会阻碍了前后节的检查。结膜瓣后角膜穿孔也有报道[72]。依据结膜瓣的不同及测量仪器的不同,眼压测量或许会具有挑战性。全结膜瓣术后局部药物(比如青光眼药物)的穿透力也会减弱。

参考文献

1. McLean EN, MacRae SM, Rich LF, et al. Recurrent erosion. Treatment by anterior stromal puncture. Ophthalmology 1986;93:784–8.
2. Garrana RM, Zieske JD, Assouline M, et al. Matrix metalloproteinases in epithelia from human recurrent corneal erosion. Invest Ophthalmol Vis Sci 1999;40:1266–70.
3. Chen YT, Huang CW, Huang FC, et al. The cleavage plane of corneal epithelial adhesion complex in traumatic recurrent corneal erosion. Mol Vis 2006;12:196–204.
4. Malecha MA. Anterior stromal puncture for recurrent corneal erosion after laser in situ keratomileusis. J Cataract Refract Surg 2004; 30:496–8.
5. Rubinfeld RS, Laibson PR, Cohen EJ, et al. Anterior stromal puncture for recurrent erosion: further experience and new instrumentation. Ophthalmic Surg 1990;21:318–26.
6. Katsev DA, Kincaid MC, Fouraker BD, et al. Recurrent corneal erosion: pathology of corneal puncture. Cornea 1991;10:418–23.
7. Geggel HS. Successful treatment of recurrent corneal erosion with Nd:YAG anterior stromal puncture. Am J Ophthalmol 1990; 110:404–7.
8. Beetham WP. Filamentary keratitis. Trans Am Ophthalmol Soc 1935;33:413–35.
9. Freeman JM. The punctum plug: evaluation of a new treatment for the dry eye. Am Acad Ophthalmol Otolaryngol 1975;79: 874–9.
10. Kaido M, Goto E, Dogru M, et al. Punctal occlusion in the management of chronic Stevens–Johnson syndrome. Ophthalmology 2004;111:895–900.
11. Tsubota K, Satake Y, Kaido M, et al. Treatment of severe ocular-surface disorders with corneal epithelial stem-cell transplantation. Br J Ophthalmol 1999;340:1697–703.
12. Yang HY, Fujishima H, Toda I, et al. Lacrimal punctal occlusion for the treatment of superior limbic keratoconjunctivitis. Am J Ophthalmol 1997;124:80–7.
13. Cartwright MJ. A prospective, randomized comparison of thermal cautery and argon laser for permanent punctal occlusion. Am J Ophthalmol 1994;117:414.
14. Ohba E, Dogru M, Hosaka E, et al. Surgical punctal occlusion with a high heat-energy releasing cautery device for severe dry eye with recurrent punctal plug extrusion. Am J Ophthalmol 2011;151: 483–7.e1.
15. Akova YA, Demirhan B, Cakmakci S, et al. Pyogenic granuloma: a rare complication of silicone punctal plugs. Ophthalmic Surg Lasers 1999;30:584–5.
16. Mazow ML, McCall T, Prager TC. Lodged intracanalicular plugs as a cause of lacrimal obstruction. Ophthal Plast Reconstr Surg 2007; 23:138–42.
17. Horwath-Winter J, Thaci A, Gruber A, et al. Long-term retention rates and complications of silicone punctal plugs in dry eye. Am J Ophthalmol 2007;144:441–4.
18. Soparkar CN, Patrinely JR, Hunts J, et al. The perils of permanent punctal plugs. Am J Ophthalmol 1997;123:120–1.
19. Trokel SL, Srinivasan R, Braren B. Eximer laser surgery of the cornea. Am J Ophthalmol 1983;96:710–5.
20. Rapuano CJ. Phototherapeutic keratectomy: who are the best candidates and how do you treat them? Curr Opin Ophthalmol 2010; 21:280–2.
21. Szentmary N, Langenbucher A, Hafner A, et al. Impact of phototherapeutic keratectomy on the outcome of subsequent penetrating keratoplasty in patients with stromal corneal dystrophies. Am J Ophthalmol 2004;137:301–7.
22. Rapuano CJ. Excimer laser phototherapeutic keratectomy. Int Ophthalmol Clin 1996;36:127–36.
23. Ma JJK, Tseng SS, Yarascavitch BA. Anterior segment optical coherence tomography for transepithelial phototherapeutic keratectomy in central corneal stromal scarring. Cornea 2009;28:927–9.
24. Shah RA, Wilson SE. Use of mitomycin-C for phototherapeutic keratectomy and photorefractive keratectomy surgery. Curr Opin Ophthalmol 2010;21:269–73.
25. Dogru M, Katakami C, Yamanaka A. Refractive changes after excimer laser phototherapeutic keratectomy. J Cataract Refract Surg 2001; 27:686–92.
26. Rapuano CJ. Excimer laser phototherapeutic keratectomy in eyes with anterior corneal dystrophies: short-term clinical outcomes with and without an antihyperopia treatment and poor effectiveness of ultrasound biomicroscopic evaluation. Cornea 2005;24:20–31.
27. Jain S, Austin DJ. Phototherapeutic keratectomy for treatment of recurrent corneal erosion. J Cataract Refract Surg 1999;25:1610–4.
28. Dinh R, Rapuano CJ, Cohen EJ, et al. Recurrence of corneal dystrophy after excimer laser phototherapeutic keratectomy. Ophthalmology 1999;106:1490–7.
29. Orndahl M, Fagerholm P, Fitzsimmons T, et al. Treatment of corneal dystrophies with excimer laser. Acta Ophthalmol (Copenh) 1994; 72:235–40.
30. Gruenauer-Kloevekorn C, Braeutigam S, Froster UG, et al. Surgical outcome after phototherapeutic keratectomy in patients with TGFBI-linked corneal dystrophies in relation to molecular genetic findings. Graefes Arch Clin Exp Ophthalmol 2009;247:93–9.
31. Marcon AS, Rapuano CJ. Excimer laser phototherapeutic keratectomy retreatment of anterior basement membrane dystrophy and Salzmann's nodular degeneration with topical mitomycin C. Cornea 2002;21:828–30.
32. Elsahn AF, Rapuano CJ, Antunes VA, et al. Excimer laser phototherapeutic keratectomy for keratoconus nodules. Cornea 2009;28: 144–7.
33. Ashrafzadeh A, Steinert RF. Results of phototherapeutic keratectomy in the management of flap striae after LASIK before and after developing a standardized protocol: long-term follow-up of an expanded patient population. Ophthalmology 2007;114:1118–23.
34. Rapuano CJ. Excimer laser phototherapeutic keratectomy: long-term results and practical considerations. Cornea 1997;16:151–7.
35. Rapuano CJ. Excimer laser phototherapeutic keratectomy. Curr Opin Ophthalmol 2001;12:288–93.
36. Germundsson J, Fagerholm P, Lagali N. Clinical outcome and recurrence of epithelial basement membrane dystrophy after phototherapeutic keratectomy a cross-sectional study. Ophthalmology 2011; 118:515–2.
37. Chandler PA. Recurrent erosion of the cornea. Trans Am Ophthalmol Soc 1944;42:355–71.
38. Buxton JN, Fox ML. Superficial epithelial keratectomy in the treatment of epithelial basement membrane dystrophy. A preliminary report. Arch Ophthalmol 1983;101:392–5.
39. Das S, Seitz B. Recurrent corneal erosion syndrome. Surv Ophthalmol 2008;53:3–15.
40. Soong HK, Farjo Q, Meyer RF, et al. Diamond burr superficial keratectomy for recurrent corneal erosions. Br J Ophthalmol 2002;86: 296–8.
41. Wong VWY, Chi SCC, Lam DSC, et al. Diamond burr polishing for

recurrent corneal erosions: results from a prospective randomized controlled trial. Cornea 2009;28:152–6.
42. Sridhar MS, Rapuano CJ, Cosar CB, et al. Phototherapeutic keratectomy versus diamond burr polishing of Bowman's membrane in the treatment of recurrent corneal erosions associated with anterior basement membrane dystrophy. Ophthalmology 2002;109:674–9.
43. Bowers PJ, Jr., Price MO, Zeldes SS, et al. Superficial keratectomy with mitomycin-C for the treatment of Salzmann's nodules. J Cataract Refract Surg 2003;29:1302–6.
44. Yoo JH, Choi DM. Induced astigmatism after diamond burr superficial keratectomy for recurrent corneal erosion. Eye Contact Lens 2009; 35:341–4.
45. Itty S, Hamilton SS, Baratz KH, et al. Outcomes of epithelial debridement for anterior basement membrane dystrophy. Am J Ophthalmol 2007;144:217–21.
46. Tzelikis PF, Rapuano CJ, Hammersmith KM, et al. Diamond burr treatment of poor vision from anterior basement membrane dystrophy. Am J Ophthalmol 2005;140:308–10.
47. Koenig SB, Harris GJ. Temporary suture tarsorrhaphy after penetrating keratoplasty. Cornea 1991;10:121–2.
48. Quist LH. A simple and effective tarsorrhaphy technique without the use of external bolsters. Ophthal Plast Reconstr Surg 1993; 9:148–9.
49. Kitchens J, Kinder J, Oetting T. The drawstring temporary tarsorrhaphy technique. Arch Ophthalmol 2002;120:187–90.
50. Adams GG, Kirkness CM, Lee JP, et al. Botulinum toxin A induced protective ptosis. Eye 1987;1(Pt5):603–8.
51. Khan JA, Steinsapir KD, McCracken M, et al. Facial fillers, botulinum toxin, and facial rejuvenation. Am Acad Ophthalmol Focal Points 2011;29:1–18.
52. Kirkness CM, Adams GG, Dilly PN, et al. Botulinum toxin A-induced protective ptosis in corneal disease. Ophthalmology 1988;95: 473–80.
53. Ellis MF, Daniell M. An evaluation of the safety and efficacy of botulinum toxin type A (BOTOX) when used to produce a protective ptosis. Clin Experiment Ophthalmol 2001;29:394–9.
54. Naik MN, Gangopadhyay N, Fernandes M, et al. Anterior chemodenervation of levator palpebrae superioris with botulinum toxin type-A (Botox) to induce temporary ptosis for corneal protection. Eye 2008;22:1132–6.
55. Ehrenhaus M, D'Arienzo P. Improved technique for temporary tarsorrhaphy with a new cyanoacrylate gel. Arch Ophthalmol 2003; 121:1336–7.
56. Mulhern MG, Rootman DS. The stamler lid splint: a new short-term technique for achieving therapeutic ptosis. Cornea 2002;21: 260–4.
57. Cosar CB, Cohen EJ, Rapuano CJ, et al. Tarsorrhaphy: clinical experience from a cornea practice. Cornea 2001;20:787–91.
58. Gundersen T. Conjunctival flaps in the treatment of corneal disease with reference to a new technique of application. Am Arch Opthalmol 1958;60:880–8.
59. Gundersen T, Pearlson HR. Conjunctival flaps for corneal disease: their usefulness and complications. Trans Am Ophthalmol Soc 1969;67:78–95.
60. Paton D, Milauskas AT. Indications, surgical technique, and results of thin conjunctival flaps on the cornea: a review of 122 consecutive cases. Int Ophthalmol Clin 1970;10:329–45.
61. Insler MS, Pechous B. Conjunctival flaps revisited. Ophthalmic Surg 1987;18:455–8.
62. Lugo M, Arentsen JJ. Treatment of neurotrophic ulcers with conjunctival flaps. Am J Ophthalmol 1987;103:711–2.
63. Thoft RA. Conjunctival transplantation. Arch Ophthalmol 1977; 95:1425–7.
64. Coster DJ, Aggarwal RK, Williams KA. Surgical management of ocular surface disorders using conjunctival and stem cell allografts. Br J Ophthalmol 1995;79:977–82.
65. Reim M, Teping C. Surgical procedures in the treatment of most severe eye burns. Revival of the artificial epithelium. Acta Ophthalmol Suppl 1989;192:47–54.
66. Sanitato JJ, Kelley CG, Kaufman HE. Surgical management of peripheral fungal keratitis (keratomycosis). Arch Ophthalmol 1984;102: 1506–9.
67. Arentsen JJ, Laibson PR, Cohen EJ. Management of corneal descemetoceles and perforations. Ophthalmic Surg 1985;16:29–33.
68. Geria RC, Wainsztein RD, Brunzini M. Infectious keratitis in the corneal graft: treatment with partial conjunctival flaps. Ophthalmic Surg Lasers Imaging 2005;36:298–302.
69. Lin DT, Webster RG, Jr., Abbott RL. Repair of corneal lacerations and perforations. Int Ophthalmol Clin 1988;28:69–75.
70. Thoft RA. Conjunctival surgery for corneal disease. In: Molin G, Thoft RA, editors. The cornea: scientific foundations and clinical practice. Boston: Little Brown; 1983. p. 465–76.
71. Hvidberg-Hansen J, Moller PM. Lamellar keratectomy by the method of Gundersen. Acta Opthalmol (Copenh) 1973;51:142–51.
72. Lesher MP, Lohman LE, Yeakley W, et al. Recurrence of herpetic stromal keratitis after a conjunctival flap surgical procedure. Am J Ophthalmol 1992;114:231–3.

第三十七章 羊膜移植的适应证及方法

DARREN G. GREGORY

前言

自20世纪90年代末羊膜（AM）用于眼表手术的范围及数量均快速增长。随着经验和参考文献的增多羊膜的好处及限制已经十分清晰了。本章并非要列出羊膜的应用与特征的清单，而是意在提供给大家一个使用羊膜的实用指南，并举出一些特殊例子来强调一些细节和技巧。

羊膜是胎膜的最内层，其发源于并包含于怀孕期间生长的胚胎中。羊膜由一单层上皮层，一厚层基底膜及无血管的基质构成。尽管羊膜最早在1940年便被报道应用于眼表手术[1]，但直到1997年冷藏保存的商业化的羊膜产品（Amniograft, Bio-Tissue, 迈阿密，美国）问世之前的几十年内几乎没有进一步的文献对其进行报道。Dua等人以编年史的形式大量地回顾了羊膜出现并应用于眼科手术的有趣历史[2]。羊膜在北美有两种商业化的产品形式，即冷藏保存的羊膜和冻干的羊膜。冻干形式的羊膜很方便，无需冷冻和储存，但不幸的是对其使用进行检测的文献报道很少。正因如此，本章重点讲述冷藏保存形式的羊膜的使用。

冷藏保存的羊膜是各种尺寸不同的一层组织，其基质层贴附于一张载体纸上。可以使用无齿镊完整地将羊膜从贴附的纸上取下。一旦取下后羊膜就极易滑动到眼表了。与载体纸相贴附的基质表面与需要处理区表面相对放置。通常可以使用人造海绵来识别基质表面，与海绵黏在一起的是基质面，而不与海绵粘附的是上皮面（图37-1）最近，在羊膜贴附纸上设计了一个网格图形，这样识别羊膜组织就容易了。羊膜的基质面就是粘附于网格纸的那面。

Prokera™（Bio-Tissue, 迈阿密，美国）是一种伸展于直径为16mm环形热塑性塑料装置表面的单层羊膜组织，可以像接触镜一样放置于眼表（图37-2）。将Prokera™羊膜放入上睑下最好让患者取仰卧位。将环的下缘折叠插入下睑。这一装置极为光滑，所以在插入时需极为小心。Prokera™羊膜的作用与治疗性接触镜相似，但是也具有抗感染作用并且可以治愈

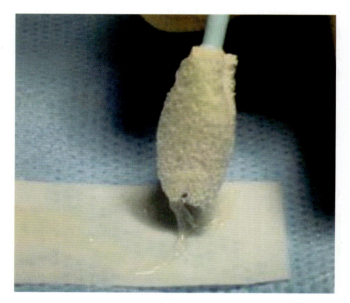

图37-1 羊膜的基质面通常贴附于载体纸上，应将此面与需处理处相对放置。将其翻转后（如图所示），可用人造海绵来识别基质面，基质面可与人造海绵粘附而上皮面则不会

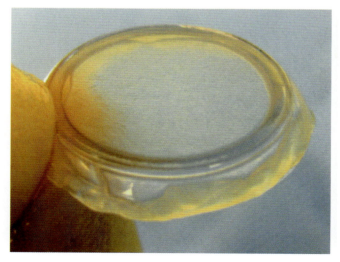

图37-2 Prokera™. 羊膜在热塑性环上伸展铺平，并可像接触镜一样放置于角膜上

眼表紊乱。羊膜部分仅覆盖了角膜及角膜缘，对穹隆结膜及睑结膜的上皮缺损及炎症并无保护作用。穹隆结膜及睑结膜区也需要一定规格的冷藏保存的羊膜来处理。

无论是临床还是离体实验中，羊膜均显示出强大的抗感染、抑制瘢痕化及新生血管生成作用[3,4]。这些作用使得在炎症及瘢痕组织形成之前，周围存在的可用正常组织以再生方式进入受伤区域进而完成愈合过程，利用再生过程替代了修复。基质成分通过各种机制来发挥其好处[3]。羊膜的上皮/基底膜类似脚手架一样促进上皮向受伤区域迁移。这一特性也使得其可以作为眼表上皮前体细胞移植扩增的基底膜而用于治疗自身正常组织数量不足的患者[5~7]。

基本原则

羊膜用于眼表手术可以分为两大类：临时补片（框37-1）或永久植片（框37-2）。两者间有些重叠，但是分类是以治疗目的和羊膜的最终命运为基础的。作为临时的补片，羊膜的作用类似一个"生物绷带"，可以覆盖并保护结膜或角膜上皮。病变组织可在羊膜下修复，并减少了炎症及瘢痕形成。一旦膜下的上皮完全修复了，即可将膜丢弃或移除。而永久植片的目的是让上皮在羊膜表面生长而不是在膜下生长。这时羊膜就成为上皮下基质的一部分了。

羊膜可以用缝线或纤维蛋白胶固定于病变区域。但是，上皮完整区域使用纤维蛋白胶固定羊膜效果欠佳。或者将处理区内完整的上皮清除掉，或者用缝合固定的方法替代纤维蛋白胶，以确保羊膜紧密地固定于受损区表面。在球结膜表面，羊膜的任一游离边均可折叠在周围结膜边缘之下。这样不仅可以防止羊膜脱位，还可以促进上皮在羊膜表面迁移。另外，睑裂区角膜表面覆盖的水平走行的羊膜边缘易因眨眼动作而脱位。可以采用一个大直径的软性接触镜或Prokera™放在羊膜表面以解决这一问题。或者，可以在第一层羊膜的表面缝合第二层可以伸展至睑缘的大羊膜，以防眨眼时羊膜脱落。这些方法可以保持羊膜在位的时间足够长，羊膜表面上皮化完成，这在羊膜作为角膜或巩膜的永久移植时极为有益。通过减少暴露，增加润滑性及减少炎症反应来达到眼表环境最佳化将提高羊膜移植的成功率。睑缘缝合术、泪点栓塞、无防腐剂的泪液以及局部抗感染药物的应用都有助于达成此目标。

框37-1　羊膜作为临时补片（生物绷带）促进愈合、减少炎症及瘢痕的适应证

羊膜作为临时补片
- 无溃疡的持续性角膜上皮缺损
- 急性 Stevens-Johnson 综合征
- 急性化学烧伤
- 高风险的角膜移植
- 表层角膜切除术后

框37-2　羊膜作为永久植片用于上皮修复支架或替代溃疡组织的适应证

羊膜作为永久植片
角膜适应证
- 伴有溃疡的持续性角膜上皮缺损
- 瘢痕或肿瘤切除
- 带状角膜病变
- 大疱性角膜病变
- 部分角膜缘干细胞缺乏

结膜适应证
- 睑球粘连切除及穹隆重建
- 肿瘤切除术
- 胬肉切除
- 结膜松弛症
- 滤过泡渗漏

临时补片

已证实羊膜治疗急性化学烧伤及急性 Stevens-Johnson 综合征（Stevens-Johnson syndrome，SJS）有效[8~11]。其作用机制是限制中性粒细胞及淋巴细胞向受损区集聚所致的损伤，同时也可限制诸如发生在SJS 或更严重的毒性表皮松解综合征（TEN）的"细胞因子风暴"效应。在严重的化学烧伤病例，在应用羊膜之前，化学物质本身可能已经产生了广泛的损伤，这就是为什么羊膜对于这样的重症病例疗效有限的原因[8]。

已证实在 SJS 及 TEN 发病最初的十天内使用羊膜治疗十分有效，其理念是"越早应用效果越好"（图37-3）。最早在 2002 年[9]，有报道称 2 例连续发病的患者使用羊膜覆盖于眼睑，睑结膜及全部眼表取得了较好的治疗结果[10,11]。使用方法与化学伤及 SJS 类似。

(图 37-4)。手术方法详见本文所附的录像。急性 SJS 患者需行羊膜治疗的指征是包括睑缘,睑结膜及角膜上皮在内的大面积的上皮脱落。用荧光素染色方法仔细检查穹隆部是否有上皮脱落是十分重要的。睑缘及睑结膜上皮大面积的脱落的患者其瘢痕形成的风险极高,并且其正常的黏膜上皮细胞也都缺失了。这将导致严重的干眼、睑缘及睫毛异常等问题。睑结膜表面的瘢痕会在眨眼时对角膜造成轻微的损伤进而引起长期的视力异常[12]。可以使用 Prokera™ 羊膜治疗角膜脱皮,但是如果存在大范围的球结膜上皮脱落,那么用一层羊膜覆盖全部眼表更为重要,而不是单纯使用 Prokera™ 了。尽管使用 Prokera™ 治疗局限性球结膜受损的患者时简便易行,但是它不足以治疗睑结膜及睑缘均受损的 SJS 患者(这样的患者也必须进行羊膜移植)。在受损区缝合好羊膜后如未在眼表使用 Prokera™ 则需另行放置睑球粘连分离环。

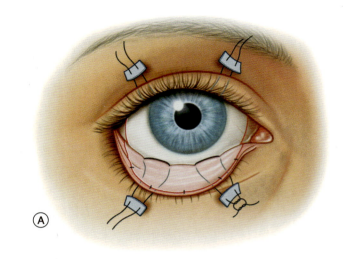

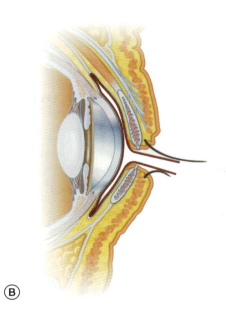

图 37-4 AM 覆盖睑缘,睑结膜及全部眼表示意图。这一技术用于急性化学烧伤及 Stevens-Johnson 综合征。每个眼睑使用一个单独的 AM 再用另外一个 AM 覆盖眼表(**A**:正面观。**B**:侧面观)

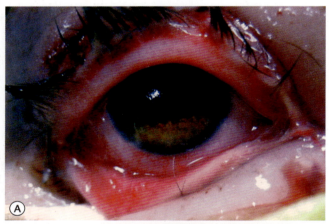

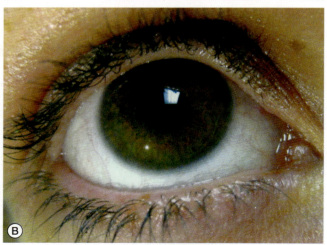

图 37-3 (**A**)在 Stevens-Johnson 综合征急性期时眼睑缘及结膜的严重炎症。按照图 37-4 及本文所附录像所示将羊膜应用于眼及眼睑 5 天后。术后 6 个月的结果如(**B**)所示。双眼视力为 20/20,干眼症状极少

在进行高危角膜移植时,Prokera™ 可以加速植片上皮缺损的修复并限制术后短期内的炎症反应,从而增加植片存活率。眼表及泪膜紊乱的患者使用 Prokera™ 可以起到治疗性接触镜的作用,同时,Prokera™ 对许多角膜上皮缺损不愈合的患者是一种有益的治疗方法。在行角膜移植手术之前需提前解决睑球粘连及睑外翻等任一解剖异常。通过点人工泪液,泪点栓塞及局部睑缘缝合术等方式来达到眼表润滑最佳化并减少眼表的暴露,将有助于提高成功痊愈的机会。

永久植片

羊膜也可作为永久植片,用于治愈上皮及上皮下组织的损伤或缺失。一般来说,使用患者自体的组织移植更好,但是如果需要治疗的面积较大,或者既往的疾病或手术已导致可用于移植的正常组织相对缺乏时,这种自体移植就不可行了。

切除结膜肿瘤后,可能需要羊膜来确保上皮缺损的愈合。纤维蛋白胶固定羊膜将减少炎症反应,并加速愈合减少不适,这对于儿童病例更为有益(图37-5)。羊膜的边缘必须折叠于周围结膜下以利预防羊膜脱落及移植区上皮的迁移。

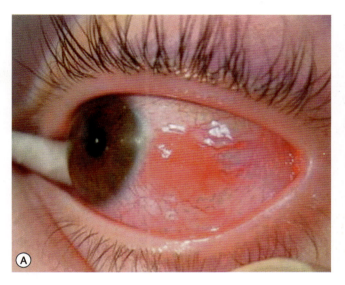
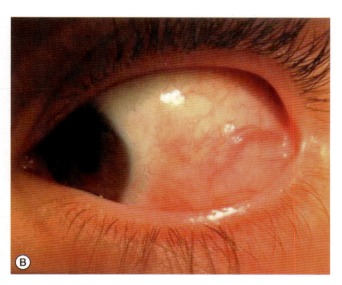

图37-5 一位9岁的无色素痣儿童,术前(A)手术切除联合生物胶固定羊膜移植修补结膜缺损术后3个月(B)。羊膜移植可最小化疼痛因而对于这类病例尤为有效

对于角膜上皮不愈合并形成溃疡的病例,可将多层羊膜填塞于缺损区以堵塞孔洞[13]。可以使用纤维蛋白胶或缝线固定填塞物。填塞后需在表面覆盖一层较大的羊膜或放置Prokera™以防填塞的羊膜组织脱落(图37-6)。

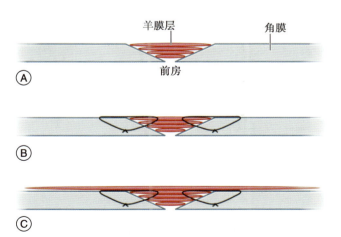

图37-6 溃疡植床处羊膜移植(AM)定向示意图。(A)使用几层羊膜。(B)将AM缝合固定于角膜(也可以用生物胶固定替代缝线固定)。(C)用AM补片覆盖全部角膜

已证实羊膜移植也可治疗睑球粘连及穹隆重建。首先需将瘢痕组织完全从眼球及眼外肌粘连处游离下来,之后切除结膜下的纤维增殖组织。不要切除结膜。让结膜回退至穹隆内,用其形成睑结膜。可用双针由睑结膜面穿透眼睑全层、皮肤面固定垫枕的方法将其固定在眼睑的后表面(图37-7)[14]。暴露的眼外肌可以用羊膜覆盖以最小化粘连、避免限制性斜视的出现。可使用海绵蘸取稀释后浓度为0.2mg/ml的丝裂霉素C处理切除了瘢痕组织而暴露出来的巩膜周围的结膜下组织。使用稀释的丝裂霉素C,并且持续较短时间(30~60秒),这种方法避免了丝裂霉素C与巩膜直接接触,降低了巩膜变薄及坏死等并发症的发生几率。裸露的巩膜表面可以移植另一只眼的自体结膜组织,或者当自体结膜不足时可移植羊膜。如果采用自体移植,在移植物表面覆盖羊膜可以缓解疼痛、减少瘢痕。

胬肉手术行自体结膜移植后在表面覆盖羊膜的术式具有争议。当使用自体结膜移植覆盖胬肉切除区的结膜缺损时,复发率较低[15]。而用羊膜替代自体结膜覆盖胬肉切除区的结膜缺损时,其主要的优势是手术时间较短。但复发几率明显升高,即使是术中使用丝裂霉素C处理巩膜或结膜也如此[16]。胬肉复发可导致显著的眼部疾病,而且修复很困难。采用不同的手术方式治疗胬肉时应首先考虑预防复发问题。尽管自

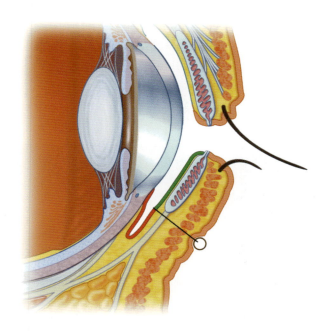

图37-7 睑球粘连修复及穹隆再造手术策略示意图。将瘢痕的结膜组织从巩膜表面游离下来使其收缩成为睑结膜（绿色部分）。切除收缩结膜下瘢痕组织，用双针（灰线）穿透眼睑全层将结膜固定于眼睑后表面，在皮肤面系紧缝线并固定垫枕（灰色圆圈）。采用自体结膜移植或羊膜移植（结膜不足时）来填补穹隆及巩膜表面的上皮缺损（红色部分）

体结膜移植术比较沉闷、费时，但是很安全、有效。患者多数是青壮年并且眼部无其他疾病。由于丝裂霉素C以往发生过重大的并发症，所以对于初发的胬肉患者似乎没有必要冒险使用丝裂霉素C。使用纤维蛋白胶固定自体结膜比缝线固定的方法更有益于减少手术时间、提高患者舒适度。

结论

无论是用做临时补片还是永久移植，羊膜均是眼表手术的一种极有帮助的工具。使用纤维蛋白胶固定羊膜可以提高手术效率及患者的舒适度。Prokera™是一种简单有效的治疗方式，可以减少炎症、促进上皮无瘢痕愈合。已证实羊膜抑制炎症的能力可以阻止急性Stevens-Johnson综合征所带来的灾难性的损害。然而，羊膜也有局限性的。如欲获得成功的结果，其他的眼表紊乱性疾病，比如干眼和暴露也必须处理。如果可能，使用患者本人的组织进行永久移植是最理想的。然而，在某些情况下，没有足够的自体组织进行移植。另外，在结膜肿瘤切除术后不建议在裸露的巩膜表面进行自体结膜移植。因为，这些病例，羊膜可以促进愈合并最小化瘢痕，减轻疼痛（如果切除区裸露）。经过初期对羊膜用途的大量描述后，羊膜用于眼表手术的作用已经十分明确了，并且羊膜已经改进了多种术式的结局。了解羊膜的用处及局限性对于治疗眼表疾病的手术医生至关重要。

参考文献

1. de Rotth A. Plastic repair of conjunctival defects with fetal membranes. Arch Ophthalmol 1940;23:522–5.
2. Dua HS, Gomes JAP, King AJ, et al. The amniotic membrane in ophthalmology. Surv Ophthalmol 2004;49:51–77.
3. Tseng SCG, Espana EM, Kawakita T, et al. How does amniotic membrane work? Ocul Surf 2004;2:177–87.
4. Liu J, Sheha H, Fu Y, et al. Update on amniotic membrane transplantation. Expert Rev Ophthalmol 2010;5:645–61.
5. Meller D, Dabul V, Tseng SCG. Expansion of conjunctival epithelial progenitor cells on amniotic membrane. Exp Eye Res 2002;74:537–45.
6. Koizumi N, Fullwood NJ, Bairaktaris G, et al. Cultivation of corneal epithelial cells on intact and denuded human amniotic membrane. Invest Ophthalmol Vis Sci 2000;41:2506–13.
7. Meller D, Pires RT, Tseng SCG. Ex vivo preservation and expansion of human limbal epithelial stem cells on amniotic membrane cultures. Br J Ophthalmol 2002;86:463–71
8. Meller D, Pires RT, Mack RJ, et al. Amniotic membrane transplantation for acute chemical or thermal burns. Ophthalmology 2000;107:980–90.
9. John T, Foulks GN, John ME, et al. Amniotic membrane in the surgical management of acute toxic epidermal necrolysis. Ophthalmology 2002;109:351–60.
10. Shammas MC, Lai EC, Sarkar JS, et al. Management of acute Stevens–Johnson syndrome and toxic epidermal necrolysis utilizing amniotic membrane and topical corticosteroids. Am J Ophthalmol 2010;149:203–13.
11. Gregory DG. Treatment of acute Stevens–Johnson syndrome and toxic epidermal necrolysis using amniotic membrane: a review of 10 consecutive cases. Ophthalmology 2011;118:908–14.
12. Di Pascuale MA, Espana EM, Liu DT, et al. Correlation of corneal complications with eyelid cicatricial pathologies in patients with Stevens–Johnson syndrome and toxic epidermal necrolysis syndrome. Ophthalmology 2005;112:904–12.
13. Solomon A, Meller D, Prabhasawat P, et al. Amniotic membrane grafts for nontraumatic corneal perforations, descemetoceles, and deep ulcers. Ophthalmology 2002;109:694–703.
14. Kheirkhah A, Blanco G, Casas V, et al. Surgical strategies for fornix reconstruction based on symblepharon severity. Am J Ophthalmol 2008;146:266–75.
15. Hirst LW. Prospective study of primary pterygium surgery using pterygium extended removal followed by extended conjunctival transplantation. Ophthalmology 2008;115:1663–72.
16. Luanratanakorn P, Ratanapakorn T, Suwan-apichon O, et al. Randomised controlled study of conjunctival autograft versus amniotic membrane graft in pterygium excision. Br J Ophthalmol 2006;90:1476–80.

第五部分 5

眼表移植术

眼表疾病——角膜、结膜和泪膜

Ocular Surface Disease : Cornea, Conjunctiva and Tear Film

第三十八章 眼表疾病的术前分级

ANDREA Y. ANG, GARY S. SCHWARTZ, and EDWARD J. HOLLAND

简介

影响眼表的疾病发病机制多种多样，在不同发展阶段和严重程度的表现也各有不同。当决定手术治疗的适合类型和时机时，需要考虑一些眼部和非眼部的因素。最重要的眼部因素是疾病的单侧性，角膜缘干细胞缺乏（LSCD）的范围和结膜疾病的范围。其他因素包括基质瘢痕的范围，眼睑的机械性因素和其他影响视力的因素，包括青光眼和视网膜疾病。非眼部因素包括年龄，全身情况和个人因素等。

眼部因素

单侧性

引起双侧 LSCD 的病因包括先天性疾病，如无虹膜，自身免疫或炎症性疾病，如 Stevens-Johnson 综合征（SJS），眼部瘢痕性类天疱疮（OCP），和特应性角结膜炎。大多数获得性的 LSCD 的病因可以是单侧或双侧的，包括化学性或热损伤，接触镜引起的角膜炎（CLIK），和医源性因素，如眼科手术和药物毒性。

进行眼部干细胞移植（OSST）或人工角膜（KPro）手术要求患者必须接受坚持长期的定期随访，以及可能产生的并发症。如果患者为单眼患病，对侧眼的视功能良好，则可以不选择手术治疗。其他单侧患病的患者可以通过手术恢复双眼视，或解除慢性疼痛和美容问题。在真正的单侧疾病中，选择的治疗是从对侧健康眼进行角膜缘结膜自体移植（CLAU）。应仔细检查对侧眼是否具有眼表疾病和一些无症状的双侧性疾病，如 CLIK 或化学损伤。如果有，则对侧眼不应作为 CLAU 的取材组织。

如果患眼是患者的唯一一只眼，医生则应考虑干细胞移植而不是 KPro。在 OSST，并发症仅包括眼表损伤，而不会像 KPro 手术那样引起威胁视力的并发症。

角膜缘干细胞缺乏的程度

角膜缘干细胞缺乏（LSCD）可以是部分或完全的。在先天性无虹膜或进行性慢性炎症性疾病，部分性 LSCD 可以随时间进展至完全性 LSCD。在图 38-1 中，一位严重的碱烧伤患者随时间进展，从活动性的结膜炎症，进展至部分 LSCD 一直到完全性 LSCD。如果在部分 LSCD 的视轴没有受累，患者可以不接受移植手术，仅进行药物治疗，然后定期监测。在一个安静的眼球，如果仅有小面积的结膜受累，患者可以通过相继的结膜上皮切开术，目的在于希望使剩余的正常干细胞可以再分布于眼表。如果较大范围的或严重的 LSCD 存在，则应进行扇形的 OSST 治疗 LSCD。在完全性 LSCD，唯一的治疗选择是完全的 OSST 恢复眼表而无需进行光学性角膜移植术或 KPro。

结膜受累的程度

最难治疗的眼表疾病是角膜缘干细胞和结膜同时受累，比如 SJS 和 OCP。一个健康的眼表需要结膜的存在，结膜可以提供黏液稳定泪膜，并包含淋巴组织对抗感染。另外，结膜的皱褶结构使眼球可以在眼眶内自由转动。结膜疾病可能引起黏液层的缺乏，上皮下纤维化，结膜皱襞的缩短，睑球粘连，睑缘粘连，以及严重时眼表的角化。

炎症活动

在 OSST 或 KPro 术前控制炎症反应直到炎症消退是十分重要的。对于化学伤或热烧伤，作者建议一直等到最初受伤后 1 年的时间。对于自身免疫性疾病，潜在的全身疾病应该给予恰当的控制，眼部的炎症通过局部点药，而全身抗感染药物在术前尽量少用。

Schwartz 等人[1]根据干细胞缺乏的程度（阶段 I 和

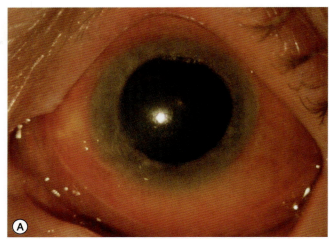
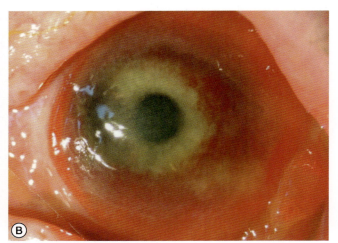
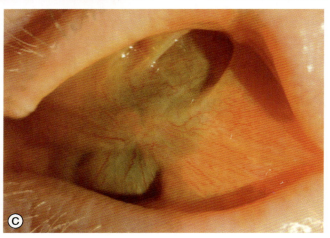

图 38-1 严重碱烧伤。(A)伤后 1 周的急性结膜炎症。(B)伤后 1 个月进展为部分角膜缘干细胞缺乏。(C)同一只眼进展为全部结膜化和睑球粘连形成

阶段Ⅱ)结膜炎症的是否存在(阶段 a,b,c)(表 38-1)提出了眼表疾病的分类系统。CLIK 和无虹膜是Ⅰa或Ⅱa 阶段的代表,具有部分/全部干细胞缺乏,但结膜是正常的,如图 38-2 和 38-3 所示。一个曾经化学伤或热烧伤的安静眼球根据角膜缘干细胞损伤的程度是Ⅰb 或Ⅱb 的代表,如图 38-4 所示。一个患有 OCP 或 SJS 的慢性炎症的眼球则是Ⅰc 或Ⅱc 的代表,如图 38-5 和 38-6。

表 38-1 眼表疾病的分类

	结膜正常(a 期)	结膜陈旧性炎症(b 期)	结膜活动性炎症(c 期)
部分干细胞缺乏(Ⅰ期)	医源性、结膜上皮内瘤变、接触镜相关(Ⅰa 期)	既往化学或热烧伤(Ⅰb 期)	轻症 Steven-Johnson 综合征或眼瘢痕性类天疱疮、近期化学伤(Ⅰc 期)
完全/次完全干细胞缺乏(Ⅱ期)	无虹膜、严重医源性或接触镜相关病变(Ⅱa 期)	既往化学或热烧伤(Ⅱb 期)	重症 Steven-Johnson 综合征或眼瘢痕性类天疱疮、近期化学或热烧伤Ⅰ(Ⅱc 期)

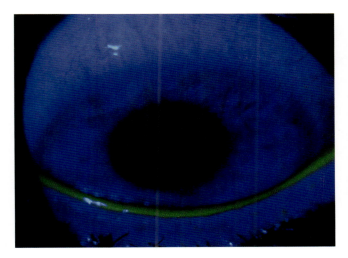

图 38-2　一位接触镜引起的角膜炎患者的Ⅰa阶段眼表损伤。注意晚期荧光素在上方的染色代表了部分LSCD 眼表疾病分类系统是根据干细胞缺乏的程度和结膜是否存在炎症确定

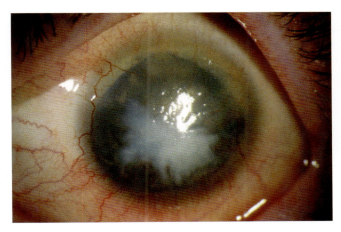

图 38-3　一位先天无虹膜患者的Ⅱa阶段的眼表损伤。注意完全性LSCD和前基质瘢痕，结膜正常

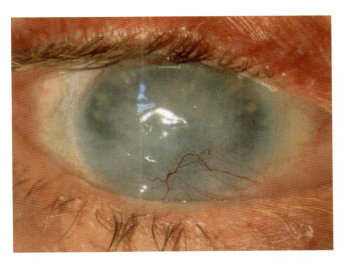

图 38-4　一位曾有化学伤史的患者Ⅱb阶段眼表损伤。注意完全性LSCD，角膜基质瘢痕和消退的结膜炎症

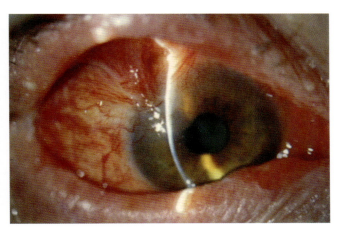

图 38-5　一位SJS患者的眼表Ⅰc阶段损伤，表现出慢性结膜炎症和部分LSCD

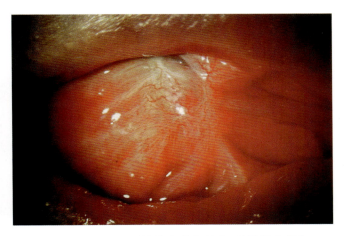

图 38-6　一位严重碱烧伤史的患者Ⅱc阶段眼表损伤，显示完全性LSCD和慢性结膜炎症

异体角膜移植物（KLAL）只能替代角膜缘干细胞，而异体结膜的角膜缘移植物（Ir-CLAL）则可替代角膜缘干细胞和结膜杯状细胞。因此结膜和角膜缘均受累的患者可以得益于Ir-CLAL或KLAL/Ir-CLAL联合治疗（Cincinnati治疗）[2]，而不采取KLAL单独治疗，目的是增加眼表的黏液分泌，尽可能恢复眼表的健康状态。

泪膜异常

健康的泪膜对于OSST后上皮愈合和KPro术后预防角膜溶解是非常重要的。泪液中含有生长因子，免疫球蛋白和电解质，可以预防眼表的干燥[3]。泪液的粘蛋白成分由结膜的杯状细胞产生，在一些结膜疾病中粘蛋白会缺乏。水液成分是由Wolfring和Krause腺体分泌，结膜疾病中由于上皮下纤维化和穹隆短缩会损失这些腺体。类似的，结膜瘢痕化会引起从泪腺分泌水液的泪腺导管瘢痕，进一步加重水液缺乏。脂质成分缺乏可能由睑板的瘢痕损伤引起。

在术前必须检查泪膜的健康程度，决定 OSST 或 KPro 手术是否能成功。例如，眼表的角化和干眼很可能是单独实施 KLAL 失败或 Boston 1 型 KPro 溶解。联合 KLAL/Ir-CLAL（替代结膜杯状细胞）或 Boston 2 型或骨-牙-人工角膜（OOKP）可能是更好的选择。

基质瘢痕的程度

为恢复视力超过一半的患者进行干细胞移植需要将来进行角膜移植手术[4]。如果角膜瘢痕在上方则不需要进行角膜移植，可以在进行干细胞移植时通过表面角膜切开术切除。在一些进行性 LSCD 疾病，比如无虹膜，作者推荐严重的上皮疾病患者在出现基质瘢痕之前进行 OSST[5]。如果需要进行角膜移植，而内皮是正常的，则可以进行深前板层角膜移植（DALK），而不用进行穿透性角膜移植（PK）。在进行角膜移植之前应该让上皮完全愈合，眼表的炎症消退。应该告知患者与 KPro 术后可以立即恢复视力相比，在 OSST 和角膜移植后需要更长的时间恢复视力。

机械性眼睑问题

结膜的炎症和瘢痕可以引起穹隆短缩，睑球粘连，睑内翻或睑外翻。睫毛-眼睑复合体的异常可以由于睫毛机械性在眼表揉擦引起慢性炎症的微损伤和慢性炎症反应[6]。睑外翻和眼睑闭合不全可以引起暴露性角膜病变以及 OSST 后的延迟愈合，或 KPro 术后造成角膜溶解。睑球粘连和穹隆消失使得在 KPro 移植后为避免角膜溶解所需要的绷带镜佩戴困难。图 38-7 显示了在化学烧伤后的睑球粘连形成。

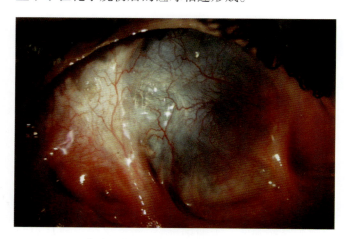

图 38-7　化学烧伤后完全性眼表损伤和睑球粘连形成

在眼表重建手术前或手术当时应该评估和矫正眼睑异常。对于有慢性炎症存在可能造成角膜溶解的患者，应该在 OSST 或 KPro 手术时进行外侧睑裂缝合。

其他眼部疾病：青光眼和视网膜疾病

青光眼

眼部干细胞移植（OSST）和 KPro 手术可能引起青光眼或加重已有的青光眼。UC Davis 研究[7]显示青光眼是 KPro 移植后长期视力损失的主要因素。许多患者原有的疾病同时伴有青光眼，如先天性无虹膜或化学/热烧伤，有可能曾经做过抗青光眼手术，通常是青光眼滤过装置。在术前应该让青光眼医生做出评估，在 OSST 或 KPro 术前应将眼压控制良好。由于在 KPro 术后测量眼压困难，而且青光眼的风险增加，有些医生在 KPro 移植术前更容易让患者放置青光眼滤过装置。晚期青光眼是 OSST 和 KPro 手术的禁忌证，因为术后的眼压上升会将已在边缘的视神经彻底摧毁。

视网膜

在先天性无虹膜患者中许多人同时具有黄斑或视神经发育不良。在进展为角膜病变前明确患者的视功能情况是十分重要的。如果患者在角膜病变发生后有明确的视力下降史，那么就可以进行眼表重建手术。如果影响患者视力的因素主要是视网膜或视神经，那么除非是出于解除疼痛的目的，否则患者将无法从手术中获益。

非眼部因素

年龄

患者的年龄对于决定采取 OSST 还是 KPro 的手术方式是十分重要的。例如，一个比较年轻的无虹膜患者可能更适合 KPro，这样术后无需接受免疫抑制药物；但是这可能会让这个年轻的患者在许多年面临一些威胁视力的并发症，如青光眼的进展，角膜溶解和膨出，以及眼内炎。OSST 需要进行免疫抑制药物治疗，但 OSST 的并发症一般只会造成眼表的损伤，而不会危及整个眼球。

虽然年长的患者的伴随疾病较多，但 OSST 后可能不需要免疫抑制，因为他们的免疫反应通常较差。

在作者的经验中，年轻患者是OSST排斥的主要危险因素[4]。

全身健康状况

免疫抑制对于OSST后预防排斥是十分必要的。免疫抑制可以在肾移植团队或风湿科专家的协助下采用非激素方案的他克莫司和吗替麦考酚酯进行[8]。全身免疫抑制的绝对禁忌证是5年内有恶性肿瘤病史和伴随疾病，如糖尿病，控制不良的高血压，肾功能不全，充血性心力衰竭和其他器官衰竭。

个性因素

OSST或KPro手术的患者必须能遵循长期定期随访的医嘱。进行OSST的患者必须坚持免疫抑制药物和定期化验检查。不能依从免疫抑制治疗会增加免疫排斥反应的发生和眼表的失败[4]。KPro移植的患者必须佩戴绷带镜，应用预防性抗生素。对以前的治疗不能依从或不理解定期随访重要性的患者，不应该进行OSST或KPro手术。

结论

对于每一位特殊的患者都应该评估眼部和非眼部因素，以确定最适合的治疗方案。单侧性，LSCD的程度和结膜受累的情况，泪膜异常，基质瘢痕的程度，机械性眼睑问题和其他影响视力的眼部疾病都应该进行评估。这些因素应该在患者的年龄，全身情况和个性因素的前提下考虑。

参考文献

1. Schwartz GS, Gomes JAP, Holland EJ. Preoperative staging of disease severity. In: Holland EJ, Mannis MJ, editors. Ocular surface disease: medical and surgical management. New York: Springer-Verlag, 2002: 158–167.
2. Biber JM, Skeens HM, Neff KD, et al. The Cincinnati procedure: technique and outcomes of combined living-related conjunctival limbal allografts and keratolimbal allografts in severe ocular surface failure. Cornea 2011;30:765–71.
3. Management and Therapy Subcommittee members of the International Dry Eye Workshop. Management and therapy of dry eye disease: Report of the Management and Therapy Subcommittee of the International Dry Eye Workshop (2007). Ocul Surf 2007;5:163–78
4. Ang AY, Chan CC, Biber JM, et al. Ocular surface stem cell transplantation rejection: incidence, characteristics, and outcomes. Cornea 2013; 32:229–36.
5. Holland EJ, Djalilian AR, Schwartz GS. Management of aniridic keratopathy with keratolimbal allograft: a limbal stem cell transplantation technique. Ophthalmology 2003;110:125–30.
6. Di Pascuale MA, Espana EM, Liu DT, et al. Correlation of corneal complications with eyelid cicatricial pathologies in patients with Stevens–Johnson syndrome and toxic epidermal necrolysis syndrome. Ophthalmology 2005;112:904–12.
7. Greiner MA, Li JY, Mannis MJ. Longer-term vision outcomes and complications with the Boston Type 1 keratoprosthesis and the University of California, Davis. Ophthalmology 2011;118:1543–50.
8. Holland EJ, Mogilishetty GM, Skeens HM, et al. Systemic immunosuppression in ocular surface stem cell transplantation: Results of a 10-year experience. Cornea 2012;31:655–61.

第三十九章 眼表移植的分类

SHERAZ M. DAYA and EDWARD J. HOLLAND

简介

眼表是一个功能性的复合体,由许多相互关联的元素组成。包括眼睑,润滑组织,结膜和角膜。眼表的稳定对维持正常的角膜上皮,保证角膜透明和视力是至关重要的。眼睑为眼表提供了保护,并通过雨刷样作用将泪液从下睑分布至眼表。润滑组织的成分,渗透压和质量都很重要[1]。正常结膜的杯状细胞提供黏液和生长因子,角膜缘被认为是角膜缘干细胞的来源,其作用是维持正常角膜表型的更新[2~3]。

许多眼表重建的新技术在过去20年中有了很大的发展。眼表重建包括改善眼表环境,特别是控制炎症,更好的润滑,眼睑闭合和减少角化和粘连。正常角膜表型的重建和适当的角膜透明度高度依赖于好的眼表环境[4]。许多移植技术在近年来被采用并被冠以不同的名称,包括自体和异体结膜移植[5~7],角膜上皮成形术[8],自体和异体角膜缘移植[12~15]。这些名词对于组织的来源(自体或异体)以及准确的解剖位置的表达不是很清晰。比如角膜缘移植可以是单独的结膜移植或角巩膜移植[16]。另外,在过去的15年组织工程技术越来越流行,包括培养和扩增干细胞并移植回宿主或其他受体[17~27]。

沟通的清晰对于准确的比较这些新技术的结果是非常必要的。Holland和Schwartz认识到这些通用名词的必要性,提出了一套通用命名的标准描述这些技术,通常使用类似的命名法[16]。作者提出分类系统的根据是:(1)组织的解剖来源和(2)基因来源(自体,异体和活体)。自从1996年出版后,更多技术和组织来源[28~35]的描述以及细胞培养技术有了进一步发展[36~44]。为了包括所有近年来的技术和操作,角膜学会认为有必要提出一套全世界公认的命名。这套命名是通过最初的策划委员会制定有关与眼表移植的,由全世界角膜医生组提出(表39-1),一经通过则被角膜学会委员会发表在Cornea上[45]。通过进行文献检索确定眼表重建手术的类型决定新的命名应包含哪些。

委员会同意扩大1996年最初由Holland和Schwartz提出的原则[16]。命名是根据以下的标准:(1)被移植组织的解剖来源,(2)基因来源——自体或异体,并反应后者的组织相容性,是否是活体,(3)细胞培养技术。操作类型通过解剖类型,来源和是否为组织工程(框39-1)被广泛的分类。更多的根据组织的解剖类型分类,即结膜,角膜缘和其他黏膜移植物列于表39-2中。组织工程技术列于表39-3中并根据组织的解剖来源分类。

表39-1 策划和国际委员会

联合主席	Sheraz M. Daya(英国)
	Edward J. Holland(美国)
最初策划团体	Shigeru Kinoshita(日本)
	Jose Gomes(巴西)
	Donald Tan(新加坡)
	Ali Djalilian(美国)
更多的国际专家组	Clara Chan(加拿大)
	Eric Donnenfeld(美国)
	Harminder Dua(英国)
	Friedrich Kruse(德国)
	Mark Mannis(美国)
	Ray Tsai(中国台湾省)
	Paolo Rama(意大利)
	Kazuo Tsubota(日本)

框39-1 组织类型、解剖和组织工程

移植的组织类型
  结膜
  角膜缘
  其他结膜
体外组织工程
  体外培养的结膜移植
  体外培养的角膜缘移植
  其他体外培养的黏膜移植

表39-2 眼表重建手术的分类

手术	缩写	供体	移植组织
结膜移植			
自体结膜	CAU	对侧眼	结膜
异体尸体结膜	c-CAU	尸体	结膜
异体活体-相关结膜	Ir-CAL	亲属活体	结膜
异体非活体-相关结膜	Inr-CAL	非亲属活体	结膜
角膜缘移植			
自体结膜角膜缘	CLAU	对侧眼	角膜缘/结膜
异体尸体结膜角膜缘	c-CLAL	尸体	角膜缘/结膜
异体活体-相关结膜角膜缘	Ir-CLAL	亲属活体	角膜缘/结膜
异体非活体-相关结膜角膜缘	Inr-CLAL	非亲属活体	角膜缘/结膜
自体角膜缘	KLAU	对侧眼	角膜缘/角膜
异体角膜缘	KLAL	尸体	角膜缘/角膜
其他黏膜移植			
自体口唇黏膜	OMAU	受体	口唇黏膜
自体鼻黏膜	NMAU	受体	鼻黏膜
自体小肠黏膜	IMAU	受体	小肠黏膜
自体腹腔黏膜	PMAU	受体	腹腔黏膜

表39-3 眼表重建的组织工程手术分类

手术	缩写	供体	移植组织
体外培养结膜移植			
体外培养自体结膜	EVCAU	受体眼	结膜
体外培养异体尸体结膜	EVc-CAL	尸体	结膜
体外培养异体活体相关结膜	EVlr-CAL	亲属活体	结膜
体外培养异体非活体相关结膜	EVInr-CAL	非亲属活体	结膜
体外角膜缘移植			
体外培养自体活体相关角膜缘	EVLAU	受体眼	角膜缘/角膜
体外培养异体尸体角膜缘	EVc-LAL	尸体	角膜缘/角膜
体外培养异体活体相关角膜缘	EVIr-LAL	亲属活体	角膜缘/角膜
体外培养异体非活体相关角膜缘	EVInr-LAL	非亲属活体	角膜缘/角膜
其他体外培养黏膜移植			
体外培养自体口唇黏膜	EVOMAU	受体	口唇黏膜

解剖类型

眼表重建手术组织的主要解剖来源是结膜或角膜缘。使用腹膜[46~48]和直肠黏膜[28]作为细胞来源已被叙述过,需要第三类"其他黏膜"组织。在伴有结膜损伤时,结膜组织越来越被认识到可以作为一种重要的眼表提供者[49]。它可以提供由杯状细胞产生的黏液和细胞因子,有助于眼表的微环境和平衡。结膜组织不应与角膜缘结膜组织混淆,它只是指局限于球结膜和穹隆部结膜。曾有报道提示穹窿是结膜干细胞的来源之一,而且使用穹隆结膜比球结膜具有理论优势;但是,这种理论并没有经过科学认证,委员会决定不再对结膜的来源进行进一步分类[50]。

角膜缘组织被证明具有干细胞的特点,而且可以进一步划分为两种主要的解剖类型,包括结膜部角膜缘和角膜部角膜缘。后者包括前部角膜组织和巩膜组织的结合。结膜部角膜缘组织是从对侧眼或活体亲属眼获得。基本原理是获取结膜组织,而不包括角膜组织,尽管前者可能存在较低质量的干细胞,目的是为了保存供体的角膜缘。移植物的另一项优势是包括球结膜组织,对于同时存在球结膜缺损的病例非常有用。

其他黏膜组织,包括颊部[29,30],鼻部[33,34],直肠[28]和腹膜[46~48]都被应用移植在睑结膜和重建穹窿部。自体颊部口唇黏膜在组织工程技术中已取得许多成功案例[31,32,35]。

来源

组织相容性是一项影响移植成功率的重要参数[7]。自体组织,如果可能获取的话,是最好的来源;但对于双眼疾病是不可能的。其次,最好的组织来源是最匹配的活体亲属,或至少是父母或子女,在这种情况下一半的单倍体是一样的[51,52]。没有亲缘关系的组织可以是活体或尸体的,后者应用的可行性是根据保存技术决定的[53]。对于非亲缘关系的活体进行组织配型可以保证良好的组织相容性。组织来源(自体,活体亲属或尸体)在组织移植和组织工程部分体现在命名中(见表39-2和39-3)。

组织工程植片

组织工程植片是今年来比较新开展的而且是令人兴奋的眼表手术技术。有些报道以及显示了"体外"细胞培养技术的价值[17~17,36~44]。理论上的优点是不使用高度抗原性组织作为载体。另外,抗原呈递细胞的丢失进一步降低急性和慢性免疫排斥的几率。26相似的组织解剖来源和基因来源(自体,相关亲属,非亲属和尸体)被应用在命名中。

人羊膜组织被应用于上皮生长的底物[36,54]或组织填充物[55,56],或生物敷料[57~62]。尽管经过决策委员会讨论,羊膜组织未在命名中体现。羊膜在眼表重建上的辅助作用是公认的,但是没有在命名系统中被包括是因为其上没有供体细胞。在组织工程技术中,有过使用羊膜作为底物[21~23,25~27,38],其他物质作为底物[24,39~43]或没有底物[35,44]的报道。载体或生长底物对结果的影响现在还有待确定,到时可能会在命名系统中体现。

因为这是有关与分类系统和命名的,需要进行定期回顾并包括进新出现的技术,这项工作是由角膜学会执行的。同时,为保证清晰的沟通和理解,鼓励角膜学会对眼表重建技术使用角膜学会命名。

参考文献

1. Tsubota K, Tseng SCG, Nordlund ML. Anatomy and physiology of the ocular surface. In: Holland EJ, Mannis MJ, editors. Ocular surface disease medical and surgical management. New York: Springer-Verlag; 2002. p. 3–15.
2. Davanger M, Evensen A. Role of the pericorneal papillary structure in renewal of corneal epithelium. Nature 1971;229:560–1.
3. Schermer A, Galvin S, Sun TT. Differentiation-related expression of a major 64K corneal keratin in vivo and in culture suggests limbal location of corneal epithelial stem cells. J Cell Biol 1986;103:49–62.
4. Dilly PN. Structure and function of the tear film. Adv Exp Med Biol 1994;350:239–47.
5. Thoft RA. Conjunctival transplantation. Arch Ophthalmol 1977;95:1425–7.
6. Vastine DW, Stewart WB, Schwab IR. Reconstruction of the periocular mucous membrane by autologous conjunctival transplantation. Ophthalmology 1982;89:1072–81.
7. Kwitko S, Raminho D, Barcaro S, et al. Allograft conjunctival transplantation for 8 bilateral ocular surface disorders. Ophthalmology 1995;102:1020–5.
8. Thoft RA. Keratoepithelioplasty. Am J Ophthalmol 1984;97:1–6.
9. Pfister RR. Corneal stem cell disease; concepts, categorization, and treatment by auto- and homotransplantation of limbal stem cells. CLAO J 1994;20:64–72.
10. Jenkins C, Tuft S, Liu C, et al. Limbal transplantation in the management of chronic contact-lens-associated epitheliopathy. Eye 1993;7:629–33.
11. Kenyon KR, Tseng SCG. Limbal autograft transplantation for ocular surface disorders. Ophthalmology 1989;96:709–22; discussion 722–3.
12. Tsai RJ, Tseng SCG. Human allograft limbal transplantation for corneal surface reconstruction. Cornea 1994;13:389–400.
13. Tsubota K, Toda I, Saito H, et al. Reconstruction of the corneal epithelium by limbal allograft transplantation for severe ocular surface disorders. Ophthalmology 1995;102:1486–96.
14. Holland EJ. Epithelial transplantation for the management of severe ocular surface disease. Trans Am Ophthalmol Soc 1996;19:677–743.
15. Croasdale CR, Schwartz GS, Malling JV, et al. Keratolimbal allograft: recommendations for tissue procurement and preparation by eye banks, and standard surgical technique. Cornea 1999;18:52–8.
16. Holland EJ, Schwartz GS. The evolution of epithelial transplantation for severe ocular surface disease and a proposed classification system. Cornea 1996;15:549–56.

17. Schrader S, Notara M, Beaconsfield M, et al. Tissue engineering for conjunctival reconstruction: established methods and future outlooks. Curr Eye Res 2009;34:913–24.
18. Vemuganti GK, Kashyap S, Sangwan VS, et al. Ex-vivo potential of cadaveric and fresh limbal tissues to regenerate cultured epithelium. Ind J Ophthalmol 2004;52:113–20.
19. Shortt AJ, Secker GA, Notara MD, et al. Transplantation of ex vivo cultured limbal epithelial stem cells: a review of techniques and clinical results. Surv Ophthalmol 2007;52:483–502.
20. Daya SM, Watson A, Sharpe JR, et al. Outcomes and DNA analysis of ex vivo expanded stem cell allograft for ocular surface reconstruction. Ophthalmology 2005;112:470–7.
21. Grueterich M, Espana EM, Touhami A, et al. Phenotypic study of a case with successful transplantation of ex vivo expanded human limbal epithelium for unilateral total limbal stem cell deficiency. Ophthalmology 2002;109:1547–52.
22. Koizumi N, Rigby H, Fullwood NJ, et al. Comparison of intact and denuded amniotic membrane as a substrate for cell-suspension culture of human limbal epithelial cells. Graefes Arch Clin Exp Ophthalmol 2007;245:123–34.
23. Pellegrini G, Traverso CE, Franzi AT, et al. Long-term restoration of damaged corneal surfaces with autologous cultivated corneal epithelium. Lancet 1997;349:990–3.
24. Rama P, Bonini S, Lambiase A, et al. Autologous fibrin-cultured limbal stem cells permanently restore the corneal surface of patients with total limbal stem cell deficiency. Transplantation 2001;72:1478–85.
25. Sangwan VS, Vemuganti GK, Singh S, et al. Successful reconstruction of damaged ocular outer surface in humans using limbal and conjunctival stem cell culture methods. Biosci Rep 2003;23:169–74.
26. Schwab IR, Reyes M, Isseroff RR. Successful transplantation of bioengineered tissue replacements in patients with ocular surface disease. Cornea 2000;19:421–6.
27. Shimazaki J, Aiba M, Goto E, et al. Transplantation of human limbal epithelium cultivated on amniotic membrane for the treatment of severe ocular surface disorders. Ophthalmology 2002;109:1285–90.
28. Mahatme VH. Rectal mucous membrane graft for dry eye syndrome. Ind J Ophthalmol 1999;47:129–31.
29. Hosni FA. Repair of trachomatous cicatricial entropion using mucous membrane graft. Arch Ophthalmol 1974;91:49–51.
30. Shore JW, Foster CS, Westfall CT, et al. Results of buccal mucosal grafting for patients with medically controlled ocular cicatricial pemphigoid. Ophthalmology 1992;99:383–95.
31. Nakamura T, Inatomi T, Sotozono C, et al. Transplantation of cultivated autologous oral mucosal epithelial cells in patients with severe ocular surface disorders. Br J Ophthalmol 2004;88:1280–4.
32. Inatomi T, Nakamura T, Koizumi N, et al. Midterm results on ocular surface reconstruction using cultivated autologous oral mucosal epithelial transplantation. Am J Ophthalmol 2006;141:267–75.
33. Kuckelkorn R, Schrage N, Redbrake C, et al. Autologous transplantation of nasal mucosa after severe chemical and thermal eye burns. Acta Ophthalmol Scand 1996;74:442–8.
34. Wenkel H, Rummelt V, Naumann GO. Long-term results after autologous nasal mucosal transplantation in severe mucus deficiency syndromes. Br J Ophthalmol 2000;84:279–84.
35. Nishida K, Yamato M, Hayashida Y, et al. Corneal reconstruction with tissue-engineered cell sheets composed of autologous oral mucosal epithelium. N Engl J Med 2004;351:1187–96.
36. Meller D, Dabul V, Tseng SCG. Expansion of conjunctival epithelial progenitor cells on amniotic membrane. Exp Eye Res 2002;74:537–45.
37. Ang LP, Sotozono C, Koizumi N, et al. A comparison between cultivated and conventional limbal stem cell transplantation for Stevens–Johnson Syndrome. Am J Ophthalmol 2007;143:178–80.
38. Tsai RJ, Li LM, Chen JK. Reconstruction of damaged corneas by transplantation of autologous limbal epithelial cells. N Engl J Med 2000;343:86–93.
39. Rama P, Matuska S, Paganoni G. Limbal stem-cell therapy and long-term corneal regeneration. N Engl J Med 2010;363:174–55.
40. Nishida K, Yamato M, Hayashida Y, et al. Functional bioengineered corneal epithelial sheet grafts from corneal stem cells expanded ex vivo on a temperature-responsive cell culture surface. Transplantation 2004;77:379–85.
41. Benhabbour SR, Sheardown H, Adronov A. Cell adhesion and proliferation on hydrophilic dendritically modified surfaces. Biomaterials 2008;29:4177–86.
42. Deshpande P, Notara M, Bullett N, et al. Development of a surface modified contact lens for transfer of cultured limbal epithelial cells for ocular surface diseases. Tissue Eng Part A 2009;15:2889–902.
43. Notara M, Bullet NA, Deshpande P, et al. Plasma polymer coated surfaces for serum-free culture of limbal epithelium for ocular surface disease. J Mater Sci Mater Med 2007;18:329–38.
44. Ang LP, Tan DT, Cajucom-Uy H, et al. Autologous cultivated conjunctival transplantation for pterygium surgery. Am J Ophthalmol 2005;139:611–9.
45. Daya SM, Chan CC, Holland EJ. Cornea Society Nomenclature for Ocular Surface Rehabilitative Procedures. Cornea 2011;30:1115–9.
46. Nath K, Shukla BR, Nema HV, et al. Auto-peritoneum as a conjunctival substitute. Ind J Ophthalmol 1964;12:75–81.
47. Allen JH. The use of peritoneum as a substitute for conjunctiva in plastic surgery: a preliminary report. Am J Ophthalmol 1953;36:1249–52.
48. Malhotra M. Plastic repair of conjunctiva with peritoneum transplantation. Br J Ophthalmol 1957;41:616–21.
49. Kruse FE. Classification of ocular surface disease. In: Holland EJ, Mannis MJ, editors. Ocular surface disease medical and surgical management. New York: Springer-Verlag; 2002. p. 16–36.
50. Wei ZG, Cotsarelis G, Sun TT, et al. Label-retaining cells are preferentially located in fornical epithelium: implications on conjunctival epithelial homeostasis. Invest Ophthalmol Vis Sci 1995;36:236–46.
51. Scocco S, Kwitko S, Rymer S, et al. HLA-matched living-related conjunctival limbal allograft for bilateral ocular surface disorders: long-term results. Arq Bras Oftalmol 2008;71:781–7.
52. Daya SM, Ilari FA. Living related conjunctiva limbal allograft for the treatment of stem cell deficiency. Ophthalmology 2001;108:126–33; discussion 133–4.
53. Croasdale CR, Schwartz GS, Malling JV, et al. Keratolimbal allograft: recommendations for tissue procurement and preparation by eye banks, and standard surgical technique. Cornea 1999;18:52–8.
54. Tseng SCG, Prabhasawat P, Barton K, et al. Amniotic membrane transplantation with or without limbal allografts for cornea surface reconstruction in patients with limbal stem cell deficiency. Arch Ophthalmol 1998;116:431–41.
55. Lee SH, Tseng SCG. Amniotic membrane transplantation for persistent epithelial defects with ulceration. Am J Ophthalmol 1997;123:303–12.
56. Paridaens D, Beekhuis H, van Den Bosch W, et al. Amniotic membrane transplantation in the management of conjunctival malignant melanoma and primary acquired melanosis with atypia. Br J Ophthalmol 2001;85:658–61.
57. Shimazaki J, Yang HY, Tsubota K. Amniotic membrane transplantation for ocular surface reconstruction in patients with chemical and thermal burns. Ophthalmology 1997;104:2068–76.
58. Azuara-Blanco A, Pillai CT, Dua HS. Amniotic membrane transplantation for ocular surface reconstruction. Br J Ophthalmol 1999;83:399–402.
59. Honovar SG, Bansal AK, Sangwan VS, et al. Amniotic membrane transplantation for ocular surface reconstruction in Stevens-Johnson syndrome. Ophthalmology 2000;107:975–9.
60. Gomes JA, dos Santos MS, Cunha MC, et al. Amniotic membrane transplantation for partial and total limbal stem cell deficiency secondary to chemical burn. Ophthalmology 2003;110:466–73.
61. Solomon A, Espana EM, Tseng SCG. Amniotic membrane transplantation for reconstruction of the conjunctival fornices. Ophthalmology 2003;110:93–100.
62. Barabino S, Rolando M, Bentivoglio G, et al. Role of amniotic membrane transplantation for conjunctival reconstruction in ocular cicatricial pemphigoid. Ophthalmology 2003;110:474–80.

第四十章　结膜角膜缘自体移植

STEVEN J. WIFFEN

简介

在 1964 年的世界角膜大会的讨论中，Jose Barraquer 描述了在眼表烧伤的病例中，将未受累眼的角膜缘植片作为自体移植物的使用，作为角膜移植前的准备程序[1]。他提出这样做可以改善角膜上皮的状态，但没有阐述机制。在 1966 年，Strampelli 等人报告了两例在血管化的混浊角膜上进行从其他眼移植的完整环状角膜缘的病例[2]。他们在 1967 年的伦敦第二届国际角膜-整形会议中更详细的描述了这项技术[3]。但是直到一段时间以后，角膜缘作为更新角膜上皮的干细胞龛室的作用才被阐释。Kenyon 和 Tseng 在 1989 年报道了自体结膜和角膜缘治疗弥漫性单侧角膜缘缺损的使用[4]。结膜角膜缘自体移植（CLAU）在 1965 年由 Holland 和 Schwartz 在分类系统中提出。从那以后就有许多报道描述了角膜缘自体移植物的使用和 CLAU 用于治疗单侧眼表疾病的作用被详细描述[6~9]。

指征

结膜角膜缘移植（CLAU）的手术指征是治疗有症状的部分或全部单侧角膜缘损伤。

角膜缘损伤的临床体征包括各种角膜结膜化，合并血管化和纤维血管翳，持续或反复上皮缺损和瘢痕或基质混浊[9]。症状包括低视力，慢性或复发性不适和畏光。

角膜缘缺损可以是原发的，如无虹膜，或继发于化学伤或热烧伤，多次手术，慢性炎症，接触镜引起的角膜病变或眼表鳞状化生。

也许最常见的角膜缘自体移植是翼状胬肉手术中同侧眼角膜缘的转位，虽然鲜有证据证明自体植片的角膜缘部分比标准的结膜自体植片更有利[10]。在某些其他类型的单侧角膜缘缺损中，自体植片是从其他眼获取的。在这种情况下，单侧的化学损伤可能是最常见的临床情形。图 40-1 显示了在化学烧伤后 CLAU 改善了眼表。

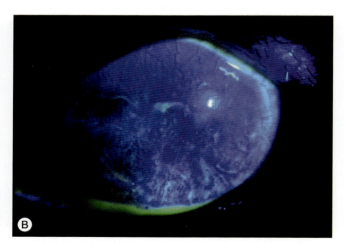

图 40-1　结膜角膜缘自体植片（CLAU）治疗慢性期的单侧化学伤。(A，B) 术前照片显示全角膜结膜化

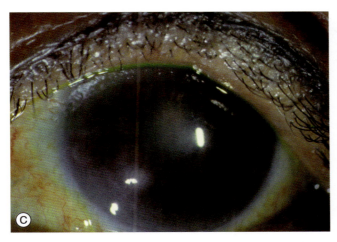
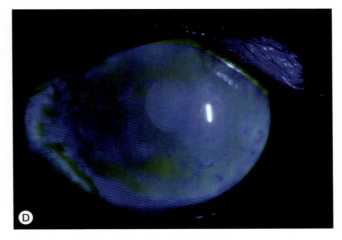

图 40-1（续） （C,D）CLAU 术后 6 周照片。注意表面是光滑的但残留上皮下混浊或瘢痕

术前评估和考虑

现在已经认识到眼表其他部位的状况对于角膜缘移植是至关重要的。术前评估必须包括全面检查眼附属器和眼表。化学伤和气体角膜缘损伤时眼表或附属器通常同时受累。关于是否手术两点重要的考虑是病变是单侧还是双侧，以及是否有结膜受累[5]。

眼睑位置异常：睑球粘连和倒睫都需要在角膜缘移植前进行处理。术前最常见的问题是干眼，而且这也是一个主要决定预后的因素[11]。如果水液层功能异常，那么需要进行泪点栓塞。睑缘炎或眼表炎症应该在术前得到恰当的控制。

手术时机：在化学伤的病例中，CLAU 的时机是一个重要的因素。CLAU 可以在急性期进行，以帮助损伤愈合。也可以在角膜结膜化和炎症消退后的晚期进行。在急性期，如果角膜缘缺血，则角膜缘植片无法存活，需要进行 Tenon's 囊的前徙。另外，急性期和亚急性期的炎症通常会导致 CLAU 失败。因此建议等到炎症消退后再行 CLAU。CLAU 手术的延后对于对侧眼作为供体来说特别有意义。

眼压：眼压也应该进行评估，而且需要考虑到眼压计的测量可能由于眼表和角膜的异常而不准确。化学伤后继发青光眼和激素相关的眼压升高在术后很常见。当眼表问题非常严重时有时容易忽略青光眼的问题，这样上皮移植即使成功，也会导致视力的丧失。

视觉诱发电位：还应该评估受累眼的视觉诱发电位，如果视觉诱发电位消失，那么就没有让对侧眼承担风险的必要，其他术式如结膜瓣遮盖，可以稳定眼表，增加舒适度。关于患者手术风险和收益的全面讨论应该在术前进行。特别是供体眼需要承担的风险。如果对侧眼有外伤史，那么应该对结膜，角膜缘和角膜在 CLAU 手术前进行细致的检查。另外，长期的角膜接触镜佩戴可以导致亚临床的角膜缘干细胞损害，可能成为 CLAU 的禁忌。

手术技术

手术可以在局麻或全麻下进行，但局麻下患者需要忍受双眼同时手术的过程。

双眼备术并铺单。安装合适开睑器。在手术开始时，可以使用缩血管剂如表面肾上腺素 1/10 000 或阿可乐定 0.5%（Iopidine），溴莫尼定 0.1%（Alphagan P）避免瞳孔散大。

受体准备

最好先准备受体眼，目的是为了更好的控制出血。对于完全性角膜缘缺损，用角膜剪进行 360 度球结膜环状切开（图 40-2A）。分离上方和下方结膜使其后退几个毫米。角膜上的血管翳可以轻松的除去，除非该处的基质受到破坏。在这些部位粘连更紧，但是可以用钝性分离或用冰球棒形刀刮除（图 40-2B）。如果角膜全部结膜化，角膜缘组织之间的连接丢失，在角膜缘可以轻松的除去。电烧的程度要轻，以减少进一步损伤。在准备供体时出血通常就停止了。供体准备在以下进行描述。在供体制备过程中植床要求湿润，除去开睑器，在准备供体时闭眼或遮盖。

供体准备

对于供体的准备和固定有许多技术。通常的做法是切除 2 到 3 个钟点（60°~90°）上方和下方角膜缘部位（图 40-2C）。

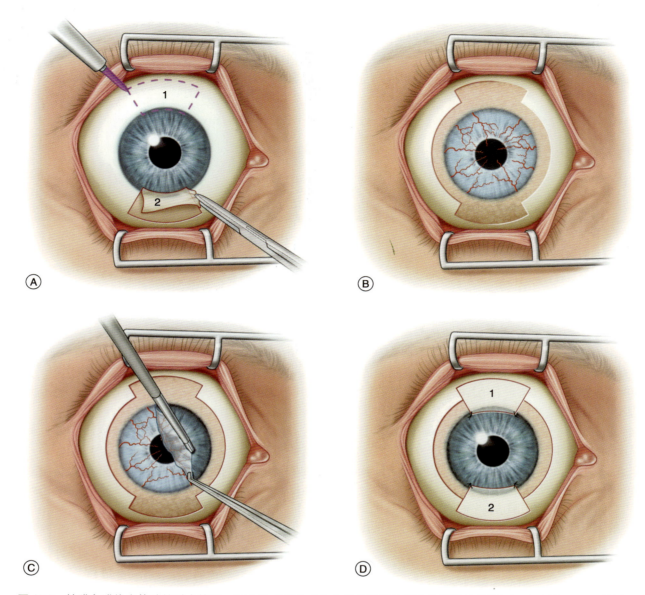

图 40-2 结膜角膜缘自体移植手术简图。(A) 12 点和 6 点方向供体组织结膜和角膜缘植片的标记和取材。(B) 受体部位 360°球结膜切开和 12 点和 6 点位结膜切除。(C) 受体角膜浅层角膜切开。(D) CLAU 植片的放置

角膜切开的范围可以用沾标记的 10 或 11-mm 环钻从中央 1mm 的同心圆至血管弓的末端。有标尺的钻石刀或环钻本身可以用于记录角膜至浅层，获得一个不连续的中央边界。钻石刀可以制作一个间断的垂直的鼻侧和颞侧边界至切开处。供体的结膜范围用笔标记，使转移时定位更容易。在 CLAU 手术中结膜切除的大小取决于受伤眼的状态。如果有原发的角膜缘损伤，结膜看上去是健康的，那么一个小的结膜片（2~3mm）带角膜缘细胞就够了。如果对侧眼有明显的结膜疾病，合并瘢痕形成和睑球粘连形成，那么结膜片的面积就应该更大，可以提供更多的结膜上皮和杯状细胞。这个植片在上方可以达到 4~6mm，因为上方的结膜比较充裕。

切除结膜的时候应该尽可能保留 Tenon's 囊，一直到角膜缘的连接部位。有些医生喜欢在结膜下注射平衡盐水或麻醉剂抬起结膜，但这种做法不是必须的。处理结膜最好是用无齿或 Moorfields 镊，避免损失组织。Westcott 剪可以用来分离结膜，最好是在有张力的状态下分离比较容易。可以先在角膜缘处做垂直切口，然后在其下方分离，最后切除后方的结膜边缘。

一旦结膜被分离至角膜缘，可以掀起到角膜面，用一个新月形或类似形状的刀分离基质至浅层制备角膜边缘。这样做可以轻柔的抬起结膜，使刀尖在表面下方可以清楚的看到。如果角膜边缘在开始时没有标

刻,那么供体可以用直的 Vannas 剪或新月形刀的边缘游离,虽然有时用这种技术会使边界不太规则。

供体组织在转移时上皮面向上,放在无菌盘内,用平衡盐水保持湿润。如果使用上方和下方的自体植片,那么下方植片的操作同上。

供体部分可以不予处理,或者也可以将结膜前徙至角膜缘,缝合或用胶粘住,减少上皮缺损的面积。移走开睑器,闭眼,组织就安全的固定在受体眼上了。

供体组织的放置

受体角膜缘用同样的方式制备,制作一个间断的角膜边界为供体组织对合植入。注意不要让受体植床过深,否则会存在角膜边界的联合部阶梯,阻碍上皮愈合。也可以让供体组织直接放置在受体角膜缘(图 40-2D)。生物蛋白胶涂抹在受体和供体组织上,放置在解剖位置,并抚平。或者植片也可以用 10-0 可吸收缝线(Vicryl)或 10-0 尼龙线在每个末端缝合至巩膜。编织的可吸收缝线虽然比较好操作,但是会引起较多的组织反应和炎症,而且很容易松脱。植片结膜部分的角固定在浅层巩膜,受体结膜边缘的张力要足够,使其可以均匀的展平。即使是用胶粘,在植片的每个角缝线固定也可以防止松脱。供体结膜边缘可以用两针 10-0 可吸收缝线与后退的受体结膜靠近缝合,不要有张力。在这个过程中助手应该用平衡盐溶液点水保持整个表面的湿润。也可以使用粘弹剂保护眼表,但因为缝线会粘在粘弹剂上,所以会使整个操作变得更加困难。

第一周给予结膜下和(或)表面抗生素,每 2~4 小时一次,然后根据眼表恢复情况减量。一旦上皮修复且稳定后绷带镜就可以摘除了。

一般都会有移植结膜立刻发生水肿的情况。植片通常在 5 天内发生血管化;在数周内结膜逐渐变薄。在几天内角膜上皮以凸面的方式从植片的边界延伸至中央(图 40-3)。愈合的速度取决于眼表在移植时的状态和一些其他的因素,如患者的年龄。角膜上皮的进展缘在中央对合,可能产生一个典型的愈合线。如果使用的是上方和下方的植片,那么最后愈合的部位通常是 3 点和 9 点处的周边角膜。如果结膜上皮在角膜愈合之前到达角膜缘,需要通过部分结膜上皮切除术(SSCE)治疗部分角膜缘缺损[9],预防复发性角膜结膜化。

供体区愈合后会有一些薄的和浅表的角膜血管化(图 40-4)。

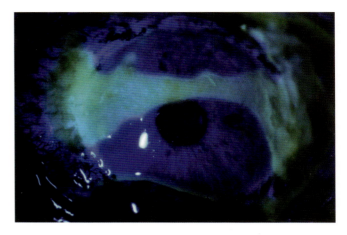

图 40-3 结膜角膜缘自体植片治疗结膜黑变病多次手术后的角膜缘缺损。术后 5 天照相显示上方和下方植片处正在愈合的上皮向角膜中央生长。注意水平方向上的结膜上皮缺损

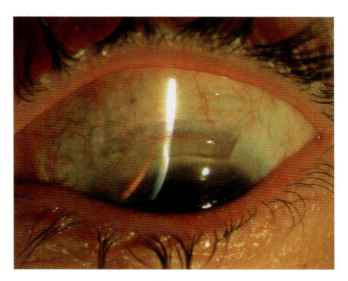

图 40-4 结膜角膜缘自体移植供体部位在手术后 1 年的照片。注意轻度的变薄和一些血管化,但周围角膜光滑和清亮

问题

最近曾经报道过在 CLAU 手术中可能发生的并发症[12]。这些并发症的发生可能与病例选择和术前治疗以及手术技术有关。供体眼的损伤是一个主要问题。曾经有报道在一个接触镜诱发的上皮病变的供体眼发生角膜缘缺损的病例[13]。

在 3 个连续病例中没有报道在移植后 1 年内出现因 CLAU 的活力中期衰减导致进行性结膜长入的情况[14]。在其他地方也没有类似的报道。

手术变化和与其他手术的联合

现在还不清楚在角膜缘完全缺损的病例中,到底需要最小多少的角膜缘可以提供一个稳定和清亮的眼表。考虑到在许多临床情况中,只有少数几个钟点范围的正常角膜缘就可以保持角膜透明,所以不需要从供体移植180°的角膜缘。但是患眼的情况是不正常的。Liang 等人报道了移植 60°角膜缘联合羊膜移植的效果非常好的病例[8]。

在化学伤和自体移植中羊膜可以帮助剩余的角膜缘干细胞扩增。羊膜移植被广泛与 CLAU 联合应用,并可以降低眼表的炎症反应,提供角膜上皮修复的更好的环境[8]。

CLAU 可以与穿透或板层角膜移植联合,同时进行或在角膜表面修复之后进行,但是还没有关于联合病例与延迟的角膜移植手术长期成功率的报道[7]。

在严重的单侧结膜和角膜缘损伤,伴有严重的睑球粘连形成时,CLAU 可以与 KLAL 在 3 点和 9 点联合(修正的 Cincinnati 手术),可以防止结膜从 3 点和 9 点方向长入[15]。这些患者需要全身免疫抑制剂治疗防止 KLAL 组织的排斥。但是免疫抑制的时间比完全异体组织移植的患者要短。

未来

虽然供体眼进行 CLAU 的风险很小,但一旦角膜缘干细胞的体外扩增系统规范和标准化后,手术风险可以规避了。但仍然有这样的情况需要移植角膜缘干细胞或进行 CLAU 手术因为需要用到结膜本身。

参考文献

1. Barraquer J. Panel Three Discussion. In: King JH, McTigue JW, editors. The Cornea World Congress. Washington: Butterworths; 1965. p. 354.
2. Strampelli B, Restivo Manfridi ML. Total keratectomy in leukomatous eye associated with autograft of a keratoconjunctival ring removed from the controlateral normal eye. Ann Ottalmol Clin Ocul 1966; 92:778–86.
3. Strampelli B. Ring autokeratoplasty. In: Rycroft PV, editor. Corneoplastic surgery. Oxford: Pergamon Press; 1969. p. 253–75.
4. Kenyon KR, Tseng SCG. Limbal autograft transplantation for ocular surface disorders. Ophthalmology 1989;96:709–23.
5. Holland EJ, Schwartz GS. The evolution of epithelial transplantation for severe ocular surface disease and a proposed classification system. Cornea 1996;15:549–56.
6. Basti S, Rao SK. Current status of limbal conjunctival autograft. Curr Opin Ophthalmol 2000;11:224–32.
7. Cauchi PA, Ang GS. Azuara-Blanco A, et al. A systematic literature review of surgical interventions for limbal stem cell deficiency in humans. Am J Ophthalmol 2008;146:251–9.
8. Liang L, Sheha H, Li J, et al. Limbal stem cell transplantation: new progresses and challenges. Eye 2009;23:1946–53.
9. Dua HS, Miri A, Said DG. Contemporary limbal stem cell transplantation – a review. Clin Exp Ophthalmol 2010;38:104–17.
10. Kheirkhah A, Hashemi H, Adelpour M, et al. Randomized trial of pterygium surgery with mitomycin C application using conjunctival autograft versus conjunctival-limbal autograft. Ophthalmology 2012;119:227–32.
11. Santos MS, Gomes JA, Hofling-Lima AL, et al. Survival analysis of conjunctival limbal grafts and amniotic membrane transplantation in eyes with total limbal stem cell deficiency. Am J Ophthalmol 2005; 140:223–30.
12. Baradaran-Rafii AA, Eslani MM, Jamali JH, et al. Postoperative complications of conjunctival limbal autograft surgery. Cornea 2012;31: 893–9.
13. Jenkins C, Tuft S, Liu C, et al. Limbal transplantation in the management of chronic contact-lens-associated epitheliopathy. Eye 1993;7: 629–33.
14. Basti S, Mathur U. Unusual intermediate-term outcome in three cases of limbal autograft transplantation. Ophthalmology 1999;106: 958–63.
15. Chan CC, Biber JM, Holland EJ. The modified Cincinnati procedure: combined conjunctival-limbal autografts and keratolimbal allografts for unilateral severe ocular surface failure. Cornea 2012;31: 1264–72.

第四十一章 活体-亲属结膜-角膜缘异体植片（Ir-CLAL）移植

ELHAM GHAHARI, ALIREZA BARADARAN-RAFII, and ALI R. DJALILIAN

手术指征

在双侧的角膜缘干细胞缺损（LSCD）中，角膜缘异体植片移植使用一位活体亲属（活体-亲属结膜-角膜缘异体植片；Ir-CLAL）的供体组织，可以作为角膜部角膜缘异体植片（KLAL）以外的或与之联合的另一种选择。在 Ir-CLAL 手术中，从患者的一位亲属眼上获取并使用正常的角膜缘组织作为结膜载体，移植到患者的患眼上。这种手术与 KLAL 相比有两个明显的优势。首先，KLAL 只包括了活的角膜缘组织，而 Ir-CLAL 植片还包括相当数量的健康结膜。移植的结膜使 Ir-CLAL 对同时具有角膜缘和结膜缺损的患者特别有用，比如瘢痕性结膜疾病，包括黏膜类天疱疮（MMP）和 Stevens-Johnson 综合征（SJS）。在许多瘢痕性结膜疾病中，联合 Ir-CLAL 和 KLAL 手术会很有用（即"Cincinnati 手术"），目的是为眼表重建提供足够多的角膜缘干细胞和所需的结膜。Ir-CLAL 比 KLAL 具有的另一项优点是它为供体和受体的免疫配型提供机会。尽管 Ir-CLAL 后仍然需要用到全身免疫抑制药物，供体和受体的配型可以降低免疫排斥和长期使用全身免疫抑制药物的风险。与 KLAL 相比 Ir-CLAL 的缺点在于组织的数量是有限的，移植的角膜缘干细胞较少。另外 Ir-CLAL 移植组织间的空缺区域使结膜组织可能长入角膜。在某些残存有角膜缘功能或没有严重结膜疾病的患者，单独实施 Ir-CLAL 可能是一个非常好的选择，可以无需进行 360 度范围的角膜缘移植。

手术过程

供体眼

对于所有可能的供体都应进行详细的眼科检查。如果有眼表疾病，既往或怀疑青光眼（可能将来要进行小梁切除术）或长期接触镜佩戴史（可能损伤角膜缘干细胞），则不应选择这样的供体。筛选出的供体然后进行乙肝和丙肝，梅毒和艾滋病的检测。然后进行 ABO 和人白细胞抗原（HLA Ⅰ和Ⅱ）的配型和最佳配对的亲属被选为供体。

供体组织的取材基本上和 CLAU 是一样的。通常在局麻下进行，结膜下注射利多卡因加肾上腺素。在某些病例，可能需要进行球后/球周麻醉。从一只或两只供体眼上的 12 或 6 点钟方位取 2 个 60 度弧度的角膜缘柱镜，每个范围 2～3 钟点。用甲紫手术标记笔标记植片的结膜部分（图 41-1）。切除范围可以从角膜侧向前约 1mm，向后至角膜缘 2mm 的范围板层分离，尽量保留筋膜。或者根据医生喜好，也可以从结膜方向开始向前分离至角膜缘 1～1.5mm 至角膜表面。小心不要强行固定供体组织。要分离至角膜周边超过 Vogt 栏栅，确保获得角膜缘干细胞。在这个界限周围切断组织会造成只取到了结膜。

一般来说，要取一个 5-mm 的结膜片；但是如果受体眼需要进行睑球粘连矫正和穹隆重建的话，结膜的面积需要增加。在切除供体组织后，周围的结膜进行分离并向前拉，用 10-0 尼龙线（或可吸收线）缝合或部分缝合，闭合结膜缺损。虽然供体区域愈合很快，关闭缺损会让患者觉得舒适，并降低局部血管翳形成的可能[1]。

受体眼

Ir-CLAL 的手术过程和 CLAU 相同[1]。在局麻或球后/球周麻醉下进行。360 度球结膜切开，结膜下瘢痕组织尽量除去，这样一般会使球结膜边缘退后至角膜缘后 3～5mm。用轻微的水下电凝或稀释的肾上腺素（1:10 000）止血。非常小心的除去角膜血管翳，不要穿透角膜。供体植片用 10-0 尼龙线缝在受体眼的相应解剖部位。如果不用缝线，Ir-CLAL 植片也可以直接用生物胶粘在植床上[2,3]。这样做可以减少手术时间，降低操作难度，改善患者的术后舒适度。手术部位可以用羊膜或高-DK 绷带镜覆盖。手术结束时，可以进行上方和下方泪点栓子和外侧睑缘缝合，保护植片不受机械性外伤或眨眼的损害，同时在严重的病例术后早期可以减少泪液蒸发（图 41-2）。

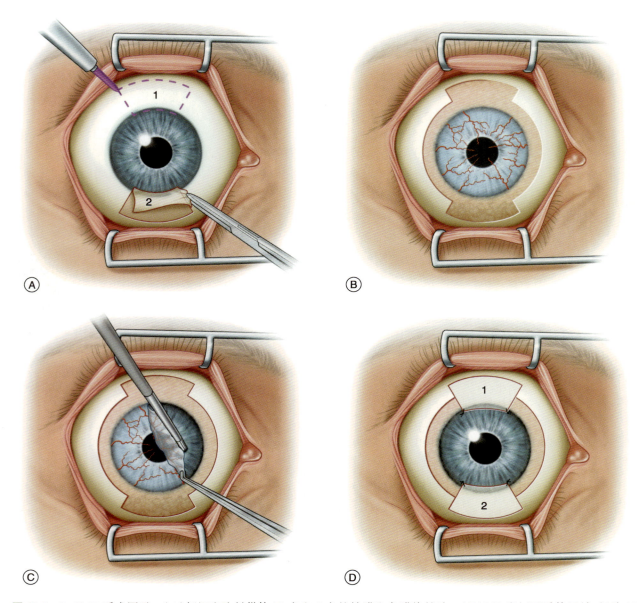

图 41-1　Ir-CLAL 手术图示。(**A**) 标记和取材供体 12 点和 6 点的结膜和角膜缘植片。(**B**) 360 度切开受体区域,切除 12 点和 6 点位球结膜以放置供体植片。(**C**) 受体角膜的表面切开。(**D**) 放置 CLAL 植片

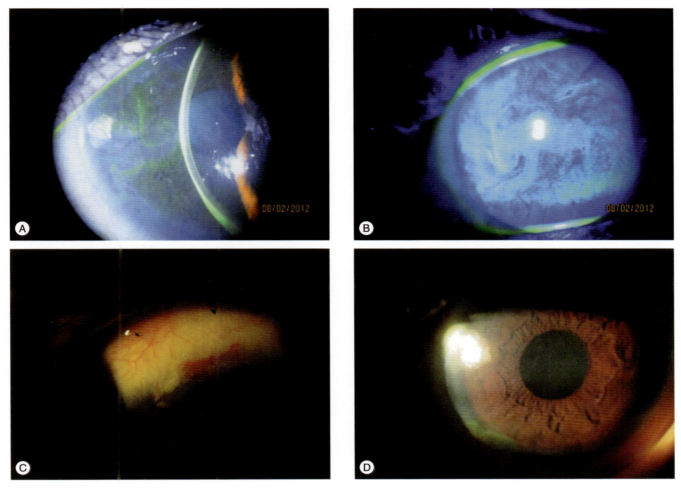

图 41-2 接触镜引起的角膜病变,全角膜缘损伤。(A)术前照片显示全角膜缘功能不全,异常增厚的角膜上皮。(B)术前荧光素染色显示晚期弥漫角膜染色。(C)术后1个月照片显示上方 Ir-CLAL 植片。(D)术后3个月照片显示正常的角膜上皮

Cincinnati 手术

Cincinnati 手术是将 Ir-CLAL 和 KLAL 结合起来[4]。这个手术适用于那些角膜缘和结膜同时缺损的患者。Cincinnati 手术对于瘢痕性结膜疾病和角膜缘损伤的眼,如 SJS,OCP,和有些化学烧伤特别有效。可以通过增加杯状细胞和黏液产生改善眼表,提供防止睑球粘连形成的屏障,创造穹隆使接触镜更容易佩戴。Cincinnati 手术只使用角巩膜环,分成2个180度 KLAL 部分。获取的活体-亲属组织一般被缝合在12点和6点水平,然后尸体供体部分放置在3点和9点水平(图41-3)。与单独 KLAL 相比可能的缺点是供体的风险,需要确定和检测供体的时间,以及对受体增加的抗原压力。Cincinnati 手术的优点是增加了移植的干细胞的数量,360度覆盖供体的角膜缘,提供了球结膜和杯状细胞。这个手术可以改善有严重眼表疾病——严重的结膜缺损和干细胞缺损的最具挑战性的病人(图41-4)[4]。

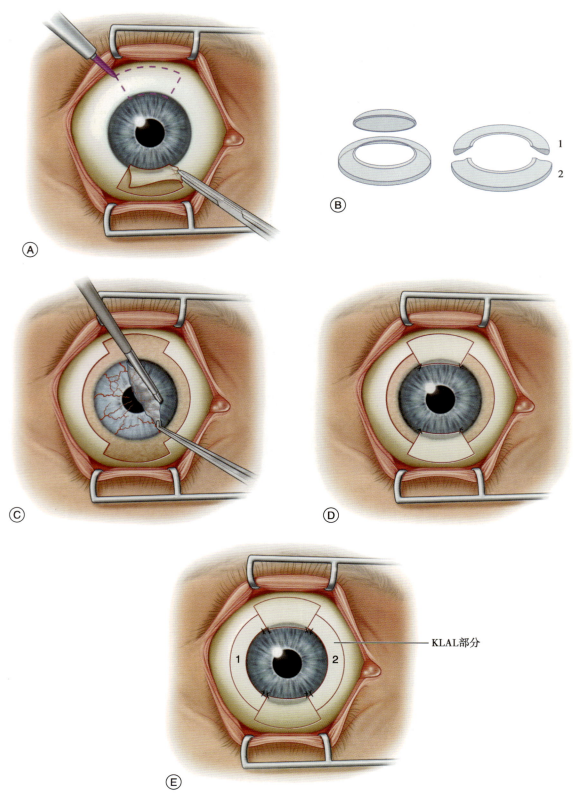

图 41-3 Cincinnati 手术。在 12 点和 6 点的 Ir-CLAL 组织联合 3 点和 9 点的 KLAL 组织

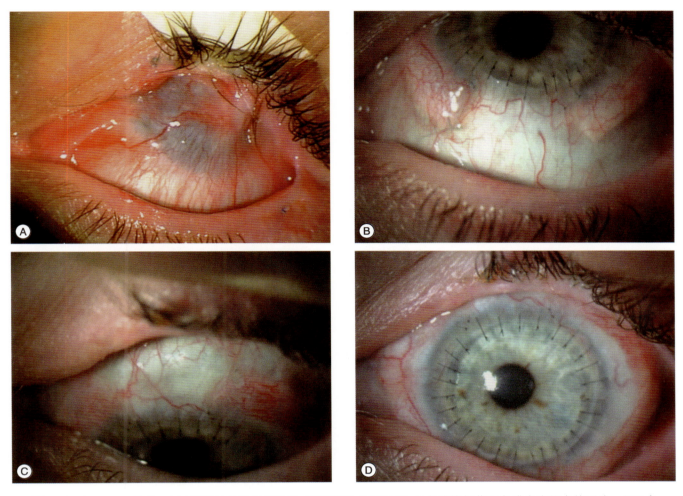

图41-4 Cincinnati手术。(A)严重的化学烧伤患者,结膜瘢痕,睑球粘连,全角膜缘损伤和角膜瘢痕的术前照片。(B)术后照片显示下方Ir-CLAL植片和3点和9点的KLAL植片。(C)术后照片显示上方Ir-CLAL植片。(D)成功的Cincinnati手术后施行穿透性角膜移植手术

术后处理

Ir-CLAL术后处理的主要原则是和KLAL非常类似,包括控制炎症和预防免疫排斥,预防感染,保障充足的眼表润滑。

手术后,表面抗生素和激素眼药(最好是无防腐剂的),每天4~6次。前者当角膜上皮完全长好后就不再应用了,后者根据眼表炎症调整剂量。典型的术后1~2天会不断有上皮细胞出现在移植物前方,在7~10天后汇合。表面无防腐剂的人工泪液可以足量使用,能为眼表提供适当的润滑。自体血清可以在前2~3个月使用。如果泪膜损伤或有轻微暴露,可以使用高-DK的软性绷带镜。

全身免疫抑制药物与KLAL类似,包括麦考酚酸莫酯(1~2g/d)和他克莫司(4~8mg/d),每日分2次给予。根据眼表炎症调整剂量,应与移植专家共同商讨低谷水平和全身副作用。开始时口服泼尼松0.5~1mg/(kg·d),然后当炎症消退后在6~8周减量。他克莫司在开始的6~12个月内根据炎症反应减量。在某些患者,移植了经过HLA配型的供体组织,减量的时间可以较早,而对本身有炎症性疾病的患者需要维持量持续治疗[4,5]。

排斥反应

Ir-CLAL术后最常见的并发症是急性排斥,发生率为25%到33%[6]。急性排斥反应通常的表现是结膜充血,植片水肿和肿胀,进展性移动的上皮排斥线(图41-5)[7~9]。慢性排斥反应的表现比较隐匿,植片变薄,进展性角膜结膜化/血管化。

急性排斥可以加大表面和全身激素的药量和频

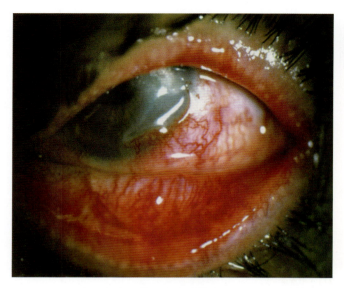

图 41-5 在一个由于芥子气角膜病变的患者,干细胞损伤眼进行 Ir-CLAL 后的-急性上皮排斥。注意植片水肿,充血和进行性上皮排斥线

率。也可以结膜下注射曲安奈德。根据眼表的炎症消退,血管充盈,局部球结膜水肿和上皮排斥线消失情况进行减量[5,7]。慢性排斥可以加大全身免疫抑制药物的剂量。

有一些研究提示 HLA 配型可以降低 Ir-CLAL 排斥反应的风险。在一项关于 12 例双侧眼表紊乱的异基因结膜移植前瞻性研究中,与没有配对的植片相比,更少的排斥发生和更好的预后发生在相合的或半相合的 HLA 匹配的植片[10]。在 8 例严重化学伤和 SJS 患者,进行了 Ir-CLAL 中我们也有关于 HLA 匹配和不匹配的类似的发现。这些研究证明 HLA 匹配对于植片成活是重要的。

结果

角膜上皮缺损的愈合和平滑透明的上皮表面是手术成功的标志(图 41-6)[8]。失败的定义是异常的高荧光通透性和弥漫的晚期上皮荧光染色,结膜化复发,新生血管或持续上皮缺损。

Ir-CLAL 的成功率报道在 14% 至 91.6%[5,8,10,13,14,15]。这个跨度很大的范围是由于入选标准,随访期,免疫抑制剂和成功标准的差异所致。在一项平均随访期为 48.7 个月的研究中,术后 1 年视力改善 46.2%,在 84.6% 的眼达到稳定的角膜表面。在最后一次随访,在术后 1 年获得视力的 66.6% 的眼,视力改善一直保持,93.9% 的眼获得稳定的角膜表面[11]。在另一项平均随访期为 32 个月的研究中,报道的成功率高达 89%[16]。

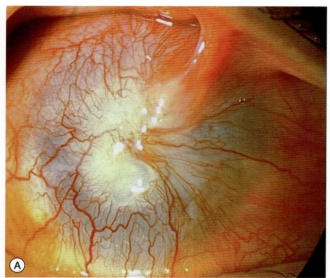
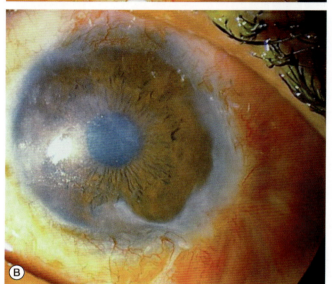

图 41-6 (A)术前照片显示双眼严重的化学伤后 360 度角膜缘干细胞缺损和睑球粘连形成。(B)睑球粘连修复和从患者兄弟眼取植片的 Ir-CLAL 术后 1 年半。注意角膜明显透明,角膜新生血管消退

并发症

供体眼在 Ir-CLAL 手术中的并发症非常罕见,供体区域通常可以非常良好的愈合,在几天内周围裸露的角膜缘就可以重新上皮化,不遗留并发症[17]。供体部位可以部分重新结膜上皮化,同时周围有血管长入;但是在切除区周围很少结膜长入。其他可能的并发症有局部混浊,假性胬肉,丝状角膜炎,微穿孔,异常上皮,进行性结膜化,角膜凹陷和亚临床角膜缘干细胞缺损。将球结膜前拉或用羊膜关闭结膜的空隙,降低术后炎症可以减少供体眼这些并发症的发生。

受体眼的术中并发症包括分离睑球粘连时的肌肉

损伤,表面角膜切开时出血和角膜穿孔。在多少情况下,将角膜缘组织放在 6 点和 12 点位置是很重要的,可以获得上睑和下睑持续的遮盖保护,并有良好的泪膜分布。慢性暴露可以导致供体片的变薄,进行性血管化和最终的失败。供体角膜缘组织应该恰当的修剪和修薄。放置一个厚的角膜缘植片由于形成了一个阶梯,会为上皮细胞长入创造障碍。可能引起不合适的泪液分布,引起凹陷形成。放置羊膜可以帮助减少厚的和修剪不良的角膜缘组织与眼表之间的阶梯。角膜缘的连接对于防止暴露和在未来可能的角膜移植中环钻切割角膜缘植片是很重要的。很小的角膜植片可以导致 PED,节段性结膜化,变薄和穿孔。在眼睑保护下,恰当的缝合和及时拆除缝线对于预防植片组织脱位,避免损伤长入的上皮边缘是很必要的[18]。

在某些眼可能发生从间隙区的进行性水平结膜化和血管化。那么当宿主结膜上皮长入角膜时,可以进行部分角膜上皮切开。Cincinnati 手术结合了 Ir-CLAL 和 KLAL 可以防止这种并发症。

参考文献

1. Dua HS, Miri A, Dalia G, et al. Contemporary limbal stem cell transplantation – a review. Clin Exp Ophthalmology 2010;38:104–17.
2. Nassiri N, Pandya HK, Djalilian AR. Limbal allograft transplantation using fibrin glue. Arch Ophthalmol 2011;129:218–22.
3. Santos MS, Gomes JA, Hofling-Lima AL, et al. Survival analysis of conjunctival limbal grafts and amniotic membrane transplantation in eyes with total limbal stem cell deficiency. Am J Ophthalmol 2005;140:223–30.
4. Biber JM, Skeens HM, Neff KD, et al. The Cincinnati procedure: technique and outcomes of combined living-related conjunctival limbal allografts and keratolimbal allografts in severe ocular surface failure. Cornea 2011;30:765–71.
5. Javadi MA, Baradaran-Rafii AR. Living-related conjunctival–limbal allograft for chronic or delayed-onset mustard gas keratopathy. Cornea 2009;28:51–7.
6. Kwitko S, Marinho D, Barcaro S, et al. Allograft conjunctival transplantation for bilateral ocular surface disorders. Ophthalmology 1995;102:1020–5.
7. Daya SM, Ilari L. Living related conjunctival limbal allograft for the treatment of stem cell deficiency. Ophthalmology 2001;108:126–34.
8. Gomes JAP, Santos MS, Ventura AS, et al. Amniotic membrane with living related corneal limbal/conjunctival allograft for ocular surface reconstruction in Stevens–Johnson syndrome. Arch Ophthalmol 2003;121:1369–74.
9. Sangwan VS, Fernandes M, Bansal AK, et al. Early results of penetrating keratoplasty following limbal stem cell transplantation. Ind J Ophthalmol 2005;53:31–5.
10. Rao SK, Rajagopal R, Sitalakshmi G, et al. Limbal allografting from related live donors for corneal surface reconstruction. Ophthalmology 1999;106:822–8.
11. Reinhard T, Spelsberg H, Henke L, et al. Long-term results of allogeneic penetrating limbo-keratoplasty in total limbal stem cell deficiency. Ophthalmology 2004;111:775–82.
12. Scocco C, Kwitko S, Rymer S, et al. HLA-matched living-related conjunctival limbal allograft for bilateral ocular surface disorders: long-term results. Arq Bras Oftalmol 2008;71:781–7.
13. Liang L, Sheha H, Li J, et al. Limba Stem cell transplantation: new progresses and challenges. Eye 2009;23:1946–53.
14. Wylegala E, Dobrowolski D, Tarnawska D, et al. Limbal stem cells transplantation in the reconstruction of the ocular surface: 6 years experience. Eur J Ophthalmol 2008;18:886–90.
15. Miri A, Al-Deiri B, Dua HS. Long-term outcomes of autolimbal and allolimbal transplants. Ophthalmology 2010;117:1207–13.
16. Fernandes M, Sangwan VS, Rao SK, et al. Limbal stem cell transplantation. Ind J Ophthalmol 2004;52:5–22.
17. Miri A, Said DG, Dua HS. Donor Site Complications in Autolimbal and Living-Related Allolimbal Transplantation. Ophthalmology 2011;118:1265–71.
18. Baradaran-Rafii A, Eslani M, Jamali H, et al. postoperative complications of conjunctival limbal autograft surgery. Cornea 2012;31:893–9.

第四十二章 异体角膜缘移植术

CLARA C. CHAN and EDWARD J. HOLLAND

引言

异体角膜缘移植术（Keratolimbal allograft，KLAL）是利用角膜捐献者周边角膜作为供体，将异体基因角膜缘干细胞移植到患有重度眼表疾病的受体眼的一种技术[1]。KLAL 的操作技术已有诸多报道，不乏制定规范以利于制作角膜缘植片和组织分离者。其中最早的一种被称为"角膜上皮成形术"（keratoepithelioplasty）的技术描述了如何将角巩膜缘组织从全眼球上分离下来[2]。Tsubota 及其同事报道用保存的角巩膜部分边缘来行干细胞移植，能使手术操作更为方便[3]。Holand 和 Schwartz 进一步改良了该技术，他们应用两片（而不是一片）角巩膜边缘连接成环，增加了一倍的角膜缘干细胞的供应量，并形成隔绝角膜结膜化的屏障[4]。Djajilian 报道的以结膜为基底的超薄 KLAL 技术，仅采用纤维蛋白胶来固定植片，极少用甚至不用周边巩膜部分[5]。

如果深层角膜基质有瘢痕，KLAL 术后可能需要光学性角膜移植术。或行前部深板层角膜移植（DALK），或行穿透性角膜移植术（PK）。Sundmacher 等报道过一种名为"同源角膜缘联合中央穿透性角膜移植术"（homologous penetrating central limbo-keratoplasty，HPCLK）的技术，即用保存材料制备角巩膜植片时，用角膜环钻故意制作一个偏心的穿透性角膜植片扣[6]。采用该种技术，植片约 30%～40% 周长包含角膜缘干细胞，受体从单一的操作中同时得到了干细胞和透明的植片两种受益。然而，在严重的角膜缘干细胞障碍（LSCD）的疾病，360 度全周移植角膜缘干细胞可能会更有利。光学性角膜移植作为阶段性治疗，在 KLAL 术后至少 3～6 个月实施，能降低眼表炎症，利于角膜上皮稳定。

适应证

KLAL 适用于无合适的活体供体且双眼罹患角膜缘干细胞功能障碍（LSCD）或者单侧患 LSCD 但对健侧眼损伤有顾虑的患者（图 42-1）。患者全身情况需耐受全身性免疫抑制治疗，后者对于 KLAL 术后成功的稳定眼表环境和重建正常的角膜上皮显形是至关重要的[7~9]。

KLAL 对角巩膜缘主要受累而结膜轻度受累甚至没有受累的疾患是最理想适应证。这些疾患包括无虹膜，角膜接触镜佩戴相关性 LSCD 和医源性 LSCD 等[1,7,10]。完全性的 LSCD 需要行 360 度全周 KLAL，而部分性 LSCD 可能只需要扇形 KLAL。

在轻度化学伤，Stevens-Johnson 综合征（SJS）或眼瘢痕性类天疱疮（OCP）和伴有轻中度结膜炎的 LSCD 患者，行 KLAL 手术以前，最好将眼部环境控制安静状态至少一年以上，这样可以增加植片存活的概率。KLAL 手术的成功率随结膜炎症的增加而降低，比如在严重的化学伤，SJS 或 OCP[1] 的患者，结膜产生慢性炎症和瘢痕，使得黏蛋白减少和泪液缺乏，眼表角质化的可能性急剧增加。由于 KLAL 本身并不能提供任何健康的结膜，在这些严重的眼表疾病，可以联合使用同一个供体的两个角巩膜缘植片，双眼发病可行结膜角膜缘活体亲属移植术（LR-CLAL），单侧发病可行结膜角膜缘自体移植术（CLAU）（图 42-2）[11,12]。

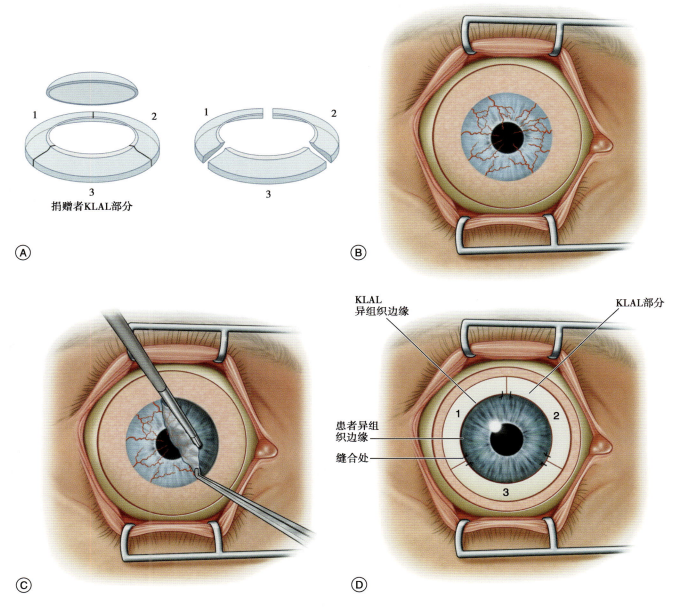

图 42-1 异体角膜缘移植术（Keratolimbal allograft, KLAL）手术步骤示意图（A）以环钻除去尸体眼供体植片中央角膜 7.5mm 形成供体植片（B）受体 360°结膜切开切除，形成收缩环形区。（C）以 64 号 Beaver 刀采用 blunt/sharp 技术剥除受体角膜的异常上皮和血管翳。（D）以 10-0 尼龙线和组织胶将供体植片移植到受体的收缩环形区

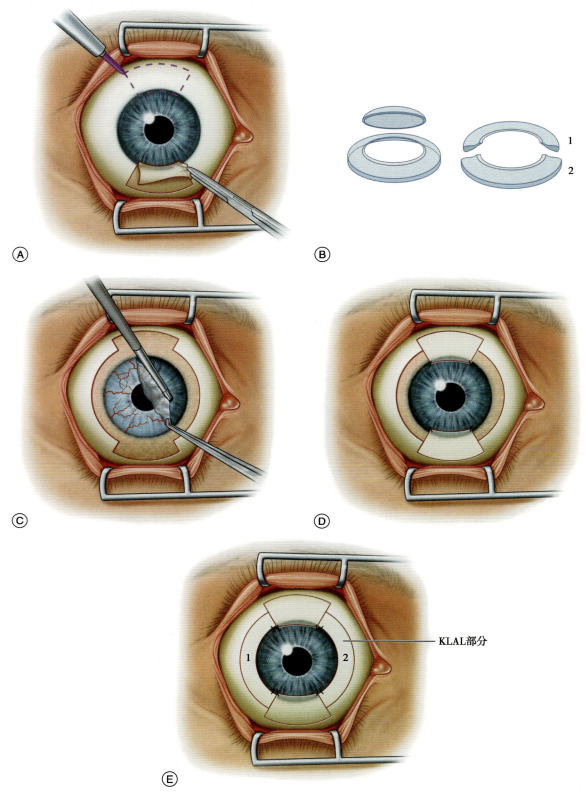

图 42-2 异体角膜缘移植术（KLAL）联合活体亲属结膜角巩膜缘移植（Ir-CLAL）或自体结膜角巩膜缘移植术（CLAU）的手术步骤示意图。（左上）供体取材，（右上）以环钻除去尸体眼供体植片中央角膜 7.5mm 形成供体植片，（左中）受体 360°结膜切开切除，形成收缩环形区，以 64 号 Beaver 刀采用 blunt/sharp 技术剥除受体角膜的异常上皮和血管翳。（右中）以 10-0 尼龙线和组织胶将 Ir-CLAL 或 CLAU 供体植片移植到受体的收缩环形区。（下）以 10-0 尼龙线和组织胶将 KLAL 供体植片移植到受体的收缩环形区

受体术前注意事项

在实施包括 KLAL 术在内的任何角膜缘干细胞移植手术前,任何眼睑的功能异常,暴露,和严重的水液缺乏型干眼都应该事先解决,这点非常重要。睑裂闭合不全,乱睫,睑缘错位或者角质化等眼睑异常应在 KLAL 术前先行手术治疗。瞬目反射异常甚至缺失的患者行 KLAL 预后不良,因为持续上皮缺损会伴发瘢痕和感染的风险。严重的水液缺乏性干眼患者缺乏必要的泪液成分,KLAL 术后规律应用自体血清滴眼或大有裨益。

同时伴有青光眼或者眼压控制不良的复杂患者,如化学伤患者,在实施 KLAL 术前应该先植入青光眼引流装置。因为应用多种抗青光眼药物可能造成眼表毒性(图 42-3),另一方面,KLAL 术后需长期局部应用激素来预防植片排斥,这可能会进一步加剧此前的青光眼病情。

严重的眼表角质化是实施 KLAL 术的禁忌证[1]。未控制的炎症是 KLAL 预后不良的另一个重要因素。羊膜移植物可以与 KLAL 联合应用以抑制炎症,促进上皮化[9]。最后,因为免疫抑制药物的全身应用起着重要的作用,所以患者的依从性在 KLAL 术前必须得到保证,因为有研究显示,依从性差是术后植片排斥和手术失败的主要原因[13]。

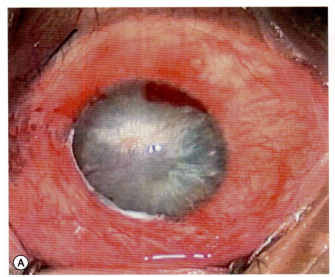
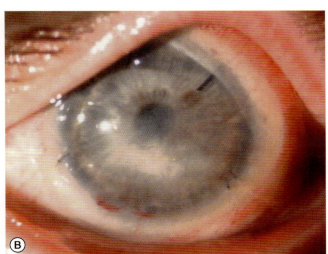
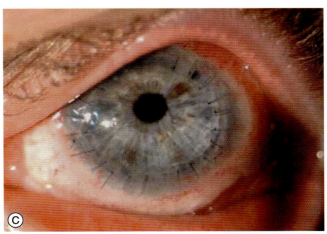

图 42-3 (**A**)由碱烧伤和热烧伤导致的严重的眼表失代偿,角巩膜缘细胞和结膜细胞均严重匮乏。(**B**)自体角巩膜缘干细胞移植后 3 个月。可以观察到稳定的眼表状态,减少的结膜炎性反应,和残存的角膜基质瘢痕。2 点钟位可见青光眼引流阀,缝线在位。(**C**)自体角巩膜缘干细胞移植后 3 个月眼表稳定,行穿透性角膜移植(PK)术,PK 术后 3 个月,最佳矫正视力为 20/40

供体组织注意事项

组织选择

供体组织由眼库提供并保存在 Optisol™ 中,这样的标准流程极大地提高了临床开展 KLAL 手术的计划性。然而,医生在手术前必须与眼库沟通保证组织可用,必须让全体参与者认识到 KLAL 手术对特殊组织的要求。与标准的穿透性角膜移植术(PK)和角膜内皮移植术(EK)重点强调角膜内皮和基质不同,用于 KLAL 术的组织强调保护角膜缘上皮,应避免受到任何损伤。"上皮极优"是一个重要的指标,如果角膜上皮细胞完全正常的,眼库可以保证为临床医生提供的是一个损伤最小组织。

作者根据从明尼苏达狮子眼库得到 KLAL 材料的经验,结合美国眼库协会制定的指南,认为下列供体标准可提供高品质的 KLAL 材料:

- 供体无活动性感染,此前无呼吸机辅助通气史。
- 捐献者年龄在 5~70 岁之间(最好小于 50 岁)。
- 供体死亡到组织保存间隔时间最小。
- 供体死亡后 5~7 天之内行 KLAL 移植。

眼库组织制备

与 PK 或 EK 组织准备另一个区别是,KLAL 组织制备时角巩膜缘外预留 3~4mm 的结膜和 4~5mm 巩膜(图 42-4)。预留这两者能最大限度地减少对角膜缘区域的损伤,并能提供杯状细胞,而后者在很多受体上也往往不足。目前还没有任何证据表明,保持完整的结膜轮缘会增加感染的风险。

对于 360 度全周角膜缘覆盖的 KLAL 手术,来自同一供体的两只角巩膜缘用于一位受体的双眼。而在 KLAL 联合 LR-CLAL(即"辛辛那提手术技术")的病例或 KLAL 联合 CLAU(即"改良辛辛那提手术技术")的病例,只需一个制备材料[11,12]。

手术技术

一般注意事项

异体角膜缘移植术(KLAL)为受体角巩膜缘提供健康的角膜缘干细胞。由于大多数组织都是由眼库来准备和供应,结膜组织的覆盖为周边角巩膜组织提供了保护,这些保证了转运和移植到受体角巩膜缘的干细胞安全。

通常情况下,KLAL 手术经球后麻醉联合面神经阻滞麻醉,或者全身麻醉实施。图 42-1 及相关的录像展示的是该手术的关键步骤(视频 1),由 Holland 和 Schwartz 最早提出的角巩膜缘新月形移植技术改良而来[4,7]。

供体组织的准备

采用常规角膜移植的方法,将每个材料的中心角膜用 7.5mm 的环钻取下,留下角巩膜缘外缘。在手术显微镜下将角巩膜缘材料剪成两半,修剪后保留距角巩膜缘约 2~3mm 的巩膜。利用锐利的月牙刀和弯曲 Vannas 剪刀除去后部巩膜和包括后弹力层和内皮层在内的角膜基质。制备好的 KLAL 植片放置于保存缓冲液中备用。

在材料的制备过程中,如果没有助手提供对抗牵引力,医生可以用氰基丙烯酸酯胶将 KLAL 植片的巩膜床固定到一个无菌塑料平台上,借助粘弹剂来辅助角膜前基质与结膜角膜缘组织的分离[5]。

受体眼准备

首先 360° 行包括角巩膜缘部位的翼状胬肉在内的全周结膜切开,允许保留 2~3mm 宽的结膜。由于多数受体眼此前存在瘢痕牵拉力,因此结膜切开较容易顺势而为。由于慢性炎症,这些眼睛的 Tenon 氏囊通常极度增厚,可以大刀阔斧地将其切除,但又需谨慎

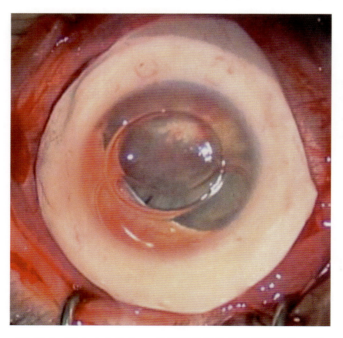

图 42-4 除去中央 7.5mm 角膜后的异体角巩膜缘供体。可见预留 4~5mm 的巩膜带以保存 3~4mm 的良好的结膜上皮,保证取材时对角巩膜缘区域的损伤最小

操作,保留重叠部分的结膜。极少数情况下,可能会有多余的结膜,应预留保守量。局部肾上腺素(1:10 000稀释)棉片止血,保持术野清晰。以 64 号 Beaver 刀或相同大小的新月除去异常的角膜上皮和血管翼,谨慎操作,避免切入基质层。

供体组织安放

每段 KLAL 植片以 10-0 尼龙线缝合固定在角巩膜缘边缘,线结要留的很短。KLAL 植片要根据需要进行修整,不要重叠。纤维蛋白组织胶辅助将 KLAL 植片的基底部固定到受体巩膜部,受体结膜与植片后缘紧邻。在缝合过程中,应在 KLAL 植片表面涂布粘弹剂保护免受损伤。如果供体 KLAL 植片非常薄,亦可仅用纤维蛋白胶固定(图 42-5)。

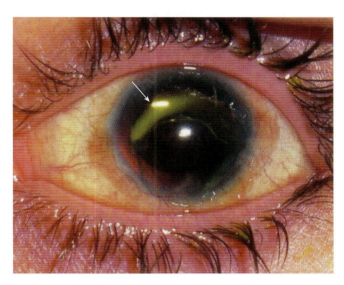

图 42-5 图为一先天性无虹膜患者,实施了以结膜为基底的薄层自体角巩膜移植,他还接受了白内障摘除和人工晶状体植入。术后 1 年半,仍可以观察到残存的 Sommering's 环,和隐约可见的 KLAL 植片的边界

放置 KLAL 植片时,应将三段供体植片迅速的相邻铺放,避免出现间隙。这对于结膜细胞在表面爬行生长极为关键。笔者建议,受体和供体结膜紧密连接,或者将受体结膜套上供体结膜,这样可以避免受体结膜向植片下生长,形成植入性囊肿。

术后护理

局部治疗和全身免疫抑制

在 KLAL 手术结束时,受体结膜下注射皮质类固醇激素和头孢唑林,佩戴 16.0 或 18.0mm(基弧 9.8mm)软性绷带镜(BCL)(Kontur Contact Lens, Co, Richmond, CA),保护性眼罩和绷带包扎 4 小时。患者在家中除去绷带和眼罩(*译者注:在中国,流程可能会有所不同),开始应用标准的穿透性角膜移植术后药物:0.05% 环孢素点眼,每日两次(随访期间都要用),醋丁二氟龙(或 1% 醋酸泼尼松龙)点眼,每日四次(前 3 个月每日 4 次,随访时根据眼表炎症程度,逐月递减 1 次),四代喹诺酮类抗生素点眼,每日四次(直到角膜上皮愈合,BCL 除去),此外还要频点无防腐剂的人工泪液。

KLAL 术后必须全身应用免疫抑制剂,来防止植片的免疫排斥反应,治疗严重眼表疾病存在的慢性炎症。炎症可以短期和长期破坏植片中干细胞迁移和转化的。理想的免疫抑制方案,包括全身应用类固醇,他克莫司和麦考酚酸吗乙酯,已用于提高制片存活率[5,8,9]。此前也用包括全身性类固醇,环孢素,并硫唑嘌呤的三联疗法。高度推荐与器官移植专家共同制定免疫抑制药物的应用方案。

光学性角膜移植

通过 KLAL 手术,实现了眼表稳定(图 42-3Bb),然后可以实施光学性角膜移植来清除深基质内的瘢痕组织(参照图 42-3C)。建议在眼表稳定以后至少 3~6 个月再实施手术,因为在眼表干细胞移植以后再行 PK 或 DALK 术对手术技术是很大的挑战。通常情况下,大尺寸的角膜环钻(大约 9.5~11mm)会抵靠 KLAL 组织的边界。再次供体的植片应该比植床大 0.5mm,因为患有慢性炎症或者因化学性损伤导致的瘢痕的受体植床组织会收缩。以 10-0 尼龙线带植片深部间断缝合 24 针,以确保植片和植床完全贴合,一定要避免缝线只缝合了浅层组织[14]。

预后

KLAL 术后植片存活率从 33% 至 84% 不等[15]。术后需要采取全身免疫抑制以降低植片排斥而继发的手术失败。这个专题将在第 46 章展开更为更广泛的讨论。

KLAL 术后采用三联免疫疗法能达到最好的结果。一项包含 23 例,31 只无虹膜眼的研究显示,KLAL 术后随访 12~117 个月,23 眼(74.2%)实现了稳定的眼表面,整体平均视力由 20/1000 视力提高到 20/165[7]。另一项纳入 16 例患者,19 眼行 KLAL 手术的研究报告,随访 31 个月后,植片存活率为 76.9%[5]

15只眼（78.9%）视力提高2行以上。另一项含10例患者,12眼的研究,KLAL术后随访36~91个月,83%的眼睛达到了眼表稳定状态[9]。

在评估KLAL术后成功率的时候,也要将随访时间这个指标考虑入内。穿透性角膜移植术后3~4个月,健康的表观状态很可能是供体植片的健康上皮因素,而角膜缘干细胞的迁移分化并体现在眼表状态上可能需要1年甚至更久的时间,因此,评估KLAL术后是否成功需要随访1年以上。

参考文献

1. Holland EJ. Epithelial transplantation for the management of severe ocular surface disease. Trans Am Ophthalmol Soc 1996;94:677-743.
2. Thoft RA. Keratoepithelioplasty. Am J Ophthalmol 1984;97:1-6.
3. Tsubota K, Toda I, Saito H, et al. Reconstruction of the corneal epithelium by limbal allograft transplantation for severe ocular surface disorders. Ophthalmology 1995;102:1486-96.
4. Croasdale CR, Schwartz GS, Malling JV, et al. Keratolimbal allograft: recommendations for tissue procurement and preparation by eye banks, and standard surgical technique. Cornea 1999;18:52-8.
5. Nassiri N, Pandya HK, Djalilian AR. Limbal allograft transplantation using fibrin glue. Arch Ophthalmol 2011;129:218-22.
6. Reinhard T, Sundmacher R, Spelsberg H, et al. Homologous penetrating central limbo-keratoplasty (HPCLK) in bilateral limbal stem cell insufficiency. Acta Ophthalmol Scand 1999;7:663-7.
7. Holland EJ, Djalilian AR, Schwartz G. Management of aniridic keratopathy with keratolimbal allograft: a limbal stem cell transplantation technique. Ophthalmology 2003;110:125-30.
8. Holland EJ, Mogilishetty G, Skeens HM, et al. Systemic immunosuppression in ocular surface stem cell transplantation: results of a 10-year experience. Cornea 2012;31:655-61.
9. Liang L, Sheha H, Tseng SC. Long-term outcomes of keratolimbal allograft for total limbal stem cell deficiency using combined immunosuppressive agents and correction of ocular surface deficits. Arch Ophthalmol 2009;127:1428-34.
10. Schwartz GS, Holland EJ. Iatrogenic limbal stem cell deficiency. Cornea 1998;17:31-7.
11. Biber JM, Skeens HM, Neff KD, et al. The Cincinnati procedure: technique and outcomes of combined living-related conjunctival limbal allografts and keratolimbal allografts in severe ocular surface failure. Cornea 2011;30:765-71.
12. Chan CC, Biber JM, Holland EJ. The modified Cincinnati procedure: combined conjunctival limbal autografts and keratolimbal allografts for severe unilateral ocular surface failure. Cornea 2012;31:655-61.
13. Andrea AY, Chan CC, Biber JM, et al. Ocular surface stem cell transplantation rejection: incidence, characteristics, and outcomes. Cornea 2012, June 4.
14. Biber JM, Neff KD, Holland EJ, et al. Corneal transplantation in ocular surface disease. In: Krachmer JH, Mannis MJ, Holland EJ, editors. Cornea, vol. 2. 3rd ed. London: Elsevier; 2010. p. 1755-8.
15. Cauchi PA, Ang GS, Azuara-Bianco A, et al. A systematic literature review of surgical interventions for limbal stem cell deficiency in humans. Am J Ophthalmol 2008;146:251-9.

第四十三章 组织工程角膜上皮重建

URSULA SCHLÖTZER-SCHREHARDT, NARESH POLISETTI, JO-HANNES MENZEL-SEVERING, FRI EDRICH E. KRUSE

引言

在过去的几年中,组织工程因具有将成年干细胞(SC)和生物材料科学应用到临床的强大转化潜能,已成为快速发展为热门的研究领域。人们相信,由于其固有的可塑性,如果能够提供其维系和分化的环境,SC可以用来在外周组织再生方面发挥作用。因此,组织工程的基本策略是构建一个新的生物相容性支架,来结合SC和生物活性分子,替换和再生受损的细胞或组织[1]。

角膜是由三个层次组成,表面迅速再生的复层角膜上皮层,中间的角膜基质层和内层的单层角膜内皮层。角膜上皮细胞稳态不仅对于眼表结构的完整性是一个重要因素,更是维持角膜透明度和视功能一个重要的先决条件(图43-1A,C)。角膜上皮的持续更新有赖于一群成年干细胞,它们位于角膜和结膜之间移行带(即角巩膜缘)的基底上皮[2](图43-1B)。干细胞的维持和功能是通过独特的局部微环境(或称niche)释放的各种内源性和外源性因子来控制的[3]。角膜缘干细胞(LSC)和它们的后代成簇积聚在基底上皮处,与特定的细胞外基质成分,基质成纤维细胞,血管,神经关系密切,后者能为其提供生长和存活因子。LSC可以对称分裂,自我更新,也可以非对称分化为子代过度放大性细胞,后者向基底层角膜上皮细胞向心性迁移,并最终成为有丝分裂后晚期分化的上皮细胞(图43-1B)。LSC可以通过推定干/祖细胞标记物阳性表达来鉴定,这些标记物包括ABCG2,ΔNp63α,Bmi1,CEBPδ,OCT4,LGR5,细胞角蛋白K15和NCadherin,同时LSC缺乏角膜上皮分化的标志物,如细胞角蛋白K3和K12[4]。

各种遗传性或获得性疾病均导致LSC功能缺陷或者丢失,如果同时合并局部微环境(或称niche)的受损,就会导致部分或全部的角膜缘干细胞缺乏(LSCD),会对眼表完整性和视觉质量产生严重的危害(图43-1)。诸多炎性疾患(例如Stevens-Johnson综合征,黏膜类天疱疮),变性类疾患(如复发性翼状胬肉),遗传性疾患(例如先天性无虹膜),和化学或热损伤,均会引起结膜上皮内生,新生血管形成,炎症,溃疡和瘢痕,从而导致慢性上皮愈合障碍,最终导致功能盲[5,6]。这些情况是传统角膜移植(如穿透性角膜移植)的禁忌证,因为功能缺陷的角膜干细胞数量匮乏,眼表无法进行正常的上皮化。因此,角膜修复可能只能通过以层次特异性干细胞为基础的眼表重建手段来解决上皮功能异常的问题。多层眼表面上皮重建,特别是在双侧LSCD的患者,要恢复视力是极其棘手的,是眼科临床最具挑战性的问题之一。

目前组织工程方法重建角膜上皮利用的成熟SC(通常是LSC),来源于或取自于病人(自体)或取自于供体(同种异体)的一小块活体组织,在体外的自然的支架(通常是人羊膜)上扩增培养,再传代成三维的上皮结构用来移植[7]。培养技术的差异包括使用外植体还是单细胞悬浮系统,有无小鼠3T3成纤维细胞饲养层,基板的种类,是否加用物质来促进上皮的分化和分层?研究人员不断努力在改善这种治疗流程,使之规范化,目前着重研究以下几个方面:培养条件中的最优化,来复制干细胞生存的体内小环境,维持其干细胞性。培养流程更安全化,避免使用异生素。探索自体干细胞的替代物来治疗双侧眼表疾病。评估新型支架辅助干细胞延伸和增强其移植的效能。组织工程创造角膜上皮移植替代物的挑战包括研发出生物相容性好,机械性能稳定,光学透明的构建物,它要能支持SC生长并能在培养和移植后维持其稳定性。

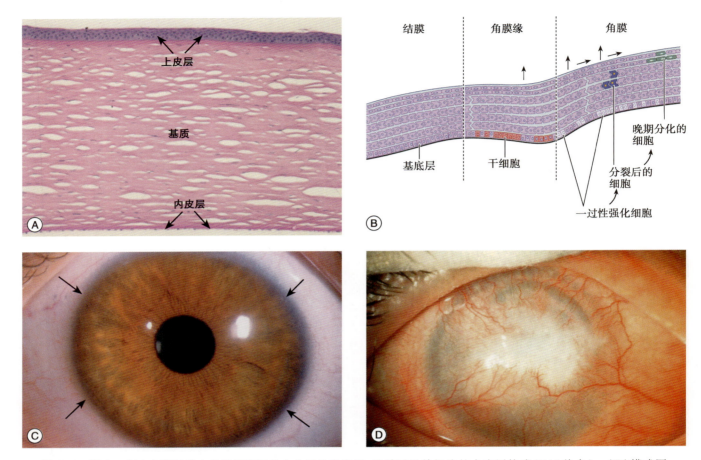

图 43-1 眼表。（A）光镜显示人角膜组织切片由分层的表皮层,基质层及单细胞的内皮层构成（PAS 染色）。（B）模式图显示位于角膜缘的角膜干细胞及一过性强化细胞。（C）正常人群的健康角膜外观像（箭头示角膜缘）。（D）重症角膜缘干细胞功能不足的患者临床外观像,角膜表面可见明显的结膜化与血管化

角膜上皮细胞重建的干细胞来源

目前已经有很多研究探索了关于角膜缘 SC 的体外培养和随后的临床应用中移植功效的问题。此外,培养的口腔黏膜上皮 SC 已经用于治疗双侧眼表疾病[8]。LSC 及口腔黏膜上皮 SC 以外的其他细胞类型,包括结膜上皮 SC[9~11],毛囊 SC[12,13],间充质 SC[14~16],牙髓 SC[17],脐带 SC[18]和胚胎 SC[19],都可以作为一种组织工程化的干细胞来源,而且它们的临床前期离体和在体动物实验结果都显示出良好的应用前景。使用自体同源细胞进行组织工程化明显具有很大优势,因为这样可以规避同种异体免疫排斥反应的风险以及免疫抑制疗法的使用。

能够模拟在体 LSC 微龛的环境,比如通过角膜缘成纤维细胞调控介质,可用于诱导非角膜来源的干细胞在重建的组织中呈现出角膜上皮样的表型[12,16,20]。评估重建组织作为角膜上皮替代物的适配性主要涉及两个方面:特定角膜上皮标记物（如角蛋白 K3 和 K12）的表达以及通过恢复机械稳定性和透光性来重建受损眼表的能力。

角膜缘上皮干/前体细胞

角膜上皮重建的组织工程学基本原理就是从单眼发病的患者健侧眼角膜缘取得自体同源干细胞以后进行体外扩增[21,22]。这种培养后的角膜缘上皮细胞移植（CLET）对于 LSCD 患者来说可能是一种很有前景的治疗手段,因为随访 119 个月之后整体成功率有 75%[23~26]。最常用的扩增手段是使用外植体培养系统,该系统只需取一小块角膜缘活检（1~2mm²）置于载体上,通常是羊膜组织,随后角膜缘上皮细胞会自行迁移出活检组织并进入载体形成上皮植片（图 43-2）。然而,人角膜缘外植体的外生长增殖潜能呈迅速递减的趋势[27],而且使用角膜缘上皮细胞悬浮液可能会增加培养系统内的干细胞比例[28]。

上皮移植物对于眼表进行远期修复的必要先决条件是需要有足够数量的干细胞[4,29,30]。自 Rheinwald 和 Green 的先驱工作以来,研究已经确认,如果与胚胎成纤维细胞饲养层细胞共培养的话,上皮干细胞的长

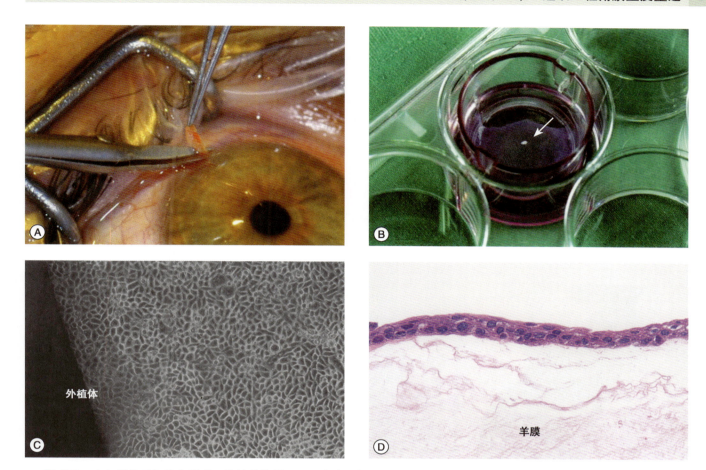

图43-2　人角膜缘干细胞在羊膜上的体外扩增。(A)从单眼角膜缘干细胞缺乏的患者健侧眼取上方角膜缘1mm×2mm活检物。(B)角膜缘活检物(箭头所示)在羊膜上的外植体培养。(C)单层上皮在外植体上的生长。(D)羊膜表面培养2周后形成的多层上皮层

期存活是可能实现的,因为这样似乎能够在离体条件下重建干细胞的微龛环境。这种策略促使了一种培养系统的发展,那就是LSC在种植到可移植载体内以前先放在失活的鼠3T3成纤维细胞饲养层上进行克隆增殖以增加数量[22,32]。评价移植物的质控指标之一就是表皮移植物内在术前出现ΔNp63阳性的细胞[25,33~35]。

以往的研究有各种各样关于培养技术的改进。影响细胞增殖和分化的重要参数包括生长因子,血清和钙离子浓度,基质包被类型和通过弹性模数来反映的底物刚度[32,36]。上皮细胞在气液交界面的培养(气举效应)已经解决模拟角膜在体生长环境的问题,所以能够促进细胞分化和分层[37]。研究表明空气暴露下的低氧条件能够进一步促进LSC增殖[38]。不仅如此,LSC和表达胚胎SC标记物的粘着性间充质微龛细胞共培养可以促进前者保存LSC表型[39]。近期研究目标主要集中在建立经过基因修饰的细胞株,比如端粒酶永生化的角膜上皮细胞[40],以及替代诸如胚胎牛血清和鼠饲养层细胞等具有潜在危险的异生物质,改为使用人源性物质[41~43]或是不含血清和饲养层的细胞培养系统[44]。

然而,目前临床最常用的方法还是使用LSC,人羊膜组织或纤维蛋白作为底物,以及鼠3T3成纤维细胞饲养层。其他备选的非角膜成体干细胞以及新型平台仍处于广泛研究探索阶段。

非角膜来源的上皮干/前体细胞

为了治疗双侧眼表疾病的患者,可以考虑使用人体其他部位分层上皮组织来源的自体干细胞。该研究领域的近期进展显示结膜上皮,口腔黏膜上皮,表皮,毛囊可以作为备选的自体同源干细胞来源,它们能够用于组建人工角膜上皮和重塑实验动物以及LSCD患者的眼表结构。

作为一种自体同源上皮干细胞来源,口腔黏膜上皮已经吸引了更多研究者的关注,培养后的口腔黏膜上皮移植(cultured oral mucosal epithelial transplantation,COMET)已经用于治疗双眼发病的LSCD患者[8,45~48]。Nakamura等人的一项近期研究显示

COMET疗法远期临床效果非常可观,随访三年后10只眼(53%)的患者视力均有提高[49]。然而,COMET术后患者多见周边新生血管化,而且为了获得远期术后效果的维持,很多细节方面仍有待进一步探索和提高。也有研究报道口腔黏膜上皮细胞移植物罕有跨转化为角膜上皮细胞的表型,因为缺乏细胞标记物K12[8]。

毛囊的表皮和间充质内含有很多类种尚未完全确定的干细胞族群,促使研究者把毛囊看做一种提供多向潜能干细胞的来源并用于再生医学[50]。毛囊的膨出区是多向潜能角化细胞SC的主要贮存区,这些干细胞能够分化成毛囊,皮脂腺和表皮(图43-3A,B)。

Blazejewska等人的研究显示小鼠毛囊来源的成体干细胞能够跨分化形成角膜上皮样细胞[12]。当使用角膜缘基质成纤维细胞和层粘连蛋白-V包被的培养皿模拟角膜缘特异性微环境来培养毛囊来源的干细胞时,它们会在离体条件下呈现出角膜上皮细胞表型并表达特定的细胞标记物K12和Pax6(图43-3C-F)。使用一种可以在活体情况下检测K12表达的转基因小鼠动物模型表明移植后的角膜上皮重建物发生了角膜上皮的跨转化并且具有修复LSCD小鼠眼表结构的能力(图43-4)[13]。这些结果表明这些可塑性很强,并且容易获得的干细胞在治疗双侧LSCD疾病方面具有很好的应用前景。

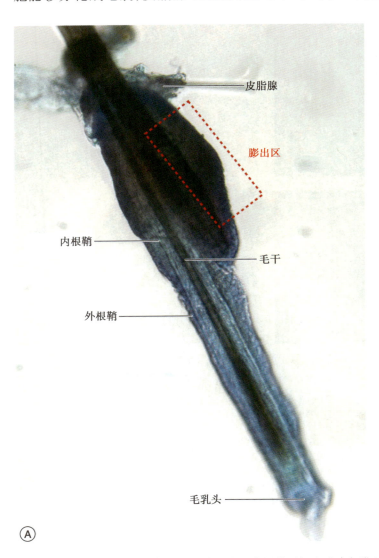
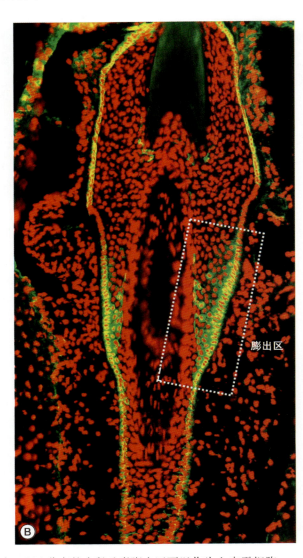

图43-3 离体条件下使用小鼠毛囊膨出区来源的干细胞重建角膜上皮。(A)分离的小鼠毛囊膨出区可以作为上皮干细胞来源。(B)毛囊膨出区的细胞表达一种公认的上皮干细胞和前体细胞标记物——细胞角蛋白K15

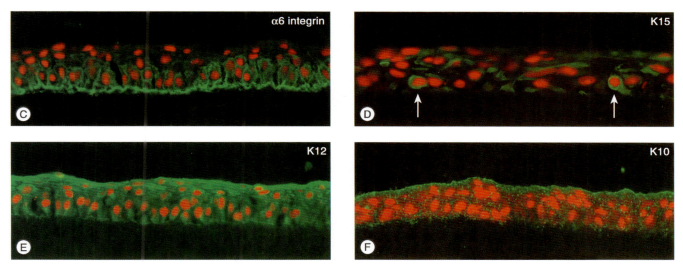

图 43-3（续） （C-F）毛囊来源的,以纤维蛋白为基础的上皮重建物在基底层表达 α6 整合素,这是公认的干细胞和前体细胞标记物（C）；在少数几个基底细胞中表达干细胞标记物 K15（箭头示）（D）；在所有的上皮层都表达角膜上皮分化标记物 K12（E）；在大部分表浅细胞层表达表皮分化标记物 K10（F）

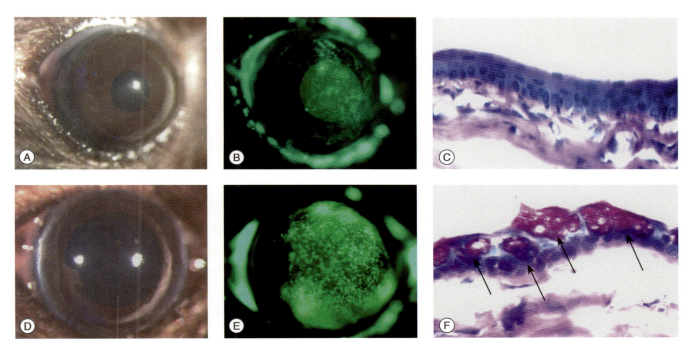

图 43-4 离体条件下小鼠毛囊膨出区来源的干细胞对角膜缘干细胞缺陷的家兔动物模型进行眼表重建。（A-C,移植眼；D-F,未移植的对照眼）。（A,B）角膜缘干细胞缺乏的眼睛移植了角膜上皮重建物以后重新恢复了透明的眼表结构（A）和上皮屏障功能（B）,与未移植的对照组相比（D,E）,实验组眼表吸收荧光素浓度降低。（C,F）角膜的 PAS 染色显示移植术后四周正常的角膜上皮外观而且基本没有结膜杯状细胞的出现（C）；然而,未移植的眼表完全被杯状细胞所覆盖,提示结膜上皮的长入（F）

间充质干细胞

其他可选的用于重建角膜上皮的干细胞来源包括骨髓来源的间充质干细胞[14,15,51,52],脂肪组织来源的间充质干细胞[53],以及牙髓干细胞[17]。

Ye 等人的研究提示局部募集的间充质干细胞可能有助于家兔碱烧伤后的角膜上皮修复愈合,并证实了移植间充质干细胞用于治疗角膜上皮缺陷的想法。然而向移植的羊膜下注射人间充质干细胞后,角膜表面与对照组相比并没有明显改善[52]；当间充质干细胞作为一张完整的膜性结构进行移植的时候,才能够修复大鼠化学烧伤的眼表结构[14]。而且目前还不确定这些细胞是否分化成为角膜上皮细胞,使得很多研究者认为间充质干细胞移植的治疗效应可能主要还是通过抑制炎症和血管发生来实现的,而非间充质细胞向上皮细胞的跨分化[54]。虽然如此,在体和离体研究都显示,与角膜成纤维细胞的共培养会刺激间充质干细胞表达 K3 和 K12 并跨分化呈现角膜上皮细胞表型[16,51]。从人眼眶脂肪分离的脂肪组织来源的间充质干细胞在特定的环境刺激下如与角膜上皮细胞共培养后也能够分化成角膜上皮细胞系[53]。最后,人牙髓干细胞是从脱落牙齿的牙髓里分离出来的一种间充质干细胞,家兔的化学烧伤研究显示这些细胞也具有一部分 LSC 的关键特征,并能够分化形成并重建角膜上皮。

目前还需要进一步的研究结果来确认间充质干细胞在修复角膜上皮方面的应用价值。

胚胎干细胞

关于胚胎干细胞在角膜再生应用方面的研究还处于初级阶段。有一项研究显示小鼠胚胎干细胞在Ⅳ型胶原纤维上后能够跨分化形成角膜上皮细胞并且在应用 24 小时后就能帮助小鼠化学烧伤的角膜重新上皮化[19]。一项随访研究显示,Ueno 等人[55]使用 Pax6 转染的胚胎干细胞修复受损角膜显示出更高的有效性,这样可以修复角膜并且不会出现畸胎瘤。这项研究还使用了同源的猴类胚胎干细胞,它们与人类细胞更加类似[56]。类似的是,离体研究显示人胚胎干细胞在角膜缘成纤维细胞介质条件下的Ⅳ型胶原纤维上培养后也会表达角膜上皮标记物如 K3 和 K12[19]。这些研究为今后探索胚胎干细胞在角膜组织工程学方面的应用提供了第一手资料。

角膜上皮重建的骨架平台

扩增干细胞的存活与发挥功能以及成功构建一个新的组织工程化角膜上皮很大程度上依赖于底物载体的结构性和生化性支持作用。尽管人羊膜广泛地应用于 LSC 扩增和移植,很多研究开始测试其他一系列可供选择的生物型、生物合成型或是合成型载体在角膜上皮组织工程化方面的临床前或临床应用。一个适用于角膜上皮重建的骨架平台应当具有非免疫源性和非炎性特征,具有很好的透光性与机械稳定性,并且能够促进细胞粘附和增生。

生物骨架

人羊膜

最广泛应用于角膜上皮重建的底物是人羊膜(human amniotic membrane,HAM),即胎囊的最内层,可以在健康孕妇的常规剖宫产术中获得(图 43-5A)[57]。羊膜由很厚的基底膜与无血管基质及表面的单层上皮构成(图 43-5B)。除了具有结构稳定性和弹性特征之外,它还具有抗免疫原性,抗血管发生和抗感染的特性,并且含有多种促进上皮化的生长因子与细胞因子[58]。HAM 基底膜组成与人类的角膜和角膜缘结构极为类似(图 43-5C,D)[59],所以羊膜会成为体外扩增 LSC 的理想环境[35,60]。然而,制备羊膜的流程并不统一,而且也有冷冻与新鲜羊膜,完整与去上皮羊膜等分别。去上皮羊膜由于暴露了基底膜,似乎为 LSC 的分化和表型维持提供了更加优越的微龛环境[61]。另一方面,上皮前体细胞在 HAM 表面进行体外扩增的时候数量会逐渐衰减,说明羊膜在模拟角膜缘微龛环境方面仍有局限性[3]。

尽管 HAM 广泛应用于眼表重建并取得了良好的效果,HAM 仍有一些不足之处,比如明显的供体内和供体间组织差异和标准化的缺乏。生长因子浓度与蛋白表达方面的局部差异,与供体年龄,种族,妊娠时间及 HAM 制备和贮存有关,而这样不仅会改变羊膜的组成和物理结构,同时也会影响临床效果[62]。其他的缺点包括,透光性较差,供体相关的感染风险,来源不固定,费用高昂,培养和移植的时候发生皱缩,都促使研究者去探索新的底物支架用于 LSC 扩增与眼表结构重建[63]。不过鉴于其良好的机械特性与支持细胞生长的特点,目前羊膜依然是探索支架平台特征性研究的不二之选。不仅如此,研究者开始尝试对羊膜进行修饰,比如冻干,纤维蛋白包裹,或是使用聚乙烯醇(polyvinyl alcohol,PVA)水凝胶进行交联来增加其机械稳定性[63]。

晶状体囊膜

有一项研究使用白内障术中获得的晶状体囊膜除去上皮后进行 LSC 培养扩增[64]。

无细胞和有细胞的角膜组织

尽管去细胞化角膜的主要应用领域是研发人工角膜,作为生物支架平台它们也广泛地用于支持培养的角膜缘上皮细胞进行生长和分化,以助于重建角膜上皮和前部基质(半角膜)[65]。这些组织源性平台能够为功能性重建受损组织如分层的角膜上皮提供一个合适的细胞外基质。为了进行牛,猪等动物或人类尸体

第四十三章 组织工程角膜上皮重建

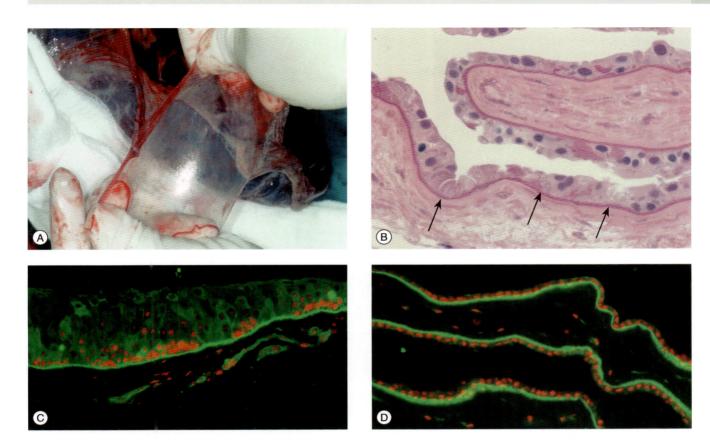

图 43-5 人羊膜作为角膜上皮重组的载体。(A) 人羊膜。(B) 光镜显示人羊膜由一层单层上皮,一个明显的基底层(箭头示)与无血管的基质层(PAS染色)组成。(C,D) 人角膜缘(C)和新鲜羊膜(D)的上皮基底膜在积聚蛋白免疫组化染色后显示出的相似性

角膜组织的去细胞化,研究者使用了各种处理方法,包括洗涤型手段和非洗涤剂手段[65,66]。这些处理手段事实上可以应用于异种移植物,因为不同物种之间的细胞外基质基本成分具有很高的保守度。与此一致的是,兔眼的移植动物实验显示这些生物重建组织不仅具有免疫惰性,而且保留了原来角膜组织的机械和光学特性。

使用准分子激光手术切削的角膜组织作为生物支架重组形成人的组织工程化半角膜成为一种适用于临床的天然移植物[67]。切削的角膜基质具有完整的胶原结构和保持着静息型成纤维细胞表型外观的活性角膜基质细胞。角膜缘干细胞在切削的角膜组织上进行扩增可以形成分层的角化上皮,其形态与正常角膜类似,并没有任何细胞克隆潜力的改变。

因此,无细胞的或有细胞的半角膜,可以作为支撑角膜上皮细胞和基质成纤维细胞共同生长的平台来促进眼表重建,同时还可以避免使用干细胞扩增必须的饲养层。人组织工程化半角膜可能为伴有基质瘢痕化的 LSCD 患者带来一种全新的治疗方法。

生物合成型支架

纤维蛋白凝胶

纤维蛋白密封剂或是纤维蛋白"胶"是一种与伤口修复有关的血浆成分,目前正越来越多地应用于手术治疗中。临床应用的纤维蛋白胶通常储存在二分室系统中,这样可以定量稀释一定体积的人源性纤维蛋白原与凝血酶从而形成具有标准稠度的凝胶。抑肽酶是一种蛋白酶抑制剂,加到培养介质中可以阻止培养细胞的纤溶作用。

以纤维蛋白为基础的骨架是一种适用于培养 LSC 的合适底物,能够促进上皮粘附,增殖,迁移和维持干细胞表型(图 43-6)[25,32,68,69]。以纤维蛋白为基础的重组上皮组织具有机械稳定性,弹性,良好的透光性,而且似乎可以在移植术后几天内就完全降解。因此,以纤维蛋白为基础的重组上皮组织已经成功地用于治疗 LSC 缺陷的患者[25,70]。Rama 等人的大规模研究显示治疗成功比例为 82/107 只眼(76.6%),这些患者的角膜表面可以保持稳定,无血管和透明的状态,平均随访

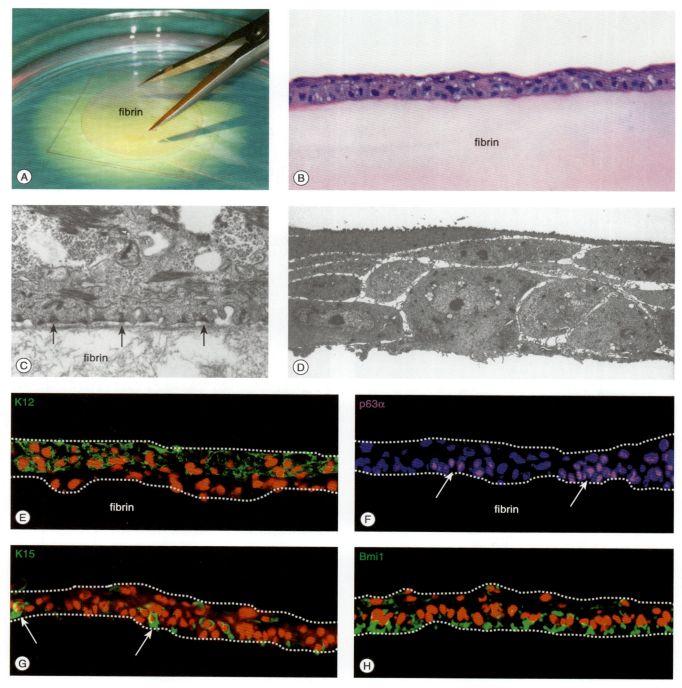

图 43-6 纤维蛋白作为角膜上皮重组的载体。(A) 通过稀释确定体积的纤维蛋白原与凝血酶来制备纤维蛋白凝胶(厚度为 50 微米,直径为 200mm)。(B) 光镜显示:角膜缘干细胞以纤维蛋白为基础进行体外扩增形成的多层上皮细胞层(PAS 染色)。(C,D) 透射电镜图像显示多层上皮组织包括一层立方形基底细胞层,与两到三层基底上细胞层的延展细胞(D);基底细胞通过半桥粒与纤维蛋白载体以及新生的基底膜相连接(C)。(E-H) 免疫荧光分析显示 K12 的表达局限于表浅细胞层(E),而干细胞与前体细胞标记物 p36α(F),K15(G) 和 Bmi-1(H) 的阳性染色主要分布在基底细胞层的成簇积聚细胞中

时间为 2.91 年(1~10 年)。

事实上,这种生物基质的特点包括有稳定的市场来源,临床效用确实,标准化,操作简易,完全且快速的生物可吸收性,以及良好的机械及光学特性。鉴于以上特性,很奇怪时至今日纤维蛋白凝胶并没有在重建角膜上皮组织方面得到更为广泛的应用[26]。

胶原支架

鉴于胶原在不同组织如角膜基质中发挥着主要的结构性支撑作用,目前的研究热点是开发新型的生物

材料来模拟胶原支架的纤维样结构替代原生的胶原性细胞外基质来支持表面细胞的粘附与生长。动物源性和重组性胶原纤维，尤其是 I 型胶原纤维，是公认最有效的，也是在组织工程学中应用最广泛的生物材料之一。它们的使用形式包括原生的胶原纤维形态或是变性后的各种样式，比如不同厚度的层状结构[71]。因此，这种天然的生物多聚体能够成为生物工程化角膜组织替代物的一种常用结构成分[63]。作为细胞底物之一，胶原凝胶是一种能够替代羊膜的，适宜角膜上皮重组的合适载体（图 43-7）。比如，一种从鱼鳞中提取的新型胶原可以用于编织具有良好机械牵张性和透光性的胶原骨架供角膜缘干细胞进行体外扩增[72]。

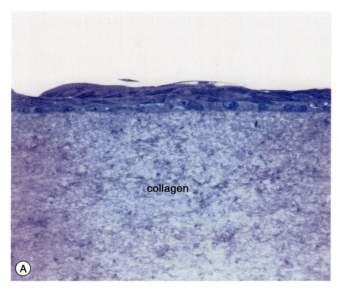 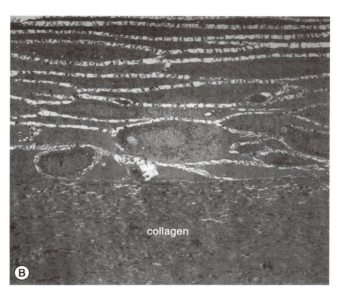

图 43-7 I 型胶原纤维作为角膜上皮重建的载体。（A）光镜图像显示以胶原为基础的，通过角膜缘干细胞体外扩增形成的多层上皮组织（半薄切片，甲苯胺蓝染色）。（B）透射电镜显示分层的上皮组织由一层立方形基底细胞层和数层基底上的延展细胞层构成

然而，水化的胶原凝胶含有大量水分所以比较薄弱。胶原通过不同的方式进行交联后提高了机械稳定性，可以形成一种相当稳固的水凝胶。碳二亚胺交联的重组人 III 型胶原可以用作角膜缘干细胞的培养底物[73]。水凝胶的张力强度，屈光指数，透光性和后向散射特性均与天然角膜组织类似，而且能够支持培养的 LSC 保持生长，分层和干细胞的特性。类似的是，与核黄素交联的 I 型胶原凝胶和紫外线能够支持 LSC 的粘附，增殖和分化形成多层上皮组织，同时还在基底细胞层保存了干细胞表型特征。家兔动物模型的初期移植实验确认了它们的生物相容性与透光性（Petsch 等人，文章待发表）。然而，化学交联可能会降低胶原支架的生物相容性与细胞重塑，还可能会降低降解率。

玻璃化（Vitrifiation）是一种可以替代化学交联的方法，主要通过低温蒸发胶原水分形成菲薄（20μm）、坚硬的玻璃片样结构，然后通过再水化形成机械特性增高的透明胶原膜样结构[74]。这些玻璃凝胶膜由高密度的胶原纤维组成，等同于在体的结缔组织，如角膜基质的前弹力层（Bowman's 膜）。它们的光学特性优于其他胶原底物，已经成功用于角膜基质细胞与角膜缘上皮细胞培养和分层上皮组织移植中[75,76]。近期，该研究团队使用胶原玻璃胶膜开发了一种用于评估眼部刺激性的角膜上皮模型可以替代传统的眼刺激实验[77]。

另一个改进胶原骨架机械特性的方法是针对胶原水凝胶进行的弹性压缩，这样可以形成机械张力增强的菲薄半透明膜样结构。研究显示压缩凝胶与传统的胶原凝胶相比，前者内部的胶原纤维致密排列，分布更为均匀，与正常角膜基质内的胶原纤维更为类似。引入的角膜成纤维细胞在压缩后依然保持活性并且为表面生长的上皮细胞营造了更好的微环境。与此一致的是，这些细胞组分能够为重组表型与正常角膜上皮极为类似的分层角膜上皮植片提供支架载体[78,79]。此外，研究显示，与非压缩胶原凝胶相比，胶原性底物压缩后的机械性刚度增加，并且能够促进培养的 LSC 进行生长和通过上调分化标记物 K3 的表达影响其表型[80]。弹性模量是一个测量组织刚度的指标，在压缩胶原和非压缩胶原中分别为 2900Pa 和 3Pa。所以说压缩胶原凝胶显著优于传统胶原凝胶，是组建人工角膜的最佳生物支架平台。

胶原水凝胶由随机排列的胶原纤维网络组成。然而,胶原纤维片层结构可以用于构建更好的支架来模拟结缔组织例如角膜的密度和规则结构。静电纺丝法主要用于合成多聚体纳米纤维,也可以用于合成Ⅰ型胶原纤维片层结构。这种方法主要通过电场控制胶原纤维在关联着合成性多聚体的溶液中的沉积,所以可能不一定适用于细胞培养的目的[81]。近期,人们使用一种毒性较低的溶剂制备了电纺丝性Ⅰ型胶原纤维并用于培养种植角膜成纤维细胞[82,83]。这种成分似乎能够作为一种光学特性改良后的活性支架材料用于替代角膜基质,但是它在 LSC 扩增方面的应用价值仍有待进一步研究证实。

角蛋白膜

角蛋白是一类富含半胱氨酸的结构性蛋白,主要由脊椎动物的上皮细胞形成。从毛发或羊毛中获得的角蛋白是组成膜片或支架的理想材料,可以用于细胞培养和组织工程化[84]。透明的角蛋白膜可以通过多步骤过程来进行工程化,其中包括角蛋白提取,中性和碱性透析,干燥以及固化工艺,主要由纳米颗粒角蛋白结构组成。胶膜特性可以通过改变蛋白组成,添加软化物质或是改变固化温度和持续时间来进行调节。人毛发角蛋白制备的胶膜与 HAM 相比显示出更好的生物机械张力和透光性,但是对于胶膜上皮细胞粘附和分化的作用类似。研究提示角蛋白胶膜可能是一种新型的,用于眼表重建的替代型材料,但是仍需要采取进一步研究。

丝心蛋白

丝心蛋白是一种从家蚕的蚕茧中提取出来的结构性蛋白。这是一种在角膜组织工程化过程中极为重要的物质,因为这种蛋白可以用于制备各种确定厚度和材料特性的膜样结构,具有机械稳定性,高度透光性,多孔,可降解和容易处理等方面的特征[85,86]。它们在家兔角膜内的生物相容性可以维持六个月之久[87]。丝心蛋白角膜能够支持离体条件下 LSC 的粘附与生长,而且在丝心蛋白表面生长的上皮性多层结构含有的前体细胞数量与 HAM 表面生长的细胞数量相似[88,89]。表面修饰,如胶原包被或是 RGD 偶联似乎能够促进细胞粘附和增殖。丝心蛋白还可以用于储存生物活性分子。由于具有纤维样结构,这种生物材料不仅为角膜上皮重建提供了重要支持,同时也为角膜基质再生创造了条件[90]。

壳聚糖

壳聚糖(Chitosan)是一种线性多聚糖,由随机分布的 β-(1-4) 交联的 D-葡聚糖胺和 N-乙酰-D 葡聚糖胺构成。壳聚糖主要通过几丁质的脱乙酰作用进行制备,而几丁质则是甲壳纲动物外骨骼和真菌细胞壁的主要成分。新型的多聚体水凝胶骨架以壳聚糖和其他生物多聚体如羧丙基纤维素,聚己酸内酯,胶原,弹性蛋白等为基础,已经用于角膜上皮的组织工程学中[91]。混合两种多聚体会合成一种新型生物材料,其理化特性可能优于任意一种单独的材料。比较不同的组合可以发现,通过壳聚糖-胶原蛋白混合后制备的水凝胶与京尼平交联后具有足够的机械特性,由于支持细胞形成规则的分层上皮层,所以可能是一种适用于角膜上皮细胞培养的新型材料。

三维多孔的胶原-葡聚糖胺-壳聚糖基质已经作为联合培养上皮细胞和成纤维细胞的支架用于重组"半角膜"结构,而"半角膜"是由表面的上皮结构和一种结缔组织替代物组合而成的。

合成型支架

纳米纤维

由于同种异体生物材料可能存在着排斥反应的风险,目前的研究活动主要集中于开发新型生物合成载体用于眼表表皮细胞的更替。合成型多聚体,包括聚酯,聚乙醇酸,聚亚胺酯,聚酰胺酯等,都是传统生物材料的替代品,它们的制造过程与大量修饰有关,所以可以根据实际需求来制定。静电纺丝法是一种使用各种天然或合成的多聚体来生产纳米纤维的常用技术手段。通过调整处理条件和多聚体溶液成分,可以精细调控生成的纳米纤维网具备的各项特征,包括纤维直径,多孔性,机械特性和表面拓扑结构。静电纺丝形成的纳米纤维是一种具有生物相容性的细胞培养底物。这种纳米纤维网络结构能够模拟细胞外基质的纤维样结构,而且由于材料的表面积/体积比值较高,可以支持各种类型细胞的粘附,增殖和分化[93]。

目前,将聚 ε-己内酯(poly-ε-caprolactone,PCL)溶解于三氟乙醇中制备的电纺丝纳米纤维可以用作 LSC 扩增的支架平台[94]。这种多聚体由直径 130 纳米的纤维组成,孔径为 0.2~0.4μm,抗张强度为 1.75MPa,具有生物相容性,能够支持 LSC 附着,增殖并分化形成正常的上皮细胞表型。上皮细胞会浸润纳米纤维并形成三维立体的角膜上皮,而且能够保持两周的活性。

相似的是,由聚酰胺 6/12(polyamide 6/12,PA6/12)通过静电纺丝技术制备的 3D-纳米纤维骨架也是一种适合 LSC 扩增的骨架平台,而且能够重建小鼠的眼表结构。如果与具有免疫抑制作用的间充质 SC 共转化以后能够显著抑制局部炎症反应并支持愈合过程[95]。比较散在分布和紧密排列的纳米纤维平台可以发现前者表面的角膜上皮细胞生长更佳。

治疗性角膜接触镜

在 2007 年,Di Girolamo 和同事们提出一种理念:人角膜缘上皮细胞可以直接在标准的硅氧烷-水凝胶接触镜表面进行扩增,而这种接触镜在临床上主要用于翼状胬肉患者术后的绷带包扎。这种材料(Lotrafilcon A)联合不含 3T3 饲养层细胞的自体血清就可以帮助维持角膜缘细胞的增殖,迁移与分化。在一项随访试点研究中,自体同源角膜缘或是结膜干细胞进行扩增后,将覆被细胞的接触镜转移到三位 LSCD 患者的病损角膜表面。2~3 周后移除这些接触镜,所有患者的角膜上皮表面均已完全恢复[98]。移植一年后,临床结果显示健康角膜表面的建立以及视力的显著提高。作者认为通过 FDA 核准的接触镜转移自体同源干细胞可能为了 LSCD 患者提供了一种新型安全有效的治疗方法。

其他研究者通过动物实验使用丙烯酸包被的接触镜来增强细胞粘附并帮助转移培养的角膜缘上皮细胞[99]。

无载体上皮植片

尽管主流的 LSC 移植方法都需要使用骨架平台来支持细胞移植片,一些研究者开始使用无载体的方法,即无需潜在的支持膜性结构直接进行细胞植片的移植。

酶性底物降解

Higa 等人研发了一项生成无载体角膜上皮植片的技术[24,100],主要使用成品生物降解性纤维蛋白密封胶作为培养底物。他们将角膜上皮细胞种植在纤维蛋白基质表面,随后通过内源性蛋白水解酶消化基质形成的分层上皮植片,可以在无需缝合的情况下直接移植到兔眼角膜表面。与 HAM 相比,这些上皮植片可能含有更多的分化型上皮细胞,同时还保留了相当数量的集落分布型前体细胞。这项技术随后用于无载体口腔黏膜上皮细胞植片的制备和移植[101]。这项结果显示术后 12 个月 COMET 的成功率在无载体实验组高达 62.5%,而 HAM 的对照组只有 43.8%。

无载体上皮细胞植片也可以通过下列方法制备:首先在生物降解性 I 型胶原包被的培养皿上培养角膜上皮细胞,然后在使用胶原酶消化骨架形成多层细胞植片。

温度感应性底物

温度感应性合成多聚体,比如多聚-N-异丙基丙烯酰胺,可以通过化学方式固定在细胞培养表面的薄膜上,其多聚体侧链可以随温度变化而发生水化与去水化的改变。这样有助于细胞在 37℃ 的常规培养条件下进行粘附和生长,然而当温度降至 30℃ 的时候,它们的水化特性会发生可逆性改变,可以在无需使用蛋白水解酶的情况下促使粘附细胞的完全脱落[103]。利用这项技术,Nishida 等人[104]已经开发了无载体的角膜上皮植片在无需缝合的情况下直接移植到家兔眼表的技术。随后的临床前期研究显示无载体移植的巨大应用前景,因为这样可以在种植细胞的时候最大限度保存细胞-细胞间连接与基底膜组分[105,106]。

类似的温度感应性培养孔,UpCell®-Inserts(Cell-Seed Inc,东京,日本),已经用于制备培养的自体同源口腔黏膜上皮细胞植片(Cultured Autologous Oral Mucosal Epithelial Cell-Sheets,CAOMECS),这种细胞植片具有透明,抗张力和快速生物粘附特性[107,108]。CAOMECS 的无缝线移植已经用于治疗有中度或重度症状的双侧完全性 LSCD 患者,对于这些患者来说其他任何治疗可能都不太适合。近期一项临床研究已经确认了 CAOMECS 移植的安全性和有效性,结果显示出成功的临床疗效,具体定义为 64% 的患者(16/25)能够在移植术后 1 年保持稳定的无血管眼表结构[108]。

Mebiol 凝胶是一种合成型多聚体,由温度感应性多聚体聚-N-异丙基丙烯酰胺-共-n-丁基丙烯酸甲酯和亲水性多聚体聚乙二醇(polyethylene glycol,PEG)组成,这种材料在 20℃ 时具有亲水性,而 37℃ 时则具有疏水性[109]。可以通过改变温度可逆性凝胶多聚体的化学组分来调控材料的溶胶-凝胶相变温度。人 LSC 在缺乏 3T3 饲养层的 Mebiol 凝胶上进行培养可以显示出高度的增殖能力和角膜缘干细胞表型,比如表达 ABCG2 和 p63[110]。移植水凝胶为基础的上皮植片显示出构建物的高度透明特性,而且可以基本恢复兔眼的正常眼表结构[111]。

离心法构建的角膜上皮植片

Zhang 等人开发了一种离心种植细胞的方法，这样可以为家兔 LSCD 动物模型快速有效构建上皮植片来恢复其眼表结构[112]。角膜上皮植片是通过离心力作用构建的，正交设计的实验用于最优化细胞种植的离心指数。离体实验显示这样可以快速构建包含三层结构的上皮植片并且呈现出正常角膜上皮的应有特性。在具体情况下，CCCES 能够成功重建 LSCD 家兔动物模型的角膜上皮。

结论

近些年来，眼部疾病尤其是 LSCD 的治疗已经取得了很多进展，主要是通过以干细胞为基础的各种方法联合各种生物材料或是合成型底物进行角膜上皮的组织工程化。尤为重要的是，角膜缘干细胞，以及口腔黏膜干细胞已经广泛地用于体外培养的研究和移植方面的临床应用。目前，培育的角膜缘干细胞移植（cultivated limbal epithelial transplantation，CLET）和培养的口腔黏膜上皮移植（COMET）是目前仅有的眼科临床认证的组织工程化干细胞治疗方案。临床上最先进组织工程化角膜上皮构建物是在生物降解性纤维蛋白或是羊膜上进行移植，以及使用温度感应性多聚体表面来构建无载体的细胞植片。这些治疗方法的优点在能够避免 LSCD 患者出现可能威胁视力的并发症。然而，鉴于有限的组织来源，目前的研究热点主要是寻找更容易获得的自体同源干细胞来源，比如毛囊来源的干细胞用于角膜上皮再生。自体同源组织显然是一种更加优越的，更有利于远期植片存活的移植材料，因为可以避免免疫介导的排斥反应和免疫抑制剂的使用。

尽管这些发现能够稳步改善眼表疾病患者的临床结局，仍需要进一步提高。比如，培养条件的标准化与开发无异生物质的培养系统，来进一步完善这种治疗方法。尤为重要的是，关于无异生物质的培养系统的研究正在持续进行，而且对于 LSC 移植的广泛应用来说显得至关重要。此外，组织工程学方法必须引入一种质量控制来评估培养过程中 SC 的保存情况，从而确保移植物的功能性和远期再生。必须对这些技术进行远期有效性的评估来确定它们是否与标准的结膜角膜缘自体同源移植，亲属结膜角膜缘同种异体移植和角膜角膜缘自体同源移植等移植技术具有同等效力。此外，关于组织工程化中产生的附加费用问题也应当纳入评估范围。

前途仍有很多挑战，其中包括阐明在体和离体条件下决定干细胞功能和命运的信号传导通路。未来的倾向可能是开发拟生物骨架，这样不仅能为存活的细胞提供支持平台，同时也可以向系统输送药物，生长因子或是信号分子从而进一步推动细胞发挥功能和组织再生。

参考文献

1. Polak JM, Bishop AE. Stem cells and tissue engineering: past, present, and future. Ann N Y Acad Sci 2006;1068:352–66.
2. Cotsarelis G, Cheng SZ, Dong G, et al. Existence of slow-cycling limbal epithelial basal cells that can be preferentially stimulated to proliferate: implications on epithelial stem cells. Cell 1989;57:201–9.
3. Li W, Hayashida Y, Chen YT, et al. Niche regulation of corneal epithelial stem cells at the limbus. Cell Res 2007;17:26–36.
4. Pellegrini G, Rama P, Mavilio F, et al. Epithelial stem cells in corneal regeneration and epidermal gene therapy. J Pathol 2009;217:217–28.
5. Dua HS, Saini JS, Azuara-Blanco A, et al. Limbal stem cell deficiency: concept, aetiology, clinical presentation, diagnosis and management. Indian J Ophthalmol 2000;48:83–92.
6. Burman S, Sangwan V. Cultivated limbal stem cell transplantation for ocular surface reconstruction. Clin Ophthalmol 2008;2:489–502.
7. Selvam S, Thomas PB, Yiu SC. Tissue engineering: current and future approaches to ocular surface reconstruction. Ocul Surf 2006;4:120–36.
8. Nishida K, Yamato M, Hayashida Y, et al. Corneal reconstruction with tissue-engineered cell sheets composed of autologous oral mucosal epithelium. N Engl J Med 2004;351:1187–96.
9. Tanioka H, Kawasaki S, Yamasaki K, et al. Establishment of a cultivated human conjunctival epithelium as an alternative tissue source for autologous corneal epithelial transplantation. Invest Ophthalmol Vis Sci 2006;47:3820–7.
10. Ono K, Yokoo S, Mimura T, et al. Autologous transplantation of conjunctival epithelial cells cultured on amniotic membrane in a rabbit model. Mol Vis 2007;13:1138–43.
11. Ang LP, Tanioka H, Kawasaki S, et al. Cultivated human conjunctival epithelial transplantation for total limbal stem cell deficiency. Invest Ophthalmol Vis Sci 2010;51:758–64.
12. Blazejewska EA, Schlötzer-Schrehardt U, Zenkel M, et al. Corneal limbal microenvironment can induce transdifferentiation of hair follicle stem cells into corneal epithelial-like cells. Stem Cells 2009;27:642–52.
13. Meyer-Blazejewska EA, Call MK, Yamanaka O, et al. From hair to cornea: toward the therapeutic use of hair follicle-derived stem cells in the treatment of limbal stem cell deficiency. Stem Cells 2011;29:57–66.
14. Ma Y, Xu Y, Xiao Z, et al. Reconstruction of chemically burned rat corneal surface by bone marrow-derived human mesenchymal stem cells. Stem Cells 2006;24:315–21.
15. Ye J, Yao K, Kim JC. Mesenchymal stem cell transplantation in a rabbit corneal alkali burn model: engraftment and involvement in wound healing. Eye 2006;20:482–90.
16. Jiang TS, Cai L, Ji WY, et al. Reconstruction of the corneal epithelium with induced marrow mesenchymal stem cells in rats. Mol Vis 2010;16:1304–16.
17. Gomes JA, Geraldes Monteiro B, Melo GB, et al. Corneal reconstruction with tissue-engineered cell sheets composed of human immature dental pulp stem cells. Invest Ophthalmol Vis Sci 2010;51:1408–14.
18. Reza HM, Ng BY, Gimeno FL, et al. Umbilical cord lining stem cells as a novel and promising source for ocular surface regeneration. Stem Cell Rev 2011;7:935–47.
19. Homma R, Yoshikawa H, Takeno M, et al. Induction of epithelial progenitors in vitro from mouse embryonic stem cells and application for reconstruction of damaged cornea in mice. Invest Ophthalmol Vis Sci 2004;45:4320–6.
20. Ahmad S, Stewart R, Yung S, et al. Differentiation of human embryonic stem cells into corneal epithelial-like cells by in vitro replication

of the corneal epithelial stem cell niche. Stem Cells 2007;25: 1145–55.
21. Lindberg K, Brown ME, Chaves HV, et al. In vitro propagation of human ocular surface epithelial cells for transplantation. Invest Ophthalmol Vis Sci 1993;34:2672–9.
22. Pellegrini G, Traverso CE, Franzi AT, et al. Long-term restoration of damaged corneal surfaces with autologous cultivated corneal epithelium. Lancet 1997;349:990–3.
23. Shortt AJ, Secker GA, Notara MD, et al. Transplantation of ex vivo cultured limbal epithelial stem cells: a review of techniques and clinical results. Surv Ophthalmol 2007;52:483–502.
24. Higa K, Shimazaki J. Recent advances in cultivated epithelial transplantation. Cornea 2008;27(Suppl. 1):S41–7.
25. Rama P, Matuska S, Paganoni G, et al. Limbal stem-cell therapy and long-term corneal regeneration. N Engl J Med 2010;363: 147–55.
26. Baylis O, Figueiredo F, Henein C, et al. 13 years of cultured limbal epithelial cell therapy: a review of the outcomes. J Cell Biochem 2011;112:993–1002.
27. Li W, Hayashida Y, He H, et al. The fate of limbal epithelial progenitor cells during explant culture on intact amniotic membrane. Invest Ophthalmol Vis Sci 2007;48:605–13.
28. Koizumi N, Cooper LJ, Fullwood NJ, et al. An evaluation of cultivated corneal limbal epithelial cells, using cell-suspension culture. Invest Ophthalmol Vis Sci 2002;43:2114–21.
29. De Luca M, Pellegrini G, Green H. Regeneration of squamous epithelia from stem cells of cultured grafts. Regen Med 2006;1:45–57.
30. Pellegrini G, Rama P, De Luca M. Vision from the right stem. Trends Mol Med 2010;17:1–7.
31. Rheinwald JG, Green H. Serial cultivation of strains of human epidermal keratinocytes: the formation of keratinizing colonies from single cells. Cell 1975;6:331–43.
32. Meyer-Blazejewska EA, Kruse FE, Bitterer K, et al. Preservation of the limbal stem cell phenotype by appropriate culture techniques. Invest Ophthalmol Vis Sci 2010;51:765–74.
33. Pellegrini G, Dellambra E, Golisano O, et al. p63 identifies keratinocyte stem cells. Proc Natl Acad Sci USA 2001;98:3156–61.
34. Di Iorio E, Barbaro V, Ruzza A, et al. Isoforms of DeltaNp63 and the migration of ocular limbal cells in human corneal regeneration. Proc Natl Acad Sci USA 2005;102:9523–8.
35. Tsai RJ, Tsai RY. Ex vivo expansion of corneal stem cells on amniotic membrane and their outcome. Eye Contact Lens 2010;36:305–9.
36. Eberwein P, Steinberg T, Schulz S et al. Expression of keratinocyte biomarkers is governed by environmental biomechanics. Eur J Cell Biol 2011;90:1029–40.
37. Ban Y, Cooper LJ, Fullwood NJ, et al. Comparison of ultrastructure, tight junction-related protein expression and barrier function of human corneal epithelial cells cultivated on amniotic membrane with and without air-lifting. Exp Eye Res 2003;76:735–43.
38. Li C, Yin T, Dong N, et al. Oxygen tension affects terminal differentiation of corneal limbal epithelial cells. J Cell Physiol 2011;226: 2429–37.
39. Chen SY, Hayashida Y, Chen MY, et al. A new isolation method of human limbal progenitor cells by maintaining close association with their niche cells. Tissue Eng Part C Methods 2011;17:537–48.
40. Robertson DM, Kalangara JP, Baucom RB, et al. A reconstituted telomerase-immortalized human corneal epithelium in vivo: a pilot study. Curr Eye Res 2011;36:706–12.
41. Chen YT, Li W, Hayashida Y, et al. Human amniotic epithelial cells as novel feeder layers for promoting ex vivo expansion of limbal epithelial progenitor cells. Stem Cells 2007;25:1995–2005.
42. Notara M, Haddow DB, MacNeil S, et al. A xenobiotic-free culture system for human limbal epithelial stem cells. Regen Med 2007; 2:919–27.
43. Omoto M, Miyashita H, Shimmura S, et al. The use of human mesenchymal stem cell-derived feeder cells for the cultivation of transplantable epithelial sheets. Invest Ophthalmol Vis Sci 2009;50: 2109–15.
44. Shortt AJ, Secker GA, Rajan MS, et al. Ex vivo expansion and transplantation of limbal epithelial stem cells. Ophthalmology 2008; 115:1989–97.
45. Nakamura T, Kinoshita S. Ocular surface reconstruction using cultivated mucosal epithelial stem cells. Cornea 2003;22:S75–80.
46. Inatomi T, Nakamura T, Koizumi N, et al. Midterm results on ocular surface reconstruction using cultivated autologous oral mucosal epithelial transplantation. Am J Ophthalmol 2006;141:267–75.
47. Yang X, Moldovan NI, Zhao Q, et al. Reconstruction of damaged cornea by autologous transplantation of epidermal adult stem cells. Mol Vis 2008;14:1064–70.
48. Ang LP, Nakamura T, Inatomi T, et al. Autologous serum-derived cultivated oral epithelial transplants for severe ocular surface disease. Arch Ophthalmol 2006;124:1543–51.
49. Nakamura T, Takeda K, Inatomi T, et al. Long-term results of autologous cultivated oral mucosal epithelial transplantation in the scar phase of severe ocular surface disorders. Br J Ophthalmol 2011; 95:942–6.
50. Tiede S, Kloepper JE, Bodò E, et al. Hair follicle stem cells: walking the maze. Eur J Cell Biol 2007;86:355–76.
51. Gu S, Xing C, Han J, et al. Differentiation of rabbit bone marrow mesenchymal stem cells into corneal epithelial cells in vivo and ex vivo. Mol Vis 2009;15:99–107.
52. Reinshagen H, Auw-Haedrich C, Sorg RV, et al. Corneal surface reconstruction using adult mesenchymal stem cells in experimental limbal stem cell deficiency in rabbits. Acta Ophthalmol 2011; 89:741–8.
53. Ho JH, Ma WH, Tseng TC, et al. Isolation and characterization of multi-potent stem cells from human orbital fat tissues. Tissue Eng Part A 2011;17:255–66.
54. Oh JY, Kim MK, Shin MS, et al. The anti-inflammatory and anti-angiogenic role of mesenchymal stem cells in corneal wound healing following chemical injury. Stem Cells 2008;26:1047–55.
55. Ueno H, Kurokawa MS, Kayama M, et al. Experimental transplantation of corneal epithelium-like cells induced by Pax6 gene transfection of mouse embryonic stem cells. Cornea 2007;26:1220–7.
56. Kumagai Y, Kurokawa MS, Ueno H, et al. Induction of corneal epithelium-like cells from cynomolgus monkey embryonic stem cells and their experimental transplantation to damaged cornea. Cornea 2010;29:432–8.
57. Gomes JA, Romano A, Santos MS, et al. Amniotic membrane use in ophthalmology. Curr Opin Ophthalmol 2005;16:233–40.
58. Tseng SCG, Espana EM, Kawakita T, et al. How does amniotic membrane work? Ocul Surf 2004;2:177–87.
59. Dietrich-Ntoukas T, Hofmann-Rummelt C, Kruse FE, et al. Comparative analysis of the basement membrane composition of the human limbus epithelium and amniotic membrane epithelium. Cornea 2012;31:564–9.
60. Grueterich M, Espana EM, Tseng SCG. Ex vivo expansion of limbal epithelial stem cells: amniotic membrane serving as a stem cell niche. Surv Ophthalmol 2003;48:631–46.
61. Koizumi N, Rigby H, Fullwood NJ, et al. Comparison of intact and denuded amniotic membrane as a substrate for cell-suspension culture of human limbal epithelial cells. Graefes Arch Clin Exp Ophthalmol 2007;245:123–34.
62. Dua HS, Rahman I, Miri A, et al. Variations in amniotic membrane: relevance for clinical applications. Br J Ophthalmol 2010;94: 963–4.
63. Levis H, Daniels JT. New technologies in limbal epithelial stem cell transplantation. Curr Opin Biotechnol 2009;20:593–7.
64. Galal A, Perez-Santonja JJ, Rodriguez-Prats JL, et al. Human anterior lens capsule as a biologic substrate for the ex vivo expansion of limbal stem cells in ocular surface reconstruction. Cornea 2007; 26:473–8.
65. Shafiq MA, Gemeinhart RA, Yue BY, et al. Decellularized human cornea for reconstructing the corneal epithelium and anterior stroma. Tissue Eng Part C Methods 2012;18:340–8.
66. Ponce Márquez S, Martínez VS, McIntosh Ambrose W, et al. Decellularization of bovine corneas for tissue engineering applications. Acta Biomater 2009;5:1839–47.
67. Barbaro V, Ferrari S, Fasolo A, et al. Reconstruction of a human hemicornea through natural scaffolds compatible with the growth of corneal epithelial stem cells and stromal keratocytes. Mol Vis 2009;15:2084–93.
68. Han B, Schwab IR, Madsen TK, et al. A fibrin-based bioengineered ocular surface with human corneal epithelial stem cells. Cornea 2002;21:505–10.
69. Talbot M, Carrier P, Giasson CJ, et al. Autologous transplantation of rabbit limbal epithelia cultured on fibrin gels for ocular surface reconstruction. Mol Vis 2006;12:65–75.
70. Rama P, Bonini S, Lambiase A, et al. Autologous fibrin-cultured limbal stem cells permanently restore the corneal surface of patients with total limbal stem cell deficiency. Transplantation 2001;72: 1478–85.
71. Cen L, Liu W, Cui L, et al. Collagen tissue engineering: development of novel biomaterials and applications. Pediatr Res 2008;63: 492–6.
72. Krishnan S, Sekar S, Katheem MF, et al. Fish scale collagen–a novel

material for corneal tissue engineering. Artif Organs 2012;36: 829–35.
73. Dravida S, Gaddipati S, Griffith M, et al. A biomimetic scaffold for culturing limbal stem cells: a promising alternative for clinical transplantation. J Tissue Eng Regen Med 2008;2:263–71.
74. Takezawa T, Ozaki K, Nitani A, et al. Collagen vitrigel: a novel scaffold that can facilitate a three-dimensional culture for reconstructing organoids. Cell Transplant 2004;13:463–73.
75. McIntosh Ambrose W, Salahuddin A, So S, et al. Collagen Vitrigel membranes for the in vitro reconstruction of separate corneal epithelial, stromal, and endothelial cell layers. J Biomed Mater Res B Appl Biomater 2009;90:818–31.
76. McIntosh Ambrose W, Schein O, Elisseeff J. A tale of two tissues: stem cells in cartilage and corneal tissue engineering. Curr Stem Cell Res Ther 2010;5:37–48.
77. Takezawa T, Nishikawa K, Wang PC. Development of a human corneal epithelium model utilizing a collagen vitrigel membrane and the changes of its barrier function induced by exposing eye irritant chemicals. Toxicol In Vitro 2011;25:1237–41.
78. Levis HJ, Brown RA, Daniels JT. Plastic compressed collagen as a biomimetic substrate for human limbal epithelial cell culture. Biomaterials 2010;31:7726–37.
79. Mi S, Chen B, Wright B, et al. Plastic compression of a collagen gel forms a much improved scaffold for ocular surface tissue engineering over conventional collagen gels. J Biomed Mater Res A 2010; 95:447–53.
80. Jones RR, Hamley IW, Connon CJ. Ex vivo expansion of limbal stem cells is affected by substrate properties. Stem Cell Res 2012; 8:403–9.
81. Buttafoco L, Kolkman NG, Engbers-Buijtenhuijs P, et al. Electrospinning of collagen and elastin for tissue engineering applications. Biomaterials 2006;27:724–34.
82. Wray LS, Orwin EJ. Recreating the microenvironment of the native cornea for tissue engineering applications. Tissue Eng Part A 2009;15:1463–72.
83. Phu D, Wray LS, Warren RV, et al. Effect of substrate composition and alignment on corneal cell phenotype. Tissue Eng Part A 2011;17:799–807.
84. Reichl S, Borrelli M, Geerling G. Keratin films for ocular surface reconstruction. Biomaterials 2011;32:3375–86.
85. Lawrence BD, Marchant JK, Pindrus MA et al. Silk film biomaterials for cornea tissue engineering. Biomaterials 2009;30:1299–308.
86. Lawrence BD, Pan Z, Weber MD, et al. Silk film culture system for in vitro analysis and biomaterial design. J Vis Exp 2012;24:62.
87. Higa K, Takeshima N, Moro F, et al. Porous silk fibroin film as a transparent carrier for cultivated corneal epithelial sheets. J Biomater Sci Polym Ed 2011;22:2261–76.
88. Chirila T, Barnard Z, Zainuddin A, et al. Bombyx mori silk fibroin membranes as potential substrata for epithelial constructs used in the management of ocular surface disorders. Tissue Eng Part A 2008;14:1203–11.
89. Bray LJ, George KA, Ainscough SL, et al. Human corneal epithelial equivalents constructed on Bombyx mori silk fibroin membranes. Biomaterials 2011;32:5086–91.
90. Bray LJ, George KA, Hutmacher DW, et al. A dual-layer silk fibroin scaffold for reconstructing the human corneal limbus. Biomaterials 2012;33:3529–38.
91. Grolik M, Szczubialka K, Wowra B, et al. Hydrogel membranes based on genipin-cross-linked chitosan blends for corneal epithelium tissue engineering. J Mater Sci Mater Med 2012;23:1991–2000.
92. Auxenfans C, Builles N, Andre V, et al. Porous matrix and primary-cell culture: a shared concept for skin and cornea tissue engineering. Pathol Biol 2009;57:290–8.
93. Kubinová S, Syková E. Nanotechnologies in regenerative medicine. Minim Invasive Ther Allied Technol 2010;19:144–56.
94. Sharma S, Mohanty S, Gupta D, et al. Cellular response of limbal epithelial cells on electrospun poly-ε-caprolactone nanofibrous scaffolds for ocular surface bioengineering: a preliminary in vitro study. Mol Vis 2011;17:2898–910.
95. Zajicova A, Pokorna K, Lencova A, et al. Treatment of ocular surface injuries by limbal and mesenchymal stem cells growing on nanofiber scaffolds. Cell Transplant 2010;19:1281–90.
96. Yan J, Qiang L, Gao Y, et al. Effect of fiber alignment in electrospun scaffolds on keratocytes and corneal epithelial cells behavior. J Biomed Mater Res A 2011 [Epub ahead of print].
97. Di Girolamo N, Chui J, Wakefield D, et al. Cultured human ocular surface epithelium on therapeutic contact lenses. Br J Ophthalmol 2007;91:459–64.
98. Di Girolamo N, Bosch M, Zamora K, et al. A contact lens-based technique for expansion and transplantation of autologous epithelial progenitors for ocular surface reconstruction. Transplantation 2009;87:1571–8.
99. Deshpande P, Notara M, Bullett N, et al. Development of a surface-modified contact lens for the transfer of cultured limbal epithelial cells to the cornea for ocular surface diseases. Tissue Eng Part A 2009;15:2889–902.
100. Higa K, Shimmura S, Kato N, et al. Proliferation and differentiation of transplantable rabbit epithelial sheets engineered with or without an amniotic membrane carrier. Invest Ophthalmol Vis Sci 2007; 48:597–604.
101. Hirayama M, Satake Y, Higa K, et al. Transplantation of cultivated oral mucosal epithelium prepared in fibrin-coated culture dishes. Invest Ophthalmol Vis Sci 2012;53:1602–9.
102. Ke Q, Wang X, Gao Q, et al. Carrier-free epithelial cell sheets prepared by enzymatic degradation of collagen gel. J Tissue Eng Regen Med 2011;5:138–45.
103. Schmaljohann D, Oswald J, Jørgensen B, et al. Thermo-responsive PNiPAAm-g-PEG films for controlled cell detachment. Biomacromolecules 2003;4:1733–9.
104. Nishida K, Yamato M, Hayashida Y, et al. Functional bioengineered corneal epithelial sheet grafts from corneal stem cells expanded ex vivo on a temperature-responsive cell culture surface. Transplantation 2004;77:379–85.
105. Hayashida Y, Nishida K, Yamato M, et al. Transplantation of tissue-engineered epithelial cell sheets after excimer laser photoablation reduces postoperative corneal haze. Invest Ophthalmol Vis Sci 2006;47:552–7.
106. Yang J, Yamato M, Nishida K, et al T. Cell delivery in regenerative medicine: the cell sheet engineering approach. J Control Release 2006;116:193–203.
107. Yamato M, Utsumi M, Kushida A, et al. Thermo-responsive culture dishes allow the intact harvest of multilayered keratinocyte sheets without dispase by reducing temperature. Tissue Eng 2001;7: 473–80.
108. Burillon C, Huot L, Justin V, et al. Cultured autologous oral mucosal epithelial cell sheet (CAOMECS) transplantation for the treatment of corneal limbal epithelial stem cell deficiency. Invest Ophthalmol Vis Sci 2012;53:1325–31.
109. Vemuganti GK, Fatima A, Madhira SL, et al. Limbal stem cells: application in ocular biomedicine. Int Rev Cell Mol Biol 2009;275:133–81.
110. Sudha B, Madhavan HN, Sitalakshmi G, et al. Cultivation of human corneal limbal stem cells in Mebiol gel–A thermo-reversible gelation polymer. Indian J Med Res 2006;124:655–64.
111. Sitalakshmi G, Sudha B, Madhavan HN, et al. Ex vivo cultivation of corneal limbal epithelial cells in a thermoreversible polymer (Mebiol Gel) and their transplantation in rabbits: an animal model. Tissue Eng Part 2009;15:407–15.
112. Zhang W, Xiao J, Li C, et al. Rapidly constructed scaffold-free cornea epithelial sheets for ocular surface reconstruction. Tissue Eng Part C Methods 2011;17:569–77.

第四十四章 为角膜上皮重建而培养的角膜缘上皮干细胞

JOHANNES MENZEL-SEVERING, BJOERN BACHMANN, FRIEDRICH E. KRUSE

引言

实验室进行角膜缘上皮干细胞(LESCs)的连续扩增培养使其将来进行体外实验并用于治疗成为可能。LESCs片培养后可以转移,其目的是重建一个干细胞缺乏的角膜表面。最近一项研究随访了112位患者,均为角膜烧伤性眼表疾病,接受了自体LESCs在生物胶上扩增后的移植。在研究眼中超过75%获得了临床成功(定义为透明的,无血管的和稳定的角膜表面)[1]。培养的角膜缘上皮用于治疗其他原因的角膜缘干细胞缺损时,成功率则各有不同[2]。尽管目前缺乏证据表明移植培养的LESCs比传统的全角膜缘组织移植技术更好,但理论上却有优势。在这章中,作者列出了培养的LESCs进行角膜表面重建的概念和实施,并介绍了目前临床意义和潜力的概述。

历史和基础理论

移植健康的角膜缘组织,治疗全角膜缘干细胞缺乏,可以从对侧眼[3,4],亲属眼,或尸体眼上获得。活供体的健康眼取材风险很小,除非曾有过多次角膜缘活检。因此,体外扩增LESCs被认为是移植前对增加细胞量具有潜在益处的,可以使角膜缘活检的面积减少(图44-1,44-2)。在特殊病例中如部分干细胞缺乏眼,使用这种技术可以在自体小面积的健康部位获得LESCs[5]。另外,培养的异基因上皮片意味着免疫原性,更不容易受到免疫排斥,因为抗原呈递细胞在细胞培养后认为是缺乏的。

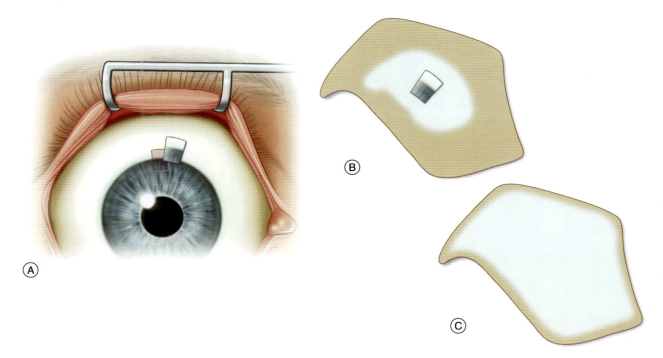

图44-1 体外扩增角膜缘上皮干细胞。(A)从供体眼上进行一个小的角膜缘取材(比如1mm×2mm)。(B)放置在适合的底物上(如羊膜或生物胶)培养。(C)扩增的上皮细胞片被转移到受体的眼表

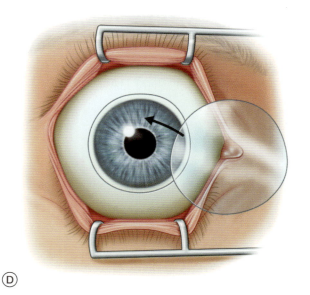 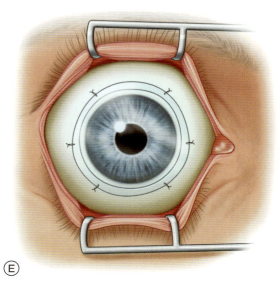

图 44-1（续） （D）在移植前除去病变眼表的瘢痕组织。（E）植片通过缝合固定在眼表

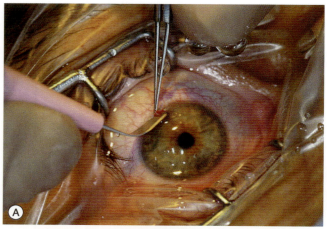

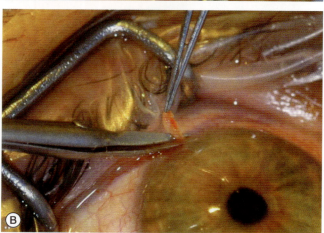

图 44-2 从活体供体获取角膜缘活检进行离体扩增。在局麻下，从 12 点方位进行角膜缘活检，获取 1mm×2mm 大小的标本。（见补充录像 1 的全过程）。在运输至细胞培养实验室的过程中，切除的组织放置在培养基内

人角膜上皮首先在 1977 年被成功培养。通过成功使用了 3T3 共同培养方法，由 Rheinwald 和 Green 在 2 年前首先描述[3,4]。他们报道了在被射线生长移植的鼠胚胎 3T3 成纤维细胞存在时，单个上皮细胞可表现克隆扩增，而且可以在体外连续增殖。但是，直到 20 年后自体培养的角膜缘上皮细胞移植才被证明是有用的，并且在角膜缘干细胞衰竭的临床病例中被应用。在 1997 年，Pellegrini 和他的同事成功移植了从两例碱烧伤患者大多自体角膜缘组织中培养的细胞片。从那以后，许多研究都集中在培养的角膜缘上皮细胞移植上[6,7]。这些方法在许多不同的情况下被应用，分别使用了不同的培养系统并产生了各异的但非常有前景的结果（见下）。

目前还不清楚移植的培养 LESCs 对眼表愈合的准确机制。我们可以猜测移植的 LESCs 可以通过补充衰竭的干细胞池来改善角膜表面。但是，Daya 等人[8]在移植了人的角膜表面后测定了角膜上皮细胞的基因型，术后 1 个月时不能检测到供体的 DNA。这个结果可能意味着移植的角膜上皮可能允许或主动刺激内源性的干细胞群修复（生物绷带理论），而不是整合入受体角膜表面（再整合理论）。

分离方法

分离和离体扩增角膜上皮的两种主要技术是移出物培养系统和更常见的悬浮培养系统。前者包括放置一块角膜缘组织（例如 2mm×2mm）在培养基内作为一个整体（图 44-3）。后者使用酶消化除去角膜缘组

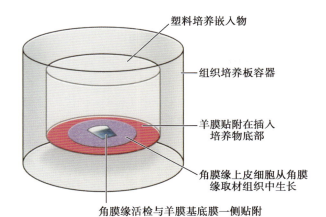

图44-3 移出物培养系统。角膜缘样本放置在羊膜表面,风干几分钟,于是可以使移出物和底物贴附。然后组织被细胞培养基覆盖。角膜缘上皮可以从角膜缘组织扩散生长到羊膜表面。没有显示:生长抑制的3T3成纤维细胞也可以加入至共同培养系统的培养器底部

织的上皮细胞(图44-4)。在这个系统中,最常用中性蛋白酶来消化上皮基底膜,然后使用胰蛋白酶来分解细胞内连接,创造一个上皮细胞的悬浮液。当使用适当的培养条件时(见下文)可以观察到移出物上皮的外生长或从单个分离的LESCs克隆生长。在很多文献中报道了通过使用分离技术可以获得很好的临床结果,而且虽然角膜缘上皮细胞悬浮液可能包含高比例的干细胞,但两种方法还没有确定哪种更具有临床使用的优势[2]。

Baylis等人提出应在供体眼上进行印迹细胞学检查,排除亚临床的LESC缺损,可以通过进行角膜缘活检进行,否则将意味着培养的失败[6]。另外,其他一些研究提示在角膜缘LESCs的不均匀分布[9]。关于LESCs的定位知识对于在干细胞丰富区域进行角膜缘取材是非常重要的。通常,LESCs被认为在上方和下方角膜缘区域是最丰富的。但是,由于缺乏明确的标记物识别LESCs,妨碍了分离,扩增和转运LESCs的有效方法的发展。当细胞从活体供体上获取后,应识别角膜缘栅栏,在局麻下获取1~6mm²的标本(见图44-2)。虽然这种技术可以使LESCs可能的产量最大化,并增加成功培养LESC的几率,但植片的临床表现是否具有正面作用现在还不完全清楚。

尸体角膜组织也需要依赖相似的情况,眼库中眼组织的储存时间对于成功进行LESC细胞培养是成反比的;但并不影响成功移植的细胞片的合适度[2]。同样地,供体组织的特性可能影响LESCs的贴附,存活和增殖。已有报道供体年龄,以及龛室形态参数对于

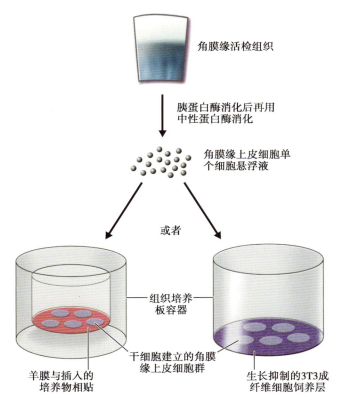

图44-4 悬浮培养细胞。从角膜缘组织样本经过酶作用释放出单个上皮细胞后,这些细胞或者在羊膜(左)或者在生长抑制的3T3饲养细胞上培养

推测的角膜缘干细胞标记物有影响,而且LESCs的群落形成率也随年龄降低[10~11]。另外,角膜伤口愈合在糖尿病时会受到损伤,糖尿病患者作为供体时比正常人的角膜缘基底细胞会表达减少[12]。这说明LESCs可能受到供体全身疾病的影响。因此这个因素是否可能影响人角膜缘上皮细胞的培养和移植,还需要进一步研究。

培养的角膜缘干细胞龛室

角膜缘上皮移植被认为是一种干细胞治疗方法。观察了在由于化学伤和热烧伤的患者眼表移植假定最少3000个移植的角膜缘干细胞后可以获得更大的成功率这种现象支持了这种理论[1]。但是,扩增的角膜缘上皮细胞片包含了相当数量的分化的子细胞(图44-5)。另外虽然关于干细胞群的重要描述中包括了无限的自我更新,但在培养扩增时LESCs只有一段有限的寿命。目前的观点是角膜缘干细胞的维持是通过一些内源性和外源性的因素,后者在体内由角巩膜缘的局部微环境提供。角膜缘不只是角膜和巩膜的一个移形地带,还提供了一些独特的解剖特点,对于维持干

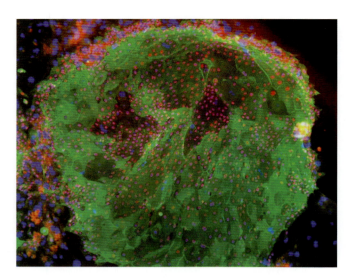

图 44-5　在鼠 3T3 成纤维细胞饲养层上角膜缘干细胞起源的克隆生长的免疫组化图像。克隆中心的细胞呈桥粒核心糖蛋白染色阳性（绿色），在成熟的细胞间连接的组合中起重要作用，因此可以作为分化的上皮细胞的标记物。克隆的外边界细胞 p63 核转录因子染色阳性（红色），提示为高度繁殖的角膜缘的原始细胞

细胞的群体是非常重要的（见第五章）。除了保护性的角膜缘解剖，从细胞外基质和细胞周围接受信号也具有调节 LESC 的功能和命运的作用。例如，细胞外基质的成分在眼部和角膜表面的不同区域分化性表达，并且在调节 LESC 增殖和分化上起作用[13]。同样地，由角膜缘成纤维细胞分泌的可溶性因子被认为具有可以调节角膜缘基底细胞的作用。附近结构和影响干细胞行为的细胞与"干细胞龛室"的名称相互协调一致。将 LESCs 从龛室移出，用于细胞移植扩增的系统可以复制干细胞龛室，从而保留细胞的"起源性"。

角膜缘干细胞龛室在培养的 LESCs 植入受体角膜表面的过程发挥重要作用。角膜部角膜缘异体移植或结膜部角膜缘移植时，LESCs 和其下方的包含假定的龛室成分的组织被同时移植。但是当培养的上皮细胞片被移植时却不是这样情况。就像在下一部分的讨论内容中所述，在细胞培养和受体眼表上，羊膜因为具有 LESC 的携带作用，可能取代某些龛室因素而受到广泛关注。

羊膜作为培养底物

在首先由 Pellegrini 和同事报道的两例培养的 LESC 移植中，一个患者是将培养的上皮片用油纱布移植到受体眼表的，而另一个患者是用软性隐形眼镜作为载体的。接下来的工作通常使用生物胶。这些胶可以支持培养中 LESC 的生长和贴附，而且在移植后 24 小时被降解（图 44-6）。但是，在扩增和移植的过程中这些载体对干细胞性能的保存没有作用。在体外培养和转移到眼表后提供一个 LESCs 替代的龛室方面，羊膜（AM）成为一种受欢迎的底物。AM 是胎囊的最内表面一层组织，可以在常规剖宫产手术的健康志愿者中获得。AM 适合眼表重建手术的特征是无血管，相对透明，低免疫源性，表达抗感染和抗血管生成蛋白和生长因子（见第三十七章）。AM 于是可以作为离体的培养底物并且作为 LESC 转移的载体，还能与角膜表面贴附。AM 作为 LESC 扩增和转移的底物被应用已经有十余年的时间了。由 AM 基质，特别是羊膜上皮产生的生长因子对于 LESC 的维持和扩增具有正向作用。这些生长因子包括角膜细胞，肝细胞，表皮，神经和基底纤维母细胞生长因子，以及转化生长因子家族的成员（图 44-7）。

通常在角膜缘上皮细胞应用前，羊膜上皮通过物理刮除或酶作用除去，暴露下方较厚的基底膜。可以支持 LESC 生长和贴附的 AM 基底膜成分包括Ⅳ型胶原和层粘连蛋白单体和纤维粘连蛋白[14]。这些特点可以帮助正常角膜的复层上皮的融合，良好贴附形成[15]。但是完整上皮层的 AM 对于维持 LESCs 非分化的状态，可以使小细胞（假定的原始细胞）增殖[16]，并以角膜缘的形式保存。

因此，为 LESC 培养准备 AM 的适合方法还不清楚。这又将扩展至 AM 保存的方法。曾有争议新鲜 AM（保存在 4℃）可以提供更多的生物活性因子；但是，冷冻保存和冻干的羊膜使用效果也很好[17]。虽然甘油作为冷冻保护剂被广泛应用，Shortt 等人提出它会影响假定的干细胞标记物和上皮细胞形态的保留。另外还有人提出使用平衡盐水可能在提到的参数方面更优越[18]。AM 保存的方法在减少感染风险的方法上也有不同。在 LESC 扩增时抗生素、过氧乙酸和伽马射线都曾被应用[19]。

尽管 AM 对于眼表重建是非常有用的，AM 的确会存在感染的风险，虽然严格筛选供体，并且应用抗感染/消毒措施，这个风险都不能完全被消除。其他缺点，如生物多样性，不稳定的供应和相对透明性，都促使其他利于 LESCs 扩增的仿生底物的替代物进一步开发。这些底物可以进行组织工程合成，另外的，更确切的角膜缘龛室成分（见第四十三章）。

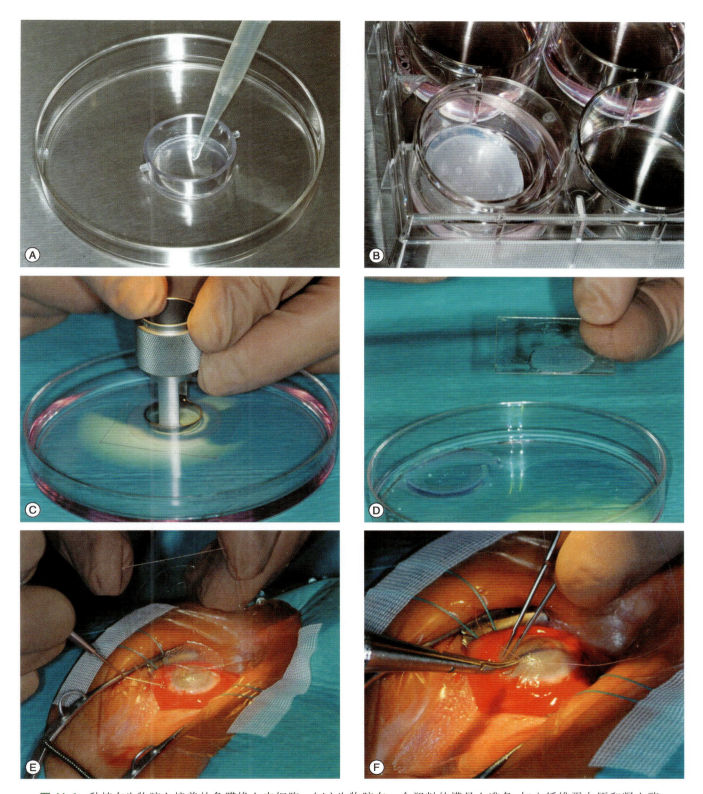

图 44-6 种植在生物胶上培养的角膜缘上皮细胞。(**A**) 生物胶在一个塑料的模具上准备,加入纤维蛋白原和凝血酶。(**B**) 在聚合后,将生物胶放在生长抑制的 3T3 成纤维细胞饲养层顶端的细胞培养插件上,用培养基覆盖,培养大约 2~3 周,直到融合而成的单层细胞形成。(**C,D**) 使用 16mm 环钻切断生物胶的中央区域。(**E**) 360°球结膜切开后,除去角膜旁的纤维血管组织,携带培养的上皮的生物胶转移到眼表。(**F**) 在周边,植片放置在结膜组织下,用单根缝线固定。术后,治疗性的接触镜和(或)睑缘缝合可以保护移植的上皮(见补充录像 2 的完整过程)

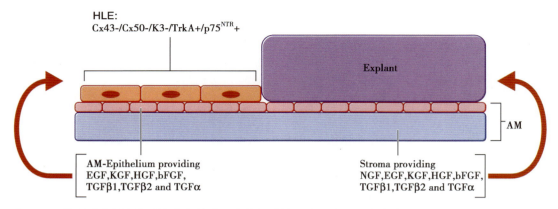

图 44-7 使用移出物培养系统在人羊膜上培养角膜缘上皮细胞。从角膜缘的移出物上生长后,角膜缘上皮细胞在去活化的羊膜上皮表面形成单层细胞。当使用非裸露的羊膜时,不需要另外的饲养层,可能是由于羊膜上皮中高水平的生长因子的缘故。分化标记物连接蛋白42和角蛋白33角膜缘上皮细胞表达阴性

培养基

人表皮细胞的生长潜力由培养基上形成的克隆类型定义:全克隆包含表现出高克隆源性能力的细胞,局部克隆包括具有有限增殖能力的较大部分的细胞,和包括与终末分化更接近的旁克隆。这种典型的生长模式在角巩膜缘获得的上皮细胞中也可见到(图 44-8)。除了上面讨论过的培养底物,为体外扩增用的培养基也对保存培养的 LESCs 干细胞的特征起到重要作用[10]。LESCs 适当的培养条件理论上能产生较多的含干细胞的全克隆。典型的角膜缘上皮干细胞培养基的组成在表 44-1 中列出。不同的配方在一些评估 LESC 植片的临床试验中被应用。但是有人提出 DMEM/F12 的高钙含量会促进快速生长,但会导致早期分化。由于 LESCs 是一种慢周期细胞,所以达到高增殖速率的培养条件也许对于干细胞的扩增不是很合适,而对于支持短暂扩增原始细胞可能更好。一种包含 0.03mm 的低浓度钙生长培养基可以支持不分化的表型。但这种培养基,包含了牛垂体提取物因此可能由于传播动物源性感染物质的潜在风险而不适合临床应用。其他研究者提出补充 B-27 的培养基对于在无血清的培养系统内培养 LESCs 是合适的,无需添加其他外来物质降低这种风险[20]。

表 44-1 角膜缘上皮干细胞生长和扩增培养基举例[2,4]

培养基成分	最终浓度	描述
Dulbecco 改良的 Eagle 培养基(Dulbecco's modification of Eagle's medium, DMEM)		底物培养基
Ham 营养混合物 F-12	25%	DMEM 和 F-12 使用比例为 1:1
小牛血清	10%	使用人自体血清也曾被报道过30
胰岛素	5μg/ml	降低血清的需要
氢化可的松	0.4μg/ml	改善上皮细胞生长和形态
霍乱毒素	0.1nm	刺激 DNA 合成
腺嘌呤	0.18mm	促进群落形成
转铁蛋白	5μg/ml	刺激干细胞复制
碘塞罗宁	2nm	降低血清的需要
表皮生长因子	10ng/ml	促进迁移和细胞播散;抑制分化
抗生素/抗细菌药	例如,青霉素(100IU/ml)、链霉素(100μg/ml)、两性霉素 B(25μg/ml)	非必需

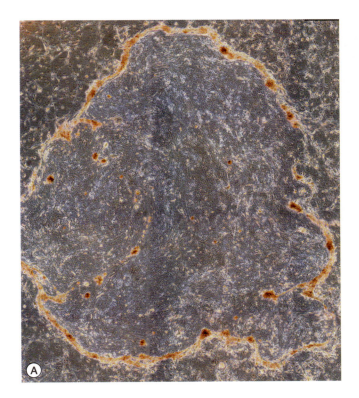
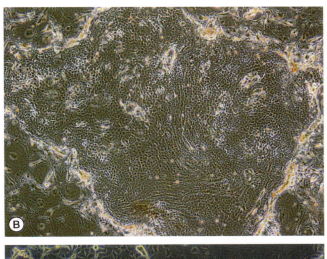
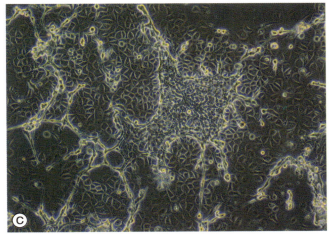

图 44-8 在3T3成纤维细胞饲养层上培养的角膜缘上皮细胞。克隆生长以三种不同方式发生。(**A**) 全克隆为大的,接近圆形的群落,边界光滑。这些克隆可能包含大量的LESCs。(**B**) 局部克隆相对比较小,边界不规则。这些克隆的细胞在增殖能力上比较有限,被认为是短暂扩增的细胞。(**C**) 旁克隆最小,具有非常不规则的边界;它们包含的细胞接近终末分化

目前,对于体外培养LESCs的准备没有一个统一公认的标准。虽然使用许多种培养基补充物,成功扩增LESCs仍然依赖鼠3T3饲养细胞的存在,羊膜,或二者均有。似乎对于角膜缘干细胞不断深入的认识会让培养条件进一步修正,可以更好的保存干细胞。

一些研究者曾使用空运技术将粘在一起的多层上皮片转移至眼表。这种技术包括将浸入培养基的单层上皮细胞提升至空气-液体交界面以制造分层。但是这个过程可能由于增加分化信号而造成培养片内干细胞的丢失。因此其他研究者提出将单细胞混悬液转移至受体眼表[21]。这个包含干细胞的眼药水的想法说明了以细胞为基础的治疗进展对于治疗眼表疾病进入了监督药品生产的发展和分配的调节机构活动的范围内。围绕培养LESCs从实验室到临床的转变在下一部分讨论。

管理要求

为确保产物的安全和一致,在许多国家在人体常规使用培养细胞进行治疗时都需要遵守相关机构的严格管理。在欧盟,获得和处理组织和细胞,用来制造生物治疗的法律机构由欧盟组织和细胞政策提供,每个会员州的国家管理机构对以生产细胞基础的治疗的强制性良好操作规范(GMP)负责。为遵守管理要求,必须从供体(或近亲)获得知情同意书,还应进行血清学筛查除外传染性疾病[22]。准备自体治疗时也应进行血清学检测,避免病原体传播至实验室工作人员或其他操作过程中的样本。在肿瘤源性或突然免疫注射时为了将动物源性疾病的传染风险降至最低,反复提出眼表细胞治疗的产物不应包括任何外来物质[23]。但是,实际的风险很难量化,其他作者对小牛血清和鼠3T3饲养细胞最适合提供高度可复制的培养基条件,传递

质量稳定的培养的 LESC[24]。

GMP 规定还要求 LESC 片的制备应在一个严格清洁的环境中进行。符合 GMP 的培养 LESC 植片制备的建立,认证和维护的专业设备需要很多来源。从健康经济学角度考虑,并使患者可以在较小的医院接受培养的 LESC 治疗,发展适当的设备对于植片的分配是有利的。

临床和手术治疗以及结果

移植培养的 LESCs 主要取决于单侧还是双侧的完全性角膜缘干细胞缺乏的状态,在从供体获得一小片健康的角膜缘时使其因活检范围小而免受风险。

局部组织环境对决定植片是否成功是非常重要的[24]。当眼表疾病伴随炎症和严重干眼时,预后一般较差支持了这种观点[2]。因此,受体眼表需要事先进行治疗,为培养的 LESC 植片提供适宜的条件。最重要的是包括评估眼附属器和随后矫正任何眼睑畸形,治疗干眼和完全控制眼表炎症[25]。为避免手术并发症,如果角膜厚度无法通过裂隙灯准确评估时,应进行术前角膜厚度测量[2]。

宿主眼表手术时进行 360°结膜切开,除去任何残留的上皮和覆盖病变角膜的纤维血管组织(见图 44-6 和补充录像 2)。有些研究在这个阶段,表面使用丝裂霉素 C 持续一段很短的时间[6]。如果存在明显的角膜基质变薄或瘢痕形成,需要与眼表重建同时进行全层或前板层角膜移植(图 44-9)。培养的 LESC 植片转移到角膜表面,缝合固定。术后出于对植片的机械性保护,可以采用治疗性接触镜,羊膜覆盖和(或)临时眼睑缝合。

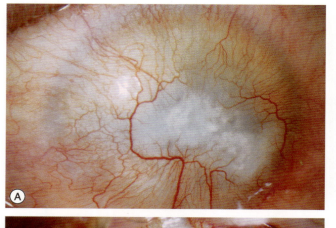
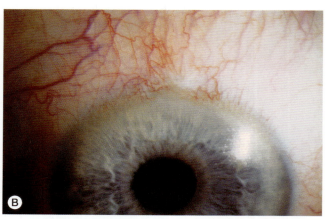
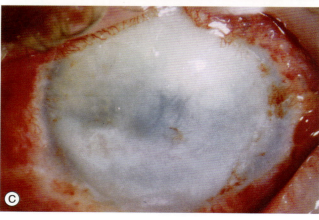
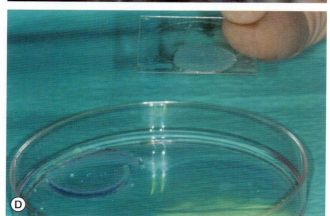

图 44-9 一位有 25 年单眼热烧伤患者的临床治疗过程,进行了自体移植体外扩增的角膜缘上皮细胞。(**A**)术前表现:眼表外伤造成严重角膜缘干细胞缺损,继发角膜前瘢痕和血管化。(**B**)从对侧健眼取一个小的角膜缘活检,在术后只有 1 天存在轻微的刺激症状。供体眼在随访时已经完全恢复(没有列出)。角膜缘活检在生物胶上扩增,并在角膜缘活检后 2 周移植至病变眼上(手术过程见补充录像)。(**C**)术后即刻表现移植的上皮片与受体眼表相贴。(**D**)同一只眼在术后 6 个月照相,显示角膜上皮状态稳定,伴有一些复发血管化和残余的基质瘢痕

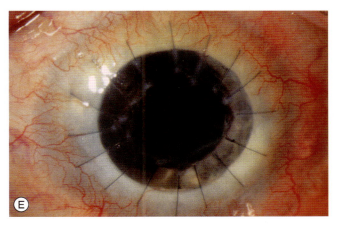
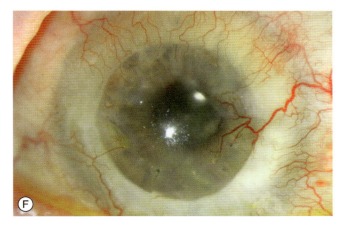

图 44-9（续） （E）在眼表稳定后 2 年，进行穿透性角膜移植来改善视力。（F）第一次手术后 6 年，表面角膜的血管化缓慢进展；但是，中央角膜仍保持透明，角膜上皮完整

术后护理常规包括局部无防腐剂的激素和广谱抗生素点眼。另外，激素可以全身应用，目的是控制炎症反应和预防异体移植的排斥反应。静脉点滴甲强龙可以应用术后 3 天；但是，多少研究使用倍他米松或泼尼松龙 1mg/(kg·d) 一个月疗程[7]。尽管没有特别的研究显示在移植了培养的 LESC 后全身应用免疫抑制剂可以降低免疫排斥的风险，异体角膜缘干细胞可能成为免疫反应的攻击对象[26]。因此，长期免疫抑制可能有利，应该在培养 LESC 移植后使用（见第四十六章）。但是，根据供体 DNA 在宿主眼表移植 9 个月后已无法检测到的报道，免疫抑制是否应该继续使用仍存在争议[8]。免疫抑制通常为口服环孢素 A；但是还没有一致意见应该使用多大剂量，什么时候或治疗是否应该减量或停止。另外的局部环孢素 A 或全身环磷酰胺也在一些研究中应用，但还是不清楚是否会降低免疫排斥的风险[7]。

评估眼表完整性被广泛认为是判断培养 LESC 植片是否成功的指标。角膜上皮重建如何定义为成功临床上尚没有统一的意见。多数研究根据上皮透明性和表面血管化程度，但通常评价 LESC 在术前和术后缺损的参数不确定。Rama 等人发明了一个评分系统，用于评价 LESC 缺损的严重程度[27]。这种评估根据临床表现和从印迹细胞学获得的角膜上皮细胞细胞角蛋白表达，因此可以提供客观的眼表改善的测量。其他作者提倡使用共焦显微镜检测结膜上皮在角膜表面是否存在[18]。这种方法与印迹细胞学的检查非常一致，而且没有损伤重建的上皮的风险。

与许多其他眼科药物和手术相比，视力在许多 LESC 移植中只是次要的结果。这是由于在眼表治疗后严重的基质瘢痕阻碍视力马上恢复。但是用 LESC 移植至眼表的重建可以为后续的重建视功能的手术奠定基础，减少其他研究中报道的眼部症状[6]。最近有人提出生活质量应当包括在 LESC 移植后的结果测量中，因为这代表了一种结合了有用视力，眼部不适合和美观在内的更系统的测量指标[28]。

接受培养的 LESC 移植的患者最常见的病因是化学或热烧伤，占报道中的 75%[6]。在回顾培养的 LESC 移植的临床病例中，不同的研究组得出基本一致的良好结果，大约 75% 所有报道的病例被定义为临床成功[6,7]。但没有考虑到发表的关于培养的 LESC 移植的临床结果是受到了不连续的纳入标准，培养计划和结果测定的限制。关于培养的 LESC 植片成功率的系统 meta 分析就无法实现了。

展望

因为 LESC 培养早期容易成功，许多临床试验检验了角膜上皮重建的临床有效性。许多研究都得到很好的结果，随访资料在一些病例可记录长达 10 年[1]。LESCs 的分子特征和角膜缘干细胞龛室在未来很有可能转化成改良的培养技术。但是只有对 LESC 移植的全面的作用[6,7]机制的理解，和协同临床评估与推行，才能使明确的培养条件获得角膜上皮重建的临床成功。比较培养 LESC 植片和其他角膜缘干细胞移植的其他方法（其制备消耗较少的资源）的研究还比较缺乏[29]。目前还没有标准的对于 LESC 缺乏的临床分级的协议，也没有培养的 LESC 移植如何报告结果的一致标准。在写书时，LESC 研究组正在努力编辑这样一套临床和研究实施标准。另外，为了标准化和优化 LESC 扩增和移植的协议，需要进行随机的多中心临床试验。

虽然培养的 LESCs 可能降低角膜缘活检对供体

眼的风险。另外，异体移植存在内在的风险，如传染性疾病，免疫排斥或全身免疫抑制的后果。出于这些原因，以后研究的方向主要是建立从其他身体部位（如毛囊，牙髓，骨髓或颊黏膜）取材的成人原始细胞进行自体培养。

> 说明：鉴于篇幅有限，我们对未被引用的作者深表歉意。此处仅引用新近研究，既往证据在文献所列的综述中。

参考文献

We apologize to those authors whose works have not been cited due to space limitation. Recent findings are referenced; the older evidence is discussed in the reviews cited.

1. Rama P, Matuska S, Paganoni G, et al. Limbal stem-cell therapy and long-term corneal regeneration. N Engl J Med 2010;363:147–55.
2. Shortt AJ, Tuft SJ, Daniels JT. Ex vivo cultured limbal epithelial transplantation. A clinical perspective. Ocul Surf 2010;8:80–90.
3. Ahmad S, Osei-Bempong C, Dana R, et al. The culture and transplantation of human limbal stem cells. J Cell Physiol 2010;225:15–9.
4. Osei-Bempong C, Henein C, Ahmad S. Culture conditions for primary human limbal epithelial cells. Regen Med 2009;4:461–70.
5. Sangwan VS, Vemuganti GK, Iftekhar G, et al. Use of autologous cultured limbal and conjunctival epithelium in a patient with severe bilateral ocular surface disease induced by acid injury: a case report of unique application. Cornea 2003;22:478–81.
6. Baylis O, Figueiredo F, Henein C, et al. 13 years of cultured limbal epithelial cell therapy: a review of the outcomes. J Cell Biochem 2011;112:993–1002.
7. Shortt AJ, Secker GA, Notara MD, et al. Transplantation of ex vivo cultured limbal epithelial stem cells: a review of techniques and clinical results. Surv Ophthalmol 2007;52:483–502.
8. Daya SM, Watson A, Sharpe JR, et al. Outcomes and DNA analysis of ex vivo expanded stem cell allograft for ocular surface reconstruction. Ophthalmology 2005;112:470–7.
9. O'Callaghan AR, Daniels JT. Concise review: limbal epithelial stem cell therapy: controversies and challenges. Stem Cells 2011;29:1923–32.
10. Meyer-Blazejewska EA, Kruse FE, Bitterer K, et al. Preservation of the limbal stem cell phenotype by appropriate culture techniques. Invest Ophthalmol Vis Sci 2010;51:765–74.
11. Notara M, Shortt AJ, O'Callaghan AR, et al. The impact of age on the physical and cellular properties of the human limbal stem cell niche. Age (Dordr) 2012. [Epub ahead of print].
12. Saghizadeh M, Soleymani S, Harounian A, et al. Alterations of epithelial stem cell marker patterns in human diabetic corneas and effects of c-met gene therapy. Mol Vis 2011;17:2177–90.
13. Schlötzer-Schrehardt U, Dietrich T, Saito K, et al. Characterization of extracellular matrix components in the limbal epithelial stem cell compartment. Exp Eye Res 2007;85:845–60.
14. Grueterich M, Espana EM, Tseng SCG. Ex vivo expansion of limbal epithelial stem cells: amniotic membrane serving as a stem cell niche. Surv Ophthalmol 2003;48:631–46.
15. Koizumi N, Rigby H, Fullwood NJ, et al. Comparison of intact and denuded amniotic membrane as a substrate for cell-suspension culture of human limbal epithelial cells. Graefes Arch Clin Exp Ophthalmol 2007;245:123–34.
16. Shortt AJ, Secker GA, Lomas RJ, et al. The effect of amniotic membrane preparation method on its ability to serve as a substrate for the ex-vivo expansion of limbal epithelial cells. Biomaterials 2009;30:1056–65.
17. Dua HS, Rahman I, Miri A, et al. Variations in amniotic membrane: relevance for clinical applications. Br J Ophthalmol 2010;94:963–4.
18. Shortt AJ, Secker GA, Rajan MS, et al. Ex vivo expansion and transplantation of limbal epithelial stem cells. Ophthalmology 2008;115:1989–97.
19. Nakamura T, Yoshitani M, Rigby H, et al. Sterilized, freeze-dried amniotic membrane: a useful substrate for ocular surface reconstruction. Invest Ophthalmol Vis Sci 2004;45:93–9.
20. Yokoo S, Yamagami S, Usui T, et al. Human corneal epithelial equivalents for ocular surface reconstruction in a complete serum-free culture system without unknown factors. Invest Ophthalmol Vis Sci 2008;49:2438–43.
21. Li QJ, Ashraf FM, Rana TS, et al. Long-term survival of allogeneic donor cell-derived corneal epithelium in limbal deficient rabbits. Curr Eye Res 2001;23:336–45.
22. Daniels JT, Secker GA, Shortt AJ, et al. Stem cell therapy delivery: treading the regulatory tightrope. Regen Med 2006;1:715–9.
23. Schwab IR, Johnson NT, Harkin DG. Inherent risks associated with manufacture of bioengineered ocular surface tissue. Arch Ophthalmol 2006;124:1734–40.
24. Pellegrini G, Rama P, De Luca M. Vision from the right stem. Trends Mol Med 2010;17:2177–90.
25. DeSousa JL, Daya S, Malhotra R. Adnexal surgery in patients undergoing ocular surface stem cell transplantation. Ophthalmology 2009;116:235–42.
26. Cooper LJ, Fullwood NJ, Koizumi N, et al. An investigation of removed cultivated epithelial transplants in patients after allocultivated corneal epithelial transplantation. Cornea 2004;23:235–42.
27. Rama P, Bonini S, Lambiase A, et al. Autologous fibrin-cultured limbal stem cells permanently restore the corneal surface of patients with total limbal stem cell deficiency. Transplantation 2001;72:1478–85.
28. Miri A, Mathew M, Dua HS. Quality of life after limbal transplants. Ophthalmology 2010;117:638, e1–3.
29. Cauchi PA, Ang GS, Azuara-Blanco A, et al. A systematic literature review of surgical interventions for limbal stem cell deficiency in humans. Am J Ophthalmol 2008;146:251–9.
30. Nakamura T, Ang LP, Rigby H, et al. The use of autologous serum in the development of corneal and oral epithelial equivalents in patients with Stevens–Johnson syndrome. Invest Ophthalmol Vis Sci 2006;47:909–16.

第四十五章 非眼部组织来源的细胞性眼表重建
TAKAHIRO NAKAMURA

引言

"眼表重建"（ocular surface reconstruction, OSR）的概念已经在眼科学领域得到了广泛的认可，由于基础科学和临床研究的推进，我们对于眼表的功能也有了深入的理解。在过去的30年中，有很多科学性的发现，比如确认了角膜上皮干细胞的存在，建立了新型的上皮培养技术，以及对于细胞外基质的深入了解，这些革新使我们能够采用新的治疗手段去应对重症眼表疾病。然而，尽管这些手术技术取得了明显的成功，一些临床问题仍亟待解决。首先，移植供体来源的角膜上皮细胞首先需要足够的供体组织，其次，这种方法存在着排斥的风险。正因如此，同种异体移植术后需要使用系统性免疫抑制疗法来阻止炎症和排斥反应的发生。本文主要描述使用口腔黏膜上皮作为角膜上皮细胞扩增底物来克服同种异体OSR的发展历史。此外，近期的研究成果，目前的成果以及移植非眼表来源的上皮细胞进行OSR带来的挑战也会在文中进行讨论。

口腔黏膜上皮细胞移植（COMET, 临床前期试验）的发展

家兔口腔黏膜上皮细胞的成功培养

同种异体排斥反应的问题是促使研究者们寻找新方法移植自体同源口腔黏膜上皮来进行OSR的主要动力[1]。在我们的试验性研究中，口腔黏膜来源的上皮细胞移植到去上皮羊膜上会在3天内形成细胞集落。3周时，种植的口腔上皮细胞会形成良好分化的3~4层结构（图45-1B），而且与正常角膜上皮结构非常类似（图45-1A）[1]。

培育的家兔口腔黏膜上皮细胞的生物特性

细胞角蛋白在维持眼前节上皮完整性方面发挥着重要的结构性和保护性作用。特定的细胞角蛋白都是

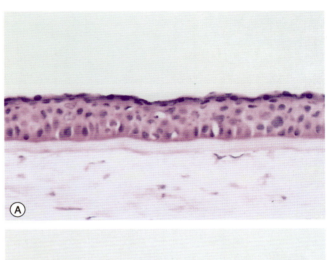

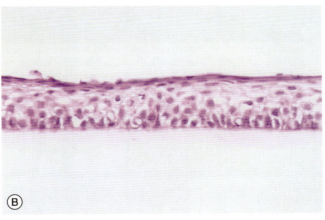

图45-1　光镜HE染色显示正常角膜（A）和在羊膜上培育的口腔黏膜上皮细胞（B）的横断面图像。培育的口腔黏膜上皮植片具有4~5层良好分化的细胞层次，似乎与正常角膜结构极为类似

成对特征性表达的，具体情况取决于上皮细胞组织的类型和分化程度。在这项研究中，我们通过免疫组化显示的1/10成对角蛋白与表皮的生理角化过程有关，培育的口腔黏膜上皮细胞则不表达。我们还发现多见于非角化分层表皮组织中的4/13成对角蛋白在培育的口腔上皮细胞表浅层和中间层中也有表达。这些结果促使我们相信，种植在羊膜上的口腔上皮细胞具有正常角化黏膜而不是非角化黏膜的典型特征。免疫组化检查显示培育的口腔上皮细胞植片的所有上皮层都

没有表达角膜特异性角蛋白12(图45-2A),而是表达了角蛋白3(图45-2B)。尽管培育的口腔上皮植片没有转变为角膜上皮细胞,我们认为它们可能具有在特定的体外培养条件下变成角膜样上皮细胞的潜能。

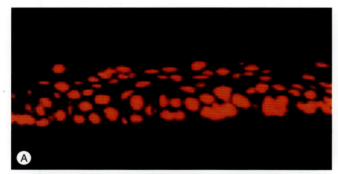

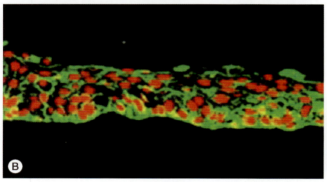

图45-2　培育的口腔黏膜植片所有上皮细胞层次都会表达角蛋白3,而且不表达角膜特异性角蛋白12

培育的家兔口腔黏膜上皮植片形态学特征

培育的口腔黏膜上皮植片电镜检查结果非常有意义。扫描电镜(scanning electron microscope,SEM)的检查显示家兔口腔黏膜上皮植片似乎是健康的,并且通过细胞间连接紧密相连(图45-3)。培育的口腔细胞与家兔角膜上皮细胞的大小和外观都很相似。透射电镜(transmission electron microscopy,TEM)确认了培育的口腔上皮细胞植片与角膜上皮的外观非常类似,与结膜和口腔黏膜相比有很大差异。与角膜上皮相似的是,植片由4~5层的分层细胞构成,分别为立方,翼状和鳞状细胞(图45-4)。我们的 SEM 和 TEM 结果都清晰地显示口腔黏膜细胞在羊膜上培养后与正常角膜上皮细胞的类似程度高于其他任何细胞类型。

为了培育的口腔黏膜上皮细胞能够生长,如何将基底部细胞附着到羊膜上,以及表浅细胞是否会形成正常的屏障功能都是非常重要的问题。我们的透射电镜结果显示培育的口腔黏膜上皮植片通过半桥粒连接

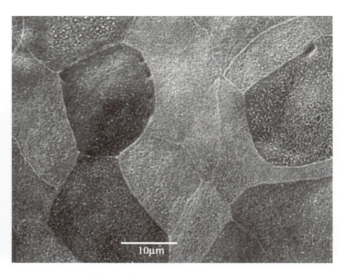

图45-3　培育的家兔口腔黏膜上皮植片扫描电镜显微图像。这些细胞外观健康,发育完全,彼此界限清楚

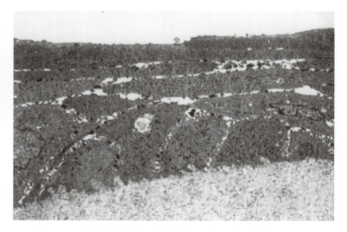

图45-4　培育的家兔口腔黏膜上皮植片透射电镜显微图像。培养的上皮形成5~6层的上皮细胞层结构

与基底膜相连。上皮植片里的邻近细胞之间也是通过大量的桥粒进行连接的,紧密连接分布在最表浅的细胞层间。通过这些研究我们可以认为,培育的口腔黏膜上皮植片里的细胞与在体角膜上皮细胞之间具有类似的特定细胞间连接。

正常角膜上皮前表面上皮细胞的前部细胞膜具有大量微绒毛构成的皱褶以及一层糖萼。另一个培育的口腔黏膜上皮植片移植术成功的关键之处在于最表浅的细胞如何与泪膜-眼表交界面发生接触。扫描电镜显示培育的口腔上皮植片顶侧面覆被有大量微绒毛,基本与角膜上皮细胞表面类似。有趣的是,我们还发现细胞表面糖萼存在的证据,这也和角膜上皮细胞表面的糖萼非常类似。这些发现促使我们实施培育的口腔黏膜上皮细胞移植术。

成功移植培育的家兔口腔黏膜上皮植片

在羊膜上成功培育了家兔口腔黏膜上皮细胞之后,我们试图通过移植自体同源的培育性口腔黏膜上皮细胞来重建受损的角膜表面,借此检测使用这些细胞作为培养角膜上皮细胞的底物的可行性。大部分移植的口腔黏膜上皮植片在术后48小时就覆被了完整的上皮结构。在术后10天的时候,上皮植片覆盖的眼表区域是完整没有缺损的,因此提示自体同源移植培育性口腔黏膜上皮是可以用于眼表重建的一种可行方案(图45-5)。术后10天上皮植片的组织学检查显示出与受体角膜基质的良好粘附,而且没有证据显示上皮下细胞进入或是基质水肿。移植的上皮植片标签细胞具有细胞核,提示它们事实上是非角化黏膜上皮细胞。

因此,我们成功的构建了一个层次清晰的,分化型培育性家兔口腔黏膜上皮植片。此外,我们成功地实施了这些细胞在角化的家兔角膜表面的自体同源移植。因此,我们相信培育性家兔口腔黏膜上皮植片的自体同源移植是一种眼表重建的可行性方法。

成功培养人口腔黏膜上皮细胞

随后我们开始致力于通过前文提及的家兔口腔黏膜上皮细胞培养法来培育人口腔黏膜上皮细胞,同时做了一些调整。需要注意的是,用以前报道的家兔口腔上皮细胞培育技术来培养人口腔黏膜上皮细胞是非常困难的,因此培养的过程确实需要做一些调整。最后,通过这些调整我们能够成功地构建一个层次清晰的分化型培育性人口腔黏膜上皮植片(图45-6)。光镜显示培育性人口腔黏膜上皮细胞与正常角膜上皮细胞外观极为类似。此外,免疫组化确认了培育性人口腔黏膜上皮细胞表达角蛋白4/13和角蛋白3,这一点与家兔动物模型类似。

培育性人类口腔黏膜上皮植片的成功异种移植

在成功地培养了人类口腔黏膜上皮细胞之后,我们试图通过培育性人类口腔黏膜上皮植片的异种移植来重建家兔角化角膜,并据此评估植片在术后早期的生理功能。我们只在术后2天对植片的状况进行了评估,因为通常认为上皮移植尤其是异种移植术后,通常会发生急性上皮排斥反应,即便应用强效的术后免疫抑制疗法也会如此。移植了人类培育性口腔黏膜上皮细胞以后家兔角膜上皮是透明的,并且在术后48小时完全上皮化。尽管异种移植的远期效果仍有待进一步证实,从这些结果来看,我们认为人类培育性口腔黏膜上皮植片可以发挥正常眼表上皮的功能,而人类COMET也是一种OSR的可行手段。

我们研究了使用非眼表来源的自体同源黏膜上皮来重建角膜表面的可能性。迄今为止,我们已经成功地利用活检来源的口腔黏膜组织构建了家兔和人类的培育性口腔黏膜上皮植片,以及成功地将这些培育性口腔黏膜上皮细胞移植到家兔角膜上。最后,我们认为培育性口腔黏膜上皮细胞移植术对于重症OSD患者来说是一种有效的眼表重建技术。

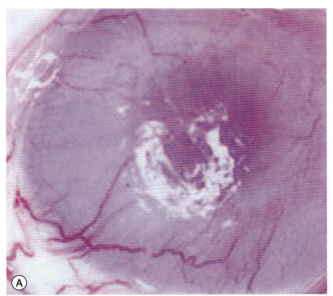
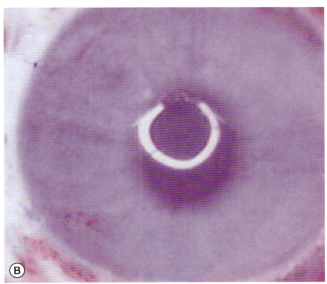

图45-5 家兔在移植前(**A**)和移植术后10天(**B**)的裂隙灯照片。在移植术前,眼表的角膜缘干细胞已经完全破坏。移植术后48小时,移植的培育性口腔黏膜上皮细胞覆盖了大部分的角膜表面

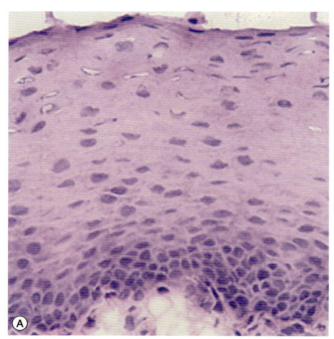

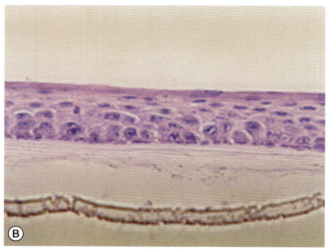

图 45-6 光镜 HE 染色显示正常的人类口腔黏膜上皮细胞（A）和在羊膜上培育的人类口腔黏膜上皮细胞（B）的横断面图像。培育性口腔黏膜上皮植片含有 5～6 层层次清晰、分化良好的细胞，而且与在体的正常角膜上皮极为类似

为重症 OSD 患者进行培育性口腔黏膜上皮细胞移植术（临床试验）

初期临床结果

过去，一些研究团体调研了使用口腔黏膜进行眼表重建的可行性。Ballen 报道了含有上皮和上皮下组织的口腔黏膜植片会发生重度血管化和早期纤维化[2]。此外，Gipson 等人报道了不含上皮下结缔组织的活体口腔上皮并不能维持在角膜中央的无血管区[3]。

我们评估了使用非眼表来源的自体同源黏膜上皮重建人类眼表结构的可能性。通过家兔动物模型，我们已经建立了一个移植培育性自体同源口腔黏膜上皮细胞的手术方案[1]。我们随后为 4 位重症 OSD 患者的 6 只眼进行了移植[4]。

术前所有需要随访的患者需要进行龋齿治疗，不能抽烟或是饮酒，常规刷牙和碘剂漱口。使用前述方法进行细胞培养。通过手术剪刀除去角膜表面的异常结膜化组织，再使用大量丝裂霉素生理盐水反复冲洗来抑制结膜下的成纤维细胞。然后将培育性的口腔黏膜上皮植片移植到病变眼角膜表面并通过 10-0 尼龙线固定于角膜缘。术后，一天四次地使用氧氟沙星和地塞米松滴眼液并根据术后炎症反应的严重程度使用 2～3 个月后渐停。用于移植术后炎症反应和结膜纤维化的倍他米松和环磷酰胺会在术后 1～2 周停药。

移植术后 48 小时，6 只眼的整个角膜表面都没有上皮缺损，表明移植的培育性口腔黏膜上皮完全存活。所有眼的视力均有提高。在随访期间（13.8±2.9 个月），眼表结构依然保持稳定，尽管所有的眼睛都显示出轻度的周边新生血管化。因此，可以移植自体同源培育性口腔黏膜上皮植片来治疗重症 OSD（图 45-7）。这项初期临床研究代表了评估非眼表来源的自体同源培育性上皮植片移植术的可行性。

中期临床试验结果

我们随后发表了 12 位患者 15 只眼的培育性自体同源口腔黏膜上皮植片移植术后的中期临床结果[5]。我们还评估了他们的临床结果，主要集中在术后新生血管化方面。

12 位患者都成功地构建了培育性自体同源口腔黏膜上皮植片。移植术后 2 天，14 只眼的角膜显示出完全的复上皮化；唯一例外的那位患者移植的植片术前质量评估也是达标的。在中期随访过程（20 个月）中，10 只眼的眼表结构非常稳定，没有出现明显的并发症，这些异位移植的培育性口腔黏膜上皮植片可以存活至少 34 个月。有 5 只眼出现了持续存在的小面积上皮缺损；其中 3 只眼自行愈合，2 只眼需要再进行移植。有 10 只眼的术后视力提高 2 行或 2 行以上。所有的眼睛都出现了一定程度的周边角膜新生血管化。因此，我们成功地研发了一种组织工程学技术来构建培育性自体同源口腔黏膜上皮植片并使用非眼部来源的黏膜上皮去重建眼表结构。这项中期研究显示

第四十五章 非眼部组织来源的细胞性眼表重建 361

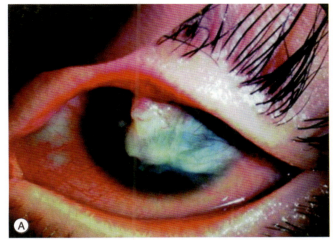

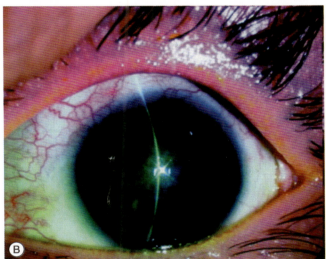

图 45-7 Steven-Johnson 综合征患者移植培育性口腔黏膜上皮细胞的术前（A）和术后（B）临床照片。（A）移植术前,患者有一个完全的角膜上皮缺损累及到角膜缘,伴结膜的重症炎症。（B）移植术后 11 个月,角膜表面覆盖着一层一层透亮的培育性口腔黏膜上皮植片

出培育性自体同源口腔黏膜上皮植片移植术的有效性,并且通过多项成功的临床结果支持了我们初期研究的结论。我们认为这项手术技术可能是安全有效的,对于年轻的重症 OSD 患者来说尤其如此。

移植的培育性口腔黏膜上皮植片表型调研

我们的初期和中期 COMET 临床评估从角膜表面稳定性的角度来说已经取得了支持性的结果[4,5];现在需要针对移植到角膜表面的培育性口腔黏膜上皮植片的寿命和表型进行分析。由于不能确定角膜表面成功的和失败的移植物究竟发生了什么,我们根据自体同源 COMET 的细胞表型分析结果比较了自己的临床发现。

那些失败的移植物,在电镜和免疫组化中都显示

只有很少的区域还保存有最初移植的培育性口腔黏膜上皮植片。周围的结膜上皮细胞明显地侵占了很大部分的角膜表面（口腔黏膜上皮标记物角蛋白 3（-）,杯状细胞标记物 Muc5ac（+））。我们的临床性,超微结构性和细胞学发现都显示移植失败的过程与培育性口腔黏膜上皮的损失有关,这主要是由于术后细菌感染造成的,而且邻近的结膜细胞随后就会侵入至角膜表面（图 45-8）。

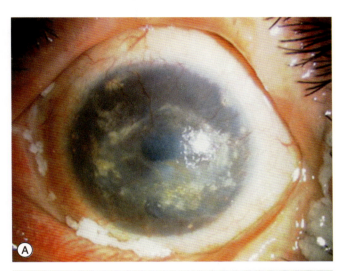

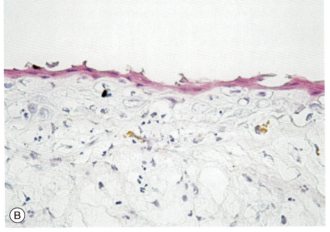

图 45-8 培育性口腔黏膜上皮移植术失败病例的临床照片（A）。光镜显示,除去的培育性口腔黏膜上皮移植物显示 2~5 层的细胞层次和不规则的上皮细胞（B）。这些区域的羊膜组织已经观察不到了

在成功的移植病例中,培育性口腔黏膜上皮植片能够存活并良好地适应受体的角膜组织[口腔黏膜上皮标记物角蛋白 3（-）,杯状细胞标记物 Muc5ac（+）]。在术后随访的过程中,它们不同的荧光染色效果使我们很容区分移植的培育性口腔黏膜上皮植片与周围的结膜上皮。培育性口腔黏膜上皮细胞的染色形式更像是浅层点状角膜病变,而非结膜上皮。这些发现确认了移植

的培育性口腔黏膜上皮细胞能够在眼表存活并保持眼表的完整性(图45-9)。

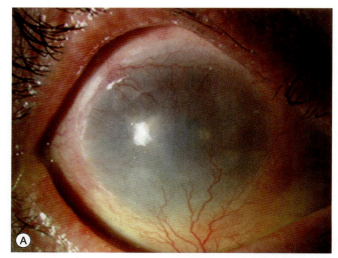

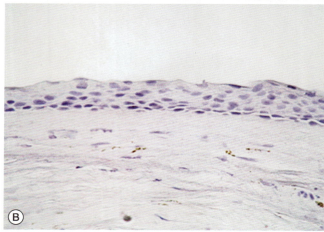

图45-9 培育性口腔黏膜上皮移植术成功病例的临床照片(A)。光镜显示,除去的培育性口腔黏膜上皮移植物显示出4~5层的细胞层次和角膜样(口腔黏膜植片)上皮细胞(B)。整个上皮区域都可以观察到羊膜底物,而且没有炎性细胞浸润

因此我们的结果显示COMET术后移植失败的过程导致了培育性口腔黏膜上皮植片的丢失,此后就会发生周围的结膜上皮细胞向上皮细胞的侵入。我们确认了在成功的移植病例中,培育性口腔黏膜上皮细胞能够在角膜表面存活并保持眼表完整性。我们的研究结果具有重要的临床应用前景,而且为探索移植失败和COMET术后移植物完整存活的奥秘奠定了基础。

重症OSD瘢痕期的远期临床结果

最近,我们的一系列实验性和临床性研究结果显示出COMET用于治疗重症OSD的有效性和应用性。尽管全球有好几个研究团体都报道了近期和中期的COMET临床结果[7,8],关于COMET的远期临床评估还完全未知,这项技术的可行性也需要进一步探索研究。

最后,我们发表了19例COMET术后患者的远期临床效果,平均随访时间为55个月,最长的随访时间为90个月[9]。这项研究纳入了17位患者的19只眼,入组标准包括:重症OSD瘢痕期,利用COMET进行OSR,随访时间要大于36个月。在这项研究中,为了精确地检测COMET用于OSR的远期临床效果,我们排除了COMET术后进行过穿透性角膜成形术(penetrating keratoplasty,PKP)的患者,以及为了结膜穹隆重建进行COMET的患者。该研究通过患者术后视力来评估临床有效性。根据它们的严重性将临床结果按照

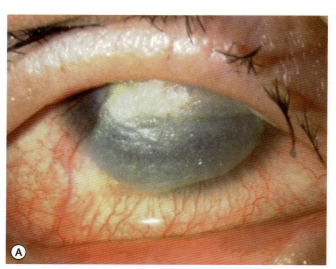

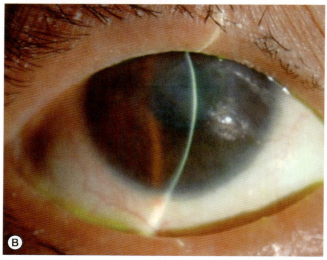

图45-10 一例Steven-Johnson患者的典型临床过程。移植前,患眼均表现出眼表结构的严重破坏以及角膜缘干细胞缺乏(A)。术后50个月外观显示相对平滑,上皮化的角膜表面,伴有轻微的角膜新生血管,瘢痕化以及炎症(B)

一个评分表分为0~3级。从持续的角膜上皮缺损,眼压升高和感染等角度来评估临床安全性。在术后随访过程中,15只眼术后视力提高2行以上,术后36个月有8只眼的视力提高。在长期随访期间,术后临床结膜化过程受到了明显的抑制(图45-10)。此外,远期随访的时候角膜透明性可能有所增加。所有的手术眼都表现出不同程度的角膜血管化但是逐渐减少,移植术后6个月的活动性相对稳定。在远期随访过程中,术后睑球粘连的形成也得到了明显的抑制,19只手术眼中有7只眼在随访中至少出现1次持续存在的上皮缺损。随访时总共有3只眼睛术后眼压升高。主要通过碳酸酐酶抑制剂来治疗偶尔升高的眼压。角膜感染主要多见于移植术后6个月,唯一的致病菌是耐甲氧西林的金黄色葡萄球菌。

我们发现COMET可以帮助很多重症OSD眼表上皮的持续重建。控制术后持续存在的角膜上皮缺损以及新生血管化可能会进一步增加这种治疗的有效性。因此,这项研究具有重要的临床价值,并且为移植的远期临床结果以及为了治疗重症OSD瘢痕期患眼移植的培育性细胞存活情况提供了重要的临床信息。

新一代COMET的发展

在培育性上皮植片的发展中使用自体同源血清的价值

目前培育上皮植片的首选方法是在培养系统里添加异生物质材料,比如胚胎牛血清(fetal bovine serum, FBS)和小鼠来源的3T3饲养层细胞。然而在培养系统中添加FBS的最大问题在于,目前没有任何的离体化验能够检测到牛海绵状脑病的存在。各种除去了FBS的无血清培养系统,主要是为了研究各种生长因子的作用[10]。临床上这些无血清培养系统的使用非常有限,主要因为它们与添加了FBS的培养系统相比细胞分化效率很低。为了构建培育性口腔黏膜上皮植片用于临床,理想的培养系统应当既不会传播疾病,又能够支持细胞的增生和分化。因此,使用自体同源血清(autologous serum, AS)替代FBS具有明显的优势,因为这样可以避免在培养过程中添加牛源性物质带来的问题。我们希望确定重症OSD患者的自体血清在促进培育性口腔黏膜上皮植片的细胞增殖与分化方面与传统的添加FBS的培养方法相比具有类似的作用。然后我们的结果表明添加重症OSD患者自体血清的培养系统能够支持上皮细胞的增殖,以及移植物的生长和表现出类似正常组织的形态学和超微结构特征。

首先,我们从重症Stevens-Johnson(Stevens-Johnson syndrome, SJS)患者中取得自体血清。在肘前窝处无菌条件下静脉取血:采集30ml血液置于无菌容器中,进行离心,过滤后将剩余的血清提纯后贮存在-30℃无菌冰箱里备用。口腔黏膜上皮细胞在添加了自体血清或是FBS的介质中进行培育。

BrdU细胞增殖实验和集落形成有效性分析显示在添加了自体血清的基质中培养的口腔黏膜上皮细胞与添加了FBS的基质中培养的细胞具有相似的增殖能力。在两种基质中培育的口腔黏膜上皮细胞具有类似的形态,并且具有正常的组织特异性角蛋白的表达和基底膜的构成。这些发现表明添加自体血清的培养系统能够支持培育性口腔黏膜上皮植片的持续增殖和分化,这一点对于临床应用来说具有至关重要的意义。电镜检查已经确认形成了层次清楚的上皮结构,基底膜与半桥粒连接。这些发现对于手术操作和随后的移植过程中保持移植物完整性来说十分重要。

因此,添加了自体血清的细胞培养能够有效地支持人类口腔黏膜上皮细胞的增殖,以及构建用于移植的培育性口腔黏膜上皮植片。使用自体同源血清对于发展不含异生物质的自体同源生物工程化移植物并用于临床移植来说具有重要的实践意义。这些发现使我们在探索不含异生物质的安全有效的生物工程化培育性移植物用于临床的道路上更进了一步。

AS源性COMET

前文已经表明,使用FBS培养系统治疗重症OSD对于双眼患病的患者来说具有重要意义[4,5]。然而,FBS的使用可能伴随着传播动物性传染病和其他未知病原体的风险。由于牛海绵状脑病还不能通过目前已确认的离体检测方法来甄别,全球很多地区都对牛源性产品的健康问题保持高度警惕。我们已经显示人的自体同源血清能够支持上皮细胞的增殖,因此提高了使用患者的自体血清去替代培养介质内FBS的可能性。使用自体血清的优势在于,能够消除对于牛源性材料的需求以及降低传播疾病的风险。在这个临床研究中,我们比较了添加自体血清和FBS对于构建培育性口腔黏膜上皮植片的有效性的影响,并评估了AS源性COMET在治疗重症OSD方面的价值[12]。

这项关于AS的临床研究纳入了10位重症OSD患者进行自体同源COMET的10只眼。术前诊断包括7例SJS,2例热和化学烧伤以及1例黏膜类天疱疮。这些病人显示出正常的泪液功能反射和泪河高度。所有的患者最少随访到术后6个月,最长随访时间为19个月(平均随访时间:12.6个月)。

以往的文献报道SJS发病时高浓度的血浆可溶性Fas(serum soluble Fas,sFas)配体可能在导致角化细胞凋亡的疾病发生机制方面起到关键作用。因此,我们分析了重症OSD患者的血清sFas配体水平来确定自体同源血清是否能够当作安全的细胞培养添加物使用。我们的研究发现重症OSD患者与健康对照组的血浆sFas配体浓度都太低,基本检测不到,说明这一点还不足以妨碍我们的口腔黏膜上皮细胞培养系统的发展。

使用添加自体同源血清和FBS介质培养的口腔黏膜上皮植片在组织学和形态学方面都很相似,并且都能够形成对维持移植物存活至关重要的基底膜组装蛋白。术后2~5天就可以实现完全的角膜上皮化。在平均随访时间12.6个月之内所有术眼的眼表结构都保持稳定,没有出现明显的并发症。其中9只眼的视力提高了2行以上,移植的口腔黏膜上皮植片存活期高达19个月。在随访期间,4只眼出现了持续的小范围上皮缺损,在邻近口腔黏膜上皮的辅助下最后完全愈合。所有眼都出现了一定程度的表浅周边新生血管化。这种变化随时间推移逐渐减轻并且不会影响视力或是导致任何严重的术后并发症。

所以说,我们描述了培育性口腔黏膜植片的成功应用,而且植片基本上是完全通过自体同源组织和材料构建的。这项研究具有重要的临床意义,并且代表了无异生物质的完全性自体同源生物工程移植物在临床应用方面又取得了新的突破,因为这样可以降低同种异体移植的排斥反应和感染传播的风险,以及对长期免疫移植疗法的需求。

COMET 的潜在多样性

联合 COMET 和穿透性角膜移植术

重症OSD通常伴有重症角膜基质瘢痕,混浊和(或)内皮细胞功能不良。因此,大部分患者需要进行穿透性角膜移植术(penetrating keratoplasty,PKP)来恢复视功能。为了提高这些患者的临床效果和远期预后,必须要有更加稳定的上皮来源来保证角膜的重建,比如培育性上皮移植。因此,一个联合COMET与PKP的"两步走"手术技术才应运而生[13]。

首先可以按照前文介绍的方法实施COMET进行眼表重建(图45-11)。在第一次的COMET术后5~6个月,再按照常规操作进行PKP联合白内障手术。简要地说,就是在受体角膜上做一个直径7mm的环钻切口,再使用显微镊环形撕囊。通过常规的超声乳化和注吸技术经角膜移除晶状体。在植入人工晶状体以后,移植新鲜供体角膜并通过间断和连续缝线进行固定。最后,在眼表覆盖医用软性接触镜。

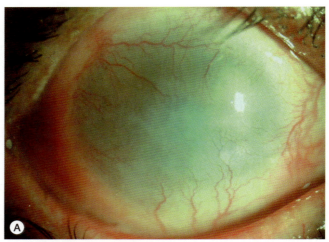

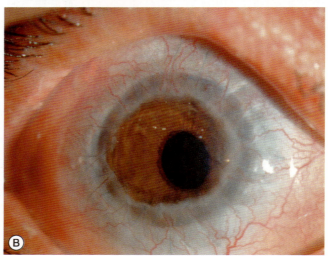

图45-11 患者进行培育性口腔黏膜上皮移植术(COMET)进行眼表重建联合穿透性角膜移植术(PKP)的术前、术后临床外观像。COMET术后2个月的情况(**A**),PKP术后3个月的情况(**B**)

COMET 联合自动化治疗性角膜移植术

实施COMET的时候经常需要辅以其他的联合手术治疗,比如板层角膜移植联合白内障手术。然而,这些操作并不容易实施,尤其是和没有眼表疾病的单一术式相比。特别需要说明的是,角膜的透光度对于实施内眼手术来说至关重要。因此,能够增加可视性并降低光线反射的特殊手术设备对于安全地实施白内障手术来说显得十分必要。板层和深板层角膜移植术是除去瘢痕性角膜混浊的有效手段。自动化治疗性角膜移植术(Automated lamellar therapeutic keratoplasty,ALTK)是一种以微角膜刀辅助的角膜移植术为基础的新型手术技术,这样可以构建一个锋利的角膜切口。此项手术技术也非常有助于在为角膜混浊的患者实施白内障手术的时候提高术中可视度。一旦通过微角膜刀切除混浊角膜并切除结膜化组织以后,角膜组织的透明度就足以实施白内障手术了。吲哚菁绿染色晶状体前囊和手术用裂隙照明是在可视度比较低的情况下实施白内障手术的有效辅助措施。然后通过 Moria ALTK 手工微角膜刀系统做一个相同大小的角膜植片并通过 10-0 线缝合固定。然后在角膜表面覆盖培育性口腔黏膜上皮,有助于提高视力。除了新型培育性上皮移植术以外,联合手术采用新器械、新技术以后也明显地提高了术后视力,改善了临床效果。

COMET 和眼睑手术的联合

在重症 OSD 的情况下,角膜缘的角膜上皮干细胞遭到破坏,角膜表面覆盖的邻近结膜上皮也会导致纤维性组织的长入,慢性的炎症和新生血管化,以及基质瘢痕的形成。特别需要说明的是,各种程度的病理性睑球粘连的形成和睑内翻常见于重症 OSD 患者,并且会破坏眼表的完整性。此外,异常眼睑通常会是重症 OSD 的病情加剧,主要是由于睑缘翻转或是干扰眼泪分布和角膜湿润的结构性异常。睑球粘连导致穹隆部结膜功能异常通常会导致重症 OSD,比如瘢痕性睑内翻和眼球运动受限导致的干眼和眼表炎症。因此,近期的研究认为应当根据病理性睑球粘连的严重程度来选择合适的手术方式。此外还推荐在实施 OSR 之前先进行眼睑和穹隆异常的重建。所以说,不仅需要重建眼表,还需要恢复重症 OSD 患者的眼表结构(图 45-12)[15]。

手术过程如下:首先,通过切除薄层表浅角膜组织来完全除去结膜化的瘢痕组织。使用 0.04% 的丝裂霉素 C 治疗结膜下空间持续 5 分钟,随后将羊膜移植到眼表。所有三例患者都需要额外的手术操作来解决已经存在的上睑或是下睑内翻。第一针使用 6-0 尼龙线从睑板面穿透眼睑至皮肤面出针,第二针也是如此。然后将两针尾端打结并埋在皮下。参考第一针再决定第二针、第三针的合适位置,加针的数量取决于每个病例睑外翻的严重程度。最后,将培育性口腔黏膜上皮植片移植到角膜表面,然后让患者佩戴亲水性软镜保护眼表。

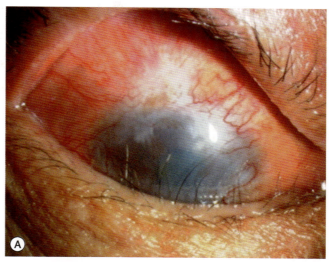
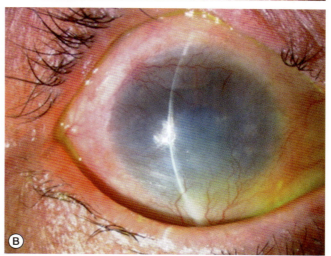

图 45-12 培育性口腔黏膜上皮移植和眼睑重建术的术前、术后临床外观像。术前可见整个角膜的结膜化伴睑球粘连和下睑内翻(A)。术后 7 个月,培育性口腔黏膜上皮植片显示没有上皮缺损,眼表结构处于稳定状态

OSR 的未来挑战:OSR 的新型细胞来源

从以前关于 COMET 临床试验的角度来看,前文描述的手术步骤就是目前在 OSR 领域的经典步骤。为了进一步拓展这些手术方式,一些世界范围的研究团体开始报道一种用于 OSR 的新型细胞来源。

间充质干细胞

间充质干细胞(Mesenchymal stem cells,MSCs)已经用于试图治疗多种疾病,因为它们从理论上讲可以分化成为受体的功能细胞。Ma 等人通过动物模型调研了 MSCs 的移植是否能够成功重建角膜表面的问题,以及移植的 MSCs 是否能够跨分化形成角膜上皮

细胞[16]。在那一项研究中，MSCs首先在羊膜上进行扩增，然后移植到化学伤后7天的大鼠角膜表面。研究结果表明移植的MSCs像角膜缘上皮性干细胞一样能够成功地重建受损的角膜表面。有趣的是，MSCs移植的治疗效应可能与抑制术后炎症和血管发生有关，而不是MSCs分化形成角膜上皮细胞。因此，这项研究表明MSCs可以用于OSR和治疗重症OSD。

表皮干细胞

众所周知的是，表皮和角膜角化细胞在胚胎发生时期源于外胚层。这两个生物系统的角化细胞干细胞具有很多共同的重要特征，比如表达相同的标记物和从角膜到表皮的跨分化。Yang等人近期报道了一种新型OSR手术方式，主要是在山羊的动物模型中使用自体同源的表皮成体干细胞（epidermal adult stem cells，EpiASCs）进行移植[17]。实验中的山羊移植了由EpiASCs组成的组织工程化细胞制片，从而导致了80%的实验眼出现角膜透明度的恢复和术后视力的提高。作者还表明重建的角膜上皮表达能够表达属于角膜特异性标记物的角蛋白3/12，同时还能够分泌糖萼样物质。这些发现不仅提示EpiASCs能够重建重症OSD山羊模型受损的角膜表面，还可以在体跨分化形成角膜上皮细胞类型。然而，还需要进一步研究阐明这些实验结果是否同样适用于人类。

未成熟的牙髓干细胞

为了寻找与角膜缘上皮干细胞具有类似特征的上皮干细胞来源，Monteiro等人近期报道了人类未成熟牙髓干细胞（human immature dental-pulp stem cells，hIDPSCs）与角膜缘干细胞具有类似的特征，所以可以作为OSR的潜在细胞来源[18]。有趣的是，作者显示hIDPSCs具有多向潜能成体干细胞的所有特征，能表达人类胚胎干细胞标记物（OCT4，SSEA-3/4和NANOG）以及一些MSCs（SH2/3/4）。不仅如此，hIDPSCs还能够表达与角膜缘上皮干细胞类似的标记物，诸如p63，ABCG2和角蛋白3/12。他们的研究表明移植温度感应性培养皿构建的组织工程化hIDPSC植片能够成功重建重症OSD动物模型的眼表结构。

鼻黏膜

Kim等人报道了移植自体同源鼻黏膜是一种能够为重症OSD病例重建眼表结构的有效手术方式[19]。他们的研究显示鼻黏膜能够表达大量的p63和角蛋白3。此外，鼻黏膜上皮也有杯状细胞和MUC5AC的表达。所有患者的眼表完整性都完全恢复，没有明显的术后并发症，而且眼表的杯状细胞也显著增高。根据这些临床结果，他们总结认为移植鼻黏膜可能是一种治疗重症OSD的理想手段。

毛囊膨出区来源的干细胞

已经有文献报道毛囊膨出区来源的干细胞（hair follicle bulge-derived stem cells，HFSCs）具有高度的组织可塑性，能够跨越细胞系界限分化形成不同的细胞表型。最近，Meyer-Blazejewska等人报道了治疗性鼠须HFSCs作为自体同源干细胞来源在OSR方面的治疗价值[20]。这项研究是在以前的研究基础拓展形成的，他们之前的研究表明HFSCs能够跨分化形成角膜上皮细胞表型，而且他们的实验结果表明HFSC移植物能够重建80%移植眼的眼表结构。这些实验数据，包括使用小鼠构建的重症OSD模型，突出了使用HFSCs重建眼表的治疗价值。

未来的目标

鉴于再生医学治疗OSR的基础研究和实验进展，从过去到现在都取得了很多重要的成果，并且摸索出一套新型治疗方案，比如通过组织工程化技术移植培育性口腔黏膜上皮植片。关于非眼部组织来源的上皮干细胞行为以及周围细胞基质的进一步了解可能危重症OSD的未来治疗方法奠定基础。

参考文献

1. Nakamura T, Endo K, Cooper LJ, et al. The successful culture and autologous transplantation of rabbit oral mucosal epithelial cells on amniotic membrane. Invest Ophthalmol Vis Sci 2003;44:106–16.
2. Ballen PH. Mucous membrane grafts in chemical (lye) burns. Am J Ophthalmol 1963;55:302–12.
3. Gipson IK, Geggel HS, Spurr-Michaud SJ. Transplant of oral mucosal epithelium to rabbit ocular surface wounds in vivo. Arch. Ophthalmol 1986;104:1529–33.
4. Nakamura T, Inatomi T, Sotozono C, et al. Transplantation of cultivated autologous oral mucosal epithelial cells in patients with severe ocular surface disorders. Br J Ophthalmol 2004;88:1280–4.
5. Inatomi T, Nakamura T, Koizumi N, et al. Mid-term results on ocular surface reconstruction using cultivated autologous oral mucosal epithelial transplantation. Am J Ophthalmol 2006;141:267–75.
6. Nakamura T, Inatomi T, Cooper LJ, et al. Phenotypic investigation of human eyes with transplanted autologous cultivated oral mucosal epithelial sheets for severe ocular surface diseases. Ophthalmology 2007;114:1080–8.
7. Nishida K, Yamato M, Hayashida Y, et al. Corneal reconstruction with tissue-engineered cell sheets composed of autologous oral mucosal epithelium. N Engl J Med 2004;351:1187–96.
8. Satake Y, Dogru M, Yamane GY, et al. Barrier function and cytologic features of the ocular surface epithelium after autologous cultivated oral mucosal epithelial transplantation. Arch Ophthalmol 2008;126:23–8.
9. Nakamura T, Takeda K, Inatomi T, et al. Long-term results of autologous cultivated oral mucosal epithelial transplantation in the scar

phase of severe ocular surface disorders. Br J Ophthalmol 2011; 95:942-6.
10. Kruse FE, Tseng SCG. Growth factors modulate clonal growth and differentiation of cultured rabbit limbal and corneal epithelium. Invest Ophthalmol Vis Sci 1993;34:1963-76.
11. Nakamura T, Ang LPK, Rigby H, et al. The use of autologous serum in the development of corneal and oral epithelial equivalents in patients with Stevens-Johnson syndrome. Invest Ophthalmol Vis Sci 2006;47:909-16.
12. Ang LPK, Nakamura T, Inatomi T, et al. Autologous serum-derived cultivated oral epithelial transplants for severe ocular surface disease. Arch Ophthalmol 2006;124:1543-51.
13. Inatomi T, Nakamura T, Kojyo M, et al. Ocular surface reconstruction with combination of cultivated autologous oral mucosal epithelial transplantation and penetrating keratoplasty. Am J Ophthalmol 2006;142:757-64.
14. Inatomi T, Nakamura T, Koizumi N, et al. Current concepts and challenges in ocular surface reconstruction using cultivated mucosal epithelial transplantation. Cornea 2005;24(8 Suppl):S32-8.
15. Takeda K, Nakamura T, Inatomi T, et al. Ocular surface reconstruction using the combination of autologous cultivated oral mucosal epithelial transplantation and eyelid surgery for severe ocular surface disease. Am J Ophthalmol 2011;152:195-201.
16. Ma Y, Xu Y, Xiao Z, et al. Reconstruction of chemically burned rat corneal surface by bone marrow-derived human mesenchymal stem cells. Stem Cells 2006;24:315-21.
17. Yang X, Moldovan NI, Zhao Q, et al. Reconstruction of damaged cornea by autologous transplantation of epidermal adult stem cells. Mol Vis 2008;14:1064-70.
18. Monteiro BG, Serafim RC, Melo GB, et al. Human immature dental pulp stem cells share key characteristic features with limbal stem cells. Cell Prolif 2009;42:587-94.
19. Kim JH, Chun YS, Lee SH, et al. Ocular surface reconstruction with autologous nasal mucosa in cicatricial ocular surface disease. Am J Ophthalmol 2010;149:45-53.
20. Meyer-Blazejewska EA, Call MK, Yamanaka O, et al. From hair to cornea: toward the therapeutic use of hair follicle-derived stem cells in the treatment of limbal stem cell deficiency. Stem Cells 2011; 29:57-66.

第四十六章 免疫抑制剂在眼表干细胞移植中的应用

CLARA C. CHAN and EDWARD J. HOLLAND

前言

患有双眼角膜缘干细胞缺乏，或严重单眼角膜缘干细胞缺乏的患者，不宜行自体干细胞移植，应行异体干细胞移植来重建角膜缘干细胞群落[1,2]。角膜缘含有较多朗罕氏细胞，比无血管的透明角膜组织具有更强的抗原呈递能力[3]。在亲源性结膜角膜缘同种异体移植（LR-CLAL）和角膜缘同种异体移植（KLAL）手术中，供体角膜缘及其外环带血管的结膜组织将被移植到富含血管的受体角膜缘植床上。此时角膜缘的朗罕细胞将发挥重要的免疫作用。另外，患有严重眼表疾病时，除角膜缘干细胞功能缺乏以外，常合并慢性眼表炎症（表46-1），也将影响角膜缘干细胞移植术的成功[4]。

表46-1 基于干细胞缺乏数量和是否伴有结膜炎症的眼表疾病分类

	结膜正常（a期）	结膜陈旧性炎症（b期）	结膜有炎症反应（c期）
部分干细胞缺乏＜50%（Ⅰ期）	医源性，CIN，角膜接触镜所致眼表损伤	陈旧性化学伤或热烧伤	轻度SJS，OCP，近期化学伤
显著干细胞缺乏＞50%（Ⅱ期）	先天性无虹膜，角膜接触镜所致眼表损伤，医源性	重度陈旧性化学伤或热烧伤	重度SJS，重度OCP，近期重度化学伤或热烧伤

CIN，结膜上皮内肿瘤；SJS，Stevens-Johnson综合征；OCP，眼表瘢痕性类天疱疮。
处于Ⅱb和Ⅱc期的患者，常伴有结膜瘢痕，房水和泪液生成减少，可有眼表角化，进行眼表重建手术的预后最差[1,4]

积极使用全身性免疫抑制剂，对异体移植物能否存活至关重要。我们可以借鉴实体器官移植，尤其是肾移植所提供的大量宝贵的经验。角膜缘干细胞移植术后，在眼表局部用药的同时，长期使用多种药物作为全身性免疫抑制治疗，对保持角膜移植物的存活和透明，维持眼表稳定性，具有重要的意义[5~7]。在一个对无虹膜角膜病的研究中，23位患者的31眼接受了同种异体角膜缘干细胞移植（KLAL），供体取自尸体眼角膜缘[5]。术后21眼应用全身性免疫抑制剂，其中19眼（90.5%）获得了稳定的眼表状态。而未使用全身性免疫抑制剂的10眼中，仅4眼（40.0%）获得了稳定的眼表状态（$P<0.01$）。在另一个研究中，来自10位患者的12眼患有全角膜干细胞缺乏，在角膜缘同种异体移植（KLAL）后，长期应用全身性免疫抑制剂（平均52.7个月），疗效比以往明显改善[6]。在所有关于眼表干细胞移植（OSST）的研究中，样本量最大的研究是对来自136位患者的225眼进行的观察。术后长期应用全身性免疫抑制剂（平均42.1个月），其中105名患者（77.2%）维持稳定的眼表状态[7]。值得注意的是，对所有接受角膜缘异体移植的患者来说，免疫抑制治疗都是必需的，包括移植的角膜供体是由亲属提供的、经过人白细胞抗原（HLA）配型成功的患者[8]。在服用全身性免疫抑制剂时，还需详细了解并严格监测患者可能出现的副作用。本章将对目前用于同种异体角膜缘移植的眼局部和全身性免疫抑制剂分别进行综述。

眼表免疫抑制剂

角膜缘同种异体移植术后，所有患者均应使用眼部糖皮质激素每日4次、环孢素每日2次点眼。随后，按照个体的眼表炎症反应程度，逐渐减量至每日2次或每日1次。以往，糖皮质激素，如1%醋酸泼尼松龙，联合2%环孢素，是眼表干细胞移植术（OSST）术后的经典治疗方案。然而，随着更强效的0.05%双氟泼尼酯眼部乳浊液的面世，这类激素在相当于点药总次数减至一半的前提下，达到了与1%醋酸泼尼松龙每日4次联合2%环孢素每日2次相当的临床疗效[9]。因此，它已成为眼表移植术后眼部免疫抑制剂的主流药物。若患者的眼表炎症已经控制，但出现激素引起的眼压升高，可以使用氯替泼诺（Lotemas, Bausch and Lomb, Rochester, NY）为替代。

全身性免疫抑制剂

常见药物

早期，眼表干细胞移植（OSST）术后使用的全身性免疫抑制剂包括口服泼尼松，环孢霉素和硫唑嘌呤。现在常用的药物包括他克莫司，吗替麦考酚酯和短期应用的泼尼松（图46-1）。经过随机对照实验证实，以上三种药物组成的三联免疫抑制疗法，在肾移植术后用于免疫抑制时疗效确切，目前已成为主流的免疫抑制疗法[10]。

糖皮质激素，如泼尼松、醋酸泼尼松、氯替泼诺和双氟泼尼酯，目前仍然是起效最快的免疫抑制剂。它们通过非特异性地抑制多种炎症反应发挥疗效，如阻断前列腺素生成和减少血液循环中T淋巴细胞的数量。他克莫司的作用与环孢素类似，均为钙调神经磷酸酶抑制剂，分别通过与FK-506结合蛋白和环孢素结合蛋白结合，形成复合物，该复合物可与钙调神经磷酸酶结合并降低其活性，从而抑制T淋巴细胞激活。他克莫司不导致环孢素所致的齿龈增生或毛发增多，在患者中接受度和耐受性更好[11]。硫唑嘌呤和吗替麦考酚酯都是抑制T淋巴细胞和B淋巴细胞增殖的抗代谢药物。基于肾移植的大规模临床试验证实，应用吗替麦考酚酯+激素+环孢素方案治疗的患者，比用硫唑嘌呤+激素+环孢素的患者，发生急性移植物排斥反应的几率更低[12]。

最小量激素的治疗方案

目前，在眼表干细胞移植的全身性免疫抑制治疗的三联方案中，泼尼松初始剂量为每日1mg/kg口服，维持一到三个月，随后视炎症反应轻重逐渐减量（图46-1）。他克莫司初始剂量为每次4mg，每日2次口服，随后视眼表炎症反应和角膜上皮稳定情况，于术后6个月左右开始递减。吗替麦考酚酯初始剂量为每次1g，每日2次口服，随后视眼表炎症反应和角膜上皮稳定情况，于术后12个月后递减。同时，患者需每日服用缬更昔洛韦225mg，每周一、三、五各口服甲氧苄胺嘧啶/磺胺甲噁唑（复方新诺明）一片，预防巨细胞病毒和卡氏肺孢子虫感染。若供体来自亲属，一旦与患

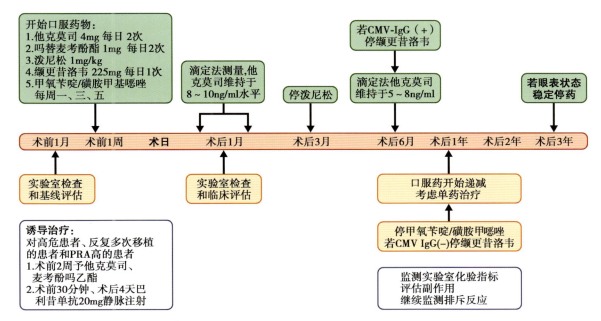

图46-1 图解建议眼表干细胞移植（OSST）患者使用的全身性免疫抑制治疗方案。在基线评估和实验室检查完成后，应常规于OSST术前1周予他克莫司，麦考酚吗乙酯（MMF），强的松，缬更昔洛韦，甲氧苄啶/磺胺甲基噁唑。高危患者还应予巴利昔单抗诱导。CMV，巨细胞病毒

者ABO血型配对成功，应基于患者的免疫风险评分，个体化地调整免疫抑制治疗方案。框46-1中，详细介绍了眼表干细胞移植围手术期，应在何时进行何种检查，以评估患者的基线健康状况、监测药物浓度和不良反应。角膜缘移植术后早期6个月内，他克莫司的血药谷浓度应以8~10ng/ml水平为目标。随后的术后12到18个月，血药谷浓度应以5~8ng/ml为目标。

个体化治疗

为患者量身定制全身性的免疫抑制治疗方案时，要考虑到患眼的固有免疫因子，以及供体与受体之间的获得性免疫反应因子。易发生免疫排斥的高危患者，为患ⅡB或ⅡC期眼表疾病者，即全角膜缘干细胞缺乏伴瘢痕相关的结膜炎症、房水和泪液的产生减少、眼表角化可能性大的患者。此种眼表疾病的典型代表为重度Stevens-Johnson综合征、眼表瘢痕性类天疱疮和重度化学伤。评估危险因素时还应对ABO血型、供体来源（如亲属源性或尸体源性）、人白细胞抗原（HLA）的表型、群体反应性抗原（PRA）百分比、供体特异性抗原（DSA）的检测、是否多次移植失败或需再次行眼表干细胞移植（表46-2）。能被免疫反应所识别的一抗包括血型和HLA抗原。ABO血型抗原首先被上皮细胞所识别。HLA抗原中的第一类抗原（HLA-A,B,C）在血液中所有的有核细胞、角膜上皮细胞、基质细胞和内皮细胞中均有表达。第二类抗原（HLA-DR,DQ,DP）主要在抗原呈递细胞中表达，如巨噬细胞和朗罕氏细胞。我们常用交叉免疫的方法来判定受体是否具有抗备选供体的抗体。交叉免疫阴性者适宜作供体，阳性者发生移植排斥和植片难以成活的风险较大。

表46-2　眼表干细胞移植中，ABO血型配型后，供体组织类型对制定个体化全身性免疫抑制剂的影响

供体类型	亲属活体供体						尸体供体		
HLA配型	HLA配型相合			HLA配型不相合			不适用		
PRA(%)	0	0~50	>50	0	0~50	>50	0	0~50	>50
诱导	无			无		巴利昔单抗[1]	无		巴利昔单抗[1]
维持[2]	标准量			标准量			标准量		
启动维持治疗的时机	手术当日	术前1周	术前2周	术前2周			术前2周		
目标	他克莫司于术后3月开始减量；麦考酚吗乙酯单一治疗于术后6月开始减量			他克莫司于术后1年开始减量；麦考酚吗乙酯单一治疗于术后6月开始减量			他克莫司于术后2年开始减量；麦考酚吗乙酯单一治疗于术后2年开始减量		
再次移植	可以			若DSA阴性，可以			若PRA=0，可以；否则应使用活体供体或人工角膜		

[1] 巴利昔单抗（舒莱）20mg于术前30分钟静脉注射，术后4天给予第二剂。
[2] 标准维持方案口服泼尼松1mg/kg每日1次，他克莫司（FK-506或普乐可复）4mg每日2次，麦考酚吗乙酯（骁悉）1g每日2次，缬更昔洛韦（赛美维）每日口服225mg，甲氧苄啶/磺胺甲基噁唑（复方新诺明单倍剂量）每周一三五各1片或对磺胺过敏者予氨苯砜100mg每日口服1次。PRA（群体反应性抗体）越高，越难以找到配型，患者发生排斥的风险越高。若DSA（供体特异性抗体）为阳性，移植失败的风险较高。
（摘自Holland EJ, Mogilishetty G, Skeens HM, et al. Systemic immunosuppression in ocular surface stem cell transplantation: results of a 10-year experience. Cornea 2012;31:655-61.）

血清学PRA检查用于检测患者血清中对备选供体HLA抗原的抗体数量。该检测在每次移植前都应复查一次，以评估再次移植发生排斥的风险。PRA百分比高的患者，应进一步行DSA检测。DSA检测用于筛选宿主中是否存在针对移植物中的特异性HLA抗原的直接抗体。若DSA检测为阴性，可再次行移植手术（表46-2）。供体与受体的亲缘远近程度，将影响发生急性排斥的风险大小，影响和预防性使用免疫抑制剂的剂量，并最终影响移植物能否长期存活。

巴利昔单抗是一种系统性免疫抑制剂。它与可激活T淋巴细胞的特异性受体结合，阻断T淋巴细胞的复制和B淋巴细胞的激活。抑制B细胞可阻断那些通过与外源性移植物结合来启动免疫反应的抗体的复制。在肾移植术后，对易发生排斥反应的高危患者予巴利昔单抗进行诱导治疗，收到了显著疗效，且耐受性好，使用方便，性价比高[13]。因此，在眼表干细胞移植中，如果受体中不含有抗供体的标志性 HLA 蛋白，而 PRA 较高，应予巴利昔单抗进行诱导（见图 46-1 和表 46-2）。对眼表干细胞移植的高危患者，应于术前 2 周开始给予维持量的全身性免疫抑制剂，且不宜过早减量。他克莫司可于术后 6 个月开始减量，吗替麦考酚酯单药治疗时，术后 1 年内不宜减量（见框 46-1）。

> **框 46-1　眼表干细胞移植（OSST）手术前后评估患者基线健康状况、监测不良事件的规范化实验室检查**
>
> **OSST 术前**
> - 用药清单、既往病史、移植免疫学专家评估情况
> - 体格检查应在术前 30 天内由基层医师完成
> - 血压
> - 体重
> - 实验室检查（血常规、生化、肝功能、尿常规、培养及药敏）
> - 血清学检查（甲、乙、丙型肝炎病毒、HIV、EBV、CMV）
> - 结核检查（TB 皮肤试验或胸部 X 线）
> - 乳腺 X 线、宫颈涂片、肠镜
> - 妊娠状态（β-hCG）
> - 心脏负荷试验，若>50 岁或有高血压、心脏病病史
>
> **OSST 术后前三次复查**
> - 他克莫司水平（目标 8~10ng/ml）
>
> **每月**
> - 血压
> - 实验室检查：血常规、血生化、肝功能
> - 他克莫司水平（前 6 月目标 8~10ng/ml，后维持 5~8ng/ml 12~18 个月）
>
> **每 3 个月**
> - 空腹血脂
> - 糖尿病患者查 HbA1c
>
> **第 6 个月**
> - CMV 和 HBV IgG、IgM 抗体（若为阳性，术后 6 个月停用缬更昔洛韦；若为阴性，于术后 12 个月停药）
> - 尿常规、培养及药敏、随机蛋白尿和肌酐
>
> **每年**
> - 乳腺 X 线，若患者>40 岁
> - 宫颈涂片
>
> **每 2 年**
> - 骨密度检查，若长期应用泼尼松
>
> **其他**
> - 常规肠镜筛查，若患者>50 岁，随后根据风险大小每 5~10 年复查
> - PSA 水平，若为非洲裔>40 岁或高加索人>50 岁

血生化包括葡萄糖、钙、钠、钾、碳酸盐、氯、血浆尿素氮、肌酐；CMV，巨细胞病毒；EBV，Epstein-Barr 病毒；hCG，人绒毛膜促性腺激素；HIV，人免疫缺陷病毒

减小副作用

在眼表干细胞移植中使用全身性免疫抑制，我们已经有 10 年的经验。眼科和移植免疫学科的专家们通过观察随访，已证明对患有严重眼表疾病的患者，应用全身性免疫抑制剂是安全而有效的[7]。我们的患者中，罕见严重不良反应（1.5%）。在对 136 例患者平均随访 54 个月的研究中，未出现致死或致继发肿瘤的病例。辛辛那提眼科研究所和辛辛那提大学在一篇系统性的综述中报道，节省激素的全身性免疫抑制方案可以安全地应用于眼表干细胞移植患者中（表 46-3）[7]。这篇综述对相对年轻的患者（平均 43.6 岁）进行了大样本量的长期回顾性研究，未发现致死或致继发性肿瘤的病例。严重的不良事件（如肺动脉栓塞）在此样本中发生率极低（1.5%）。此外，角膜干细胞移植的患者在接受吗替麦考酚酯联合他克莫司治疗时，免疫抑制剂导致全身性不良反应的发病明显低于肾移植患者，因为后者在移植前有更多的全身合并症[14]。因此，需强调针对患者既往史和合并症进行分析，评估免疫抑制治疗相关的危险因素，这一点是非常重要的。

表 46-3　136 位患者（225 眼）眼表干细胞移植术后的不良事件

严重不良事件	例数（共 3 眼，2 名患者，1.5%）
死亡	0
继发肿瘤	0
神经系统事件（CVA）	0
心血管事件	2 例心梗、1 例肺栓塞
轻微不良事件	例数（共 21 眼，19 名患者，14.0%）
心血管风险增加	4 例高血压、2 例糖尿病、1 例↑胆固醇
骨骼异常	1 例股骨头坏死
生化异常	10 例一过性↑肌酐、2 例一过性↑肝功能
需住院治疗的感染	1 例肺炎

（摘自 Holland EJ, Mogilishetty G, Skeens HM, et al. Systemic immunosuppression in ocular surface stem cell transplantation: results of a 10-year experience. Cornea 2012;31;655-61.）

总体原则

与一般的眼科患者相比，接受免疫抑制治疗的患

者,应予以更密切的观察。在接受治疗之前,应先由内科医师为患者体检,并检查以下项目:妊娠状态、结核感染情况、血清学感染免疫指标,并为患者做基线实验室检查(框46-1)。全身性免疫抑制治疗的绝对禁忌症包括:5年以内的新发恶性肿瘤,门诊或实验室检查随访记录不全,既往用药时曾不遵医嘱,或有严重并发症,如糖尿病、未控制的高血压、肾功能不全、充血性心力衰竭或其他脏器衰竭。全身性免疫抑制剂适用于年龄在60岁以下、全身情况较为健康的患者,不适于年龄在70岁以上的患者。若患者年龄介于60~70岁之间,应取决于患者的全身情况而定。10岁以内的患者接受免疫抑制治疗时,应采用较为温和的制剂和方案。

一般来说,眼科医师没有接受过如何制定全身性免疫抑制治疗方案,或如何处理由免疫抑制剂引起的全身情况的培训。理解如何为每位患者量身制定免疫抑制治疗的方案,有助于眼科医生在两种极端之间达到理想的平衡,既不因免疫抑制剂太弱以至出现排斥反应,也不因和免疫抑制剂太强以至于出现不良反应。

在眼表干细胞移植时,很多眼科专家们会和实体器官移植的专家们一样,出于缜密的临床思维,在预防性使用抗排斥药物上有所犹豫。这时,移植学专家的会诊具有重要的指导意义。跨学科合作能够为患者制定更适当的免疫抑制治疗,从而使眼表干细胞移植达到更好的疗效。对于发现和处理免疫抑制剂导致的并发症,移植内科学家也具有专业的临床素养。

在角膜学专家和移植学专家的长期适当的监测下,现代全身性免疫抑制治疗对患者产生的长期不可逆的毒副作用可被减到最低水平。这将减轻我们对在角膜缘同种异体移植时使用全身性免疫抑制剂的忧虑。

参考文献

1. Holland EJ. Epithelial transplantation for the management of severe ocular surface disease. Trans Am Ophthalmol Soc 1996;94:677–743.
2. Biber JM, Skeens HM, Neff KD, et al. The cincinnati procedure: technique and outcomes of combined living-related conjunctival limbal allografts and keratolimbal allografts in severe ocular surface failure. Cornea 2011;30:765–71.
3. Niederkorn JY. Effect of cytokine-induced migration of Langerhans cells on corneal allograft survival. Eye 1995;9(Pt 2):215–8.
4. Holland EJ, Schwartz GS. The evolution of epithelial transplantation for severe ocular surface disease and a proposed classification system. Cornea 1996;15:549–56.
5. Holland EJ, Djalilian AR. Schwartz GS. Management of aniridic keratopathy with keratolimbal allograft: a limbal stem cell transplantation technique. Ophthalmology 2003;110:125–30.
6. Liang L, Sheha H, Tseng SC. Long-term outcomes of keratolimbal allograft for total limbal stem cell deficiency using combined immunosuppressive agents and correction of ocular surface deficits. Arch Ophthalmol 2009;127:1428–34.
7. Holland EJ, Mogilishetty G, Skeens HM, et al. Systemic immunosuppression in ocular surface stem cell transplantation: Results of a 10-year Experience. Cornea 2012;31:655–61.
8. Rao SK, Rajagopal R, Sitalakshmi G, et al. Limbal allografting from related live donors for corneal surface reconstruction. Ophthalmology 1999;106:822–8.
9. Donnenfeld ED. Difluprednate for the prevention of ocular inflammation postsurgery: an update. Clinical Ophthalmology 2011;5:811–6.
10. Ekberg H, Tedesco-Silva H, Demirbas A, et al. Reduced exposure to calcineurin inhibitors in renal transplantation. N Engl J Med 2007;357:2562–75.
11. Vanrenterghem YF. Which calcineurin inhibitor is preferred in renal transplantation: tacrolimus or cyclosporine? Curr Opin Nephrol Hypertens 1999;8:669–74.
12. Mycophenolate mofetil in renal transplantation: 3-year results from the placebo-controlled trial. European Mycophenolate Mofetil Cooperative Study Group. Transplantation 1999;68:391–6.
13. Chapman TM, Keating GM. Basiliximab: a review of its use as induction therapy in renal transplantation. Drugs 2003;63:2803–35.
14. Alloway R, Mogilishetty G, Cole L, et al. Ocular surface transplant recipients experience minimal immunosuppression complications: implications for composite tissue transplants. Am J Transplant 2007:1058:419b.

第四十七章 眼表移植的疗效与并发症

ANDREA Y. ANG and EDWARD J. HOLLAND

前言

眼表干细胞移植（OSST）的发展，极大的提高了我们对由角膜缘干细胞缺乏（LSCD）所致的眼表疾病的治疗水平。然而，并发症导致移植失败比例仍较高，比如干细胞排斥导致相关疾病，如眼睑角化和重度泪膜异常等。本章将评价以下手术的成功率：结膜干细胞同种异体移植（CLAU）、角膜缘干细胞同种异体移植（KLAL），亲属活体结膜干细胞移植（lr-CLAL）和体外培养角膜缘上皮细胞移植（CLET），并讨论其可能产生的并发症和改善预后的治疗方法。

疗效

当我们评价不同手术技术的成功率时，仅对同类型的手术进行评价才是有意义的。另外一些因素也影响手术的成功率，包括随访时间，术前的手术指征，疾病的严重程度，和所用的免疫抑制剂类型。大多数评价 OSST 疗效的研究都是小样本量的回顾性病例系列研究。在比较这些研究的结果时，应注意当以上因素不同时，临床疗效可能有显著不同。大多数研究以眼表稳定性和视力的改善程度作为评价疗效的指标。

随访时间至少应 1 年以上，以确保眼表稳定性是由新移植的干细胞复制和分化所致，而非供体本身的角膜上皮细胞分裂所致，因为后者术后可以存活最长至 13 个月[1]。若对术后短期疗效进行评估，得出的成功率可能偏高。例如，无虹膜伴角膜基质瘢痕、结膜角化的患者，一期仅行穿透性角膜移植术时，术后早期视力可有显著提高。然而，由于供体的角膜上皮终将脱落，患者眼表将再度被结膜上皮所覆盖，导致移植失败。

术前患者的疾病类型和严重程度大大影响预后。Schwarts[2]以角膜缘干细胞缺乏程度和有无结膜炎症作为标准，对眼表疾病进行了分型。部分角膜缘干细胞缺乏且不伴结膜炎症的患者（如接触镜所致角膜炎）的治疗较为容易，预后也较好。而全角膜干细胞缺乏伴有活动性结膜炎症的患者（如 Stevens-Johnson 综合征）则反之。术前的疾病也影响患者术后视力。例如，无虹膜伴黄斑中央凹发育不良的患者，术后无法达到视网膜正常的化学伤患者的视力水平。因此，患者术后视力的改善虽然重要，但不能作为评价各种研究的疗效优劣的唯一指标。

对于眼表稳定性的定义，不同的研究使用了不同的方法。多数研究认为，当出现以下角膜上皮异常的体征时，即为"失功"：晚期角膜上皮点染，持续性角膜上皮缺损，新生血管形成，结膜上皮化和炎症反应。大多数研究将"稳定"定义为不伴有以上体征，且角膜上皮健康、透明。介于稳定和失功之间，还有一类被定义为"改善"的眼表状态，即既有部分健康的角膜上皮，也有部分被结膜上皮化的不正常角膜，二者在角膜表面互相镶嵌，呈马赛克状或节段状分布的部分失功状态。图 47-1 中，显示部分角膜缘干细胞失功，呈马赛克样外观。

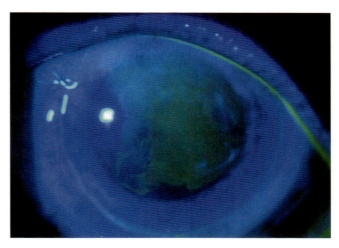

图 47-1 部分干细胞失功。注意异常角膜上皮的晚期荧光素染色

结膜干细胞同种异体移植（CLAU）

患有单侧角膜缘干细胞缺乏时，应选择自健眼取材

行结膜干细胞同种异体移植(CLAU),此时将不存在排斥问题,且预后极好。Rao 等报道了 16 例患者因眼表烧伤行 CLAU,术后 15 例(93.8%)达到眼表稳态[3]。类似地,Yao 等也报道了 34 例严重化学伤和热烧伤患者行 CLAU 联合深板层角膜移植,术后随访27±15.4 个月,32 例(94.1%)达到了眼表稳态[4]。

角膜缘同种异体干细胞移植(KLAL)

由于术前疾病类型不同,随访时间不等,免疫抑制剂使用不一,各种文献中报道的 KLAL 手术成功率差异很大。Solomon 等在对 39 例接受 KLAL 联合羊膜移植(AMT)的研究中,说明随访时间对成功率的影响[5]。KLAL 术后植片存活率逐年降低:术后 1 年为 76.9%±6.7%,术后 3 年为 47.4%±11.7%,术后 5 年仅为 23.7%±17.7%。类似地,在 Ilari 和 Daya 的研究中,23 眼行 KLAL,术后 1 年植片存活率为 54.4%,术后 2 年为 33.3%,术后 3 年为 27.3%,术后 5 年仅为 21.2%[6]。这两个研究中,患者的术前诊断都不是单一的。在 Solomon 和 Ilari 的研究中,分别有 30/39 和 20/23 的患者为 B 期或 C 期疾病(伴有结膜受累)。Ilari 的结果较差,可能与所用的免疫抑制剂的不同有关,其中仅高危患者(9/20)使用了口服环孢霉素(CsA)。而 Solomon 的研究中,所有患者始终以口服 CsA 维持用药。相对地,在 Holland 的研究中,31 例无虹膜眼,74.2%的患者在随访 35.7 个月后达到了眼表稳态[7]。他们发现接受全身性免疫抑制治疗的患者中,90.5%达到了眼表稳态,而未接受的仅有 40.0%的患者达到了眼表稳态,从而肯定了全身性免疫抑制治疗的效果。该研究的成功率较高,可能与所有患者均为无虹膜,没有结膜受累(A 期疾病)有关。

亲属活体结膜干细胞移植(LR-CLAL)

已有一些研究总结了 lr-CLAL 的成功率。在 Gomes 等的研究中,10 眼行 lr-CLAL 联合羊膜移植,经过平均 19 个月的随访(随访 8 到 27 个月),6 例眼表重建成功[8]。其中供体与受体间 HLA 相容性低于 75%的患者接受口服 CsA 作为全身性免疫抑制治疗。在 Javadi 等的研究中,对患有芥子气所致的 LSCD 的 32 眼行 lr-CLAL,40 眼行 KLAL。他们发现术后 40 个月时,lr-CLAL 组中未发生排斥的植片存活率为 39.1%,而 KLAL 组中为 80.7%[9]。这个结果可由两组所用免疫抑制治疗的方案不同来解释:lr-CLAL 组予 CsA 口服 1 年,而 KLAL 组予 CsA 口服 1.5 到 2 年,同时予麦考酚吗乙酯至少 6 个月。另外,lr-CLAL 组术前也未经 HLA 配型。他们的研究结果也证实了在 lr-CLAL 术前进行 HLA 配型和术后使用免疫抑制治疗的重要性。在 Ang 和 Holland 的机构里,lr-CLAL 联合 KLAL,即辛辛那提术式,被用来治疗最为严重的眼表失功患者,即重度 LSCD 同时伴结膜功能失代偿,如 Stevens-Johnson 综合征。在他们的研究中,19 眼行 lr-CLAL 联合 KLAL,术后平均随访 43.4 个月(平均 12.2 到 125.5 个月),其中 54.2%达到眼表稳态,33.3%得到改善,12.5%失功[10]。

体外培养的角膜缘上皮细胞移植(CLET)

Shortt 等通过一篇 17 页的综述讨论了自体、同种异体、唇黏膜不同来源干细胞行 CLET 的疗效[11]。共 170 眼因部分或全部干细胞缺乏行手术治疗,术后 131 例(77%)患者临床指标得到改善,其中自体干细胞移植的改善率(86/114,75.4%)和同种异体干细胞移植的改善率(45/56,80%)基本无差异。然而,作者也提示不宜以这些结果解读手术成功,因为在大部分研究中,衡量手术疗效的指标定义较为模糊,缺乏客观性,由于对治疗前后的指标没有进行必要的描述,缺乏对照性。

并发症

免疫排斥

同种异体眼表干细胞移植术后免疫排斥是引起干细胞失功的最重要原因。相对于角膜移植的相对性免疫豁免,角膜缘组织高度血管化,富于抗原呈递细胞和朗汉斯细胞。病理学家从发生排斥的 KLAL 标本中,发现由 T 细胞介导排斥的现象[12]。临床上,排斥可表现为重或轻度,如表 47-1 和图 47-2 所示。在 Ang 和

表 47-1 重度与轻度排斥的临床表现

重度排斥	轻度排斥
中到重度疼痛	轻度不适
严重的节段性或 360°充血	轻度角膜缘充血
KLAL 或 lr-CLAL 部位水肿伴新生血管	KLAL 部位新生血管
上皮排斥线	上皮排斥线
异常上皮表现:	异常上皮表现:
延迟荧光染色、上皮不规则增厚、新生血管	延迟荧光染色、上皮不规则增厚、新生血管

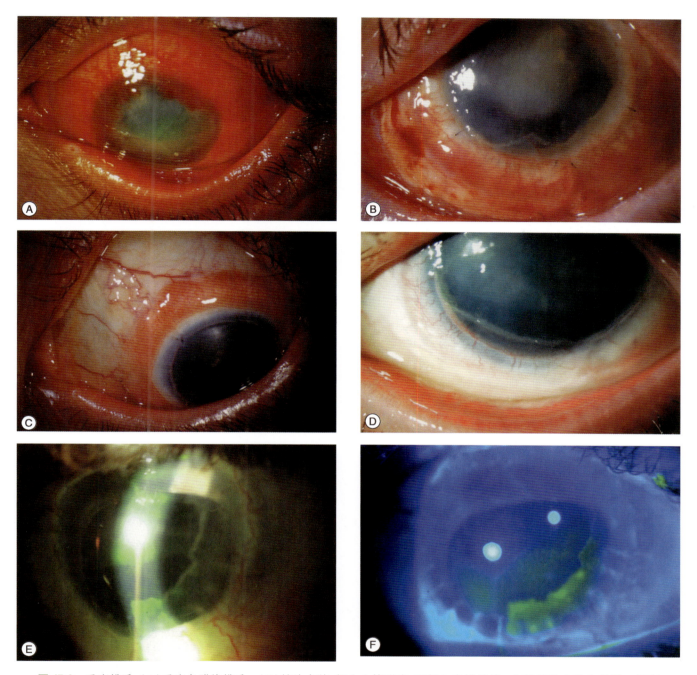

图 47-2 重度排斥：(A)重度角膜缘排斥。(B)植片水肿，新生血管形成，下部上皮排斥线。(C)植片水肿和排斥。轻度排斥：(D)眼部相对安静但有上皮排斥线。(E)上皮排斥线伴对应部位失功，晚期荧光素染色(F)

Holland 的研究中，对 222 眼平均随访 62.7 个月（12.0 到 158.3 个月），排斥发生于 31.1% 的患者（69/222），发生的平均时间为术后 19.3 个月（0.2 到 93.1 个月）。因此排斥是需要长期考虑的，因为供体角膜缘的供体角膜上皮长期存在。排斥的危险因素包括年龄较低，单纯 KLAL（相对于 lr-CLAL 或联合 lr-CLAL 及 KLAL），及使用免疫抑制剂时依从性差。发生排斥的患者预后较差，即使经过增加免疫抑制剂治疗，或必要时再次行眼表干细胞移植，最终随访时也仅有 36.6% 的患者（26/69）达到眼表稳态，而未发生排斥的患者中达到稳态的患者占 71.9%（110/153）。即使移植物在发生排斥时没有失功，这些患者远期眼表失功的发生率仍然较高。

患者应接受充分的免疫抑制治疗来预防排斥。在 Ang 和 Holland 的机构里，免疫抑制治疗是与肾移植团队协作完成的，短期使用口服强的松（经 1 到 3 个月减量），长期使用他克莫司和吗替麦考酚酯（经 2 到 3 年减量）[14]。

监测患者的他克莫司水平以确保疗效和患者依从性。对患者进行术后宣教，使他们认识到免疫抑制治疗的必要性及其对移植成功的重要性。一旦怀疑患者发生排斥，应予以眼表及全身性免疫抑制剂积极治疗。既往发生过排斥的患者，如果全身情况允许，应长期使用低剂量的免疫抑制剂维持治疗。

持续性角膜上皮缺损

持续性角膜上皮缺损（PED），可以由眼表干细胞移植失败引起，也可以出现在成功的眼表干细胞移植术后。眼表干细胞移植术后患者出现 PED 的原因有很多：异常眼睑造成的微损伤，例如眼睑内翻和倒睫、眼睑外翻和迟滞引起的暴露性角膜病、结膜炎症和瘢痕造成的水液和粘液层功能异常、神经营养不良性角膜病变、和眼表干细胞移植失败后出现的不规则上皮脱落。预防 PED 出现的方法是在进行眼表干细胞移植术前或术中先行眼睑异常矫正术，并积极针对泪膜异常进行治疗。我们提倡在进行眼表干细胞移植时，放宽外侧眼睑缝合的指征，并放置角膜绷带镜，至眼表完全愈合。其他治疗方法包括泪点栓塞、羊膜覆盖和自体血清。

细菌性角膜炎

眼表干细胞移植联合角膜移植的患者，易患感染性角膜炎。由于角膜上皮缺损和局部及全身性免疫抑制剂的使用，使得局部微环境适于产生机会性感染，尤其是真菌性角膜炎。如图 47-3 所示，一例眼表干细胞移植术后的真菌性角膜炎。在 Solomon 报道的 39 例

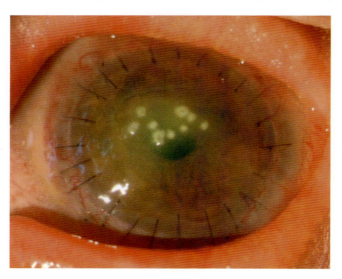

图 47-3　术后真菌性角膜炎。患者因 Stevens-Johnson's 综合征行穿透性角膜移植联合亲属活体结膜和角膜缘干细胞移植

行 KLAL 的研究中，24 例联合了穿透性角膜移植，其中 3 例出现了细菌性感染性角膜炎。52 例角膜植片受到了严重的念珠菌感染，需要接受治疗性角膜移植，1 例出现了凝固酶阴性葡萄球菌感染。以我们的经验，真菌性角膜炎很难通过药物治疗彻底根治，通常都需要接受治疗性角膜移植。药物治疗包括积极使用局部和口服抗真菌药物，停止使用眼表激素类药物，减少免疫抑制剂的使用。如果药物不能控制感染，应于浸润到达植片植床层间之前，早期行治疗性角膜移植术。

青光眼

青光眼常常是眼表干细胞移植前就存在的眼表疾病的并发症，并可在眼表干细胞移植后，继发于角膜移植，或出于抑制免疫反应的需要而长期使用局部激素，而进一步进展。许多无虹膜患者，和伴有慢性炎症的患者，如化学伤，需要植入青光眼引流阀以控制眼压。所有患者都应经过青光眼专家会诊，评估和处理相关问题。如果需要植入引流阀，应尽可能在眼表干细胞移植术前先期手术。我们的临床印象是，如果在眼表干细胞术后再放置青光眼引流阀，发生节段性干细胞失功的风险更高。

植片失功的病因

免疫排斥，无论是轻度还是重度，是导致眼表干细胞移植的同种异体移植物失功的首要原因。如上所述，全身性免疫抑制剂在预防免疫排斥上起关键作用，应规律地监测患者是否发生排斥，并积极予以治疗。非免疫反应性炎症是另一个导致移植失败的因素。某些疾病可表现为慢性炎症背景上反复出现间歇性急性炎症反应，例如 Stevens-Johnson 综合征和眼表瘢痕性类天疱疮，可进一步加重移植后的角膜缘干细胞负担。

在这些疾病中，伴有瘢痕形成的眼睑病变可促使眼表干细胞移植失功，故应在移植手术前予以治疗。眼睑睫毛复合体的疾病可通过睫毛对眼表的机械性摩擦，导致眼表微损伤和持续性慢性炎症。睑外翻和眼睑迟滞可导致暴露性角膜病，造成眼表干细胞移植术后延迟愈合。结膜受累可造成泪液中水液和黏蛋白异常，在严重的病例中还可造成眼表角化。Holland 的研究发现，无表麻下的 Schirmer 试验 ≤2mm/5min 的结膜角化，是眼表干细胞移植失败的一个危险因素[15]。

在眼表干细胞移植术后，即使早期移植成功，仍可因供体角膜缘干细胞池的慢性损耗，而发生晚期失功。干细胞损耗的病因学原因尚不明确，但可能与手术创

伤减少一部分干细胞，术后慢性炎症又耗尽了残存的干细胞有关。如果联合行穿透性或前部深板层角膜移植，对有丝分裂的需求更大，还将进一步加重角膜缘干细胞群落的消耗。在某些病例中，低水平的免疫排斥是无症状的，也无法诊断，却可以消耗角膜缘干细胞数量。某些学者提出另一种假设，认为移植的干细胞随着时间的延长，有丝分裂活动减少，从而导致晚期失功。

结论

各家研究所报道的眼表干细胞移植术成功率差异较大。总体来说，随访时间越长，术前眼表疾病程度越重（如Ⅱc期），免疫抑制剂越弱，移植成功率越低。术后需长期规律地监测患者的并发症，如免疫排斥，上皮缺损，感染性角膜炎，和青光眼的进展。

参考文献

1. Krachmer JH, Alldredge OC. Subepithelial infiltration. A probable sign of corneal transplant rejection. Arch Ophthalmol 1978;96:2234–7.
2. Schwartz GS, Gomes JAP, Holland EJ. Preoperative staging of disease severity. In: Holland EJ, Mannis MJ, editors. Ocular surface disease: medical and surgical management. New York: Springer-Verlag; 2002.
3. Rao SK, Rajagopal R, Sitalakshmi G, et al. Limbal autografting: comparison of results in the acute and chronic phases of ocular surface burns. Cornea 1999;18:164–71.
4. Yao YF, Zhang B, Zhou P, et al. Autologous limbal grafting combined with deep lamellar keratoplasty in unilateral eye with severe chemical or thermal burn at late stage. Ophthalmology 2002;109:2011–7.
5. Solomon A, Ellies P, Anderson DF, et al. Long-term outcome of keratolimbal allograft with or without penetrating keratoplasty for total limbal stem cell deficiency. Ophthalmology 2002;109:1159–66.
6. Ilari L, Daya SM. Long-term outcomes of keratolimbal allograft for the treatment of severe ocular surface disorders. Ophthalmology 2002;109:1278–84.
7. Holland EJ, Djalilian AR, Schwartz GS. Management of aniridic keratopathy with keratolimbal allograft: a limbal stem cell transplantation technique. Ophthalmology 2003;110:125–30.
8. Gomes JA, dos Santos MS, Cunha MC, et al. Amniotic membrane transplantation for partial and total limbal stem cell deficiency secondary to chemical burn. Ophthalmology 2003;110:466–73.
9. Javadi MA, Jafarinasab MR, Feizi S, et al. Management of mustard gas-induced limbal stem cell deficiency and keratitis. Ophthalmology 2011;118:1272–81.
10. Biber JM, Skeens HM, Neff KD, et al. The Cincinnati procedure: technique and outcomes of combined living-related conjunctival limbal allografts and keratolimbal allografts in severe ocular surface failure. Cornea 2011;30:765–71.
11. Shortt AJ, Secker GA, Notara MD, et al. Transplantation of ex vivo cultured limbal epithelial stem cells: a review of techniques and clinical results. Surv Ophthalmol 2007;52:483–502.
12. Daya SM, Dugald Bell RW, Habib NE, et al. Clinical and pathologic findings in human keratolimbal allograft rejection. Cornea 2000;19:443–50.
13. Ang AY, Chan CC, Biber JM, et al. Ocular surface stem cell transplantation rejection: incidence, characteristics, and outcomes. Cornea 2013;32:229–36.
14. Holland EJ, Mogilishetty GM, Skeens HM, et al. Systemic immunosuppression in ocular surface stem cell transplantation: Results of a 10-year experience. Cornea 2012;31:655–61.
15. Holland EJ. Epithelial transplantation for the management of severe ocular surface disease. Trans Am Ophthalmol Soc 1996;19:677–743.

第四十八章 角膜移植在眼表疾病中的应用
J. STUART TIMS and W. BARRY LEE

前言

眼表疾病范围较广,轻至干眼症,重到角膜缘干细胞损伤。严重的干细胞缺乏病例,需要角膜缘干细胞移植和最终的穿透性或板层角膜移植才能恢复视轴的透明性。在角膜移植前,尽量优化眼表是治疗取得成功的关键。它最大限度地提高泪膜功能,重建正常眼睑形态和功能,以及保证充足的干细胞数量。这些步骤对于促进角膜植片成活和维持透明至关重要。

大约50%的眼表重建工作需要通过角膜移植才能恢复视力[1]。角膜植片的预后取决于若干重要因素,包括角膜缘干细胞缺乏程度(很大程度上受基础病因的影响)和结膜炎症的有无(图48-1)[2]。同时也需考虑除角膜缘干细胞外的其他眼表组分在疾病的进展中是否受累。以上任何一项没有得到良好的治疗,都可能导致角膜上皮缺损无法愈合,继发性角膜溃疡,感染性角膜炎,角膜新生血管形成,结膜上皮化,和最终的移植物排斥与角膜溶解。如果没有充足的干细胞储备,没有达到最佳的泪膜状态,没有获得正常的眼睑形态和功能,即使手术操作完美无缺,再理想的供体组织,也可能达不到理想的术后疗效[1]。

本章通过回顾相关文献,综述用于治疗眼表疾病和角膜缘干细胞缺乏的角膜移植方法和结果,讨论如何为这些具有挑战性的病例选择合理的治疗方法。

术前注意事项

角膜移植前,均应先为患者评估是否存在眼表合并症,如眼睑位置异常、功能紊乱和青光眼。另外,还应筛查眼表情况,排除干眼症和泪液异常,角膜缘干细胞缺乏,结膜功能异常,角膜瘢痕和角化,角膜血管化,检查角膜知觉和角膜上皮状态(图48-2)。如果不先解决以上问题,角膜移植术可能预后不良,甚至可能产生严重的后果。

对于合并眼睑疾病的患者,术前行泪点栓塞、泪小点烧灼,睑内翻或睑外翻矫正,治疗眼睑迟滞或倒睫,以及干眼症,都是重要的术前准备。无防腐剂的人工泪液、眼用凝胶、润滑眼膏,以及眼表抗炎药物,都可作

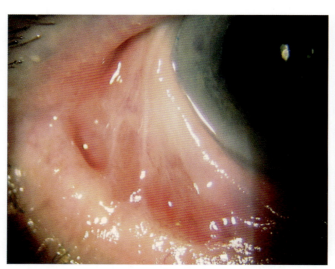

图48-1 一位眼表瘢痕性类天疱疮患者的裂隙灯照片。重度结膜炎症和睑球粘连形成

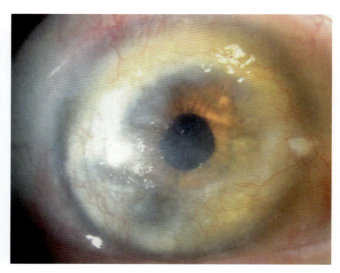

图48-2 如图所示的患者应慎重考虑能否仅行角膜移植。由于角膜缘干细胞缺乏,患者表现为致密的新生血管和瘢痕形成,伴有角膜缘处脂质沉积

为术前准备的辅助性治疗。在为眼表疾病行角膜移植前，还应先控制好前部及后部睑缘炎，详见第十章。青光眼会也影响角膜移植的预后，某些抗青光眼药物的眼表毒性，高眼压状态，甚至是既往的抗青光眼手术，都可能损伤角膜内皮功能。另外高眼压对视神经的损伤，也限制手术后视力的提高[3]。角膜移植术前应先控制好眼压，以减少由治疗青光眼引起的角膜并发症。

一旦泪膜和眼睑功能得到优化，眼表合并症被控制，当有角膜缘干细胞缺乏时，应当补充角膜缘干细胞的数量。第四十到四十五章详述了角膜缘干细胞移植的手术技巧。基于循证医学和临床经验，我们倾向于分期手术，先行角膜缘干细胞移植术，术后至少3个月后，二期行角膜移植术（图48-3）。

除了部分缝线后，切口裂开的风险将减小，比连续缝合切口的稳定性更强[6,7]。眼表疾病的患者行角膜移植后，需要严密观察是否有缝线松脱或新生血管长入，因为它们会增加缝线相关并发症的发生（图48-5）。

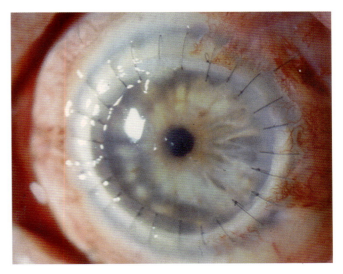

图48-4　角膜缘同种异体移植联合穿透性角膜移植、白内障摘除和人工晶体植入术后前节照。注意间断缝线可以保障切口的安全，为将来提供选择性拆除部分缝线以减轻术后散光的可能

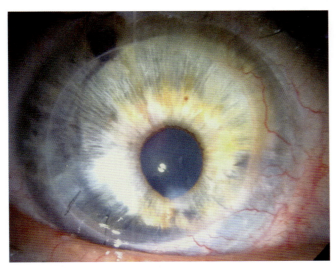

图48-3　角膜缘同种异体移植术后18个月、二期穿透性角膜移植术后1年的前节照片。术前为重度碱烧伤所致角膜炎及中央角膜瘢痕

手术技巧与探讨

联合或分期行角膜缘干细胞移植术和穿透性角膜移植术（PK），比常规角膜移植术需要考虑的因素更加复杂和特殊。将大直径的角膜植片移植于角膜缘植片旁将更加贴服，并且能减少上皮内生的风险[5]。为避免角膜植片的周边部分和角膜缘植片相互重叠，通常用相同大小的环钻钻取角膜植片和节段性角膜缘植片。但有一个重要的例外，即化学伤患者。此时应使角膜植片比角膜缘植片小0.5～0.75mm，因为化学伤患者的植床在环钻后常常会收缩。由于植床植片间创面的愈合常常是不对称的，所以间断缝合的方法优于连续缝合，它允许我们选择性地拆除部分缝线以矫正散光（图48-4）。间断缝合还允许我们提前拆线，当拆

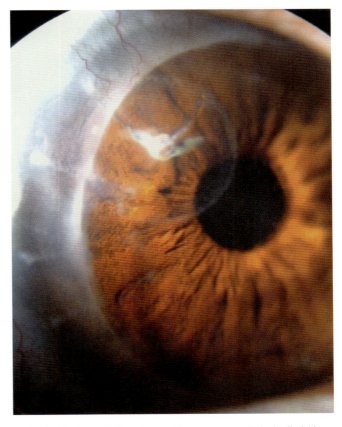

图48-5　裂隙灯照片显示一位眼表疾病患者行角膜移植后，一根断裂的缝线旁出现早期浸润和Wessely免疫环

在供体组织的选择上，一些术者倾向于使用儿童或婴儿来源的角膜缘组织，以便移植后获得最大数量的角膜缘干细胞数目[8]。由于婴儿供体来源的角膜组织难以获得，可用成人供体的角膜组织行分期手术，先行角膜缘移植术，二期再行角膜移植术。手术前先应优化供体角膜的质量，尤其是供体的眼表情况，防止术后出现甚至持续出现角膜上皮缺损[9]。

于针对眼表疾病进行角膜移植时，还应考虑选择何种手术方式。大多数文献在报道眼表疾病时，围绕穿透性角膜移植（PK）进行讨论，然而，随着前部深板层角膜移植（DALK）和人工角膜（KPro）的进展，这些术式在某些条件下具有更大的优势。飞秒激光和Anwar发明的Big Bubble技术使得DALK手术可以比20世纪中期流行的板层制作技术剥离出更深的角膜板层，同时减轻产生层间混浊的风险[10~13]。DALK相较于PK的主要优势包括，消除了内皮组织排斥的风险，属于外眼手术而非内眼手术，对内皮损伤较小，可以较早地拆除缝线，且切口抵抗应力损伤的能力较强（图48-6）[10~14]。

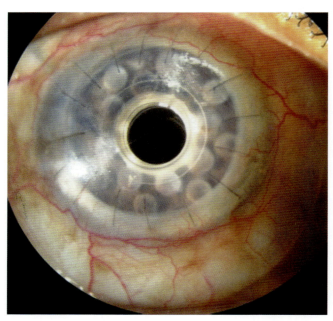

图48-7 波士顿人工角膜移植术后6个月前节照。术前因复杂的全身情况，可能影响全身性免疫抑制剂的效果；青光眼已被控制

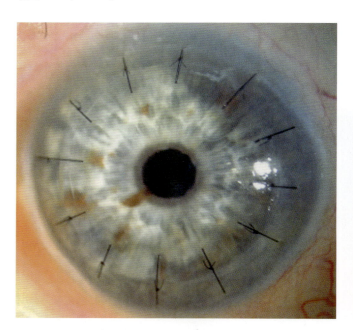

图48-6 一位患者因病毒性角膜角膜炎致中央角膜瘢痕，合并接触镜相关角膜炎，以Anwar的Big Bubble技术行DALK，术后约9个月的外观

人工角膜为角膜缘干细胞重建和尸体源性角膜移植提供了另一种选择。人工角膜相较于尸体源性角膜的优势在于，排除了排斥的风险，减轻了对干细胞功能和上皮细胞状态的依赖，也可以减少术者对结膜和眼睑状态的顾虑（图48-7）[15,16]。患有Stevens-Johnson综合征的患者，尤其适合人工角膜，只要控制好炎症，同时使用角膜绷带镜避免人工角膜溶解和与眼表的机械摩擦，预后还是比较好的[7]。高龄患者、对免疫抑制的风险不能耐受者、或不宜使用自体组织移植的患者，可能都更适于人工角膜（图48-8）。

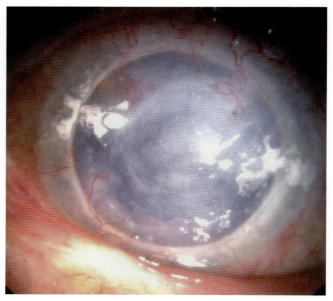

图48-8 适于行波士顿人工角膜移植的病例术前照片。曾多次行尸源性穿透性角膜移植术，均失败，合并复杂的全身性药物并发症及青光眼

然而，人工角膜也存在一些风险，例如眼内炎，青光眼，膨出性溶解和假体性纤维膜形成[15~18]。虽然干

细胞移植的患者一般需要使用 6 到 24 个月的全身性免疫抑制剂，行人工角膜移植的患者术后必须一直坚持治疗，如绷带镜的佩戴，终生应用眼表抗生素预防性用药，终生抗青光眼治疗。术者在进行人工角膜移植前需要权衡这些因素。

附加手术操作

术中附加操作和术后附属治疗提高提高角膜移植对眼表疾病的疗效。行羊膜移植术可以覆盖新移植的角膜植片，促进上皮愈合，同时允许眼表药物穿透羊膜进入角膜和前房。行前部深板层角膜移植或穿透性角膜移植后，可以纤维胶固定、缝线固定、或者无缝线ProKera（Biotissue Inc., Miami, FL）固定羊膜[19,20]。外侧眼睑缝合术是另一种用于重度干眼症患者和神经营养不良性角膜病变患者行角膜移植后促进上皮愈合方法。治疗性绷带镜可在短期内有效的保护角膜上皮和角膜缘干细胞细胞，但需要密切观察和避免继发感染性角膜炎[21]。只要佩戴角膜接触镜，就应该预防性使用眼表抗生素。除眼表糖皮质激素药物外，术后药物如自体血清、眼表神经生长因子、眼表环孢霉素及全身性免疫抑制剂等的应用，都能提高易出现植片失功的高危病例中植片的成活率[22～24]。

角膜移植的时机与预后：综述

在过去的四分之一个世纪中，不同的学者尝试了各种方法，为患有眼表疾病的患者进行眼表重建和角膜移植。最初争论的焦点在于，干细胞移植和角膜移植是应该同期还是分期进行。这两种方法各有优缺点。同期行联合手术的支持者认为，若角膜缘和角膜组织来自同一个供体，既可以避免浪费宝贵的供体材料，避免二次手术，还能减小患者的抗原暴露，从而将植片排斥降到最低限度。然而，这种手术方法在技术上难度较高，而且由于将供体角膜移植到尚不稳定的眼表环境中，术后可能会引起较强的炎症反应[25]。

另一种方法是待眼表情况稳定、炎症反应减轻后，二期行角膜移植术。优点是降低了技术难度，同时允许我们在较好的眼表环境中进行手术。缺点是需要分别行两次手术，使患者暴露于两个供体的两种抗原体系中，还延长了患者视力恢复所需的时间。大多数文献都倾向于讨论其中的一种方法，也有一些比较了分期手术和联合手术[25]。尽管样本量较小，目前的证据显示，分期手术的角膜内皮排斥较少，角膜缘植片存活较好，术后疗效较为优越。

早在 1989 年 Kenyon 和 Tseng 就曾描述过一个 26 例患者序贯入组行结膜角膜缘干细胞自体移植的研究。其中 5 例还需要后期行角膜移植术，他们中有 2 例术前为急性碱烧伤，2 例陈旧性酸烧伤，1 例为复杂外伤导致的干细胞缺乏。在 4 例患者中，角膜移植术是在自体结膜移植术后的 8 到 12 个月后进行的，术后视力最终恢复到了 0.5 到 1.0。而 1 例急性碱烧伤的患者，在自体移植 3 周后就行穿透性角膜移植，术后病情没有改善，2 月时复查视力为 0.05，然后失访。因此他们认为，角膜移植应在干细胞移植术后至少 1 年后进行[26]。

Frucht Pery 和他的同事们在 1998 年报道了一个小样本量的研究，为 9 例患者行自体结膜角膜缘移植术，其中 3 例需于术后 3 到 6 个月后行穿透性角膜移植术[27]。患者术后接受眼表和口服激素（1mg/kg）及口服环孢素治疗（300mg/d）。角膜上皮于术后 7 到 12 天完全愈合，植片未发生排斥。研究未报道穿透性移植术后的最终视力。截止到角膜移植时，患者仍在继续使用口服免疫抑制剂[27]。

在 1998 年，Croasdale 等发表了一个为 36 例患者分期行角膜缘同种异体移植（KLAL）约 3 月后再行穿透性角膜移植的研究[28]。其中角膜缘植片选自同一供者的双侧眼，角膜植片来自另一位供者。患者术后使用眼表及口服环孢霉素治疗 12 到 18 个月。该研究的后续没有发表。后续 54 例患者行角膜缘同种异体移植，其中 35 例术后 3 到 4 个月后再行角膜移植，术后观察 1 年以上。其中 60%（21/35）角膜植片移植成功。在 14 例最终失败的患者中，2 例出现内皮排斥，11 例因眼表疾病复发导致植片失功[1]。

在 2005 年，Sangwan 等发表了为 4 例患者的 4 眼行尸源性角膜缘同种异体移植或亲缘性结膜角膜干细胞同种异体移植，术后 3 到 4.5 个月再行穿透性角膜移植的报道[29]。其中 3 例患者为既往化学伤，1 例为着色性干皮病。所有患者术后早期视力即有提高，然而，2 例发生植片混浊，其一是因为内皮排斥，另一例出现在因青光眼控制不佳行环巩膜睫状体光凝治疗后。

在 2010 年，Baradaran-Rafii 等发表了为 4 位患者的 4 眼先行羊膜培养的角膜缘干细胞移植，再行穿透性角膜移植[30]。所有患者都出现了进展性的节段性结膜上皮化，1 位患者因为植片暴露出现原发失功。

在 2011 年，Biber 和同事描述了为 19 位患者的 24 例眼行"辛辛那提"手术，即联合行亲缘性结膜角膜同种异体移植和角膜缘干细胞同种异体移植术[31]。随后 19 眼（79.2%）行穿透性角膜移植术，4 眼行 I 型波士顿人工角膜移植，1 眼行前部深板层角膜移植术。75% 的患者视力有所提高，70.8% 的患者视力达到 0.16 及以上[31]。

同时行角膜缘同种异体移植和穿透性角膜移植的方法，最初是由 Tsubota 等人于 1995 年提出的[32]。他们为 8 位患者实施手术时，采用同一供体，钻取角膜和角膜缘组织。术后予环孢霉素 A 口服及眼局部用药，同时予地塞米松静脉注射。8 例中有 5 例植片在平均 12.3 个月的随访中维持透明。虽然有 2 例出现了植片排斥需以药物控制，还有 2 例患者需要再次行角膜缘移植，所有 8 位患者视功能均有提高。

在 1997 年，Tseng 和 Tan 报道了一例同期行角膜缘同种异体移植和穿透性角膜移植治疗严重热烧伤的病例[33]。同样的，两种组织取自同一个供体。术后用药包括口服环孢素 5mg/kg，眼部 1% 醋酸泼尼松龙，眼部 0.3% 他克莫司。术后 24 天角膜再次上皮化，在术后 21 周的随访中，角膜始终维持透明。

在 1998 年，Tseng 等报道了一个较大样本量的研究[34]。14 例患眼先行羊膜覆盖，再行联合的角膜缘干细胞同种异体移植和穿透性角膜移植，植片取自同一供体。术后 14 例患者中有 9 例（64%）出现角膜植片排斥，其中 2 例由于不可逆的内皮排斥需要再次行穿透性角膜移植，还有 3 例出现持续性角膜上皮缺损。无一例出现角膜缘干细胞植片排斥。

Tsubota 等在 1999 年报道了一个 39 名患者 43 眼的病例系列研究[35]。患者行角膜缘干细胞同种异体移植，其中 28 眼同期行穿透性角膜移植。与以往报道相似，同种异体角膜缘干细胞移植和角膜移植的材料均取自同一个供体，以减小抗原性。术后 1 月内予环孢霉素 A 全身性应用，术后 4 天内予地塞米松静脉注射。有 54% 的患者（15 例/28 例）穿透性角膜植片成活，而 46%（13/28）出现排斥。在 13 例排斥的植片中，有 9 例需要更换，更换后 7 例再次出现排斥，其中 4 例需行第三次穿透性角膜移植。干细胞缺乏的病因影响角膜上皮愈合和排斥反应的发生，如 Stevens-Johnson 综合征或眼表瘢痕性类天疱疮的患者，角膜上皮愈合仅为 41%，而化学伤或热烧伤的患者为 71%。另一方面，化学伤或热烧伤患者的排斥率为 69%，而类天疱疮和 Stevens-Johnson 综合征患者仅为 27%。联合手术的患者中有 37% 发生显著高眼压。

2001 年 Shimazaki 等发表了一个对 43 名患者的 45 例眼同期行角膜缘同种异体干细胞移植联合穿透性角膜移植的病例系列研究[36]。16 眼（35.6%）发生内皮排斥，其中 10 眼（62.5%）经治疗恢复透明。总体上，没有证据显示角膜缘植片在角膜植片发生排斥时也发生临床排斥，且所有角膜植片在排斥期之后能够重新被上皮覆盖。作者提出假设认为，两种供体组织产生排斥的机制不同，角膜植片排斥对角膜缘干细胞的功能没有影响。

Solomon 等在 23 眼中行角膜缘同种异体移植联合穿透性角膜移植术，并于 2002 年发表了他们的结果[37]。患者术后接受眼表糖皮质激素和抗生素，同时全身性使用环孢素 5mg/kg，然后逐渐减量至最低水平。术后第 1 年中央角膜植片存活率为 47.8%，3 年后仅为 13.7%。

术前患 Stevens-Johnson 综合征的患者，植片的预后明显比其他疾病差，术后 1 年存活率仅为 20%，术后 3 年无一存活。

最近，有 2 个病例系列研究将角膜缘干细胞移植联合前部深板层角膜移植术作为重点进行了报道。在 2005 年，Fogla 和 Padmanabhan 报道了一个 7 名患者的 7 眼行结膜角膜缘同种异体移植联合前部深板层角膜移植术，治疗单侧重度化学伤的病例系列研究[38]。平均 16.5 个月后，所有患者均成功完成角膜上皮化，并获得了眼表稳态。平均最佳矫正视力为 0.4，其中一眼视力明显提高。2010 年，Omoto 及同事发表了一个病例系列研究，对 5 名患者的 6 眼进行角膜缘同种异体移植联合前部深板层角膜移植术[39]。术前患者的病因不一，包括 Stevens-Johnson 综合征、无虹膜和胶滴状角膜营养不良。5 例中有 4 例（80%）眼表上皮完整，术后视力提高了两行以上。

前部深板层角膜移植的优势在于可以排除内皮排斥的风险，减少联合手术中需使用多个供体时抗原的暴露。另外，也避免了穿透性移植时内眼手术的风险，特别是无虹膜的患者，容易在穿透性角膜移植的开窗手术时出现晶体前移。但是，前部深板层角膜移植在技术上具有挑战性，在联合手术中，进一步增加了手术的复杂性。由于术前难以透过瘢痕化及血管化的角膜上皮和基质，来评估宿主的角膜内皮是否健康，联合手术中行前部深板层角膜移植也可能享受不到明显的优势。如果有意行前部深板层角膜移植，应考虑分期手术。

目前，仅有两篇文献在研究中对分期手术和联合手术进行了比较。在 2004 年，Shimizaki 等报道了 32 例患者的 32 眼因化学伤（27 眼）和热烧伤（5 眼）所致的干细胞缺乏[8]。他们为 21 眼行角膜缘干细胞同种异体移植，其中 15 眼同期行穿透性角膜移植，6 眼平均于7.7个月后，二期行角膜移植。尽管没有达到显著的统计学差异，分期手术组中角膜上皮覆盖和透明性优于联合手术组。联合手术组的内皮排斥显著高于分期手术组（53.3%和0%，$p=0.019$），需要再次行角膜缘干细胞移植的情况也更为常见（66.7%和16.7%，$p=0.06$）。

在2011年，Basu描述了为12例眼行自体培养的角膜缘干细胞移植联合穿透性角膜移植，另外35眼分期行这两种手术，两组进行对比[40]。术后1年时，分期手术组中异体角膜植片的存活率明显高于联合手术组（80%和25%，$p=0.0003$）。联合手术组中，角膜缘干细胞缺乏的复发明显高于分期手术组（58.3%和14.3%，$p=0.008$）。

结论

严重眼表疾病给角膜专业的医生带来了巨大的挑战。重建眼表状态，尽可能提高患者视功能，需要耐心、毅力和精心的手术设计。了解干细胞缺乏的病因，有助于医生充分地为患者进行术前准备和术后护理，更好地维持眼表健康。目前，基于科学文献，先行角膜缘干细胞移植，日后再行角膜移植，如穿透性或前板层角膜移植，可以减少内皮排斥和干细胞植片失功的可能，但还需更大样本量进行更长时间的观察。在密切观察眼表破坏迹象和炎症反应情况的前提下，这些在治疗上极具挑战性的患者，也可能获得手术成功，收到良好的疗效，极大地改善生活质量。

参考文献

1. Biber JM, Neff KD, Holland EJ, et al. Corneal transplantation in ocular surface disease. In: Krachmer JH, Mannis MJ, Holland EJ, editors. Cornea: fundamentals, diagnosis, and management. vol. 2, 3rd ed. Philadelphia: Elsevier; 2010.
2. Holland EJ, Schwartz GS. The Paton Lecture: ocular surface transplantation: 10 year's experience. Cornea 2004;23:425–31.
3. Ayyala RS. Penetrating keratoplasty and glaucoma. Surv Ophthalmol 2000;45:91–105.
4. Alvarenga LS, Mannis MJ, Brandt JD, et al. The long-term results of keratoplasty in eyes with a glaucoma drainage device. Am J Ophthalmol 2004;138:200–5.
5. Skeens HM, Holland EJ. Large-diameter penetrating keratoplasty: indications and outcomes. Cornea 2010;29:296–301.
6. Abou-Jaoude ES, Brooks M, Katz DG, et al. Suture-related complications following keratoplasty: a 5-year retrospective study. Ophthalmology 2002;109:1291–6.
7. Lee WB, Mannis MJ. Corneal suturing techniques. In: Macsai MS, editor. Ophthalmic microsurgical suturing techniques. New York: Springer; 2006. Ch. 6.
8. Shimazaki J, Shimmura S, Tsubota K. Donor source affects the outcome of ocular surface reconstruction in chemical or thermal burns of the cornea. Ophthalmology 2004;111:38–44.
9. Kim T, Palay DA, Lynn M. Donor factors associated with epithelial defects after penetrating keratoplasty. Cornea 1996;15:451–6.
10. Yoo SH, Kymionis GD, Koreishi A, et al. Femtosecond laser-assisted anterior lamellar keratoplasty. Ophthalmology 2008;115:1303–7.
11. Anwar M, Teichmann KD. Big bubble technique to bare Descemet's membrane in anterior lamellar keratoplasty. J Cataract Refract Surg 2002;28:398–403.
12. Anwar M, Teichmann KD. Deep lamellar keratoplasty: surgical techniques for anterior lamellar keratoplasty with and without baring of Descemet's membrane. Cornea 2002;21:374–83.
13. Lee WB, Mannis MJ. The return of lamellar keratoplasty. Vision Panamerica 2009;8:164–7.
14. Reinhart WJ, Musch, DC, Jacobs DS, et al. Deep anterior lamellar keratoplasty as an alternative to penetrating keratoplasty. Ophthalmology 2011;118:209–18.
15. Zerbe BL, Belin MW, Ciolino JB, et al. Results from the multicenter Boston Type 1 keratoprosthesis study. Ophthalmology 2006;113:1779–84.
16. Bradley JC, Hernandez EG, Schwab IR, et al. Boston Type 1 Keratoprosthesis: the University of California Davis experience. Cornea 2009;28:321–7.
17. Biber JM, Skeens HM, Neff KD, et al. The Cincinnati procedure: technique and outcomes of combined living-related conjunctival limbal allografts and keratolimbal allografts in severe ocular surface failure. Cornea 2011;30:765–71.
18. Sayegh RR, Ang LPK, Foster S, et al. The Boston keratoprosthesis in Stevens–Johnson syndrome. Am J Ophthalmol 2008;145:438–44.
19. Fernandes M, Sridhar MS, Sangwan VS, et al. Amniotic membrane transplantation for ocular surface. Cornea 2005;24:639–42.
20. Seitz B, Das S, Sauer R, et al. Simultaneous amniotic membrane patch in high-risk keratoplasty. Cornea 2011;30:269–72.
21. Lee WB. Therapeutic hydrogel bandage lenses. In: Tasman W, Jaeger EA, editors. Duane's clinical ophthalmology. Vol 4. Philadelphia: Lippincott Williams & Wilkins; 2007. Chapter 11.
22. Schrader S, Wedel T, Moll R, et al. Combination of serum eye drops with hydrogel bandage contact lenses in the treatment of persistent epithelial defects. Graefes Arch Clin Exp Ophthalmol 2006;244:1345–9.
23. Matsumoto Y, Dogru M, Goto E, et al. Autologous serum application in the treatment of neurotrophic keratopathy. Ophthalmology 2004;111:1115–20.
24. Lambiase A, Manni L, Bonini S, et al. Nerve growth factor promotes corneal healing: structural, biochemical, and molecular analyses of rat and human corneas. Invest Ophthalmol Vis Sci 2000;41:1063–9.
25. Mannis MJ. Penetrating keratoplasty in ocular stem cell disease. In: Holland EJ, Mannis MJ, editors. Ocular surface disease: medical and surgical management. New York: Springer; 2002. p. 253–6.
26. Kenyon KR, Tseng SCG. Limbal autograft transplantation for ocular surface disorders. Ophthalmology 1989;96:709–22.
27. Frucht-Pery J, Siganos CS, Solomon A, et al. Limbal cell autograft transplantation for severe ocular surface disorders. Graefe's Arch Clin Exp Ophthalmol 1998;236:582–7.
28. Croasdale CR, Schwartz GS, Malling JV, et al. Keratolimbal allograft: recommendations for tissue procurement and preparation by eye banks, and standard surgical technique. Cornea 1999;18:52–8.
29. Sangwan VS, Fernandes M, Bansal AK, et al. Early results of penetrating keratoplasty following limbal stem cell transplantation. Indian J Ophthalmol 2005;53:31–5.
30. Baradaran-Rafii A, Ebrahimi M, Kanavi MR, et al. Midterm outcomes of autologous cultivated limbal stem cell transplantation with or without penetrating keratoplasty. Cornea 2010;29:502–9.
31. Biber JM, Skeens HM, Neff KD, et al. The Cincinnati procedure: technique and outcomes of combined living-related conjunctival limbal allografts and keratolimbal allografts in severe ocular surface failure. Cornea 2011;30:765–71.
32. Tsubota K, Toda I, Saito H, et al. Reconstruction of the corneal epithelium by limbal allograft transplantation for severe ocular surface disorders. Ophthalmology 1995;102:1486–96.
33. Theng JT, Tan DT. Combined penetrating keratoplasty and limbal allograft transplantation for severe corneal burns. Ophthalmic Surg Lasers 1997;28:765–8.
34. Tseng SCG, Prabhasawat P, Barton K, et al. Amniotic membrane transplantation with or without limbal allografts for corneal surface reconstruction in patients with limbal stem cell deficiency. Arch Ophthalmol 1998;116:431–41.
35. Tsubota K, Satake Y, Kaido M, et al. Treatment of severe ocular-surface disorders with corneal epithelial stem-cell transplantation. N Engl J Med 1999;340:1697–703.
36. Shimazaki J, Maruyama F, Shimmura S, et al. Immunologic rejection of the central graft after limbal allograft transplantation combined

with penetrating keratoplasty. Cornea 2001;20:149–52.
37. Solomon A, Ellies P, Anderson DF, et al. Long-term outcome of keratolimbal allograft with or without penetrating keratoplasty for total limbal stem cell deficiency. Ophthalmology 2002;109:1159–66.
38. Fogla R, Padmanabhan P. Deep anterior lamellar keratoplasty combined with autologous limbal stem cell transplantation in unilateral severe chemical injury. Cornea 2005;24:421–5.
39. Omoto M, Shimmura S, Hatou S, et al. Simultaneous deep anterior lamellar keratoplasty and limbal allograft in bilateral limbal stem cell deficiency. Jpn J Ophthalmol 2010;54:537–43.
40. Basu S, Mohamed A, Chaurasia S, et al. Clinical outcomes of penetrating keratoplasty after autologous cultivated limbal epithelial transplantation for ocular surface burns. Am J Ophthalmol 2011; 152:917–24.

第四十九章 Boston 人工角膜的手术指征

KATHRYN A. COLBY and ANITA N. SHUKLA

前言

过去，人工角膜植入术由于手术风险极大，术后并发症较多，且普遍预后很差，所以通常是手术治疗的下下策。然而近十年，随着人工角膜装置的设计改良和术后养护方法的改进，Boston Ⅰ型人工角膜（Boston KPro）的术后并发症已大大减少，疗效明显提高，它的应用也有了突飞猛进的增长（图 49-1）[1]。通常它的手术指征是既往移植失败（表 49-1）。但是近年来，Boston 人工角膜移植术已成功应用于因预后不良、不宜行穿透性角膜移植术的患者并成为他们初次手术的一种选择。这些手术指征包括神经营养不良性或血管化的植床（图 49-2），先天性或获得性角膜缘干细胞缺乏，

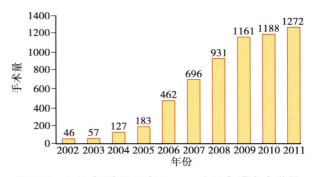

图 49-1 2002 年到 2011 年 Boston 人工角膜在全世界范围内的应用

表 49-1 术者提供的 2010—2011 年应用 Boston Ⅰ型人工角膜患者的术前诊断

诊断	人工角膜数量	%
移植失败	903	50.30
角膜瘢痕	175	9.70
角膜内皮功能障碍	139	7.70
化学伤	139	7.70
无虹膜	74	4.10
Steven-Johnson 综合征	53	3.00
角膜缘干细胞功能障碍	43	2.40
感染	37	2.00
类天疱疮	36	2.00
疱疹病毒/神经营养性角膜炎	31	1.70
人工角膜置换	31	1.70
角膜新生血管	24	1.30
角膜溶解	20	1.10
其他	91	5.10
总计	1796	

2010 年 1 月 1 日至 2011 年 12 月 31 日期间人工角膜的订购量为 2040。共收集到 1796 例病例的术前诊断
其他诊断为所有病例数少于 20 例的诊断

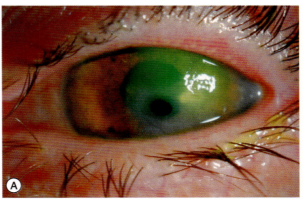

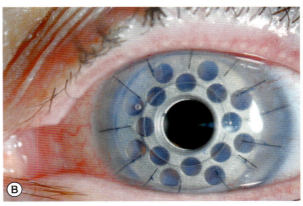

图 49-2 （A）一例 42 岁女性患者的术前前节像。患者接受神经外科手术后，因三叉神经受损，角膜失神经，导致慢性后弹力膜膨出。为了重建患者的眼表结构，曾行羊膜覆盖术，但疗效不佳。在人工角膜移植术前，患者视力为 0.1。（B）患者接受了 Boston Ⅰ型人工角膜植入、联合白内障摘除和人工晶体植入术，术后 1 周的前节照。裸眼视力是 1.0。目前术后随访已经 2 年，患者视力维持好，未发生并发症

自身免疫性眼表疾病,及儿童角膜混浊。瘢痕性及炎症性自身免疫病仍然是 Boston 人工角膜最大的挑战。在被认可和推广治疗这类对眼表破坏性极大的疾病前,Boston 人工角膜还需要进一步改良,改进生物学材料,提高生物相容性和免疫调节性[2]。

Boston 人工角膜在疱疹性角膜炎中的应用

疱疹病毒性角膜炎的患者中,角膜植片 5 年存活率明显低于其他角膜病,如圆锥角膜和角膜营养不良[3]。宿主角膜植床失神经,频繁的移植物排斥,角膜血管化,和切口愈合不良,共同导致了疱疹病毒患者行穿透性角膜移植时疗效欠佳[1]。

然而,个案研究和小样本量的病例研究却发现,Boston 人工角膜可成功应用于这些单纯疱疹病毒或水痘带状疱疹病毒的患者中,即便他们依然有角膜表面失神经和活动性炎症[3~5]。

Boston 人工角膜曾被应用于 14 位患者的 17 眼中,所有患者既往均多次行传统的穿透性角膜移植并多次失败[3]。12 例患者为原发带状疱疹和单纯疱疹病毒,2 例为圆锥角膜行移植手术后植片继发疱疹病毒感染。17 眼中有 15 眼的视力由术前光感到 0.1 范围,提高到术后 0.3 到 0.8 范围。经过 7 到 39 个月的随访,10 例患者未出现并发症。其他 4 名患者出现既往青光眼加重或新发无菌性玻璃体炎的并发症[3]。

Boston 人工角膜在先天性无虹膜中的应用

先天性无虹膜相关的角膜病变导致角膜上皮干细胞缺乏,角膜被结膜干细胞侵袭,导致反复上皮糜烂,慢性疼痛,角膜溃疡,瘢痕形成和血管覆盖[6]。穿透性角膜移植短期内可以带来暂时的视力改善,但由于干细胞缺乏的基础病因,远期预后很差。角膜缘同种异体移植有助于视力重建,但需要使用全身性免疫抑制剂[7]。Boston 人工角膜为无虹膜性角膜病变的患者提供了另一种重建视力的方法,同时它还有不需使用免疫抑制剂的优越性。

在一个对于 Boston I 型人工角膜用于无虹膜患者的多中心回顾性研究中,15 名患者中有 14 名的视力从术前中位数为数指,提高到术后中位数为 0.1[6]。在长达 2 个月到 85 个月的随访过程中,未报道出现人工角膜膨出。患者术前视神经及黄斑中央凹发育不良,限制了最终术后视力改善的幅度。Boston 人工角膜能否作为无虹膜患者的标准化治疗,目前正在进一步研究中,但至少目前的结果是振奋人心的。

Boston 人工角膜在儿童中的应用

为儿童行穿透性角膜移植术时,手术造成的散光会阻碍视力恢复,影响弱视治疗[1]。另外,儿童的免疫反应较为强烈,免疫排斥的风险增加,可能会导致对视力有显著影响的角膜新生血管形成。Boston 人工角膜提供快速的视力提高,因此有助于儿童弱视治疗,还具有避免排斥反应的优点。

在儿童中应用 Boston 人工角膜的报道较少。在最初的两例个案报道后[8],有一个多中心的病例系列研究,报道了 21 例在儿童(月龄 1.5 到 136 个月)中植入 Boston 人工角膜的疗效[9]。Boston 人工角膜最常见的术前诊断为移植物失败(55%,平均曾移植过 3.25 个植片)和原发性先天性角膜混浊(45%,由 Peters 综合征,先天性青光眼,自发性角膜穿孔,或角膜皮样瘤引起)。在年龄大于 4 岁的患者中,术后视力的范围自数值到 0.6,所有婴儿在术后均可追光追物。尽管随访时间有限,平均为 9.7 个月,范围自 1 到 37 个月,但所有病例中的 Boston 人工角膜均未出现脱位、感染或膨出。术后屈光状态稳定,无散光,有助于弱视治疗。在儿童中应用这种设备,能够快速到达稳定的屈光状态,理论上是有很大优势的。以后可以通过调整绷带镜的屈光力来矫正由于眼球生长所致的屈光不正,维持患儿的最佳矫正视力。然而,也有一些小儿眼科医师表达了担忧,因为若光线仅能从 Boston 人工角膜的 3mm 光圈以内到达眼底,则周边视网膜所需的光线暴露受限,可能会产生某些副作用,如在低龄儿童中出现进展性的高度近视。

选择为儿童植入 Boston 人工角膜的决定,不能过于轻率,需要充分考虑能够保证远期手术成功的诸多因素。最重要的是患儿家长能够规律随访,手术医师同时具有植入人工角膜的经验,和行儿童角膜移植的经验,而且患儿能够永久性的使用绷带镜,眼表抗生素和激素。还要权衡青光眼和其他术后并发症的风险。为儿童行常规的角膜移植挑战性很大,难以维持术后长期用药的依从性,随访最终的结果通常仅是移植物失功。但是,一旦使用 Boston 人工角膜,失访或者不规范用药,则可能导致灾难性的感染,或青光眼进展至无光感,最终导致整个眼球的丧失。充分的复查和随访对 Boston 人工角膜患者是至关重要的,在年龄较小的患者中,失访甚至是致命的。

Boston 人工角膜在自身免疫病中的应用

眼表自生免疫病的患者,是典型的不适宜行传统的穿透性角膜移植的患者。因为他们同时合并角膜缘干细胞缺乏和进行性的眼表炎症。眼表自身免疫性疾病,如 Stevens-Johnson 综合征和瘢痕性类天疱疮,被公认为行 Boston 人工角膜植入后,远期预后最差的患者[2,10]。虽然近十年来,Boston 人工角膜的疗效已经改善,但由于发生供体组织溶解和环绕假体中央主干收缩的比例较高,在自身免疫性疾病患者中应用 Boston 人工角膜仍然非常有挑战性[11]。角膜溶解被认为是由于这些疾病在病理上,本身具有炎症反应较强的本质。同时这些疾病的患者泪膜减少,微生物繁殖活跃,也对炎症反应的持续发生产生贡献,导致角膜溶解[11]。

在一个由 15 名患 Steven-Johnson 综合征的患者(16 眼)组成的病例系列研究中,植入 Boston Ⅰ型(6眼)或Ⅱ型(10 眼)人工角膜,术后 12 眼视力达到 0.1 及以上,8 眼视力 0.5 及以上。其中 12 眼经过平均 2.5 年的随访,视力维持于 0.1 及以上。研究发现术前存在的青光眼是导致视力丧失的重要危险因素。术后应用眼表万古霉素,没有发生人工角膜膨出或眼内炎的病例[12]。

Boston 人工角膜还被应用于其他自身免疫疾病的患者中,包括中毒性表皮坏死松解症,粘膜性类天疱疮,和自身免疫性内分泌腺病-念珠菌病-外胚层营养不良(APCED 综合征)。虽然患有自身免疫疾病的患者,常常需要再次手术,但可以通过植入 Boston 人工角膜来提高视力[11]。在为自身免疫性眼表疾病的患者推荐和推广使用 Boston 人工角膜前,进一步理解角膜溶解在这些最具有挑战性的疾病中的发病机制,以及进一步改进全身性免疫调节剂,都是非常必要的。

Boston 人工角膜的其他适应证

Boston 人工角膜已被成功应用于以下眼表外伤,如化学伤、机械伤和热烧伤。在最近的一个研究中,有 30 例眼外伤患者入组,术前视力为光感到数指,术后视力为无光感到 1.0[13]。术后并发症主要为青光眼,治疗较为困难,尤其是继发于化学伤者。最近的病例研究显示,在严重春季角结膜炎和 Mooren 角膜溃疡的患者中,Boston Ⅰ型人工角膜短期在解剖和功能上都能获得成功。术后 1 年两名患者的 Boston 人工角膜均在位,最佳矫正视力均为 0.6[14]。

Boston 人工角膜还可被用于治疗慢性低眼压和角膜混浊[15~17]。Dohlman 等首次报道了为双侧碱烧伤继发眼球萎缩的患者植入 Boston 人工角膜,术后 5 个月双眼视力从光感提高到 0.3[15]。Utine 等报道了为三例独眼且患慢性低眼压的患者行 Boston 人工角膜植入联合经扁平部玻切及硅油填充术[16]。术后 3 名患者中有 2 名恢复了视功能。在 11 到 13 个月的随访中,3 例人工角膜均在位,未出现假体后膜或上皮缺损,无明显前房反应。最近的一个回顾性研究中,将 Boston 人工角膜植入在 8 例因硅油眼致角膜病变的患者中,术后 7 例患者在解剖上保留了眼球,功能上提高了视力,其中 6 例视力达到 0.1 及以上[17]。这提示我们,表面看来可能再次发生角膜植片失功,并最终进展为眼球萎缩的患者,仍然有改善视功能和挽回眼球的可能。

Boston 人工角膜在眼表疾病和移植失败的患者中的预后对比

目前没有专门的研究对比 Boston 人工角膜在眼表疾病和角膜移植失败患者中的疗效。目前,样本量最大的是 Zerbe 等的研究[18]。虽然随访时间有限,但在非瘢痕性疾病移植失败患者中植入后的保留率是 97%(97 眼),化学伤保留率为 89%(19 眼)。在 90% 的移植失败者中和 94% 的化学伤患者中,视力保持在 0.1 以上。更新的研究显示,在一个小样本量的研究中,在术后 3 年以内,Boston Ⅰ型人工角膜用于角膜缘干细胞缺乏(23 眼)时在各个时间点都比用于其他适应证的疗效更好,这可能是因为前者的眼部合并症较少所致[19]。另外,除 Stevens-Johnson 综合征外,角膜缘干细胞缺乏患者的 Boston 人工角膜保留较其他适应证也更好。眼表疾病患者术后最常见的并发症是持续性上皮缺损(56%)。角膜溶解也很常见(30%),这可能是由持续性上皮缺损的比例较高造成的。为了更好地阐述 Boston 人工角膜在眼表疾病中的长期疗效和并发症,需要进一步的研究,但初步的数据支持在非瘢痕性的眼表疾病中,这种装置在存留上和提高视力上疗效较好。

结论

在过去的 20 年间,Boston 人工角膜的应用已经有了令人瞩目的进步。现在,改良的人工角膜装置可以安全有效地应用于反复移植失败及其他多种类型的疾病。某些特定的患者,例如失神经性或新生血管形成的角膜病者,或角膜缘干细胞缺乏者,均可受益于将

Boston 人工角膜植入作为首选手术,再也不用先尝试传统的角膜移植,多次失败后再植入人工角膜。在疑难病例上,如儿童和眼表自身免疫疾病的患者,如何改善远期疗效、减少并发症,仍有待进一步的研究。

参考文献

1. Colby KA, Koo EB. Expanding indications for the Boston keratoprosthesis. Curr Opin Ophthalmol 2011;22:267–73.
2. Yaghouti F, Nouri M, Abad JC, et al. Keratoprosthesis: preoperative prognostic categories. Cornea 2001;20:19–23.
3. Khan BF, Harissi-Dagher M, Pavan-Langston D, et al. The Boston keratoprosthesis in herpetic keratitis. Arch Ophthalmol 2007;125:745–9.
4. Todani A, Gupta P, Colby K. Type I Boston keratoprosthesis with cataract extraction and intraocular lens placement for visual rehabilitation of herpes zoster ophthalmicus: the "KPro Triple". Br J Ophthalmol 2009;93:119.
5. Pavan-Langston D, Dohlman CH. Boston keratoprosthesis treatment of herpes zoster neurotrophic keratopathy. Ophthalmology 2008;115(Suppl. 2):S21–3.
6. Akpek EK, Harissi-Dagher M, Petrarca R, et al. Outcomes of Boston keratoprosthesis in aniridia: a retrospective multicenter study. Am J Ophthalmol 2007;144:227–31.
7. Biber JM, Skeens HM, Neff KD, et al. The Cincinnati procedure: technique and outcomes of combined living-related conjunctival limbal allografts and keratolimbal allografts in severe ocular surface failure. Cornea 2011;30:765–71.
8. Botelho PJ, Congdon NG, Handa JT, et al. Keratoprosthesis in high-risk pediatric corneal transplantation: first 2 cases. Arch Ophthalmol 2006;124:1356–7.
9. Aquavella JV, Gearinger MD, Akpek EK, et al. Pediatric keratoprosthesis. Ophthalmology 2007;114:989–94.
10. Dohlman CH, Terada H. Keratoprosthesis in pemphigoid and Stevens–Johnson syndrome. Adv Exp Med Biol 1998;438:1021–5.
11. Ciralsky J, Papaliodis GN, Foster CS, et al. Keratoprosthesis in autoimmune disease. Ocul Immunol Inflamm 2010;18:275–80.
12. Sayegh RR, Ang LP, Foster CS, et al. The Boston keratoprosthesis in Stevens-Johnson syndrome. Am J Ophthalmol 2008;145:438–44.
13. Harissi-Dagher M, Dohlman CH. The Boston keratoprosthesis in severe ocular trauma. Can J Ophthalmol 2008;43:165–9.
14. Basu S, Taneja M, Sangwan VS. Boston type 1 keratoprosthesis for severe blinding vernal keratoconjunctivitis and Mooren's ulcer. Int Ophthalmol 2011;31:219–22.
15. Dohlman CH, D'Amico DJ. Can an eye in phthisis be rehabilitated? A case of improved vision with 1-year follow-up. Arch Ophthalmol 1999;117:123–4.
16. Utine CA, Gehlbach PL, Zimmer-Galler I, et al. Permanent keratoprosthesis combined with pars plana vitrectomy and silicone oil injection for visual rehabilitation of chronic hypotony and corneal opacity. Cornea 2010;29:1401–5.
17. Iyer G, Srinivasan B, Gupta J, et al. Boston keratoprosthesis for keratopathy in eyes with retained silicone oil: a new indication. Cornea 2011;30:1083–7.
18. Zerbe BL, Belin MW, Ciolino JB. Results from the multicenter Boston Type 1 Keratoprosthesis Study. Ophthalmology 2006;113:1779 e1–e7.
19. Sejpal K, Yu F, Aldave AJ. The Boston keratoprosthesis in the management of corneal limbal stem cell deficiency. Cornea 2011;30:1187–94.

第五十章 Boston 人工角膜手术技术

CHRISTINA R. PRESCOTT and JAMES CHODOSH

背景

1789 年[1]，Pellier de Quengsy 首次报告了人工或部分人工角膜的想法。1965 年，Claes Dohlman 医生开始使用 Boston 人工角膜；自此，人工角膜植入已超过 7000 例[2]。设计 Boston 人工角膜时，包括了 4 个部分（图 50-1）。构造设计时为了考虑植入，最前面的是光学部分，由一片聚甲基丙烯酸酯（PMMA）组成前板和主干。在前板和同样由 PMMA 构成的背板之间有一个角膜承载钮（异体或自体移植物），使其可以缝合在受体角膜上。最后，C 型的钛锁环环绕在后部光学主干上，同时防止人工角膜植入后发生松脱。最开始的改进还包括组装是插入式而不是旋入式，还在背板上设计了很多孔洞，为承载角膜提供营养和防止角膜基质解离；包括钛锁环和正等待美国食品和药品管理局批准的背板改进，材料从 PMMA 改进成钛[3,4]；其他改进还包括长期使用抗生素和软性接触镜[5]。Ⅰ型 Boston 人工角膜可能是全世界植入最多的人工角膜。Ⅱ型 Boston 人工角膜是Ⅰ型的改版，适用于眼睑闭合的病例，使用较少。

在植入人工角膜前，需要考虑是选择Ⅰ型还是Ⅱ型。选择的依据是患者的病理基础，眼睑闭合的程度，眼表泪液的质和量，以及结膜穹隆的深度。Ⅱ型 Boston 人工角膜仅用于眼表及其附属器严重损伤以至于Ⅰ型 Boston 人工角膜不可能成功保留的角膜盲患者[6]。选择Ⅱ型 Boston 人工角膜的病例通常有眼表角化，严重的泪液缺乏，睑球粘连和穹隆缩窄[7]。

在进行人工角膜植入手术前需要进行详细的术前讨论，论证可能存在的风险和患者收益情况。患者必须清楚他们需要不间断的治疗，包括每天使用抗生素，绷带镜（Ⅰ型人工角膜），需要角膜专科医生的终生随访。长时间随访有利于保持患者的用药依从性，早期发现和治疗隐匿感染和早期角膜基质解离，诊断新发生或进展的青光眼，以上任何一点都有可能使手术初期获得的视力收益下降，而且有可能导致人工角膜失败和（或）眼球丧失。患者还应该意识到眼睛的外观会发生改变（图 50-2A），尤其是Ⅱ型人工角膜患者会发生明显变化（图 50-3B）。为了改善Ⅰ型人工角膜患者的眼睛外观，部分患者可以佩戴涂色的角膜接触镜。Ⅱ型人工角膜手术后，只能使用墨镜改善外观，所以术前患者必须经过良好的咨询沟通并愿意接受这一弊端。对于有潜在炎症或自身免疫病的患者，如 Stevens-Johnson 综合征/中毒性上皮坏死或黏膜类天疱疮，为了获得最好的结果，应在术前尽量将眼表炎症控制在最低程度。可能需要全身使用免疫抑制剂，例如麦考酚酸吗乙酯。对于慢性免疫抑制患者，与风湿科

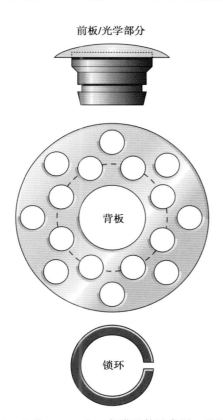

图 50-1　Ⅰ型 Boston 人工角膜组件示意图。Ⅱ型 Boston 人工角膜设计的差异仅在于前板更突出，以便从闭合的眼睑伸出

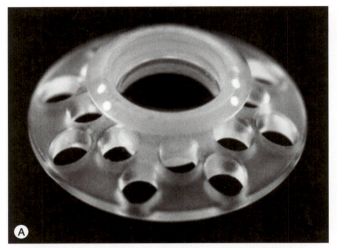

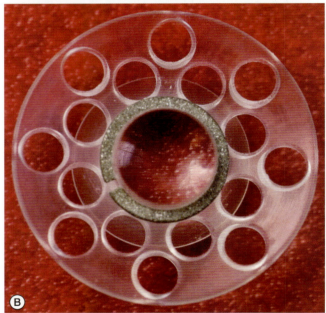

图 50-2　（A）组装完成的Ⅰ型 Boston 人工角膜，PMMA 背板，无捐献角膜（图源自尊敬的 Claes H. Dohlman, MD, Ph. D）。（B）组装完成的Ⅰ型 Boston 人工角膜后面观，显示 16 孔背板和钛锁环

医生或其他类似专科医生合作，是人工角膜能够长期保持的重要途径。

手术前，必须决定预定哪种人工角膜，以及手术前需要做哪些辅助操作。对于有晶状体眼和无晶状体眼患者，人工角膜的度数取决于眼轴长。如果患者为人工晶状体眼，术者决定不取出人工晶状体，则需选择适宜人工晶状体眼的人工角膜。如果患者为有晶状体眼，则需要在人工角膜手术的同时取出晶状体。其他需要在人工角膜植入过程同时完成的操作还包括：植入平光人工晶状体，植入青光眼阀，可能包括经睫状体平坦部玻璃体切割以及

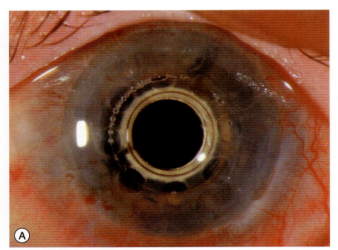

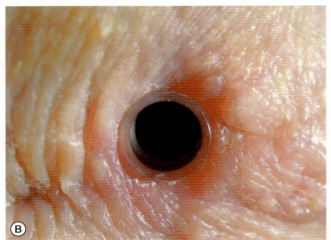

图 50-3　Ⅰ型 Boston 人工角膜和Ⅱ型 Boston 人工角膜术后外观。（A）37 岁男性患者，双眼遭受严重的碱烧伤，穿透性角膜移植失败后接受了Ⅰ型 Boston 人工角膜手术后 4 年的照片。（B）57 岁女性患者，双眼由于中毒性表皮融解坏死造成瘢痕性角膜盲，此照片是该患者接受Ⅱ型 Boston 人工角膜术后 5 个月的外观，视力 20/50（术前最佳矫正视力手动）

其他视网膜操作。对于有晶状体眼患者，笔者通常在摘除晶状体的同时植入平光、后房人工晶状体，这样即使囊袋支撑差，不足以保持人工晶状体正位，人工角膜的屈光度仍然合适。

Ⅰ型 Boston 人工角膜的特殊考虑

作为一个标准的角膜移植手术，Ⅰ型 Boston 人工角膜手术的麻醉选择取决于患者的眼部情况和全身状况。对于大多数患者，球后麻醉是足够的。患者按标准眼科手术准备和铺单，5% 聚维酮碘消毒结膜囊，10% 聚维酮碘消毒皮肤。做切口前，根据角膜病变性质和病变大小确定植片大小。标准的人工角

膜背板直径是 8.5mm,对于儿童眼球和小眼球患者也有背板直径 7.0mm 的人工角膜可供选择。因为人工角膜的前板直径是 5mm,供体植片的直径不应小于 7mm,以保证供体角膜环留有足够宽的边缘以缝合固定。供体角膜的环钻直径通常比受体角膜环钻直径大 0.5mm,即使用 8.5mm 背板时受体角膜环钻不应小于 8mm。

Ⅰ型 Boston 人工角膜的准备

建立无菌区后,应在手术前检查人工角膜的所有部件(前板、背板、锁环和锁闩,后者用于组装人工角膜)。供体角膜环钻两次,内口用直径 3.0mm 的皮肤活检穿孔器制作(在人工角膜的包装中),外口用标准的角膜供体环钻制作,直径选择如上所述。先做哪个取决于医生个人偏好。如果需要放置偏心人工角膜,则角膜中央环也应当相应制成偏心的,以保证光学部的正确位置位于视轴。

然后,将光学部和前板面向下进行人工角膜的组装。这一过程可在厂商提供的双面胶上完成,不仅能保护人工角膜,而且使组装更容易。开口 3mm 的供体角膜,将其内皮面向上放置在主干上,然后使角膜沿主干逐渐向下,直到上皮面接触到前板后面。背板放置在主干上,凹面向上,用锁闩将其沿主干向下压直到接触供体角膜。目前尚不清楚人工角膜植入是否需要健康的角膜内皮[8],但为减小创伤内皮面使用少量粘弹剂。然后用钛锁将人工角膜的各个组件锁定在主干上。轻微向下压锁闩可以听见啪嗒的响声,说明锁环位置正确,但在植入前该装置需在显微镜放大条件下进一步检查安装位置是否正确。组装完毕的人工角膜应放置在加盖的无菌容器中,以角膜保存液浸泡直到手术需要。

Ⅰ型 Boston 人工角膜手术

人工角膜制备完成后,用与传统穿透性角膜移植同样的方法,使用环钻和角膜剪移除患者角膜,并送病理检验。经角膜钻开处检查虹膜,如果瞳孔移位导致虹膜遮挡视轴,并影响人工角膜的光学部,则需要做虹膜切除。如果患者是有晶状体眼,需要做白内障摘除。虽然手术医生可以根据个人偏好决定植入人工晶状体或是保持无晶状体状态,但如果需要在手术的同时植入抗青光眼引流阀(或是二期植入)就决定了必须植入后房人工晶状体。如果患者是人工晶状体眼,人工晶状体稳定,而且术者已经选定了有人工晶状体度数的人工角膜,那么人工晶状体可以保留[9]。

将安装完成的人工角膜拿到手术区域,背板向下放置在手术区,用 9-0 尼龙缝线间断缝合 12 针或 10-0 尼龙缝线间断缝合 16 针。尤其重要的是,第一组 4 条基本缝线就位后,需在人工角膜光学部放置 2~3mm 大小的遮盖物,避免对视网膜造成光损伤。所有的角膜风险都需要埋在受体组织中,然后检查伤口是否渗漏。

笔者术中标准用药包括球周注射万古霉素,25mg 0.5ml,头孢他啶 100mg 0.5ml,和曲安奈德 20mg 0.5ml,都在手术结束时给药。这些都应以球周注射方式给药,避免因结膜下注射引起的结膜水肿导致无法佩戴接触镜。

Boston 人工角膜配以一个直径 16mm,基弧 9.8 的 Kontur™ 角膜接触镜(Hercules,美国),在手术结束时将其置于眼表,并持续佩戴。然后半压眼垫遮盖并放置 Fox 罩。通常不需要使用眼膏以避免无法佩戴接触镜。

大多数病人能够耐受手术,术后疼痛也较轻微,与穿透性角膜移植术后正常疼痛相似。术后第一天,开始局部使用 1% 醋酸泼尼松龙和氟喹诺酮,均为 4 次/日。局部使用含有苯扎氯铵防腐剂保存的万古霉素 14mg/ml,术后第一周每天一次使用。术后 2~3 个月内,泼尼松龙和氟喹诺酮逐渐减量到每天一次。笔者推荐每天至少局部使用一次广谱抗生素眼水,每天再局部使用一次万古霉素,长期使用者需要关注继发感染风险的存在。大多数病例不需要长期使用糖皮质激素。更频繁地长期使用抗生素也不必要,因为存在接触镜和前板被真菌污染并继发真菌感染的风险。

Ⅱ型 Boston 人工角膜的特殊考虑

Ⅱ型 Boston 人工角膜的设计与Ⅰ型相似,不同之处在于光学部向前延伸,使其能够在手术眼睑闭合后的病例中植入。该装置的准备与Ⅰ型人工角膜相似,Ⅱ型手术的角膜部件也与Ⅰ型手术相似。但是,剩下的手术步骤更复杂。由于手术时间长,涉及的眼周组织分离广泛，Ⅱ型植入手术需要全身麻醉。

Ⅱ型 Boston 人工角膜手术

因为Ⅱ型 Boston 人工角膜需要在闭合眼睑的情况下植入，为避免植入性囊肿，先需要切除眼表的上皮组织。角膜手术前，要将现有的睑球粘连分离，锐性除去结膜上皮，包括球结膜、穹隆结膜和睑结膜。上下睑缘用含肾上腺素的1%利多卡因浸润，切除睑缘，注意要完全切除睫毛毛囊。受体角膜环直径确定后，用合适的环钻做标记，锐性除去角膜缘和标记区域边缘的角膜上皮。上述范围的受体角膜用环钻除去。如果患眼以前没接受过内眼手术，应尽量少的扰动眼内（但是，一般晶状体需要摘除）。但是，应为大多数接受Ⅱ型人工角膜的患眼以前进行过手术，建议进行以下步骤，以避免术后青光眼。虹膜全切，囊内晶状体摘除，平坦部玻切和后房植入 Ahmed 引流阀将使这些患者获益。这些步骤经常需要涉及玻璃体视网膜医生和青光眼医生。准备好的人工角膜通常用9-0尼龙线简短缝合12针。转结但不必埋线。但是，与Ⅰ型人工角膜手术相同，遮盖人工角膜光学部防止对视网膜的光损伤非常重要（图50-4A）。

植入人工角膜后，球后抗生素和糖皮质激素用法同上，光学部周围眼睑缝合。人工角膜每侧（内侧和外侧）用2~3针可吸收缝线固定在板层睑板内。在人工晶状体主干两侧上下睑板被牵拉对合后，可用棉枕和8-0尼龙缝线轻轻将睑缘褥式缝合。最后，用维纳斯剪在上睑做个缺口，使人工角膜从眼睑之间突出来（图50-4B）。重要的是这个缺口应位于第一注视位，这样人工角膜和眼睑开口刚好对准。

全麻苏醒前，按上述方法给予术后抗生素和激素，为了减少术后不适可给予球后麻醉。在皮肤切口处给予抗生素眼膏，然后眼垫遮盖放置 Fox 罩。术后，按照Ⅰ型人工角膜手术的处方给药。睑缘抗生素眼膏持续到术后2周，此时拆除皮肤缝线和支持物。如果出现眼压升高，应使用口服乙酰唑胺或醋甲唑胺。术后数周内，局部氟喹诺酮和万古霉素逐渐减量至2次/日，长期使用以减少微生物污染人工角膜光学部周围的皮肤。一旦人工角膜周围皮肤完全愈合，通常在术后2~3周，局部用药就不能穿透进入眼内了。因此，局部抗青光眼眼水就不能用于降眼压了。

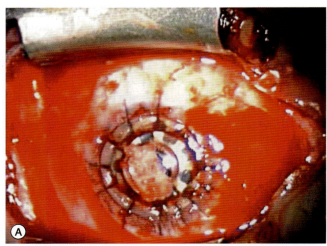

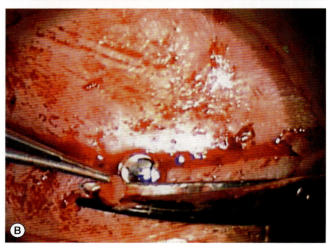

图50-4 Ⅱ型人工角膜手术。（A）植入人工角膜及结膜分离术中外观。注意角膜遮盖物。（B）眼睑在光学部周围闭合，剪除部分皮肤为光学部制作缺口

结论

Boston 人工角膜植入是有一定角膜移植经验的医生都可以完成的手术，是对于急需提高视力的严重角膜病患者的一种重要治疗方法。接受人工角膜手术的患眼需要终生护理和随访。

参考文献

1. deQuengsy GP. Précis au cours d'operations sur la chirurgie des yeux. Paris: Didot; 1789.
2. Klufas MA, Colby KA. The Boston keratoprosthesis. Int Ophthalmol Clin 2010;50:161–75.
3. Khan BF, Harissi-Dagher M, Khan DM, et al. Advances in Boston keratoprosthesis: enhancing retention and prevention of infection and inflammation. Int Ophthalmol Clin 2007;47:61–71.
4. Todani A, Ciolino JB, Ament JD, et al. Titanium back plate for a PMMA keratoprosthesis: clinical outcomes. Graefes Arch Clin Exp Ophthal-

mol 2011;249:1515–8.
5. Dohlman CH, Dudenhoefer EJ, Khan BF, et al. Protection of the ocular surface after keratoprosthesis surgery: the role of soft contact lenses. CLAO J 2002;28:72–4.
6. Ciralsky J, Papaliodis GN, Foster CS, et al. Keratoprosthesis in autoimmune disease. Ocul Immunol Inflamm 2010;18:275–80.
7. Pujari S, Siddique SS, Dohlman CH, et al. The Boston keratoprosthesis type II: the Massachusetts Eye and Ear Infirmary experience. Cornea 2011;30:1298–303.
8. Robert MC, Biernacki K, Harissi-Dagher M. Boston Keratoprosthesis type 1 surgery: use of frozen versus fresh corneal donor carriers. Cornea 2012;31:339–45.
9. Utine CA, Tzu JH, Dunlap K, et al. Visual and clinical outcomes of explantation versus preservation of the intraocular lens during Boston type I keratoprosthesis implantation. J Cataract Refract Surg 2011;37:1615–22.

第五十一章 Boston 人工角膜的并发症介绍

MARK A. GREINER, JENNIFER Y. LI, and MARK J. MANNIS

前言

关于 Ⅰ 型和 Ⅱ 型 Boston 人工角膜（KPro）的很多并发症已经通过设计改进，调整手术技术和药物治疗解决了。尽管如此，人工角膜植入仍然是最后一个选择，一部分原因是其手术并发症可能造成视力永久丧失（表 51-1）。虽然使用供体角膜提高了生物相容性，也使植入过程更容易，整体植入 Boston 人工角膜涉及的手术并发症仍然需要关注，包括植入物脱出，假体周围组织坏死和感染。眼表是很多并发症的开端。在本章，笔者描述了与 Boston 人工角膜相关的并发症，尤其强调眼表在其中的病理作用。

表 51-1 Ⅰ 型 Boston 人工角膜植入术后并发症

研究组	NYEE 2011	UC Davis 2011	JSEI 2009	WEI 2009	多中心 2006
人工角膜眼例数	n=58	n=40	n=50	n=37	n=141
平均随访时间	22 个月	34 个月	17 个月	16 个月	8.5 个月
术后并发症			眼例数（%）		
假体后膜	29(50)	22(55)	22(44)	24(65)	35(25)
YAG 膜切开	17(29)	10(25)	17(34)	8(22)	26(18)
手术膜切开		5(13)	5(10)	1(3)	4(3)
青光眼	44(76)	34(85)	38(76)	32(86)	
眼压升高	15(26)	16(40)	9(18)	14(38)	21(15)
术后新诊断		11(28)		5(14)	
进展		9(23)		5(14)	
晚期		7(18)			
GDD 磨损		9(23)		2(5)	
ECP		3(8)			
CPC	1(2)	2(5)			
新 GDD 植入	2(3)	2(5)	1(2)	2(5)	11(8)
眼内炎	1(2)	5(13)		4(11)	
角膜溶解	2(3)	6(15)	8(16)	3(8)	1(1)
人工角膜脱出	2(3)	6(15)		1(3)*	1(1)
人工角膜置换	4(7)	7(18)	5(10)	1(3)*	
人工角膜取出	3(5)	4(10)			7(5)
视网膜脱离	6(10)		4(8)	1(3)	5(4)
其他后节并发症	10(17)		14(28)	7(18)	21(15)

上皮缺损及接触镜相关并发症

供体角膜或受体角膜上皮缺损是 Boston KPro 植入后面临的问题,正如所料,在干眼,炎症和干细胞缺乏的病例中发生率更高。由于 KPro 的前板高于供体角膜,周围的眼表泪液更容易蒸发,形成小凹[1],特别是邻近前板的区域容易持续性上皮缺损[2]。除了泪液动力学的劣势,慢性干眼和原发病导致的眼表反应迟钝也会导致上皮缺损。通常,一种或多种机制共同导致了 KPro 相关的干眼:如结膜瘢痕导致的水液分泌减少;睑板腺瘢痕导致的泪液蒸发紊乱,兔眼导致的暴露性角膜炎,以及瘢痕性睑内翻造成的倒睫-都与 KPro 术后病理改变有关。不伴有角膜浸润的隐匿性微生物感染性角膜炎会进一步阻碍上皮化,有报告称真菌和细菌的培养是阳性时,适当使用抗生素即能解决持续上皮缺损的病例[2]。不论什么原因,上皮缺损使供体角膜处于进一步组织破坏和泪液中多形核白细胞释放的多种酶的危险中[1]。这些缺陷会最终导致角膜基质解离,植入物脱出,微生物感染性角膜炎和眼内炎。

治疗 KPro 术后的持续性上皮缺损与穿透性角膜移植术后类似,使用足量润滑剂,眼膏或考虑使用绷带镜及边缘睑缘缝合。如果边缘睑缘缝合不足以遮盖病损角膜,可考虑中央睑缘缝合。在睑缘缝合的同时,可能还需要进行结膜瓣或黏膜移植物遮盖术覆盖上皮缺损区。另外,可能还需要使用供体板层角膜组织同时伴有或不伴有结膜,黏膜或羊膜遮盖。还应该注意局部眼水的药物毒性,尽量减少使用含有防腐剂的药物。

常规使用大直径的角膜接触镜,典型的有直径 16mm 的 Kontur™ 水凝胶软性角膜接触镜或更大直径的(Kontur Kontact Lens Co., Inc., Hercules, CA),能够预防和治疗上皮缺损,减小角膜感染和融解的风险。合适的角膜接触镜能够维持一层薄薄的泪膜,尤其是在前板周围,并能够减少泪液蒸发,使角膜表面更好的保湿。出现上皮缺损的时候,软性角膜接触镜能够促进上皮化,能起到机械性屏障作用保护脆弱的角膜表面免受眨眼的剪切力作用,能限制多形核白细胞进入下方的组织从而阻止基质解离[1]。术后使用软性接触镜也能改善由于前板边缘带来的不适,矫正球镜屈光不正,如果使用染色的接触镜,还能减少眩光和畏光并能起到美容效果[1]。通常,接受 KPro 手术的患者会定期和(或)镜片上有沉积物时更换软性接触镜,因为沉积物会影响视力也代表附着的微生物灶(图 51-1)。

Boston KPro 术后使用软性接触镜能改善效果,但绷带镜本身也会有并发症。保持软性接触镜稳定佩戴很重要,对于佩戴困难,多次接触镜脱位的患者要特别注意。更换软性接触镜时,患者需要看门诊,这也显著增加了人工角膜的实际配套花费。无论软性接触镜,都可能发生感染,有报道 Kontur™ 软性角膜接触镜联合 KPro 手术发生感染,但是 Kontur™ 软性接触镜相关感染主要发生在有青光眼手术史的患者[1,3,4]。Kontur™ 软性接触镜尤其与青光眼引流管的磨损有关(图 51-2)[5,6]。在 Li 等报告的病例中,三分之一青光眼引流装置(GDD)磨损的病例导致接触镜边缘的结膜破损。这些病例中,磨损导致了眼内炎或假体周围感染最终取出,每天预防性使用万古霉素也未能幸免。据推测,接触镜边缘的机械性损伤和眼表功能不良是导致青光眼引流装置磨损的重要原因。虽然需要软性角膜接触镜保护眼表,KPro 患者每次随访时必须仔细检查硬物的状态,尤其是青光眼手术位置有无磨损和感染。帮助软性接触镜在位的最初方法是边缘睑裂缝

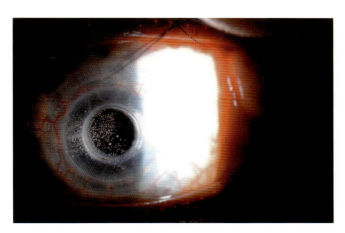

图 51-1 一例 Boston 人工角膜患眼,佩戴有沉积物的软性角膜接触镜,影响视力

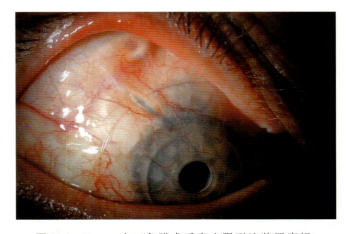

图 51-2 Boston 人工角膜术后青光眼引流装置磨损。绷带镜边缘的机械性磨擦和眼表失功状态使该装置发生磨损

合,但有些患者还是会发生反接触镜脱位,他们对此厌烦并要求做中央睑缘缝合或其他改变眼睑位置的手术。应对软性接触镜脱位的一个有效方法,尤其是对于伴有干眼的人工角膜患者,是再带一个巩膜硬性透氧性(RGP)接触镜。巩膜 RGP 接触镜用于治疗角膜扩张、不规则散光和眼表疾病的作用尚未被重视。新式巩膜 RGP 接触镜的设计可以适配在条件极具挑战的患眼,包括青光眼引流装置和穹隆缩短。新式液体-通气巩膜 RGP 接触镜能够在眼表扩大角膜前的泪膜,某些设计甚至完全不接触眼表。虽然价格不菲,但该接触镜具有很好的耐受性对于 KPro 术后眼表的处理非常有用。

角膜浸润

浸润可以发生在供体或受体角膜,虽然浸润相对于植入物的位置对于结构的完整性很重要,但是病因可能不仅仅与位置有关。供体角膜的浸润可能是炎症相关和无菌性的,但是在 KPro 的主要文献中[2,3,6~8],均能分离出细菌和真菌,因此推测微生物感染性角膜炎比例应该很高(图 51-3)。KPro 术后发生细菌性角膜炎的风险包括严重的睑缘炎,眼睑异常和眼内植入其他手术硬物,如青光眼引流装置[5],对于长期使用抗生素眼水医嘱依从性差的患者要格外注意。KPro 术后发生真菌性角膜炎的风险可能与使用接触镜和局部万古霉素有关[9]。感染性角膜浸润可以通过临床诊断,但通常还是要进行角膜刮片、革兰氏染色以及细菌和真菌培养。考虑到隐匿的微生物感染,通常认为持续性上皮缺损也需要进行培养[2]。虽然通常情况,眼表常驻有革兰氏阳性微生物,但是角膜浸润时使用抗生素应该既覆盖革兰氏阴性又覆盖革兰氏阳性微生物,因为大多数患者已经每天预防性使用万古霉素点

眼,而在仅使用万古霉素的病例则具有抗生素选择性压力[3]。

KPro 术后应特别关注真菌性角膜炎,因为常规使用软性角膜接触镜和局部使用万古霉素,会升高真菌性角膜炎的发病率(图 51-4)。正像 Barnes 和同事所报告的一样[9],KPro 术后念珠菌种属可以定植,可能造成毁灭性的感染。但是,监测培养的病例中无一例发生真菌性角膜炎或眼内炎,因此,监测培养在预测真菌感染方面作用不大。高度怀疑真菌性浸润时,治疗需要考虑局部及口服抗真菌药物。

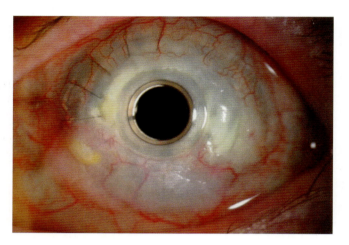

图 51-4　Boston 人工角膜植入后的真菌性角膜炎

角膜融解和植入物脱出

角膜融解可能源于眼表干燥、基质溃疡、免疫相关炎症、角膜基质解离和感染。角膜融解更多是炎症性的而不是感染并发症。与角膜融解相关的术前诊断包括 Stevens-Johnson 综合征(SJS),眼瘢痕性类天疱疮(OCP),和无虹膜,所有这些都源于将假体置于一个迟钝、缺水、干细胞缺乏的眼表环境中(图 51-5)[10]。术后评价植入物状态的时候,仔细检查前板周围的角膜尤其重要,因为它对于慢性干燥,持续性上皮缺损和随之而来的角膜融解均易感。需要常规进行 Seidel 试验寻找是否房水渗漏,应特别注意硬物边缘以及变薄区和溃疡区。不论何种病因,进展性溃疡穿透 Bowman 层进入基质层-穿过基质层-发生迅速,可能发生自发性植入硬物脱出(图 51-6)。

虽然角膜融解通常会导致下一步的疾病和干预,它并不总是直接导致视力丧失,即使是在高位患者也如此,例如 Stevens-Johnson 综合征[11]和类风湿性关节炎[3]。角膜融解的治疗可以延长植入物的使用寿命及有用的动态视觉。角膜融解的初始治疗基本上类似于

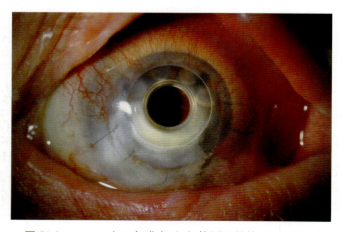

图 51-3　Boston 人工角膜术后,假体周围供体组织的浸润

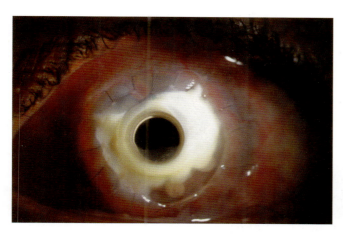

图 51-5 一位既往类风湿性关节炎的患者，Boston 人工角膜术后发生角膜溶解和坏死

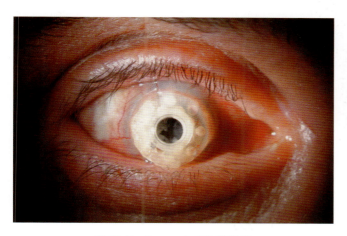

图 51-6 Boston 人工角膜脱出

持续性上皮缺损的治疗。多量润滑剂，佩戴软性角膜接触镜，早期考虑眼睑缝合是治疗这一难题的基石。此外，患者可以口服多西环素帮助抑制基质金属蛋白酶活性。在房水漏的病例，需要稳定解剖结构，或者使用氰基丙烯酸酯胶临时粘合，然后修复创口，如有必要进行 KPro 置换，或者取出人工角膜进行穿透性角膜移植手术。

眼内炎

虽然人工角膜术后的眼内炎可能源自细菌或真菌感染，但是感染通常为革兰氏阳性细菌，反映了这种眼表共生微生物在这一破坏性并发症中的核心作用（图51-7）。在标志性的细菌眼内炎预防和 Boston KPro 的研究中，Durand 和 Dohlman[12] 发现使用氟喹诺酮滴眼液加上万古霉素滴眼液（14mg/ml）能够有效的预防 KPro 眼发生细菌性眼内炎。这项研究包含 255 例 Ⅰ 型和 Ⅱ 型 Boston 人工角膜，眼内炎发病率从不使用万古霉素时的 4.13% 下降到使用万古霉素后的每年 0.35%，这一结论影响了大多数 KPro 术者。但是，有必要特别注意革兰氏阴性细菌和真菌感染，由于使用了万古霉素，在抗菌谱中具有抗生素选择性压力。在 UC Davis 中 5 例眼内炎中，所有患眼感染时都使用了万古霉素；3 例革兰氏阴性细菌感染，1 例真菌感染。显然，术后抗菌治疗应覆盖革兰氏阳性细菌和革兰氏阴性细菌。

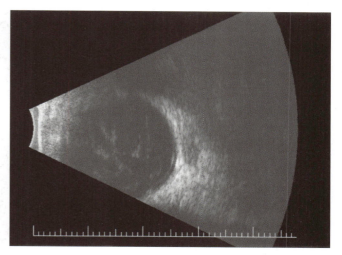

图 51-7 B 超证实 Boston 人工角膜术后的眼内炎。既往青光眼手术史是发生该并发症的几个危险因素之一

很多危险因素与 KPro 术后眼内炎有关。最重要的是，既往青光眼手术是一个危险因素，有报告称既往小梁切除术和青光眼引流装置植入术的患者发生了眼内炎[1,3,4]。考虑到手术破坏结膜，还经常放置青光眼引流硬物，可能具有感染通常并不在眼表定居的强毒性微生物的较高风险。虽然大量眼内炎病例发生在既往移植失败的病例，但其他危险因素还包括术前 Stevens-Johnson 综合征，眼瘢痕性类天疱疮，化学烧伤。治疗顺应性差，角膜炎，房水漏和硬物暴露也是眼内炎的明确危险因素。

在突发疼痛，眼内炎症表现和视力下降怀疑眼内炎的情况下，应送检房水和（或）玻璃体进行培养。治疗通常包括玻璃体抽吸或玻切及尽早眼内注射抗生素。当暴露的硬物处于感染灶中时，应冲洗感染灶，取出被感染或可能未被感染的硬物，关闭眼球，根据临床情况以及感染眼的解剖状态决定可否再次行 KPro 植入或穿透性角膜移植术。眼内炎的后遗症一般包括眼内膜形成以及视力恢复的预后不确定。

无菌性玻璃体炎

KPro 术后可能发生无菌性玻璃体炎，临床表现类似眼内炎。Nouri 等[13]对此并发症做的权威研究表明发病率大约 5%。该并发症的标志性特征—即与眼内炎区别的特征包括突然发生的视力下降,仅伴有轻微不适感或无不适感,亦无结膜充血,大量雪花样玻璃体混浊和前房反应。无菌性玻璃体炎病因不清,与术前情况没有明确的关系,发病率低,通常认为其代表一种免疫相关的葡萄膜炎。虽然临床诊断,处理通常涉及玻璃体抽吸或玻切以进行培养除外感染。治疗通常包括注射广谱抗生素和糖皮质激素。不像在眼内炎,经过数周恰当的治疗患者视力通常能恢复到发病前的水平。

假体后膜

假体后膜形成是 Boston 人工角膜植入术后最常见的并发症。这些膜在术后早期即出现[6],可以很快使视力下降(图 51-8),早期使用 YAG 激光膜切开很顽固的膜。组织病理学揭示这些用 YAG 激光切开都很顽固的膜成分,包括多层膜纤维、宿主基质、多种细胞以及细胞外成分、包括虹膜基质、迁徙的晶状体上皮细胞、晶状体囊、肌成纤维细胞和胶原[14]。基质从宿主角膜向下生长,上皮从眼表向下生长互相牵连形成假体后膜[15]。形成假体后膜的因素包括炎症,以及与背板接触导致的 Descemet's 膜破裂,它形成了一个基质迁徙的通道[14]。临床和统计学都明显如果背板材料由聚甲基丙烯酸甲酯换成钛可能会减少假体后膜的形成[16]。但是本书编纂过程中还没有出现广泛的钛背板,因此该设计改良的临床影响仍然未知。

虽然 YAG 激光膜切开在很多病例都能成功进行,因为这些膜会进展,早期治疗仍然不能保证。假体后膜激光后复发成为困然患者和医生的主要问题,经常需要手术干预,经平坦部玻切或 KPro 置换(图 51-9)。

YAG 激光膜切开需要注意在激光过程中给 KPro 装置中的 PMMA 光学部造成激光凹或裂开的风险。发生这种情况,不论膜是否被完全除去,都可能最终影响视力,因此如果可能的话,应尽量避免出现这种并发症。

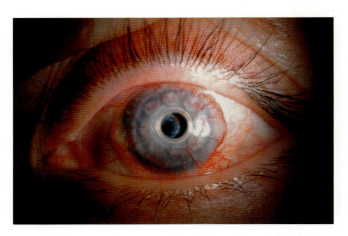

图 51-9　YAG 膜切开术后仍然存在的假体后膜,需要手术切除

青光眼

青光眼是 KPro 术后最重要的并发症。KPro 术后的青光眼经常对治疗无反应,并可能导致视力永久丧失。在 KPro 术前青光眼即很常见,常与穿透性角膜移植手术伴发,由于房角进行性关闭和周边虹膜前粘连或前节拥挤、小梁网塌陷、虹膜残根前旋、使用糖皮质激素等,青光眼常在 KPro 术后加重。目前,监测眼压的方法,虽然可靠的眼压计技术还有待发展,但触诊不准确,经常导致眼压失控。Humphrey 和 Goldmann 视野以及视乳头视网膜神经纤维层分析对于监测视神经的状态很有帮助,但是观察后节非常困难,常常不够进行视野,视神经检查或影响分析。此外,KPro 光学部的小口会限制视野。眼压计和视神经影像评价的限制共同使术后的眼压调节复杂化,也增加了青光眼进展的可能性(图 51-10)。虽然密切监测仍然可能发生进行性神经功能不良和晚期青光眼性视神经病变[3,6]。应该小心其他青光眼相关事件可能导致的视力丧失,包括视网膜分支静脉阻塞和固视丢失。

考虑到大量病人在术前即诊断青光眼,术后青光眼继续进展,一部分作者倡导眼压控制在边缘的患眼植入青光眼引流装置。虽然这些装置可以使眼压得到控制阻止青光眼进展,但它们也与一些导致视力丧失的其他并发症有关。Li 及同事最近对这类患者人群评价青光眼装置长期的安全性和有效性,包括 Ahmed

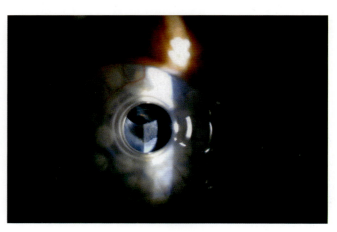

图 51-8　Boston 人工角膜术后假体后膜

管),有位于引流管上的接触镜局部损坏,有与磨损相关的硬物,例如 Hoffman 肘。为了避免与磨损有关的硬物,他们的研究推荐考虑植入与接触镜尽量少接触的青光眼引流装置,增大引流管上覆盖的组织和(或)加强移植物覆盖。或者行 Boston 人工角膜同时可考虑行透巩膜或内窥镜下睫状体光凝控制眼压。作者也得出结论,Boston 人工角膜术前必须进行青光眼评价及邀请青光眼专家术前评价病人。UC Davis 研究组通常在进行 Boston 人工角膜术同时即植入 Baerveldt 青光眼引流装置,日后如有必要连接即可。

视网膜脱离

KPro 术后后节并发症的最大研究中报告视网膜脱离的发生率为 12%(图 51-11)[17]。在此病例报告中,孤立发生或与可治疗的玻璃体混浊(包括假体后膜和出血)伴发的视网膜脱离可部分恢复视力,但与其他视网膜病相关的视网膜脱离(包括增殖性玻璃体视网膜病变和视网膜下纤维增殖)术后没有视力提高或出现视力下降。由于前节被缩短,标准的经结膜平坦部入路玻切需要改进,包括切口的位置应尽量靠前。

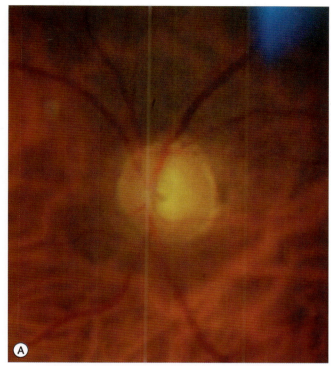

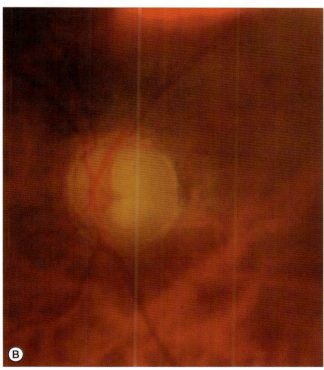

图 51-10 Boston 人工角膜术后,早期青光眼视神经凹陷(A)。Boston 人工角膜术后,进展期青光眼视神经凹陷(B)

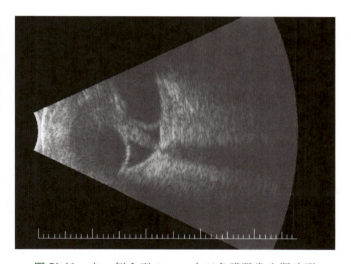

图 51-11 在一例 I 型 Boston 人工角膜眼发生漏斗形视网膜脱离和脉络膜脱离

青光眼阀和 Baerveldt 青光眼植入物[5]。作者发现 40 例患眼中,发生青光眼引流管磨损者 10 例,其中导致眼内炎 2 例。青光眼引流装置磨损的危险因素包括 KPro 术前植入的青光眼引流装置(快被侵蚀的旧引流

视网膜和脉络膜脱离在 II 型 Boston 人工角膜植入术后发病率更高,原因可能是慢性炎症导致玻璃体视网膜牵引以及接受手术人群里有较多的 Stevens-Johnson 综合征和眼瘢痕性类天疱疮患者,导致继发的视网膜脱离[18]。KPro 患者需要行经平坦部玻切或视网膜脱离复位术时,视网膜外科医生会受到周边视网膜能见度的限制。对于面临术后视网膜病变高风险的患者,在术前请视网膜外科医生评估病人非常重要。

结论

决定进行人工角膜手术前,需要对术后并发症的可能性进行仔细考虑。这需要对眼表的活力和功能,眼附属器,是否出现青光眼,发展呈青光眼的解剖风险和伴发视网膜病变的可能性进行细致的评估。为此,KPro 手术尽可以在以下情况下进行,视功能损害严重程度更胜于伴发并发症的风险,而且角膜医生能够邀请到各亚专业医生(青光眼,视网膜,炎症性)通力合作组成团队。

参考文献

1. Dohlman CH, Dudenhoefer EJ, Khan BF, et al. Protection of the ocular surface after keratoprosthesis surgery: the role of soft contact lenses. CLAO J 2002;28:72–4.
2. Aldave AJ, Kamal KM, Vo RC, et al. The Boston type I keratoprosthesis: improving outcomes and expanding indications. Ophthalmology 2009;116:640–51.
3. Greiner MA, Li JY, Mannis MJ. Longer-term vision outcomes and complications with the Boston type 1 keratoprosthesis at the University of California, Davis. Ophthalmology 2011;118:1543–50.
4. Tsui I, Uslan DZ, Hubschman JP, et al. *Nocardia farcinica* infection of a Baerveldt implant and endophthalmitis in a patient with a Boston type 1 keratoprosthesis. J Glaucoma 2010;19:339–40.
5. Li JY, Greiner MA, Brandt JD, et al. Long-term complications associated with glaucoma drainage devices and Boston keratoprosthesis. Am J Ophthalmol 2011;152:209–18.
6. Chew HF, Ayres BD, Hammersmith KM, et al. Boston keratoprosthesis outcomes and complications. Cornea 2009;28:989–96.
7. Zerbe BL, Belin MW, Ciolino JB. Boston Type 1 Keratoprosthesis Study Group. Results from the multicenter Boston Type 1 Keratoprosthesis Study. Ophthalmology 2006;113:1779.e1–e7.
8. Patel AP, Wu EI, Ritterband DC, et al. Boston type 1 keratoprosthesis: the New York Eye and Ear experience. Eye 2011;26:418–25.
9. Barnes SD, Dohlman CH, Durand ML. Fungal colonization and infection in Boston keratoprosthesis. Cornea 2007;26:9–15.
10. Yaghouti F, Nouri M, Abad JC, et al. Keratoprosthesis: preoperative prognostic categories. Cornea 2001;20:19–23.
11. Sayegh RR, Ang LP, Foster CS, et al. The Boston keratoprosthesis in Stevens–Johnson syndrome. Am J Ophthalmol 2008;145:438–44.
12. Durand ML, Dohlman CH. Successful prevention of bacterial endophthalmitis in eyes with the Boston keratoprosthesis. Cornea 2009;28:896–901.
13. Nouri M, Durand ML, Dohlman CH. Sudden reversible vitritis after keratoprosthesis: an immune phenomenon? Cornea 2005;24:915–9.
14. Stacy RC, Jakobiec FA, Michaud NA, et al. Characterization of retrokeratoprosthetic membranes in the Boston type 1 keratoprosthesis. Arch Ophthalmol 2011;129:310–6.
15. Dudenhoefer EJ, Nouri M, Gipson IK, et al. Histopathology of explanted collar button keratoprostheses: a clinicopathologic correlation. Cornea 2003;22:424–8.
16. Todani A, Ciolino JB, Ament JD, et al. Titanium back plate for a PMMA keratoprosthesis: clinical outcomes. Graefes Arch Clin Exp Ophthalmol 2011;249:1515–8.
17. Ray S, Khan BF, Dohlman CH, et al. Management of vitreoretinal complications in eyes with permanent keratoprosthesis. Arch Ophthalmol 2002;120:559–66.
18. Pujari S, Siddique SS, Dohlman CH, et al. The Boston keratoprosthesis type II: the Massachusetts Eye and Ear Infirmary experience. Cornea 2011;30:1298–303.

第五十二章 Boston 人工角膜结果

JENNIFER Y. LI, MARK A. GREINER, and MARK J. MANNIS

介绍

Boston 人工角膜(Boston KPro)由马萨诸塞州眼耳医院研发,用于治疗标准的穿透性角膜移植手术视力预后很差的角膜盲患者。1992 年经 FDA 批准,Boston KPro 成为美国最常用的人工角膜。全世界,Boston KPro 植入已超过 3500 例,大部分在 2006 年后植入[1]。Ⅰ 型 Boston KPro 是最常用的,研究也较深入。美国有几个研究组进行了 Ⅰ 型 Boston KPro 研究,我们现在得到了这些患者短期和长期的数据结果。我们对这些接受了人工角膜移植术患者的结果进行复习和讨论。

Boston 人工角膜术后结果的新进展

Boston Ⅰ 型人工角膜的设计和我们对术后病人管理的理解都有新进展,这些提高了人工角膜的术后效果,也使得接受这一手术的患者量有所增加[1]。主要的术后并发症,例如角膜溶解,人工角膜脱出和眼内炎将导致人工角膜取出和严重的视力丧失。但是,即使是假体后膜,这一人工角膜术后最常见的并发症,都可能导致视力下降。

目前 Boston 人工角膜的设计特点有助于保留 KRro,包括 KPro 背板孔,无螺纹设计和钛锁环[2~4]。KPro 背板孔允许营养物质,如葡萄糖从房水进入载体角膜组织[2]。早期的研究表明人工角膜周围组织坏死和溶解的比例由实心 PMMA 背板时的 51% 下降到有孔背板的 10%,具有显著统计学差异[2]。KPro 的无螺纹设计防止了以前螺纹错接和螺纹不足带来的问题:前板和载体角膜组织之间存在空隙和导致前一部分突出[3]。KPro 向前突出与主干旁组织融解有关[3]。钛环能帮助防止 KPro 术后松脱[4]。

术后使用绷带接触镜和长期使用万古霉素滴眼液是为了减少人工角膜手术威胁视力的并发症。绷带接触镜降低了由于眼表干燥导致的角膜融解的风险,从而改善了术后效果[5]。长期局部使用万古霉素滴眼液(14mg/mL)降低了细菌性眼内炎的风险[6]。Durand and Dohlman 在回顾性研究中发现,1990 年到 2006 年期间的 KPro 术后细菌性眼内炎的 18 例眼中,只有 2 例保留了有用视力[6]。他们回顾的这 18 例眼中,8 例无光感完全丧失视力,5 例仅保留手动或光感视力[6]。幸运的是,他们还发现预防性使用万古霉素的患者比仅使用一种市售抗生素的患者细菌性眼内炎的发病率有统计学意义上的显著下降,(0.35% 对 4.13% 每患者年,P=0.001)[6]。现在虽然医生之间处方还会有差别,但人工角膜医生已常规使用万古霉素联合另一种市售光谱抗生素。

最后,假体后膜形成发生率的下降也帮助改善 KPro 术后的长期视力结果。虽然可见的假体后膜通常能够经过简单的 YAG 激光膜切开解决,但是有些膜激光治疗很顽固,导致视力下降需要更积极的手术方法除去[7~9]。在某些病例中,即使手术,切除假体后膜仍然顽固[9]。目前,Boston 人工角膜钛背板正在马萨诸塞州眼耳医院接受评价。初步的结果令人鼓舞,使用钛背板的病例术后炎症减轻,假体后膜形成减少[10]。

Ⅰ 型 Boston 人工角膜术后早期结果

Ⅰ 型 Boston 人工角膜早期术后结果总体上很优秀。表 52-1 着重显示了短期研究(平均随访时间<12 个月)。在术后最初的几个月里,视力提高很显著。Dunlap 等报告了 Ⅰ 型 Boston 人工角膜短期视力结果,发现在他们的 126 例患眼中,82.5%(104 眼)在术后 6 个月内视力提高[11]。这 104 眼中,31 眼(30%)在术后 1 周内达到最佳矫正视力[11]。到术后 1 个月,59 眼(54%)达到最佳矫正视力[11]。术后视力没有提高的 22 眼都有限制视力提高的伴发疾病[11]。Robert and Harissi-Dagher 在他们的病人群中也发现了类似结果[12]。他们观察了 47 眼,其中 84% 最佳矫正视力提

表 52-1　Boston 人工角膜术后短期结果：平均随访时间少于 12 个月

作者，年	眼例数	平均随访时间（范围）	视力	最后一次随访时的患者保留率
Zerbe et al.，2006[7]	136	8.5 个月（0.03~24 个月）	术前：3.6% ≥20/200 术后：57% ≥20/200 19% ≥20/40	95.2%（62 眼，随访至少 1 年）
Robert et al.，2011[12]	47	10 个月（3~18.5 个月）	术前：6% >20/200 术后：66% >20/200 11% >20/40	100%
Dunlap et al.，2010[11]	126	6 个月	术前：29% >20/400 术后：54% ≥20/200（第 3 个月） 18% ≥20/40	100%

高，术后 3 个月，平均视力从术前的手动提高到术后的 20/150[12]。

这些患者 100% 解剖保留人工角膜[12]。

Zerbe 等报告了美国多中心研究的术后结果[7]。术后，57% 的患眼最佳矫正视力达到 20/200 或以上，术前这一数据仅为 3.6%[7]。此研究中 KPro 保留率为 95%[7]。

但是，评价 I 型 Boston 人工角膜的时候，除了术后最佳矫正视力之外还需要考虑其他重要方面。短期视力提高只是成功的一个标准。KPro 相关的术后并发症，例如顽固的假体后膜，眼内炎，装置脱出和常导致失明的青光眼，特别是发展成威胁视力并发症的累积风险增加。因此，这些患者第二个评价结果的标准是长期术后视力的保持。

有趣的是，即使是在相对短期的随访期间（平均，10 个月；范围，3~18.5 个月），Robe 和 Harissi-Dagher 仍然报告 4 例患者（8%）视力进行性恶化[12]。1 例患者因为结核丧失视力，3 例患者因为进展性青光眼丧失视力[12]。类似地，Zerbe 等报告 62 例患眼 1 年以上随访结果（平均 14.5 个月；范围 12~27 个月），与术后一个月相比，12.9%（8 眼）的患眼在最后一次随访时视力下降[7]。导致视力下降的原因包括晚期青光眼，视网膜脱离和老年性黄斑变性[7]。

I 型 Boston 人工角膜术后长期结果

Boston 人工角膜术后长期结果分析建议人工角膜手术领域仍需进一步研究和发展。表 52-2 概括了关于 KPro 术后结果的发表文献。

最重要的是，人工角膜术后 2~3 年结果仍然是乐观的[13~15]。Aldave 等回顾了 50 例患眼接受 57 次人工角膜手术的病例。79%（38/48）患眼术后最后一次随访时视力比术前提高[14]。他们发现了一个令人鼓舞的结果，视力达到或超过 20/200 的患眼百分数随时间增加[14]。8 例随访数据超过 3 年的患眼中，所有 8 例（100%）视力均达到或超过 20/200[14]。作者推测很多影响视力的人工角膜并发症，例如假体后膜形成，黄斑水肿和后囊浑浊都在术后第一年内发生并且处理了，使得术后远期保持更好的视力[14]。这是迄今为止文献报告数据中的最好结果。虽然这是令人鼓舞的结果，然而人工角膜长期保留率呈现下降趋势，从一年的 90%（35/39）下降到 2 年的 61%（14/23）[14]。

Chew 等也证明他们的患者整体平均最佳矫正视力从术前的数指提高到术后最好视力的 20/50[15]。但是在随诊的 6~28 个月中，有 25% 的患者不能维持术后最好视力，这些患者在最后一次随访的平均最佳矫正视力是 20/90[15]。该研究中，人工角膜术后导致视力下降的最常见的原因是进展性青光眼和眼内炎[15]。

长期视力丢失和后期并发症的内容得到了纽约眼耳医院加利福尼亚大学进行的关于 KPro 术后患者的研究 Davis 的印证[8,9]。Patel 等发现视力随时间逐渐下降的倾向[9]。在最后一次随访中，43.1% 的患眼达到的最佳矫正视力 ≥20/200，55.2% 的患眼视力较术前提高[9]。此结果与 Zerbe 等的研究结果类似，但比 Aldave 的报告差[7,14]。长时间最佳矫正视力 ≥20/200

表52-2 Boston人工角膜术后长期结果：平均随访时间多于12个月

作者，年	眼例数	平均随访时间（范围）	视力	最后一次随访时的患者保留率
Aldave et al., 2009[14]	50	18个月 (4~49个月)	术前：0% ≥20/200 术后： 第6个月，67%(30/45) ≥20/100 第1年，75%(21/38) ≥20/100 第2年，69%(9/13) ≥20/100 第3年，100%(7/7) ≥20/100	84% 第1年：90%(35/39眼) 第2年：61%(14/23眼)
Chew et al., 2009[15]	37 (36例1型、1例2型Boston人工角膜)	16个月 (6~28个月)	术前：平均最佳矫正视力数指 术后：81% ≥20/200 43% ≥20/50	100%（1型人工角膜）
Patel et al., 2011[9]	58	21.5个月 (3~47个月)	术前：12.1% >20/400 术后： 第1年，74.5%(35/47) ≥20/200 第2年，50%(16/32) ≥20/200 第3年，36.3%(4/11) ≥20/200	87.9%
Greiner et al., 2011[8]	40	33.6个月 (5~72个月)	术前：5% ≥20/400 术后： 第1年，59%(19/32) ≥20/200 第2年，59%(16/27) ≥20/200 第3年，50%(7/14) ≥20/200 第4年，29%(2/7) ≥20/200	80%
Verdejo-Gomez et al., 2011[13]	12	23个月 (6~42个月)	术前：8.3% ≥20/400 术后：41.7% ≥20/400	100%

的病例百分数从1年的74.5%(35/47)下降到2年的50.0%(16/32)，3年的36.3%(4/11)[9]。另外，并发症的发生率随时间增加；术后1个月，19%的患眼至少发生一次负面事件，6个月时65.5%，1年时75.9%。

Greiner等报告也报告类似的视力随时间下降的结果[8]。虽然89%的患眼达到术后最好的最佳矫正视力≥20/200，只有59%的患眼在术后1年和2年达到该水平，术后3年时50%，术后4年时仅29%[8]。他们发现进行性视力下降的最常见原因是进展性青光眼[8]。其他导致视力下降的原因包括假体后膜，眼内炎和复发性角膜融解伴KPro脱出[8]。

Boston人工角膜的最终结果有所差异。大部分研究，似乎术后视力明显提高；但是，长期倾向是视力下降。理解怎样处理并发症，例如进展性青光眼和假体后膜形成将是长期保存视力和保留人工角膜的重点。

术前诊断将为术后结果提供预后标志。在下一部分，我们将回顾Boston人工角膜植入的独立指征。

无虹膜和人工角膜手术

先天无虹膜是双侧全眼疾病，可能影响角膜，虹膜，晶状体，黄斑和视神经。这些患者角膜缘干细胞不足，导致结膜血管化，角膜血管化和角膜混浊，需要进行角膜缘干细胞移植和角膜移植[17,18]。

人工角膜手术可以替代角膜缘干细胞移植之后所需的免疫抑制治疗。两个回顾性研究观察了先天无虹膜进行人工角膜手术的病例。

Akpek 等的研究中，无虹膜的 15 例患者 16 只眼接受了 Ⅰ 型 Boston 人工角膜手术[19]。直到最后一次随访，15 例患者中视力提高并且维持良好的有 14 人[19]。术后视力 20/60 到手动（平均 20/200），术前视力 20/300 到光感（平均数指）[19]。与先天性无虹膜相关的术后视力受限的因素包括，黄斑中心凹发育不良，视神经发育不良，眼球震颤和青光眼视神经损害[19]。术后几例患者发生了并发症，包括 3 例脉络膜脱离其中 1 例进展为视网膜脱离，低眼压和视力丧失[19]。本研究最后一次随访时（2~85 个月，平均 17 个月），所有人工角膜均保留在位，但有 1 例组织融解需要移植巩膜植片[19]。

Bakhtiari 等表述了 9 例无虹膜纤维化综合征接受 Ⅰ 型 Boston 人工角膜手术，1 例有过多次内眼手术史的患者发生了进展性的前房纤维化[20]。人工角膜术后，所有患眼视力均提高，从术前的手动到数指提到术后的 20/200 到 20/50[20]。经历了晶状体摘除，纤维膜切除和 Boston 人工角膜植入后，这些具有挑战性的病例取得成功[20]。

自身免疫性疾病，角膜缘干细胞缺乏和人工角膜手术

自身免疫性疾病影响眼表并导致角膜混浊，对角膜医生来说是很有挑战性的病例。该病患者，如 Stevens-Johnson 综合征（SJS），中毒性上皮坏死综合征（TENS）和黏膜类天疱疮（MMP），都有角膜缘干细胞缺乏或泪液功能异常，易导致传统的穿透性角膜移植手术失败。同样，化学伤导致的角膜缘干细胞缺乏也会导致传统的穿透性角膜移植手术失败。在这些困难病例中，Boston 人工角膜被用来作为替代[21~23]。

不幸的是，在这些患者中，人工角膜手术的预后也很不确定[16]。在马萨诸塞州眼耳医院的早期研究中，接受人工角膜手术的 Stevens-Johnson 综合征患者视力结果最差，术后 5 年时所有患眼都未能维持 20/200 或以上的视力[16]。要经手术修复的术后并发症在 Stevens-Johnson 综合征患者中也是最高的，71% 的患者需要各种类型的术后手术干预[16]。非瘢痕性疾病的预后最好，黏膜类天疱疮和化学烧伤预后中等[16]。64% 的化学烧伤和 43% 的黏膜类天疱疮患者在术后 5 年时的视力达到或超过 20/200[16]。

随后的回顾性病例研究支持 Yaghouti 等最初的观察结果[16]。虽然 Boston 人工角膜的设计和管理都有所改善，预防性使用万古霉素，使用慢性软性角膜接触镜以及带孔的人工角膜后板[2~6]，Stevens-Johnson 综合征植入人工角膜的结果仍然不如非自身免疫性疾病令人满意。2000 年到 2005 年间，15 例 Stevens-Johnson 综合征患者接受了 KPro 手术（Ⅰ 型和 Ⅱ 型 KPro），7 例患眼（44%）术后视力维持在 20/70 或以上[21]。5 例患眼术后初期视力提高，随后长期视力恶化，5 例中的 4 例最终丧失光感[21]。但是，这些病例中，没有 KPro 脱出[21]。4 例患眼（25%）发生组织融解和房水漏[21]。

Sejpal 等回顾了角膜缘干细胞缺乏的 22 例患者的 23 只眼，包括化学伤 7 只眼（30.4%），Stevens-Johnson 综合征 6 只眼（26.1%），眼瘢痕性类天疱疮 1 只眼（4.3%）[23]。7 例人工角膜在随访期间取出[23]。7 例中的 5 例是 Stevens-Johnson 综合征患者，1 例是眼瘢痕性类天疱疮患者，1 例是化学伤患者[23]。这些病例的视力好于其他类似病人群的病例研究，21 例仍然保留人工角膜的患眼中 19 例矫正远视力比术前有提高[23]。这些患者最常见的术后并发症是持续性上皮缺损，它是感染性角膜炎的危险因素之一[23]。持续性上皮缺损在角膜缘干细胞缺乏的病例中比非此类患者中的发生显著提高（56.5% 对 23.2%，$p=0.008$）[23]。

最后，作为对处理自身免疫性角膜病患者的挑战性的提醒，Ciralsky 描述了 2 例患者，1 例中毒性上皮坏死综合征和 1 例黏膜类天疱疮，由于复发性角膜融解均需要多次重复进行 Boston 人工角膜植入[22]。

自身免疫性疾病，尤其是 Stevens-Johnson syndrome 和中毒性上皮坏死综合征的人工角膜手术结果非常不确定。对这些疾病的病理过程和人工角膜植入术后免疫反应的理解不断提高，可以最终帮助医生们进行合适的免疫调节治疗，为这些患者到来更好的结果[22]。

儿童人工角膜

儿童角膜混浊对于角膜医生是一件非常具有挑战性的。儿童穿透性角膜移植具有很高的植片排斥率，并发症和失败率。回顾儿童人工角膜手术的文献相对较少，仅有少数零星的病例报告和一篇回顾性的综述[26,27]。在一篇回顾性文献中，复习了 21 例儿童 Boston 人工角膜手术，患者年龄从 1.5 个月到 136 个月，Aquavella 等报告没有发生眼内并发症[27]。在随访期间内（1~30 个月），所有的人工角膜都得

以保留[27]。术后并发症包括5例假体后膜形成需要进行干预,2例青光眼引流阀植入的患者低眼压,结果1例发生视网膜脱离[27]。剩余尚不会说话的幼儿都能追光[27]。

理论上,儿童人工角膜手术有其优点,包括术后恢复快,屈光稳定,视轴屈光间质清晰。这些使得儿童视力恢复快,能够早期治疗弱视,没有同种异体移植植片排斥的风险[28]。还观察到儿童植入Boston人工角膜手术比传统穿透性角膜移植手术,更少发生畏光、溢泪、眼睑痉挛[28]。可以预见到儿童人工角膜手术也会面临与成人相似的并发症并可能影响长期结果。

植片失败和人工角膜手术

眼表无瘢痕性疾病的患者接受人工角膜手术预后最好[16]。有些患者进行传统穿透角膜移植手术失败,其角膜病介于角膜营养不良或变性到细菌性或病毒性角膜炎之间。他们易于在术后5年获得较好的视力,并且不容易丧失20/200或以上的最佳矫正视力[16]。

单纯疱疹病毒患者同种异体角膜移植失败的风险尤其高[29, 30]。在传统穿透性角膜移植失败的报告文献中,17例患者中有14例患者是病毒性角膜炎,行Boston人工角膜植入术后结果很令人满意[31]。作者发现在术后,15例眼(88%)达到的最佳矫正视力为20/25到20/70,11例眼(73%)在最后一次随访时仍能维持此视力(平均,1个月;范围,6~72个月)[31]。在随访期间内未观察到人工角膜脱出[31]。

Boston人工角膜对于穿透性角膜移植术失败的非瘢痕性角膜病患者是一个合适的选择。考虑到随角膜移植次数增加,植片失败的风险越来越高,植片时间越来越短,Boston人工角膜手术应该根据患者恢复视力的意愿选择[32]。

Boston人工角膜手术的其他指征和结果

Ⅰ型Boston人工角膜在很多疾病中有成功的应用,包括带状疱疹神经营养性角膜病变[33],严重的春季角结膜炎[34],Mooren溃疡[34],和眼外伤[35]。这些文献报告的患者在人工角膜术后解剖结果成功,视功能改善,这些患者如果接受标准的穿透性角膜移植手术则预后很差。

参考文献

1. Klufas MA, Colby KA. The Boston keratoprosthesis. Int Ophthalmol Clin 2010;50:161–75.
2. Harissi-Dagher M, Khan BF, Schaumberg DA, et al. Importance of nutrition to corneal grafts when used as a carrier of the Boston keratoprosthesis. Cornea 2007;26:564–8.
3. Dohlman C, Harissi-Dagher M. The Boston keratoprosthesis: a new threadless design. Digital J Ophthalmol 2007;13.
4. Khan BF, Harissi-Dagher M, Khan DM, et al. Advances in Boston keratoprosthesis: enhancing retention and prevention of infection and inflammation. Int Ophthalmol Clin 2007;47:61–71.
5. Dohlman CH, Dudenhoefer EJ, Khan BF, et al. Protection of the ocular surface after keratoprosthesis surgery: the role of soft contact lenses. CLAO J 2002;28:72–4.
6. Durand ML, Dohlman CH. Successful prevention of bacterial endophthalmitis in eyes with the Boston keratoprosthesis. Cornea 2009;28:896–901.
7. Zerbe BL, Belin MW, Ciolino JB, et al. Results from the multicenter Boston type 1 keratoprosthesis study. Ophthalmology 2006;113:1779–84.
8. Greiner MA, Li JY, Mannis MJ. Longer-term vision outcomes and complications with the Boston type 1 keratoprosthesis at the University of California, Davis. Ophthalmology 2011;118:1543–50.
9. Patel AP, Wu EI, Ritterband DC, et al. Boston type 1 keratoprosthesis: the New York Eye and Ear experience. Eye 2012;26:418–25.
10. Todani A, Ciolino JB, Ament JD, et al. Titanium back plate for a PMMA keratoprosthesis: clinical outcomes. Graefes Arch Clin Exp Ophthalmol 2011;249:1515–8.
11. Dunlap K, Chak G, Aquavella JV, et al. Short-term visual outcomes of Boston type 1 keratoprosthesis implantation. Ophthalmology 2010;117:687–92.
12. Robert MC, Harissi-Dagher M. Boston type 1 keratoprosthesis: the CHUM experience. Can J Ophthalmol 2011;46:164–8.
13. Verdejo-Gónez L, Peláez N, Gris O, et al. The Boston type I keratoprosthesis: an assessment of its efficacy and safety. Ophthalmic Surg Lasers Imaging 2011;42:446–52.
14. Aldave AJ, Kamal KM, Vo RC, et al. The Boston type I keratoprosthesis: improving outcomes and expanding indications. Ophthalmology 2009;116:640–51.
15. Chew HF, Ayres BD, Hammmersmith KM, et al. Boston keratoprosthesis outcomes and complications. Cornea 2009;28:989–96.
16. Yaghouti F, Nouri M, Abad JC, et al. Keratoprosthesis: preoperative prognostic categories. Cornea 2001;20:19–23.
17. Ramaesh K, Ramaesh T, Dutton GN, et al. Evolving concepts on the pathogenic mechanisms of aniridia related keratopathy. Int J Biochem Cell Biol 2005;37:547–57.
18. Holland EJ, Djalilian AR, Schwartz GS. Management of aniridic keratopathy with keratolimbal allograft: a limbal stem cell transplantation technique. Ophthalmology 2003;110:125–30.
19. Akpek EK, Harissi-Dagher M, Petrarca R, et al. Outcomes of Boston keratoprosthesis in aniridia: a retrospective multicenter study. Am J Ophthalmol 2007;144:227–31.
20. Bahktiari P, Chan C, Welder JD, et al. Surgical and visual outcomes of the type I Boston keratoprosthesis for the management of aniridic fibrosis syndrome in congenital aniridia. Am J Ophthalmol 2009;153:967–71.
21. Sayegh RR, Ang LPK, Foster CS, et al. The Boston keratoprosthesis in Stevens–Johnson syndrome. Am J Ophthalmol 2008;145:438–44.
22. Ciralsky J, Papaliodis GN, Foster CS, et al. Keratoprosthesis in autoimmune disease. Ocul Immunol Inflamm 2010;18:275–80.
23. Sejpal K, Yu F, Aldave AJ. The Boston keratoprosthesis in the management of corneal limbal stem cell deficiency. Cornea 2011;30:1187–94.
24. Dana MR, Moyes AL, Gomes JA, et al. The indications for and outcome in pediatric keratoplasty. A multicenter study. Ophthalmology 1995;102:1129–38.
25. Huang C, O'Hara M, Mannis MJ. Primary pediatric keratoplasty: indications and outcomes. Cornea 2009;28:1003–8.
26. Botelho PJ, Congdon NG, Handa JT, et al. Keratoprosthesis in high-risk pediatric corneal transplantation: first 2 cases. Arch Ophthalmol 2006;124:1356–7.
27. Aquavella JV, Gearinger MD, Akpek EK, et al. Pediatric keratoprosthesis. Ophthalmology 2007;114:989–94.
28. Nallasamy S, Colby K. Keratoprosthesis: procedure of choice for corneal opacities in children? Semin Ophthalmol 2010;25:244–8.

29. Epstein RJ, Seedor JA, Dreizen NG, et al. Penetrating keratoplasty for herpes simplex keratitis and keratoconus. Allograft rejection and survival. Ophthalmology 1987;94:935-44.
30. Ficker LA, Kirkness CM, Rice NS, et al. The changing management and improved prognosis for corneal grafting in herpes simplex keratitis. Ophthalmology 1989;96:1587-96.
31. Kahn BF, Harissi-Dagher M, Pavan-Langston D, et al. The Boston keratoprosthesis in herpetic keratitis. Arch Ophthalmol 2007;125:745-9.
32. Bersudsky V, Blum-Hareuveni T, Rehany U, et al. The profile of repeated corneal transplantation. Ophthalmology 2001;108:461-9.
33. Pavan-Langston D, Dohlman CH. Boston keratoprosthesis treatment of herpes zoster neurotrophic keratopathy. Ophthalmology 2008;115(Suppl. 2):S21-3.
34. Basu S, Taneja M, Sangwan VS. Boston type 1 keratoprosthesis for severe blinding vernal keratoconjunctivitis and Mooren's ulcer. Int Ophthalmol 2011;31:219-22.
35. Harissi-Dagher M, Dohlman CH. The Boston keratoprosthesis in severe ocular trauma. Can J Ophthalmol 2008;43:165-9.

第五十三章 改良骨-牙-人工角膜：MOOKP

GUILLERMO AMESCUA and VICTOR L. PEREZ

介绍

角膜移植解决了角膜盲的治疗问题。角膜异体移植植片在非炎症性并且具有健康眼表的受体上，在合适的条件下5年存活率大于80%[1]。在炎症性眼表疾病导致的角膜盲和（或）血管化角膜的患者中，例如免疫性疾病（眼瘢痕性类天疱疮，Stevens-Johnson综合征）和角膜缘干细胞缺乏（无虹膜，严重的化学烧伤），没有这么高的解剖移植物成活率。这些情况下角膜异体移植植片的预后很差，存活率低于25%[2]。据世界健康组织数据，角膜盲已成为发达国家第四大常见致盲性眼病，发展中国家第二大常见致盲性眼病。这些病例主要处于眼表疾病的末期[3]。需要有比角膜同种异体角膜移植更安全和有效的治疗手段。Guillaume Pellier de Quengsy开始设计人工角膜的想法是将其作为角膜移植的替代物[4]。目前，最常用的人工角膜是Boston人工角膜（KPro™），AlphaCor™人工角膜和骨-牙-人工角膜（OOKP）[5]。

OOKP的研发已超过45年。这款人工角膜基本的理念是使用患者自己的组织（把患者自身的牙根和牙槽骨进行异位自体移植）支持聚甲基丙烯酸甲酯（PMMA）制作成的光学透镜筒，因此大大降低了对外来组织免疫反应的可能。具有自体活性物质支持的光学透镜筒减少了假体脱出的风险并能保持长期稳定。OOKP由患者的牙根和牙槽骨制成薄片状支持光学透镜筒。该装置表面覆盖黏膜保护不受恶劣的外部环境干扰，例如眼表角化（图53-1）。目前，由Strampelli设计的OOKP被Falcinelli改进为MOOKP，是现在视力结果最好的人工角膜并且能够做到在长期随访过程中恢复晚期眼表疾病患者的视力。

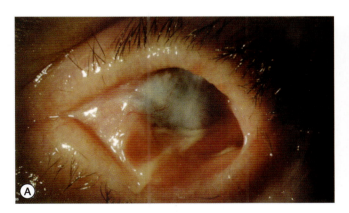 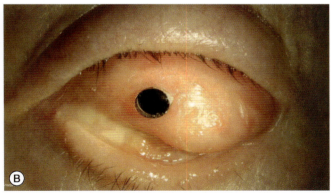

图53-1 （A）一位Stevens-Johnson综合征患者，对侧眼多次移植失败，包括一次角膜缘干细胞同种异体移植。（B）同一患者左眼8个月前接受OOKP手术，最佳矫正视力20/20

MOOKP的指征和术前考虑

MOOKP的指征是双眼角膜盲，晚期眼表疾病，严重的角膜血管化和（或）晚期角膜缘干细胞缺乏（框53-1）。表53-1列出了相对和绝对的手术禁忌证。

接受MOOKP手术的患者需要接受广泛的眼科和用药评价。评价包括视力潜力，细致的裂隙灯检查，超声生物显微镜，A型超声扫描和电子或机械眼压测量。角膜医生应该与青光眼医生合作术前评价患眼，以发现有可能术前存在的青光眼，并为目前或将要发生的青光眼制定用药或手术方案。大约50%需要接受人工角膜手术的患者，在术前即存在继发性青光眼和进行性青光眼性视神经损害，这是导致MOOKP术后患者视力丢失的最常见原因[7]。

框 53-1　OOKP 手术适应证

Stevens-Johnson 综合征
中毒性上皮坏死
眼瘢痕性类天疱疮
沙眼
眼表烧伤（化学伤、热烧伤）
严重的眼睑功能障碍导致的暴露性角膜病变（如颅缝早闭）
晚期自身免疫性干眼（如 Sjogren 综合征）
医源性完全性干细胞丢失伴角膜血管化（如冷冻疗法、放射疗法）
严重的眼表疾病致多次角膜移植失败

表 53-1　OOKP 手术禁忌证

绝对禁忌证	相对禁忌证
儿童患者，由于骨质重吸收发生率高	光感不明确，尤其已知患严重青光眼的患者
眼球痨	
无光感眼	不能够或拒绝密切临床随诊的患者
不能手术治疗的视网膜脱离或严重的后节损伤的患眼	
对视力或外观有不现实期待的患者	

术前评价可以使用视觉诱发电位（VEP）和视网膜电图（ERG），来获得对潜在视力更客观的评价。虽然不是必须使用这些检查方法，但是研究显示具有正常 ERG 或 VEP 的患者比异常的患者术后视力好[8]。

术前评价还需要包括患者详细的心理学评价。候选接受 MOOKP 的大多数患者多年视力很差，有过多次试图恢复视力但手术失败的经历。应对这些患者，家属及相关人员详细解释手术的风险。即使 MOOKP 手术的视力结果较好，往往还是与患者的期望相去甚远。患者需理解手术成功后，视野仍然会受限，并且假体需要长期护理。同时，术后外观效果可能会干扰到与不熟悉这种手术的人们的社交。

在 MOOKP 术前需要对患者的口腔黏膜和整个口腔健康状况进行评价。必须做全颌曲面断层片和牙 X 线片，使用螺旋数控断层摄影（CT）很有帮助。为了获得更多的骨质，应选择拥有最大牙根的最健康牙齿。根据 Falcinelli 等[6,9]对牙齿的选择，按有用程度的降序排列是，上犬牙，下犬牙，上切牙，第一或第二上磨牙，第一或第二下磨牙和下切牙。如果患者口腔不健康，不能取得一颗健康的牙齿，则选择亲属的异体移植物。这将要求全身使用免疫抑制剂。在决定接受异体移植之前，患者应该了解免疫抑制治疗的风险，明白长期的效果不能等同于标准的移植手术。

手术技术

Rome-Vienna 准则是 2005 年在 Falcinelli 教授指导下公开发表的。这个手术准则作为 OOKP 手术的金标准详细地描述了手术技术[9]。我们小组严格遵守这一准则（图 53-2）。

MOOKP 手术有两个主要手术阶段。阶段 1 涉及眼球，黏膜和骨牙板的准备。阶段 2 涉及骨牙板的植入。两个阶段都需要全麻。当然病人需要在麻醉前接受麻醉评估。Stevens-Johnson 综合征患者经常患有口腔黏膜溃疡，瘢痕和张口受限，所有这些都会给插管带来困难。手术阶段 1 需在经鼻插管或经口腔插管下进行，阶段 2 需在经口腔插管下进行[10]。

阶段 1

这一阶段的目标是使眼表覆盖健康的口腔黏膜组织，将骨牙板放置在皮下间隙里，最好是在眶颧区。黏膜的主要作用是保护眼表不干燥，支持骨-牙-丙烯酸板（OOAL），作为抗感染屏障，为骨质提供血供。手术阶段 1 可以分别在 2 个不同的手术日进行。如果前节重建需要耗时太长或是口腔黏膜植片不存活风险很高（如血供差或非常干燥），可以先放置口腔黏膜。骨-牙-丙烯酸板只可以在皮下间隙存放大约 3～5 个月，所以手术各阶段的时间安排很重要。把骨-牙-丙烯酸板埋置在皮下间隙过长时间，可能造成严重的骨质重吸收。

黏膜的制备

口腔是一处可以获得较多黏膜组织的选择。唇，腭，阴道黏膜也都可以使用。

全麻下，用诊镜撑开口腔，用聚维酮碘消毒口腔。切下直径 3～4cm 的口型黏膜，注意保护腮腺导管。切除大部分黏膜下脂肪。制备好的黏膜植片保存在抗生素溶液里。

眼球的准备

眼球的前表面在覆盖黏膜前需妥善准备。全周结

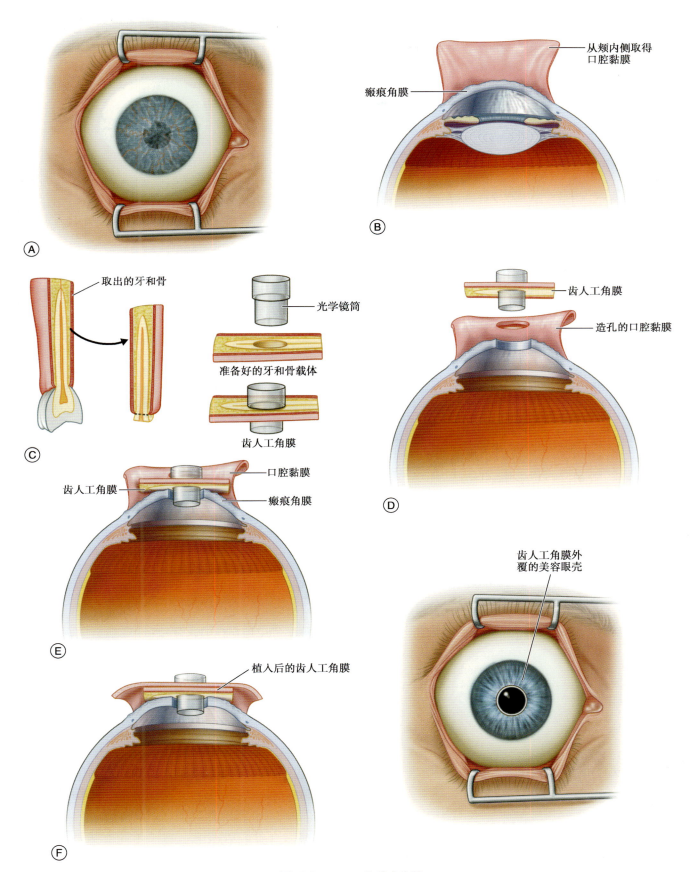

图 53-2　OOKP 的手术步骤

膜切开直到直肌止点。角膜上皮, Bowman's 膜和角膜缘干细胞都需要切除。轻柔地烧灼止血。如果角膜没有明显的新生血管,则用 Tenon's 囊覆盖角膜。如果有明显的角膜变薄区(例如既往穿孔),此时还应该行板层或全层角膜移植手术。眼球前表面准备完毕后,将黏膜植片从抗生素溶液中取出,用平衡盐溶液清洗。黏膜植片平铺在眼表,用可吸收线间断缝合在直肌止点附近的浅层巩膜上。可能的情况下,应当缝合结膜和黏膜边缘。

薄板的制备

这一过程应与口腔与颌面外科医生(OMFS)联合进行。全麻后,用聚维酮碘消毒口腔。使用骨锯将牙根和牙槽骨取下。重点是保留骨膜,因为后期将用来包裹在移植骨的表面。推荐的牙-牙槽骨板的尺寸是长 15mm 和 10mm 的前腭面积。除去一半的牙根,骨板应当保留 3.5mm 厚的骨板(不少于 3.0mm)。磨削过程中,应当浇水。为了避免损伤牙-牙槽骨板,处理骨板时应手持冠部。下一步是用金刚砂涂层飞轮去掉一半前颞侧的根部或是牙槽骨的内侧。在牙骨质中央钻一个孔用于放置镜筒,镜筒边缘至少保留 1mm 的牙骨质。孔应当垂直牙骨板平面,避免光学镜筒倾斜。镜筒的尺寸可以不同[11]。我们小组遵照 Falcinelli 和他的团队的建议选择。为了在粘合过程中保持镜筒的位置,后一部分的直径应当大于前一部分直径约 0.3mm。等待粘合剂表面干燥非常重要。用飞轮将牙冠除去,用聚维酮碘冲洗植入物。再将冠部浸泡在抗生素溶液中,插入皮下囊中(图 53-3)。植入物将放置在此 3 个月,用足够的时间使植入物重新血管化和等待骨膜生长。骨-牙-丙烯酸板应和牙骨质一起面对眶插入,骨面对眶周肌肉。伤口愈合过程需要仔细监测任何感染迹象(图 53-4)。

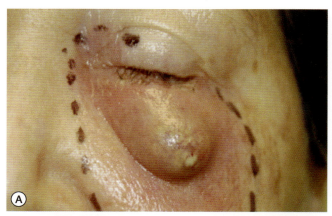

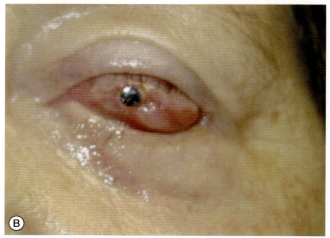

图 53-4 (A)皮下植入骨-牙-丙烯酸板后的皮肤蜂窝织炎。(B)12 个月后同一患者,骨-牙-丙烯酸板取出并植入左侧乳房下的皮下组织

阶段 2

这个阶段计划在植入牙-骨-丙烯酸板后 3 个月进行。黏膜植片应当完全和眼表愈合在一起,没有任何坏死的迹象。在无菌的条件下,将薄板从皮下间隙内取出并仔细检查是否有严重的骨质重吸收迹象。移出牙-骨-丙烯酸板,取出周围连接组织。然后,切开一部分覆盖在眼表面的黏膜,向上掀起黏膜与眼表分开,制作出一个瓣,但下面仍然连接在一起。浅层巩膜上缝合 Flieringa 环,和 180°分开的牵引缝线。缝线用来在植入薄板时起到提举环的作用。确定角膜中心后进行环钻。Facinelli 等推荐如仍存留有虹膜,晶状体和前部玻璃体应全部切除[6,9]。做三条放射状角膜切口。晶状体摘除可以使用囊内或囊外技术[5]。提拉固定在 Flieringa 环上的牵引线,同时植入移植物。缝合关闭

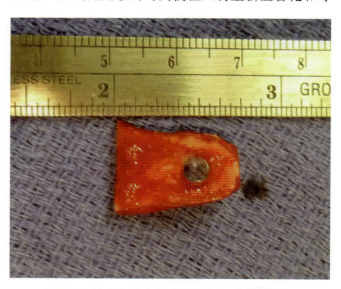

图 53-3 准备好植入皮下间隙的骨-牙-丙烯酸板

角膜放射状切口。注入空气或平衡盐溶液撑起眼压。尼龙线间断缝合固定移植物。移植物的后部应接触角膜,该区域里不能有连接组织。用间接检眼镜观察,仔细检查确定镜筒中心对准黄斑。除去 Flieringa 环。最后的步骤是反折黏膜并在中心开口暴露光学镜筒的前表面。然后将黏膜缝合在浅层巩膜和结膜上。

术后护理

阶段 1 结束后应佩戴巩膜壳,避免穹隆缩窄和黏膜干燥。阶段 1 和阶段 2 术后应立即使用局部和全身抗生素。每阶段手术后一周,可以使用低剂量全身糖皮质激素。为了避免阶段 1 手术后口腔黏膜感染,应使用抗生素清洗口腔直到缺损黏膜愈合。每天都需要用无菌平衡盐溶液和无菌棉棒清洗黏膜和假体。术后第一个月需要密切随诊,然后患者需每 4 个月一次随诊。在随诊期间,需进行检查视力和眼球触诊。每 6 个月建议进行一次自动视野和标准视神经照相。如果怀疑有骨质重吸收(例如屈光度变化),建议行三维螺旋 CT 检查。

MOOKP 术后的视力和解剖效果

Facinelli 研究组拥有最多的病例数和最长的随访时间[9]。他们最近的报告包括 224 例患者,解剖成功率 94%,平均随访时间 9.4 年,有些患者已经随访超过 25 年。这篇报告是所有类型人工角膜的研究中随访时间最长的。在另一篇文献中 Falcinelli 等在 224 例患者中选择了严格遵守同一手术准则进行手术的 181 例患者。存活分析显示术后 18 年仍然保留完整假体的比例是 85%。平均最佳矫正视力从 0.41 Log Mar(青光眼术后大疱性角膜病变患者)到 0.8 Log Mar(角膜烧伤和干眼综合征患者)[6]。

另一篇印度文献,50 例患者,平均随访时间 15.38 个月(范围,1~58 个月),显示解剖的成功率与一篇意大利文献类似,后者最佳矫正视力 >20/60 的患者占 66%。只有 5 例患者在 OOKP 术后视力下降[12]。亚洲 MOOKP 研究小组报告 16 例患者,平均随访时间 19.1 个月(范围 5~31 个月)。16 例患者中的 15 例获得成功的解剖结果。1 例接受过多次抗青光眼手术的患者在阶段 2 时发生暴发性脉络膜出血。15 例解剖成功的患者中的 11 例获得 20/40 及以上的最佳矫正视力[13]。2009 年,美国首次进行 MOOKP 手术,患者因 Steven-Johnson 综合征失明[14,15]。手术过程顺利,2 年后的随访结果与其他发表的文献类似,最佳矫正视力是 20/50。至今尚无并发症。至今为止,使用同样的设备,另有 3 例患者接受了 MOOKP 手术的一个或多个阶段。

MOOKP 的手术并发症

MOOKP 阶段 1 的术中并发症和早期术后并发症

取牙的过程中相关的并发症包括损伤邻近牙齿及损伤上颌窦。如果进入了上颌窦,应当关闭周围黏膜以修补缺损,防止形成瘘管。口腔与颌面外科医生应当能够处理这一并发症。牙齿操作需要很仔细避免骨或牙本质出现裂痕,因为裂痕不能修复,如果出现裂痕只能再取一颗牙。术后早期,应监测骨-牙-丙烯酸板植入处是否有感染迹象。如果发生感染,应将骨-牙-丙烯酸板取出,做伤口培养并清洁。骨板也需清洁,用抗生素溶液冲洗,换一处皮下空间再次植入。任何感染的患者都需要全身使用抗生素。

在取口腔黏膜的过程中,有损伤腮腺导管的风险。黏膜缺损处大量出血是另一并发症。可以用烧灼和浸有止血药物的棉片压迫止血。在黏膜缺损愈合过程中可能形成严重的纤维化。

与眼球准备相关的并发症包括缝和过程中可能眼球穿孔。如果穿孔不能缝合修复,应当局部使用植片避免低眼压和眼内炎。术后早期密切观察黏膜的情况,对于及时发现坏死非常重要。如果高度怀疑发生坏死,需将黏膜做培养除外感染(图 53-5)。

MOOKP 阶段 2 术中和术后早期并发症

将移植物从皮下囊取出以后,需要仔细检查有无感染,牙本质和牙槽骨韧带有无损伤。镜筒需要牢固的附着其上。

与所有开窗手术相同,在眼球准备的过程中有发生术中并发症-脉络膜暴发性出血的可能。虹膜完全切除的过程中可能发生严重的术中出血。术中出血可能发展成玻璃体积血。可能需要用到前玻切和玻璃体内电凝。应当尽可能干净地切除前玻璃体及其中的积血。眼压升高是术后早期常见的并发症,术后应全身使用碳酸酐酶抑制剂或高渗利尿剂至少 1 周。

后期并发症

眼内炎

骨-牙-丙烯酸板和黏膜功能是抵抗微生物的最好

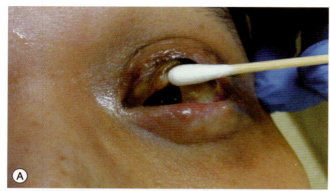
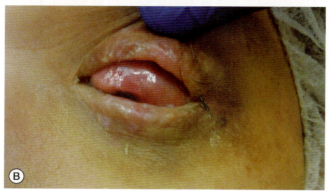

图 53-5 （A）口腔黏膜坏死，铜绿假单胞菌培养阳性。（B）同一患者，切除坏死黏膜组织并植入新的黏膜植片后一个月

屏障，因此与其他类型人工角膜装置相比，眼内炎发生率很低[16,17]。Falcinelli 报告 181 例患者眼内炎发生率是 2.2%[6,17]。Brighton 回顾 35 例连续的 MOOKP 手术，报告了 2 例眼内炎[17]。对于眼内炎患者，建议掀开黏膜，取出移植物，进行全玻切，玻璃体腔注射广谱抗生素。治疗需要使用暂时性人工角膜。用角膜植片将眼球闭合，再缝合黏膜。

青光眼

如前所述，很多需要进行 MOOKP 手术恢复视力的患者在术前即患有青光眼。因此，在阶段 1 或阶段 2 手术前，应尽可能控制好眼压。植入青光眼引流阀（GDD）是较好的手术方式。内镜下睫状体光凝（ECP）可以作为青光眼引流阀的替代手术。目前没有关于用内镜下光凝为 MOOKP 手术控制眼压的长期安全性的报告，有严重并发症的报告[18]。Rome-Vienna 准则推荐青光眼引流阀作为控制高眼压的首选治疗，避免在阶段 2 手术时放置青光眼引流阀。由于阶段 2 手术后前节的结构发生重大改变，因此有发生继发性青光眼的可能。应用电子眼压计密切随访眼压。如果眼压升高，不能用局部或全身药物控制或确认视神经损害已发生，（视野检查或视神经光学相干断层扫描（OCT）测量神经纤维层），就应该植入青光眼引流阀[19]。

视网膜脱离

Falcinelli 小组报告的视网膜脱离的发生率约 5%[6,9]。2008 年，Brighton 报告 35 例患者中，视网膜脱离的发生率是 14%。3 例孔源性视网膜脱离，2 例继发于眼内炎[17]。可以用 BIOM 系统成功修复或掀开黏膜放置临时性人工角膜。也可以用巩膜扣带术，但可能还需要进行其他眼内视网膜手术，包括气体和（或）硅油充填[20]。

假体后膜（RPM）

假体后膜是 MOOKP 手术的少见并发症。偶发的假体后膜病例，可以用 YAG 激光处理。如果激光不足以切开假体后膜或切开后复发，可能需要手术切除假体后膜，清理视轴。

结论

MOOKP 手术过程长，难度高，手术有挑战性，需要联合药物和手术治疗。假体长期稳定和视力效果好使得它成为严重的自身免疫性角膜疾病或晚期眼表病变导致的双侧角膜盲患者进行人工角膜手术的一个选择。

参考文献

1. Rahman I, Carley F, Hillarby C, et al. Penetrating keratoplasty: indications, outcomes, and complications. Eye (Lond) 2009;23: 1288–94.
2. Tugal-Tutkun I, Akova YA, Foster CS. Penetrating keratoplasty in cicatrizing conjunctival diseases. Ophthalmology 1995;102: 576–85.
3. Whitcher JP, Srinivasan M, Upadhyay MP. Corneal blindness: a global perspective. Bull World Health Organ 2001;79:214–21.
4. Mannis MJ. Corneal transplantation. Western J Med 1984;140:270.
5. Liu C, Paul B, Tandon R, et al. The osteo-odonto-keratoprosthesis (OOKP). Semin Ophthalmol 2005;20:113–28.
6. Falcinelli G, Falsini B, Taloni M, et al. Modified osteo-odonto-keratoprosthesis for treatment of corneal blindness: long-term anatomical and functional outcomes in 181 cases. Arch Ophthalmol 2005;123:1319–29.
7. Netland PA, Terada H, Dohlman CH. Glaucoma associated with keratoprosthesis. Ophthalmology 1998;105:751–7.
8. de Araujo AL, Charoenrook V, de la Paz MF, et al. The role of visual evoked potential and electroretinography in the preoperative assessment of osteo-keratoprosthesis or osteo-odonto-keratoprosthesis surgery. Acta Ophthalmol 2011;19.
9. Hille K, Grabner G, Liu C, et al. Standards for modified osteo-odontokeratoprosthesis (OOKP) surgery according to Strampelli and Falcinelli: the Rome–Vienna Protocol. Cornea 2005;24:895–908.
10. Garg R, Khanna P, Sinha R. Perioperative management of patients for osteo-odonto-kreatoprosthesis under general anaesthesia: a retrospective study. Indian J Anaesth 2011;55:271–3.
11. Hull CC, Liu CS, Sciscio A, et al. Optical cylinder designs to increase

the field of vision in the osteo-odonto-keratoprosthesis. Graefes Arch Clin Exp Ophthalmol 2000;238:1002–8.
12. Iyer G, Pillai VS, Srinivasan B, et al. Modified osteo-odonto keratoprosthesis – the Indian experience–results of the first 50 cases. Cornea 2010;29:771–6.
13. Tan DT, Tay AB, Theng JT, et al. Keratoprosthesis surgery for end-stage corneal blindness in Asian eyes. Ophthalmology 2008;115:503–10, e3.
14. Parel JM, Sweeney D. OOKP. Cornea 2005;24:893–4.
15. Sawatari Y, Perez VL, Parel JM, et al. Oral and maxillofacial surgeons' role in the first successful modified osteo-odonto-keratoprosthesis performed in the United States. J Oral Maxillofac Surg 2011;69:1750–6.
16. Nouri M, Terada H, Alfonso EC, et al. Endophthalmitis after keratoprosthesis: incidence, bacterial causes, and risk factors. Arch Ophthalmol 2001;119:484–9.
17. Hughes EH, Mokete B, Ainsworth G, et al. Vitreoretinal complications of osteoodontokeratoprosthesis surgery. Retina 2008;28:1138–45.
18. Lee RM, Al Raqqad N, Gomaa A, et al. Endoscopic cyclophotocoagulation in osteo-odonto-keratoprosthesis (OOKP) eyes. J Glaucoma 2011;20:68–9.
19. Kumar RS, Tan DT, Por YM, et al. Glaucoma management in patients with osteo-odonto-keratoprosthesis (OOKP): the Singapore OOKP Study. J Glaucoma 2009;18:354–60.
20. Ray S, Khan BF, Dohlman CH, et al. Management of vitreoretinal complications in eyes with permanent keratoprosthesis. Arch Ophthalmol 2002;120:559–66.

第五十四章 严重眼表疾病的治疗示例

EDWARD J. HOLLAND, W. BARRY LEE, and MARK J. MANNIS

介绍

严重眼表疾病的处理需要全身和分段式的治疗。选择最合适的治疗方式对于眼表重建的效果十分重要。另外,眼泪功能不良,眼睑异常,和其他严重的眼部伴发疾病必须在眼表手术治疗前处理好,以获得成功的术后效果。例如矫正兔眼,沙眼,严重的干眼,或任何眼表移植手术之前存在的青光眼。选择治疗方案时应特别注意病变潜在的病理性质;眼表疾病的范围和程度,包括干细胞损伤的程度;病变是单侧还是双侧;有无结膜炎症;泪液产生是否正常,严重改变或无泪液;患者年龄和可能与全身使用免疫抑制剂相关的系统性伴发疾病。

框54-1列出稳定眼表的药物治疗。药物治疗是恢复眼表完整性的必要和有效手段,可能不适合长期使用,尤其是如果存在严重干细胞缺乏的情况。在严重干细胞缺乏的情况下,应考虑手术治疗。下面一段列出基于单侧(图54-1)还是双侧(图54-2)的眼表病变,决定手术治疗需要考虑的内容。

框54-1 眼表疾病的药物或诊室治疗策略

- 频繁使用没有防腐剂的人工泪液、凝胶或润滑油
- 临时或永久累断栓塞
- 羊膜
- 口服 ω-3 脂肪酸补充剂
- 局部维生素 A
- 局部自体血清
- 局部白蛋白
- 局部抗感染药物(环孢素、糖皮质激素)
- 全身免疫调节剂
- 接触镜治疗
  - 软性绷带镜(临时)
  - 巩膜接触镜(长期)

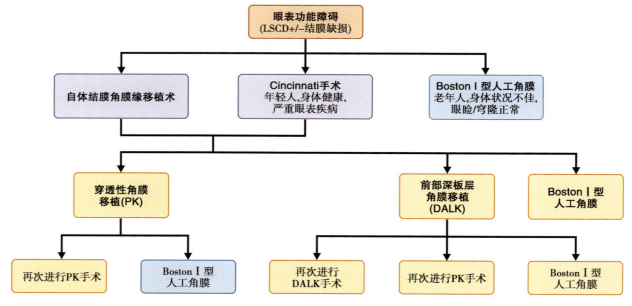

图54-1 单侧眼表疾病的手术治疗选择

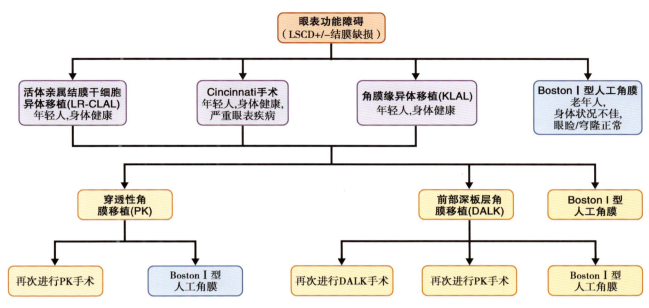

图 54-2 双侧眼表疾病的手术治疗选择

手术治疗选择

治疗干细胞缺乏引起的眼表疾病，选择手术治疗需要考虑的内容包括：（1）疾病是单侧还是双侧，（2）干细胞受累的程度，（3）泪液产生的水平/泪液基础状态，和（4）是否有结膜炎症。出现结膜炎症是一项重要体征，对于制定严重眼表疾病的治疗方案有重要的意义。下面的流程表列出单侧疾病的治疗策略（图 54-1）。

单侧疾病

单侧结膜病变

患有单侧眼表疾病的患者，术前计划应当包括仔细评价双眼的结膜状态。单侧病变只局限于结膜的患者，不需要进行干细胞移植。属于这类的疾病有原发或复发的翼状胬肉，单侧局限的结膜肿瘤，例如鳞状细胞癌或结膜上皮内新生物（CIN）。进行同眼或对侧眼结膜自体移植会对这种情况有帮助。自体结膜植片可以在上方或下方球结膜取得，但下方球结膜取植片发生睑球粘连的风险要稍高一些。取结膜植片的时候不需要取角膜缘组织。图 54-1 列出手术治疗选择的流程表。

如果不能在同侧眼或对侧眼取结膜植片，可以用羊膜修复结膜缺损。与结膜植片相比，羊膜自身带有稍高的复发风险，但是可获得的结膜不足的情况下可以使用羊膜[1,2]。自体结膜植片或羊膜可使用缝线固定或纤维蛋白交固定，需要局部使用激素抑制免疫。不需要全身免疫抑制。

单侧角膜缘疾病

如果眼表疾病是单眼且涉及角膜缘组织和结膜，那么患眼角膜缘受累的程度对于临床制定治疗方案具有重要意义。此时，眼科医生需要仔细检查对侧眼是否已发生早期角膜缘病变。例如，单眼角膜缘受累的病变包括化学伤或严重的接触镜引起的眼表干细胞损伤。如果受累面积小（小于 50%），做连续的结膜上皮切除即可。如果面积更大，就需要做对侧眼结膜/角膜缘自体移植（CLAU）。也可以选择离体干细胞扩增联合自体或同种异体角膜缘组织移植。这一技术需要局部使用糖皮质激素和（或）环孢素抑制免疫，或使用亲属或捐赠者的组织需要全身免疫抑制。

单侧结膜及角膜缘疾病

如果眼表疾病是单侧的，但波及结膜和角膜缘组织，在术前考虑损伤的程度非常重要。在考虑任何手术治疗前必须控制结膜炎症。即便如此，预后也比仅波及单侧结膜或角膜缘眼表组织的疾病预后更无保证。临床情况包括严重的眼表化学伤例如严重碱烧伤。治疗策略与单纯角膜缘疾病相似，包括干细胞移植例如结膜/角膜缘自体移植或改良 Cincinnati 术。如果结膜和角膜缘干细胞损伤都很重，严重的眼表衰竭和广泛的睑球粘连，感觉采用改良 Cincinnati 术比单独采用结膜/角膜缘自体移植更合适。改良 Cincinnati 术上下方角膜缘用亲属供体结膜角膜缘同种异体移植联合鼻侧和颞侧捐献供体角膜缘同种异体移植。或者，这种情况可以使用人工角膜，尤其是患有多种全身伴发疾病的老年患者，他们不适合使用全身免疫抑制剂。

双侧疾病

双侧眼表疾病预后更需谨慎，手术选择也受更多限制。病变的范围和是否有结膜炎症是术前需要着重考虑的。双侧疾病不适合取用对侧眼的组织。图 54-1 显示了手术选择的流程图。

双侧结膜正常的角膜缘疾病

大部分角膜缘受累但结膜正常的双侧眼表疾病，需要进行角膜缘干细胞移植以重建眼表。准确评价角膜缘受累范围对于制定手术计划非常重要。先天干细胞缺乏，例如无虹膜或双侧严重的接触镜导致的干细胞缺乏是这类疾病的代表。如果角膜缘部分受累（少于 50%），连续结膜上皮切除是有效的治疗策略。如果角膜缘受累范围大于 50%，则需选择角膜缘干细胞移植，角膜缘同种异体移植（KLAL）或亲属供体结膜角膜缘同种异体移植（lr-CLAL）。角膜缘同种异体移植可以提供足够的干细胞并可以利用已经准备好的捐献组织。亲属供体结膜角膜缘同种异体移植的供体组织和受体可能很好地匹配，这样可以大大降低植片排斥的风险。为重建眼表，接受角膜缘同种异体移植或亲属供体结膜角膜缘同种异体移植的患者需要局部或全身使用免疫抑制剂。对于老年患者或有严重全身伴发疾病不能耐受全身免疫抑制的患者，人工角膜手术是另一种选择。

很多眼表疾病合并有角膜瘢痕和混浊并最终需要进行角膜移植手术。在这些情况下，前部深板层角膜移植（DALK）比穿透性角膜移植（PK）更有优势，消除了内皮排斥的风险并提高了伤口恢复的稳定性[3]。在多次前部深板层角膜移植或穿透性角膜移植手术失败后，如再次行捐献材料移植手术，则植片存活率极低或不可能存活，这种情况下还可以选择人工角膜手术。双侧角膜缘疾病患者在接受眼表移植手术前不应进行前部深板层角膜移植或穿透性角膜移植手术，因为大量的角膜缘干细胞受损的情况下，角膜植片不可能存活。

双侧角膜缘疾病伴有既往结膜疾病

这类眼表疾病是指双侧角膜缘疾病伴有既往曾患但现已平静或得到控制的结膜炎症，框 54-1 列出了治疗这种炎症的方法。这种类型疾病包括既往结膜损伤或曾经患有结膜炎症性疾病。此类患者，手术治疗应选择角膜缘同种异体移植或亲属供体结膜角膜缘同种异体移植或二者联合（Cincinnati 术）。人工角膜手术是另一种选择。如果结膜损伤很少和(或)没有亲属供体，角膜缘同种异体移植术是最好的选择，除非患者年龄大或有系统性疾病，禁忌使用角膜缘同种异体移植术要求的全身免疫抑制剂。如果结膜损伤严重而且有亲属供体，亲属供体角膜缘同种异体移植术式对年轻患者或健康患者是最合适的选择，因为提供给眼表的结膜和干细胞可能很好的匹配。严重的睑球粘连和眼表衰竭的病例，Cincinnati 术是最合适的选择。这一手术上下方角膜缘用亲属供体结膜角膜缘同种异体移植联合鼻侧和颞侧捐献供体角膜缘同种异体移植。全身免疫抑制剂禁忌证的病例人工角膜手术是最好的选择。

双侧角膜缘疾病伴有活动性结膜炎症

双侧角膜缘疾病伴有目前正在活动的结膜炎症的病例对眼表医生来说是最具挑战性的情况。这类病例包括 Stevens-Johnson 综合征，眼瘢痕性类天疱疮，和自身免疫性炎症性疾病。这类疾病是眼表疾病中预后最差的。在进行手术前，需尽一切努力减轻结膜炎症。笔者通常用局部和全身免疫抑制治疗，包括联合使用框 54-1 中所列出的大量药物治疗。局部和全身免疫抑制治疗下联合使用自家血清滴眼液可能特别有效，因为它富含维生素，抗感染因子和生长因子能够促进眼表稳定[4]。所有的手术都应尽可能推迟，直到结膜炎症消失或得到明显的改善。

结膜炎症控制后，最好的手术治疗包括角膜缘同种异体移植或亲属供体结膜角膜缘同种异体移植或二者联合（Cincinnati 术）。羊膜可作为上述手术的补充，抑制结膜纤维化和严重。这些手术要求使用大量局部和全身免疫抑制剂。自体干细胞或亲属供体干细胞是伴有结膜炎症的角膜缘疾病的另一种术式选择，也需要局部和全身免疫抑制治疗。

球结膜和睑结膜角化，角膜表面角化，和(或)缺少泪液或无泪液的患者，进行眼表移植手术效果很差。这种情况，可以考虑人工角膜手术，但仍然有很高的失败风险。对于这类患者，骨-牙-人工角膜（OOKP）可能是最合适的选择。不考虑所用方法，这种临床情况的预后是最不能保证的，其手术治疗和眼表重建是最具挑战性的眼表疾病。

眼表疾病，尤其是角膜缘干细胞缺乏，通常需要手术治疗,在眼表移植前,移植过程中和移植后,药物治疗都是对于稳定眼表很重要和有用的补充。虽然每一种眼表疾病应当因人而异,但本章列出了笔者在制定治疗示例过程中的考虑步骤。术前评价单双侧和疾病的范围,以及炎症程度都是影响手术决定过程的重要方面。另外,考虑进行任何重建眼表的手术之前,都需要先考虑眼部伴发疾病(例如青光眼)以及眼表的解剖和功能,包括眼睑,结膜和泪膜。考虑患者的年龄和全身并发疾病,因为很多眼表移植手术需要全身免疫抑制,会带来潜在的副作用。局部和全身免疫抑制为眼表移植手术的成功增加了另外的复杂性。这些情况下,都提供大量的手术挑战,眼表移植技术使手术医生能够扭转大多数挑战,减弱病情使患者获益医生欣慰。

参考文献

1. Luanratanakorn P, Ratanapakorn T, Suwan-Apichon O, et al. Randomised controlled study of conjunctival autograft versus amniotic membrane graft in pterygium excision. Br J Ophthalmol 2006;90:1476–80.
2. Kaufman SC, Lee WB, Jacobs DS, et al. Options and adjuvants in surgery for pterygium: A Report by the American Academy of Ophthalmology. Ophthalmology 2013;120:201–8.
3. Reinhart WJ, Musch, DC, Jacobs DS, et al. Deep anterior lamellar keratoplasty as an alternative to penetrating keratoplasty. Ophthalmology 2011;118:209–18.
4. Quinto GG, Campos M, Behrens A. Autologous serum for ocular surface diseases. Arq Bras Oftalmol 2008;71:47–54.

索引

Ⅰ型 Boston 人工角膜　389，394
Ⅰ型 Boston 人工角膜手术　391
Ⅱ型 Boston 人工角膜　389，394
Ⅱ型 Boston 人工角膜手术　392

A

ABO 血型　370
AEC 综合征　170
阿奇霉素　80，264
氨苯砜　167

B

Bell 现象　221
Bitot 斑　202
Boston Ⅰ型人工角膜移植术　231
Boston Ⅱ型人工角膜移植术　232
Boston Ⅰ型人工角膜　401
Boston 人工角膜　231，385，386，389，401
Boston 人工角膜手术技术　389
Bowman's 膜　197，206
巴利昔单抗　370
白内障　172
白血病　140
斑块状角膜营养不良　190
瘢痕性睑内翻　160，166
瘢痕性睑外翻　97，172
瘢痕性结膜炎　67
瘢痕性类天疱疮　235
半桥粒　188
暴露性角膜炎　155，279
杯状细胞　29，101
绷带镜　206，272，317
鼻黏膜　366
鼻黏膜移植　219
吡美莫司　114，166
必需脂肪酸　80
变异性无虹膜症　245
表层巩膜炎　140
表层上皮细胞　26
表皮干细胞　366
丙型肝炎病毒　149

并发症　373，374，394
病毒感染　126
玻璃化　341
玻璃凝胶膜　341

C

Cincinnati 手术　319，321，325，414
Cochet-Bonnet 触觉测量器　201
常年过敏性结膜炎　110
常年性过敏性结膜炎　83，96
超大直径软性接触镜　274
成纤维细胞　100
迟发型超敏反应　183
持续性角膜上皮缺损　277，376
充血　204
冲洗　214
初期临床结果　360
触觉检查　45
穿透角膜移植　219
穿透性角膜成形术　362
穿透性角膜移植　381
穿透性角膜移植术　364
春季角结膜炎　89，101，110
促分泌药　266
促泪液分泌药　80
醋酸泼尼松　369

D

Dua 分类法　215
大疱性皮肤病　223
带蒂结膜瓣　294
单侧角膜缘疾病　415
单侧结膜病变　415
单侧性　305
单侧眼表疾病　415
单纯疱疹病毒相关性睑缘炎　58
单纯前徙结膜瓣　294
单眼角膜缘干细胞缺乏　368
胆固醇　51
倒睫　29，67，166，172，378
毒性表皮坏死　223

毒性角结膜炎 183
多西环素 166
多形性红斑 223
多重眼部手术 252

E

EEC 综合征 170
额肌 12
儿童人工角膜 404

F

放疗 255
非甾体类抗感染药 87,93
非甾体类消炎药 113
非甾体类药物 128
肥大细胞稳定剂 110,112
分级系统 157
分类 310
分离方法 348
分期 107
缝线固定 381
氟喹诺酮 62
复发性角膜糜烂综合征 188
复发性糜烂综合征 277
副泪腺 29

G

改良骨-牙-人工角膜 407
钙质角膜变性 172
干扰素 α-2b 144
干细胞 127
干细胞移植 381
干眼 27,238
干眼亚型 74
干眼综合征 119,120
干眼症 3,70,72,172
干眼症诊断分级 77
干眼症治疗 70,77,119,120
干燥性角结膜炎 70,172
干燥综合征 32
感染性角膜炎 27
高渗剂 193
格子状角膜营养不良 190
供体 315,319
供体来源 370

巩膜镜 275
巩膜型角膜接触镜 169
巩膜型接触镜 174
共聚焦显微镜 45,141
骨-牙-人工角膜（OOKP） 407,416
骨齿人工角膜 231
骨架平台 338
骨髓源性祖细胞 127
光谱 OCT 45
光学相干层析成像 141
光学性角膜移植 331
硅胶塞 283
过敏 279
过敏性鼻炎 85,96,105
过敏性皮肤炎 85
过敏性眼部疾病 46

H

Hay-Wells 综合征 170
合成型支架 342
黑色素瘤 139,140,146
红斑 164
红斑痤疮 51,52,55,164
红霉素 62,166
红外线灼伤 221
虹膜炎 166
虹膜粘连 172
后睑缘炎 49,51,52
呼吸道 179
虎红染色 42
花粉热 105
化学伤 381
化学烧伤 211,212
环孢霉素 369
环孢素 79,102,114,167,174
环磷酰胺 167
患者问卷 42
磺胺醋酰 166
活动性结膜炎症 416
活检 141
活体-亲属结膜-角膜缘异体植片 319
活体结膜角膜缘异体移植 232,247
获得性 251

J

基底膜 27,188

基底膜异常　239
基底上皮细胞　27
基质瘢痕　308
基质金属蛋白酶　125
激素　128
季节过敏性结膜炎　110
季节性过敏性结膜炎　83
家兔口腔黏膜上皮细胞　357
家兔口腔黏膜上皮植片　359
颊黏膜移植　219
甲氨蝶呤　167,174
甲硝唑乳膏　166
甲状腺疾病　156
假体后膜（RPM）　412
假体后膜　398
假性胬肉　324
假性翼状胬肉　122
间充质干细胞　337,365
间接免疫荧光　237
睑板　13
睑板腺　29,60
睑板腺分泌物　64
睑板腺功能障碍　4,30,63,110,172,173
睑板腺疾病　30,60
睑板腺囊肿　61,63,67
睑板腺缺失　51
睑板腺腺管探通术　4
睑板腺阻塞　97
睑结膜　20,21
睑裂斑　122,140
睑内翻　29
睑球粘连　166,301
睑缘　11,13
睑缘缝合术　175,289
睑缘炎　3,4,30,46,48,52,54,58,110
睑缘粘连　166
睑缘粘连-外胚层缺陷-唇腭裂综合征　170
碱烧伤　211
降眼压药物　217
胶原蛋白植入物　283
胶原支架　340
角蛋白膜　342
角化棘皮瘤　140
角结膜干燥症　32
角膜　29,36,97
角膜凹陷　84

角膜瘢痕　98
角膜绷带镜　380
角膜表层切除术　287
角膜穿孔　172
角膜巩膜化　249
角膜基质　213
角膜基质营养不良　190
角膜接触镜　253
角膜浸润　396
角膜裂隙灯检查　201
角膜皮样瘤　386
角膜溶解　378,396
角膜融解　396
角膜上皮　26,36
角膜上皮成形术　326
角膜上皮干细胞　5
角膜上皮黏附异常病变　188
角膜上皮缺损　380
角膜上皮细胞再生障碍　251
角膜上皮重建　333
角膜炎　166
角膜炎-鱼鳞癣-耳聋综合征　170
角膜移植　219,378,381
角膜移植术　168,379
角膜缘　24
角膜缘干细胞　219,344
角膜缘干细胞龛室　350
角膜缘干细胞缺乏　36,239,251,278,305,404
角膜缘干细胞移植　8,115,168
角膜缘干细胞障碍　36
角膜缘龛　25
角膜缘上皮　24
角膜缘上皮干细胞　24,347
角膜缘上皮移植　349
角膜缘同种异体干细胞移植　374
角膜缘同种异体移植　368,381
角膜缘移植　311
角膜缘异体移植　8
角膜缘植片　379
角膜植片　379
接触镜　81,106,156,272,395
接触透镜引起的乳头状结膜炎　105
接触性过敏性结膜炎　110
结构和生化改变　212
结节性巩膜炎　149
结膜　13,19,21,29,97

结膜瘢痕 166
结膜瓣 290
结膜瓣手术 218
结膜瓣移植 180
结膜病理活检 185
结膜干细胞同种异体移植 373
结膜刮片 46
结膜黑色素瘤 146,147
结膜疾病 33
结膜角膜缘移植 314
结膜角膜缘自体移植 314
结膜角膜缘自体移植术 326
结膜淋巴瘤 148
结膜切除 158
结膜色素痣 145
结膜上皮 29
结膜上皮细胞 100
结膜松弛症 46,155
结膜下出血 155
结膜炎 48,173
结膜移植 219,311
结膜异体移植 7
结膜褶皱 157
结膜肿瘤 122
结膜转移性肿瘤 151
睫状肌麻痹剂 217
金刚砂钻浅表角膜切削术 195
浸润性鳞状细胞癌 141
晶状体囊膜 338
酒糟鼻 67
局部肥大细胞稳定剂 87,102
局部化疗 142
局部环孢霉素 263
局部润滑剂 193
局部糖皮质激素 262
局部维生素 A 264
局部雄激素点眼 67
局部血管收缩剂 87,93
局部治疗 331
局限性疾病 67
局灶性病变 61
巨大乳头结膜炎 92
巨乳头性结膜炎 52,105,110

K

卡波西肉瘤 151

抗代谢药物 143
抗凋亡机制 127
抗坏血酸盐 217
抗胸腺细胞球蛋白 174
抗血管内皮生长因子 217
抗炎细胞因子 124
抗组胺 87
抗组胺药 112
颗粒状角膜营养不良 190
壳聚糖 342
克林霉素 166
口服维生素 A 267
口腔黏膜干细胞 344
口腔黏膜上皮细胞移植 357
口腔黏膜上皮移植 335
口咽部 179
枯草菌素 62
枯草热 96
眶隔 13
眶脂肪 13

L

Lipiflow™系统 63
泪点栓塞 168,283,378
泪河测量 45
泪河高度 41
泪膜 13,15,21,29
泪膜的不稳定性 73
泪膜干涉测量 45
泪膜高渗 72
泪膜功能异常综合征 4
泪膜破裂时间 42
泪膜异常 307
泪膜异常综合征 4
泪膜脂质层 16
泪器的排泄系统 13
泪腺 29
泪腺功能单位 29
泪腺功能障碍 172
泪小点烧灼 378
泪小点栓塞 79
泪液高渗 73
泪液功能异常 18
泪液功能障碍 17
泪液功能障碍综合征 70
泪液缺乏型 78

泪液缺乏型干眼　78
泪液渗透压　18，41
泪液异常　17
冷冻疗法　142
离心种植细胞　344
丽丝胺绿　42，161
利妥昔单抗联合化疗　150
疗效　373
裂隙灯检查　41
临床分级标准　173
临床分期　173
临时补片　299
临时性睑缘缝合术　289
淋巴瘤　140
淋巴肿瘤　139
磷脂酶 A2　115
鳞状上皮瘤　139
鳞状细胞癌　140
鳞状细胞乳头状瘤　140
硫化磺胺醋酰　166
硫唑嘌呤　102，167，369
颅内肿瘤　201
滤疱性角膜炎　67
氯化钠滴眼液　206
氯替泼诺　369

M

Mebiol 凝胶　343
Merkle 细胞癌　52
MOOKP　407
MOOKP 的手术并发症　411
Müller 肌　12
吗替麦考酚酯　369，375
麦考酚酸莫酯　323
麦考酚酯　102
慢性结膜炎　140，149
慢性眼表炎症　231
慢性移植物抗宿主疾病　279
毛果芸香碱　80
毛囊膨出区来源的干细胞　366
毛囊蠕形螨　164
毛细血管扩张　164
霉酚酸酯　167，174
孟加拉玫瑰红　161
孟加拉玫瑰红染色　142
孟鲁司特　114

弥散性病变　61
泌尿生殖道　179
嘧啶二聚体　139
免疫机制　124
免疫排斥　374，376
免疫抑制剂　87，114，140，368
木样结膜炎　177

N

N-乙酰半胱氨酸　206，207
纳米纤维　342
内侧穹隆重建　129
内睑腺炎　62
尼科尔斯基征　227
黏蛋白　17
黏附复合体　188
黏膜角化　67
黏膜类天疱疮　166，235，333
柠檬酸盐　217
脓疱　164

O

OOKP 手术禁忌证　408

P

Pentacam® 角膜地形图　286
PROSE 治疗　275
Peters 综合征　386
排斥反应　323
疱疹性角膜炎　386
胚胎干细胞　338
胚胎牛血清　363
培养基　352
培育性口腔黏膜上皮细胞移植术　360
培育性人类口腔黏膜上皮植片　359
皮肤瘙痒　184
皮脂腺肥大　164
皮脂腺细胞癌　52，140，151
皮质激素　207
皮质类固醇　113
皮质类固醇类激素　174
评分系统　42
泼尼松　102，323，369
葡萄球菌性睑缘炎　48，50
葡萄球菌性前睑缘炎　54

Q

其他黏膜移植　311
其他体外培养黏膜移植　311
前板层角膜移植术　175
前部基质穿刺术　282
前基质穿刺术　194
前睑缘炎　49,54,56,57,67
前睫状神经　197
浅层巩膜炎　166
桥形结膜瓣　293
亲缘性结膜角膜干细胞同种异体移植　381
亲源性结膜角膜缘同种异体移植　368
亲属活体结膜干细胞移植　374
青光眼　308,376,378,398,412
青光眼阀　399
青光眼手术　252
青光眼药物　186
青少年皮肤胶状栗粒疹　179
穹隆　19
穹隆缩窄　160
穹隆重建　301
穹窿　29
穹隆部皱缩　166
丘疹　164
球结膜　19,20
球结膜水肿　183
球结膜移植　128
屈光手术　71
全层角膜移植术　240
全结膜瓣　291
全身免疫抑制　331
缺趾畸形-外胚层发育不良-唇腭裂综合征　170

R

Reis-Buckler's 营养不良　190
Roper-Hall 分类法　215
染色评分　65
热敷　110
热疗法　283
热烧伤　211
人工角膜　220
人工角膜手术　403-405
人工角膜移植术　168
人工晶状体　390
人工泪液　78,86,168,183,261
人口腔黏膜上皮细胞　359
人类 T 细胞白血病病毒　149
人类白细胞抗原　172,247
人免疫缺陷病毒（HIV）感染　139
人乳头瘤病毒（HPV）感染　139
人羊膜　338
日光性角化病　140
肉毒杆菌睑缘缝合术　289
蠕形螨性睑缘炎　55
软性水凝胶　272
软性隐形眼镜　105
软性治疗性接触镜　273

S

Salzmann's 结节变性　190
Schiff 试剂　44
Schirmer 实验　75,173,201
Schirmer 试验　41,42,376
SCORTEN（TEN 特异性疾病严重程度评分）等级　227
Sjögren 综合征　206
Stevens-Johnson 综合征　27,36,81,168,223,237,251,278,326,333,370,376,387,404
三叉神经眼支　197
扫描电镜　358
沙利度胺　174
沙眼　92
上方角膜缘角结膜炎　161
上颌神经　197
上皮干细胞　127
上皮间质转化　127
上皮缺损　395
舌下免疫治疗　116
伸肌　11
深板层角膜移植　220
神经性炎症　127
神经营养障碍角膜病变的临床分期　200
神经营养障碍性角膜病变　197
渗透压　46
生物骨架　338
生物合成型支架　339
生物胶　218
尸源性角膜缘同种异体移植　381
尸源性角膜缘异体移植　232
湿疹　100
视功能　71
视觉诱发电位（VEP）　408

视神经病变 172
视网膜出血 172
视网膜电图（ERG） 408
视网膜疾病 308
视网膜脱离 399,412
视网膜血管炎 172
适应证 387
嗜酸性粒细胞 100
嗜酸性粒细胞增多症 96
手术 128
手术切除 142
手术治疗 282
受体 315,319
疏松上皮清创术 194
术后处理 323
术后护理 411
术前分级 305
双侧角膜缘疾病 416
双侧眼表疾病 416
双氟泼尼酯 369
双效制剂 110,113
双行睫 29
双眼角膜缘干细胞缺乏 368
水样层 17
水液缺乏型 32
水液缺乏型干眼 32
水肿 183
丝氨酸蛋白酶 177
丝裂霉素 C 253
丝心蛋白 342
丝状角膜炎 204,324
四环素 80,166,266
四环素类药物 64,217
酸烧伤 211
缩肌 11

T

Tenon's 囊 131,316
T 淋巴细胞 100
他克莫司 80,102,114,166,174,265,323,369,375
糖尿病 201
糖皮质激素 80,87,130,216,369
特异性抗原免疫疗法 87
特应性角结膜炎 92,110
特应性皮炎 100
提上睑肌 11

体外角膜缘移植 311
体外培养的角膜缘上皮细胞移植 374
体外培养结膜移植 311
听神经瘤 201
同源角膜缘联合中央穿透性角膜移植术 326
同种异体角膜缘干细胞移植术 247
同种异体造血干细胞移植术 172
透射电镜 358
脱落细胞学检查 140
妥布霉素 62

W

外侧眼睑缝合术 381
外胚层发育不良 248
微皱襞 26
维 A 酸 166
维生素 A 缺乏病 4,32,45,46,71
未成熟的牙髓干细胞 366
畏光 204
无防腐剂的抗生素 216
无防腐剂的润滑剂 217
无虹膜 403
无虹膜性角膜病变 242
无虹膜性角膜病变的治疗 247
无虹膜症 242
无菌性玻璃体炎 397
无载体上皮植片 343

X

西罗莫司 174
西维美林 80
系统性化疗 255
细胞外基质 125
细菌性角膜炎 376
下睑缩肌 12
下穹窿缩窄 97
先天性闭塞性脑积水 180
先天性干细胞缺乏症 242
先天性无虹膜 386,404
先天性青光眼 386
纤溶酶 177
纤维蛋白凝胶 339
纤维胶固定 381
纤维血管生长因子 125
霰粒肿 52,57
硝酸银 162

哮喘 96,100
雄激素 73
荨麻疹 183
血管收缩剂 112,183
血清滴眼液 217

Y

严重眼表疾病 414
炎症 213,238
眼瘢痕性类天疱疮 36,326
眼表 3,213
眼表瘢痕性类天疱疮 370,376
眼表瘢痕性天疱疮 67
眼表干细胞移植 369,373
眼表功能障碍 282
眼表刮片 46
眼表过敏性疾病 3
眼表疾病 3,27,29,41,261,378
眼表疾病指数 42
眼表鳞状细胞瘤 139-141
眼表黏蛋白 22
眼表染色 41
眼表新生物 139
眼表移植 310
眼表移植术 8
眼表肿瘤治疗 254
眼表重建 357,378
眼表重建手术 240
眼部过敏性疾病 110
眼部移植物抗宿主病 172
眼部红斑痤疮 165
眼部碱烧伤 211
眼附属器淋巴瘤 148
眼睑 11,29,97
眼睑按摩 110
眼睑缝合术 168
眼睑淋巴瘤 148
眼睑皮肤 11
眼睑清洁 110
眼睑下垂手术 206
眼睑异常 239
眼睑重叠综合征 29
眼睑赘皮 29
眼轮匝肌 11
眼内容物剜除或眼球摘除术 220
眼内炎 397,411

眼球筋膜瓣移植术 218
眼球内陷 119
眼外肌运动受限 160
羊膜 350
羊膜覆盖 354
羊膜培养的角膜缘干细胞移植 381
羊膜移植 115,158,298
羊膜移植术 168,169,175,180,218,381
氧化应激 123
药物治疗 261
医源性角膜缘干细胞缺乏 252
移植物抗宿主病 172
遗传性 251
遗传因素 125
乙酰半胱氨酸 93
异常增殖 127
异体角膜缘移植术 326-328
异体移植术 232
异维 A 酸 166
异位泪腺 149
异物感 204
翼状胬肉 3,7,8,140
翼状胬肉分级 134
翼状胬肉切除 128
印迹细胞学 44,140,185
印迹细胞学检查 349
鹦鹉衣原体 149
荧光染色 42
营养补充剂 267
硬性透气性聚合物 272
永久性睑缘缝合术 289
永久植片 301
幽门螺杆菌 149,164
鱼鳞病 100
预后对比 387
原发性获得性黑变病 145
原发性睑板腺炎 48
圆锥角膜 91

Z

诊断工具 41
蒸发过强型 32
蒸发过强型干眼 33,74
支气管哮喘 85
脂肪瘤 149
脂溢性伴睑板腺脂溢 48

脂溢性睑缘炎 48,50,51,183
脂溢性睑缘炎伴继发性睑板腺炎 48
脂溢性皮炎 51
脂溢性前睑缘炎 55,58
脂溢性与葡萄球菌性混合型 48
直接免疫病理学 237
植片失败 405
治疗示例 414
治疗性绷带镜 193,381
治疗性角膜接触镜 343
治疗性接触镜 354
治疗性准分子激光角膜切削术 195
中毒性表皮坏死松解症 168
中毒性表皮坏死松解症 223
中风 201
中期临床试验结果 360
皱眉肌 11
准分子激光角膜切削术 115
准分子激光手术 339

准分子激光治疗 284
着色性干皮病 381
紫外线 123,139
紫外线灼伤 221
自发泪小点闭塞 172
自发性角膜穿孔 386
自身免疫病 387
自身免疫性多腺体内分泌失调-念珠菌病-外胚层发育异常 249
自身免疫性疾病 404
自体结膜重建移植 128
自体结膜移植术 301
自体同源血清 363
自体血清 174,193,265
眦韧带 13
阻塞性睑板腺疾病 51
组织病理学检查 237
组织工程 333
组织工程植片 312
组织抑制剂 157